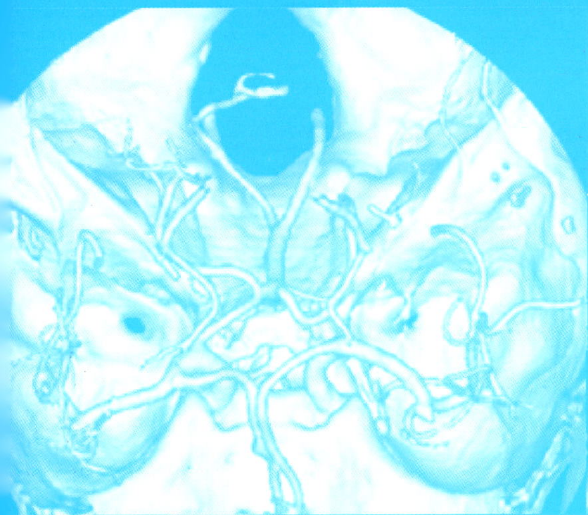
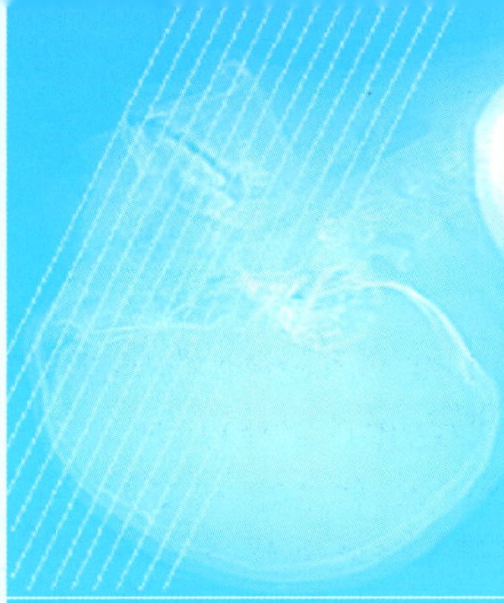
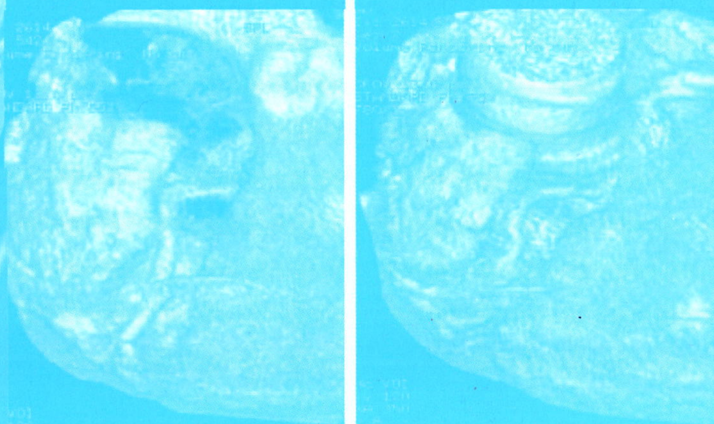
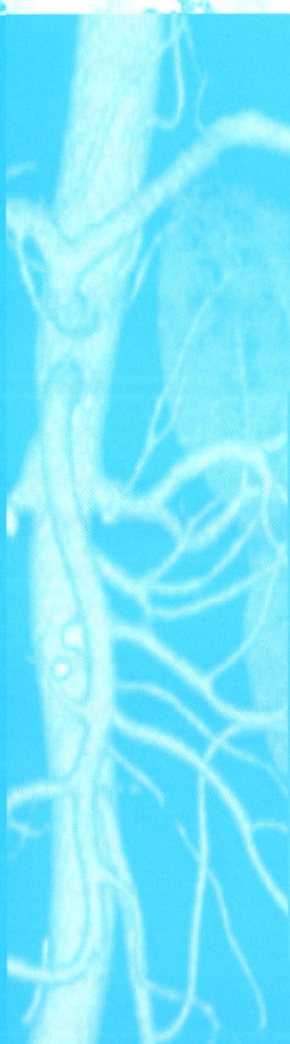

Sixth edition

TEXTBOOK OF Computed Tomography

Written by

The Korean Society of Medical Imaging Technology

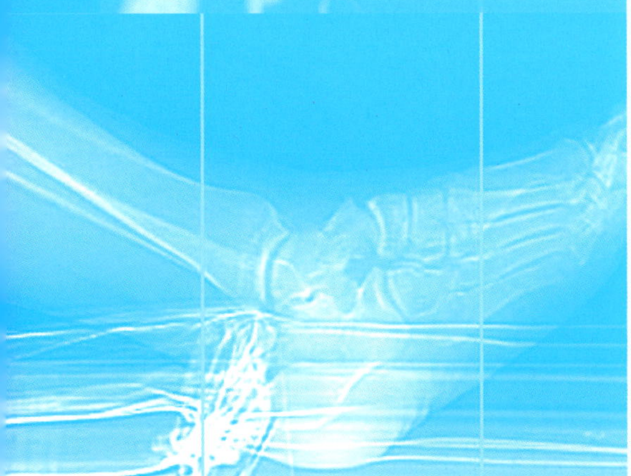

Chung Ku Publisher

머리말

최근 들어 의학에 관련된 학문과 전자공학의 급격한 발전은 의료기술의 첨단화를 가속하고 있으며, 특히 이 중에서도 CT와 관련된 학문과 과학기술의 진보는 눈부신 변모를 거듭해 나가고 있다. 실제로 1972년 최초의 두부전용 CT장치가 소개된 이래 지난 30여 년간 CT분야는 비약적인 발전을 거듭해오고 있다. 전자선빔 CT(EBT)와 더불어 1990년대 전반기에 도입된 나선형 CT가 진단영상의학 분야에 미쳤던 효과는 실로 컸었으며, 1999년 이후 상용화된 Multi-detector 나선형 CT는 또 다시 진일보된 CT시스템으로 영상진단의 질을 더 한층 높였다.

이로 인해 최근의 CT검사에서는 인체의 골조직과 연부조직 위주의 횡단면 영상화에서 벗어나 다방면 영상화로 변화하고 있다. 즉 3차원적인 입체영상화와 심장 및 전신혈관계통의 검사가 많은 부분을 차지하고 있을 뿐만 아니라, 형태 위주의 Anatomy 영상화에서 벗어나 형태와 기능을 겸비한 영상, 가상 현실하의 영상 그리고 영상유도 하에서 행해지는 여러 가지의 시술 등 의료분야 전반에 걸쳐 폭 넓게 적용되고 있다.

이에 따라 CT를 배우고자 하는 학생이나 CT장치를 운영하고 있는 방사선사나 의료영상 관련 업무를 수행하고 있는 전문인에게 기존 CT의 개념에서 벗어나 새로운 CT시스템의 적용과 기술 습득은 피할 수 없는 현실이 되었으며, 그에 적합한 지침서의 필요성도 한층 더 절실해졌다. 그러나 최근까지도 CT장치의 원리에 치중되거나 CT검사로 인해 얻어지는 Anatomy와 병리적 변화, 영상판독에 관련된 서적들은 적지 않게 찾을 수 있었으나 이는 CT를 공부하는 학생들의 교과서나 실제로 CT검사를 시행하는 방사선사들이 임상에서 필요로 하고 알고자 하는 내용과는 다소 거리가 있는 실정이었다.

이러한 점을 감안하여 본서의 내용은 CT를 공부하는 학생들이나 임상근무자들이 쉽게 공부하고 이해하여 검사 및 운영에 실질적인 도움을 받을 수 있도록 전반적인 내용을 연계하여 구성하고자 노력하였다. 특히 이번 개정판에서는 임상에서의 적용이 다소 적은 부분들을 과감히 요약하여 전반적인 내용의 이해를 쉽게 할 수 있도록 노력하였다. 또한 근래 도입된 high version MDCT에 관련된 내용을 추가 보완하였으며 Dual Source CT 외에 새롭게 적용되고 있는 Iterative Reconstruction 기법과 dual energy scan 기법 등 새로운 기술적 부분을 삽입하였다.

저자들은 오로지 CT에 관심을 갖고 있는 후학들과 임상근무자에게 도움이 되길 바라는 진실된 마음으로 본서를 집필하였다. 최선을 다하였으나 아직도 미흡한 부분들이 있으리라 생각된다. 이러한 점들은 앞으로 지속적으로 선배제현들의 조언을 받아 수정·보완해 나갈 것을 다짐하며 각별한 애정과 조언을 기대하는 바이다.

끝으로 이 책이 출판되기까지 물심양면으로 도움을 아끼지 않았던 모든 분들께 머리 숙여 깊이 감사드리며, 어려운 여건에서도 본서의 출판을 위해 힘써 주신 청구문화사 이상태 사장님과 임직원들께도 심심한 감사를 드린다.

2023년

의료영상기술연구회 일동

Contents

Chapter 1 CT의 개념

Chapter 2 CT의 기초이론

Chapter 7 조영제와 CT

Chapter 8 기본 CT검사와 프로토콜

Chapter 11 화질 및 장치의 성능관리

Chapter 12 CT검사의 방사선피폭과 선량측정

Chapter 13 CT실의 설계와 방사선 방어

chapter 1

CT의 개념

1. CT의 정의

컴퓨터 단층영상법(computed tomography; CT)이란 기존의 X선 영상법과 컴퓨터를 결합시킨 것으로 인체 각 조직의 감약계수 차이를 이용하여 영상화한다. 즉, 회전하는 tube에서 발생된 X선이 인체의 횡단면을 투과하여 감약된 X선을 검출기에서 받아들여 빛과 전기신호로 변환한 후 컴퓨터에서 수학적인 방법을 이용하여 횡단면 영상을 재구성한 후 필요한 영상처리를 통해 모니터에 디스플레이 하거나 하드카피하는 시스템이다. 또한 얻어진 횡단면 영상을 이용하여 다방면의 2차원적인 영상으로 변형하여 나타내거나 3차원적인 입체영상의 재구성이 많이 시행되고 있다.

2. CT의 개요

1) 일반 방사선영상(general radiography)의 한계성

기존의 일반 방사선영상은 X선 tube로부터 발생된 X선을 인체에 투과시켜 감약된 X선을 증감지를 통해 빛으로 변환시켜 필름에 노광시킨다. 최근에 소개된 디지털 일반 방사선영상은 섬광체를 사용하여 빛으로 변환시키거나 또는 섬광체 없이 직접 X선을 검출기로 받아 영상을 형성하는 원리를 이용한다.

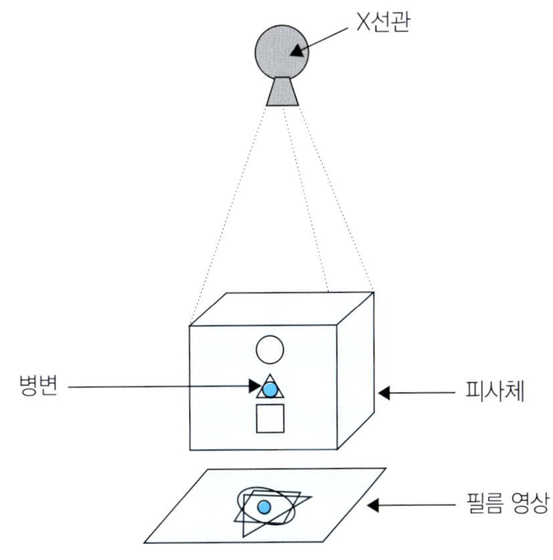

| 그림 1-1 | 일반 방사선영상에서의 구조물 중복현상의 예

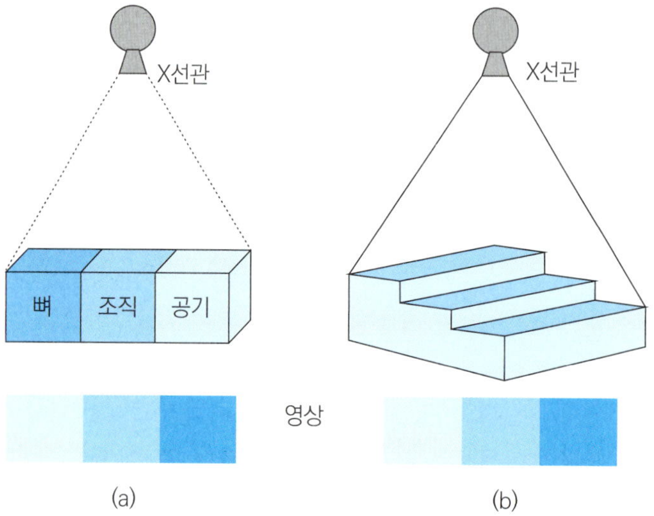

I 그림 1-2 I 일반 방사선영상에서 발생되는 동일한 농도로 나타나는 질적인 한계

이러한 일반 방사선 영상획득기법은 3차원적으로 이루어져 있는 구조물을 투영시켜 필름 등에 평면적으로 중첩하여 영상화한다. 이로 인해 미세한 감약차이를 갖는 구조나 겹쳐져 나타나는 부위의 해부학적인 위치나 상호관계의 규명이 쉽지 않다. 특히, 조직의 감약 차이가 크지 않는 부분에서는 대조도의 차이가 작아 식별이 불가능하다.

이를 해결하기 위한 방편으로 측방향이나 사방향 영상법을 이용하지만 중복으로 인한 문제는 여전히 해결될 수가 없다. 그림 1-1은 이러한 구조물의 중복현상의 예를 보여준다.

또 다른 한계성은 1976년 Marshall에 의해 제기되었으며 그림 1-2에 나타낸 바와 같이 뼈와 연부조직, 그리고 공기처럼 X선 감약치가 균일하지 않은 물질로 구성되어 있으며 동일한 두께를 갖는 물질(a)와 두께가 서로 다르고 균일한 감약치를 갖는 물질로 이루어진 피사체(b)의 구별이 일반 방사선 영상상에서는 어렵다는 점이다.

2) 단층영상(tomography)의 한계성

앞에서 언급한 일반 방사선영상의 문제를 다소 극복하기 위해 1921년 Bocage에 의해 원리가 고안되었고, 1948년 Abreu에 의해 실용화된 단층영상은 인체의 장축과 평행한 방향의 단층상을 얻는 기법이다.

이는 마주 보게 위치된 X선관과 필름을 목적하는 층(layer section)을 중심으로 일정한 궤도로 등속이동시키며 X선을 노출한다. 이때 피사체의 원하는 단층면만을 선택적으로 명료하게 영상화시키며 그 외의 상하층을 blurring시켜 제거하는 원리이다(그림 1-3 참조).

이러한 단층영상법은 일반 방사선영상법에서 나타나는 겹쳐진 구조물의 분리 영상화가 다소 극복되었으나 보고자 하는 부위의 영상에서도 발생되는 blurring을 없앨 수는 없으며 X선속의 확산(open geometry)으로 인한 산란선 발생은 대조도를 저하시키는 문제를 야기시켰다. 또한 검출기로서의 필름은 낮은 대조도분해능으로 인해 인체내 미세한 선흡수계수 차이를 갖는 연부조직을 구별하여 영상화하는 것은 무리가 있었으며 일단 대조도 차이를 필름에 기록한 영상은 변화가 불가능하다.

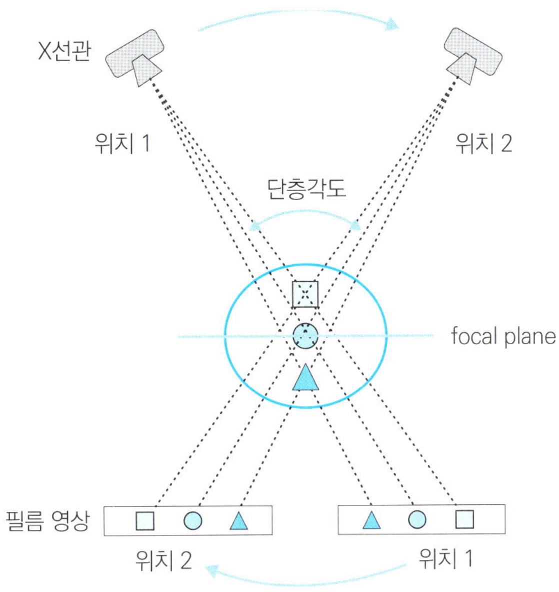

| 그림 1-3 | 단층영상법의 원리

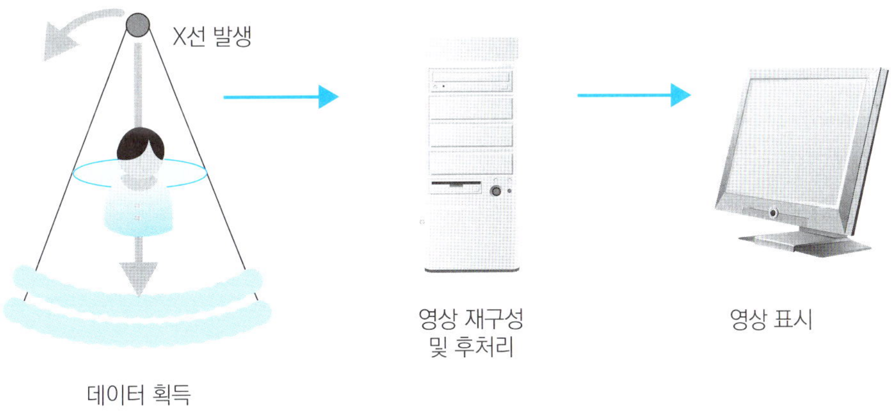

| 그림 1-4 | 컴퓨터 단층영상법의 기본개념

3) 컴퓨터 단층영상법의 개요

이러한 일반 방사선영상과 단층영상의 한계를 극복하기 위한 방법으로 개발된 컴퓨터 단층영상법은 인체를 여러 각도에서 투과한 X선을 검출하여 인체 단면에 대한 흡수치를 컴퓨터를 이용하여 재구성하는 것으로 X선속이 인체의 횡단면을 통과함으로서 목적하는 횡단면의 상하에 위치한 구조물이 중첩되어 나타나는 문제를 제거하였다. 그리고 콜리메이션을 통해 얇은 선속이 영상화될 구조물의 횡단면만을 통과시킴으로써 산란선의 발생을 최소화하여 영상의 대조도를 향상시킨다. 또한 환자를 투과한 X선속이 환자의 반대편에 위치한 검출기에 도달하는데, 검출기는 조직 대조도의 미세한 차이를 측정할 수 있으며 검출기의 데이터 신호는 컴퓨터로 보내져 영상으로 재구성되어 모니터에 표시된다(그림 1-4 참조).

다시 정리하면, 컴퓨터 단층영상법은 고식적인 단층영상에서 사용되는 필름 대신에 검출기를 사용하고 X선관과 영상 수용체인 검출기의 회전 범위를 넓혀(보통 360° 회전) 인체의 장축에 수직방향이며 일정한 두께를 갖는 횡단면 영상을 얻는다. 검출기에서는 인체의 횡단면을 투과한 후 감약된 X선을 획득하여 빛 신호로 변환한다. 이를 전기신호로 바꾸어 디지털 신호화한 후 컴퓨터로 보내어 수학적 알고리즘을 이용하여 영상을 재구성한다.

또한 컴퓨터에서는 조직간의 미세한 감약 차이를 크게 강조하여 대조도를 향상시키거나 여러 가지의 영상처리를 추가하여 목적하는 구조물의 가시능을 혁신적으로 향상시킬 수 있으며, imager를 통하여 하드카피하거나 디지털 데이터의 형태로 타 시스템에 전송 또는 보조기억매체에 저장할 수 있는 시스템이다. 그림 1-5는 일반 X선영상, 단층영상, CT영상의 비교이다.

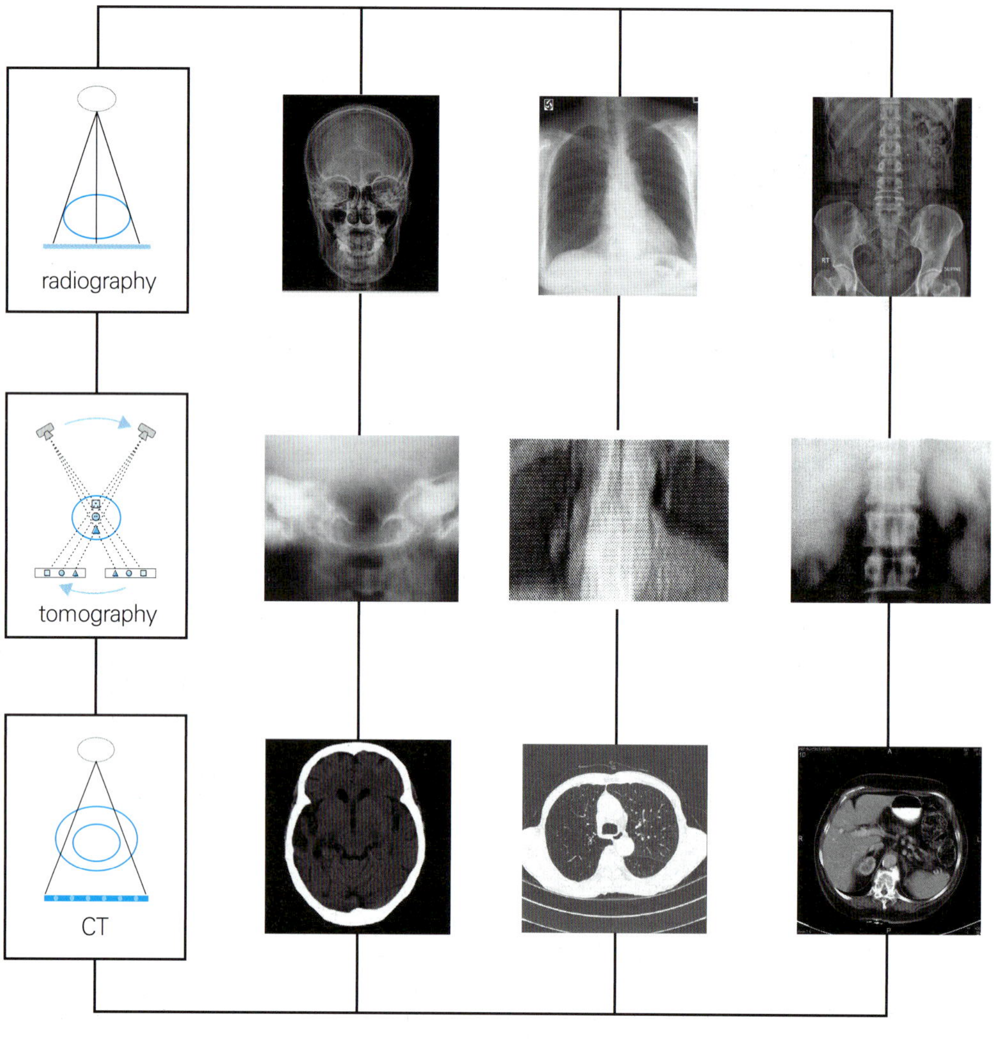

그림 1-5 일반영상, 단층영상, 그리고 CT영상의 비교

3. 역사적 배경

1) CT의 발전사

1960년대 Oldendorf 등에 의해 인체를 투과한 X선의 영상을 흑화도의 차이에서 벗어나 광자수의 차이를 도입하면 보다 세밀한 영상의 흡수차이를 얻을 수 있다는 CT의 개념이 최초로 도입되었다.

그 후 1971년 물리학자 G. Hounsfield와 의사 J. Ambrose는 41세 여성 환자의 뇌종양 진단을 위해 CT장치를 성공적으로 임상에 적용하였으며, 많은 응용 과정을 거쳐 1972년 최초의 두부전용 CT장치인 EMI사의 Mark I이 개발되었다. 그리고 1974년에는 전신용 CT장치가 개발되었다. 이러한 공로로 1979년 영국의 G. Hounsfield와 미국의 Allan Cormack은 노벨 의학상을 수상하였다.

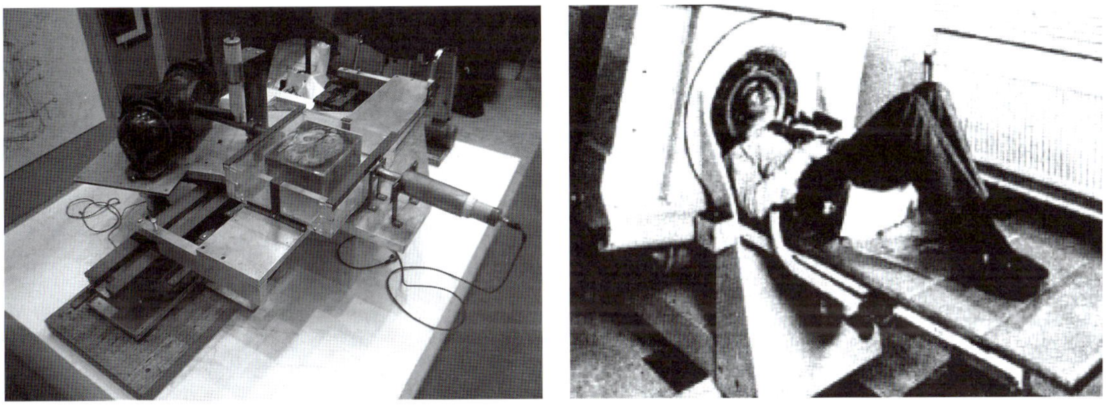

(a) (b)

| 그림 1-6 | Hounsfield에 의해 실험용으로 사용된 lathe bed scanner(a)와 EMI사에서 개발된 최초의 두부 전용 CT장치(b)

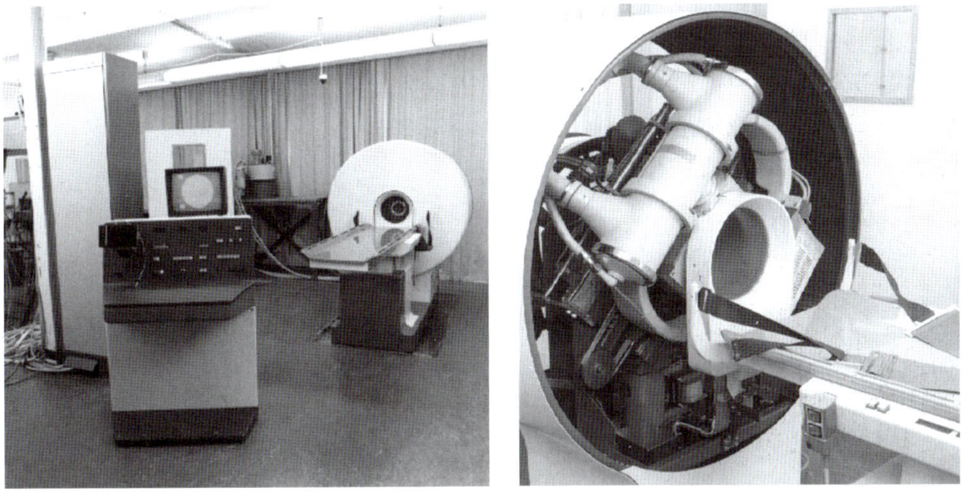

| 그림 1-7 | 1974년에 개발된 Siemens사의 Siretom 모델의 두부전용 CT장치(영상획득 시간이 7분이며, 80×80의 매트릭스와 25cm의 scan field를 가지며 공간분해능은 1.3mm(4LP/cm)임)

1980년에는 Boyd에 의해 dual detector array를 가지며 기존의 X선관을 없애고 전자총에서 만들어지는 전자선빔을 target ring에 부딪히게 하여 X선을 발생시키는 원리를 이용한 전자선빔 CT(electron beam CT; EBT)가 개발되어 관상동맥을 비롯한 심장계통의 CT영상화가 가능해졌다.

1991년에는 slip ring 기술을 도입한 나선형 CT(single detector helical 또는 spiral CT)가 개발되었다. 그 후 1992년 Elscint사에 의해 dual detector 나선형 CT가 개발되었으나 범세계적으로는 호응을 얻지는 못했으며, 1998년 들어 8개 또는 12개의 detector array를 가진 나선형 CT(4 슬라이스 MDCT)가 개발되어 한번의 노출로 최대 4개의 영상획득이 가능해졌으며 1회의 조영제 주입으로 전신 혈관의 CT angiography가 가능해졌다.

2002년 후반기에는 24개 또는 40개의 detector array를 가진 나선형 CT가 개발되어 한번의 노출로 최대 16개의 영상획득이 가능해졌으며, 2006년에는 64개, 2009년에는 320개의 영상획득이 가능해졌다.

우리나라에는 1977년 최초로 경희의료원에 두부 전용 CT장치가 설치되어 가동되기 시작하였으며, 1993년 초에 single detector 나선형 CT가 서울대학병원에 최초로 도입되었다.

1995년에는 세브란스병원과 경북대학병원에 전자선빔 CT가 도입되어 가동되었으며, 2004년 말에 한번의 노출로 최대 64개의 영상획득이 가능한 장치가 도입되었고, 2016년 현재 갠트리 내에 2개의 tube와 detector가 장착된 dual source CT 및 dual energy CT가 활용되고 있으며, tube 일회전에 최대 640개의 영상을 얻을 수 있는 CT가 사용되고 있다(그림 1-6, 7, 8 참조).

2) 명칭

CT의 명칭은 여러 가지가 사용되고 있으나 국내에서는 보통 computed tomography, 전산화단층영상 또는 컴퓨터단층영상으로 불리고 있으며, 외국에서는 computerized tomography, computer aided tomography(CAT), computer assisted tomography, computerized axial tomography, computed transmission tomography(CTT) 라는 명칭도 사용되고 있다.

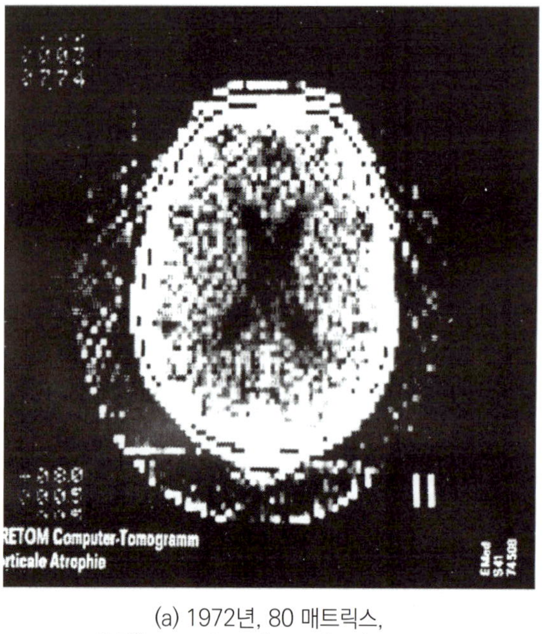

(a) 1972년, 80 매트릭스,
4분의 scan time, 8gray levels image

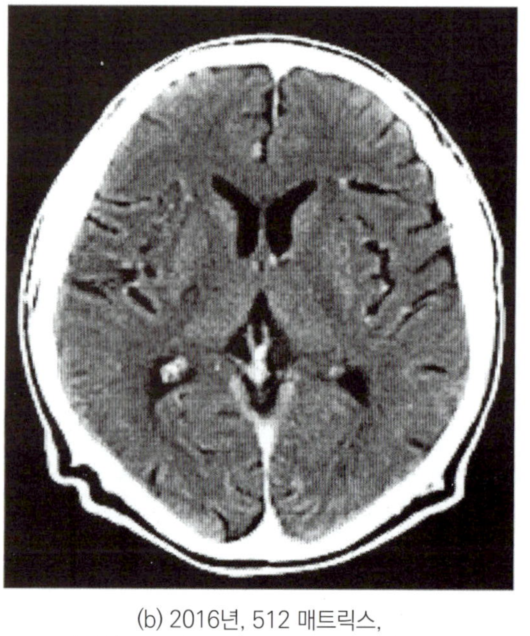

(b) 2016년, 512 매트릭스,
0.5의 scan time, 256gray levels image

| 그림 1-8 | 개발 초기와 최근의 brain CT영상의 비교

4. Scanning geometry(data acquisition geometry)

1) 개요

Scanning geometry란 X선을 발생시켜 인체에 투과시키는 형태와 감약된 X선 에너지를 검출기에서 획득하는 방식을 일컫는 용어이다. 이는 CT의 발달과정과 밀접한 관계를 가지고 있어 세대(generation)와 비슷한 의미로 사용되기도 한다.

CT data acquisition geometry는 크게 4가지 유형으로 구분 가능하다. Parallel beam geometry, fan beam geometry, helical scanning geometry 그리고 electron beam geometry 이다. CT장치의 단순한 분류는 이러한 scanning geometry, 장치의 움직임 그리고 검출기의 수를 기초로 하여 이루어지고 있다(표 1-1 참조). 즉, 개발 초기의 EMI CT는 단일 선속을 제공하는 X선관과 2개의 검출기가 마주보고 위치하여 직선 및 회전운동을 하며 스캔하는 방식이 사용되었으며 한 슬라이스를 얻는데 5분여 정도가 소요되었다. 그러나 최근의 64 MDCT장치는 부채형의 넓은 선속(fan beam)과 64열로 구성되어 있는 detector array가 마주보고 위치하여 회전운동을 하는데, 1개의 detector array는 50,000개 이상의 검출기 소자로 이루어져 있으며 2009년 현재 0.35초의 한 스캔에 최대 320개의 슬라이스를 얻을 수 있는 정도로 발전하였다.

2) Parallel beam geometry

(1) 1세대 장치

Parallel beam geometry는 서로 평행한 일련의 X선들이 피사체를 투과하여 projection profile을 얻어내는 방법이다. 1세대의 두부전용 CT장치에서 사용되었으며 갠트리 내에는 1~2개의 검출기가 내경이 좁은 실린더 콘(cone)이 부착된 X선관과 마주보고 위치하고 있다.

X선관과 검출기가 그림 1-9의 (a)와 같이 직선 운동 시에 X선을 노출하고 직선운동이 끝난 후 다음 노출을 위해 1° 정도 회전한다. 이러한 운동을 환자 주위로 180°까지 반복하여 각 방향에서의 데이터를 획득한다. 이러한 스캔 방법을 rectilinear pencil beam scanning이라고도 명명되며 한 슬라이스를 얻기 위해 약 5분의 시간이 필요하였다.

유냉식의 냉각법을 사용하는 고정 양극관의 X선관이 사용되었으며, 검출기에서의 균일한 데이터 획득을 통해 영상의 질 저하를 방지하기 위해 물을 채운 백(water bath)을 설치하였다.

| 표 1-1 | CT장치의 발전과정을 보여주는 세대분류

	X선관과 검출기운동	선속	검출기 수
1세대	회전/직선운동	단일 연필형	1~2
2세대	회전/직선운동	좁은 부채형	20~60
3세대	회전/회전운동	넓은 부채형	300~1,000
4세대	회전/고정	넓은 부채형	1,200~4,000
EBT	전자총, 고정/고정	넓은 부채형 전자선속	1,296
MDCT	회전 또는 고정/회전	넓은 부채형	10,000~60,000

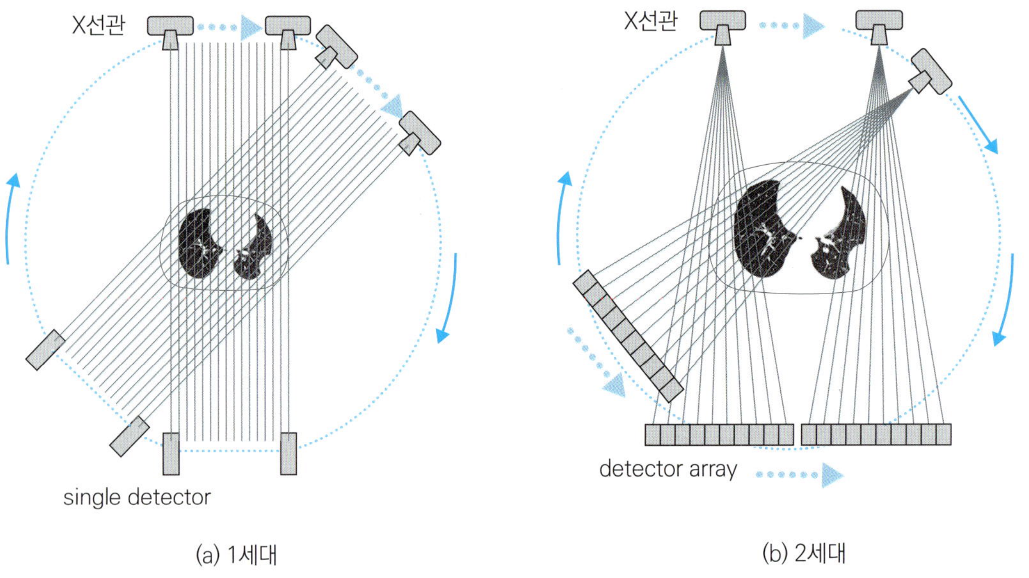

I 그림 1-9 I 1세대 및 2세대 CT장치의 scanning geometry

3) Fan beam geometry

(1) 2세대 장치

1세대 장치의 결점을 보완하고자 하는 목적에서 개발된 2세대 CT장치는 fan beam geometry에 기초하였으나 여전히 직선 운동과 회전 운동을 탈피하지는 못했다. 단지, 단일 선속(pencil beam)이 아닌 좁은 부채형 선속(narrow fan beam)을 사용하고 수십 개의 검출소자를 사용하였다.

그림 1-9의 (b)와 같이 2세대의 장치는 1세대의 장치와 마찬가지로 직선운동과 회전운동을 하지만 1세대의 1° 정도 회전에 비해 10° 정도로 넓게 하여 180° 까지 반복하여 스캔한다.

2세대 역시 고정양극관의 X선관이 사용되었으나, 유냉식이 아닌 수냉식의 냉각법을 채택하였으므로 냉각 장치가 필요하였다. 2세대 장치에서는 부채형 선속의 사용으로 1세대에 비해 영상의 질적 향상과 더불어 스캔 시간이 많이 단축되었으나 한 슬라이스를 얻기 위해서는 약 1분의 스캔 타임이 필요하였다. 그러나 부채형 선속의 사용으로 산란선이 증가되었으며 이를 줄이기 위해서 나비형 필터(bowtie filter)가 사용되기 시작하였다.

(2) 3세대 장치

현재 임상에서 범용적으로 사용하고 있는 rotating fan beam geometry에 기초한 장치이다. 환자를 가운데 두고 X선관과 검출기가 마주보고 위치한 상태에서 360° 회전하면서 스캔한다. 수 백개(200~900개)의 detector element가 사용되어 영상의 해상능이 향상되었으며, 한 영상을 얻기 위한 스캔 시간이 1~10초로 단축되었다. 이로 인해 움직임이나 호흡에 의한 아티팩트의 감소를 가능케 하였다.

2세대의 장치와는 달리 넓은 부채꼴 선속(40~50°)을 사용하는데 이는 스캔시간을 단축시켜 신속한 검사를 가능하게 한다. 또한 motion artifact를 감소시키며 정확한 데이터 수집을 할 수 있게 한다. 하지만 산란선의 증가를 초래한다. 회전 양극 X선관을 사용하며 장치 제조사에 따라 유냉식 또는 수냉식의 냉각 시스템이 사용된다. 개발 초기의 3세대 장치에서는 X선 발생 방식이 펄스 방식의 장치가 사용되었으나 현재는 거의 대부분이 연속(continuous) X선을 사용하고 있다.

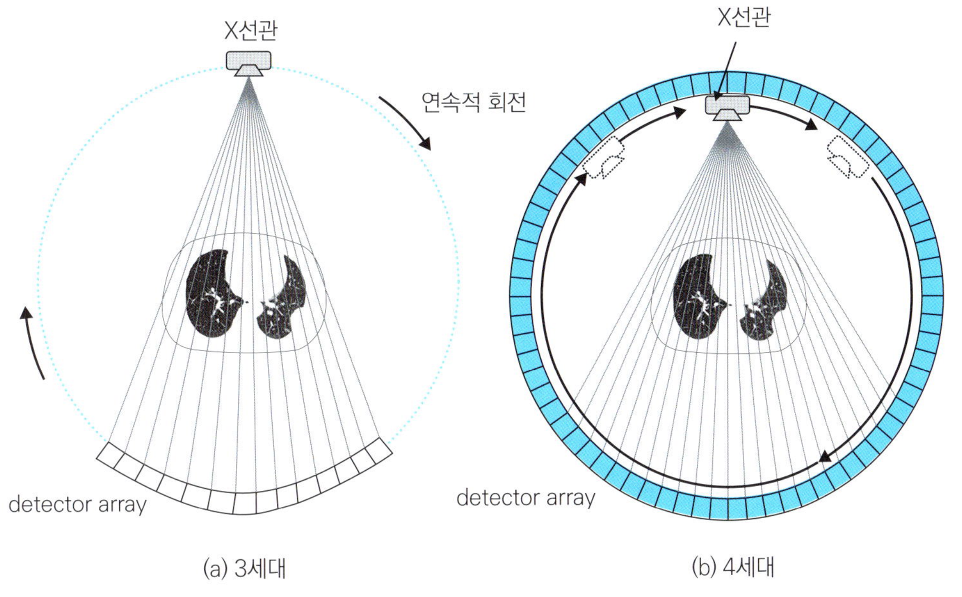

| 그림 1-10 | 3세대 및 4세대 CT장치의 scanning geometry

그림 1-10의 (a)와 같이 고식적인 3세대 CT장치에서는 스캔 시 X선관에 연결된 고압케이블이 감기는 것을 방지하기 위해서 한번은 시계방향으로, 또 한번은 반시계 방향으로 회전하면서 스캔하여 projection profiles을 획득한다. 3세대 CT장치의 특성은 검출기의 형태가 타원형의 곡선을 가지므로 X선관에서 검출기에 이르는 선속의 거리가 일정하며 이로 인해 영상 재구성에 유리한 면으로 작용한다. 그러나 360° 회전에 의한 스캔방식으로 인해 검출기와 X선관이 직선적으로 유지되지 않으면 영상에 원형의 아티팩트(ring artifact)가 발생한다. 그리고 제논 가스 검출기나 scintillation crystal detector가 사용되며 검출기에서의 균일한 데이터의 획득을 위해 bowtie 필터가 사용된다.

(3) 4세대 장치

4세대 CT장치의 beam geometry는 rotating fan beam geometry와 nutating fan beam geometry의 두 종류로 구분된다. Rotating fan beam geometry는 그림 1-10의 (b)에 나타낸 바와 같이 고정되어 있는 원형의 검출기 내에 X선관이 위치하며, 데이터 획득 시 X선관만 회전운동을 한다. Wide fan beam geometry를 가지며 1,000~5,000개의 detector elements를 갖는다.

그림 1-11에 나타낸 바와 같이, fan beam의 꼭대기는 각 검출소자의 위치와 일치되며, 두개의 fan은 두개의 view 세트를 의미한다. X선관이 회전궤도 내의 한 지점에서 다른 지점으로 이동할 때 하나의 ray가 검출기의 한 지점과 다름 지점을 때린다. 이러한 ray는 3세대 장치와는 달리 동시에 발생되지 않고 X선관의 회전궤도에 따른 검출기의 한 지점과 다른 지점에서 순차적으로 발생된다. 1975년 AS & E사의 Jay Stein에 의해 고안되었으며, rotating fan beam geometry를 갖는 최초의 4세대 CT장치는 600개의 검출소자로 구성된 검출기를 가졌다. View당 512rays로써 5초 스캔으로 600views를 얻었다. 4세대 장치에서는 360°의 normal scan 시 검출소자의 수가 view의 수를 결정한다. 최근의 4세대 CT장치는 5,000개 이상의 검출소자를 갖고 있다. 일반적으로 4세대 장치는 X선관의 부하를 줄이기 위해 3세대 장치보다 넓은 경사도의 fan beam을 사용한다. Wide fan beam의 채택과 X선관의 관성질량을 작게 함으로써 이론적으로 4세대 장치는 기존의 3세대 장치보다 훨씬 짧은 스캔이 가능하다.

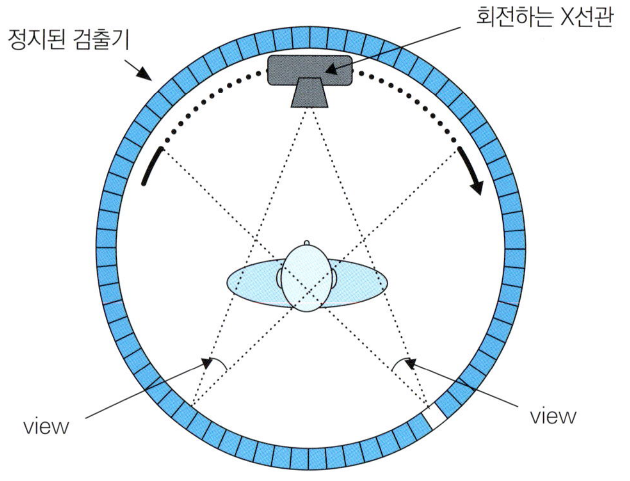

| 그림 1-11 | 4세대 CT장치의 데이터 획득을 위한 view의 생성

Nutating fan beam geometry는 검출기가 경사진 상태에서 X선관의 회전운동으로 데이터를 획득하는 geometry이다.

기본 원리는 다음과 같다. X선관이 detector ring 바깥에서 회전한다. 즉, X선관이 회전하면 detector ring이 경사지므로 fan beam이 X선관의 반대쪽 끝에 위치한 detector array를 때린다. 이때 X선관에 가장 가까운 검출기는 X선빔의 경로의 바깥으로 이동된다. 그러므로 fan beam의 꼭대기(이는 결국 X선관을 의미함)가 nutating detector ring의 외부에 위치하게 된다.

여기서 nutating이란 용어는 그림 1-12에 나타낸 바와 같이 스캔으로 데이터를 획득하는 동안 detector ring의 경사운동(tilting action)을 의미한다.

이러한 nutating fan beam geometry를 채택한 CT장치는 앞에서 설명한 rotating fan beam geometry 에서 피할 수 없는 문제인 tube와 피사체 사이의 거리 근접으로 인해 산란선이 증가하고 환자 피폭선량이 증가되며 영상이 확대되는 단점을 제거할 수 있다. Nutating 기법을 사용한 4세대 CT장치

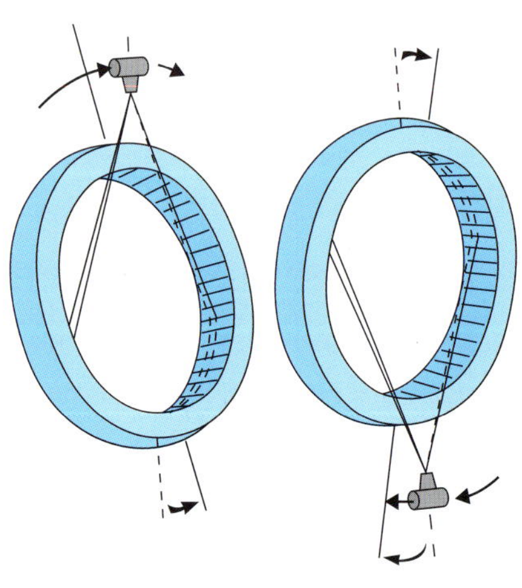

| 그림 1-12 | 4세대 CT장치의 nutating detector ring과 fan beam geometry

는 EMI사의 모델 7000에서 최초로 채택하였으며, Toshiba사와 Siemens사 장치에서 채택하고 있다.

결론적으로 4세대 CT장치는 3세대 장치와 동일하게 X선관은 회전을 하지만 검출기는 갠트리 내에 원형으로 고정되어 있는 상태에서 스캔을 한다.

그리고 4세대 장치에서는 펄스 방식의 X선을 사용하는 장치가 많으며 scintillation crystal detector가 주로 사용된다.

4) Helical scanning geometry(나선형 스캔장치)

기존의 고식적 CT에서는 외부에 있는 변압기에서 발생시킨 고압을 고압 케이블을 통해 갠트리 내의 X선 tube에 고압을 전달시켜 X선을 발생시킨다. 그러나 고압 케이블이 tube와 검출기의 회전에 제한을 가하여 연속적인 회전이 불가능하여 interscan delay(ISD)를 발생시키고 스캔 시간의 단축에 한계를 보였다.

이러한 장치의 구조적 한계점을 극복하기 위한 방법으로서 slip ring 기술을 이용하는 나선형 스캔 방식의 CT가 개발되게 되었다. 즉, slip ring과 brush를 통해 동력 및 데이터를 전달하는 방식을 이용하고, 외부의 고압 케이블을 제거함으로써, 높은 열용량의 X선 tube가 나선형으로 연속적인 회전을 하면서 X선을 조사하는 동안, 환자의 테이블도 동시에 일정한 속도로 움직이는 상태에서 연속적인 볼륨 데이터를 얻는다.

단축된 스캔 시간으로 복부나 흉부 등 움직임이 많은 부위와 스캔 범위가 넓고 조영제가 peak enhancement를 이루는 짧은 시간 동안에 스캔이 시행되어야 하는 혈관조영 CT검사에서 유용한 기법이다.

가장 최근에 개발된 CT 데이터 획득방법이며 현재의 CT장치의 주된 기류를 이루고 있는 helical 또는 spiral scanning geometry는 tube와 검출기가 마주보고 위치한 상태에서 360° 회전하면서 스캔하는 3세대 장치 뿐만 아니라 갠트리 내 360° 전체에 고정되어 있는 detector ring 내에서 tube가 회전하는 방식인 4세대 장치에서도 적용하고 있는 geometry이다(그림 1-13 참조). 자세한 내용은 제5장 나선형 CT편을 참고하기 바란다.

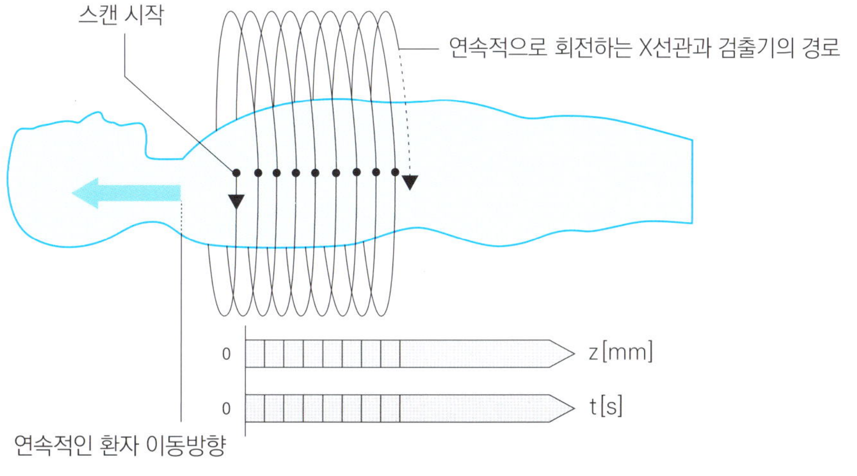

| 그림 1-13 | Helical scanning geometry

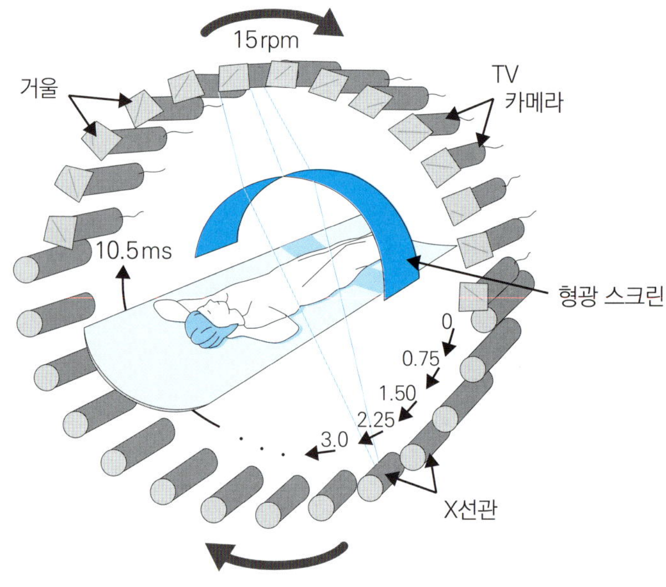

I 그림 1-14 I DSR의 영상획득 geometry

5) Electron beam scanning geometry(전자선빔 CT장치)

고압의 전자총에서 전자선빔을 발생시켜, 진공상태가 유지된 집속코일에서 submilimeter 크기의 spot으로 focusing 하고 전자장을 갖는 편향코일(deflecting coil)에 의해 전자선 빔을 편향시킨 후 이를 4개로 구성된 target ring에 부딪히면 각 target ring에서 X선이 발생된다. 발생된 X선은 30°의 부채꼴 선속(fan beam geometry)으로 환자를 투과하여 2개의 detector array에서 검출하는 geometry이다. Ematron사에서 개발되었으며 Ultrafast CT라고도 불린다. 혹자들은 다음 절에서 설명하는 dynamic spatial reconstructor와 같이 5세대 CT장치라고 구별하기도 한다.

일회의 스캔에 1 슬라이스를 얻는 single slice scan, 일회의 스캔에 최대 8 슬라이스를 얻을 수 있는 multi-slice scan, 그리고 나선형 스캔과 동일한 개념인 continuous volume scan이 가능하다.

0.05~0.1초의 짧은 스캔 시간으로 인해 호흡이나 움직임에 의한 아티팩트가 없는 영상을 얻을 수 있어 움직임이 많은 장기인 심장 계통이나 혈류검사(blood flow measurement) 등에 유용하다.

6) Dynamic spatial reconstructor(DSR)

Mayo clinic 생화학 연구센터에서 1975년에 설치되었으며 특별하게 연구용으로 제작된 고속 스캔용 CT장치이다. DSR은 10msec의 짧은 시간에 초당 30영상을 획득하는 빠른 시간 해상능(temporal resolution)을 갖고 있어 움직이는 장기의 볼륨 데이터 획득이 가능하고 심혈관과 흉부계통의 기능적인 측면의 검사를 가능케 하고자 하는 목적에서 개발되었다.

DSR은 스캔 장치, 재구성 장치, 데이터 분석장치의 3개의 주된 장치로 구성되어 있다. 그림 1-14에 나타낸 바와 같이 160°의 arc를 이루는 반원형의 array에 14개의 X선관이 정렬되어 있다. X선관의 반대편에는 14개의 isocon TV 카메라로 구성된 비디오 영상화 시스템이 있다. 각 TV 카메라는 X선관 맞은 편에 위치되어 있다.

하나의 tube에서 발생된 X선이 환자를 투과하면 형광 스크린에 영상이 형성되고 마주보고 있는 TV카메라에 순차적으로 저장된다. 하나의 X선관과 TV 카메라가 데이터 수집하기 위해 환자 주위를 회전하며 10msec당 14영상의 비율로 영상을 획득하는데 이러한 비율은 초당 60회 반복된다. 결과적으로 초당 840개의 비디오 영상이 얻어지며 비디오 디스크에 저장된다. 그 후 디지털화 과정을 거쳐 컴퓨터에서 단면영상을 재구성하거나 3차원 영상으로 재구성한다.

5. 적용 및 전망

1) CT의 특징

CT영상은 우수한 해상능과 조직의 감약계수 분해능을 바탕으로 양질의 해부학적 정보를 제공한다. CT영상의 강점의 하나인 감약계수 분해능(대조도분해능)이 우수한 이유는 필터와 콜리메이션 시스템의 적용으로 산란선을 감소시켜 화질의 감소를 방지하고 얇은 슬라이스의 단면 영상을 얻음으로써 조직의 중복 정보를 감소시킬 수 있으며 우수한 검출 시스템과 영상처리기능에 기인된다.

최근의 전자기술과 컴퓨터 기술의 발달에 따라 스캔 시간의 급격한 단축으로 동일 부위의 multi-phase study와 소프트웨어의 향상으로 해부학적인 정보 외에도 기능적인 정보의 제공이 가능해졌으며 호흡이나 움직임에 의한 아티팩트가 최소화된 영상의 획득이 가능해졌다.

X, Y축 뿐만 아니라 isotropic voxel의 적용으로 Z축 해상능이 향상됨에 따라 multi planar reformation 영상도 횡단면 영상과 거의 동일한 질의 영상을 얻을 수 있으며 3차원 영상화 소프트웨어를 통한 입체적인 영상을 재구성할 수 있다.

이러한 기술적인 향상에 힘입어 CT 검사는 종래의 신경외과적인 검사에서 벗어나 흉부와 복부 진단 검사의 주축이 되고 있으며 혈관계통의 진단에도 중요한 몫을 차지하고 있다.

2) 고관전압 기법의 적용 이유

CT에서는 고화질의 영상을 얻기 위해 보통 120kV와 140kV 사이의 고관전압이 사용되며 투과력 향상과 산란선의 감소를 위해 필터링과 콜리메이션이 추가된다. 다음과 같은 이유에서 고관전압을 사용한다.

(1) X선 스펙트럼을 고 에너지 레벨로 이동시켜 피사체의 투과력을 증가시켜 검출기에 도달하는 X선량을 증가시킴으로써 검출효율을 최대화시킨다.

(2) 감약계수의 차가 심한 물질 사이의 감약 차이를 상대적으로 감소시킨다. 즉, 연부조직에 대한 뼈 등의 대조도를 감소시켜 관용도가 넓은 영상을 얻게 한다.

(3) 각 조직의 감약계수의 변동을 줄인다.

(4) 선속의 경화작용으로 인한 아티팩트의 발생을 감소시킨다.

(5) 측두골 부위와 같이 감약계수가 높은 물질과 낮은 물질이 인접해 있는 경우에 급격한 감약계수 차이로 인해 발생되는 아티팩트의 발생을 감소시킨다.

3) 일반적인 CT의 장점

(1) 스캔 시간의 단축으로 1회의 조영제 주입으로 multi-phase의 검사가 가능하다.
(2) 영상의 농도가 CT number에 대응하여 나타나므로 ROI 기능이나 픽셀 분석기능을 통해 정량적인 진단을 할 수 있다.
(3) 혈관계통의 검사에서 기존의 고식적 혈관조영술에 비해 침습성이 적고 검사 소요시간이 짧다.
(4) 심한 외상환자, 응급환자, MRI 검사가 불가능한 폐쇄성 공포증환자, 신체내 금속성 물질 부착자도 검사가 가능하다.
(5) 다양한 검사 소프트웨어의 개발로 양질의 다방면의 검사와 3차원적인 영상화, perfusion 검사, 가상내시경 검사 등이 가능하다.
(6) 우수한 대조도분해능과 영상처리 기능으로 미세한 병변의 감별이 용이하다.

4) 임상적용에서의 제한점

(1) 타 검사에 비해 방사선 피폭이 많다. 더구나 얇은 단면두께의 적용과 multi-phase study의 경향으로 더욱 많은 피폭이 우려된다.
(2) 고가의 장치로 인해 검사비가 고가이다.
(3) 조영제 사용검사의 경우 부작용의 위험이 따른다.
(4) 많은 개선이 있었지만 감약계수 차가 큰 물질이 인접해 있는 skull base나 temporal lobe 등의 경우 아티팩트의 발생은 영상의 화질을 저하시킨다.
(5) 감약계수가 큰 금속이나 바륨 등의 물질이 존재할 경우 직선형의 아티팩트를 발생시킨다.

5) 발전방향 및 전망

(1) High definition detector의 개발

스캔시간의 단축과 함께 tube 일 회전에 더욱 많은 영상을 얻고 scan coverage의 확대가 가능한 volume imaging system으로 발전될 것이다.

이를 위해 디지털 X선 장치에서 사용되고 있는 평판형 검출기(flat panel detector)가 CT에의 적용이 기대된다. 이러한 시스템에서 임상의 요구에 부응하는 양질의 영상을 얻기 위해서는 현재보다 월등히 우수한 detector와 0.2mm 정도 크기의 detector에 충분한 양의 X선이 도달할 수 있는 균질한 X선의 발생 시스템이 필요하며, 넓은 부위의 X선 노출로 인한 Z축 방향의 왜곡현상인 cone beam artifact를 해결할 수 있는 알고리즘의 개발도 필요하다.

또한 효율적인 광학 특성을 갖는 새로운 재질의 검출기 개발도 기대된다. 대표적인 예는 GE사의 석류석(garnet) 기반의 젬스톤 재질의 검출기(gemstone scintillation detector)이다. 이는 7.3kHz의 빠른 샘플링 속도의 DAS를 채택하여(64 MDCT에서는 2.7kHz 였음) 데이터 획득속도를 향상시켰으며 잔광특성이 더욱 향상되었다. 그림 1-15는 GE사 및 Siemens사에서 기존의 multi-row detector를 대신하고자 개발 중인 평판형 검출기의 개념도이다.

(2) Scan coverage의 확대

64 슬라이스 MDCT의 경우 CT tube의 일 회전에 최대 40mm의 coverage를 갖는다. 이는 per-

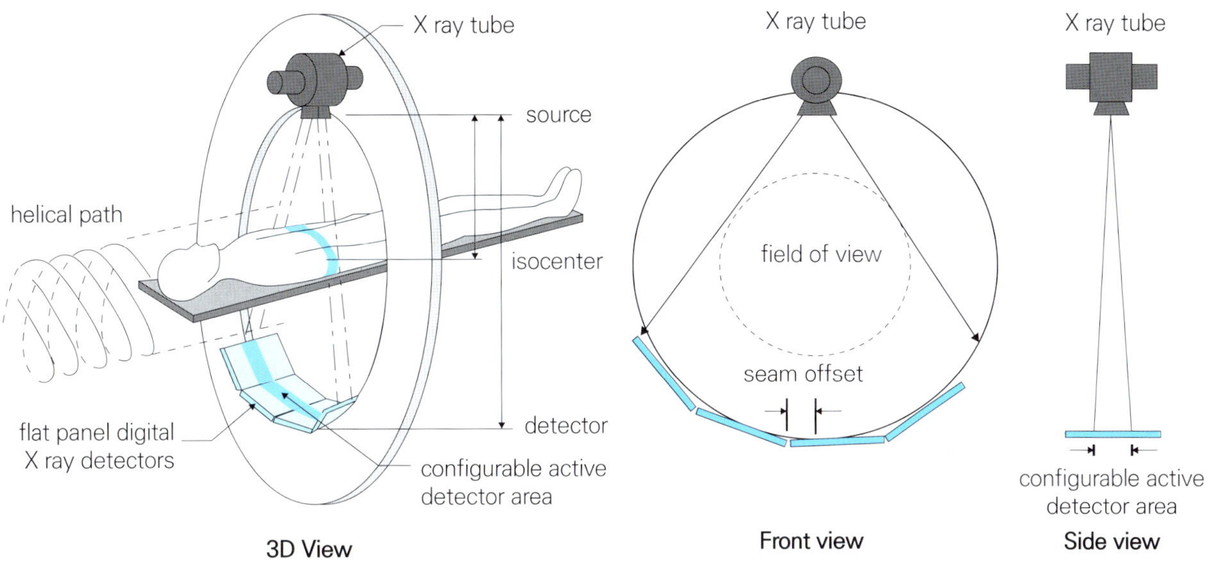

| 그림 1-15 | 평판형 검출기를 도입한 volume CT의 개념도

fusion CT나 cardiac CT 등에서 scan coverage가 부족한 실정이다. 이를 보완하기 위해 Philips나 Toshiba사에서는 256, 320 슬라이드의 CT를 출시하였다. Toshiba사의 320 슬라이스 CT 모델인 Aquilion one의 경우 0.5 mm의 슬라이스 두께로 160 mm의 scan coverage가 가능하므로 stroke CT와 cardiac 및 liver CT에서 1 axial scan으로 검사부위의 cover가 가능하다.

(3) Dual energy 영상의 이용

Siemens사의 dual source CT를 이용한 dual energy study가 부분적으로 시행되고 있으며, GE사의 CT에서는 8 msec 정도의 빠른 kV switching을 통한 dual energy CT검사가 가능하다. 하지만 dual energy 영상획득과 처리속도가 만족할만한 수준은 아니며 임상적 적용과 reference가 부족한 상태이다. 각 사별로 이에 대한 개선과 연구가 활발히 이루어질 것으로 기대된다.

(4) CT tube 및 generator의 성능향상

신뢰할 수 있는 cardiac 영상을 위해서는 tube의 rotation time의 단축 노력이 계속될 것이며(0.2 sec 미만), 이에 따라 많은 양의 관전류의 사용이 가능해져야 하며(100 kW 이상의 high power generator), 더욱 균질한 X선의 발생이 이루어져야 한다. 그리고 임상적용에 따라 focal spot의 크기와 모양, 그리고 power를 조정하는 기능을 개발하여 해상도를 향상시키고자 한다.

이와 달리, scan time의 감소를 위한 또 다른 방법으로는 갠트리 내에 다수의 tube detector를 채택하는 방법을 사용하고 있다. 이의 대표적인 예가 2007년 상용화된 Siemens사의 dual source CT이다. 하지만 효율 향상을 위해서 더욱 많은 연구와 개선이 필요하다.

더불어 tube의 냉각효율을 더욱 향상시켜 스캔 시 delay time을 줄이고 tube의 무리를 최소화시켜 수명을 연장시켜야 한다. 일례를 들면, Siemens사에서 개발한 Straton tube의 경우 anode의 바깥쪽 넓은 부위를 윤활유로 직접 냉각시키는 방식을 도입하여 분당 5 MHU의 냉각효율을 얻고 있다.

(5) 영상의 질 향상

공간분해능의 향상이 요구되며 움직이는 부위의 검사나 scan coverage의 증가를 위해서는 temporal resolution의 향상을 필요로 하며 이를 뒷받침할 수 있는 기능적인 소프트웨어의 개발이 요구된다. 이를 통해 심장이나 혈관계통의 기능적인 검사(functional study)가 더욱 활성화될 것이며, PET 등의 기능적인 영상과의 융합에 관한 연구가 계속될 것이다. 그림 1-16은 공간분해능이 향상된 예를 예시한 것이다.

(6) Workstream의 향상

MDCT에서의 큰 문제 중의 하나는 영상 수의 증가로 인해 처리속도 및 영상전송의 지연, 그리고 영상 저장 공간의 문제이다. 즉, 많은 양의 영상을 재구성하고 각종 영상 후처리를 위해서는 더욱 빠른 속도의 컴퓨터 시스템이 필요하며, 영상 후처리 프로세스의 단순화가 요구된다.

현재의 시스템에서는 많은 수의 axial 영상이 재구성된 후 이를 이용하여 sagittal이나 coronal 영상을 reformation할 수 있다. 최근에 소개되는 Siemens사의 향상된 workstream에서는 불필요한 axial 영상의 재구성없이 몇 장의 axial 영상만으로 MPR 영상을 얻을 수 있다.

이와 다소 차이는 있지만 GE사에서는 direct 3 dimensional 영상의 획득과 real time 3D viewing(-Direct 3D 기법)이 출시되고 있으며, 각 장치 제조사별로 real time reconstruction 등 효율적인 데이터 관리를 위한 workstream의 개선에 관한 연구가 계속되고 있다.

(7) Dose modulation 기술과 선량감소

영상의 질을 조절하면서 환자의 피폭선량 감소시키는 기술(low dose solution)과 노출조건의 자동화에 관한 연구가 계속될 것이다. 이에 대해서는 제5장 나선형 CT편을 참조하기 바란다.

(8) 동영상의 제공

정지영상 뿐만 아니라 동영상의 제공이 가능해 질 것이다. 또한 동영상 데이터의 경우 MPEG 등 여러 압축 알고리즘을 지원하여 손쉽게 window media player로 재생시키는 등 데이터의 사용이 편리해 질 것이다.

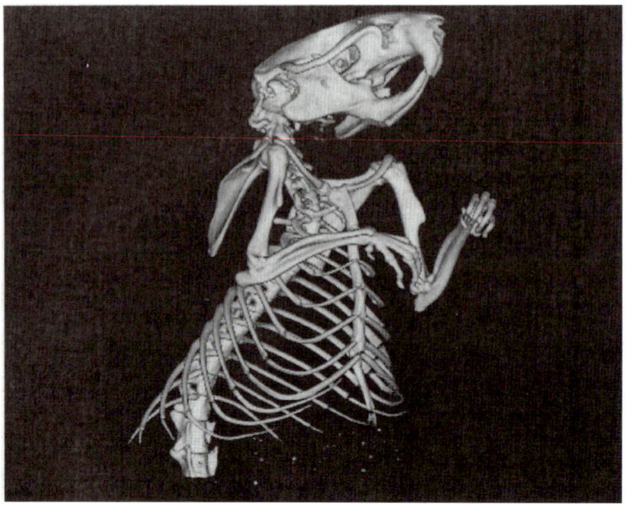

I 그림 1-16 I 270 마이크론의 isotropic resolution을 갖는 쥐의 3D 영상(3.2 cm의 DFOV)

참고문헌

건강보험심사평가원. CT 검사실태 분석 및 적정성 평가결과. 월간심평. 제27권, 2002(Oct):8-11.

대한병원협회. 의료보험 요양급여기준 진료수가 및 약제비 산정기준. 대한병원협회 1999.11.

송군식, 김성문. Computed tomography. 전공의를 위한 방사선 물리학(서울아산병원 방사선과학 연수강좌) 1997;245-258.

전성수, 이길원, 박봉림. 전국병원의 CT 이용실태 분석. 대한전산화단층기술학회 창립학술대회 1998;83-92.

Berland L. Practical CT : Technology and techniques. New York Raven press 1987.

Crawford CR, King KF. Computed tomography scanning with simultaneous patient translation. Med Phys. Vol. 17, 1990;967-982.

Curry TS. Christensen's physics of diagnostic radiology, 4th ed. Philadelphia, Lea & Febiger. 1990.

Fu TY, Hayworth M. The digital image: Its structure, storage and transmission. The computer in radiology. Rockville MD, Aspen Systems Corporation. 1986;95-123.

Kenneth D Hopper, Christine A Gouldy, Claudia J Kasales et al. The effect of helical CT on X ray attenuation. Journal of computer assisted tomography. Vol. 21 No. 1 1997;152-155.

Lincolon L Berland. Introduction to the technological principles of CT. Practical CT technology and technique. New York, Raven press 1987;3-7.

Lois E Romans. Computed tomography concepts. Introduction to computed tomography. Williams & Wilkins 1995;3-67.

Mayo JR. High resolution computed tomography. Technical aspects. Radiol Clin North Am Vol. 29 1991; 1043-1048.

McCullough ED. Factors affecting the use of quantitative information from a CT scanner. Radiology Vol. 124 1977;99-107.

Siemens medical systems. Guide book of Somatom Plus-S: Whole body computed tomography scanner for volume scanning.

Stewart C. Bushong. Radiologic science for technologists: Physics, biology, and protection. The C.V. Mosby company. 2001;392-410.

Tohki Y. The helical scanning technique. Toshiba Med Rev. 38, 1991;1-6.

Van Bemmel JH, Musen MA. Medical imaging : Computed tomography handbook of medical informatics. Springer 1997;133-137.

Wegener O II. Whole body computed tomography, second edition. Blackwell scientific publications 1994; 3-9 : 565-580.

chapter 2

CT의 기초이론

1. CT 영상화 단계

진단에 필요한 CT 영상을 얻기 위해 필요한 기본적인 과정은 크게 4과정으로 구분된다. 이는 X선을 발생시키는 과정, 환자를 투과하고 감약된 데이터를 검출시스템에서 획득하는 과정, 획득된 데이터를 재구성하고 진단에 필요한 영상으로 처리하는 과정, 그리고 이를 모니터로 표시하거나 하드카피하는 과정이다(그림 2-1 참조).

그 외에 부수적인 과정으로는 장치에서 얻어진 최초의 형태에서 다른 형태로 변화시키는 후처리(post-processing)와 영상을 저장하거나 타 시스템으로 전송하는 과정이 이루어진다.

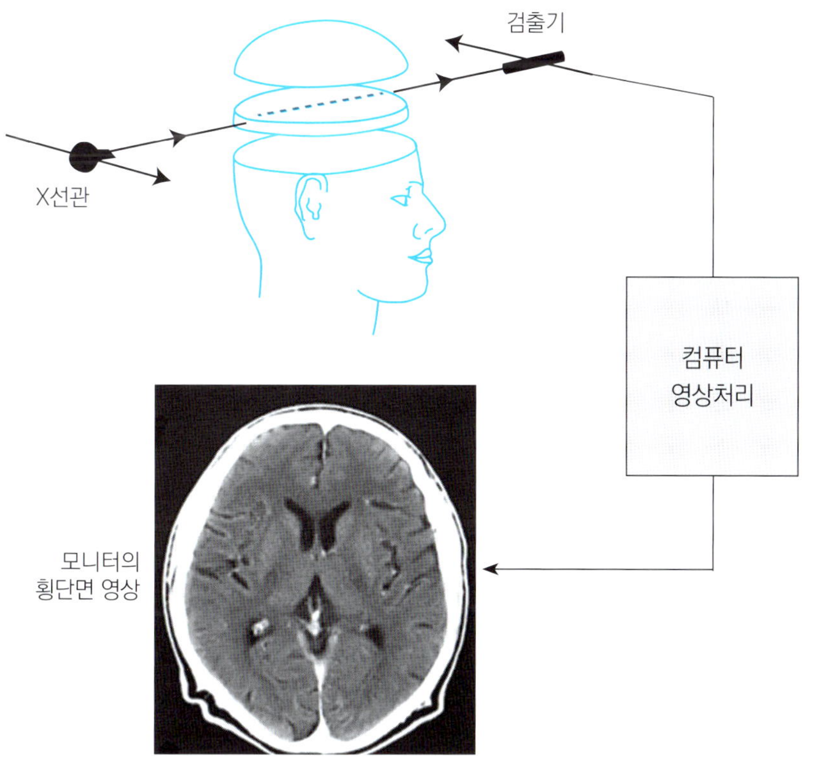

| 그림 2-1 | CT 영상화의 기본 개념

1) X선의 발생

CT에서의 X선 발생과정은 일반 X선의 발생과정과 동일하다. 즉, 음의 전하를 갖는 필라멘트를 가열하여 열전자를 방출시키면 양의 전하를 가진 회전양극의 타겟(target)에 부딪히며 열과 X선이 발생된다. 이때 전자의 이동 속도는 빛의 1/2 정도에 해당된다.

2) 감약 데이터의 획득(data acquisition)

환자에 의해 감약된 X선은 검출기에 검출된다. 대표적인 검출 시스템으로는 detector array와 데이터 획득장치(data acquisition system; DAS)로 구성된다. 이러한 검출 시스템의 기능은 감약된 X선을 포획하고, 이를 아날로그 형태인 전자신호로 변환시키며(그림 2-2 참조), 이를 증폭시킨 후 아날로그 디지털 변환기(analog digital converter; ADC)를 통해 디지털 신호로 변환하여 컴퓨터 장치로 전송한다.

3) 영상의 처리단계(data processing)

영상 프로세서에서는 DAS에서 전달받은 디지털 신호를 전처리(pre-processing)하고 영상재구성 처리와 필터링 처리를 시행한다.

4) 영상의 표시(image display)

매트릭스는 영상을 나타내는 전체 픽셀수를 정하는 의미이며, 각각의 픽셀은 고유 주소를 갖고 있고, 흡수선량치를 CT Number로 기억하고 있다. 또한 각 픽셀이 갖는 CT Number를 모니터상에 밝고 어두운 정도로 표시한다.

CT영상을 표시하는 가장 흔한 장치는 CRT 및 LCD 모니터이며, 모니터에서는 영상의 해상능을 증가시키기 위해 약간의 수정이 가해진다. 인간의 눈으로는 약 20단계의 음영만 구별이 가능하다. 그러나 CT 시스템에서는 약 4,000개의 다른 Hounsfield 값을 갖지만 모니터는 단지 256 단계의 음영만 표시가 가능한데 이런 제한성을 극복하기 위해서 gray scale이 모니터에 사용된다.

영상표시 시스템에는 각각의 gray level에 어떤 값의 HU값이 부여되며 이 값은 window width에 의해 결정되어진다. 즉, 물의 감약계수 값을 0으로 하여 -1,000HU는 공기, +1,000HU는 뼈나 조영제와 같이 감약값이 큰 물질을 나타내며, +2,000 ~ +4,000HU는 금속과 같이 감약값이 매우 큰 물질을 나타낸다. 모니터에 나타나는 gray scale은 HU값이 클수록 밝은 음영으로, HU값이 작을수록 어두운 음영으로 표시된다.

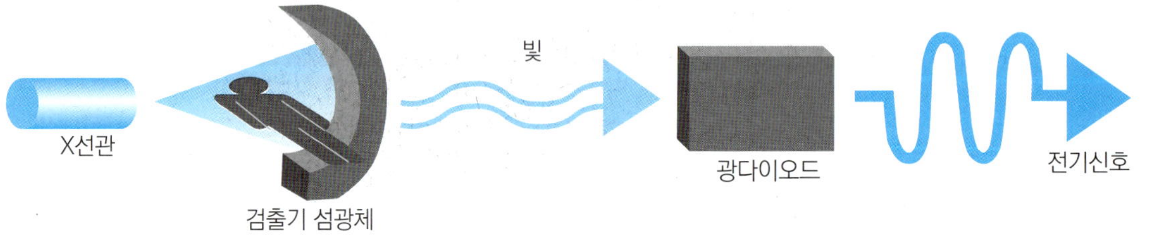

| 그림 2-2 | 아날로그 데이터의 획득 모형도

2. X선 감약과 CT number

1) 감약(attenuation)

감약이란 X선이 물질을 투과하는 과정에서 흡수되거나 산란되어 X선속의 강도가 낮아지는 것을 말한다. X선의 감약은 X선이 환자를 투과할 때 조직의 투과에 따른 광자의 변화를 지수 관계로 표시하는 Lambert Beer의 법칙에 따라 이루어진다.

CT에서는 X선 투과에 의해 조직에서 이루어진 감약 정보를 이용하여 슬라이스 영상으로 재구성하는 것이며 이 과정은 복잡하여 물리와 수학 그리고 컴퓨터 과학을 통해 이루어진다.

감약이란 피사체를 통과함에 따른 X선속 강도의 감소를 의미하는데 이 과정에서 많은 양의 광자가 흡수되며 나머지는 산란된다. 여기서 X선의 강도는 X선 광자의 수(quantity)와 X선 광자의 에너지(quality)를 곱하여 표시한다.

CT에서의 감약에 영향을 미치는 요소로는 일반 X선과 마찬가지로 사용된 X선 광자 에너지, 조직의 밀도, 조직의 원자번호, 물질의 단위중량당 전자수(electrons/gram) 등이다.

2) 단색(monochromatic) 방사선과 다색(polychromatic) 방사선

방사선은 homogeneous radiation과 heterogeneous radiation의 두 종류로 구분되는데 각각의 방사선이 어떻게 감약되는가를 아는 것은 CT를 이해하는데 중요한 요소가 된다.

균질한 선속의 모든 광자는 동일한 에너지를 갖는 반면에 불균질한 선속의 광자는 각각 다른 에너지를 갖는다. Hounsfield가 CT장치를 개발하였을 당시 그는 초기의 연구에서 homogeneous beam인 감마선을 사용했는데 이는 지수 함수적으로 감약을 나타내는 Lambert Beer의 법칙의 요구를 만족하였기 때문이며 투과와 관계된 감약은 다음과 같이 나타내진다.

$$I = I_0 e^{-\mu x}$$

여기서 I는 투과후의 강도, I_0는 원래 강도, e는 자연대수의 밑수이며, μ는 선감약계수, X는 피사체의 두께(cm)이다.

CT에서는 얼마만큼의 감약이 발생하였는가를 의미하는 선감약계수에 관심을 갖는데, 이는 cm^{-1}의 양적인 측정값이다.

그림 2-3은 균질한 방사선의 감약을 나타낸다. 흡수체의 각 부분에서 동일한 양만큼씩 감약이 발생되는데 즉, 1cm의 단면에서 광자의 양은 20%씩 감소된다. 1,000개의 광자를 갖는 초기 선속의 강도가 410개의 광자로 감소된 것을 알 수 있다. 그러나 균질한 선속의 감약에서는 선속의 질(에너지)는 변화하지 않는다. 즉, 최초의 에너지가 40keV였다면 투과된 후의 에너지도 40keV이라는 것이다.

균질한 선속을 갖는 monochromatic radiation(또는 monoenergetic radiation)은 동일한 에너지의 X선 광자들로만 구성되어 있으므로 강도의 저하 즉, 감약은 X선 광자수의 감소로 표시한다. 반면에 polychromatic radiation은 다양한 에너지의 X선 광자로 구성되므로 polychromatic radiation의 감약은 monochromatic radiation 보다 훨씬 복잡하여 단순한 지수곡선을 그리지는 않으며 선감약계수를 결정하기 위해서는 몇 가지의 가설과 수정을 필요로 한다.

불균질한 선속을 갖는 polychromatic radiation은 kV에 따라 가장 강력한 X선 광자 에너지가 결정된다. 일반적으로 polychromatic radiation의 평균 에너지는 최대 에너지의 1/2~1/3 정도이다.

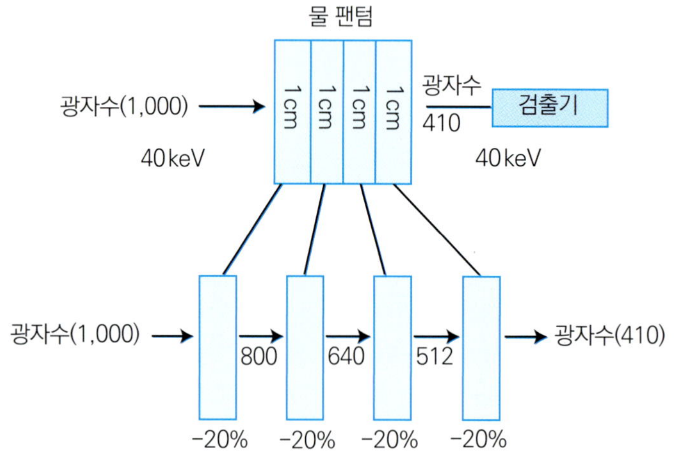

| 그림 2-3 | 단색 방사선(homogeneous radiation)의 감약

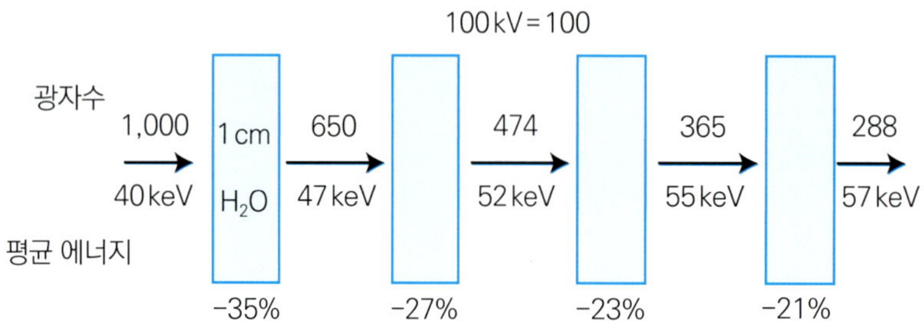

| 그림 2-4 | Heterogeneous radiation의 감약

그림 2-4에 나타낸 바와 같이 초기에 40 keV의 평균 에너지를 갖는 1,000개의 광자가 물 팬텀을 투과한 후 57 keV의 에너지로 증가되고 288개의 광자로 감소되며, 가장 앞에 위치한 1 cm 두께의 물 팬텀에서 광자의 감약이 많으며 순차적으로 적어지는 것을 알 수 있다.

즉, polychromatic radiation은 동일한 두께의 물질을 통과하면서 X선 광자의 수가 감소할 뿐 아니라 낮은 에너지의 광자가 흡수되어 투과한 X선속은 높은 에너지의 광자들로 구성되어 투과력이 증가되는 질적인 변화를 함께 일으킨다. 이를 선속경화현상(beam hardening effect)이라 한다(그림 2-5 참조).

공식 $I = I_0\, e^{-\mu x}$는 균질의 방사선에는 적용이 되지만 비균질의 방사선에는 적용되지 않는다. CT는 비균질의 방사선을 사용하고 있으므로 이를 위의 공식을 만족할 수 있는 균질한 방사선으로의 근사화가 필요하다.

감약은 흡수와 산란의 결과로 발생되는데 CT에서도 일반 X선과 마찬가지로 광전효과(photoelectric effect)에 의해 감약되거나 콤프턴 효과(Compton effect)에 의해 감약 또는 산란된다. 그러므로 총 감약은 다음의 식으로 나타낼 수 있다.

$$I = I_0\, e^{-(\mu_p + \mu_c)x}$$

여기서 μ_p는 광전효과에 의한 선감약계수이며 μ_c는 콤프턴 효과에 의한 선감약계수를 의미한다.

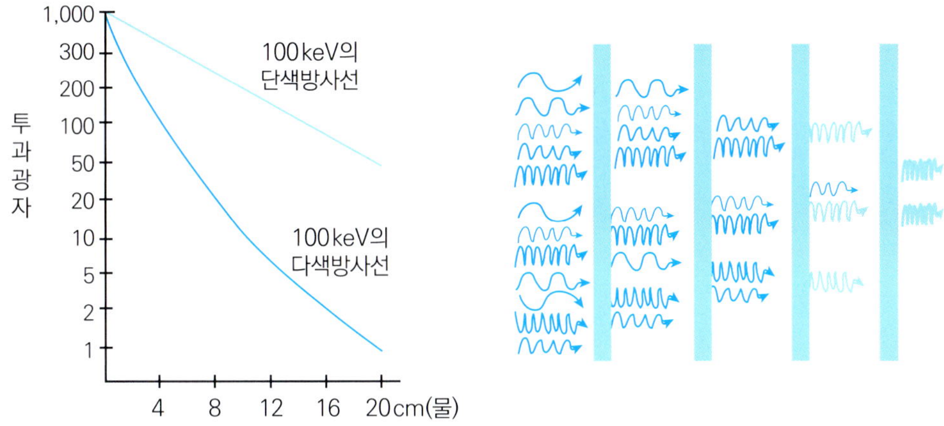

| 그림 2-5 | Polychromatic radiation에서의 선속경화현상

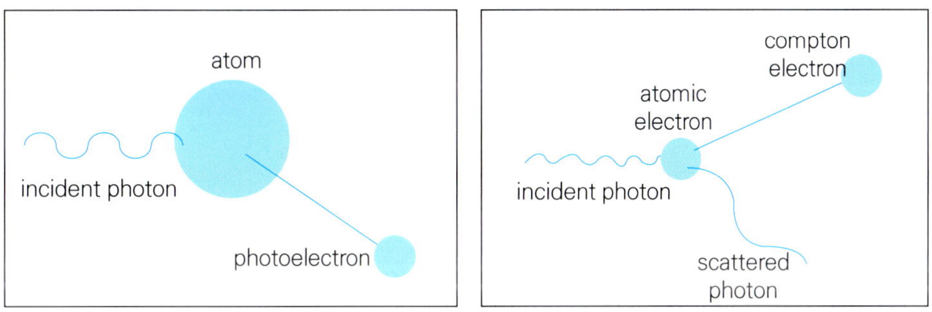

| 그림 2-6 | 광전 효과와 콤프턴 효과

광전 효과는 그림 2-6에 나타낸 바와 같이 X선광자를 모두 흡수하며 주변부의 전자를 방출시킨다. 1983년에 발표된 Morgan의 연구에 의하면 광전효과는 뼈나 조영제와 같이 원자번호가 높은 물질에서 주로 발생하며 연부조직이나 낮은 원자번호를 갖는 물질에서는 미미한 정도이다.

반면에 콤프턴 효과는 자유전자와 에너지가 적은 산란광자를 방출시킨다. 콤프턴 효과는 연부조직에서 발생되며 농도의 차이는 콤프턴 상호작용의 차이를 나타내게 한다. 부연하면 광전효과는 선속의 에너지에 의해 좌우되나 콤프턴 효과는 에너지가 증가함에 따라 큰 변화가 없다고 한다.

다시 말하면, X선 영상의 형성은 환자를 투과한 X선 광자가 환자를 투과하는 도중에 감약된 광자에 관한 정보가 어우러져 나타난다. 만약 모든 X선 광자가 환자를 투과하였다면 필름은 검게 될 것이고, 모든 X선 광자가 감약되었다면 필름은 희게 될 것이다. 따라서 우리가 매일 보고 있는 필름의 대조도는 인체 조직간의 감약 차이에 따라 결정되는 것이다. CT장치에서는 이러한 감약치의 분포를 CT number로 표시한다.

3) 선감약계수(linear attenuation coefficient)

일정한 두께의 물질을 투과할 때 흡수 또는 산란되는 X선 광자의 수를 측정하는 것으로 μ로 표시하며 단위는 cm^{-1} 이다. 이는 monochromatic radiation 에서만 적용되며, X선속의 에너지와 물질의 종류에 따라 일정하다. 감약된 광자의 수 N는 다음 공식으로 나타내어진다.

$$N = N_0 e^{-\mu x}$$

여기서 N_0는 원래 광자(incident photon)의 수, e는 자연대수의 밑수이다. μ는 조직의 선감약계수이며 이는 엄밀하게 말하면 광전효과에 의한 선흡수계수와 콤프턴 효과에 의한 선흡수계수를 합한 것이다. 그리고 X는 흡수체의 두께(cm)이다.

방사선이 투과한 인체조직의 단면은 균질한 물질로 이루어져 있지 않고 각각의 감약치가 다른 여러 물질로 구성되어 있다. 이러한 경우 CT에서 얻어지는 조직의 단면은 각각의 선감약계수를 갖는 작은 영역의 물질들로 구성되어 있으므로 그림 2-7과 같이 표현될 수 있으며 각 단면에서의 감약에 의한 실질적인 광자의 수는 다음 식에 의해 결정된다.

$$N = N_0 e^{-(\mu_1+\mu_2+ \ldots\ldots +\mu_n)x}$$

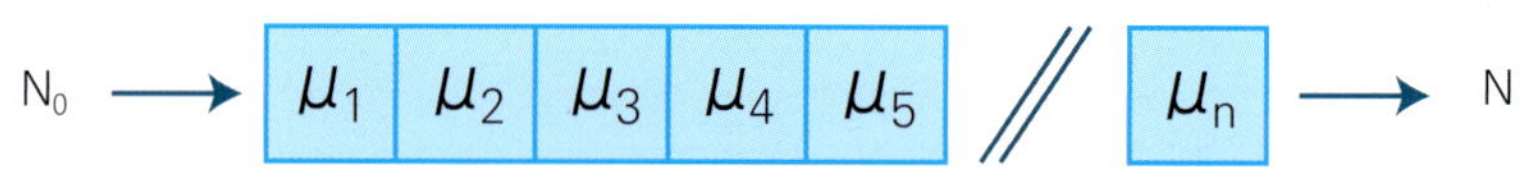

| 그림 2-7 | CT 단면을 이루는 각 구성물질의 감약에 의해 얻어지는 광자의 수

표 2-1에서 60keV과 73keV에서 여러 조직의 선감약계수를 나타내었다. 여기에 나타낸 값들은 사용되는 필터에 따라 다소 차이가 있음을 알아야 한다. 참고로 표에는 나타나 있지 않지만 60keV에서의 백질, 회백질, 혈액 그리고 뇌척수액의 선감약계수는 각각 0.213 cm^{-1}, 0.212 cm^{-1}, 0.208 cm^{-1}, 그리고 0.207 cm^{-1} 이며 뼈도 밀도에 따라 약간 다른 값을 갖는다.

4) 반가층

조사한 X선속의 강도를 반으로 감소시키는데 필요한 물질의 두께를 반가층(half value layer; HVL)이라 말하며, X선의 질을 나타내는 지표로 사용된다. 이는 위의 식에서 $N = N_0/2$일 때의 x를 다음과 같이 간단히 구할 수 있다.

| 표 2-1 | 60keV와 73keV에서 여러 조직의 선감약계수

(단위 : cm^{-1})

인체조직	60keV	73keV
뼈	0.612	0.380
물	0.223	0.190
조직	0.218	0.200
근육	0.216	0.198
지방	0.189	0.171
공기	0.0003	0.0002

$N_0/2 = N_0 e^{-\mu X}$ $1/2 = e^{-\mu X}$ $\log 1/2 = -\mu x$

$\log(1/2) = -\mu x$ $x = 0.693/\mu$

5) 질량감약계수(mass attenuation coefficient)

선감약계수는 물질의 물리적 상태에 따라(예를 들면 물, 얼음, 수증기 등) 일정하지 않은데 비해, 질량감약계수란 선감약계수를 물질의 밀도로 나눈 것(μ/ρ)으로, 물리적 상태에 관계없이 일정한 값을 가지도록 한 것이다. 단위는 cm^2/g이다.

| 표 2-2 | 물과 얼음, 수증기의 선감약계수와 질량감약계수

	선감약계수 (cm^{-1})	질량감약계수 (cm^2/g)	밀도 (g/cm^3)	$1g/cm^2$의 두께
물	0.214	0.214	1	1cm
얼음	0.196	0.214	0.917	1.09cm
수증기	0.000128	0.214	0.00598	1,670cm

6) CT number

재구성된 영상에서의 각 픽셀은 수치인 CT number로 할당된다. CT number는 슬라이스를 이루는 조직들의 선감약계수와 연관되며, 여러 생체조직의 상대적인 선감약계수를 물을 기준으로 하여 나타낸 수치로서 다음의 식으로 표시한다.

$$\text{CT number} = K \frac{(\mu_t - \mu_w)}{\mu_w}$$

여기서 μ_t는 조직의 감약계수, μ_w는 물의 선감약계수, K는 확대정수(contrast factor 또는 scaling factor)이다.

초기의 EMI CT장치에서는 K값이 500이었는데 이를 EMI number라고 부르며, CT number 당 0.2%의 contrast scale을 나타낸다. 하지만 현재 사용 중인 대부분의 장치에서는 1,000의 값을 가지며 확대정수가 1,000인 장치에서의 CT number 값을 Hounsfield number라고도 부른다. Hounsfield scale은 선흡수계수를 EMI scale보다 더욱 정밀하게 표현하는데 이는 CT number 당 0.1%의 contrast scale을 나타내기 때문이다.

그림 2-8은 Hounsfield scale과 EMI scale에서 인체 각 조직의 CT number의 분포를 보여준다.

CT number는 물의 감약계수를 기준으로 하여 상대적으로 설정된 값이므로 Hounsfield scale에서 물의 CT number는 항상 0이고, 뼈와 공기는 각각 +1,000과 -1,000이다.

선감약계수는 방사선 에너지를 포함한 몇가지의 요인에 의해 영향을 받는다. 예를 들어, 물의 선감약계수는 60keV에서 $0.206cm^{-1}$, 73keV에서 $0.19cm^{-1}$, 84keV에서 $0.180cm^{-1}$, 그리고 122keV에서는 $0.166cm^{-1}$으로 차이를 보인다.

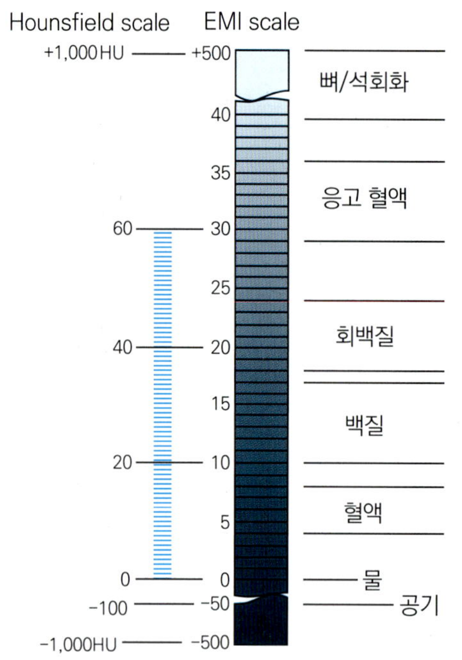

| 그림 2-8 | Hounsfield scale과 EMI scale에서 인체 각 조직의 CT number의 분포

CT number가 다음의 공식에 나타낸 바와 같이 감약계수에 기초되어 계산될 수 있으므로 이는 광자 에너지 역시 CT number에 영향을 미치는 것을 의미한다.

$$\ln I_0/I = \int \mu(E, x)dx$$

여기서 E는 광자 에너지를 나타내며, 선속의 에너지 변화에 따라 감약계수가 변화되는 것을 알 수 있다.

1981년 Zatz의 연구에 의하면, 원래 CT number는 27cm의 물을 투과한 230kV의 유효 에너지인 73keV를 기초로 하여 계산되었으며, 73keV에서 물의 선감약계수는 0.19cm^{-1}이며 CT number는 이 값을 사용하여 계산되었다고 한다. 예를 들면, 뼈의 선감약계수가 0.38cm^{-1}이고 CT장치의 확대상수가 1,000이면 물과 뼈의 CT number는 다음과 같이 계산된다.

$$CT_{bone} = k\frac{(\mu_{bone} - \mu_{water})}{\mu_{water}} = \frac{1,000(0.38-0.19)}{0.19} = 1,000$$

$$CT_{water} = \frac{1,000(0.19-0.19)}{0.19} = 0$$

다음의 표 2-3은 GE사에서 제공된 인체 각 조직의 Hounsfield 값이다.

환자를 투과한 감약 데이터를 신호화하여 컴퓨터는 그림 2-9에 나타낸 바와 같이 CT number를 계산하여 수치적인 영상으로 나타낸다. 수치적인 영상은 우리가 늘 보는 gray scale 영상으로 변환되는데 이러한 변환을 쉽게 하기 위해서는 CT number에 상응되는 gray scale(휘도 레벨)의 설정이 필요하다.

| 표 2-3 | 인체 각 조직 및 기관의 Hounsfield 값

조직	CT number	조직	CT number
뼈(피질)	250 이상	림프절	45±10
뼈(수질, pulp)	130±100	췌장	40±10
갑상선	70±10	신장	30±10
간	50±10	지방	-100±10
근육	45±5	혈액	40±10
비장	45±5	응고된 혈액	80±10

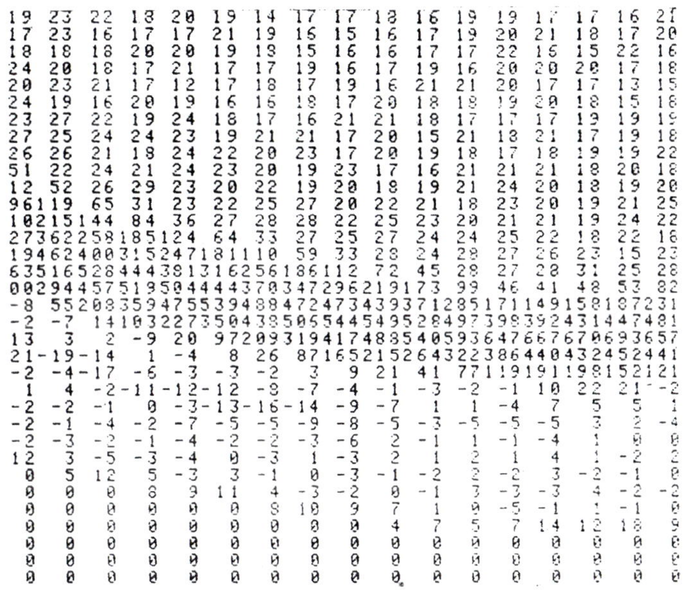

| 그림 2-9 | 컴퓨터 처리 후의 CT number를 계산하여 얻은 수치적인 영상(measurement data)

Hounsfield scale을 채택한 장치에서의 CT number와 gray scale의 관계를 그림 2-10에 나타내었다. 상부의 +1,000은 흰색, 하부의 -1,000은 검은색으로 나타나며 그 사이의 모든 값들은 여러 가지 음영의 단계(shade of gray)를 나타낸다.

CT number와 shade of gray 사이의 관계는 변화될 수 있으며 일반적으로 사용되는 용어인 windowing 으로 불리는데 이에 대해서는 다음에 언급하기로 한다.

그림 2-11은 scan data가 image data로의 변환을 나타낸 것이다. 이는 투과 감약된 데이터(measurement data)를 CT number라고 불리는 디지털 수치로 변환시키는 과정인 영상 재구성 과정을 포함한다. 하나의 view는 수백개 내지 수천개의 ray로 이루어진다.

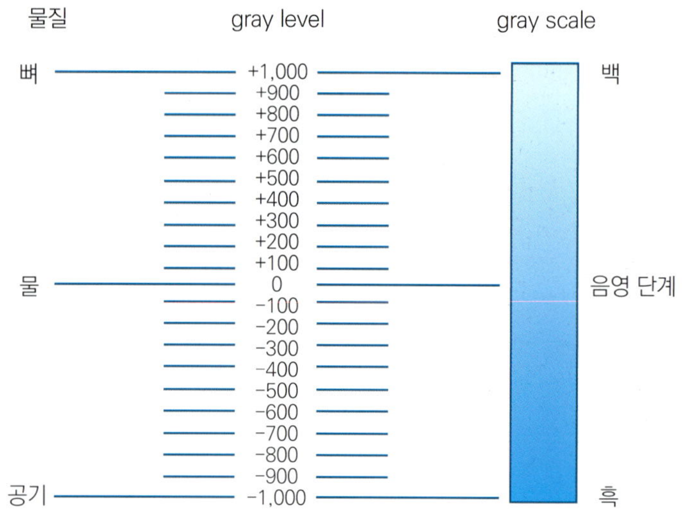

| 그림 2-10 | Hounsfield scale 에서의 CT number와 gray scale의 관계

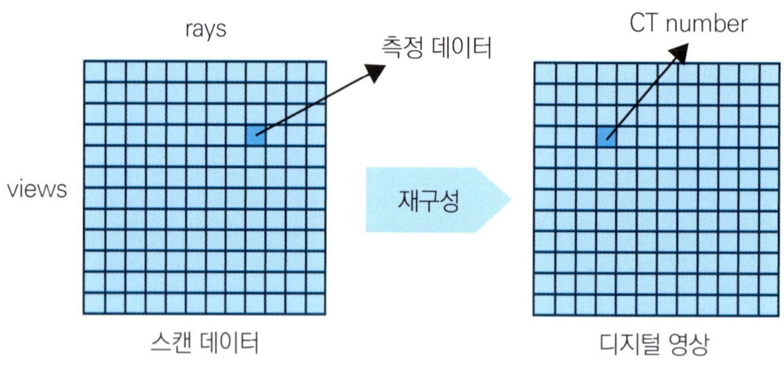

| 그림 2-11 | Transmitted measurement data가 영상 재구성과정을 통해 CT number로 구성된 디지털 영상으로의 변환을 나타내는 모형도

최근의 CT장치에서는 뼈보다 감약계수가 높은 금속 등의 표시를 위하여 물을 0로 하고 reference values를 -1,024에서 +3,071까지 확대시킨 extended scale을 적용하고 있다. 이러한 장치에서는 최소 -1,024에서 최대 +3,071의 HU 값을 표시해 낸다.

그림 2-12는 Siemens사의 Somatom CT 모델에서 채택한 최소 -10,240HU에서 최대 +30,710HU까지 확대시킨 extended scale에서의 대퇴골두의 영상이다. 타원형의 ROI 부분의 평균 CT number가 6,374HU를 나타내고 있다.

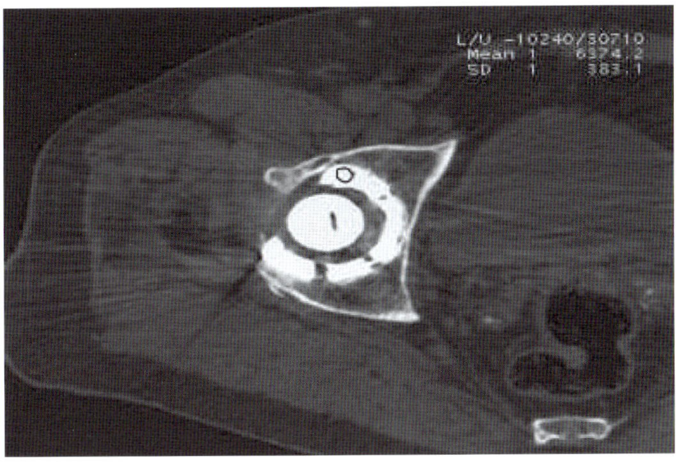

| 그림 2-12 | 최소 -10,240 HU에서 최대 +30,710 HU까지 확대시킨 extended scale을 적용하여 대퇴골두의 금속물질을 선명히 나타낸 영상

3. 데이터 획득(data acquisition)

데이터 획득은 스캔으로 X선이 환자를 투과하여 감약된 데이터를 검출하는 과정부터 CT 영상을 얻어내기까지의 체계적인 정보의 수집을 의미한다.

CT에서의 데이터 획득방법은 크게 슬라이스 단위의 획득(slice by slice acquisition)과 체적 데이터의 획득으로 구분되며 실제 환자의 검사에서는 장치의 특성에 따라 이를 응용한 방법들이 이용되고 있다.

1) 데이터 획득 방식

(1) 슬라이스 단위의 데이터 획득

① Axial scan

영상 재구성 시간이 긴 오래된 버전의 고식적인 CT장치에서 주로 사용하는 슬라이스 단위의 데이터 획득의 대표적인 방법이다. 종래의 고식적 스캔(conventional scan) 방법이며, 환자 테이블이 고정되어 있는 상태에서 X선관이 환자 주위를 회전하면서 한 단면의 데이터를 획득한다. 하나의 스캔이 끝나면 X선관의 회전이 멈춰지고 환자 테이블의 위치가 이동된 후 다음 스캔이 이루어진다. 이러한 과정의 연속을 통해 한번 노출에 한 스캔씩 모든 스캔 부위가 완료될 때까지 계속적인 데이터 획득을 시행한다. 이러한 스캔 기술을 "step and shoot CT technology"라고 명명되기도 한다.

② Cluster scan

일종의 그룹 스캔으로 그림 2-13의 (b)에 나타낸 바와 같이 스캔할 전체 부위를 몇 개의 그룹으로 나누어 그룹 사이에 환자가 호흡을 할 수 있도록 inter group delay(IGD)를 설정한다. 보통 IGD는 10~15초 정도가 적절하다.

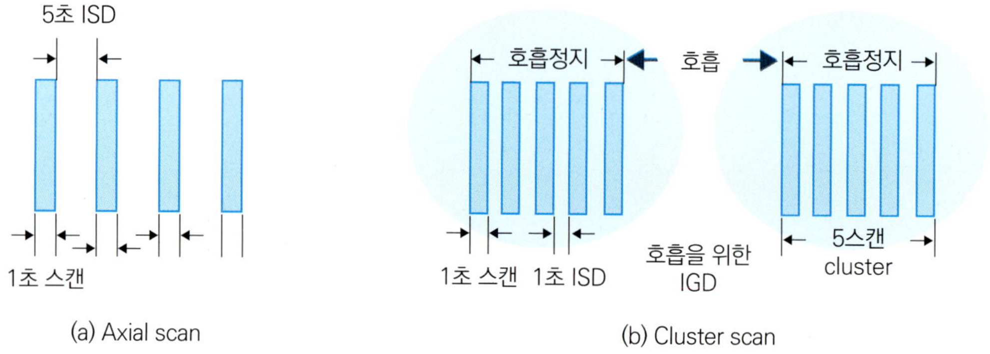

Ι 그림 2-13 Ι 슬라이스 단위의 획득 방법

(2) 체적 데이터(volume data) 획득

이는 비교적 최근에 가능해진 나선형 스캔을 통한 데이터 획득방법이며 고압 케이블 대신 slip ring 기술을 이용하여 전압과 데이터를 전송한다. 연속적인 나선형(helical 또는 spiral) 스캔을 통해 한 번의 노출에 하나의 영상을 얻기 보다는 고속의 스캔으로 인해 부분 또는 전체 조직의 연속적인 데이터를 얻는다. 연속적인 체적 데이터의 획득으로 인해 슬라이스 단위의 획득방법과는 달리 원하는 임의의 위치에서 데이터 획득이 가능하다.

실제 임상 검사에서는 single helical, multiple helical, helical with axial scan 등이 응용되어 사용된다. 이를 이용한 나선형 CT 검사 방법에 대해서는 제5장에서 자세히 다루어진다.

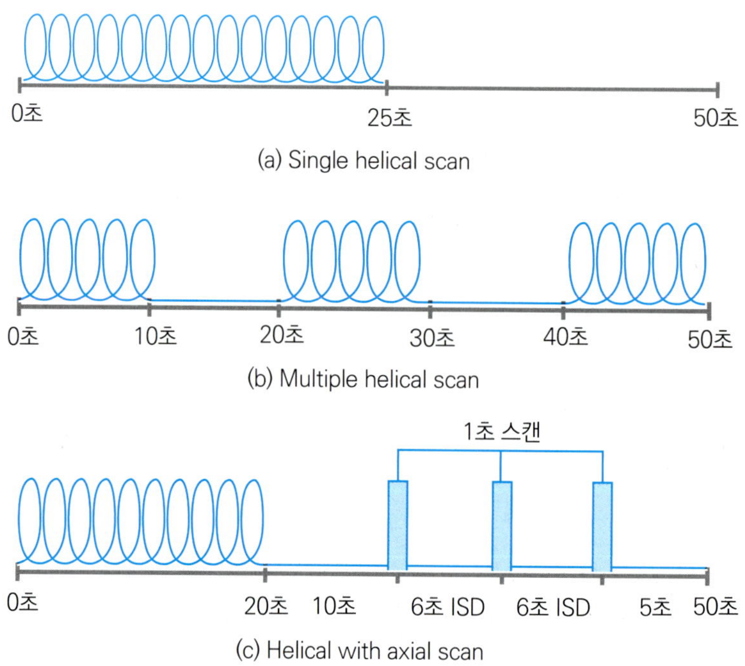

Ι 그림 2-14 Ι 나선형 스캔에 의한 체적 데이터 획득

(3) Cine scan

동일한 위치에서 임의의 시간 간격을 두고 연속 스캔하는 방법으로 stationary dynamic scan이라고도 불린다. CT 혈관조영검사(CT angiography)에서 원하는 부위에 조영제를 peak enhancement 시키기 위한 delay time 설정을 목적으로 하거나, CT guided biopsy의 경우, 또는 조영제의 급속 주입 후 조직이나 병변의 조영증강 상태를 관찰하기 위해 cine scan이 주로 사용된다(그림 2-15 참조).

Cine scan에 의한 데이터 획득은 주로 갠트리의 회전 시 부분적인 데이터 값을 취하는 partial scan 또는 half scan을 선택 사용한다.

(4) Dynamic scan

Scan mechanism의 발전과 신속한 데이터 처리기술의 덕분으로 1초 이하의 스캔 타임이 가능해졌으며 환자 테이블이 움직이는 동안 연속적인 스캔이 시행되고 있다. 최근의 multi-detector 나선형 CT의 개발로 dynamic scan의 적용이 거의 없어졌지만, 그 이전의 conventional CT장치에서는 fast scan의 대표적인 적용이 dynamic scan이었다.

Dynamic scan에는 두 가지로 구분이 가능하다. 앞에서 언급한 cine scan과 동일한 개념으로 사용되는 동일한 레벨에서 임의의 시간 간격을 갖고 연속적으로 스캔을 시행하는 single level dynamic scan이 있다. 이는 테이블이 움직이지 않는 상태에서 스캔을 시행한다고 해서 stationary dynamic scan이

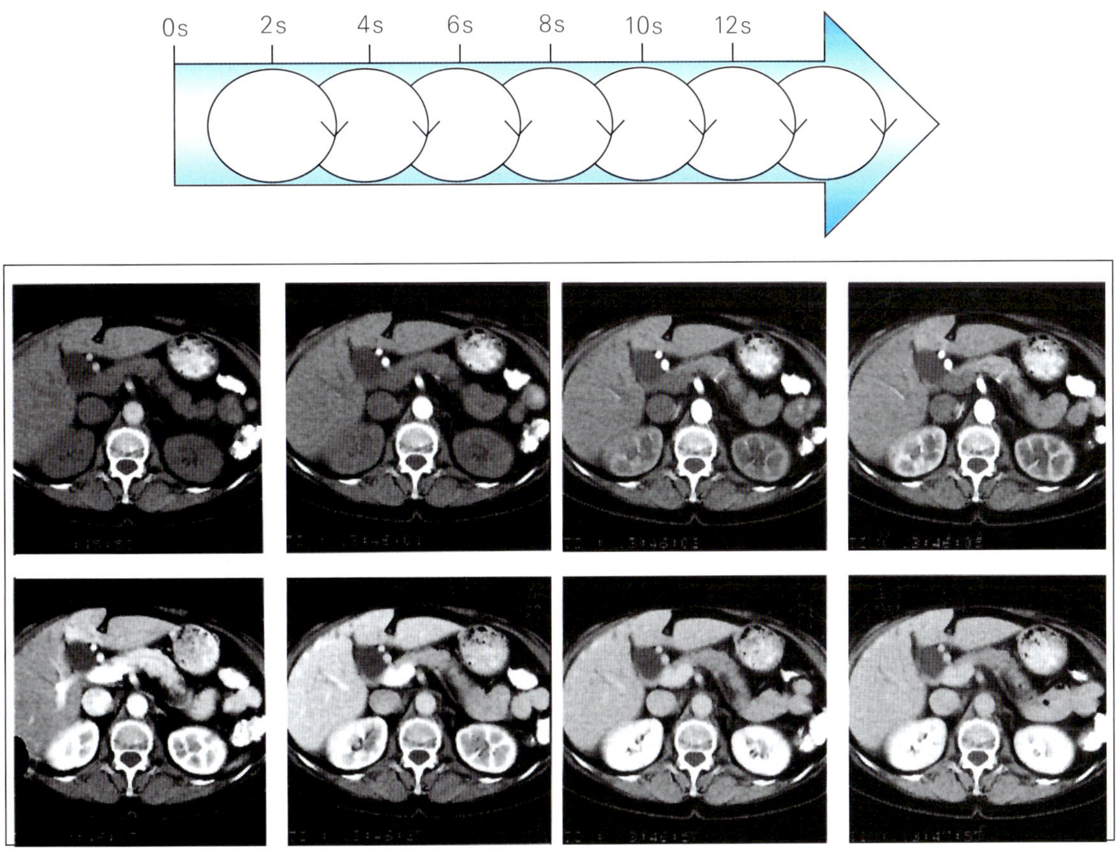

| 그림 2-15 | 복부의 cine scan

라고도 부르며 주된 적용 분야는 혈관계의 순환(circulatory dynamics) 분석, 가성혈관과 진성혈관의 구별이나 동맥류의 진단을 위한 CT 혈관 조영술, 시간 차에 따른 종양의 특성 진단에 이용된다.

다른 하나는 incremental dynamic scan이다. 이는 조영제가 주입되고 테이블이 움직이는 상태에서 single breath hold 기법과 fast scan으로 여러 개의 횡단면 영상을 얻는다. 이 방법은 작은 종양의 감지, 혈관과 종양과의 관계 파악에 유용하다.

(5) Normal scan, partial scan, over scan

Normal scan 은 X선관의 360° 회전을 통해 하나의 영상을 획득하는 일반적인 스캔 모드이며 대부분의 CT검사에서 채택되고 있다.

Partial scan은 half scan 이라고도 불리며 약 225°의 회전으로 하나의 영상을 획득하는 스캔 모드이다. 이는 빠르게 움직이는 장기의 영상화(cardiac CT)나 dynamic scan 시, 그리고 신속한 영상 재구성이 요구되는 auto bolus tracking 소프트웨어 사용 시 주로 채택된다.

반면에 over scan은 약 420°의 회전으로 하나의 영상을 획득하는 스캔 모드이다. 이는 SNR이 증가되고 대조도분해능이 향상되는 장점이 있으나 유효 슬라이스 두께가 약간 증가된다.

(6) Contiguous scan, overlapped scan, gapped scan

Contiguous scan은 보통 CT검사에서 가장 많이 사용되는 스캔 방법으로 슬라이스 두께와 간격을 동일하게 설정하여 각 단면이 중복되거나 단면 사이에 갭이 발생하지 않는 방법이다.

Overlapped scan은 슬라이스 두께를 슬라이스 간격 보다 크게 설정하여 각 단면이 중복되게 하는 것이며, conventional CT장치에서 2D reformation 이나 3D construction 시 질적 향상을 위해 시행되기도 한다. 이와는 반대로 슬라이스 두께를 슬라이스 간격 보다 작게 설정하여 스캔하는 것을 gapped scan이라 한다.

2) 총 투과값 (total measurement data, total penetration measurement, raw data set)

CT 데이터 획득의 첫번째 단계는 스캔이다. X선관과 검출기는 데이터 획득을 위해 환자 주위를 회전하면서 각 위치에서 환자를 투과한 X선을 검출기가 측정해 낸다. 결과적으로 각각의 위치에서 투과 측정값(penetration measurement data 또는 transmission value, measurement data로도 불림)들은 다음의 식으로 계산할 수 있다.

$$\text{투과 측정값} = \frac{I_0}{I}$$

여기서 I_0는 source에서의 X선 강도, I는 검출기에서의 X선 강도이다.

이러한 투과 값은 컴퓨터로 보내져 raw data로서 보관된다. 많은 양의 데이터인 투과값은 일반적으로 수백 개가 넘는 views로 만들어진다. 그리고 view는 각 angle에서의 하나의 데이터 세트로 설명되어 수십 내지 수백 개의 ray로 이루어진다(예를 들면, 1 view = 800 raysum). 여기서 raysum이란 한 방향에서의 ray의 합을 일컫는 용어이다. 하나의 영상을 만들기 위한 총 투과 측정값은 다음의 관계식에 의해 계산된다.

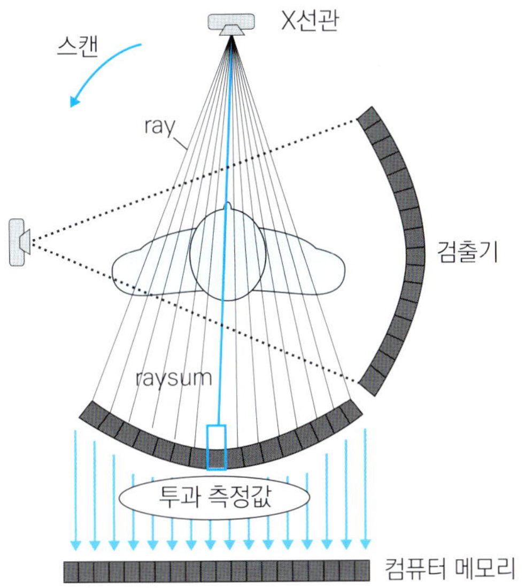

| 그림 2-16 | Penetration measurement data의 개념

총 투과 측정값(total measurement data) = view의 수×각 view에서의 ray의 수

예를 들어, 360° 회전 방식에서 각 angle에서 1,000개의 views를 얻는 경우 raw data set를 구해보자. 하나의 view가 800 raysum이면 800,000raysum이 된다.

4. 데이터 처리(data processing)

그림 2-17에서 CT 영상화 작업을 수행하기 위해 필요한 하부 조직 장치의 효율적인 구성과 이를 통한 데이터의 전반적인 흐름을 간단하게 보여주고 있다. 이를 순서적으로 설명하면 다음과 같다.

① 먼저 방사선사는 환자를 테이블에 눕혀 갠트리 안에 위치시키고 조작대에서 필요한 스캔 파라메터를 설정한다.

② 장치의 소프트웨어는 스캔에 필요한 tube 회전속도와 테이블의 이동속도, 샘플링률과 슬라이스 두께 등을 조절한다.

③ X선관은 데이터 획득의 첫 단계로 갠트리 안에 위치한 환자의 주위를 회전하며 각 방향에서 X선을 투과시킨다.

④ 데이터 획득장치의 광 다이오드에서 감약 데이터를 수집한다.

⑤ 아날로그 신호의 디지털화, 대수화 처리, 데이터 증폭처리가 행해진다.

⑥ Reference detector 값의 감산처리와 bad detector 값의 평균화 처리와 같은 데이터 전처리를 시행한다.

⑦ 컴퓨터 메모리에서 measurement data를 raw data로 변환시킨다.

⑧ 소프트웨어는 데이터 교정을 시행한다.

⑨ 스캔하는 해부학적 위치와 특성에 따라 수학적인 필터를 사용하여 convolution 처리(알고리즘 처리)를 행한다.

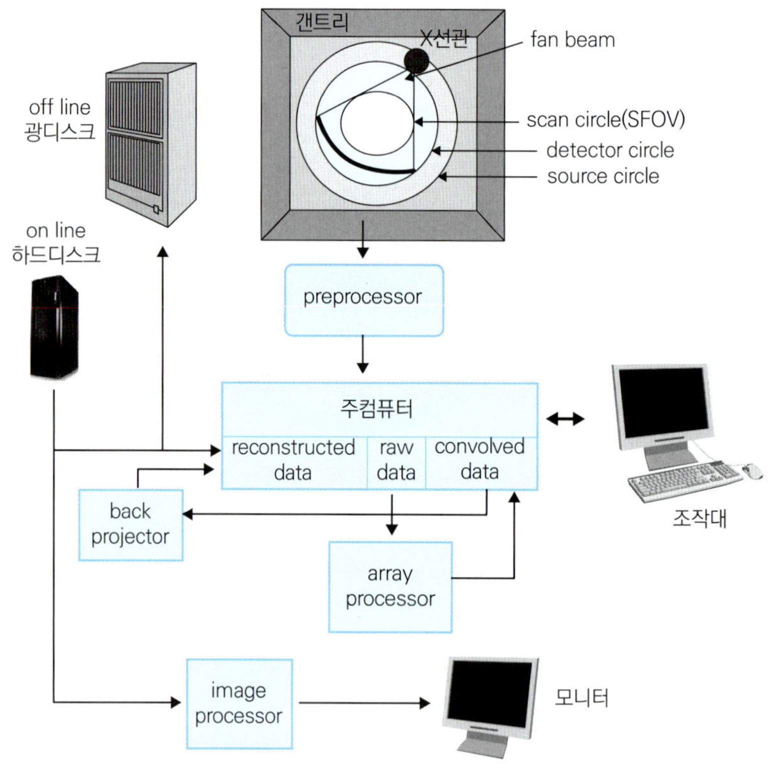

| 그림 2-17 | CT장치의 주요 구성품과 이를 통한 데이터 흐름

⑩ Back projector 또는 array processor에서 convolution된 raw data를 image data로 재구성한다.

⑪ Image data를 마그네틱 하드디스크에 단기 저장하고, 요구가 있을 시 image processor를 통해 즉각적으로 모니터에 전시한다.

⑫ 필요에 따라 영상을 장기 저장 시스템인 보조기억매체에 저장하거나 타 시스템에 전송한다.

데이터 처리는 본질적으로 CT와 관련된 수학적인 원리에 연관된다. 앞에서 언급하였듯이 환자를 스캔하여 데이터 획득장치에서 수집된 투과값(measurement data)을 컴퓨터에서 raw data로 변환하고 저장한 후 이를 영상으로 재구성하고 모니터에서 눈으로 볼 수 있도록 한다.

이와 같은 데이터를 컴퓨터가 처리하여 영상으로 만들어내는 과정을 여기서 다시 크게 5단계로 구분하여 자세하게 설명하기로 한다.

첫번째 단계는 투과값을 raw data로 변화시키는 영상의 전처리(pre-processing)이다. 이 과정에서는 다음 단계인 영상 재구성을 쉽게 하기 위해 필요한 데이터 교정(correction)과 약간의 형태 변화가 일어난다.

두번째 단계는 영상의 재구성(image reconstruction)이다. 이는 앞에서 나타낸 그림 2-11과 같이 투과 측정값을 나타내는 scan data가 CT number라고 불리며 수치화된 디지털 영상으로 변환되는 과정이다. 투과값의 CT 영상으로의 변환은 재구성 기법이나 재구성 알고리즘이라고 불리는 수학적인 과정에 의해 수행된다. 이러한 재구성 방법에 대한 설명은 제4장에 언급되어 있듯이 역 투영법, 분석적 방법 등이 있다. 현재 대부분의 CT장치에서는 역투영법을 기초로 한 재구성법이 사용되고 있다.

세번째 단계는 재구성된 영상을 검사의 목적이나 해부학적 특성에 적절한 진단이 가능하도록 필터링하는 convolution 과정이다. 이는 일반 X선 검사에서 사용하는 하드웨어적인 필터가 아닌 수학적인 디지털 필터를 사용하여 standard, bone이나 soft tissue 알고리즘화 한다.

구형의 CT장치에서는 convolution 과정이 영상 재구성 과정 다음에 이루어지지만, 컴퓨터 공학의 발전으로 빠른 속도의 영상 처리가 수행되는 최근의 CT장치에서는 convolution 과정이 영상 재구성 과정과 거의 동일한 시기에 수행된다. 이러한 연유로 환자 스캔 즉시 CT 영상이 모니터에 나타나는 것이며, convolution 과정을 영상재구성 과정보다 앞서 시행된다고 하는 주장도 있다.

네번째 단계는 재구성된 디지털 영상을 저장하는 단계이다. 디지털 영상의 단기 저장을 위해 마그네틱 하드디스크에 보관되는 과정이다. 방사선사나 의사는 보관되어 있는 데이터를 불러내어 영상을 관찰할 수 있으며 각종 영상의 후처리를 시행할 수도 있다.

마지막 단계는 영상의 전시(디스플레이)이다. 이는 디지털 형태의 영상을 아날로그 형태의 영상으로 재변환한 후 모니터에 나타내는 과정이다. 영상의 전시는 영상의 관찰에 적절할 뿐 아니라 진단적인 가치가 겸비되어야 한다. 이에 대한 자세한 설명은 다음 절의 windowing과 제3장의 CT장치의 하드웨어 중 영상 전시장치에서 이루어질 것이다.

5. 영상의 표시(image display)와 windowing

앞에서 설명한 여러 과정을 통해 디지털 형태로 컴퓨터의 하드디스크에 보관되어 있는 CT영상을 눈으로 관찰하고 질병을 진단하기 위해서는 아날로그 신호인 gray scale 영상으로 변환되어야 한다. 이러한 변환을 위해서는 디지털/아날로그 변환기(DAC)가 필요하다.

1) Gray level

Gray level이란 디지털화 되어진 각 픽셀이 갖는 흑백의 명암값을 의미한다. 두 개의 gray level을 갖는 영상은 단지 흑색과 백색으로 나타내어진다.

CT장치에서 어떤 조직의 Hounsfield 값이 높으면 밝게 나타나고 Hounsfield 값이 낮으면 어둡게 나타난다.

2) Gray scale

Gray scale이란 흑백의 명암도(gray level)를 통해 얻어내는 단계적인 회색을 의미하며 gray scale image는 gray level로 이루어진 영상이다. 각 픽셀의 gray scale 값의 범위는 비트 수(bit depth)로 표현되며, CT영상은 단위 픽셀 당 비트 수에 의해 특성화된다.

일반적인 CT장치에서의 gray scale은 12비트에 해당되는 4,096단계(-1,024~3,071)를 가진다. 하지만 이를 표시해내는 시스템인 모니터나 laser imager의 경우 이를 축소하여 8비트에 해당되는 0에서 255까지의 256단계로 나타낸다.

3) Window width & level

(1) 정의

CT 영상은 기본적으로 물과 뼈 그리고 공기를 표준으로 하여 설정된 픽셀의 상대적인 선감약계수인 CT number를 사용하여 흑백의 여러 단계를 나타낸다고 하였다. Window width란 흑백의 여러 단계인 gray scale로 표현할 수 있는 CT number들의 범위이며, window level은 gray scale의 중앙값이다.

Window level이 낮으면 X선 흡수치가 낮은 공기나 지방에 가까운 것을 잘 표시하며, 반대로 window level이 높으면 뼈와 같이 X선 흡수치가 높은 물질을 잘 표시한다. 그림 2-18은 window width와 level의 개념을 단적으로 보여준다.

전시된 영상의 window width와 level을 조절함으로써 영상의 대조도를 변화시킬 수 있으며, 보통 조작대의 모니터 하부에 위치되어 있는 track ball이나 조절 손잡이에 의해 조절된다.

만약 관찰자가 모니터에서 영상을 2,000의 window width와 0의 level로 설정하였다면 영상의 전체적인 gray scale을 관찰할 수 있으나 연부조직의 작은 감약 차이는 관찰하기가 어려워진다. 왜냐하면 인간의 시각능력은 단지 40단계 이상은 구별할 수 없기 때문이다. 이러한 이유에서 관심부위의 windowing이 필요한 것이다.

예를 들어 복부영상의 window width를 +300, window level을 0로 설정하였다면 영상에 나타나는 HU의 범위는 -150에서 +150이다. 그러므로 흡수치가 -150보다 낮은 물질은 검게 나타나고, 흡수치가 +150보다 높은 물질은 밝게 나타나며 -149에서 +149 사이의 HU를 갖는 물질들은 흑과 백 사이의 레벨로 표시된다(그림 2-19 참조).

(2) Windowing이 영상에 미치는 영향

Window width는 영상의 대조도에 직접적인 영향을 미친다. Width를 넓게 설정하면(높이면) 표시되는 농도 범위(gray scale)가 커지며 영상의 대조도가 나빠진다. 그리고 해상도가 저하되며 적은 흡수차이를 나타내는 조직의 식별능이 저하된다.

이와 반대로 width를 좁게 설정하면(낮추면) 표시되는 농도 범위가 작아져 영상의 대조도가 좋아진다. 또한 적은 흡수차이를 나타내는 조직의 식별능이 향상된다.

Window level은 선감약계수, 흡수치, 농도와 직접적인 관련이 있다. 즉, 공기와 같이 선감약계수가 적은 조직을 관찰하고자 할 때는 window level을 낮게 설정하고, bone과 같은 선감약계수가 큰 조직(X선 흡수치가 높은 물질)을 관찰하고자 할 때는 level을 높게 설정한다.

그림 2-20은 window width와 level 변화에 따라 나타나는 영상의 차이를 보여준다. (a)는 level을 동일하게 설정한 상태에서 width를 200(좌)과 400(우)으로 차이를 둔 복부영상이며, (b)는 level을 -750

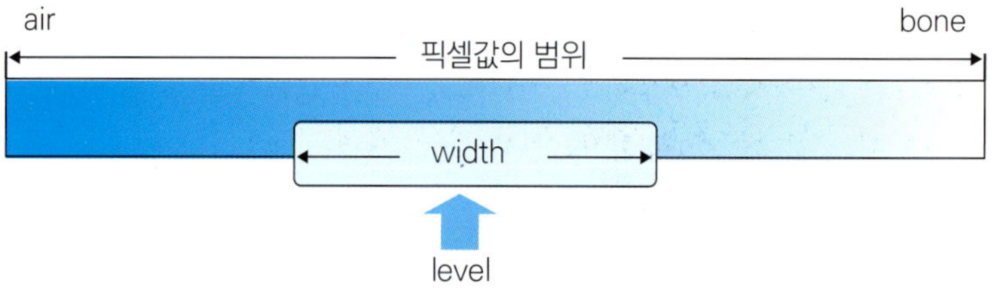

| 그림 2-18 | Window width와 level의 개념

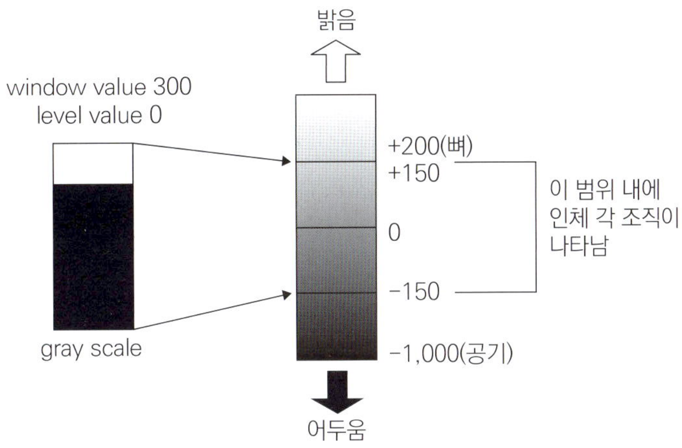

| 그림 2-19 | Window width와 level값의 표시

으로 고정한 상태에서 width를 700(좌)과 1,500(우)로 차이를 둔 lung setting 영상이다. 그리고 (c)는 width를 동일하게 설정한 상태에서 level을 -100(좌상), +50(우상), +300(하)으로 차이를 둔 것이다.

(3) Window setting(window width/level)

Window setting은 먼저 주된 관심으로 보고자 하는 물질에 맞추어 window level을 설정한 후 window width를 설정하는 방법이 권고된다. 그러나 선감약계수가 특히 작거나 큰 물질(공기 또는 뼈)을 관찰하고자 하는 경우에는 window level을 선택한 후 적정한 농도를 얻기 위해 window width를 넓게 설정한다.

장치의 특성과 조영증강 정도, 그리고 관찰자의 주관에 따라 차이는 있지만 영상의 정밀한 관찰을 위해 임상에서 일반적으로 사용되는 window setting은 다음과 같다.

- 뇌 실질조직(brain window setting) : Width 80~100/Level 0~30
- 복부 연부조직 : 300~350/0~30
- 간의 narrow window setting : 70~100/50~80
- 흉부의 mediastinal(= thoracic) setting : 400~500/0~100
- Lung window setting : 1000~1500/-700~-1000
- Bone setting : 1000~2000/200~300
- Temporal bone setting : 3000~4000/200~300

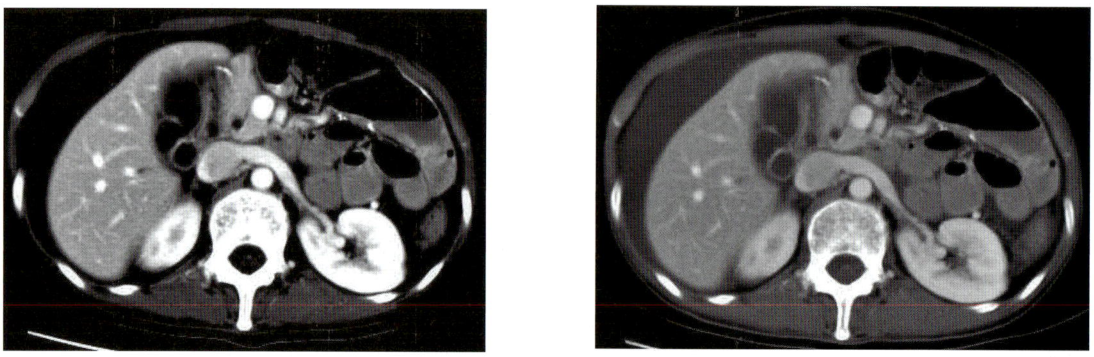

(a) 복부 영상의 window width의 변화(좌 : narrow window, 우 : broad window)

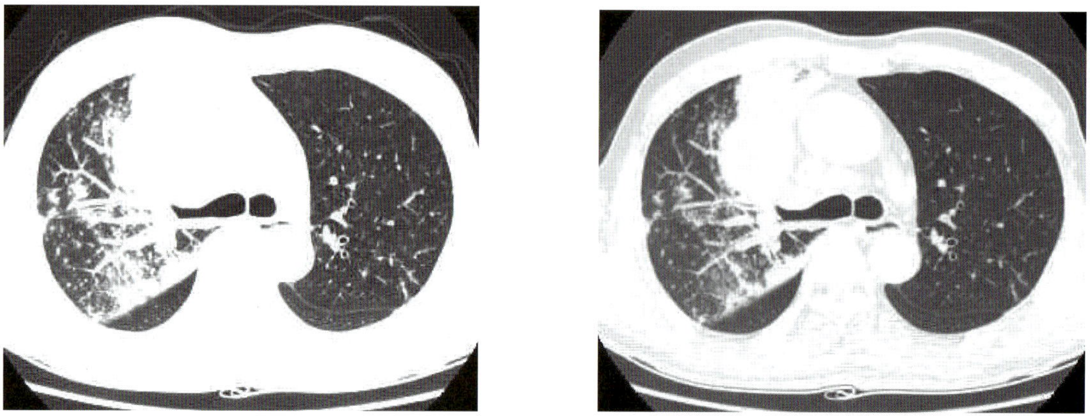

(b) 폐 영상의 window width의 변화

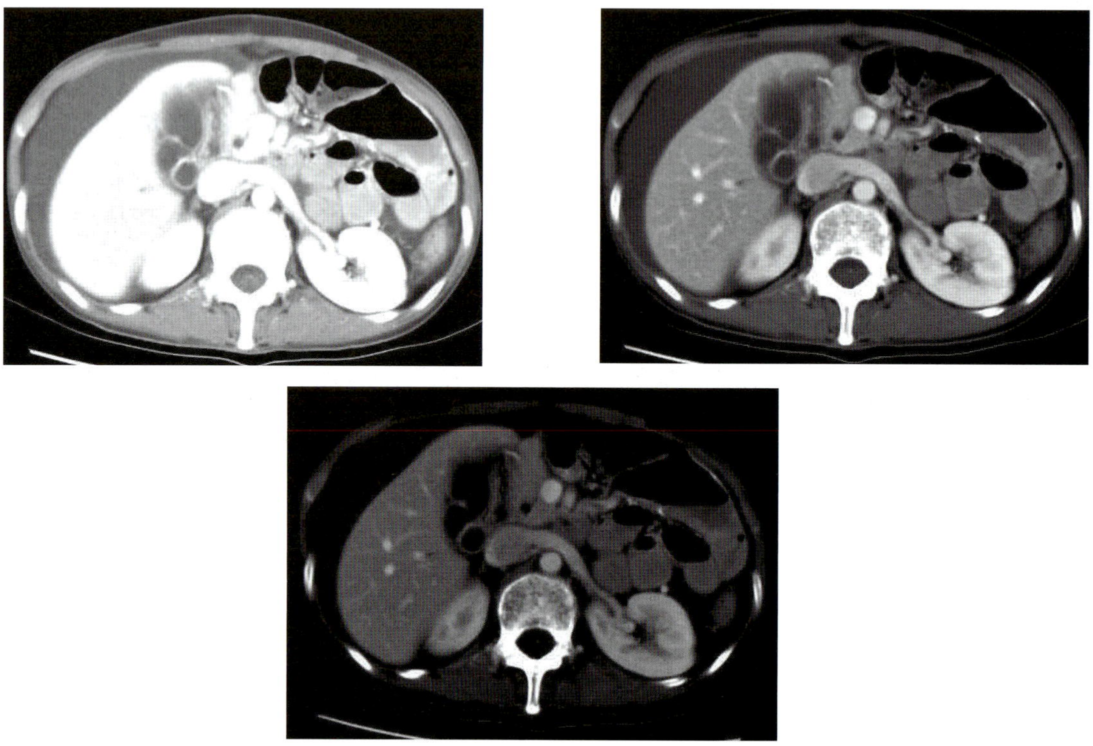

(c) 복부 영상의 window level의 변화

| 그림 2-20 | Window width와 level 변화에 따른 영상의 변화

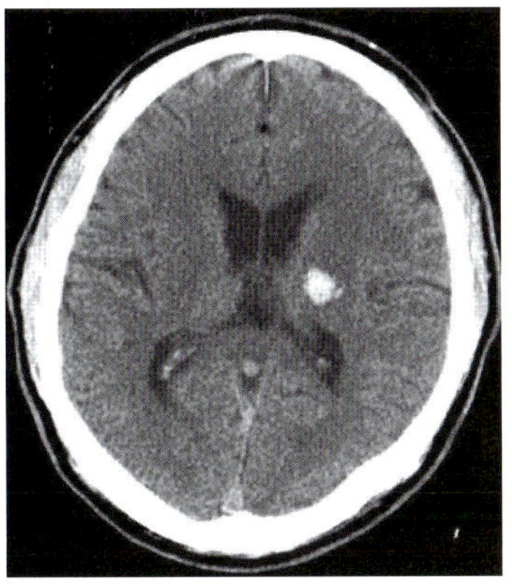

(a) Brain window

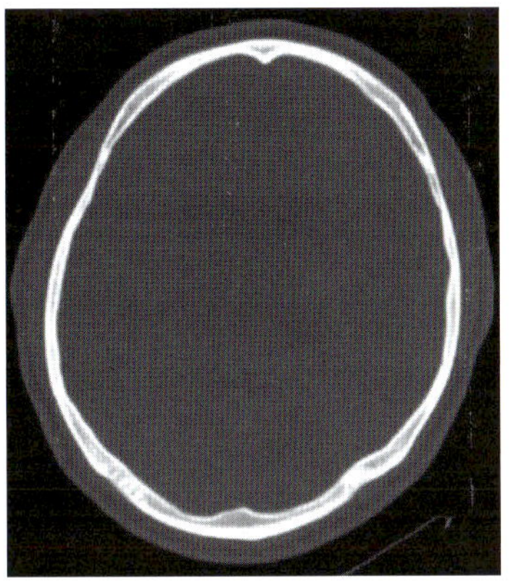

(b) Bone window

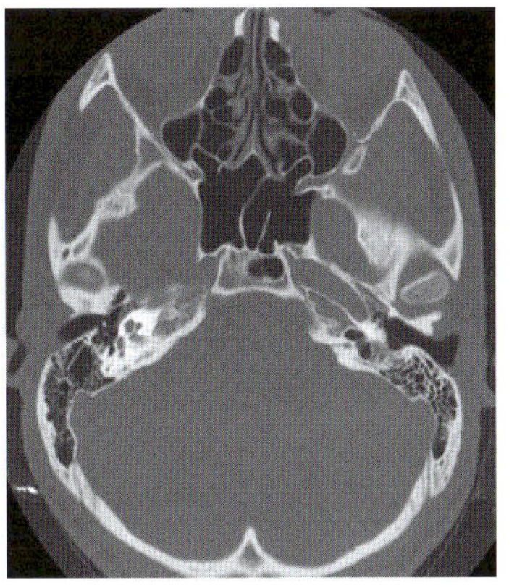

(c) Temporal bone window

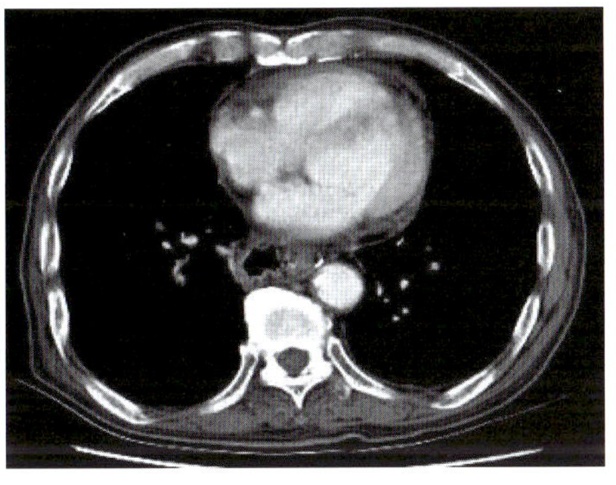

(d) Mediastinal window

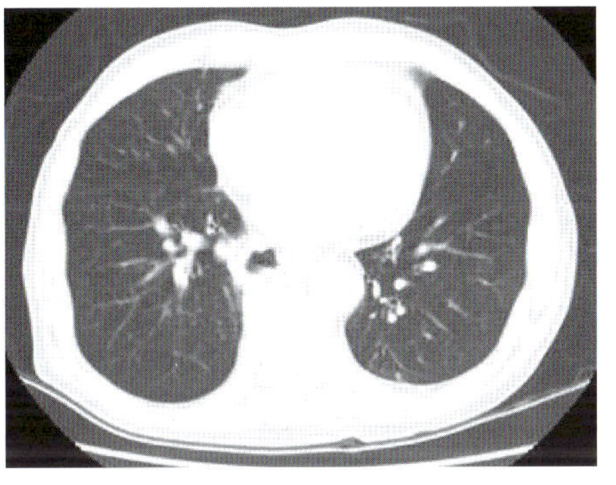

(e) Lung window

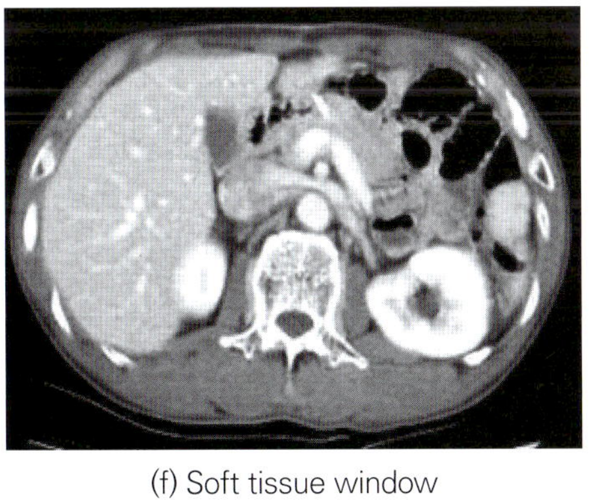

(f) Soft tissue window

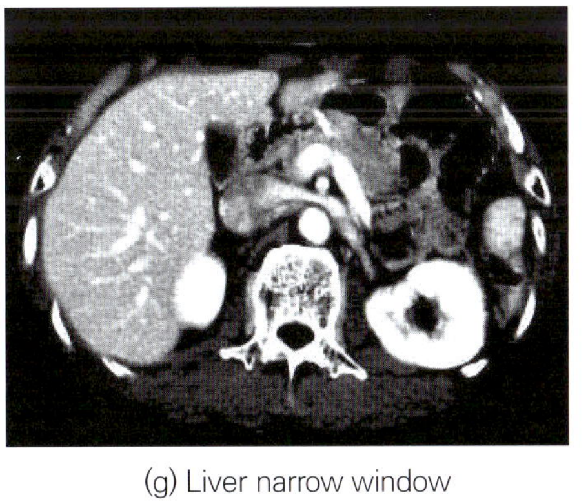

(g) Liver narrow window

| 그림 2-21 | 각 부위별 window setting의 예

6. CT 영상의 포맷(format)

1) 슬라이스(slice)

X선이 콜리메이터를 통과하여 투과된 피사체의 횡단면 층을 슬라이스라고 한다.

2) 슬라이스 두께(slice thickness)와 슬라이스 간격(interval)

CT 영상은 인체의 횡단면을 어느 정도의 두께를 갖고서 영상을 재구성한다. 장치에 따라 다르지만 보통 최저 1mm에서 최대 10mm의 슬라이스 두께를 선택하여 스캔할 수 있다. 이에 대해서는 다음 절의 선속의 콜리메이션에서 자세히 언급하기로 한다.

슬라이스 간격이란 space 또는 interval이라고 하며 한 슬라이스의 중앙에서 다음 슬라이스의 중앙까지의 거리를 의미한다. 슬라이스 간격은 1mm에서 수십 mm까지 선택할 수 있다.

3) 픽셀, 매트릭스, 복셀

CT 영상은 256×256, 320×320, 512×512와 같이 가로열과 세로열의 이차원적으로 정렬된 픽셀(pixel)의 배열을 의미하는 매트릭스(matrix)로 구성된다.

여기서 픽셀이란 picture element로서 영상을 구성하는 최소단위이며, 각 픽셀은 해부학적인 한 조각을 표현한다. 그러므로 픽셀의 크기가 적을수록 작은 크기를 갖는 조직의 해부학적 표현이 우수해진다.

픽셀은 영상 모니터에서 gray scale의 한 점으로 표시되며, 256×256 매트릭스인 경우 이는 총 65,536개의 픽셀의 배열을 의미한다. 픽셀의 크기(pixel size)는 다음의 식과 같이 매트릭스의 크기와 FOV로부터 계산되어질 수 있다.

$$\text{픽셀 크기} = \frac{\text{scan FOV}}{\text{매트릭스 크기} \times \text{zoom factor}} = \frac{\text{display FOV}}{\text{매트릭스 크기}}$$

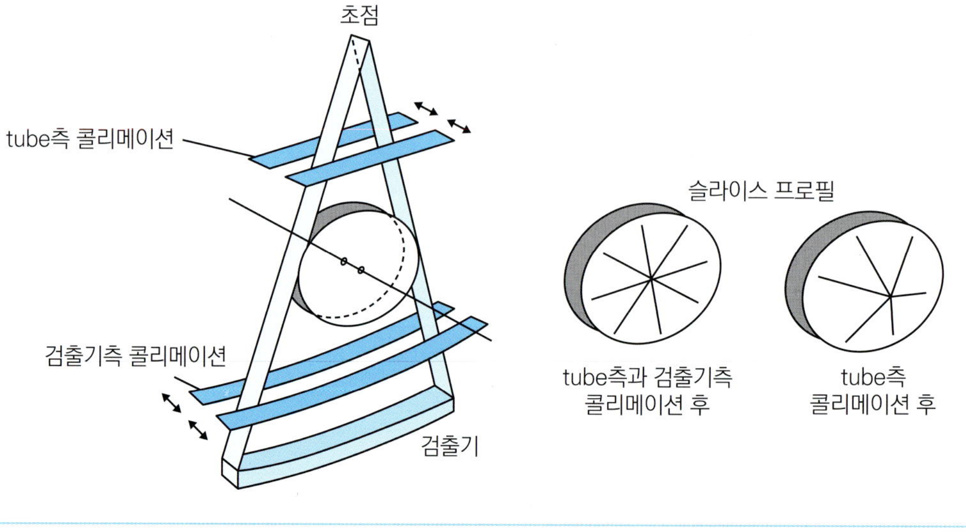

그림 2-22 슬라이스의 개념

예를 들어, 512×512 매트릭스를 사용하여 스캔한 복부 CT 영상의 display field of view(DFOV)가 32cm인 경우 픽셀 크기는 32×10mm/512 = 0.625mm가 된다. 픽셀의 크기는 일반적인 CT장치에서 0.3~5.0mm의 범위를 갖는다.

가로열과 세로열의 이차원적으로 정렬된 픽셀의 배열을 의미하는 매트릭스의 크기는 256×256, 512×512, 1,024×1,024 등이 있다. CT 검사 시 방사선사에 의해 선택 가능하다. 하지만 대부분의 장치에서는 512×512 매트릭스로 단일화하여 사용하고 있으며, 일정한 FOV에서 매트릭스가 증가하면 픽셀의 크기는 작아져 영상 단위의 크기가 작아지므로 영상의 해상능이 증가되는 효과를 준다.

매트릭스에 대해서는 다음 절인 영상화 파라메터에서 추가로 언급하기로 한다.

스캔된 슬라이스는 복셀(voxel)이라고 불리는 체적 요소(volume element)로 분리되며, 횡과 종 방향 외에 두께를 의미하는 깊이의 차원을 가진다. 또한 픽셀은 체적 요소인 복셀로 변형되며, 각 복셀을 투과한 방사선 정보는 컴퓨터 처리를 통해 각 픽셀에 대한 CT number로 계산되어 영상으로 표현된다. 복셀의 크기는 단면두께 뿐만 아니라 매트릭스의 크기와 FOV에 의해서도 결정된다(그림 2-23 참조).

4) Scan data와 image data

Scan data는 Measurement data라고도 불린다. 이는 환자를 투과하여 검출기에 포획된 감약 데이터(measurement data) 또는 영상의 전처리가 끝나고 back projection이나 convolution 처리가 되지 않은 상태의 데이터(2차원의 여현곡선 데이터로 sinogram이라고 불림)이다.

반면에 image data란 우리가 눈으로 볼 수 있는 공간영역의 데이터이며 영상 재구성 처리 후 CT number로 표현된 데이터이다.

그림 2-24는 필터보정 역투영법이 시행되기 전의 raw data와 재구성 후의 image data를 나타낸 것이다. 896개의 채널과 900개의 view를 갖는 CT시스템이라고 가정하면 raw data의 크기는 약 2MB의 데이터 양을 가지며(896×900view×2byte), image data의 데이터 양은 약 0.5MB가 된다(512×512×2byte).

5) Construction, Reconstruction, Reformation

Construction은 X선관이 고정되어 있는 상태에서 slit 형태의 X선을 노출하고 환자 테이블이 이동하며 영상을 얻는 scout 영상과 같이 스캔 즉시 영상이 구성된다.

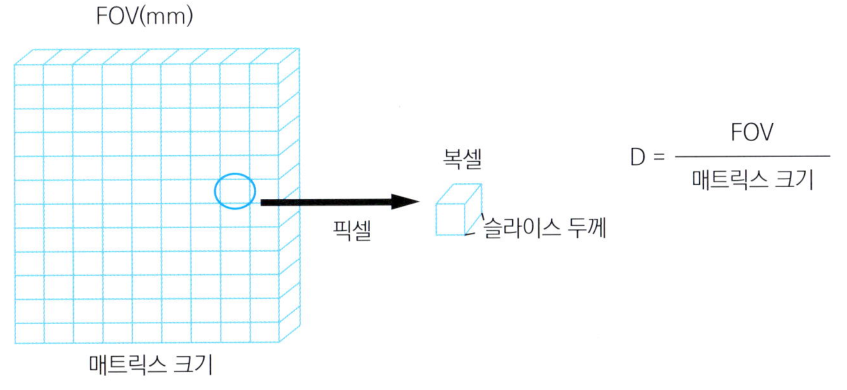

그림 2-23 픽셀과 복셀의 개념도

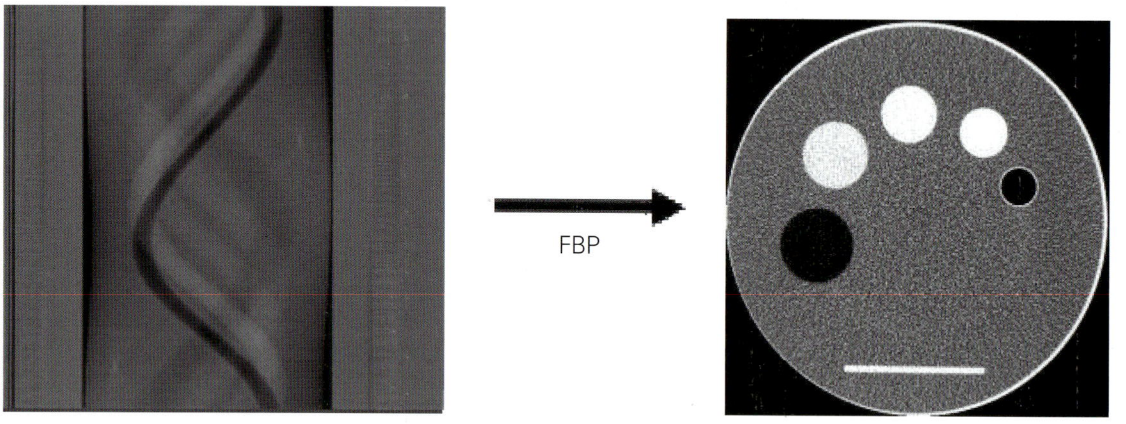

(a) Raw data(sinogram)

(b) Image data

| 그림 2-24 | Raw data와 image data의 개념

Reconstruction은 역투영법과 같은 재구성 기법을 사용하여 각 방향에서 얻은 프로필 데이터를 중첩하고 필요없는 데이터는 삭제하여 횡단면(axial) 영상을 얻어내는 방법이다. 그리고 reformation은 재구성된 횡단면 영상을 이용하여 coronal이나 sagittal, oblique 영상 등으로 변환시키는 처리이다.

6) ROI

Region of interest(ROI)는 계측 등을 목적으로 영상에 설정되는 2차원의 영역을 의미한다. 원형, 타원형, 사각형, trace를 통해 구성할 수 있으며 ROI 설정을 통해 CT number나 노이즈의 측정이 가능하다.

7) Archive 및 remove

Archive란 scan data 및 image data를 데이터 보관장치 사이에서 전송 및 저장하는 기능을 총칭하는 용어이다. 이는 하드디스크의 데이터를 보조기억 매체인 DAT나 MOD로 전송을 의미하는 save(=dump, store), 반대로 보조기억 장치에서 주기억 장치인 하드 디스크로의 전송을 의미하는 restore(=retrieve, load)로 양분된다. 그리고 remove(=delete)는 하드디스크에 있는 scan data 또는 image data를 삭제하는 기능이다.

7. 영상화 파라메터(imaging parameters)

CT장치의 궁극적인 목적은 최소의 선량과 환자에게 최소한의 불편을 초래하는 상태에서 정밀한 진단이 가능한 고화질의 영상을 만드는 것이다. 이를 위해서는 효율적으로 설계된 시스템 구성과 디자인 외에도 장치를 사용하는 방사선사와 의사의 기술적 특성이 필요하다. 여기서는 스캔에 관련된 중요한 파라메터에 관해 설명하기로 한다.

1) 선속의 콜리메이션(beam collimation)

선속의 콜리메이션은 X선속의 실제 두께와 관련되며, 고식적 CT장치에서는 기본적인 슬라이스 두께로 정의된다. 그러므로 7mm 두께의 빔은 7mm 두께의 단면을 만들어 낸다. CT 검사 시 콜리메이션 선택(슬라이스 두께)은 병변 감지의 민감도에 큰 영향을 미치므로 CT 스캔 sequence에서 선정해야 하는 중요한 요소 중의 하나이다. 예를 들면, brain routine CT에서는 3~5mm, spine CT에서는 2~3mm, liver CT에서는 3~5mm 정도의 슬라이스 두께가 사용된다.

작은 크기의 병변을 관찰하고자 할 경우에 두꺼운 슬라이스 두께를 선택하면 volume averaging effect에 기인되어 병변이 감지되지 않을 수 있으므로 이는 잘못된 파라메터의 설정이다. 즉, 얇은 슬라이스 두께는 edge definition을 향상시키고 특히 bone 구조에서 공간해상능을 향상시켜 작은 병변의 감지능을 향상시키며, 다방향의 2차원적 재구성영상 및 3차원 재구성영상의 질을 향상시킨다. 그리고 수술 시 사용된 클립과 같은 고농도의 피사체에서 발생되는 직선형의 streak 아티팩트(partial volume artifact)를 줄이고 volume averaging 효과를 감소시켜 inplane resolution을 향상시킨다.

그림 2-25는 두꺼운 슬라이스 두께와 얇은 슬라이스 두께 설정 시 작은 폐결절의 감지 여부를 나타낸 예이다. 그리고 그림 2-26은 제 2경추 골절 환자의 coronal reformation 영상이다. 1.0mm 두께의 횡단면 영상을 사용하여 재구성한 영상(b)에서는 2.5mm 두께의 영상(a)에서 화살표로 표시된 stair step artifact가 보이지 않으며, 화살표 머리로 표시된 골절부위가 선명하게 구별된다.

그림 2-27에서 슬라이스 두께에 따른 영상의 입상성과 노이즈를 비교하였다. 그러나 고식적 CT장치에서의 얇은 슬라이스 두께의 사용은 몇 가지 trade offs가 있다.

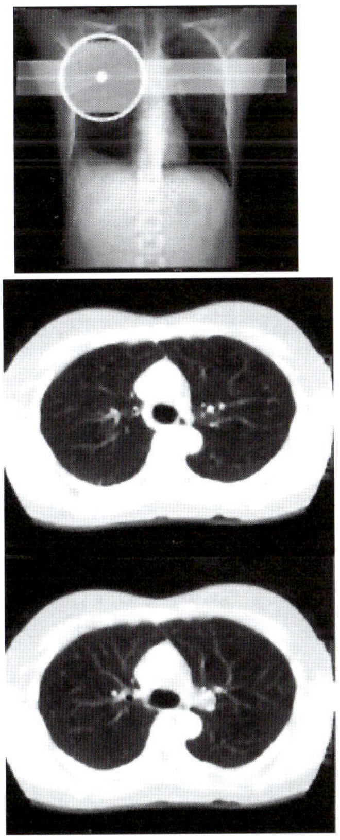

(a) 7mm

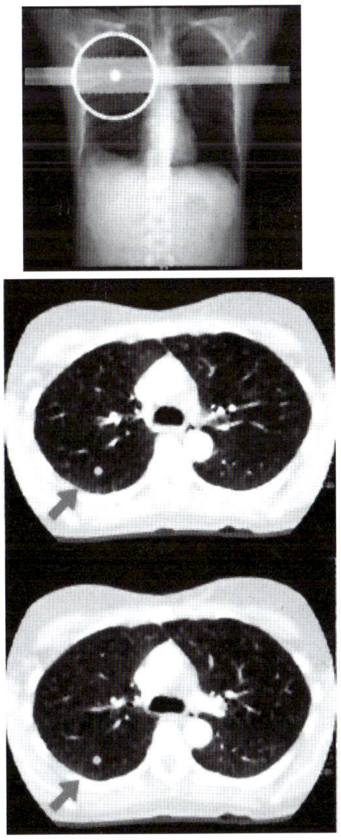

(b) 3mm

| 그림 2-25 | 슬라이스 두께에 따른 작은 폐결절의 감지 여부

첫째, 보고자 하는 전체부위를 스캔하려면 총 슬라이스 수가 많아지므로 스캔 시간과 재구성 시간이 길어진다. 예를 들어, 일반적인 복부 CT에서 간 상연에서 신장까지 30cm의 영역을 스캔 할 경우 10mm의 콜리메이션을 사용 시 30개의 슬라이스가 된다. 이때 한 영상을 얻고 다음 영상을 스캔하기 위한 위치로 이동하는데까지 5초가 소요된다면 스캔에는 150초가 소요될 것이다. 하지만 간의 작은 병변을 감지하기 위해 2.5mm의 콜리메이션을 사용 시 120개의 슬라이스가 되며 최소한 600초가 소요될 것이다. 이렇게 추가되는 스캔 시간은 쓸데 없는 낭비일 뿐만 아니라 환자의 호흡이나 움직임에 의한 영상의 질적 저하를 초래한다.

둘째, 얇은 슬라이스 두께는 양자 노이즈(quantum noise)에 의한 영향을 많이 받게 하여 영상의 질(특히, 대조도분해능)을 저하시킨다. Quantum mottle이라고 불리는 양자 노이즈란 영상을 만들기 위해 사용되는 광자의 수와 밀접한 관련이 있으며 많은 수의 광자가 사용되면 광자 노이즈는 적어지지만, 얇은 슬라이스 두께의 선정이나 노출조건의 잘못으로 조건이 부족할 경우에는 광자 노이즈를 증가시킨다.

복셀에 도달하는 광자의 수에 영향을 미치는 요인으로는 광자 노이즈 외에 슬라이스 두께, 픽셀 크기 또는 매트릭스가 해당된다.

슬라이스 두께는 복셀의 3차원적 요소 중의 하나에 해당되며, 횡단면 영상의 Z축(환자의 종축)에서의 복셀의 윤곽을 그려낸다. 앞에서의 예처럼 10mm에서 2.5mm의 슬라이스 두께로 감소시키면 복셀의

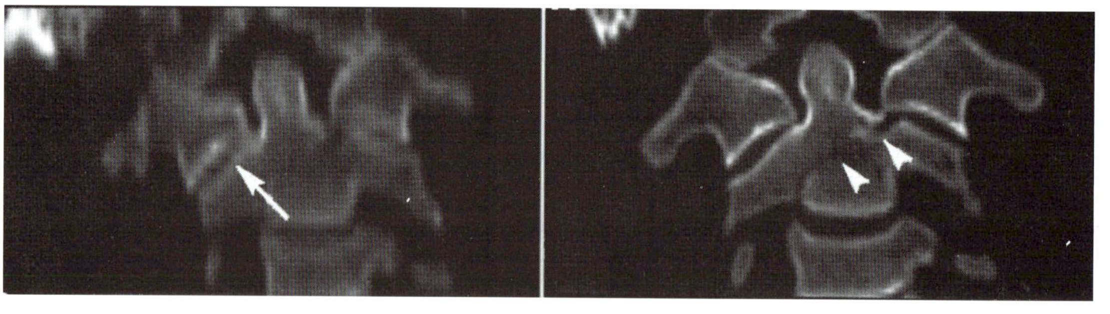

(a) 2.5mm (b) 1.0mm

그림 2-26 슬라이스 두께에 따른 coronal reformation 영상의 질적 차이

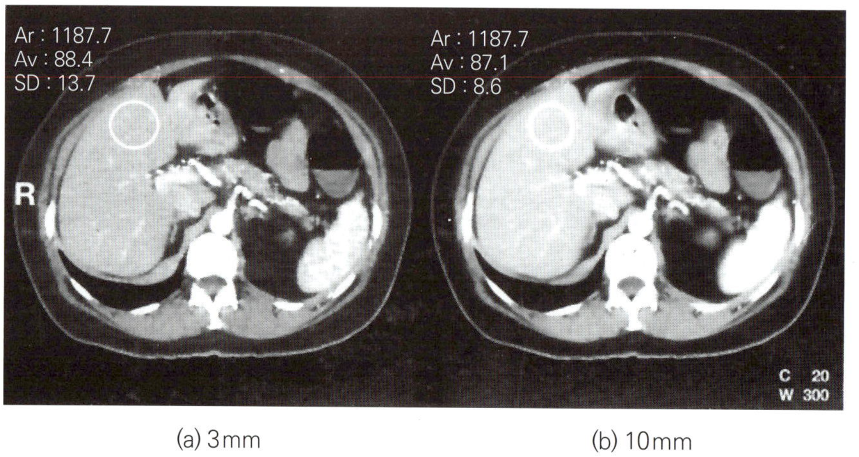

(a) 3mm (b) 10mm

그림 2-27 슬라이스 두께에 따른 영상의 입상성(graininess)과 노이즈

볼륨을 75% 감소시키는 결과를 초래하며, 10mm 슬라이스 두께에 비해 복셀 당 광자의 수가 1/4로 감소되는 것이다. 이로 인해 양자 노이즈는 2배 정도 증가되며 영상의 관찰 시 대조도분해능이 감소된 것처럼 나타나며 상대적으로 미세한 감약차를 갖는 조직을 구별하는데 장해가 된다.

이에 관련되어 많은 관심을 가져야 할 부분이 선량이다. 대부분의 임상적인 상황에서 관전류나 관전압을 변화시키지 않는 한, 콜리메이션을 감소시키는 것은 비록 검사 소요시간을 증가시킨다고 할지라도, 환자가 받는 피폭선량의 심각한 변화를 초래하지는 않는다. 그러나 1mm 정도로 콜리메이션을 얇게 하면 환자가 받는 피폭선량은 증가한다. 이는 환자를 투과한 X선의 일부가 검출기에 도달하기 전에 환자측 콜리메이터에 의해 막혀 산란되기 때문이다.

여기에서 우리가 알아야 할 사항은, 얇은 슬라이스 두께의 횡단면 영상을 사용하여 다 방향의 reformation 영상을 재구성 시 direct 스캔에 뒤지지 않는 고화질의 영상을 얻음으로써 추가적인 direct 스캔(환자의 자세를 변경시켜 갠트리에 위치시킨 후 시행하는 coronal 또는 sagittal scan)의 필요성을 없앤다. 이로 인해 발생 가능한 피폭을 감소시키는 효과를 주는 것이다.

2) 관전류

관전류는 양자 노이즈와는 역으로 X선 광자의 수에 직접적으로 관련된다. 그리고 mAs와 kV의 산물인 heat unit는 X선 관의 양극에 부과된 에너지의 양을 반영한다.

CT 검사 시 mAs를 증가시킬수록 양자 노이즈의 감소로 대조도분해능이 향상된다. 그러나 X선관의 양극에 열을 많이 발생시켜 부담을 주므로 스캔 타임이 제한되며, 냉각시간을 필요로 하기 때문에 스캔 볼륨이 제한된다. 또한 환자의 방사선 피폭을 증가시킨다.

앞에서 언급하였고 그림 2-28에서도 나타나 있듯이 연부조직의 대조도가 중요한 검사에서는 mAs를 높이는 것이 유용하며, 척추나 안면골과 같이 고대조도 피사체의 영상화에서는 mAs의 영향력은 다소 떨어진다. 그러므로 척추나 골 부위의 검사 시 흉복부나 뇌 CT 검사에 비해 상대적으로 mAs를 적게 설정하는 것이 바람직하다.

또한 환자가 받는 선량은 직선적으로 mAs에 영향을 받는다. 즉, mAs를 두 배로 증가시키면 환자가 받는 선량 역시 두 배로 증가된다.

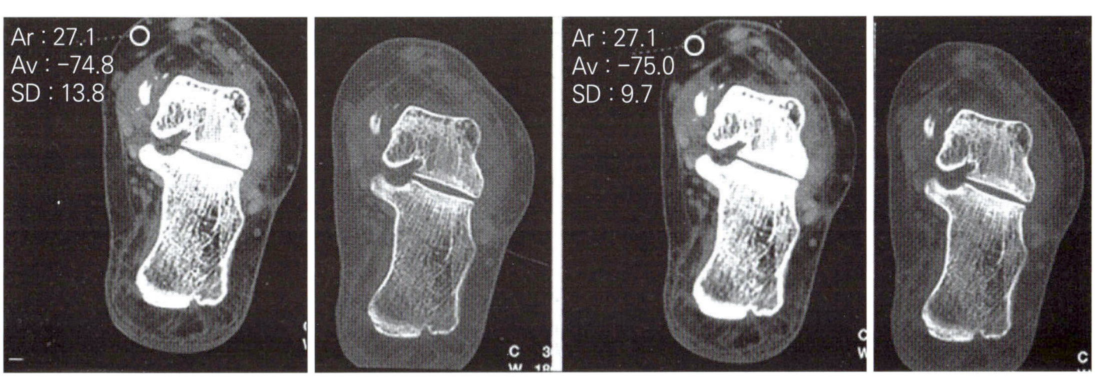

(a) 100mAs (b) 200mAs

그림 2-28 사지 CT에서 mAs 차이에 따른 노이즈 특성

3) 관전압

보급형 CT장치에서는 대부분 120kV의 관전압으로 고정되어 있는 경향이며, high end CT장치에서는 80~140kV의 범위에서 3~4개의 관전압 선택이 가능하다.

관전압 선택이 가능하면 검사 프로토콜의 설정 시 유연성을 제공하고 환자의 선량 조절이 용이한 장점이 있다.

대부분의 CT검사에서는 120kV가 사용되며 posterior fossa 부위, high resolution lung CT, 매우 뚱뚱한 환자의 스캔에는 140kV의 사용이 권장되며, bone mineral densitometry용 CT나 소아환자의 CT 스캔에서는 80kV 또는 100kV의 사용이 권고된다.

(1) 관전압과 검출기 출력

관전압은 X선속의 에너지 레벨을 반영하며 영상에 질적인 요소로 작용한다. 즉, 관전압을 증가시키면 방사선 스펙트럼이 고에너지 레벨로 이동되고 방사선의 감약이 저하되는데, 이는 bone과 조영증강된 조직에서 현저히 나타난다.

GE사의 데이터에 의하면 120kV에서 25cm 직경의 물 팬텀을 통과한 X선 투과력을 기준으로 할 때 80kV를 사용하면 검출기 에서 얻어지는 출력은 약 1/5에 해당되며, 140kV를 사용하면 약 1.7배에 해당된다고 한다. 이는 X선 빔에 포함된 에너지 분포의 차이는 mA와 kV의 곱으로 계산되는 X선관의 출력(kW)에 비례하지 않는다는 것을 의미한다. 다시 말하면, 동일한 출력에서 높은 관전압을 사용하는 것이 검출기에 얻어지는 출력이 높으며 노이즈가 적은 영상을 얻어낸다는 것이다(그림 2-29 참조).

그리고 X선의 통과경로가 길수록 고관전압의 투과도가 저관전압의 투과도에 비해 커진다. 즉, 선속의 에너지가 높을수록 환자에 대한 투과력이 커지므로 많은 수의 광자가 검출기에 도달되며 양자 노이즈를 감소시킨다. 그러므로 shoulders, pelvis 등의 X선 통과 경로가 상대적으로 긴 CT 검사에서는 고관전압의 사용이 효과적이다.

그림 2-30은 120kV를 기준으로 하여 관전압 변화 시 검출기의 출력을 비교한 것이며, 그림 2-31은 140kV에서 물 팬텀의 두께에 따른 검출기의 출력을 비교한 것이다.

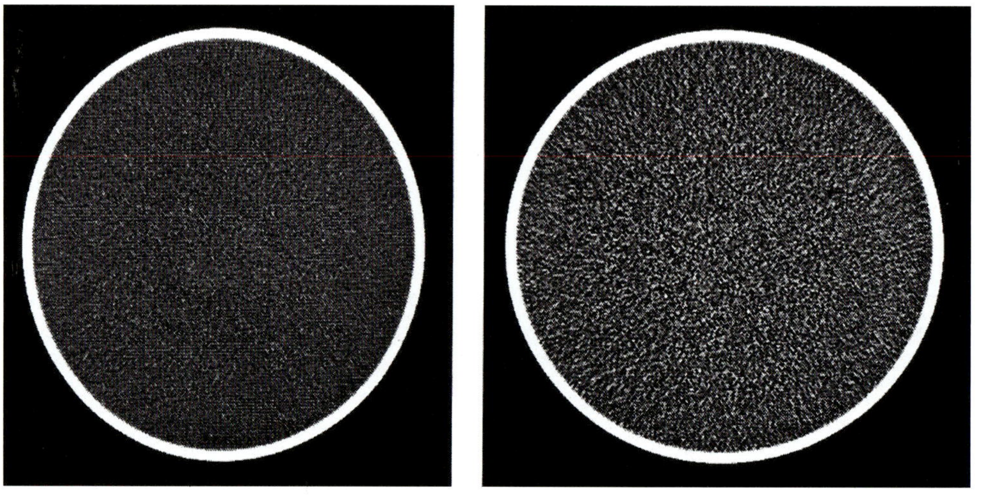

(a) 140kV (b) 100kV

| 그림 2-29 | 관전압 변화에 따른 노이즈 차이를 보여주는 팬텀영상

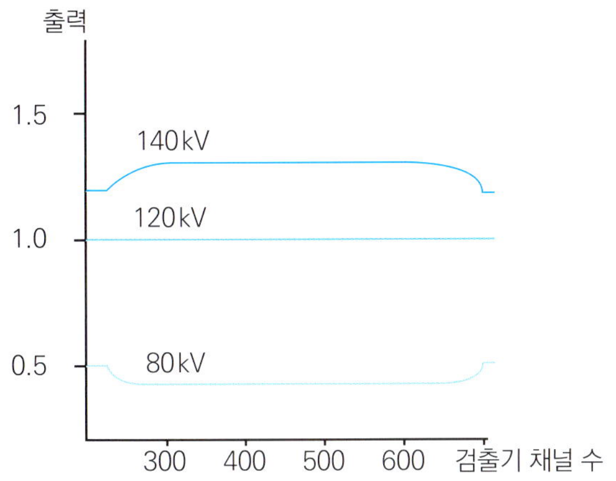

Ⅰ그림 2-30Ⅰ 관전압 변화에 따른 검출기 출력 비교 (120kV 기준)

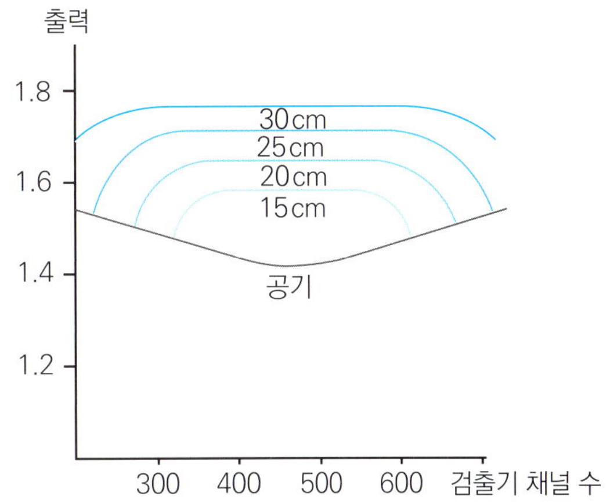

Ⅰ그림 2-31Ⅰ 140kV에서 물 팬텀 두께에 따른 출력 비교

(2) 관전압과 대조도 증강효과

그림 2-32은 서로 다른 조영제 농도에서 관전압의 차이에 따른 CT number를 비교한 것이다. 그림에서 알 수 있듯이 저대조도 부위에서 120kV 대신에 140kV를 선택함으로써 야기되는 실질적인 문제는 없다.

인체 내 각 조직의 에너지 특성이 결과를 좌우하는 중요한 요인이기 때문에 더욱 우수한 저대조도분해능 영상을 얻기 위해서 고관전압이 효과적이다는 것에 대해서는 더욱 많은 연구가 필요하다. 그러므로 높은 관전압의 사용이 저대조도분해능을 향상시킨다고 단정하는 것은 무리가 있다. 이는 어떤 해부학적 부위에서는 고관전압의 사용이 노이즈 감소효과를 통해 대조도분해능을 향상시킬 수 있지만, 반면에 X선 흡수차이를 감소시키므로 고관전압의 사용이 대조도를 저하시키는 효과를 나타내기 때문이다. 또한 고관전압의 사용은 환자의 표면선량은 감소시키지만 전체적인 측면에서는 환자의 피폭선량을 증가시키는 요인이 된다.

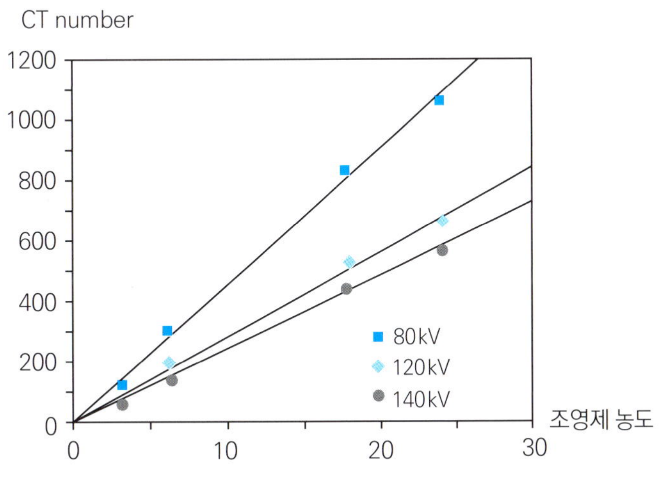

Ⅰ그림 2-32Ⅰ 관전압 변화에 따른 조영제 농도와 CT number의 비교(HiLight detector에서)

4) 회전 시간(rotation time, scan time)

회전 시간이란 X선관이 360° 1회전하는데 걸리는 시간을 의미한다. 고식적인 CT에서는 장치에 따라 차이는 있지만 보통 1초에서 4초까지 선택이 가능하며 2초의 회전 시간을 선택하여 스캔하는 경우를 흔히 2초 스캔이라 부른다. 반면에 나선형 CT에서는 X선관을 연속 회전시키는 기술을 적용하여 회전 시간을 획기적으로 단축시켜 0.3초~0.6초 정도의 회전 시간이 소요된다.

고식적 CT장치에서 긴 회전 시간을 선택하는 경우의 장점은 mAs를 증가시킴으로써 대조도분해능을 증가시킬 수 있는 점이다. 그러나 스캔 도중 환자의 움직임이 발생될 수 있어 이로 인해 영상의 질이 저하될 수 있다.

5) FOV(field of view)

Scan FOV란 스캔 중 데이터를 획득하는데 사용되는 범위이며 이에 따라 effective detector의 수가 결정된다. 예를 들면, 25cm의 scan FOV는 중앙에 위치해 있는 400개의 detector element만 사용하여 영상을 획득하고, 50cm의 scan FOV는 600개의 모든 detector element만 사용하여 영상을 획득한다는 의미이다. 동일한 크기의 재구성 매트릭스(예, 512×512)를 사용하는 경우 display FOV를 작게 설정할수록 픽셀의 크기는 작아진다. 일반적으로 50cm의 display FOV에서는 픽셀 크기가 1.0mm이나 25cm의 display FOV에서는 픽셀 크기가 0.5mm가 된다.

스캔 파라메터 설정 시 피사체에 비해 작은 scan FOV를 설정하면 얻고자 하는 정보의 손실이 발생하며, 너무 크게 설정하면 산란선의 영향으로 영상의 질이 저하되므로 scout 영상에서 스캔 범위를 측정한 후 설정하는 것도 좋은 방법이다. 반면에 재구성 범위를 의미하는 display FOV는 모니터에 나타나는 완성된 영상의 묘사 범위를 의미한다.

일정한 크기의 피사체에서 display FOV를 크게 설정하면 모니터에 나타나는 영상의 크기는 작게 나타나고, display FOV를 작게하면 픽셀 크기가 작아지고(예를 들어 13cm의 display FOV 사용 시 픽셀 크기는 0.25mm가 됨) 모니터에 나타나는 영상의 크기는 상대적으로 커진다.

방사선사는 스캔하는 중에 scan FOV의 범위 내에서 재구성 범위(display FOV)를 설정한다(그림 2-33 참조).

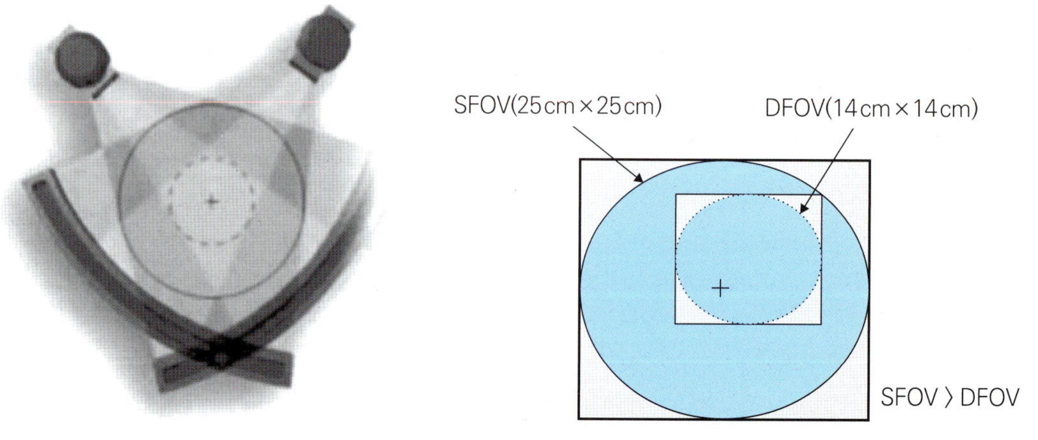

(a) Scan FOV (b) Display FOV

I 그림 2-33 I Scan FOV와 display FOV

Scan FOV는 장치에 따라 다소 차이는 있지만 직경이 25cm 정도인 small scan FOV와 50cm 정도의 large Scan FOV가 있으며 최근의 장치는 50cm로 단일화되어 있는 장치도 선보이고 있다. 임상에서 display FOV의 설정 방법은 수치적으로 입력하거나 원형의 영역으로 그려 설정하며, 크기는 scan FOV와 동일하거나 작게 설정된다.

6) 재구성 알고리즘(reconstruction algorithm, reconstruction filter)

X선관이 환자 주위로 360°회전하는 과정에서 굉장히 많은 양의 데이터가 생성된다. 스캔 데이터(scan data)가 수집되면 영상 재구성 과정의 일부로 생각할 수 있는 수학적인 필터링 알고리즘이 수행된다. 이러한 스캔 데이터를 image data로 변화시키는데 사용되는 수학적인 공식이 필터링 알고리즘 또는 재구성 알고리즘이다.

재구성 알고리즘은 인체의 여러 부위와 조직의 특성에 맞게 적합화 되어 있으며, CT장치의 제조사나 모델에 따라 많은 종류가 있다. 또한 명칭도 제조사에 따라 차이가 있다. 알고리즘은 크게 standard, bone, smoothing 알고리즘으로 분류되며 추가되는 목적이나 적용에 따라 세분화되기도 한다.

장치에 따라 다소 차이는 있지만 알고리즘 선택에 따라 일반적으로 데이터 처리시간의 차이는 나지 않으며 raw data가 존재하는 한 방사선사는 알고리즘을 변화시킨 영상을 다시 얻을 수 있다(그림 2-35 참조).

다음은 GE사의 필터링 알고리즘을 예로 들어 설명한다.

Standard은 가장 널리 이용되며 필터링 처리를 거의 하지 않은 일반적인 특성을 갖는 알고리즘이다. 0.75mm 정도 크기의 구조를 선별할 수 있으며(0.75mm의 resolving power), brain이나 neck 등에 주로 사용한다.

Soft tissue로 명명되고 있는 smoothing 알고리즘은 복부와 같이 감약계수 차이가 적은 부위(low contrast objects)의 검사에 주로 사용된다. 다시 말해, 보다 나은 대조도분해능을 제공하는 smoothing 알고리즘은 standard와 같이 0.75mm의 resolving power를 가지나 연부조직의 미세한 감약계수 차이를 상대적으로 강조시키며 smooth한 영상을 얻어낸다. 이를 이해 low pass filter가 적용된다(그림 2-35-(a) 참조).

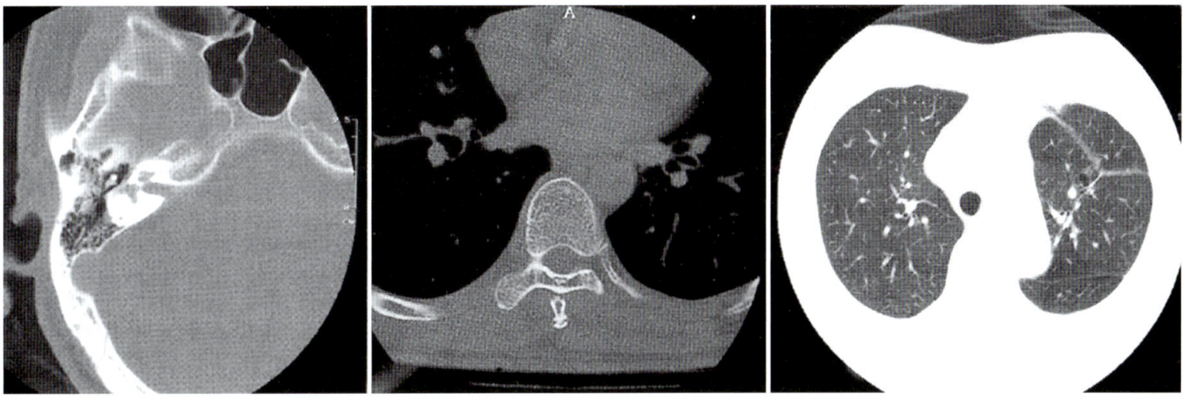

그림 2-34 고주파수 영역을 강조하는 알고리즘의 임상 적용 예

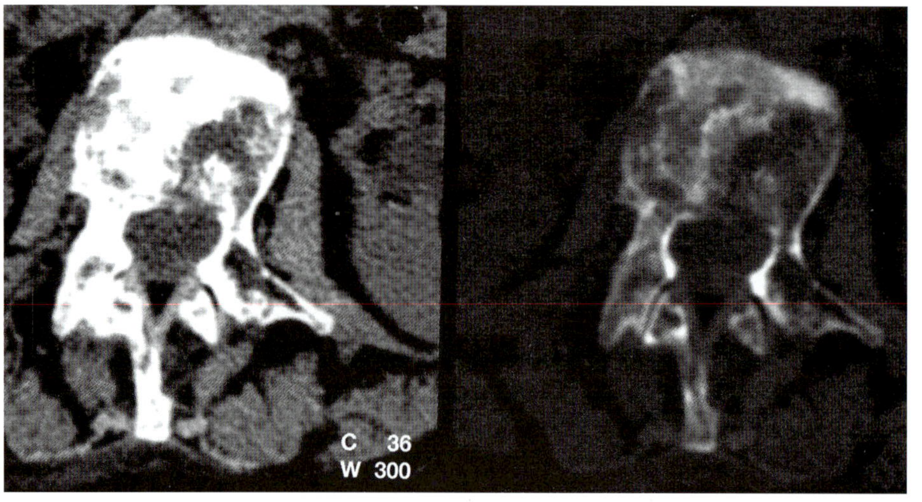

(a) Soft tissue 알고리즘

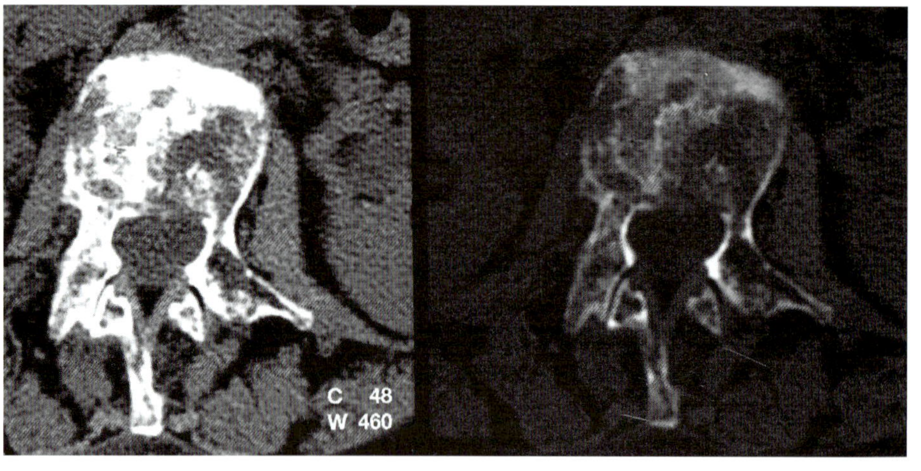

(b) Bone 알고리즘

| 그림 2-35 | 재구성 알고리즘에 따른 영상의 detail

Bone 알고리즘은 공간분해능이 가장 우수한 알고리즘 중의 하나이다. 0.5mm 정도 크기의 구조를 선별할 수 있으며, bone의 해부학적 구조검사에 적합하며 high resolution lung CT 등에 주로 사용된다. High pass filter의 적용으로 bone의 margin을 선예화시켜 영상의 공간분해능을 증가시키나 노이즈를 많이 발생시키며 영상 재구성 시간을 다소 증가시킨다(그림 2-35-(b) 참조).

그 밖에 edge, detail, lung 알고리즘이 있다. Edge 알고리즘은 bone과 같이 고주파수 영역(high frequency area)을 강조하는 고해상능 알고리즘이며, 특히 뼈와 공기가 접해있는 미세한 구조물에서 발생하는 직선형의 아티팩트 발생을 감소시켜 temporal bone CT에 유용하다.

그리고 detail 알고리즘은 standard와 bone 알고리즘의 중간적인 특성을 갖는다. 즉, 해상능은 양호하나 노이즈도 증가되는 특성을 갖는다. 그러므로 연부조직과 척추골의 양쪽 관찰이 필요한 spine CT에 유용하다. 이와는 달리 standard, soft, high, ultrahigh 알고리즘 등으로 구별하는 장비도 있으며 수십가지의 숫자로써 구분하는 장비도 있다.

7) 해상능(resolution)

대부분의 CT장치에서는 small과 large의 두 개의 초점을 갖는다. 초점의 크기는 영상의 해상능에 큰 영향을 미친다. GE사의 CT장치와 같이 스캔하는 과정에서 노출 조건에 따라 초점의 크기가 선택되는(노출조건이 24kW 이하이면 small focus, 24kW를 초과하면 large focus가 선택됨) 장치가 있는 반면 Philips사의 장치에서는 스캔 파라메터의 하나로써 해상능(재구성 알고리즘)을 선택하면 초점 크기가 설정된다. 즉, standard와 ultrafast 알고리즘은 large focus로 설정되며, high와 ultrahigh, 그리고 detail 알고리즘은 small focus로 설정된다. Philips사의 CT에서 사용되는 스캔 파라메터로서의 해상능이란 초점(focal spot)과 2차적인 콜리메이션에 연관되어 결정된다. 다시 말하면, 해상능의 설정에 따라 초점 크기가 달라지도록 디자인되어 있으며, 이와는 별도로 재구성 알고리즘은 수십가지의 숫자로 세분화되어 있다.

그림 2-36에 나타낸 바와 같이 standard 해상능에서 high 해상능으로의 변환 시에는 초점의 크기를 large에서 small로 바꾸어진다. 그리고 high 해상능에서 ultrahigh 해상능으로의 변환 시에는 초점의 크기는 small로 유지하고 환자를 투과한 감약 데이터를 콜리메이션하기 위해 검출기 앞에 콜리메이터를 설치시킨다. 이 콜리메이터는 선속을 프로필을 향상시키고 공간분해능을 20LP/cm 까지 향상시키지만 검출기의 흡수효율을 저하시키고 양자 노이즈는 증가되는 부작용도 갖는다(그림 2-37 참조).

이 절에서 해상능은 중요한 스캔 파라메터로 작용한다고 했다. 방사선사는 스캔이 시작되기 전에 해상능을 설정해야 하며 데이터가 수집된 이후에는 해상능을 변화시킬 수는 없다. 하지만 하드 디스크에 raw data를 저장하고 있는 경우에는 재구성 알고리즘이나 display FOV는 변화시킬 수 있다.

8) 매트릭스(image matrix)

영상의 매트릭스는 픽셀의 수와 직접적으로 연관된다. FOV가 일정한 상태에서 매트릭스를 증가시키면 각 픽셀의 크기는 작아지고 영상의 detail은 향상된다.

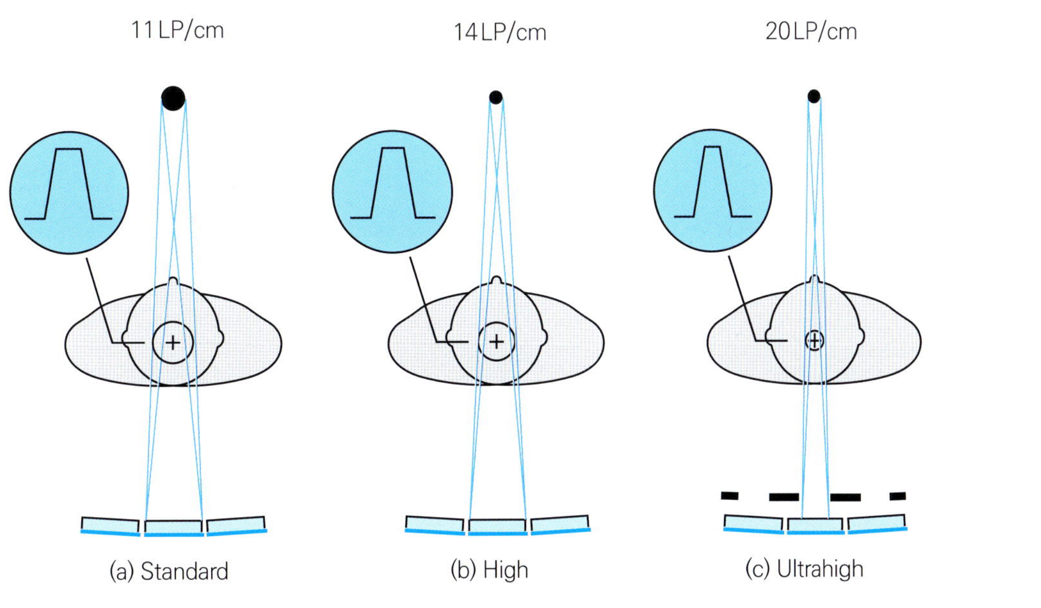

| 그림 2-36 | Philips사에서 채택한 초점 크기에 따른 해상능 변화

그러나 여기서 명심해야 할 것은 공간분해능이 실제로는 3차원적인 개념이라는 것이다. 그러므로 매트릭스에 의해 횡단면 축의 해상능이 결정되지만 진정한 영상의 detail은 볼륨 개념인 총 복셀의 함수이므로 슬라이스 두께에 직접적으로 영향을 받는다는 점이다.

CT검사 시 높은 매트릭스를 사용하면 컴퓨터에서 다루어지는 데이터의 양이 많아진다. 즉, 512×512 매트릭스에서 1,024×1,024 매트릭스로의 변화는 한 영상당 픽셀 수가 262,144개에서 1,048,576개로 증가된다. 최근의 multi-detector 나선형 CT장치에서 검사 당 영상 수가 수백개로 증가된 현실을 감안할 때 1,024×1,024 매트릭스의 사용은 영상 재구성 시간과 데이터 전송 및 저장에 미치는 영향을 고려해야 할 필요가 있다. 그러므로 매트릭스의 선택은 픽셀 크기를 사용하는 재구성 알고리즘과 원하는 영상의 detail(공간분해능)과 매칭시키는 것이 권고된다.

9) Post-processing enhancement factor

몇 CT장치의 제조사에서는 스캔 파라메터를 설정한 후 영상처리 마지막 단계에서 적용하거나 아니면 재구성된 후의 영상을 대상으로 sharpening 또는 smoothing시키는 필터를 적용하고 있다. 이는 주로 계조처리(gradation)를 통해 시행되며, 보조기억장치에서 retrieve한 영상을 대상으로도 적용이 가능하다.

그림 2-38은 soft tissue 알고리즘을 사용하여 영상을 재구성한 후 post-processing으로 계조 증강을 통해 영상을 강조한 예이다. (a)에서 (c)방향으로 증강 강도를 높였다. 증강도가 높아질수록 soft tissue window 에서 노이즈도 증가되고, lung window에서 detail과 선예도가 증가됨을 알 수 있다.

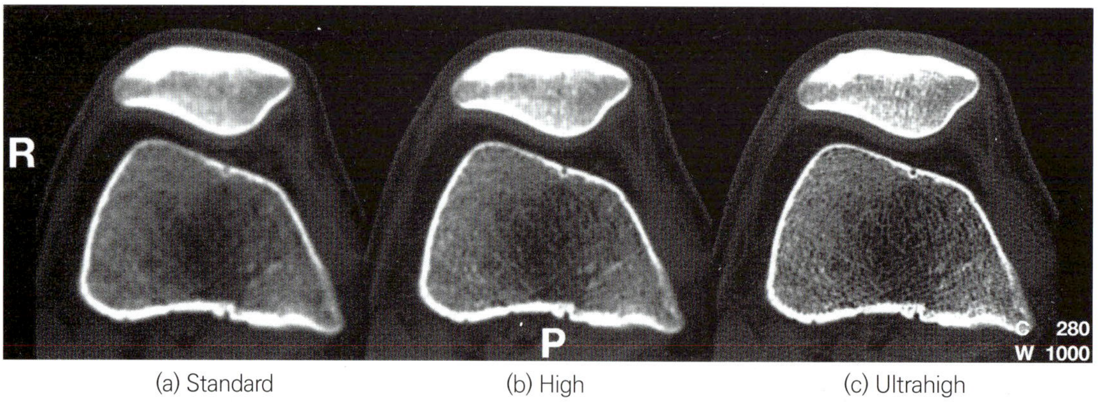

(a) Standard (b) High (c) Ultrahigh

| 그림 2-37 | Philips사에서 채택한 해상능 파라메터에 따른 영상 detail 변화

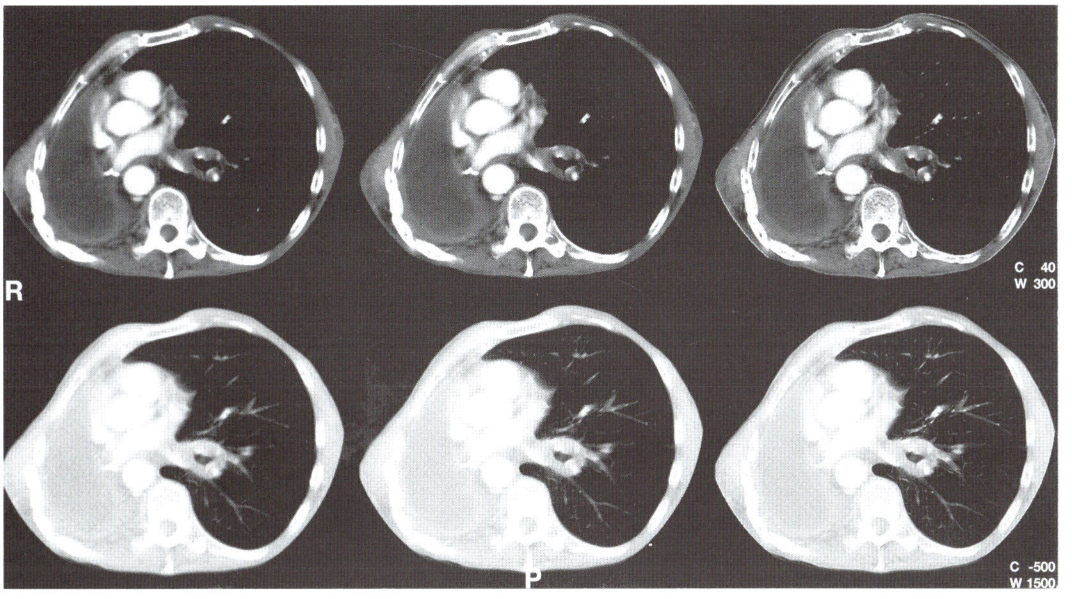

(a) (b) (c)

| 그림 2-38 | 영상 재구성 후의 post-processing 과정인 계조증강 영상의 비교

참고문헌

신명진. Attenuation. 전공의를 위한 방사선 물리학(서울아산병원 방사선과학 연수강좌) 1997;35-41.

오문규, 임흥선, 박홍전. Spiral CT angiography 에서 pitch와 algorithm 선택에 관한 연구. 대한방사선사협회지 제21권 제1호 1995;566-569.

윤한식. Helical CT 시스템에 있어 slice sensitivity profile과 reconstruction resolution에 관한 연구. 대한방사선기술학회지 제2권 제1호 1997;16-21.

정우진. Display of computed tomography. 대한전산화단층기술학회 1999년도 제2차 연수강좌 2002;33-44.

최상희. Basic principles of helical CT: Emphasis on multiplanar image. Body helical CT from basics to clinical application(삼성서울병원 진단방사선과 연수강좌) 1996;1-9.

Brink JA, Heiken JP, Wang G et al. Helical CT: Principles and technical consideration. RadioGraphics Vol. 14 1994;887-893.

Claudia J Kasales, David T Mauger, Robert J Sefczek et al. Multiplanar image reconstruction and 3D imaging using a musculoskeletal phantom: Conventional versus helical CT. Journal of computer assisted tomography Vol. 21(1) 1997;162-169.

Curry III TS, Dowdey JE, Murry RC. Christensen's introduction to the physics of diagnostic radiology. Philadelphia Lea & Febiger 1984.

Douglas P Boyd, Dennis L Parker, Mitchell M Goodsitt. Principles of computed tomography. AJR Vol. 152 1989;1355-1376.

Ernest J Wiesen, Floro Miraldi. Imaging principles in computed tomography. Computed tomography and magnetic resonance imaging of the whole body. 1992;3-25.

Foley WD, Oneson SR. Helical CT: Clinical performance and imaging strategies. RadioGraphics Vol. 14 1994;809-904.

Gary T Barnes, A V Lakshminarayanan. Computed tomography: Physical principles and image quality considerations. Computed tomography. 1993;1-20.

Gerrit J Kemerink, Rob J S Lamers, Guillaume R P Thelissen et al. CT densitometry of the lung: Scanner performance. Journal of computer assisted tomography Vol. 20 No. 1 1996;24-33.

Jay Cinnamon. Picker multi-slice volumetric spiral CT: Principle & applications. Picker international Inc. 1999;9-26.

Kenneth, D Hopper, Don Pierantozzi, Paul S Potok et al. The quality of 3D reconstruction from 1.0 and 1.5 pitch helical and conventional CT. Journal of computer assisted tomography. Vol.20 No.5 1996;841-847.

Lincolon L Berland. Selectable scan parameters: Routine scanning & dynamic scanning. Practical CT technology and technique. New York, Raven press 1987:45-76.

M. Prokop. Principles of CT, spiral CT, and multislice CT. Spiral and multislice computed tomography of the body. New York, Thieme 2004:1-37.

Martin Soucek, Peter Vock, Martin Daepp et al. Spiral CT: A new volume scanning technique. Clinical applications. Rontgenpraxis 1990:11-22.

Martin Soucek, Peter Vock, Martin Daepp et al. Spiral CT: A new volume scanning technique. Principles and methodlogy. Rontgenpraxis 1990;3-10.

Morgan CL. Basic principles of computed tomography. Baltimore, University Park Press. 1983.

Otto H Wegener. Techniques of computed tomography. Whole body computed tomography 2nd edition. Blackwell scientific publications 1992;3-9, 81-95.

Perry Sprawls. CT image detail and noise. RadioGraphics Vol. 12 No. 5 1992;1041-1046.

Perry Sprawls. The principles of computed tomography image formation and quality. 1993;1-9.

Riederer SJ. The noise power spectrum in computer X-ray tomography. Phys Med Biol Vol. 23 1978;446-454.

Robb RA, Morin RL. Principles and instrumentation for dynamic X-ray computed tomography. Philadelphia, Saunders. 1991;634-668.

Ryuzo Sekiguchi, Masatora Haruno. Clinical applications of SureStart in the examination of the abdomen. Medical review No. 65. 1994;6-11.

Sprawls P. Physical principles of medical imaging. Rockville, MD, Aspen 1993.

Sumith Nawaratne, Robert Fabiny, Joanne E Brien et al. Accuracy of volume measurement using helical CT. Journal of computer assisted tomography Vol. 21 No. 3 1997;481-486.

Thng Choon Hua. Tan Kim Ping. Computed tomography. The asian-oceanian textbook of radiology. 2003;57-70.

chapter 3

CT장치의 하드웨어

최종적인 CT 영상을 얻기 위해서는 3가지의 기본 과정을 거친다. CT장치의 구성은 제조회사나 구입 시의 사양에 따라 차이는 있지만 X선을 발생시켜 환자를 투과한 영상데이터를 획득하는 부분(imaging system)과 이를 프로세싱하는 영상처리부(컴퓨터 시스템), 재구성된 영상을 모니터나 laser imager에 나타내는 표시부로 나누거나, 영상저장 및 전송부를 추가하여 구분할 수 있다.

영상의 획득부에는 스캔을 시행하는 부분과 영상 데이터를 획득하는 부분이 이에 속하며 영상 처리부에는 영상을 특성화하고 재구성하거나 이를 후처리하는 부분이다. 영상 표시부는 재구성된 영상을 디스플레이 하거나 필름 등으로 하드카피하는 역할을 하며, 영상저장 및 전송부에서는 보조기억 매체로 데이터를 백업 저장하거나 타 영상 처리용 워크스테이션이나 PACS 등으로 전송하는 역할을 한다.

CT장치의 표준 구성은 고전압 발생장치, X선관 장치, 전압분배장치, 검출장치, 갠트리 및 환자 테이블, X선 제어 및 영상처리 장치, 사용자 조작대(console) 및 워크스테이션 등으로 이루어지며 그 외에 조영제 자동주입기, imager 및 현상기, 환자 응급 처치용 defibrillator 등이 필요하다.

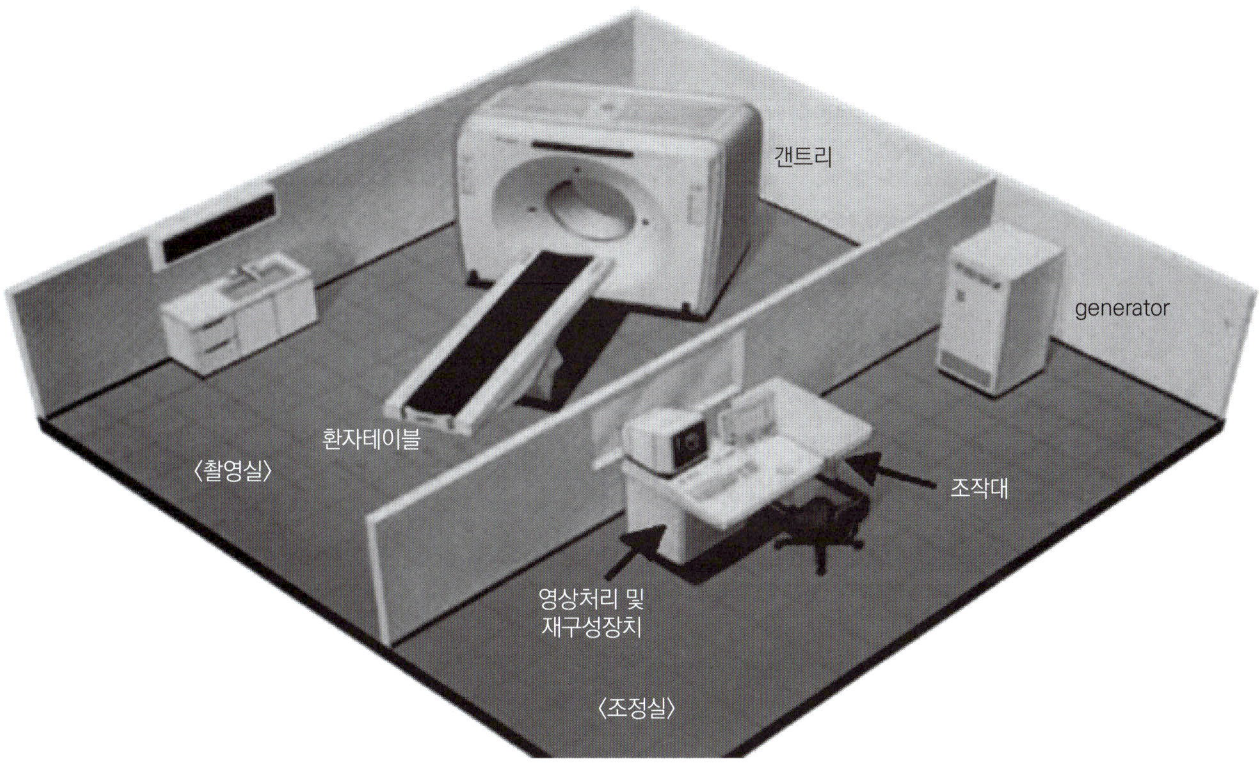

| 그림 3-1 | 일반적인 CT 장치의 기본 구성도

1. 영상 획득장치

CT 영상의 획득을 위해 필요한 부품으로는 generator, tube, 필터, 시준장치(collimator), PDU(power distribution unit), gantry, detector array, DAS(data acquisition system) 등이 있다.

1) Generator(X선 고전압 발생장치)

X선 조사를 위해 X선관 장치에 인가하기 위한 고전압을 발생시키는 장치이다. 외부로부터 인입되는 전압은 타 시스템의 부하로 인해 전압의 변동이 없도록 단독전원이 권고되며 여러 장치와 공유되어 설치되는 경우에는 자동전압조절기(auto voltage regulator; AVR)의 설치가 고려되어야 한다. 또한 인입 전압이 장치에서 요구되는 전압과 차이가 날 경우 외부 변압기(transformer)를 사용하여 승압 또는 감압이 필요하다.

CT장치에 사용되는 이상적인 generator는 그림 3-2에 나타낸 바와 같이 직접적이며 맥동이 없이 노출 시간 내에 안정적인 X선 발생 흐름을 가져야 한다. 또한 장치에서 필요로 하는 충분한 용량을 가지며, 소형이고 고주파수(high frequency)의 on board generator가 채택되고 있다. High frequency 기술은 전압의 정확한 제어가 가능하고 매우 신속한 ramp up과 ramp down이 가능하기 때문이다.

출력전압은 시스템에 따라 차이가 있지만 일반적으로 34kW에서 50kW 범위를 가지며 tube의 출력과 일치하는 것이 좋다. 장치에 따라 차이는 있지만 일반적으로 관전압은 80kV, 100kV, 120kV 그리고 140kV 중에서 선택 사용 가능하며, 관전류는 40mA에서 400mA의 범위에서 선택이 가능하다.

대부분의 CT장치에서는 120kV 이상의 고관전압이 사용되는데 이는 피사체를 투과하여 검출기에 도달되는 X선량을 증가시켜 검출기의 반응성을 최대화시키기 위함이다. 그리고 연부조직에 대한 뼈의 대조도를 감소시키고 피사체 내의 심한 감약 차이로 인해 발생 가능한 선속경화 효과 등에 의한 아티팩트의 발생을 억제하고, 연부 조직 내의 근소한 감약계수 차이를 감지하기 위해서 고관전압을 사용한다.

그림 3-4에서 나타낸 바와 같이 high voltage slip ring 방식의 나선형 장치에서는 generator가 갠트리 바깥에 고정되어 설치되지만 low voltage slip ring 방식의 장치에서는 그림 3-5에 나타낸 바와 같이 ④번의 cathode 측과 ⑦번의 anode 측 generator로 분리되어 갠트리의 내부에 설치되어 스캔 시 tube와 같이 회전된다.

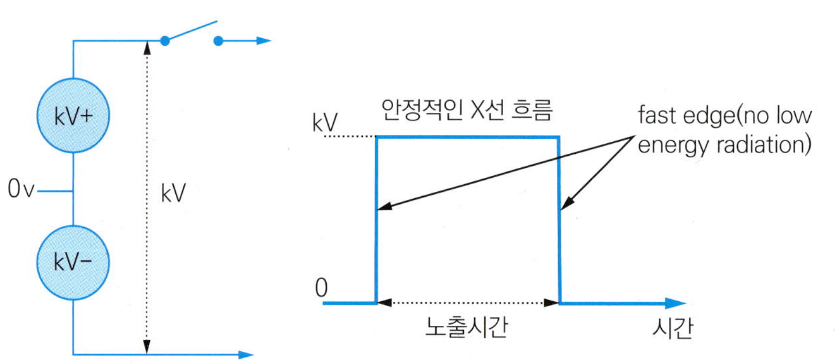

| 그림 3-2 | 이상적인 generator 특성

2) 전압분배장치(power distribution unit; PDU)

제공되어진 주전원을 입력단으로 사용하여 CT장치의 각 구성 요소인 환자 테이블, 갠트리, 콘솔, scan control unit(SCU) 등으로 전원을 분배하는 장치이다. 예를 들면 갠트리, 콘솔, 환자 테이블, 워크스테이션 등의 가동을 위해 120V의 전원을 공급하며, SCU로는 208V의 공급이 행해진다.

GE사의 low voltage 방식의 나선형 CT장치의 전압분배 시스템의 예를 들어 설명한다. 그림 3-3에 나타내었듯이 380V나 480V의 외부 교류전압이 인가되면 PDU를 통해 환자 테이블과 콘솔, 그리고 영상의 프로세싱을 위한 컴퓨터로도 120V 정도의 직류전압이 전달되고 또한 X선을 발생시키기 위한 고전압을 만들기 위해 550V(480~740V)의 직류전압이 slip ring으로 전달된다. Slip ring과 브러시(brush)를 통한 전압은 갠트리 내의 양극(anode) 측과 음극(cathode) 측의 인버터(inverter)에 전달된다.

인버터는 PDU로부터 입력된 저전압의 직류전원을 고주파의 교류전원으로 만들어 그 전원을 고전압 변압기(generator)의 1차측으로 사용하는 역할을 한다. 인버터의 구성은 작은 크기이며 고주파수 타입의 트랜지스터 칩들로 구성되어 있으며 광섬유 다발을 통한 소프트웨어에 의해 조절되고 있다. 마지막으로 양극과 음극의 generator에서 고 전위차를 발생시켜 80~140kV의 X선을 발생시킨다.

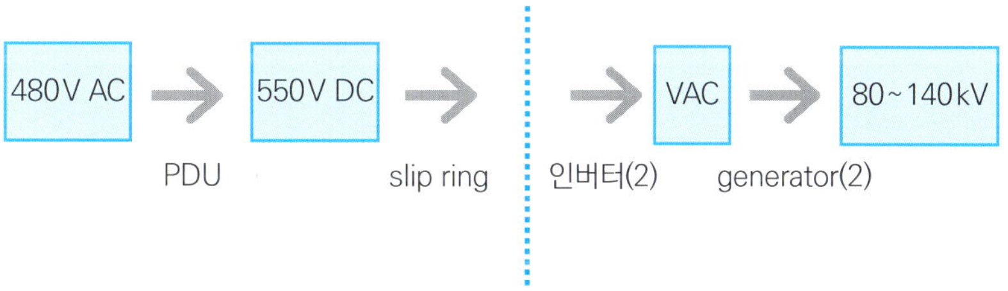

| 그림 3-3 | GE사의 single detector 나선형 CT장치의 전력 흐름도

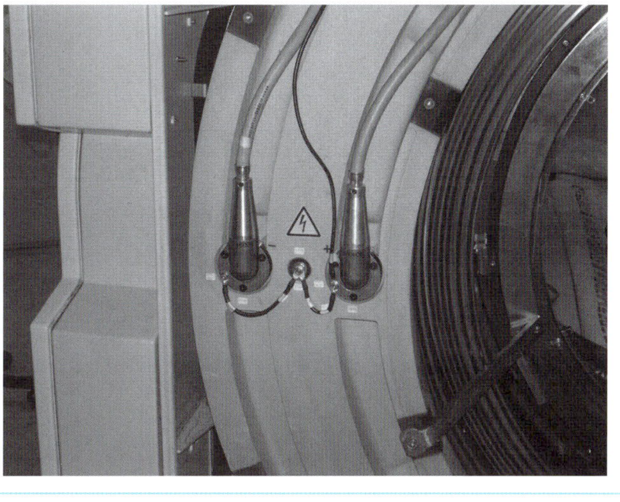

| 그림 3-4 | 갠트리에 연결된 고압케이블

3) 갠트리(gantry) 및 환자 테이블

갠트리는 환자 스캔을 담당하는 부분으로 X선관 장치와 detector 그리고 데이터 수집부(DAS)를 포함하며, 촬영에 필요한 각종 전기적, 기계적 기능을 제공하여 데이터 획득을 위한 동작을 제어한다.

환자 테이블이 들어갈 수 있도록 직경이 약 60~75cm 정도의 구멍이 만들어져 있는 사각형으로 설계되어 있고, 각도를 주어 스캔할 수 있도록 그림 3-6과 같이 직각 방향에서 상하로 30° 정도의 각도로 경사를 줄 수 있으며 경사 속도는 보통 초당 1° 정도이다.

일반적인 CT장치에서 tube의 초점과 검출기 사이의 거리는 110cm, X선관과 검출기의 회전 중심인 isocenter 와의 거리는 54~63cm 정도이며, 환자의 정확한 위치잡이를 위해서 레이저 빔의 beam alignment light가 설치되어 있다. 검사 시 데이터 획득이 용이하도록 환자를 지지하는 테이블을 couch 또는 cradle이라고 부른다. 유압식이 주로 사용되며, ETC(enhanced table controller)에서 테이블의 상하 좌우의 움직임 속도를 조정한다.

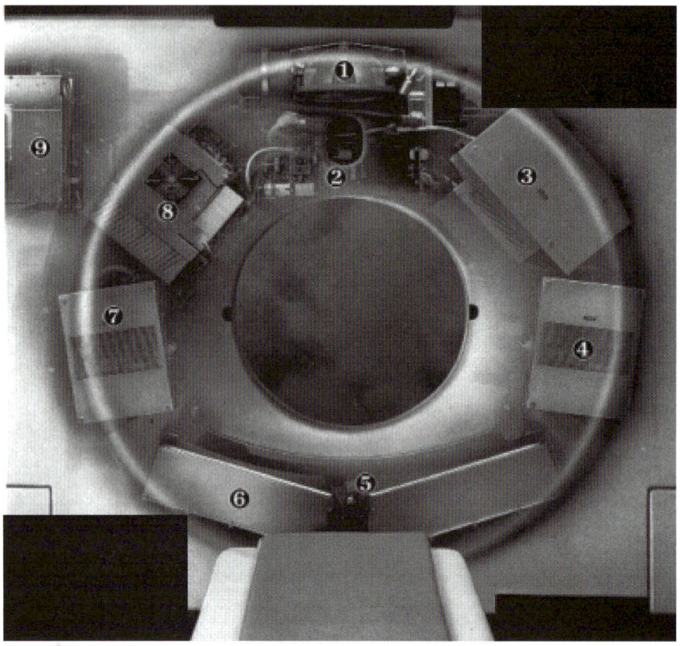

| 그림 3-5 | Low voltage slip ring 방식인 GE사의 single detector 나선형 CT의 갠트리 내부

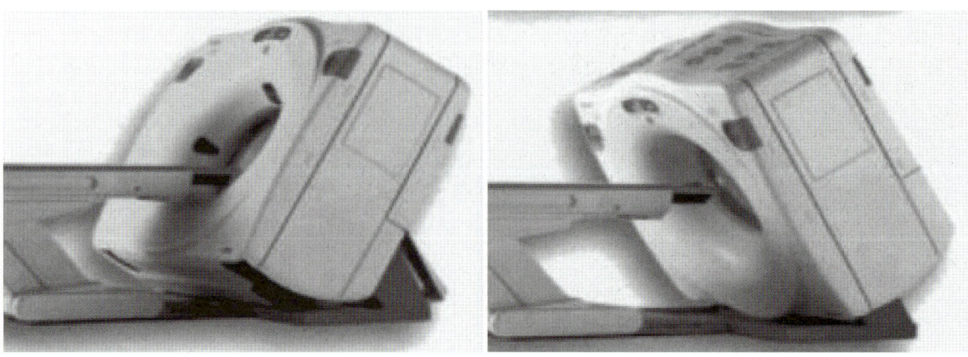

| 그림 3-6 | 갠트리의 상하 경사

그림 3-5는 GE사의 single detector 나선형 CT의 갠트리 내부와 테이블을 묘사한 것이다. 그림에서 ①은 CT tube, ②는 콜리메이터, ③은 tube controller, ④는 cathode 측 generator, ⑤는 detector이다, 그리고 ⑥은 DAS, ⑦은 anode 측 generator, ⑧과 ⑨는 컴퓨터이다.

4) CT tube(X선관 장치)

X선관 장치(X-ray assembly)는 X선관으로 구성된 인서트와 외관을 이루는 하우징으로 구성되어 외부의 냉각 시스템과 연결되어 있으며, 보통 X선 방출 윈도우 앞에 위치되어 있는 콜리메이터를 포함하고 있다.

그림 3-7에 나타낸 바와 같이 일반적인 X선관은 다음과 같이 구성된다. 고전압을 공급하는 연결 터미널인 고압케이블 연결구, 필라멘트의 관전류 온도감지, 회전자 제어 등 고전압 발생장치로부터 제어를 받아 신호를 주고 받는 단자인 터미널부, X선 빔이 방출되는 창인 윈도우, X선관 내부에서 발생한 열을 연속적으로 순환시키는 오일 순환펌프, 가열된 오일을 공냉식 열교환기로서 팬을 이용하여 냉각시키는 부분인 열교환기 및 팬, 그리고 팬의 운전 중 먼지를 비롯한 이물질을 걸러내는 여과장치인 열교환기 필터로 구성된다.

X선관은 X선 고압발생 장치에서 가해진 고전압에 의해 X선을 발생시키는 역할을 한다. 이상적인 X선관은 초점이 매우 작아야 하며 높은 관전류의 발생이 가능해야 하며 inter scan delay가 없어 신속한 검사가 가능해야 하며, 수명이 길어야 한다.

또한 X선관은 양극의 형태에 따라 고정양극 X선관과 회전양극 X선관으로 구분되며, 음극의 형태에 따라 단일 초점 X선관과 이중 초점 X선관으로 분류한다. 현재 국내에서 사용되고 있는 대부분의 CT는 small과 large focal spot을 갖는 이중 초점의 회전양극 X선관이다. 대부분의 CT장치에 사용되는 X선관은 진단용 X선관과 크게 다른 점은 없으나 진단용에 비해 연속적인 노출로 인해 발열량이 높고, 고선예도의 영상을 얻기 위하여 소초점의 회전양극 X선관을 사용한다.

초점이 작은 tube를 사용하면 기하학적인 음영이 적게 발생되어 선예하고 공간분해능이 우수한 영상을 얻을 수 있다. 더불어 1차적인 콜리메이션이 효율적으로 이루어져 환자가 받는 extra dose가 감소된다.

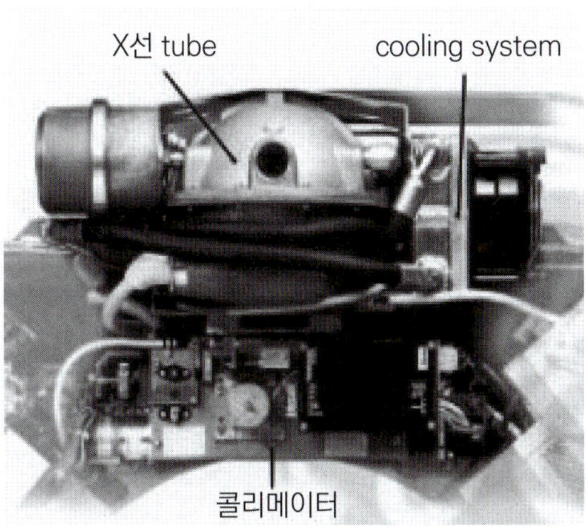

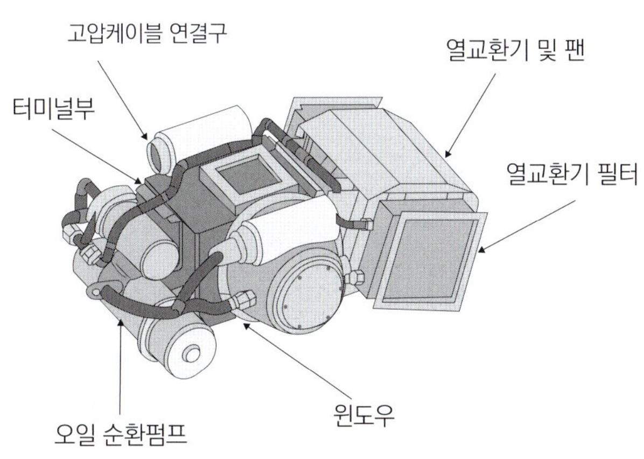

| 그림 3-7 | 일반적인 X선관의 구성

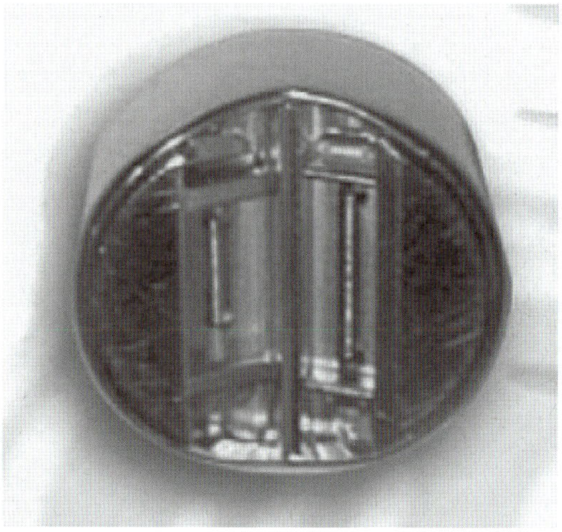

I 그림 3-8 I X선관 내의 이중 초점

이러한 초점의 크기는 IEC나 NEMA와 같은 규약에 의해 정의되며 장치의 제조회사와 모델에 따라 차이가 있지만 보통 0.9mm(폭)×0.52mm(길이), 1.2mm(폭)×1.2mm(길이) 정도의 크기가 사용되고 있다. 그림 3-8은 anode 쪽에서 바라본 이중 초점을 나타낸 것이다. 이중 초점 시스템의 장점은 대초점을 사용 시 high power을 얻음으로써 저대조도분해능이 향상되며, 소초점을 사용하면 콜리메이터의 반음영이 감소되어 공간분해능이 향상되며 환자의 피폭이 감소되는 효과를 얻는다.

일반적으로 chest routine CT, abdomen routine CT 등에서 대초점의 적용이 권고되며, 소초점의 사용이 필요한 부위로는 내이(inner ear) 등의 골 구조나 폐야 등이 해당된다. 실제 스캔 시 초점 크기는 관전류의 대소에 따라 장치에서 자동적으로 설정되는 것이 보통이다.

관전류가 높은 tube의 사용은 대조도분해능(contrast resolution)이 높아지며 고신호의 획득이 가능해진다. 동일한 mAs에서 영상화 시간이 짧아지므로 움직임이 적은 영상을 얻을 수 있으며 검사 소요 시간이 감소되므로 생산성이 높아진다.

최대 정격이 48kW(120kV×400mA, 140kV×340mA)인 장치를 예로 들면 49°의 넓은 부채꼴 선속과 7~12°의 target angle이 채택되어 있다. 회전자(rotor)의 회전 수는 고식적인 CT장치에서는 일반적으로 low technique 사용 시는 3,000rpm으로, 24kW(120kV, 200mA) 이상의 high technique을 사용하는 경우에는 9,000~10,000rpm 정도의 회전을 하고 있으나 나선형 장치에서는 10,000rpm정도로 고정화 시키는 추세이다. 이런 점에서 나선형 CT와 같이 고부하를 받는 CT용 X선 tube가 구비해야 되는 조건으로는 양극의 열축적 용량이 커야 하며 cooling rate가 높아야 한다. 그리고 focal track loadability가 높아야 하며 수명이 길어야 한다.

그림 3-9의 (a)는 GE사의 single detector 나선형 CT용 tube의 외관을 예로 든 것이며 (b)는 열분산 시스템을 나타낸 것이다. 자세한 product data를 살펴보면, tube insert에서 3.5MHU(=2,600kJ)의 열축적용량을 가지며 양극의 최대 냉각율은 분당 820kHU(=607kJ)이다. 저지극 뒤에 16.5cm 두께의 흑연(graphite)를 부착시켰으며 7°의 target angle을 갖고 있다.

0.9mm×0.7mm 크기의 소초점 필라멘트는 2.2~3.5V와 4.4~6.5A가 필요하며 1.2mm×1.2mm 크기인 대초점 필라멘트는 6.7~9.5V와 5.4~6.5A의 특성을 갖는다.

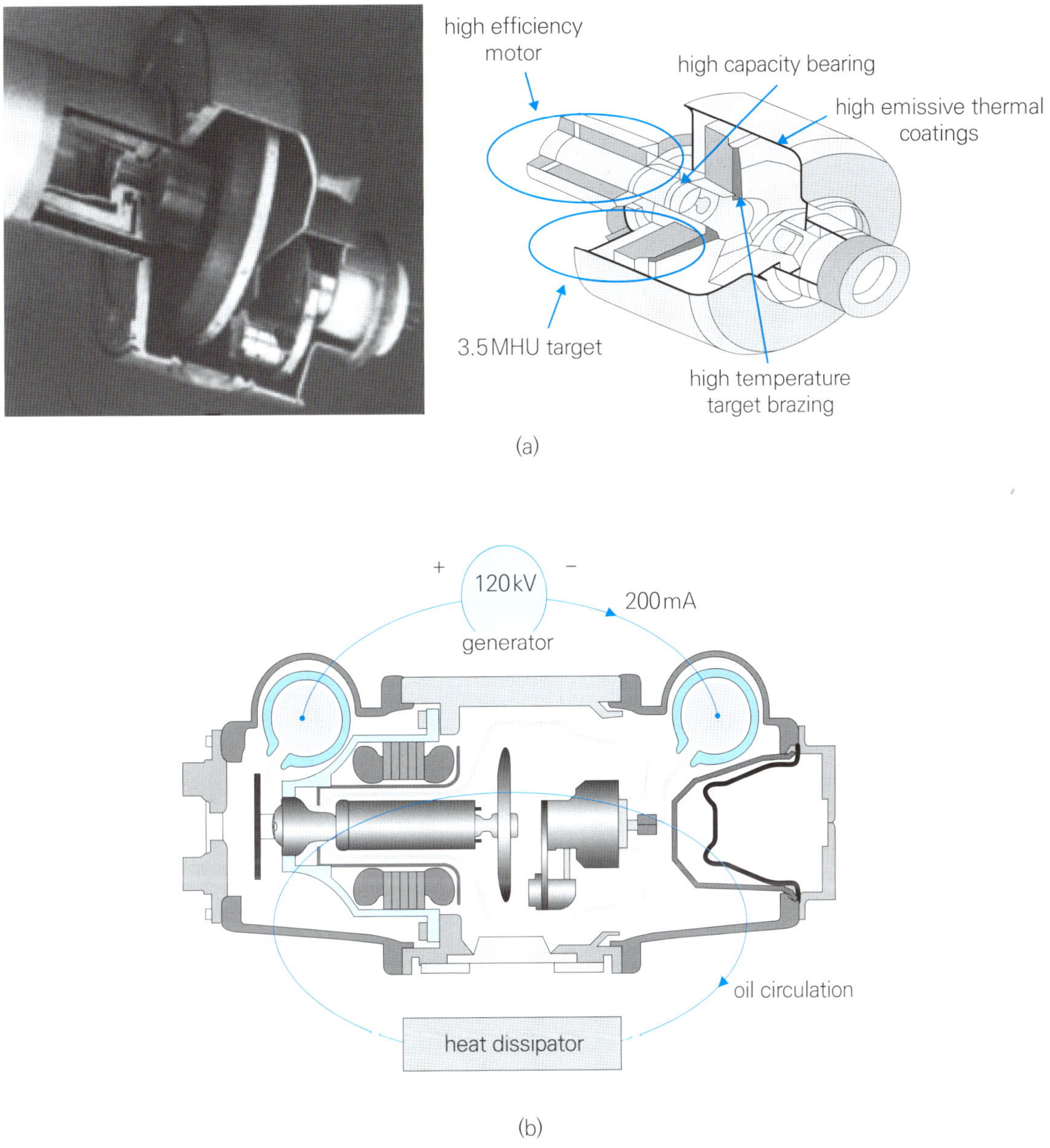

| 그림 3-9 | CT용 회전양극 X선관의 내부도

최대 관전압은 140kV이며 45kW의 정격을 가지며 operational speed는 180Hz이다. 회전자의 최대 회전 속도는 9,600rpm 이며 1차 권선(main winding)과 2차 권선(secondary winding)에서의 고정자(stator) 저항은 23옴(ohm)이다.

일반적으로 에너지의 1%가 X선으로 변환되고 나머지는 양극에서 열로 바뀌며, 발생한 열의 약 10%만 스캔 도중 발산되고 나머지 90%는 강제적인 방법으로 발산시키고 있다.

회전양극관에서의 발열부는 물론 저지극(target)이고, 다음이 회전자이다. 이를 효과적으로 냉각시키려면 관용기 내의 냉각작용과 절연작용을 하는 절연유를 배출 도관으로 뽑아내어 냉각시키고, 다시 관용기로 되보내는 작용을 되풀이한다. 이를 열교환(oil to air heat exchanger) 방식 또는 유냉식이라고 한다. 회전양극관을 사용하는 유냉식의 CT tube에서는 양극이 회전할 뿐 아니라 저지극의 발열량이 양극측으로 전도되는 것을 방지하고 있으므로 냉각유를 양극 내부까지 보낼 필요성도 없고 가능하지도 않다. 그러나 수냉식의 냉각 시스템을 사용하는 CT장치도 있다. 이 경우 별도의 water chiller 시스템이 필요하다. 일반적인 CT장치에서 발생되는 열량(quantity of heat)은 HU 단위를 사용하며 이는 다음과 같이 표시된다.

$$\mathrm{kJ} = \mathrm{kW} \times \text{초}$$

만일 3상 고주파수 방식의 CT장치에서의 발열량은 다음과 같다.

$$\mathrm{kHU} = 1.35 \times \mathrm{kJ}$$

예를 들어, 스캔 타임이 1초인 3상 고주파수 방식의 CT장치에서 120kV와 200mA의 조건으로 스캔할 경우 한 슬라이스 당 발생되는 열량은 1.35×24kW×1초 = 32kHU가 된다.

CT tube의 열축적 용량은 그 장치가 연속적으로 스캔할 수 있는 슬라이스 수와 나선형 스캔범위(helical scan coverage)에 직접적인 영향을 미친다. 일반적인 CT tube의 양극에서의 열축적 용량(heat storage capacity)은 2～5MHU, 하우징에서는 3～4MHU 정도이다. 비교적 최근에 개발되어 MDCT에서 사용되고 있는 GE사 고효율의 CT tube(performix tube)는 7.2MHU의 열축적 용량을 갖는다. 그리고 CT tube의 열분산율(heat dissipation rate)은 보통 kHU/분으로 표시하는데 양극에서 분당 400～900kHU 정도이며 하우징에서는 분당 300kHU 정도이다. Siemens사의 Straton tube의 경우 cathode와 anode가 진공관 속에 포함되어 있으면서 진공관 바깥에서 냉각시키는 형태인 기존의 방식과는 달리 anode의 바깥쪽 넓은 부위를 윤활유로 직접 냉각시키는 방식을 도입하여 분당 5MHU의 냉각효율을 얻음으로써 스캔 시 delay time을 줄이고 tube의 무리를 최소화시켜 수명을 연장시키고 있다.

연속된 환자의 검사로 인한 발열에 의해 일어날 수 있는 tube의 손상은 일련의 sequence를 점검하는 소프트웨어 알고리즘에 의해 방지된다. 또한 하드웨어적으로 양극의 원반(디스크)을 그림 3-10의 (b)와 같이 특수하게 하여 열충격과 원심력의 영향을 최소화하며 원반의 비틀림(warpping)과 패임(cracking)을 방지하도록 고안된 장치가 많다. 또한 양극의 재질에 따라 금속(metal) 또는 흑연(graphite) tube로 구분되거나 제조회사의 명명에 따라 Dura tube 등으로 불려진다.

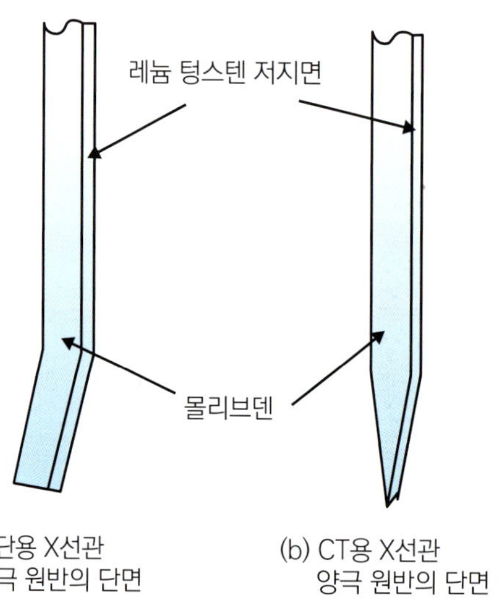

Ⅰ그림 3-10Ⅰ 진단용 X선관과 CT용 X선관의 양극 원반 비교

5) 필터

CT장치에서의 필터의 역할은 두 가지로 생각할 수 있다.

하나는 일반 진단용 X선관의 필터와 마찬가지로 균일한 선질을 얻기 위해 사용된다. 이에는 X선관 안에 삽입되어 있는 고유필터(inherent filter)와 부가필터(added filter)가 해당되며, 저 에너지의 X선을 흡수함으로써 선속을 경화시켜 X선속의 투과력을 증가시키며 환자가 받는 피부의 방사선 피폭을 감소시키는 역할을 한다.

상용되고 있는 CT용 X선관의 고유필터는 120kV에서는 1.0~1.5mm 알루미늄 등가물질, 140kV에서는 2.7mm 알루미늄 등가물질이 사용되고 있다. 그리고 부가필터는 5mm 정도의 알루미늄 등가물질이 사용되고 있다.

다른 하나는 beam shaping을 위해 사용하는 필터이다. Beam shaping 필터는 스캔되는 피사체의 형태와 일치시키는 것이 좋으며, 초창기의 두부 전용의 1세대 CT 장치에서는 정방형의 물 주머니 필터를 사용하여 머리 전체를 감싸게 하였다.

하지만 2세대나 3세대 CT 장치에서는 그림 3-11과 같이 나비 넥타이형의 Bowtie 필터를 사용하고 있다. 이는 경계부의 선량을 감소시키기 위해 피사체의 두께가 얇은 경계부는 필터가 두껍게 되어 있으며, 피사체를 투과한 선량이 detector에 균일하게 도달할 수 있도록 한다. 이를 통해 DAS의 동적범위(dynamic range)가 갖는 한계성을 감소시킴으로써 동적범위를 증가시키는 효과를 준다. 그리고 환자의 표면선량을 감소시키는 효과도 얻을 수 있다.

이와 더불어 최근의 CT장치에서는 영상의 질을 향상시키기 위해 각종 필터가 사용되고 있다. 예를 들어, GE사의 Smart 필터는 낮은 신호부위의 자동적인 교정을 통해 아티팩트를 감소시키고 노이즈를 감소시키기 위해 2단계의 필터링을 시행한다. 이를 통해 약 50%의 선량을 감소시키는 효과를 얻을 수 있다.

그림 3-12는 복부에 Smart 필터를 적용한 예를 든 것이다. 기존의 필터를 사용한 (c)에서는 경계부의 선예도가 감소하고(짧은 화살표 부위), high spatial frequencies가 감소됨(긴 화살표 부위)을 알 수 있다. 반면에 Smart 필터를 사용한 (d)의 경우 기존의 conventional 필터와는 달리 짧은 화살표에서 경계부의 선예도가 보존되고, 긴 화살표에서는 노이즈가 감소됨을 알 수 있다.

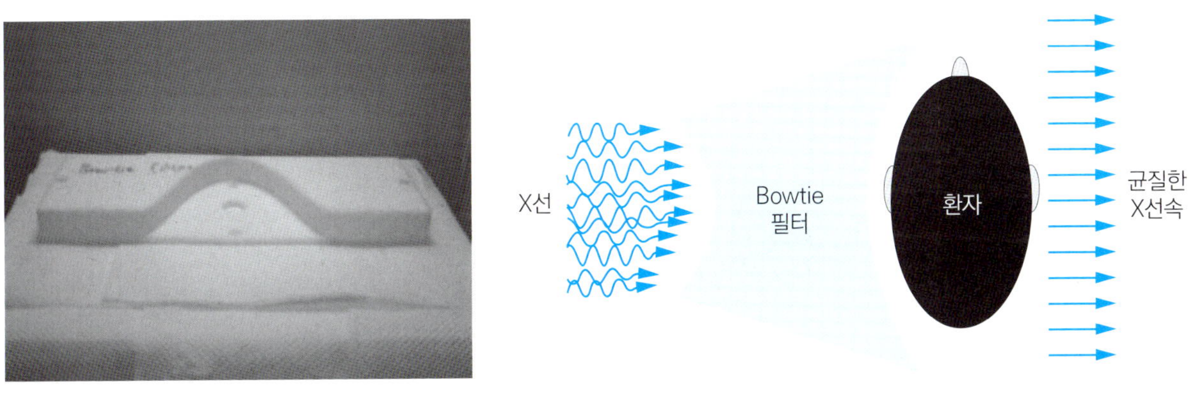

그림 3-11 Bowtie 필터의 외관과 기능

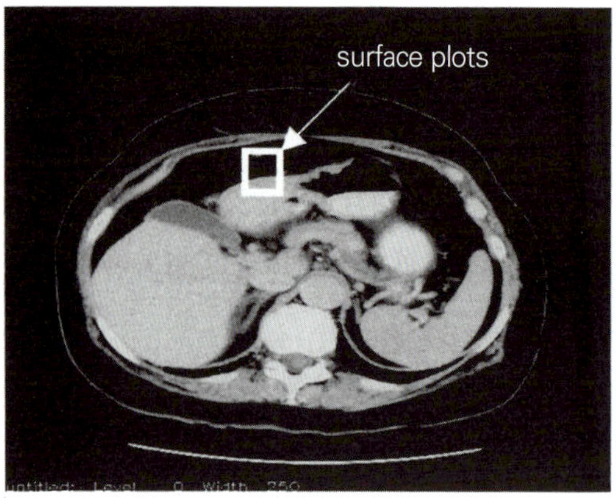

(a)

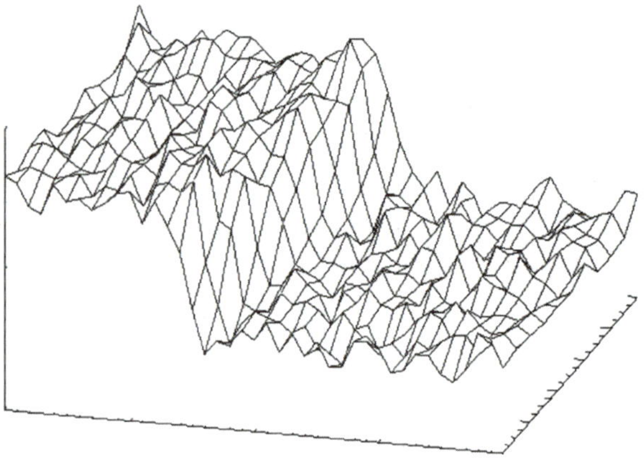

(b) 130mA의 원 영상

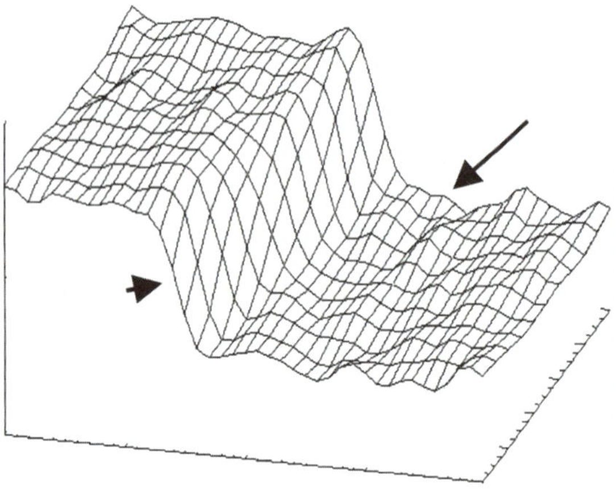

(c) Conventional filter 적용 시

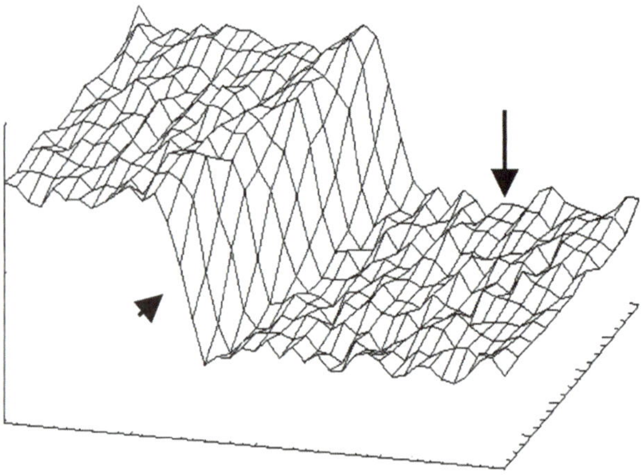

(d) Smart filter 적용 시

| 그림 3-12 | 복부 스캔에서의 Smart 필터 적용

그리고 그림 3-13은 Smart 필터의 사용 유무에 따른 복부영상의 SNR을 비교한 것으로 두 영상의 질적 차이는 크게 없음을 알 수 있다.

Philips사 MDCT에서 사용되고 있는 adaptive filter는 shoulder, pelvis 등 X선 감약이 큰 신체부위 또는 mAs가 작아서 매우 낮은 신호를 발생시키는 부위에서 streak 아티팩트를 예방하기 위해서 사용되고 있다. 그리고 sharp point 필터(SP 필터)는 MDCT의 cone beam geometry로 인해 발생되는 프로필의 왜곡을 보상(cone beam correction)하기 위해 사용되고 있다.

6) 시준장치(콜리메이터)

시준장치는 슬라이스 두께를 조절하며 CT number의 균일성 및 안정성을 증가시키는 역할을 한다. 다시 말해 산란선을 줄여 화질을 향상시키며 필요없는 부분의 방사선 피폭을 감소시킨다.

장치에 따라 다소 차이는 있지만 대개 0.5mm와 10mm 내에서 슬라이스 두께의 선택이 가능하며, 반음영(penumbra)을 줄이기 위해 초점과 collimator 사이의 거리는 가능한 떨어져야 한다.

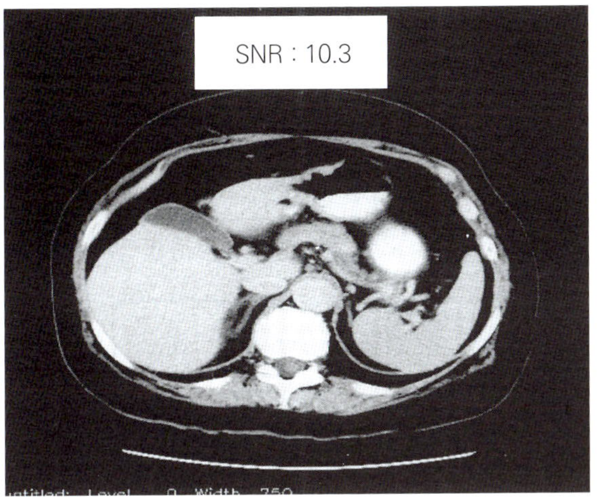

(a) 260mA, Smart 필터 미 적용 시

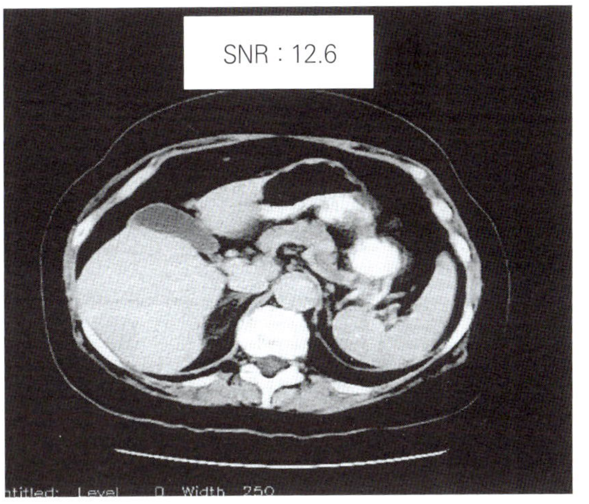

(b) 130mA, Smart 필터 적용 시

| 그림 3-13 | Smart filter의 사용 유무에 따른 영상의 SNR 비교

일반적인 CT장치의 시준장치는 그림 3-14에 나타낸 바와 같이 슬라이스 두께를 조절하는 tube 측 콜리메이터와 정확한 슬라이스 두께의 유지(복셀의 길이를 결정)하며, 산란선을 감소시켜 화질의 저하를 방지하는 목적의 검출기 측 콜리메이터(post-patient collimator)의 두 개가 있다.

그러나 최근의 CT장치에서는 detector 측 콜리메이터를 없애고 소프트웨어적으로 콜리메이션하는 모델도 있다. 그림 3-16에 나타낸 바와 같이 초점에서 발생된 X선빔은 고유 및 부가필터를 거쳐 연선의 제거와 환자피폭의 감소가 이루어진다.

두번째 단계인 bowtie 필터에서는 피사체 경계부의 선속을 감약시켜 전반적인 X선 노출의 균일화를 이룬다. 이는 detector saturation을 피하기 위해 피사체 두께의 차이를 보상하고 DAS의 동적범위를 넓게 설정해야 하는(wide dynamic range) 제한을 다소 줄여주는 역할을 하는 것이다. 또한 환자의 표면선량을 감소시키는 효과도 얻는다.

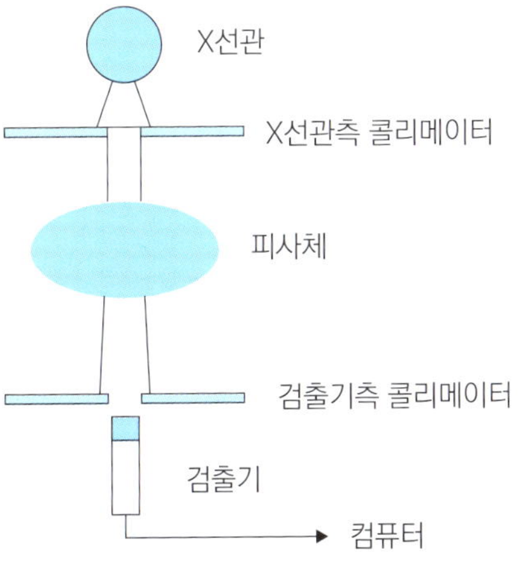

| 그림 3-14 | 일반적인 CT장치의 콜리메이션 시스템

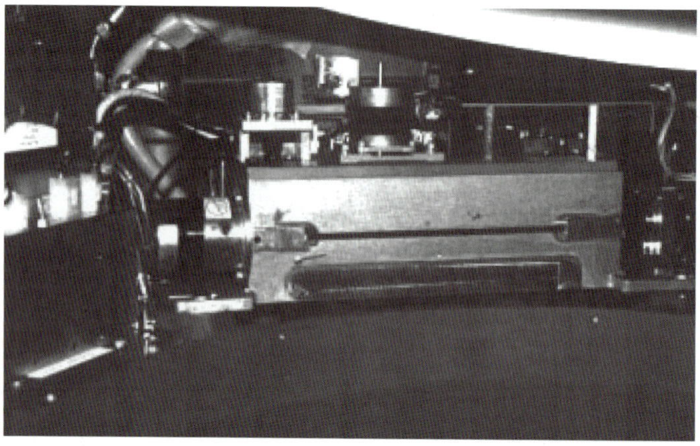

| 그림 3-15 | Tube 측 콜리메이터의 외관

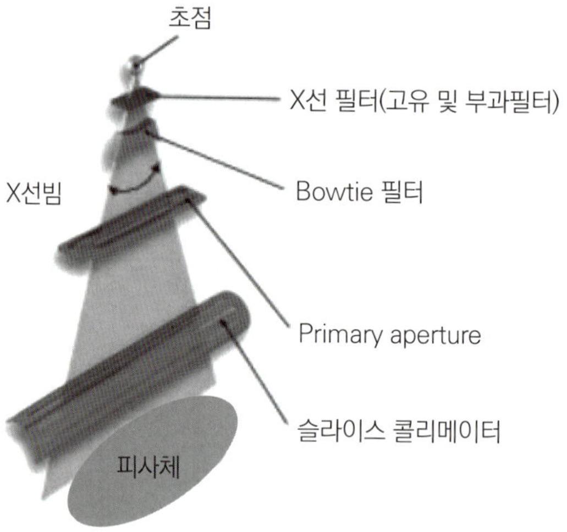

| 그림 3-16 | GE사 CT장치의 필터링과 콜리메이션을 통한 선속조절 4단계

그 다음에 거치게 되는 primary aperture에서는 부채꼴 선속의 각도를 형성하고(선속의 형태 결정) 저선량의 산란선을 제거하는 역할을 한다.

마지막 단계인 슬라이스 콜리메이터(미세 슬릿 콜리메이터)에서 슬라이스 두께가 결정되며 산란선이 감소된다. 이러한 선속조절 과정을 거쳐 환자에게 노출이 이루어진다.

일반적으로 콜리메이터의 세격(slit) 방향을 X선관의 장축에 수직으로 배치시키면 동일한 선속 면적에서의 강도차를 극소화시킬 수 있어(X선관의 heel effect의 영향을 극소화 시킴) 데이터의 정확성을 높여 줄 수 있다.

7) 검출장치(detector)

(1) Detector의 구성

환자를 투과한 X선을 검출하는 장치로, 그림 3-17에 나타낸 바와 같이 인체를 투과 감약된 X선 광자

에너지를 섬광체(예를 들면, Lumex)를 통해 빛 에너지로 변환시킨다. 빛 신호는 1.8~2.3au 정도에 해당되며 최대 발광파장은 512~610nm 정도이다(일반적으로 400~900nm 범위에 속해야 함).

섬광체의 높은 광출력은 광자 변환효율을 향상시키고 SNR과 대조도분해능을 향상시키며 선량의 감소효과를 제공한다. 이 후 빛 신호는 반도체 다이오드를 거쳐 수십 nA의 전류(측정 가능한 전기신호)로 바꾸어지고, 16개 채널의 데이터 케이블을 통해 수십 개의 컴퓨터 보드로 구성되어 있는 data acquisition system(DAS)로 전송하는 작용을 한다.

Detector housing은 금속 재질로 되어 있으며 그림 3-18에 나타내 바와 같이 아크(arc) 모양을 하고 있는 것이 대부분이다. 그림에서 ①은 X선을 받아들이는 수상면으로 수백개의 셀로 구성되어 있다. ②는 16채널 데이터 케이블이며 수상면으로부터 받아들인 X선 정보를 데이터 수집장치(DAS)로 전달하는 역할을 한다. ③은 히터 패드이며 정확한 영상획득을 위해 검출기 내부의 온도를 일정하게 유지하는 역할을 하며 갠트리 내의 전원공급장치로부터 제어를 받는다. 그리고 ④는 연결 컨넥터인데 각 컨넥터는 16개의 채널로 구성되어 있으며 데이터를 케이블을 통해 DAS로 전달한다.

일반적으로 3세대 CT장치의 detector element 수는 lower range scanner의 경우 400~600개, top range scanner의 경우 row 당 650~900개 정도이다.

GE사의 3세대 single detector 나선형 CT장치의 예를 들면, 852개의 유효 데이터 소자(active elements)와 12개의 기준소자(reference elements)로 구성되어 있다.

Reference cell은 유효 detector elements의 양쪽으로 6개씩 위치하여 환자를 투과하지 않고 공기를 통과하는 감약되지 않은 X선만 검출하여 X선 출력을 모니터하여, 입력 신호의 변화가 있는 순간마다 exposure factor를 측정하여 이를 보정하는 역할을 한다.

(2) Detector의 구비조건

이상적인 CT detector가 갖추어야 할 가장 중요한 요소는 저선량으로 우수한 영상의 질을 획득해야 하며 세부적인 구비조건으로는 다음과 같다.

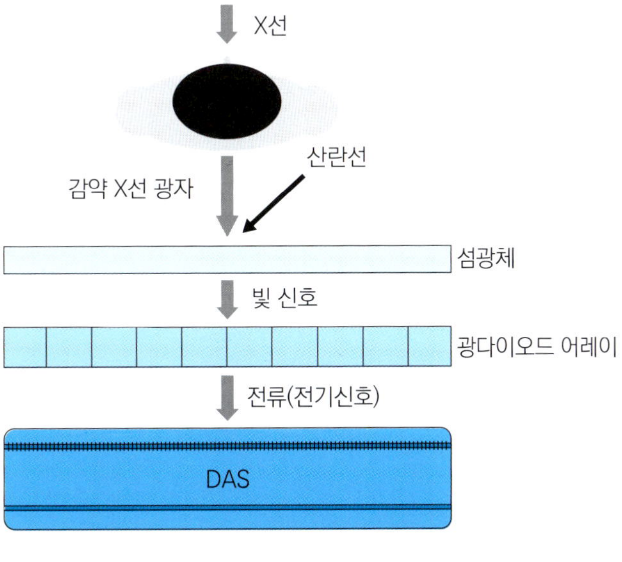

| 그림 3-17 | Data detection의 기본원리

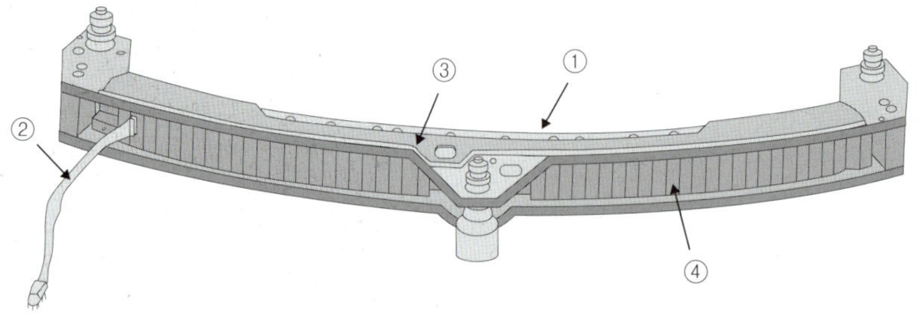

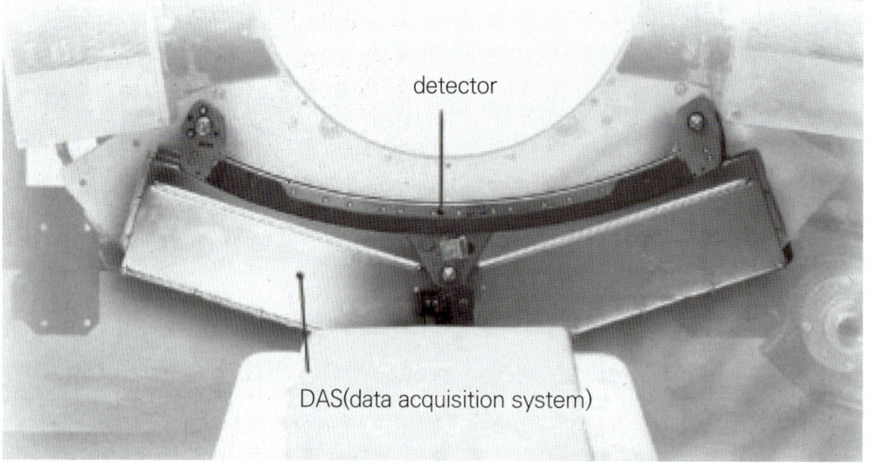

| 그림 3-18 | Single spiral CT장치의 detector array와 DAS

① 높은 흡수효율

저선량의 사용에도 주선속 에너지를 흡수하는 효율성(detection efficiency)이 좋아야 한다.

다시 말해, 입사되는 모든 X선 광자가 전기신호로 변환되어 신호대잡음비(signal to noise ratio; SNR)가 우수해야 한다. 높은 검출효율은 많은 전기신호를 얻음으로써 tube에 미치는 부담을 줄이고 환자의 피폭을 감소시킨다. 또한 검출효율은 영상의 대조도분해능에 직접적인 영향을 미친다. 반대로 검출효율이 낮으면 SNR의 저하로 노이즈를 증가시켜 영상의 질을 저하시키고 환자의 피폭을 증가시키는 요인이 된다.

② 넓은 동적범위(dynamic range)

넓은 동적범위는 saturation effect에 의한 아티팩트 발생을 없애며, 대조도분해능과 직접적인 연관을 갖는 저신호 영역에서의 데이터 검출을 가능케 한다.

③ 우수한 신호의 직선성

입력신호에 대해 출력신호의 직선성(linear response)이 좋아야 한다. 이는 변환된 전류가 투과된 X선의 에너지에 정비례해야 함을 의미한다.

④ 일관성(consistency)과 재생성(reproducibility)

X선 검출 결과의 일관성과 재생성이 우수해야 한다.

⑤ **검출소자(cell)의 수**

검출소자의 수가 많아야 한다. 이는 영상의 공간분해능에 직접적인 연관을 미친다.

⑥ **최소한의 불감영역과 우수한 산란선 제거율**

인접하는 검출소자 사이의 space에 의한 불감영역이 적어야 하며 산란선 제거율이 좋아야 한다. 이를 위해서는 측정 소자간의 pollution이 없어야 한다

⑦ **짧은 잔광(afterglow)과 회복시간**

잔광(afterglow)과 talk over가 적어야 하며 회복시간이 짧아야 한다(fast response). 잔광은 대조도 분해능에 영향을 미치며, talk over는 공간분해능에 영향을 미친다. 예를 들면, Toshiba사나 Siemens 사의 16 슬라이스 MDCT에 사용되는 scintillation diode ceramic detector의 잔광은 3ms와 50ms에서 각각 0.1% 이하, 0.002% 이다. 그리고 약 3μs의 decay time을 갖는다. 이상적인 CT detector에서는 10μs 이하의 decay time을 가져야 한다.

⑧ **온도나 습도에 대한 안정성(stability)**

온도나 습도 등에 대한 안정성이 높아야 된다. 안정성이 약하면 장비의 사용시간 경과에 따라 영상의 질적인 변화가 일어나 시스템 recalibration 횟수가 많아지게 된다.

(3) Detector의 종류

① **Scintillation crystal photomultiplier detector**

그림 3-19와 같이 형광체와 dynode 구조를 갖는 광전자증배관으로 구성되며, 제1세대 및 2세대, 그리고 초기의 제4세대 장치에서 사용되었던 검출기이다. 초기에는 NaI, CsI, CaF_2, BGO가 주로 형광체로 사용되었으나 최근에는 잔광이 적은 $CdWO_4$(cadmium tungstate)나 gadolinium based ceramic, rare earth oxide 가 많이 사용된다.

X선을 검출하는 기본원리는 다음과 같다. 먼저 형광체에 X선 광자가 입사하면 그 에너지에 비례한 빛을 발생하며, 형광체 표면에 도포된 고도의 반사물질에 의해 빛을 광전자증배관에 도달하게 한다. 광전자증배관(진공관)의 구조는 양극, 음극, dynode로 구성되어 있다.

광전자증배관의 앞쪽에 위치한 광음극(photocathode)에 빛이 입사하면 빛의 강도에 따라 광전자(photoelectron)를 방출하고, 발생된 광전자는 dynode에 입사하게 된다. Dynode에 전자가 입사 충돌하면 2차 전자를 방출하는데 첫번째의 dynode는 광음극보다 높은 전압을 갖고 각 순번대로 전압을 높게 하여 여러 번의 증폭작용을 거치는 동안 전자들이 증폭된다.

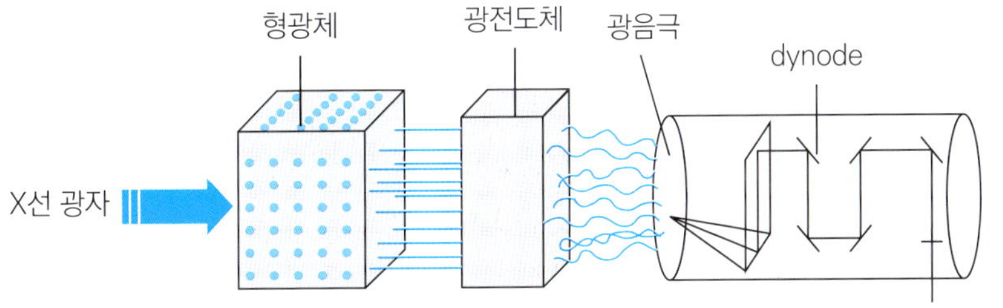

그림 3-19 Scintillation crystal photomultiplier detector의 구조

약 10개 dynode의 동일한 비율의 증폭으로 입력신호(형광체의 빛)의 강도에 비례한 출력신호(전기전류)를 발생시킨다.

Scintillation crystal photomultiplier detector의 특성은 다음에 언급되는 제논 가스 검출기에 비해 검출효율이 좋다(두께 2.5cm NaI 형광체의 효율은 약 100%에 가깝다). 하지만 검출기의 크기가 크고 안정성이 저하되며, 방사선 강도의 차이에 따라 감응성이 정비례하지 못하므로 이용 선속의 에너지 범위에 제한이 있어 최근의 장비에서는 사용되지 않는다.

② 제논 가스 검출기

검출효율의 향상을 위해 25 기압의 고압의 non-radioactive 제논 가스를 사용하며 그림 3-20의 (a)와 같이 비례계수관 내에 양극과 음극판을 설치하고 두 극판 사이에 고압의 제논 가스를 봉입한 구조를 갖는다.

제논 가스 검출기의 기본 원리는 인체를 투과한 X선 광자가 입사하면 전리함 내의 가스 분자를 전리(ionization)시켜 전하를 갖는 이온(electrically charge particle)을 발생시키고, 발생된 마이너스 이온은 양극에, 플러스 이온은 음극에 포획된다. 포획된 전자는 전압의 조절하에 X선 에너지에 비례하여 출력 전류를 발생시켜 전기신호로서 측정된다. 더불어 산란선의 제거효과가 전극 자체에 의해 이루어지므로 산란선 배척율이 우수하다.

제논 가스 detector의 특성으로는 하나의 검출 chamber가 전극(electrodes)에 의해 분리되는 형태를 가지므로 기하학적 효율이 높으며 X선속 강도에 영향을 받지 않는다. 그리고 잔광(afterglow)이 거의 없고 뛰어난 방향성(directionality)으로 산란선에 의한 화질 저하가 거의 없다.

그러나 고체 검출기에 비하여 상대적으로 가스 농도가 낮아 많은 X선 광자가 검출되지 않고 통과하기 때문에 검출효율이 저하된다. 이를 보충하기 위해서는 상대적으로 높은 노출조건이 필요하며, 제조과정에서 분자수의 증가를 위해 chamber의 길이를 가능한 길게 하는 것이 좋으며 이온쌍의 재결합을 돕기 위해 전극 간의 전압을 높게 한다. 또한 제논 가스 검출기는 X선관과 detector array의 방향이 기계적으로 고정된 3세대 장비에서만 사용이 가능하다.

③ Scintillation crystal photodiode detector

Solid state detector 또는 반도체 검출기라고도 불리며, 기본 구조는 그림 3-22와 같이 섬광체와 광

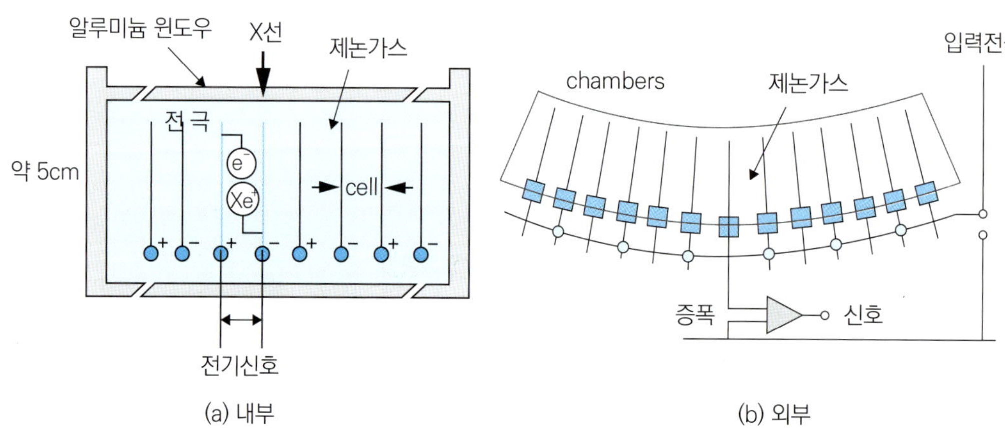

I 그림 3-20 I 제논 가스 detector의 내부(a) 및 외부구조(b)

다이오드(photodiode)로 구성된다. 광다이오드 표면에는 섬광 결정체인 scintillation crystal이 캡슐에 넣어져 있다(GE사의 HiLight detector의 예를 들면, cubic transparent isotropic crystal 구조의 섬광체를 가짐).

광다이오드로는 실리콘이 주로 사용되며 광다이오드는 주형된 회로판 위에 장착되어 있다. 광다이오드는 균일한 Z축 응답을 가져야 하며, 스펙트럼이 섬광체의 최대 빛 신호출력에 적절하게 매칭되어야 한다(그림 3-23 참조).

Scintillation crystal photodiode detector에 사용되는 섬광체로는 cadmium tungstate($CdWO_4$), gadolinium oxysulfide(Gd_2O_2S:Pr, Ce), rare earth ceramic이 있다.

발광효율과 X선 검출효율이 각각 40% 정도인 cadmium tungstate에 비해 빛 출력과 광자 흡수효율이 우수한 rare earth ceramic(발광효율:95% 이상, X선 검출효율:95% 이상)이 주로 사용되고 있다.

그림 3-23은 다이오드의 response와 각 섬광체의 출력 스펙트럼을 나타낸 것으로 다른 섬광체에 비해 rare earth ceramic이 광다이오드의 출력 스펙트럼과 가장 잘 매칭되어 높은 광자효율을 나타내는 것을 알 수 있다.

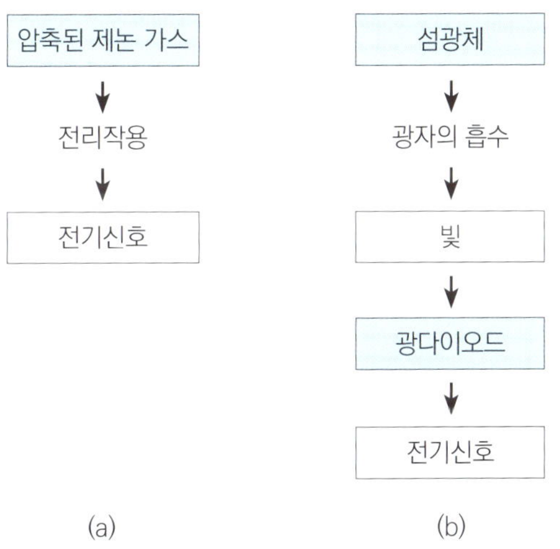

| 그림 3-21 | 제논가스 detector(a)와 scintillation photodiode detector(b)의 기본원리

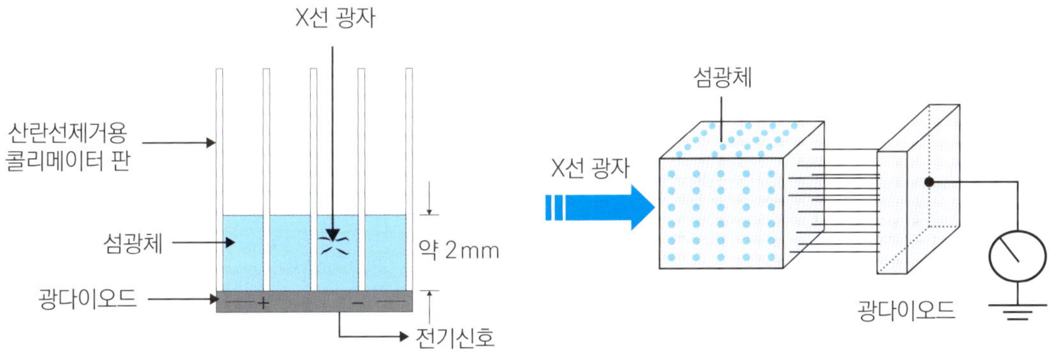

| 그림 3-22 | Scintillation crystal photodiode detector 의 구조

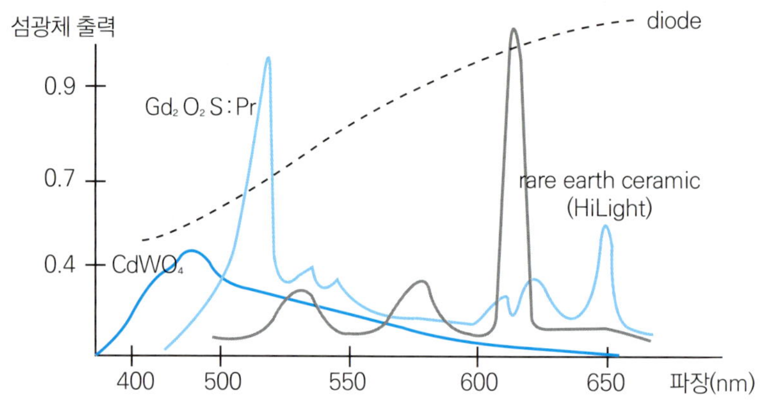

| 그림 3-23 | 다이오드의 출력 스펙트럼과 각 섬광체의 출력 스펙트럼의 비교

최근에 개발되어 사용되는 GE사 MDCT의 경우 사용되는 재질은 $(Y,G_d)_2O_3$:Eu, Pr 이며, Siemens사의 경우 GOS 라고 불리는 gadolinium oxysulfide이다. 그리고 Toshiba사의 경우 Gd_2O_2S:Pr이 사용된다.

Scintillation crystal photodiode detector의 형광체는 장치 제조사에 달라 다소 차이가 있는데, GE사의 예를 들면 검출기 내부에 형광체인 세라믹 제재(rare earth oxide)인 lumex를 사용하여 입사된 X선 광자를 빛으로 변환시키고 광 다이오드를 이용하여 빛을 다시 전기신호로 변환한다.

다시 말하면, 하나의 X선 광자 에너지가 크리스탈에 흡수되면 그 양 만큼의 에너지를 갖는 가시광선 파장 정도의 빛으로 변환된다. 빛으로 변환된 광자가 광다이오드에 도달하면 μA 정도의 전류가 흐르는데 이를 검출하는 것이다.

각 검출 소자들은 1.0mm 간격으로 배열되어 있으며 유효 detector cell의 수는 scan FOV에 따라 변하는 방식을 사용한다.

Scintillation crystal photodiode detector는 최근에 사용되고 있는 3세대 또는 4세대의 최근 장치에 주로 사용되고 있으며, 검출효율(광자 흡수효율)이 80~95% 정도로 매우 높아 상대적으로 스캔 시 상대적으로 낮은 노출조건의 사용이 가능하다. 하지만 각 검출 소자들을 연속적으로 배열하기가 어려워 기하학적 효율은 낮은 편이며(GE사의 single spiral CT장치의 경우 약 80% 정도임) 산란선에 의한 화질의 저하가 발생된다.

그림 3-24는 GE사에서 제공된 자료로, 형광체를 rare earth ceramic을 채택한 scintillation crystal photodiode detector와 제논 가스 검출기의 검출과정에서의 데이터 손실과 검출효율을 비교한 것이다.

(4) Multi-slice CT detector

1989년 나선형 CT가 처음 소개된 이후 1992년에는 한번의 노출로 최대 2개의 영상획득이 가능한 Elscint사의 dual slice CT가 개발되었다. 그 후 1997년에는 4개의 영상획득이 가능한 multi-slice CT가 개발되었으며, 이로 인해 0.5~1초의 tube 일 회전에 4 영상의 획득이 가능하게 되었다.

이의 대표적인 모델로는 직경이 동일하지 않은 8개의 row element를 채택한 adaptive array detector가 Siemens사(Somatom Volume Zoom과 Somatom Sensation 4 모델)와 Philips사에 의해 상품화되었으며, 16개의 균일한 직경을 가진 row element를 채택한 matrix detector(fixed array detec-

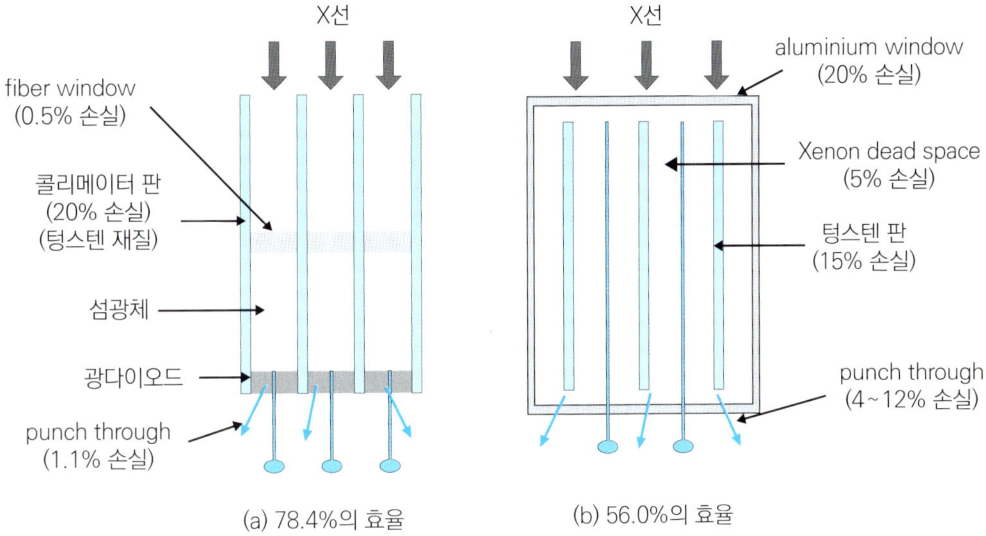

그림 3-24 Scintillation crystal photodiode detector(a)와 제논 가스 detector(b)의 효율비교

tor)가 GE사(LightSpeed Qxi 모델)에 의해 개발되어 사용되고 있다.

그리고 Toshiba사에서는 총 34개의 detector row를 가진 시스템(Aquilion 4 모델)이 개발되었다. 이는 24개의 채널을 갖고, 중앙부에 0.5mm 두께를 갖는 4개의 row와 양쪽 주변부에 1mm의 두께를 갖는 30개 row로 구성되어 총 34개의 row를 가지므로 총 detector element 수는 33,296개이다.

급속한 기술의 발달로 2001년 개발된 GE사의 LightSpeed Ultra 모델에서는 기존의 matrix detector를 업그레이드하여 최대 8개의 영상획득이 가능해졌으며, Toshiba사에서는 Aquilion 8 모델이 상품화되었다.

그리고 2002년 말에는 각 제조사에 따라 차이는 있지만 24개(GE사와 Siemens사) 또는 40개(Toshiba사)의 row element를 채택하고 adaptive array 방식의 검출기를 사용하여 최대 16개의 영상획득이 가능한 CT가 개발되어 임상에 적용되기 시작하였다.

대표적인 예를 들면, Toshiba사의 Aquilion 16 모델의 경우 tube의 1회전에 0.5mm, 1mm, 2mm의 슬라이스 두께의 16개 영상획득이 가능하며, GE사의 LightSpeed Ultra 16모델의 경우 0.625mm의 슬라이스 두께, Siemens사의 Somatom sensation 16 모델의 경우 0.75mm의 슬라이스 두께의 영상획득이 가능하다. 이러한 MDCT장치의 주된 관심은 빠른 속도의 CT 검사와 함께 CT 혈관조영술과 심장계통의 CT 검사에 무한한 가능성을 보여준다고 할 수 있다.

이러한 multi-slice CT장치에 사용되는 평판형 검출기의 구조는 그림 3-25와 같이 4부분으로 구분된다. 검출기의 표면부에는 X선 광자를 빛으로 변환시키는 섬광체(scintillator)가 있으며, 하부에는 빛을 전기신호로 변환시키는 광 다이오드 어레이(photodiode array)가 있다. 그리고 채널의 조합과 채널 사이의 스위칭 기능을 담당하는 스위칭 어레이, 그리고 전기신호를 DAS로 전달하는 기능을 하는 컨넥터로 이루어진다.

그림 3-26의 (a)는 single detector 나선형 장치에 사용되는 single slice detector이다. 예를 들어 5mm의 슬라이스 두께로 스캔 시 모든 검출소자가 항상 active한 상태에서 영상획득이 이루어지며, 슬라이스 두께의 변경을 위해서는 콜리메이션을 변화시켜야 한다.

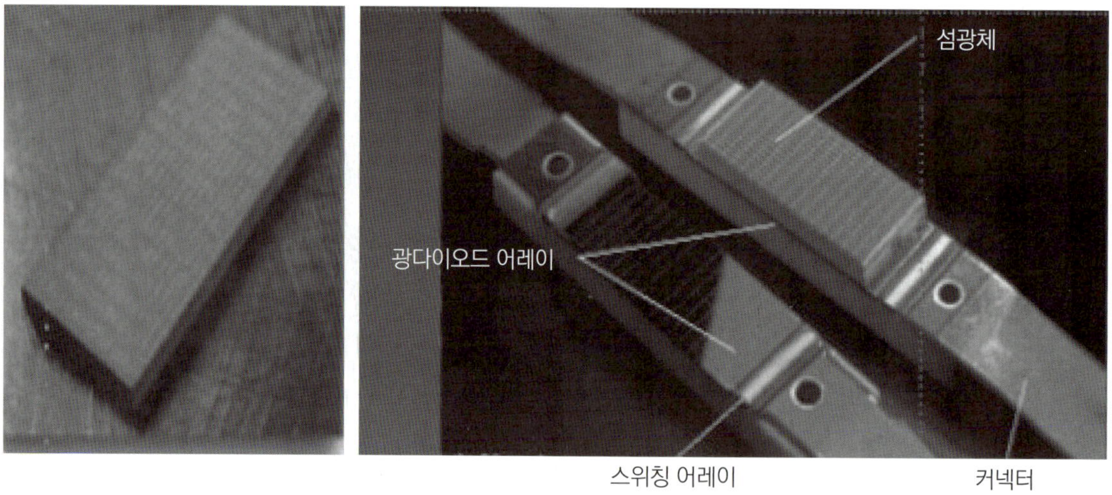

I 그림 3-25 I GE사의 multi-slice detector의 구조

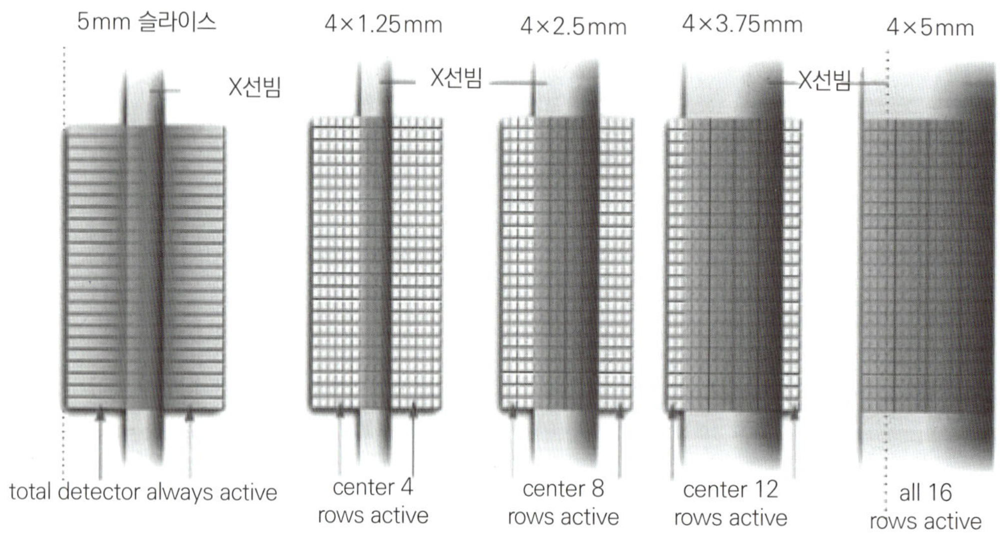

(a) Single slice detector

(b) 4 multi-slice detection with 16 row detector

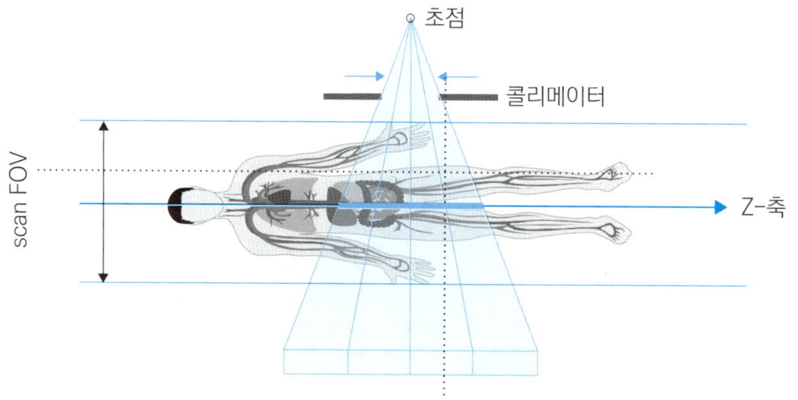

(c) Multi-slice detector와 tube의 1 회전으로 4영상을 획득하는 개념도

I 그림 3-26 I Single slice detector와 tube 1 회전으로 최대 4개의 영상획득이 가능한 multi-detector 나선형 CT의 구조와 영상획득 개념도

(b)는 1회의 tube 회전으로 4개의 영상을 획득하는 multi-slice detector이다. 앞에서 설명한 matrix detector의 일종이며 1.25mm의 직경을 갖는 균일한 크기의 16개의 row element를 갖는다.

2.5mm 두께의 4 영상을 얻는 경우 중앙부에 위치한 8개 row element는 active한 상태로 유지되며 좌측의 4개와 우측의 4개 row element는 inactive한 상태로 유지되며, 5mm 두께의 4 영상을 얻는 경우 16개의 모든 row element는 active 상태로 유지된다. 이러한 검출기 디자인은 이론적으로 1.25mm 두께의 16개 영상을 얻을 수 있다.

Multi-slice detector의 가장 큰 장점은 스캔 속도의 단축이다. 이로 인해 움직임이 없는 영상과 1회의 조영제 주입으로 또는 1회의 호흡 정지로 모든 영상을 얻을 수 있어 혈관조영검사나 심장계통검사에 특히 유리하며 검사시간의 단축으로 환자의 편의가 증가되고 생산성의 향상 효과도 얻을 수 있다. 즉, multi-slice CT장치로 1.25mm 두께의 4영상 획득방식은 1.25mm 두께의 스캔을 4회 시행하는 single slice CT 스캔 방식에 비해 스캔 시간이 1/4로 줄어들고 CT tube의 부담을 줄여 cooling time이 없어진다. 5mm 두께의 1영상 획득방식보다 얇은 단면두께의 적용으로 부분체적효과에 의한 아티팩트 발생을 감소시키고 영상의 질을 향상시킨다.

그림 3-27은 이러한 특성을 그림으로 표시한 것이며, 그림 3-28은 초기 MDCT에서 일반적으로 채택되는 multi-slice detector의 두 유형을 보여준다. 나선형 CT의 자세한 내용은 제5장을 참고하기 바란다.

8) DAS(data acquisition system)

좁은 범위의 DAS는 detector array 뒤에 위치한 수십 개의 IC boards이다. 이는 검출기에서 X선 신호를 검출하여 출력하는 빛 신호를 받아 아날로그 형태인 전기 신호로 변환하고 증폭한 후 ADC를 통해 디지털화하여 컴퓨터로 보내 영상을 만드는데 사용할 수 있는 정보로 변화시켜 전기적 하드웨어이다. 반면에 넓은 의미로는 검출기를 포함하는 개념이다.

동적범위(dynamic range)를 간단히 말하면 검출기 시스템에서 직선적인 응답으로 받아들여지는 신호의 범위로 정의된다. 이의 하단부는 시스템 노이즈에 의해 제한되며, 상단부는 saturation effect에 의해 제한된다.

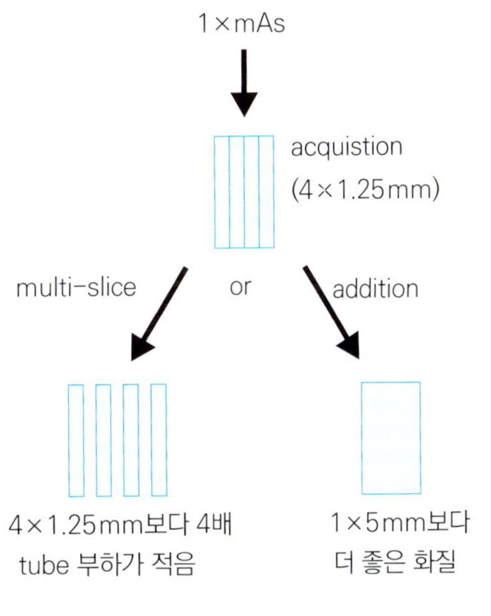

ㅣ그림 3-27ㅣ Multiple thin image detection의 장점

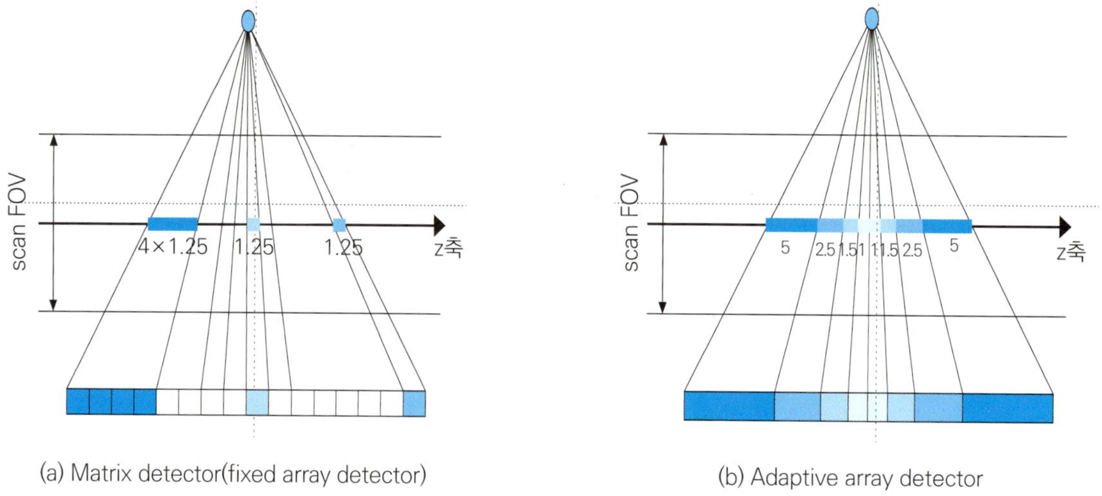

| 그림 3-28 | 초기 MDCT에서 일반적으로 채택되던 multi-slice detector의 두 유형

DAS가 필요로 하는 조건으로는 동적범위가 넓고 saturation effect가 없어야 하며 증폭과정에서의 노이즈가 적어야 한다. 그리고 아날로그 신호에 정비례하여 디지털 신호를 발생시켜야 하며(직선성), 안정성이 높아야 한다. 그림 3-29에 나타낸 바와 같이 신호가 동적범위를 넘어서면 saturation effect에 의한 아티팩트가 발생되며 영상 재구성과정(back projection)에서 사용되는 데이터는 실제 광자의 양을 반영하지 못하게 된다. 즉, detector의 saturation을 피하기 위해 사용되는 Bowtie 필터는 높은 감약계수와 낮은 감약계수를 갖는 피사체 간의 대조도 차이를 줄여줌으로써 동적 범위를 넓게 설정해야 하는 DAS의 기능을 도와주는 역할을 한다.

그리고 최근의 CT장치에서는 획득되는 슬라이스 두께에 따라 동적범위가 자동으로 조절되도록 되어 있다. 이로 인해 얇은 슬라이스 두께로 스캔 시 gain(=동적범위)이 증가됨으로써 저선량으로 우수한 질의 영상획득이 가능해진다.

DAS의 채널 수는 제조회사와 모델에 따라 차이가 있지만 예를 들어보면, Toshiba사의 Aquilion 모델에서는 896개, Shimadzu사의 SCT TX 모델에서는 928개, 그리고 GE사의 Hispeed advantage 모델에서는 744개의 채널을 갖고 있다.

그리고 GE사의 Hispeed advantage 모델에서는 디지털화의 과정에서 pulsation rate(=sampling rate)는 984Hz를 사용한다.

하나의 슬라이스를 1초에 스캔하는 기법에서의 총 샘플링 view의 수는 984개가 되며, 2초 스캔 기법을 사용하는 경우는 984×2 = 1,968개의 샘플링 view가 발생된다. Tube의 일 회전으로 4영상을 얻을 수 있는 multi-detector CT인 Toshiba사의 Aquilion 16 모델에서는 초당 1,800view를 사용한다. DAS에서 읽혀진 모든 데이터는 1msec 내에 컴퓨터로 전달된다. DAS의 자세한 원리에 대해서는 제4장을 참고하기 바란다.

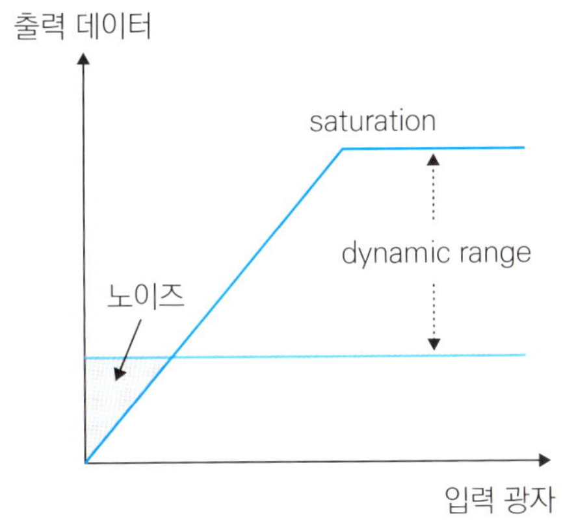

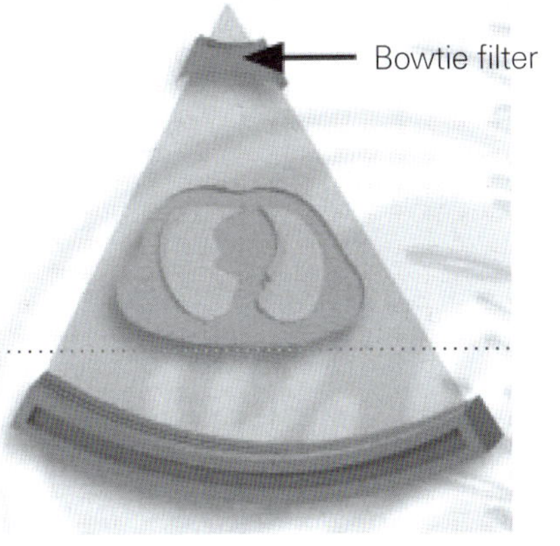

I 그림 3-29 I DAS의 동적범위

2. 영상 처리장치(컴퓨터 시스템)

1) 개요

검출기에서 검출되어 DAS에서 디지털 신호로 변환된 데이터는 영상처리를 위하여 컴퓨터로 전송된다. 컴퓨터에서는 알고리즘 처리(convolution 처리)와 영상 재구성 기법을 통해 횡단면 영상을 얻어내고 이를 토대로 영상을 강조하는 처리나 multi planar reformation 등의 각종 처리를 행한다. 또한 장치 내부의 전반적인 처리 과정을 제어하고 운영에 관련되는 각종 데이터의 관리 등을 행한다.

영상처리 시스템은 일반적으로 입출력장치(input/output unit), 중앙처리장치(central processing unit; CPU), backprojector를 비롯한 array processor, 인터페이스 장치, 저장장치 및 통신 하드웨어 등을 포함하며, 각 하드웨어가 특정한 작업을 시행하도록 하는 소프트웨어도 역시 포함한다. 이러한 컴퓨터를 포함한 영상처리 장치를 SCU(scan control unit)라고 부르는 장치도 있다.

SCU를 구성하는 요소로는 SRU(scan reconstruction unit)와 CPU로 구분 가능하다. SRU는 환자 테이블과 갠트리, generator를 제어하고, raw data를 수집하며, 영상을 재구성하고, 만들어진 영상을 컴퓨터로 전송하는 역할을 한다. 일반적인 CT장치는 SRU에서 영상을 재구성하는 동안 환자 스캔, 영상의 디스플레이 등의 작업이 동시에 가능하며 300~3,000개 정도의 scan data files의 저장이 가능하다.

SRU의 중요한 부분인 processor의 종류 및 기능을 GE 장치의 한 모델을 예로 들어 설명하기로 하자.

SDCT인 HiSpeed Advantage의 경우 영상재구성에 관여되는 processor는 front end processor, signal processor, back projector processor의 3종류로 구분되는데, front end processor(FEP)는 DAS로 부터 입력된 scan 및 off set data를 받아들여 임시 저장하고 scan data의 front end processing을 담당한다. 그리고 입력된 데이터의 형식을 지정하고 변환 및 에러를 체크한다. Signal processor는 대수화, normalization, calibration file의 수정 등의 전처리(pre-processing)와 convolution 처리를 수행한 후 데이터를 back projector에 전송하는 역할을 한다. 마지막으로 back projector processor는 signal processor로부터 convolution된 데이터를 입력 받아 back projection하고 post-processing 한다.

이러한 영상재구성에 관계하는 여러 개의 processor를 총칭하여 array processor(AP), 그리고 영상을 디스플레이하고 axial 영상을 다 방향으로 reformation하는 processor를 image processor(IP)라고 명명한다.

4 MDCT인 LightSpeed Qxi의 경우 영상재구성에 관여하는 processor는 FEP와 1개의 image generator(IG)로 구성되며, 64 MDCT인 LightSpeed VCT 모델에서는 IG가 3개로 증가되었다.

최신 CT장비의 CPU는 일반적으로 64비트 정도의 메모리를 갖는 시스템이 사용되며 컴퓨터 내부의 전반적인 제어와 부속적인 장치의 작동을 통제하는 역할을 한다.

Single board computer(SBC)는 환자의 scan 및 영상의 생성의 제어를 담당하여 지원하고, AP 와 disk 사이의 데이터 전송, calibration tools 등의 순서(queue)를 관리하는 기능을 한다.

Host interface board(HIB)는 SBC board 상에 위치하며 AP와 연관되며, 영상재구성 및 전송 속도를 향상시키는 역할을 한다. 그리고 transcard는 serial communication line을 통해 전송된 데이터를 변형시키는 역할을 한다.

2) CT의 컴퓨터 영상처리 시스템의 아키텍쳐

최근 CT의 컴퓨터 영상처리 시스템의 아키텍쳐는 multi-processing을 가능하도록 하여 두가지 이상의 작업이 동시에 가능케 한다. Multi-processing의 최종적인 목표는 처리속도를 신속하게 하거나 컴퓨팅 파워를 향상시키는 것이다.

CT장치에 사용되는 데이터 프로세싱 아키텍처는 장치 제조사에 따라 차이가 있으며 pipeline processing, parallel processing, distributed processing의 3가지로 분류된다.

Pipeline processing은 영상 재구성 과정에서 일어나는 영상의 전처리, convolution 그리고 back projection의 각 단계를 분리된 프로세서들에 할당하여 시행하는 방식을 취한다. Pipeline processing을 채택한 대표적인 장비로는 Siemens사의 Somatom plus이다. 이 장비는 32비트의 호스트 컴퓨터와 pipeline processing의 특성을 갖는 32비트의 multiprocessor인 SMI(Siemens medical image processor)라고 불리는 영상처리 시스템을 갖고 있다. 9MB의 working memory와 Winchester disk를 사용하여 영상을 저장하며 SMI는 36MB의 메모리의 성능을 보여준다. 이러한 구조는 신속한 영상 재구성이 가능하여 스캔이 끝나는 즉시 모니터에서 영상이 디스플레이 된다.

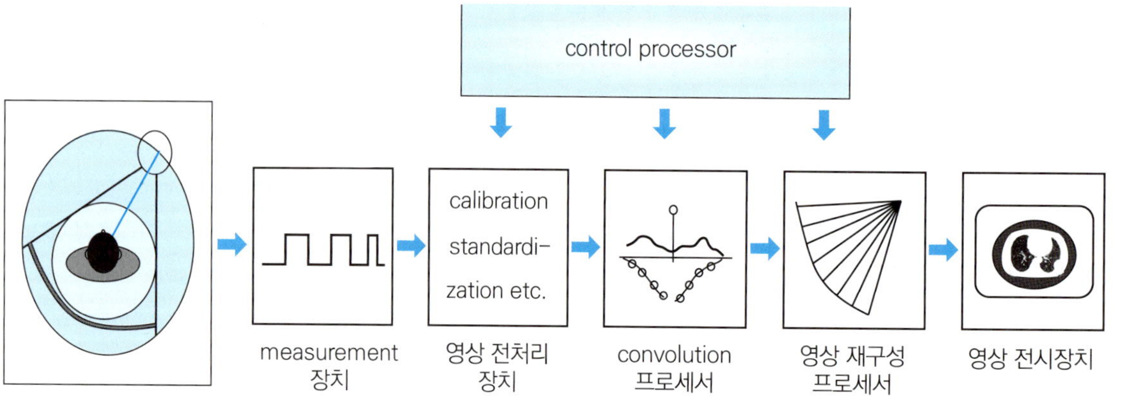

그림 3-30 Pipeline processing을 보여주는 CT의 컴퓨터 모형도

Parallex라고 불리는 parallel processing 아키텍처는 GE사의 CT Sytec 3000 시스템 등에서 사용되었다. 이 구조는 시스템 버스에 의해 연결되어 있는 3개의 multitask 컴퓨터에서 환자 스캔, 영상 디스플레이, 데이터 프로세싱이 분배되어 행해진다. 이를 위해서는 빠른 계산 속도를 갖는 고성능의 array processor가 필요하며 보통 2개의 array processor와 1개의 back projection processor가 사용된다(그림 3-31 참조). Picker사의 PQ 2000 시스템에서 적용하고 있는 distributed processing 아키텍처는 array processor가 약 1,025 고속 퓨리에 변환으로 bulk reconstruction 작업을 하며, multiple

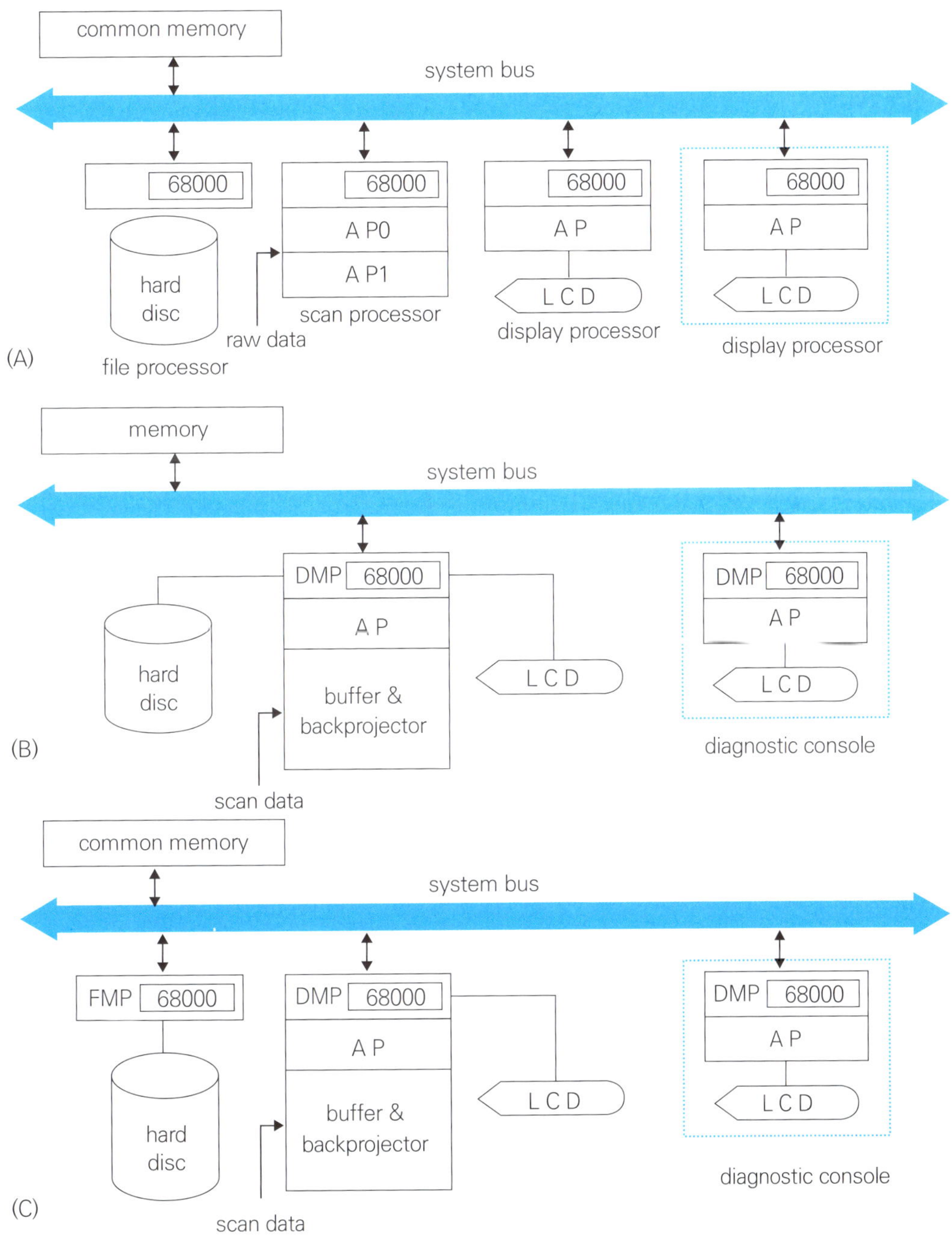

| 그림 3-31 | Parallel processing을 보여주는 CT의 컴퓨터 아키텍처의 예

pipeline 아키텍처를 갖는 back projector processor는 픽셀 당 80nsec의 pipeline 속도로 순차적으로 views를 통과시킨다. 또한 12개의 독립된 프로세서가 초당 40MB의 비율로 multi-bus에 의해 연결되어 있다. 그리고 laser imager와 모니터 키보드에 연결되어 있는 2개의 다른 프로세서 보드가 있다. 그림 3-32는 동시에 환자 스캔과 영상재구성, 디스플레이의 작업이 가능한 distributed processing 아키텍처를 나타낸 것이다.

장치의 인터페이스는 데이터 획득과 AD변환, 실시간의 대수변환의 역할을 하는 front end electronics를 제공한다. Message passing memory(MPM)이라 불리는 32MB의 메모리는 source fans에서 detector fans으로 데이터를 분리하고 영상의 전처리를 시행한다. 그리고 여러 개의 single board array processor 가 있다.

3) 입출력 장치

(1) 사용자 조작대(console)

대표적인 입출력장치로서 display controller(키보드와 마우스), image memory, DAC, 영상 모니터 등으로 구성된다. 환자 촬영을 위한 정보의 입력 및 각종 기능의 제어를 수행하며 데이터 및 영상을 처리, 해석, 저장하여 얻고자 하는 정보를 처리할 수 있도록 한다. High version의 장치에서는 스캔하는 방사선사가 주로 사용하는 operating console과 스캔 후 영상재구성 등의 별도의 작업을 시행하기 위해 설치된 display console(또는 physician console, independent console)로 구분되기도 한다.

콘솔의 모니터는 256 단계의 gray level을 가지며 scanning, 영상 디스플레이, 데이터 관리 등의 입출력을 행한다.

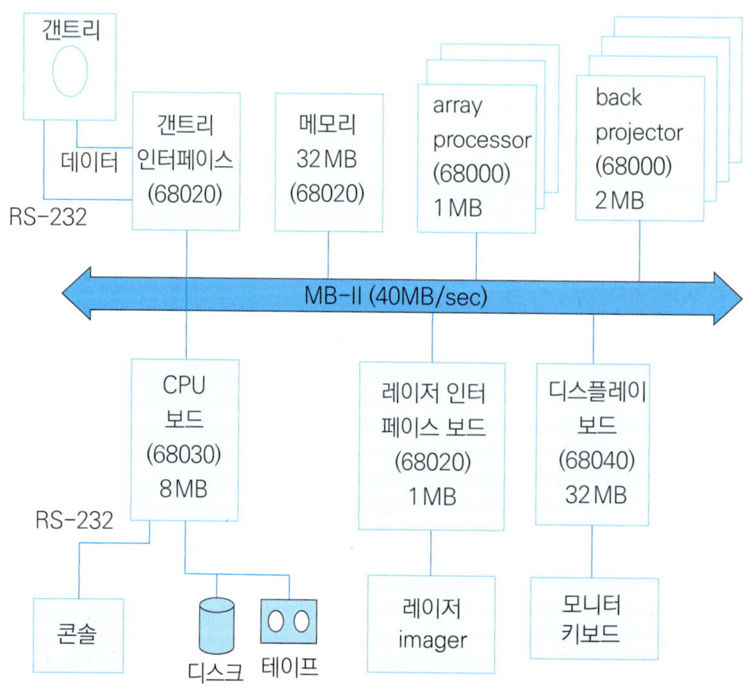

| 그림 3-32 | Distributed processing 아키텍처의 Picker사의 PQ 2000 시스템

16 슬라이스 MDCT인 GE사 LightSpeed Ultra 16의 사용자 조작대(console)를 예로 들면, 64비트의 2GB RAM과 146GB 용량의 하드디스크가 배치된 SGI Octane 컴퓨터가 기본사양으로 장착되어 있다. 그림 3-33에 나타낸 바와 같이 업그레이드 된 LightSpeed Pro 16의 경우 Dual P4 Xeon 2.6GHz의 CPU를 탑재한 Linux host computer(HP x8000)가 장착되어 있다. 또한 LightSpeed Pro 16 모델에는 영상재구성에 관련하는 장치(이를 GE사에서는 Global recon engine(GRE)이라고 부름)는 3개의 node로 구성되어 있는데, 이는 data acquisition and recon control(DARC) node, image generator(IG) node, 그리고 scan data disk array(SDDA) node이다. 그리고 LightSpeed VCT 모델에서는 3개의 IG가 합해져 하나의 IG module로 이루어져 있다.

(2) 워크스테이션

시스템에서 촬영한 후 재구성된 영상을 네트워크를 통해 전송 받아 영상을 디스플레이 하거나 2차원적 reformation 처리, 3차원 영상의 재구성처리, 하드카피 및 다른 장치로 데이터 전송 기능을 한다.

최근의 CT장치에서는 워크스테이션에서 자체적으로 영상 데이터를 저장할 수 있는 시스템(CD, MOD 등)이 별도 부착되고 retrospective reconstruction이 가능하도록 설계된다. DICOM network capability가 가능할 뿐더러 multi modality 간의 영상 합성 등 특수한 목적의 영상처리 소프트웨어를 워크스테이션에 설치하여 영상 후처리 과정을 시행하는 경우가 많다.

CT장치에 선택적으로 구입되어 사용되는 워크스테이션은 해상도에 따라 1K와 2K 워크스테이션으로 구분되며, 1 LCD 모니터 시스템 또는 2 LCD 모니터 시스템으로 구축이 가능하다. 또한 gray scale 모니터와 컬러 모니터로 구분되며, portrait 형과 landscape 형으로 구분된다.

그림 3-34는 1K의 해상도를 갖는 컬러 모니터의 landscape 워크스테이션들이다. 최근의 워크스테이션은 multi-detector CT의 도입으로 많은 수의 영상을 신속하게 후처리 할 수 있으며 사용이 간편해야 한다. GE사의 Advantage workstation 4.0 version을 사양을 예를 들어 설명하면, Sun Ultra 80 하드웨어와 4개의 450MHz의 프로세서를 갖추고 있으며, 2GB의 RAM과 72GB의 하드 디스크의 용량으로, 512 매트릭스의 영상을 120,000개 저상할 수 있다. DICOM 프린트가 가능하며 워크스테이션 자체에서 CD 드라이버가 부착되어 있어 자체적으로 보조 기억매체에 영상저장이 가능하다.

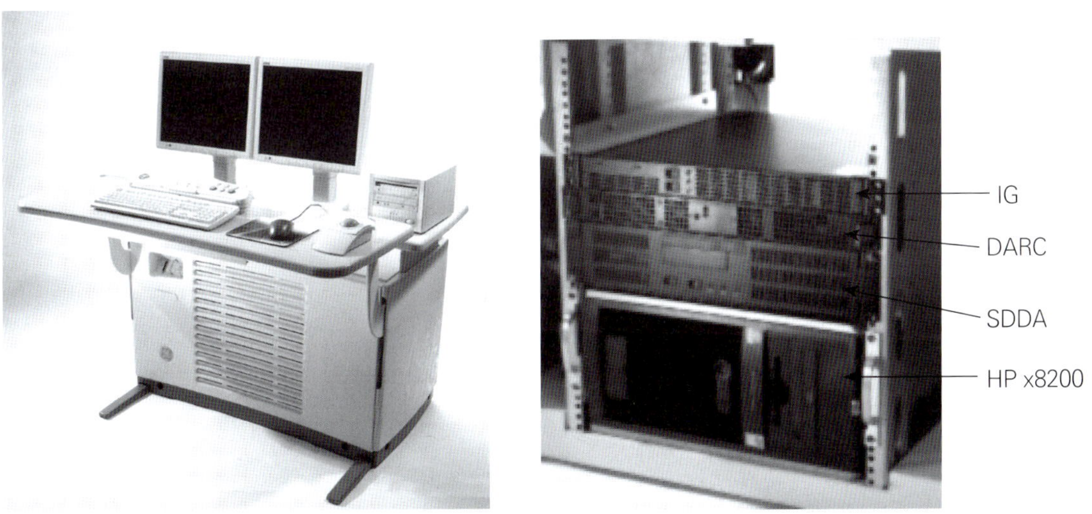

| 그림 3-33 | GE사 2 모니터 시스템의 사용자 조작대(콘솔)

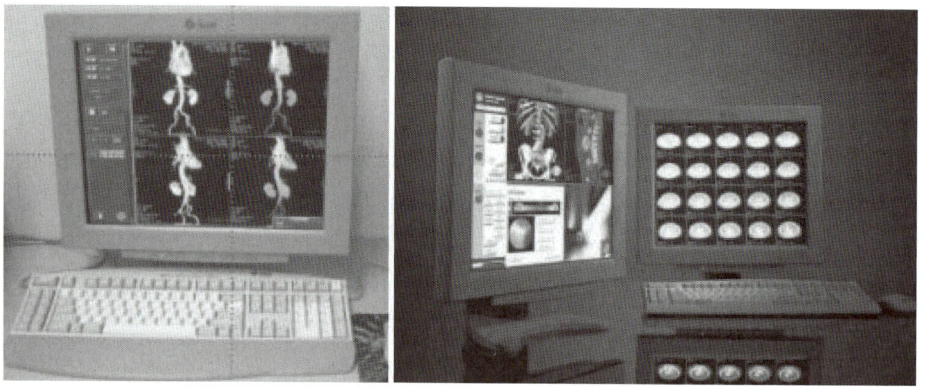

| 그림 3-34 | CT 조정실에 설치된 1K 해상능의 컬러 워크스테이션

3. 영상 표시장치

1) 소프트 디스플레이 장치

CT장치에서 사용되는 영상용 소프트 디스플레이 시스템에는 CRT 디스플레이와 LCD 디스플레이가 있으며 그 외 영상표시가 아닌 텍스트용으로는 플라즈마 판넬 디스플레이(PDP)가 사용되고 있다. 이 절에서는 최근 대부분의 CT장치에 사용되고 있는 LCD 디스플레이에 대해 설명하기로 한다.

(1) LCD의 액정(liquid crystal)

액정이란 분자가 차지하는 위치와 분자 축 방향이 오일과 같이 유동성을 지니면서 동시에 고체결정과 같은 광학적 특성을 지니는 물질이며, 등방성 액체상(isotropic liquid phase)과 고체 결정상(solid crystslline)의 중간상(mesomorphic phase 또는 mesophase)이다.

그림 3-35는 액정의 정의를 잘 표현하고 있다. LCD에 요구되는 액정 특성으로는 넓은 동작온도 범위, 고속 응답, 저 전압의 구동이 가능하며 넓은 시야각 특성과 고대조도를 나타낼 수 있어야 하며 높은 신뢰성이 요구된다. TFT-LCD용 액정 화합물로는 비저항을 크게 하고 높은 전압 유지율을 나타내는 불소계의 액정화합물이 사용되고 있다.

(2) LCD의 정의 및 종류

액체와 고체의 중간상인 액정물질의 전기 광학적인 성질을 이용한다. 즉, 액체와 같은 유동성을 갖는 유기 분자인 액정이 결정체와 같이 규칙적으로 배열된 상태에서 외부 전계에 의해 분자배열이 일시적으로 변화되는 성질을 이용하여 영상을 표시하는 장치이다.

LCD의 구조는 표면에 투명전극을 형성한 2장의 유리판 사이에 액정을 주입한 것으로 외부에서 전계를 가하여 액정을 회전시켜 빛을 통과시키거나 통하지 않게 하는 이른바 셔터기능을 이용한다.

LCD는 하나 하나의 픽셀을 직접 구동하기 때문에 고품질의 화면 표시가 가능하고 gray scale뿐만 아니라 컬러영상의 디스플레이에도 사용이 가능하다. 필름이나 다이오드와 액정물질을 사용하는 LCD는 전력소모가 적고 10V 이하의 낮은 전압에서 동작이 되므로 직접 IC구동이 가능하며 구동전자 회로의

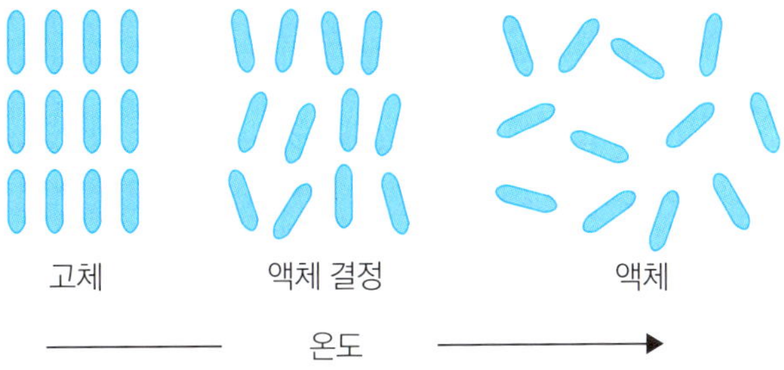

| 그림 3-35 | 액정의 정의

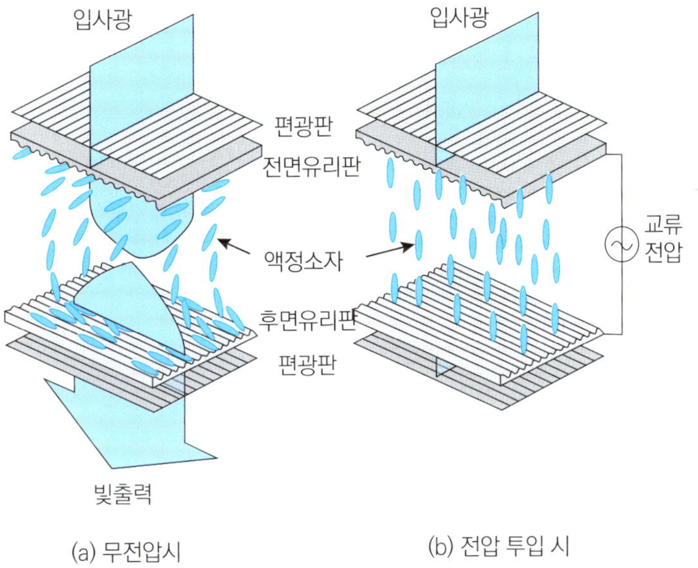

| 그림 3-36 | TN LCD의 동작 특성

소형화가 가능하다. 또한 비광체로서 화면의 떨림이 없어 눈이 피로하지 않고 대조도 조절이 용이하여 다른 여러 평면형 디스플레이 장치 보다 유리한 점이 많다.

LCD의 종류는 구동방식에 따라 시계나 전자계산기 등에 사용되는 세그멘트(segment) 모드와 비디오 표시나 데이터 표시에 사용되는 매트릭스(matrix) 모드가 있다.

평면형 디스플레이에 사용되는 LCD 모드는 점 매트릭스 스캔 시스템에 기초하였으며, 단순 매트릭스 모드와 능동형 매트릭스 모드로 구분된다.

단순(simple, passive) 매트릭스 모드는 주사전극과 신호전극을 X, Y형태로 배치하고 그 교차부분을 표시 픽셀로 이용하기 때문에 소자구성이 단순하며 TN(twisted nematic) 모드와 STN(super twisted nematic) 모드로 구분된다.

반면에 능동형 매트릭스 모드(active matrix mode)는 TN의 표시정보량의 한계를 극복하는 다른 방법으로 기존의 TN 모드를 그대로 사용하면서 수동 구동 대신에 능동구동 방법을 사용하는 것으로 능동형 매트릭스 시스템은 하나의 유리 기초체 위에 각각의 픽셀을 제공하는 박막 트랜지스터와 다이오드와 같은 능동형 요소(active elements)를 설치하여 액정 크리스털 물질을 조절한다. 주어진 신호가 투명전극인 ITO(indium tin oxide)를 통해서 각 dot에 그대로 가해지는 수동구동(TN, STN)과는 달리 능동구동법은 각 dot 마다 전기적 소자를 제조하여 하나하나의 픽셀을 직접 구동하기 때문에 대조도, 해상도, 응답속도 등에서 수동 구동법 보다 훨씬 우수한 특성을 갖는다.

다시 말해 능동형 매트릭스 LCD란 전기적인 신호를 조절하는 능동형 요소와 이러한 전기신호들에 응답하는 빛을 조절하는 액정 크리스털 소자들이 균형있게 동작하는 표시 시스템이다. 능동형 요소들은 필요한 신호를 액정 크리스털 소자들에게 전달하고 불필요한 신호의 전달을 방지함으로써 우수한 화질의 표시가 가능하다. 능동형 요소들은 다이오드나 Ta_2O_2 성분의 metal insulator metal(MIM) 그리고 박막 트랜지스터가 있는데, 다이오드나 MIM은 2단자 소자용에, 박막 트랜지스터는 3단자 소자용으로 사용된다.

(3) TFT-LCD

TFT란 대표적인 능동형 매트릭스 모드의 하나이며, thin film transistor의 약어로 금속성 산화 반도체(metal oxide semiconductor; MOS)의 일종인 전계효과 트랜지스터(field effect transistor; FET)이다. 이는 유리판 위에 비결정 실리콘 등의 반도체 막을 형성시키고 여기에 FET구조를 만든 것이다. 박막의 형성기술은 수백~수천A의 얇은 막을 절연판 상에 진공 증착에 의해 형성하는 것으로 처음엔 CdS 등이 사용되었으나 현재는 비결정 실리콘막이 주로 사용되고 있다.

TFT의 드레인과 소스층은 고농도의 비결정 실리콘으로 형성되고 절연층은 CVD(chemical vapor deposition)으로 형성된다.

TFT-LCD는 thin film transistor liquid crystal display의 약어로 발광다이오드(LED)와 함께 TV나 의료영상의 표시장치로 사용된다.

박막 트랜지스터의 재료는 반도체 물질인 비결정 실리콘과 다결정(폴리크리스털) 실리콘 물질 등이 포함되며, top gate 구조와 인버턴트 구조가 있다.

그림 3-37은 앞에서 설명한 능동형인 매트릭스 모드인 TFT-LCD의 구조를 나타낸 것이다. 액정 셀에는 끝이 봉해진 두 장의 유리판 사이에 액정이 들어 있으며 유리판 내면에는 TFT 매트릭스를 배치한 판과 차광층, 그리고 나타내고자 하는 상을 표시하기 위한 공통전극이 형성되어 있으며 이들 전극들은 외부단자에 전기적으로 연결되어 있다. TFT판에는 복수의 신호선과 주사선이 격자상으로 배치되어 그 것들의 교차점에 TFT와 픽셀전극이 접속되어 있다.

TFT-LCD는 이런 두 장의 유리판으로 구성된 액정 셀의 위 아래에 편광판을 배치한 구조를 갖고 있다. 대부분의 능동형 TFT-LCD는 3개의 단자를 갖는 트랜지스터를 이용한다. TFT-LCD의 기본적인 동작원리는 TN LCD와 큰 차이가 없다. 단지 TN LCD의 표시 정보량을 극복하는 방법으로서, 기존의 TN 모드를 그대로 사용하면서 수동 구동 대신에 능동 구동방법을 사용한다.

주어진 신호가 반투명의 전도체인 ITO(indium tin oxide)를 통해 각 dot에 그대로 가해지는 수동 구동과는 달리 능동 구동방법은 각 dot마다 전기적인 소자를 제조하여 각각의 픽셀을 직접 구동하기 때문에 대조도, 해상능, 시야각, 응답속도 등에서 우수한 특성을 갖는다.

액정 크리스털의 각각의 픽셀에는 조절 가능한 스위치가 있어 주기적인 전원 스위치의 on/off 신호로써 액정을 조절한다. 스위치가 켜있을 때에는 액정이 dynamic 메모리의 역할을 수행하여 신호를 지속시키며, 스위치가 닫히면 외부의 빛은 거의 흡수되어 광흡수형(투과형) 액정 크리스털에는 검게 나타난다.

일반적으로 액정용량의 시정수는 100ms정도로서 통상의 비디오 신호 필드 주기인 16.7ms에는 무리 없이 지속이 가능하다.

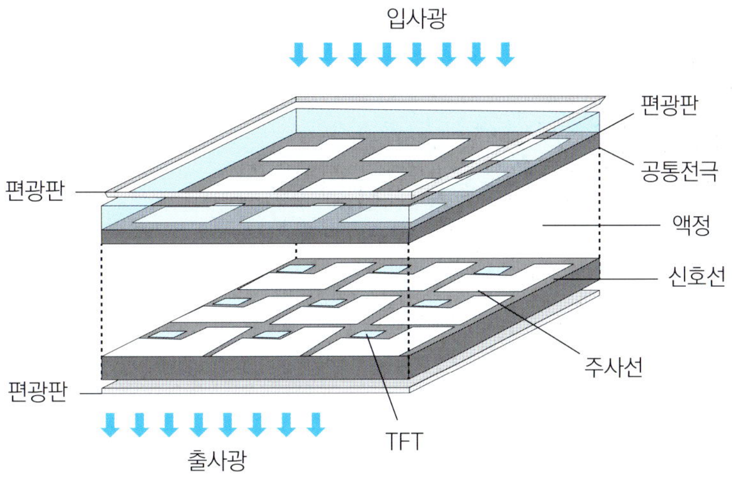

| 그림 3-37 | TFT-LCD의 구조 및 동작 원리

영상신호는 신호선에 부여되고 TFT의 on/off를 제어하는 선택 펄스는 주사선에 부여된다. 픽셀전극 및 공통전극은 투명 도전막이 사용되기 때문에 빛이 입사하면 각 픽셀에 투과율을 조정하는 light bulb로서의 기능을 하며, 직진하는 빛은 유리판에 부착된 편광판을 이용하여 LCD로 표시된다.

이러한 TFT-LCD의 기능은 CRT의 흰색을 갖는 금속물질의 형광체(metal backed phosphor)와 비교하여 볼 때 CRT와 같이 좋은 화질의 영상표시를 할 수 있고 의료 영상화 장비에서 요구되는 고화질 영상 실행의 견지에서 볼 때 가장 유망한 영상표시 시스템으로 가능성을 인정받고 있으며 점차적으로 사용이 확대되고 있다.

2) 하드카피 장치

초창기의 CT장치에는 line printer가 사용되기도 하였지만 현재 대부분의 CT 영상의 하드카피 시스템으로는 multi format의 습식 또는 건식 laser imager가 주로 사용되고 있으며, 구모델의 CT장치에서는 video imager가 사용되고 있는 병원도 있다. 그리고 컬러 프린터가 3차원 영상화를 비롯한 후처리용 워크스테이션에 연동되어 사용되는 경우도 많다.

비디오 imager는 영상을 모니터상에 띄우고 그 영상을 카메라로 찍어서 필름영상을 얻으며 좋은 영상을 나타내기 위해서는 접속장치의 신호형태와 영상 카메라의 노광 제어방법, 광학계에 탑재된 CRT 모니터의 성능이나 사용되는 필름의 성능에 좌우된다.

(1) 습식 laser imager

Laser imager는 디지털 데이터를 직접 스캔하는 방식과 아날로그 신호로 재변환하여 거울을 통해 스캔(mirror scanning)하는 방식으로 구분된다. 또한 현재 일반화되어 사용 중인 습식 laser imager와 건식 laser imager가 있다.

① 구조 및 원리

영상화 장비로부터 입력된 영상신호가 최종적인 필름영상으로 완성되는 습식 laser imager의 구조 및 원리는 그림 3-38과 같다.

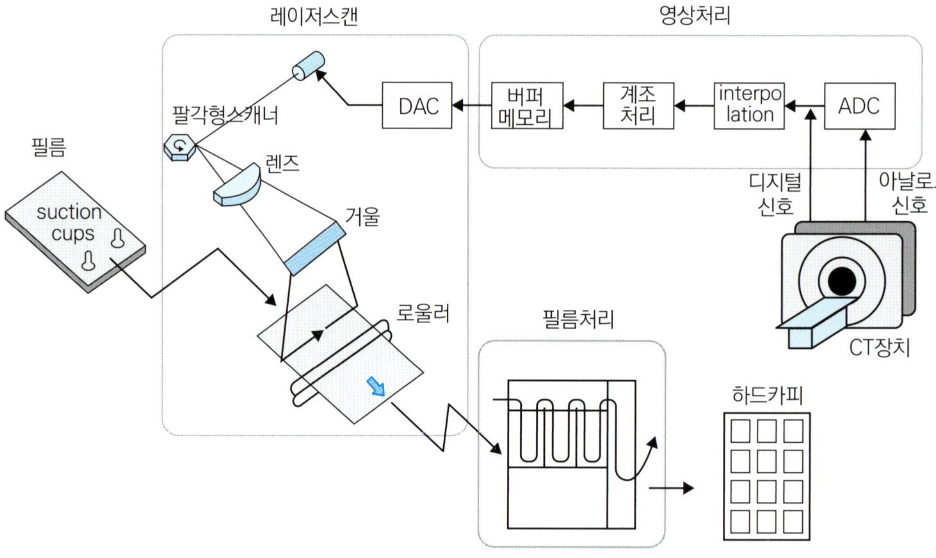

| 그림 3-38 | 습식형의 고체 반도체 laser imager의 구조

습식 laser imager는 크게 레이저 스캔 시스템, 영상처리 시스템, 필름처리 시스템의 세 부분으로 구분한다. 레이저 스캔 시스템은 다시 광원 변조계, 주스캔계, 부스캔계로 구분된다. 광원 변조계는 사용되는 레이저에 따라 He Ne 레이저와, 음향 광변조기(acoustic optic modulator; AOM) 또는 반도체 레이저와 구동회로로 구성되며 영상 입력 신호량에 따라 레이저 빔의 강도를 변조한다.

일반적으로 이용되는 레이저 빔의 초점크기는 50~120μm이다. 주 스캔계는 팔각형 스캐너(polygonal scanner) 등의 광 편향기, 렌즈 그리고 거울 등으로 구성되며, 주된 역할은 변조된 레이저빔이 주사방향으로 일그러지는 현상을 보정하고 농도를 균일하게 유지시켜 필름상에 집속 시키는 역할을 한다.

부 스캔계는 롤러, 드럼과 모터로 구성되며 필름을 주사선과 직교하는 방향으로 일정한 속도로 정밀하게 이동 시킨다. 영상처리 시스템은 외부 인터페이스, 영상메모리 그리고 D/A변환기 등으로 구성되며 CT장비로부터 영상정보를 아날로그 또는 디지털 신호의 형태로 받아들이는 부분이다. 또 복수의 모달리티를 1대의 laser imager에 접속할 수도 있다.

필름처리 시스템은 필름 반송계와 현상계로 구분되며, 필름 반송계는 필름 세트부와 부 스캔계를 연결시키는 기구 및 부 스캔계와 필름 배출부를 연결하는 기구이다. 현상계는 필름의 특성에 따라 처리가 가능한 자동 현상장치가 사용된다.

② 종류 및 장단점

CT장치에 연동되어 사용되는 습식 laser imager는 다른 영상화 장치와 마찬가지로 He-Ne laser imager와 반도체 laser imager로 구분되며 이를 표 3-2로 나타내었다.

③ 레이저 필름 및 암실 안전등

Laser imager용 필름은 쓰여지는 레이저빔의 파장에 충분한 감도가 있어야 하며, 레이저 빔의 파장에 의해 입상성과 농도 및 대조도의 재현성이 좌우된다.

발광영역이 적색까지 확장된 범정색성(panchromatic) 필름을 사용하며 레이저 필름의 민감도가 레이저빔의 파장에 맞는 것을 선택하여야 한다. 제조회사에 따라 차이가 있지만, 대체로 base의 색깔이

| 표 3-2 | 습식 laser imager의 종류 및 특성

구 분	He-Ne laser imager	반도체 laser imager
발광파장	633 nm	780~829 nm
여기방법	방전	전류
장점	균일한 매질이므로 손실이 작아 공진기를 크게 하면 이득이 좋다. 출력이 작아도 연속발진이 가능하다. 발진파장의 수가 많아 간섭성이 적다.	전류를 흐르게 하는 것만으로도 레이저 발진을 얻을 수 있다. 소형이며 신뢰도가 높다.
단 점	장치의 규모가 크다.	출력이 작다.
예민한 빛	적색	자외선

blue와 green 타입으로 구분되며 헬륨/네온 가스 레이저용은 633 nm, 다이오드 레이저는 IR이라는 첨어가 붙는다. 대부분의 단면 도포 레이저 필름은 최대 농도가 약 3.0~3.5 정도이며 그림 3-39에서 보이듯이 약 500 nm 정도의 녹색 파장에 감도가 상대적으로 약하므로 특수 처리된 녹색필터의 안전등을 사용하여야 한다.

CT영상의 하드카피에 사용되는 laser imager용 필름은 그림 3-40의 (a)와 같이 유제가 단면도포되어 있으며, 5개의 층으로 이루어져 있다.

④ Laser imager의 일반적인 기능과 성능

장치의 성능 중에서 가장 중요한 화질에 대해서는 제조회사, 인터페이스 형식에 따라 차이가 있다. 최근 사용되고 있는 laser imager의 대표적인 기능과 성능은 다음의 표 3-3과 같다.

비디오 imager에 비해 laser imager는 대조도분해능이 우수하며 특히 영상 수가 적을 경우에 공간분해능이 우수하다. 여러 가지 대소도 특성을 선택할 수 있으며, 영상의 왜곡이 없다. 그리고 복수의 모달리티와의 병렬접속이 가능한데, 이는 아날로그 신호 출력장치에서는 다수의 slot이 필요하며 디지털 신호를 출력하는 장치와의 인터페이스를 위해서는 다수의 디지털 보드가 필요하다. 또한 PACS의 출력 단말로써 사용이 가능하다. 최근에는 이더넷 네트워크 공유에 의한 복수의 영상화 장치와의 접속이 가능한 시스템도 사용되고 있다.

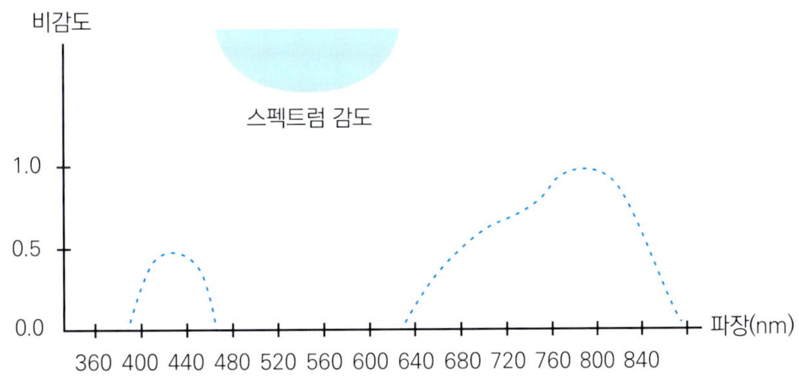

| 그림 3-39 | 레이저 필름의 안전등 특성

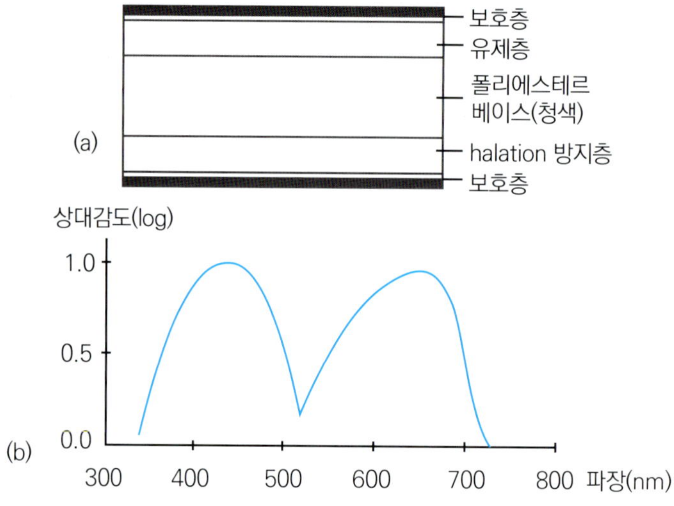

| 그림 3-40 | He-Ne 타입의 laser imager용 필름의 구조(a)와 분광감도(b)

| 표 3-3 | 상용 laser imager의 일반적인 성능

레이저 광원	He-Ne(633 nm) 또는 반도체(820 nm, 780 nm)
필름 크기	14×17, 11×14, 10×12, 8×10인치
포맷	1, 2, 4, 6, 9, 12, 15, 20, 24, 30, 35 등
Bit depth	10~12 비트
농도조절	룩업 테이블의 선택에 따라 변화 가능 필름특성에 따라 변경이나 보정 가능
영상처리	영상 확대, smoothing/sharp 변환기능, negative/positive 반전기능, 흑백 선택 기능
Processing time	45~90
Total cycle time	90~132
Board 처리	Clear 또는 black
영상신호 인터페이스	비디오 또는 디지털 신호
모달리티 인터페이스	하나 또는 복수(최대 8개)
필름 세팅	Supply 매거진 또는 매거진 없는 명실 방식
자동현상기 접속	Receive 매거진 컨베이어 접속 또는 직접 연결방식

그림 3-41는 DICOM 네트워크와 서버를 이용하여 여러 개의 모달리티와 laser imager를 접속한 예를 보여준다.

⑤ Laser imager의 화질 결정요소

Laser imager를 통해 출력되는 영상의 질은 동적범위(dynamic range), 선예도, 노이즈의 특성에 의하여 표시되며 그림 3-42에 나타내었듯이 laser imager, 필름, 현상기의 특성에 의하여 결정된다.

ⓐ **동적 범위**

동적범위는 필름의 농도와 대조도 특성, 레이저 빔의 강도 및 감약비, imager 에서의 빛 감쇄, 주변 빛의 영향에 의해 좌우된다. 일반적으로 필름의 베이스 농도는 높으며 상기 요소들은 효과적으로 조절이 가능하다. 그러므로 실질적인 동적 범위는 필름의 특성에 전적으로 의존된다. Laser imager에 사용되는 필름의 최고농도범위는 3.0~3.5이고 최저농도(필름 베이스+포그 레벨) 범위는 0.1~0.2 이며 1,000:1 이상의 동적 범위를 가진다.

Laser imager용 필름은 S자 계조특성을 가진다. CRT에 디스플레이 되는 영상과 유사한 필름영상을 출력하기 위하여, laser imager는 룩업 테이블을 사용하여 계조처리를 한다. Laser imager는 진단장치와 임상적 대상에 따라 선택 가능한 여러 종류의 계조 특성곡선으로 구성된 룩업 테이블을 보유한다.

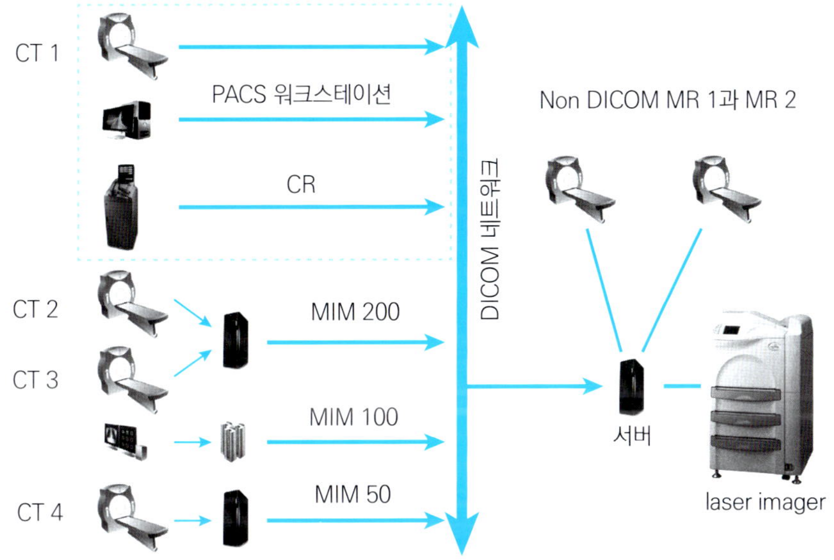

| 그림 3-41 | 네트워크화로 복수 영상장치와 laser imager 간의 접속 예

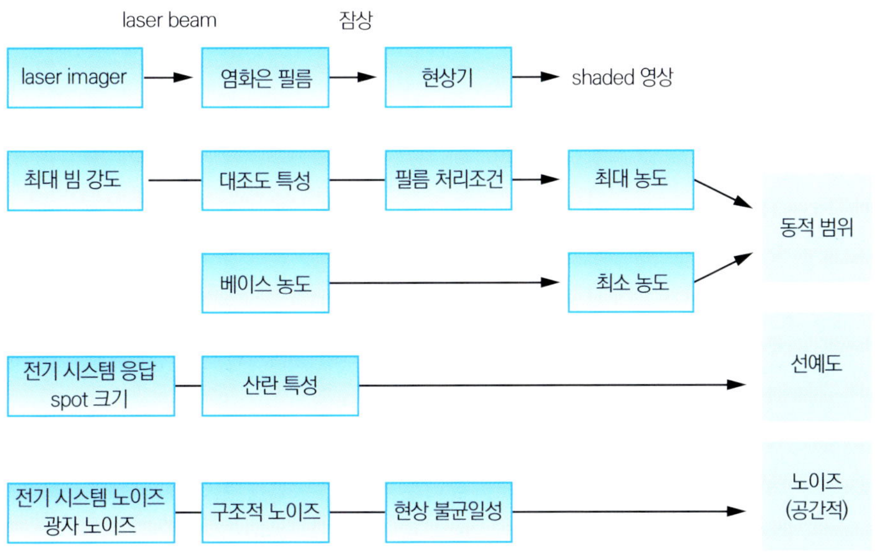

| 그림 3-42 | Laser imager의 영상 화질의 결정 요소

ⓑ **선예도**

영상 선예도는 필름에 도달하는 레이저 빔의 초점크기와 산란되는 레이저빔에 좌우된다. 보통 레이저 빔은 우수한 선예도를 위해 50~100μm 정도로 미세하게 시준된다. 강력한 레이저를 사용하기 때문에 고감도 필름을 필요로 하지는 않으나 1μm보다 작은 미세한 염화은(silver halide) 입자의 사용이 요구된다. 레이저 빔과 같은 강한 빛이 필름의 유제층에 조사되면 염화은 입자에 완전히 흡수되지는 않고 일부는 유제층과 지지체를 투과한 후 반사하여 유제층의 염화은 입자를 재반응케 하여 영상의 흐림을 만든다. 이러한 현상을 halation이라 하며 결과적으로 선예도를 저하시킨다. 이러한 대책으로 필름에는 halation 방지층이 있다.

ⓒ **노이즈**

노이즈는 주로 레이저 빔의 깜박거림과 같은 본래 노이즈와 필름의 입상성에서 비롯되는 노이즈로 구분된다. 광원 자체에 기인되어 발생되는 노이즈는, 광학시스템에서 발생하는 빛의 강도를 조절함으로써 변화시킬 수 있으며 후에 laser imager에서 완전하게 조절되어진다. 필름의 입상성에 의하여 발생되는 노이즈는 가능한 염화은 입자를 미세하게 만듦으로 개선되어진다.

다시 말해, laser imager의 영상화질은 주로 필름의 질에 의하여 결정되는데, 필름자체의 특성 즉, 특성곡선, 선예도, 입상성(RMS value, Wiener spectrum) 등을 정확하게 이해하는 것이 중요하다.

(2) 건식 laser imager

① **개요**

Laser imager의 변천은 3단계로 나누어 볼 수 있다. 1984년에 최초로 개발된 1세대 레이저는 하나의 영상신호만 입력이 가능하였고, 하나의 장치에 2개 이상의 신호가 입력 가능한 2세대 장치에서는 아날로그 뿐만 아니라 디지털 신호의 입력도 가능하며 초기의 가스 tube 레이저인 He-Ne 레이저에서 고체 반도체인 solid type의 레이저 광원으로 진보하였다. He Ne laser imager는 레이저의 광원에 해당되는 부분인 광모듈(optic module)의 정기적인 교체가 필요하였으나 반도체 레이저에서는 레이저 다이오드를 사용하여 반영구적이며 광원의 변함없는 성능도 유지하게 되었다.

기존의 2세대 습식방식은 imager와 현상기로 구성되는데 비해 3세대의 건식 레이저 영상장비는 필름 자체에 특수처리를 하여 현상기와 화학약품이 없이 필름만으로 영상을 출력하는 장치이다. 이러한 장치의 장점은 현상액, 정착액, 물, 전기, 폐액처리, 현상기 보수 및 유지비용이 절감되며 설치 시 배관공사, 환기공사가 필요없고 암실이 필요없다. 화학처리로 인한 악취 등이 없으며 정기적인 현상기 청소 및 관리가 필요 없으므로 작업능률을 향상시켜 주며 폐액 배출이 없어서 이에 따른 환경이 개선된다.

3세대의 건식 imager에는 레이저를 사용하는 시스템과 thermal printhead나 잉크젯 방식 등 레이저를 사용하지 않는 시스템으로 구분된다. 2세대의 습식 레이저의 경우는 어느 제조회사나 기술적인 노하우의 차가 별로 없었지만 의료영상에 최초로 도입되는 건식 기술은 각 제조회사 별로 여러 방식으로 개발을 시도하였다. 구체적으로는 포토더모 그래픽(photothermographic) 방식, 열승화 및 열전사 방식 등의 기술이 해당되는데, Imation사와 Kodak사는 포토더모 그래픽 방식, Agfa사는 열승화 방식을 사용하고 있다.

최초의 건식 레이저는 Polaroid사에서 개발하여 상품화하였으나 이는 은염화상이 아닌 탄소입자를 함유한 필름을 사용하는 helios imager이며 국내에는 도입되지 않은 시스템이다. 여기서는 자세한 설명은 생략한다.

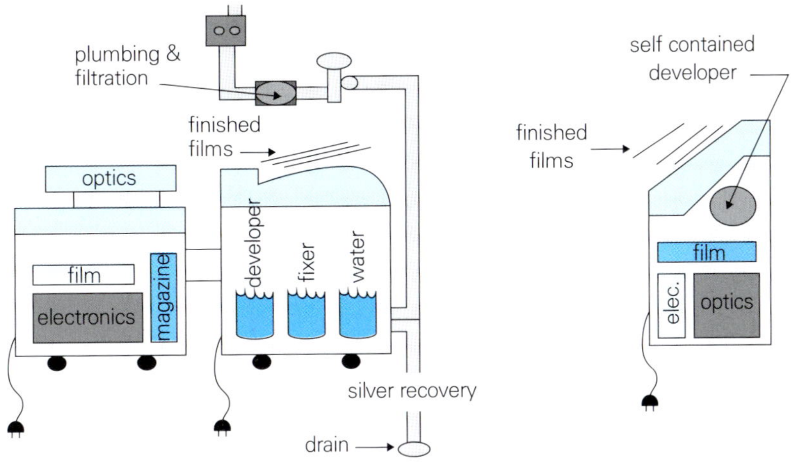

(a) 습식 레이저와 현상 시스템 (b) 건식 레이저

| 그림 3-43 | 습식과 건식 레이저의 내부 모식도

건식 laser imager에 요구되는 일반적인 사항은 필름 화질이 습식과 최소한 동일한 수준이어야 하며 진단 및 핵의학 등의 디지털 영상장비와 인터페이스가 가능하여야 한다. 현재 상용화된 시스템은 최대 8대의 영상장비와 연결이 되며 4개의 비디오 모드가 사용 가능하고, MOD와의 연결이 가능하다.

최근의 시스템은 확장기능을 대폭 늘리고 이더넷(ethernet) 네트워크 인터페이스가 가능하고 99개의 워크스테이션까지 네트워크로 연결하여 사용할 수 있는 장비도 출현하였다. 이러한 장비는 미래 지향적인 병원시스템에 적합하며 국내의 여러 대형병원에서 이를 준비하거나 진행하고 있다. 그림 3-43은 습식과 건식 laser imager의 내부구조를 모식적으로 보여준다.

② 포토더모 그래픽 imager

1990년대 후반에 상품화된 gray scale용 건식 laser imager이며, 빛에 예민하며 열에 의해 현상되는 특성을 갖는다.

원리는 기본적으로 습식과 동일한 레이저를 사용하며 노광된 필름에 전체적으로 열을 가해주면 레이저에 노광된 부분에 함유된 은이 발색하는 원리를 이용하여 은염화상을 얻는다. 필름은 silver soap으로 알려진 지방산(fatty acid)인 은염(silver salt)이 존재하며 소량의 은 성분이 염화은(silver halide)으로 존재한다. Silver soap은 염화은과 같이 빛을 산란시키지 않기 때문에 비록 모든 은이 현상처리 후에 필름에 남기는 하지만, 필름은 거의 투명한 모양을 나타낸다.

그리고 습식과 거의 유사한 화질을 얻을 수 있으며 필름의 보관 측면에서도 ANSI 권장 사항인 섭씨 25°에서 100년간 보관이 가능하다. Imation사의 Dryview와 Kodak사의 Digital science 9000D가 상용되고 있다.

그림 3-44는 포토더모 그래픽 imager의 작동을 보여준다. Suction cup이 필름공급 매거진으로 부터 필름을 픽업하여 필름 이동롤러에 위치시키면 필름 이동장치는 필름을 노출 모듈로 운반한다. 자외선의 레이저 다이오드에 의해 필름이 노출되고 현상처리부로 옮겨진다. 필름이 현상처리부를 통과할 때 열에 의해 현상되며 스캔 농도계를 통과한 후 receiving 매거진에 모아진다. 농도계는 필름의 대조도와 농도 등의 파라메터들을 미리 선택하여 저장하는 기능을 한다.

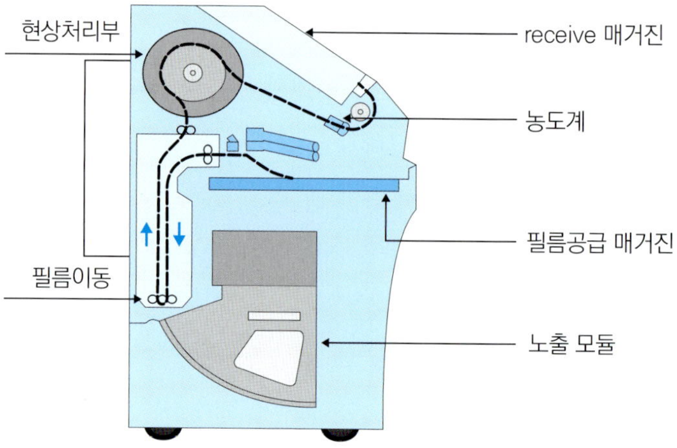

| 그림 3-44 | 포토더모 그래픽 imager의 작동을 보여주는 모형도

③ 레이저 컬러 imager

레이저빔과 red, blue, yellow, black의 염료가 사용되어 고화질의 컬러영상의 표시를 가능케 하는 기술이다. 전용 광택지나 전용 투명지 뿐만 아니라 일반 복사용지의 사용도 가능케하여 상대적으로 소모품 비용을 감소시켜 최근 들어 CT, MR 등의 영상 출력 외에 고화질의 영상합성 등의 영상표시에 사용이 증가하고 있다.

④ Thermal printhead 방식의 imager

Themal printhead 방식은 레이저를 사용하지 않고 열만으로 필름을 현상하는 방식이다. 쉽게 생각하면 팩스와 같은 것인데 필름이 금속물질이며 일렬로 늘어선 열소자 방출히터(themal printhead)를 지나가면 열을 받은 부분이 필름에 직접 닿아 열을 전달하여 발색하는 원리를 이용한다. 마치 빗으로 머리(필름)를 빗어내리는 것과 같다. 이러한 방식은 레이저를 사용하지 않기 때문에 구조가 간단하고 생산가격이 저렴한 장점이 있으며 필름이 빛과는 무관하기 때문에 일상적인 빛에는 노광이 되지 않는다. 그러나 접촉식 헤드를 사용함으로써 헤드의 수명이 짧고 일정 기간이 지난 후 헤드의 교체가 필요하다. 또한 처리 속도가 늦은 편이고 보관 수명도 짧은 편이다.

Themal printhead 방식은 크게 gray scale 영상의 표시에 주로 사용되는 direct thermal 방식과 컬러영상의 표시에 주로 사용되는 염료 열전사(dye diffusion thermal) 방식으로 구분된다.

Direct thermal 방식은 필름에 일렬로 늘어선 열소자 방출헤드가 필름과 직접 접촉하면서 영상화하는 방식으로 상용되고 있는 제품으로는 Agfa사의 Drystar 3000과 Fuji사의 FM DP 2636이 이에 해당된다.

염료 열전사 imager(dye diffusion thermal imager)는 이미 일반화되어 CT, MRI, PET 등의 컬러영상에 많이 사용되고 있는 장치로서 C, M, Y, K의 4가지 염료를 고체상태에서 열을 가하여 바로 기체상태로 변화시켜 필름이나 인화지의 표면에 뿌리는 방식이다. 컬러 리본으로부터 리시브 페이퍼에 염료를 전사시키는 기능에 기초하며, 열의 근원으로는 thermal head를 이용한다.

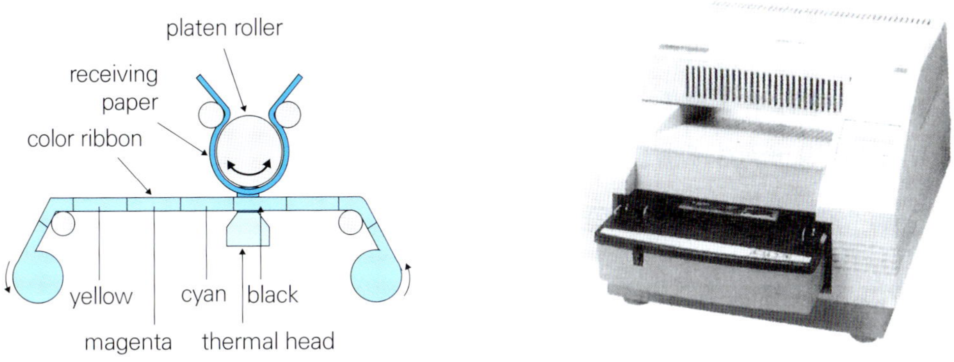

그림 3-45 염료 열전사 영상화의 원리 및 외관

이 방식은 컬러를 구현할 수 있는 점이 최대의 장점이며 단점으로는 gray scale 표시용 imager에 비해 화질이 떨어지며, 필름 외에 염료를 포함한 카트리지나 리본 등이 필요하므로 소모품 비용이 높고 처리속도가 늦은 편이다.

그림 3-45는 염료 열전사 영상화의 기본적인 원리와 imager의 외관을 나타낸 것이다. 컬러 리본은 일련된 색깔 블록으로 반복되게 정렬되어 있으며, 각각의 블록들은 프린트되는 영상을 포함하기에 충분한 양으로 이루어져 있다. 리본은 고무로 도포된 금속판 롤러에 의해 thermal head 가까이에 밀접하여 고정되어 있고, 롤러가 천천히 회전함에 따라 전기신호가 리본에 전달된다. 이리하여 완전한 영상은 노랗게 프린트되고 완전한 컬러영상으로 만들어지기 위하여 선홍색과 파란색의 염료가 덧칠된다. 단지 검정 리본은 gray level 영상을 기록하는데 사용된다.

열전사 기록 시스템은 열전사 방식에 따라 2가시로 구분된다. 하나는 위에서 설명하였듯이 잉크 리본에 흡수되어 있는 잉크가 thermal head를 통하여 리시브 페이퍼에 전사되는 방식이며, 다른 하나는 전기적인 전달을 이용하는 방식인데 이는 기록전극(recording electrode)을 통하여 잉크리본의 저항층에 전기를 전도함으로써 리본에 흡수되어 있던 잉크가 리시브 페이퍼로 전사된다.

또한 잉크재료의 기본특성에 의하여 구분되기도 하는데 안료와 왁스의 점성에 의한 열 변화를 이용하는 열융합 방식(thermal fusion process)과 염료의 융합과 승화를 이용하는 염료전사 방식(dye transfer process)방식으로 구분된다.

염료전사 기록방식은 열융합 방식과 비교하여 볼 때 에너지 적용에 맞는 완만한 감마특성과 영상기록에 적절한 농도를 가지고 있고, 대조도 기록에 적합한 우수한 직선성이 있어 의료영상의 기록에 폭 넓게 사용된다. 염료전사 기록과정에서 영상은 일반적인 복사용 페이퍼에 전사될 수 없고 표면에 염료를 수용할 수 있는 층이 포함된 전용 페이퍼나 PET(polyethylene telephthalate) 필름이 사용되므로 재료비가 상대적으로 비싼게 흠이다. 필름의 수용층(receiving layer)은 염료영상을 수용해야 하고 프린트 후에 잉크 리본으로부터 반출되어야 한다. 이 층은 용해되는 폴리에스터와 실리콘이 혼합된 것으로 필름을 도포함으로써 만들어진다. 수용체의 반대쪽 면은 프린터에 이동되는 메커니즘에 도움이 되도록 미끄럼 방지를 위한 물질이 도포되어 있다.

3) Imager의 선택 시 고려사항

설치 목적과 사용환경에 따라 차이는 있겠지만 imager의 선택에는 다음의 요소들이 포함되어야 한다. 우수한 화질의 제공은 물론 자동화된 화질의 보정이 가능해야 하며, 네트워크 확장이 가능하여 DICOM 네트워크 뿐만 아니라 PACS와의 접속, 그리고 DICOM이 지원되지 않는 기존의 영상화 장치와의 접속도 가능해야 한다. 특히 건식 imager에서는 출력되는 필름이나 페이퍼의 장기 보관이 가능하여야 하며 필름의 말림현상이 없어야 한다. 그리고 장비와 소모재료의 가격이 저렴하여야 하며 장비의 설치가 간편하고 관리가 쉬워야 한다.

4. 영상 저장장치

1) 개요

영상들이 컴퓨터의 디지털 저장장치에 기록될 때 어떤 형태를 가진 헤더가 있고 그 뒤에 연속해서 데이터들이 일렬로 배치된 형태의 파일로서 디스크에 저장된다. 파일의 헤더 역할은 ID 비트들, 영상의 해상능, 픽셀당 비트수, 컬러 맵 데이터, 저장기술 그리고 영상에 대한 설명과 같은 영상정보를 영상 프로세서에게 제공한다. 만일 영상 파일의 헤더가 없다면 그 프로세서는 프로세싱 전에 미리 영상에 대한 정보를 갖고 있어야 한다. ID 비트들은 어떤 파일 형식이 사용되었고 형식 명세의 어떤 개정판을 사용하였는지를 기록해 두어야 한다.

의료영상을 저장할 때는 분실을 방지하고 권한없는 사용자가 파일을 함부로 볼 수 없도록 하며, 질적 저하가 없는 영상을 신속하게 다시 불러내어 표시할 수 있어야 한다. 영상의 저장방법에는 아날로그 방식과 디지털 신호 저장방식이 있으며 디지털의 경우에는 비트 맵(raster)으로 또는 벡터 표현방식으로 저장이 가능하다.

비트 맵 저장 방식(raster 저장 방식)은 그 영상들의 모든 픽셀들을 기록한다. 예를 들면, 512×512 크기의 영상은 262,144개의 요소로 된 파일로 저장된다. 반면에 벡터 표현 저장방식은 영상을 선들과 모양들의 집합으로 묘사하며 raster 저장 방식에 비해 훨씬 적은 크기의 파일로 저장이 된다. 예를 들면, 원을 가진 영상을 circle(50, 50, 40)과 같은 형태의 벡터형식으로 저장한다.

2) 저장장치

(1) 자기 하드디스크(magnetic hard disk)

CT장치에서는 주 기억장치로 사용된다. 자화될 수 있는 기록물질로 양면이 코팅된 딱딱한 둥근판(레코드 디스크와 유사함)을 초당 3,000회 이상의 고속으로 회전시키고 그 위를 기록물질로 자화하거나 감지하는 헤드가 이동하면서 데이터를 기록하거나 읽는다.

구조는 자기를 코팅한 원판과 데이터를 읽고 쓰는 헤드, 그리고 access arm으로 이루어진다. 기록밀도 및 속도를 높이기 위해서 여러 장의 기록판을 동시에 회전 시키고 여러 개의 헤드를 동시에 사용하는 방법이 사용된다. Access time은 디스크 원판의 고속회전으로 인해 30msec 이하로써 짧고 데이터 전송속도는 초당 10Mbit 이상으로 빠르다. 저장용량은 0.5~10GB 정도의 대용량이다. 단기간 저장에 적합하다.

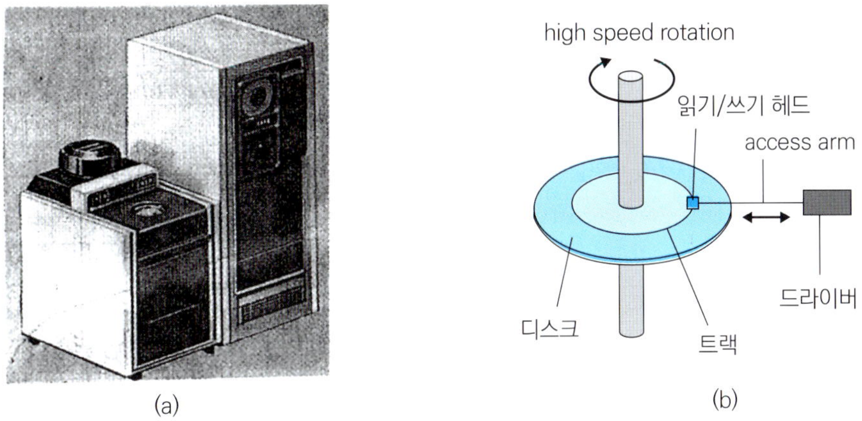

ㅣ그림 3-46ㅣ 자기 하드디스크와 자기 테이프 장치의 외관(a)과 자기 하드디스크의 내부구조(b)

(2) 자기 테이프(magnetic tape) 드라이버

오래된 CT기종에서 많이 사용되었던 원형의 보조기억 장치이다. 자기 테이프는 플라스틱 테이프 양면에 자성 물질로 코팅되어 있으며 시작과 끝을 알려주는 라벨이 부착되어 있어 이를 통해 컴퓨터가 시작과 끝을 인지한다. 비교적 값싼 저장매체이고 순차적 처리에 적합하다.

의료영상 저장용 자기테이프는 폭이 0.5인치이며 720m의 길이와 9개의 자기테이프 트랙을 가진다. Access time이 길며 보존 수명(shelf life)이 약 2년 정도로서 짧고 저장용량은 40~200MB 정도이다. Tracking 기법은 직선형과 나선형이 있으며 폴리에스테르 베이스의 왜곡을 막기 위해 습도와 온도의 적정유지가 필요하다. 테이프와 기록헤드 사이의 기계적인 접촉에 의한 마모와 데이터의 질 저하(degradation)가 발생될 수 있다.

(3) 광디스크 드라이버(optical disk driver, magneto opticaldisk driver)

CT에서 가장 광범위하게 사용되는 보조 저장장치의 하나이며, 광디스크의 기본구성은 디스크와 광헤드, 모터, linear actuator로 이루어진다. 광헤드는 반도체 레이저 다이오드, 거울과 렌즈 시스템, 광검출기로 구분된다. 텔루리움(tellurium) 합금된 디스크 표면에는 트랙안에 1μm 크기의 레이저 홈이 파여 있고 그 위에 기록층의 수직 자화막이 형성되어 있다.

레이저빔의 조사에 의해 디스크 표면이 가열되고 여기서 발생된 열은 쓰기 헤드의 금속성 결정을 느슨하게 만들어 이동할 수 있게 한다. 이러한 디스크의 가열과 외부자계에 의한 자화반응에 의해 데이터의 쓰기가 행해진다. 읽기는 강력한 레이저로 만들어진 데이터 트랙을 따라서 약한 레이저빔을 집중시키면 거울 및 렌즈 시스템은 특정한 방향의 빛 만이 결정체를 투과할 수 있도록 한 후 자화에 의해 빛을 편광시키고 편광면의 회전에 의해 발생되는 광량 변화와 편광 방향을 이용하여 디지털 정보를 읽는 것이다. 광디스크는 데이터 저장용량이 크며 취급 또한 쉽다. 보존수명은 약 10년인 장기 저장매체이며 데이터 corruption에 대한 방어가 확실하다.

Acess time은 약 300msec로써 자기디스크의 1/10 정도이고 일반적으로 1~4GB의 범위에 속한다. 예를 들면, GE사의 HiSpeed advantage CT장치에 사용되는 광디스크의 저장용량은 654MB 이며 512 매트릭스의 CT 영상을 양면에 약 2,200개 정도 저장이 가능하다. 4 슬라이스 MDCT인 LightSpeed Qxi 장치에 사용되는 양면으로 이루어진 광디스크의 총 저장용량은 2.3GB이다. 그리고 더욱 최근의

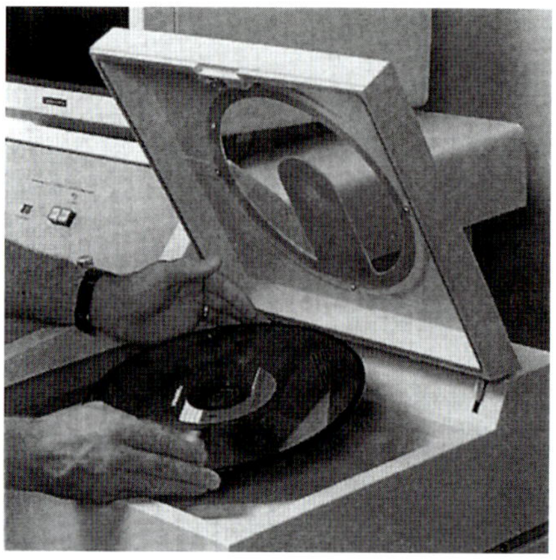

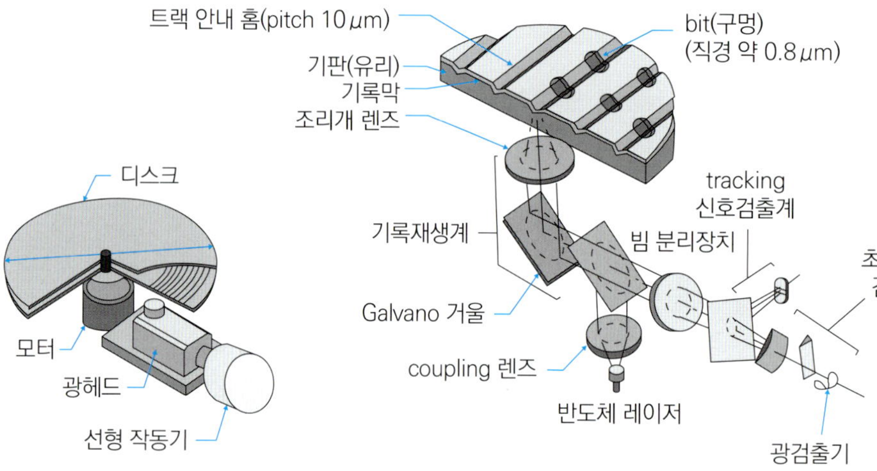

| 그림 3-47 | 광 디스크 드라이버 및 구조

CT장치인 Philips사 Briliance 40 MDCT 장치에서 사용되는 광디스크의 저장용량은 9.2GB에 이른다.

저장매체인 광디스크는 기술의 발달로 인해 초창기의 제품에 비해 가격이 많이 내린 반면 저장용량은 증가되고 있는 추세이다. 광디스크의 기록밀도를 향상시키기 위한 기술의 하나는 레이저 다이오드의 발진파장을 짧게 하는 방법이 이용된다.

1980년대 후반들어 제2 고주파를 발생시키는 SHG 소자의 개발로 기억용량의 향상이 두드러졌다. 광디스크는 직경이 12인치와 5.75인치의 두 종류가 있으나 최근의 CT장치에서는 후자가 주로 사용된다.

광디스크의 데이터 전송속도는 약 300kB/초이고 optical juke box는 100개의 disks까지 arrange 할 수 있다. 데이터의 기록이 일회만 가능한 WORM(write one, read many) 타입과 반복 기록이 가능한 erasable (WMRM) 타입으로 구분된다.

(4) Digital audio tape(DAT) 드라이버

DAT는 카트리지 테이프라고도 불리며 CT 영상의 저장 외에 장치의 운영에 필요한 시스템 데이터의 저장에도 많이 사용되는 경제적인 저장 매체이다.

저장용량이 약 1.3GB로 커 512 매트릭스의 CT영상을 약 4,500개 저장이 가능하다.

어떤 CT장치에서는 보조기억장치로 광디스크 드라이버와 DAT 드라이버를 같이 구축하는 경우도 있다. DAT는 4mm 또는 8mm 직경의 소형이 주로 사용되며 access time이 길며, 데이터 corruption 현상이 많이 발생된다. 또한 테이프의 긁힘과 데이터의 왜곡현상이 발생될 수 있는 단점이 있다.

(5) CD 드라이버

최근의 CT장치나 특히 워크스테이션에서의 영상저장에 사용되는 보조기억 장치이다. CD는 의료영상의 저장 뿐만 아니라 여러 분야에서 많이 사용되는 가격이 저렴하고 650MB 정도의 데이터 저장용량을 가지는 경제적인 저장매체이다.

5. 영상 전송장치

1) 네트워크

CT 콘솔, 워크스테이션, 영상후처리 장치 그리고 PACS 시스템 사이에서의 영상전송을 위해서는 DICOM 3.0 버전의 영상 데이터 포맷과 Ethernet based connectivity가 권고된다.

PACS로서 영상전송을 할 경우 CT장치의 출력영상의 DICOM 포맷 영상이면 MIU(modality interface unit)로 충분하나, 구형의 장치에만 해당되지만 DICOM 포맷이 아닌 제조사의 고유 영상포맷으로 출력되는 경우에는 이를 DICOM 포맷으로 변환시켜주는 gateway가 필요하다.

SDCT에서의 네트워크 케이블을 Ethernet 10 Base T 또는 Ethernet 100 Base T로 충분하였지만(이는 16fps 정도의 DICOM transfer rate를 가짐) 최근의 64 MDCT 이상에서의 네트워크 구축 시 데이터 전송의 원활을 위해서 기존의 100Mbps에서 벗어나 1Gbps의 UTP 또는 광케이블이 필요하다.

2) 데이터 송수신 장치

초기 나선형 CT에서는 DAS의 디지털 데이터를 갠트리 바깥에 위치된 프로세서로 전달하기 위해서는 slip ring을 이용했다. 하지만 high version MDCT에서는 RF신호를 이용하는 별도의 데이터 송수신 장치를 이용하고 있다.

이의 대표적인 제품이 Siemens사와 Toshiba사에서 채택하고 있는 SURECOM(sure communications)이다. 참고로 Toshiba사의 경우 2005년 10월 이전에 제작된 Aquilion 32와 64모델에서는 MUDAT(multi data transmiltting system)를 채택했으나 그 이후의 버전에서는 SURECOM을 사용하고 있다.

SURECOM은 Schleifring사에서 개발된 제품으로 채널 당 2.125Gbps의 전송속도를 갖는 micro stripe line을 통하여 전기용량과 전하의 결합(capacitive/charge coupling)에 의한 데이터 전송을 하는 시스템이다.

데이터 송수신 장치는 transmitter와 receiver, 그리고 안테나로 구성된다. Transmitter는 복잡한 커넥터로 안테나와 연결되어 있으며, 광신호를 전기신호로 변환시킨다. 그리고 안테나는 구대로 분리되어 있으며 각각 180°씩 커버하고 있다. 또한 각각 40Ω의 레지스터(register)에 연결되어 있다. Receiver는 전기신호를 광신호로 변환시키며, 안테나 담채(antenna carrier)와 연결된다. 안테나 담채는 안테나와 1.4mm의 간격을 두고 배열되어 있다.

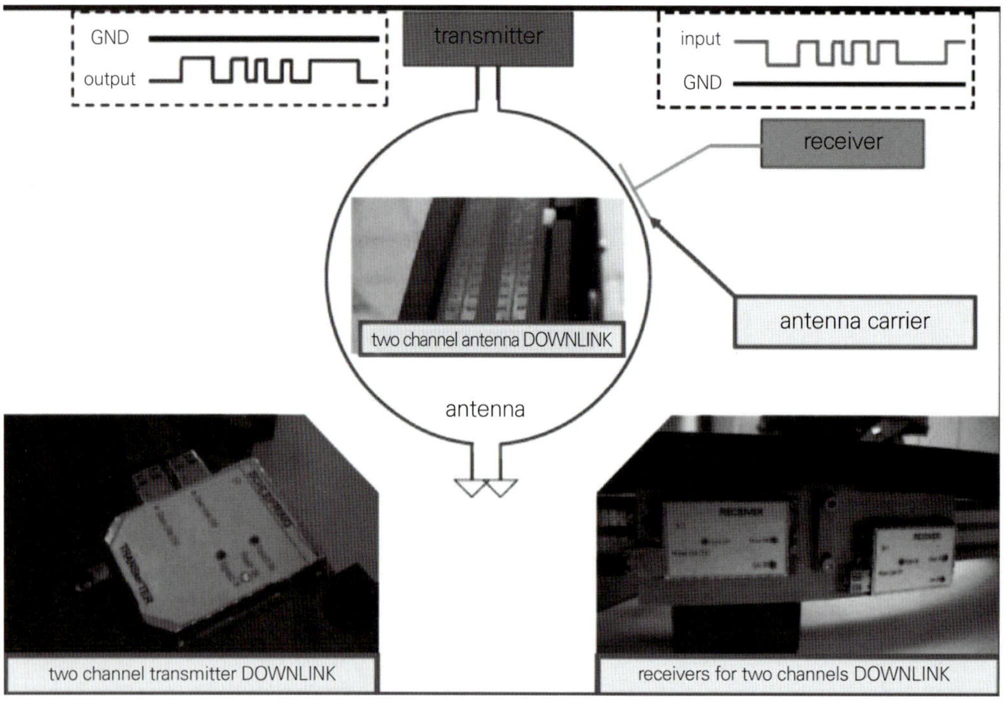

그림 3-48 데이터 송수신장치의 구조 및 개념

그림 3-48은 데이터 송수신장치의 구조 및 기본 개념을 나타낸 것이다. 여기 DOWNLINK에서는 control 데이터의 전송과 스캔 데이터의 전송(스캔된 데이터가 재구성 프로세서로 전송됨)이 이루어지며, 항상 2개 채널(2개의 transmitter, 2개의 안테나, 2개의 receiver)로 전송이 이루어진다. 반대로 UPLINK에서는 control 데이터의 전송(콘솔에서는 데이터를 입력함으로써)이 이루어지며 1개의 채널(1개의 transmitter, 1개의 안테나, 1개의 receiver)을 사용하여 전송이 이루어진다.

6. 기타 보조장치 및 기구

원활한 CT검사를 위해서는 CT 스캐너 외에 조영제 주입기, 하드카피 시스템, 그리고 검사를 편안하고 정확하게 하기 위해서는 각종 액세서리들이 필요하다. 또한 조영제 등에 의한 부작용으로 인한 응급상황이 발생할 경우를 대비하여 산소 및 suction 장치, 심폐소생술이 가능한 defibrillator 등이 필요하다. 하드카피 장치에 대해서는 앞에서 설명하였으므로 이 절에서는 조영제 주입기와 defibrillator에 관해 서술하기로 한다.

1) 조영제 주입기(injector)

나선형 CT 스캔 기술의 보급으로 조영제 자동 주입기는 정밀한 검사를 위해 laser imager와 함께 필수적인 장치로 자리잡고 있다. 비록 syringe가 건강보험의 급여에서 직접적으로는 포함이 되어 있지 않으며 상대적으로 고가이지만 감염의 예방차원에서 syringe와 connector(또는 connecting tube) 그리고 needle은 일회용 사용이 권고된다.

CT용 injector의 최대 주입속도는 4~5 mL/초 정도된다. 이 경우 보통 100 psi 이상의 압력이 사용되므로 CT용 injector는 200~300 psi 정도의 제품이면 사용에 무리가 없으며 또한 이러한 압력에 견딜 수 있는 구경의 connector가 사용되어야 한다.

Syringe의 장착 방식에 따라 front loading 방식과 back loading 방식의 injector로 구분되며 소형화되고 있다. 국내에서는 LF사 또는 Medrad사의 제품이 많이 사용되고 있으며 경제적인 가격의 제품으로는 일본 회사의 제품이 이용되고 있다. 또한 injector의 설치에 따라 stand 형과 천정형 그리고 벽 부착형으로 구분된다. 그림 3-51는 최대 200 mL의 조영제를 탑재할 수 있으며 최대 99초의 scan delay 설정이 가능한 front loading 형 자동주입기의 한 예이다.

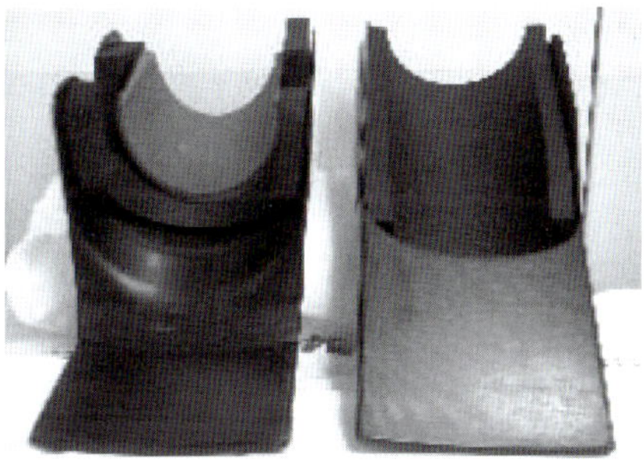

(a) Axial 및 coronal headholder

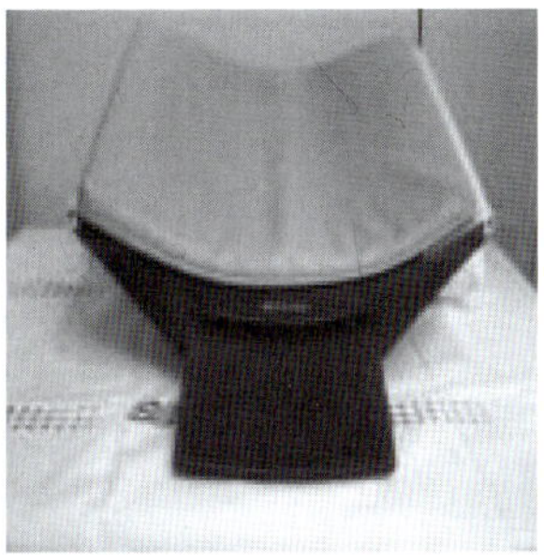

(b) Tale extender

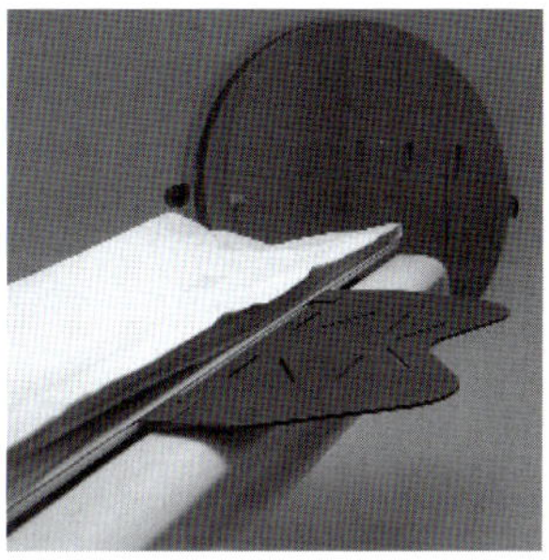

(c) IV supportor

| 그림 3-49 | CT 검사에 필요한 보조기구들

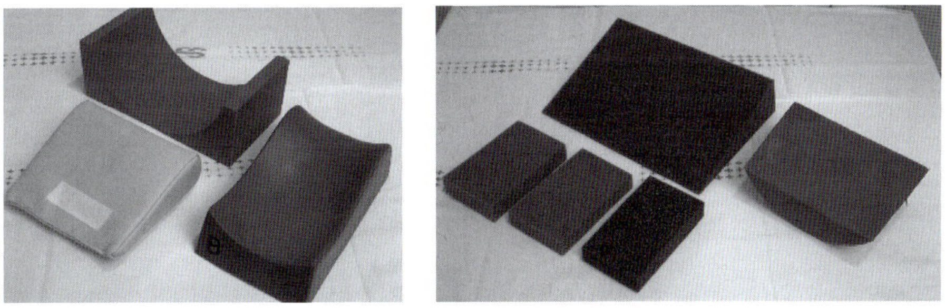

| 그림 3-50 | Headrest 용 스폰지를 비롯한 각종 악세서리들

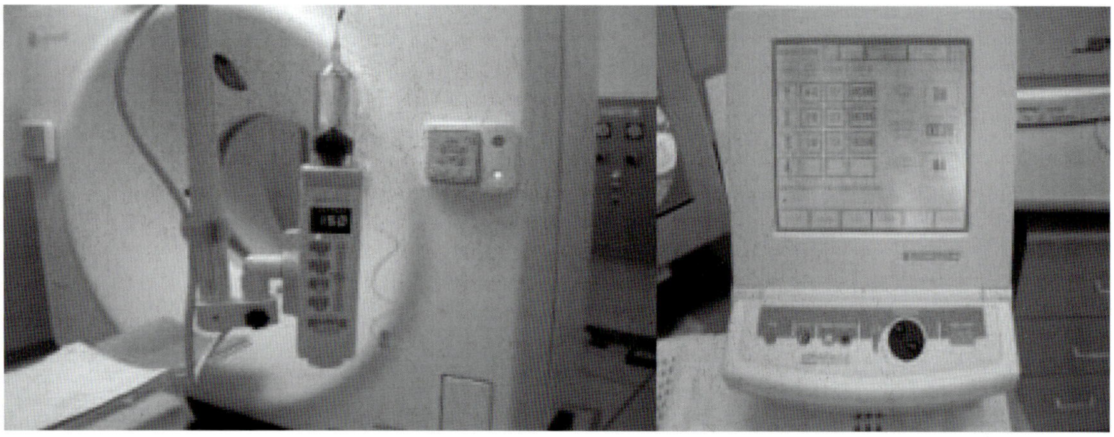

(a) 촬영실내의 천정에 부착된 자동주입기 (b) 조정실에 설치된 판넬과 스위치

| 그림 3-51 | CT용 조영제 자동주입기

2) 제세동기(Defibrillator)

응급환자의 발생 시 신속한 대처를 위해 defibrillator와 응급약품과 비품을 구비한 응급카트가 CT실에는 항상 구비되어 있어야 한다. 이 외에도 산소 주입기와 suction기, 환자 모니터와 pulse oximeter가 필요하다(그림 3-52).

Defibrillator의 사용법과 심폐소생술에 대해서는 제7장 조영제와 CT편을 참조하기 바란다.

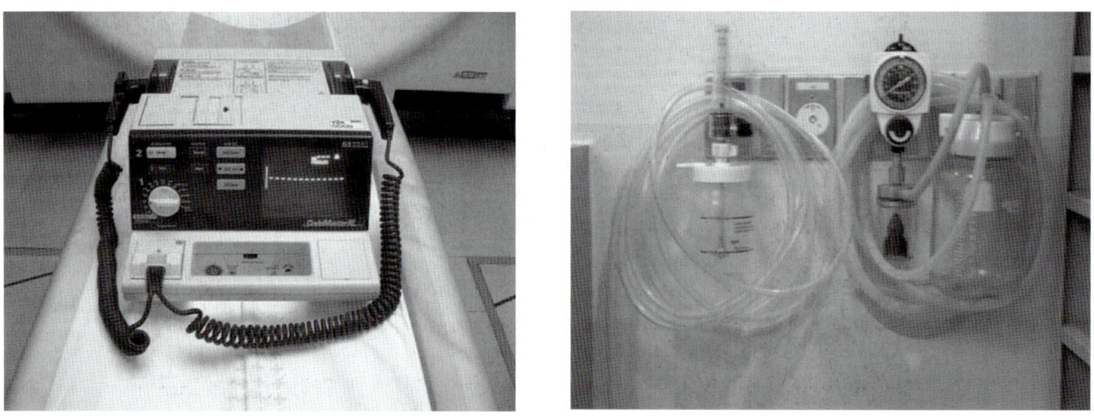

(a) 심폐소생용 defibrillator (b) 벽 부착형 산소주입기 및 suction unit

| 그림 3-52 | 응급대처용기기

참고문헌

김문찬. Basic principles in digital radiography. 대한디지털영상기술학회지. 제3권 제1호 1997;162-176.

김태현. Laser imager의 현황과 신기술. 대한디지털영상기술학회지. 제4권 제1호 1998;18-24.

오치훈. 임상용 PACS monitor의 성능분석. 대한디지털영상기술학회 2001 학술대회 연제집;138-161.

정환, 이완, 김문찬. 디지털 의료영상학. 정문각.1999;115-138.

최은하, 조광섭. PDP(plasma display panel)플라즈마. http:/mulli.kps.or.kr/-pht/8-9/07. html. 1999.

최형식. New Trend: Laser camera networking. 대한디지털영상기술학회지. 제3권 제1호 1997;24-33.

허준. 의료영상용 레이저 프린터. 대한방사선기술학회지. 제15권 제2호 1992.

Alvin A Liff, JA Sam Wilson. The black and white television system. Regents/Prentice hall. 1993;25-68.

Bradley AC. Optical storage for computer. West Sussex, Ellis Horwood Ltd. 1989.

David M Parsons, Yongmin Kim, David R Haynor. Quality control of cathode-ray tube monitors for medical imaging using a simple photometer. Journal of digital imaging 1995;10-20.

Dwyer SJ. Performance characteristics and image fidelity of gray scale monitors. RadioGraphics 1992;765-772.

Eichi Asai. New type optical disc image filming unit, OD-F624. Fuji computed radiography technical review. No.5.

Ernst Ammann, Drlng Gunter Wiede, Diplng. Generator and tubes in interventional angiology. RSNA categorical course in physics. 1995;59-74.

Ethan J Halpern. A test pattern for quality control of kaser scanner and charge coupled device film digitizers. Journal of digital imaging 1995;3-9.

Food and Drug Administration. Diagnostic X ray systems and their major components; Amendments to performance standard. final rule with 21 CFR part 1020. Federal register 1984;698-714

General Electric Medical System. General hardware/detector configuration of LightSpeed QXi. Training in partnership: Operator reference manual 2000.

General Electric Medical System. HiLight the visible difference in CT. Milwaukee, General Electric Medical System. 1989.

General Electric Medical System. LightSpeed Ultra 16 CT scanner system. Product data(Specification). Milwaukee, General Electric Medical System. 2002.

Hisatoyo Kato. Hard and soft copy image quality. RSNA Categorical course in Physics. 1995;243-258.

James A Brink, William J Davros. Helical/Spiral CT technical principles. Helical/Spiral CT: A practical approach. McGraw Hill Inc. 1995;1-26.

Joel E Gray. Use of the SMPTE test pattern in picture archiving and communication systems. Journal of digital imaging 1992;54-58.

John Rowlands, Safa Kasap. Amorphous semiconductors user in digital X ray imaging. Physics today. November 1997.

Lincolon L Berland. Basic technological aspects of CT scanner. Practical CT technology and technique. New York, Raven press 1987;9-37.

M J yaffe, JA. Rowlands. X ray detectors for digital radiography. Phy Med Biol 1997;1-39.

Markus A Kirchgeorg, Mathias Prokop. Increasing spiral CT with post-processing applications. European journal of radiology 1998;39-54.

Siemens medical systems. Somatom Sensation 16. Product information(Specification). 2002.

Tateno Y, Iinuma T, Takano M. Image recording. Computed radiography. Springer Verlag 1987;31-33.

Toshiba medical system. Aquilion: Advanced multi-slice CT system. Production information of Aquilion 16. 2002.

William J Davros, Robert K Zeman. Comparision of helical/spiral CT scanner. Helical/Spiral CT: A practical approach. McGraw Hill Inc. 1995;299-324.

Yoshihiko Kamei. Direction of volume imaging of the human body. Toshiba medical system. 2002.

chapter 4

CT영상의 재구성 및 기본처리

1. Scout 영상(scan projection radiogaphy)

1) 개념

CT검사의 시행 초기에 스캔 범위와 방법을 계획하기 위해 scout scan을 시행한다.

이러한 scout 촬영은 X선관과 검출기가 고정되어 있는 상태에서 환자 테이블이 움직이면서 얇은 단면 두께로 촬영되며 주사부위와 목적에 따라 frontal projection(AP 또는 PA projection)과 lateral projection으로 얻는다(그림 4-1 참조).

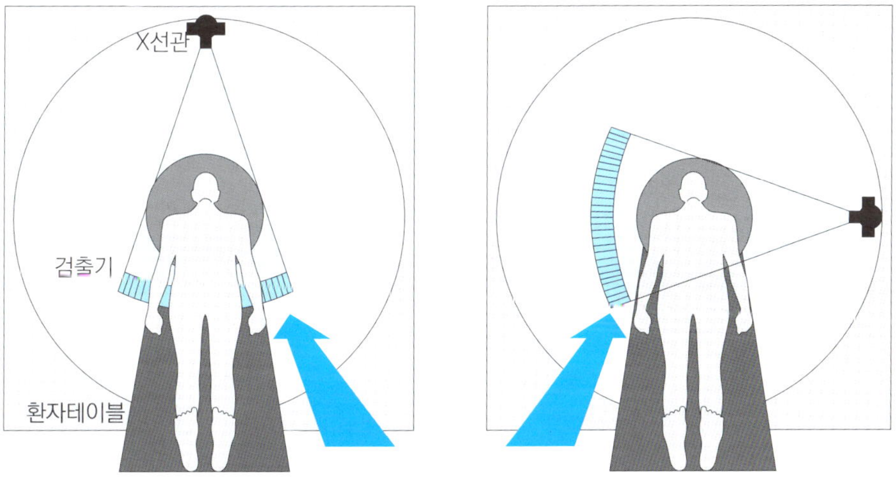

X선관과 검출기 고정, 환자테이블의 등속도 이동

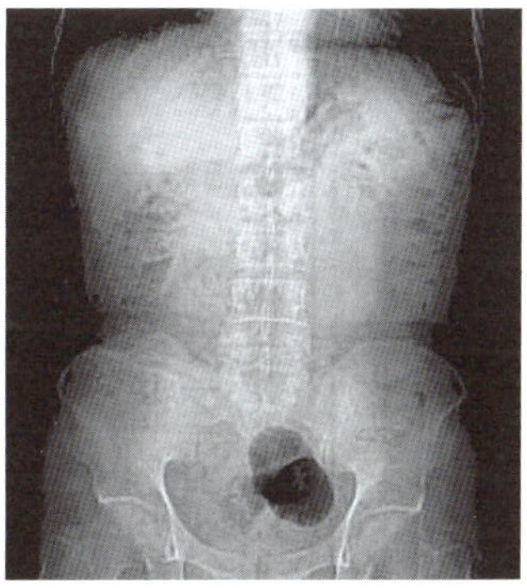

(a) Frontal projection

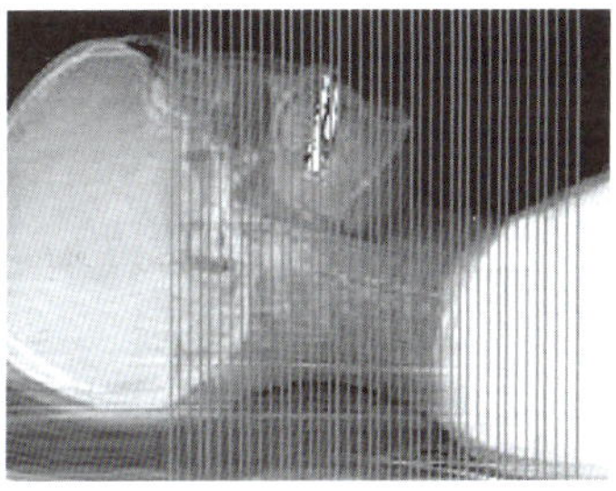

(b) Lateral projection

| 그림 4-1 | Scout view

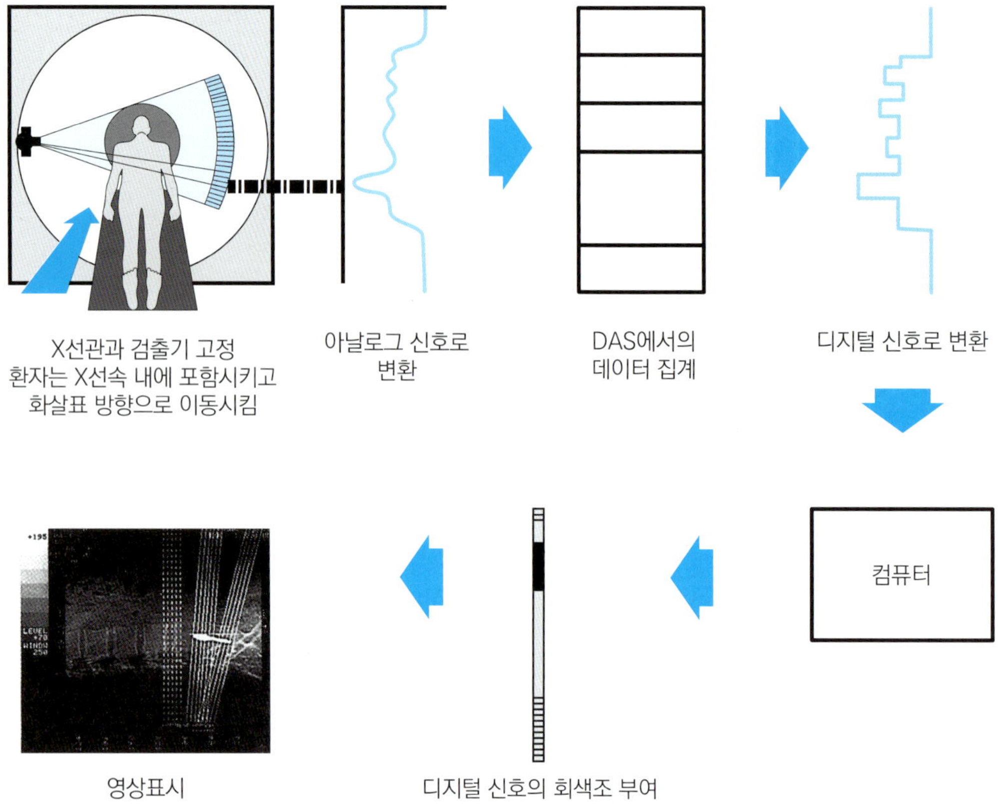

ㅣ그림 4-2ㅣ Scout 영상의 형성과정

일반적으로 두개부나 척추의 검사에서는 갠트리 경사각을 지정하기 위하여 lateral projection으로, 흉부나 복부의 CT 검사에서는 frontal projection으로 촬영하는데, 정확한 재구성영역을 지정하기 위하여 lateral과 frontal projection을 동시에 시행하기도 한다.

필터보정 역투영법을 이용하여 재구성(reconstruction)되어 얻어지는 횡단면 영상과는 달리 scout 영상은 장치의 프로세서에서 디지털 신호의 gray scale 부여를 통하여 스캔 즉시 구성(construction)되어진다. 이와 같은 영상을 scout view, pilot view, surview, topogram, scanogram 등으로 불리며, 검사부위의 정확한 위치를 선정하는 등 다방면으로 이용되고 있다.

2) 형성과정

Scout 영상이 만들어지기 위해서는 그림 4-2에 나타낸 바와 같이 X선관과 검출기가 고정되어 있는 상태에서 환자 테이블이 일정한 속도로 움직이면서 스캔을 한다.

GE사 장치의 한 예를 들면 1.25 mm의 effective aperture가 적용되며 테이블 이동속도는 초당 10 cm 정도이며 테이블의 최대 이동거리는 160 cm 정도이다. 검출기에서는 환자를 투과하여 감약된 X선 신호를 받아 빛신호로 변환한다. 그 후 빛신호는 광증배관(또는 diode array)에서 아날로그 형태의 전기신호로 변환되고, 데이터 획득시스템(DAS)에서 디지털 신호로 변환되어 프로세서로 전달된다. 프로세서에서는 이에 gray scale을 부여하여 모니터에 나타낸다.

그림 4-1에서 lateral projection으로 얻어진 scout 영상에서 표시된 직선들은 axial scan이 시행된

부위를 나타내는 것으로, 이렇게 선들이 나타나 있는 scout 영상을 cross referenced 영상 또는 post scout 영상이라고도 한다.

2. 2차원 단면영상

1) 데이터 프로세싱

(1) Projection

일반적인 CT scanning에서는 X선이 조사야(scan field)에 위치된 해부학적 구조물을 360°의 회전하는 경로를 따라 연속적으로 투사한다. 피사체를 투과한 X선의 강도(intensity), 소위 감약 프로필(또는 흡수 프로필)은 X선 tube와 함께 회전하는 검출기에서 측정된다.

그림 4-3의 (a)는 하나의 projection의 감약 프로필을 보여준다. 일반적으로 영상 당 프로젝션 수는 lower range scanner에서 600~1,000, 그리고 top range scanner에서는 1,100~1,800개 정도이다.

이때 한 방향에서의 모든 ray의 합(이를 ray sum이라고 함)을 프로젝션이라고 한다. 그리고 모든 프로젝션이 합하여 이루어지는 데이터를 sinogram이라고 한다.

(2) 획득장치의 연속적인 회전

일반적으로 사용되는 3세대 CT장치는 부채꼴 선속을 사용하여 X선관과 검출기가 동시에 회전하는 scan geometry를 채택하고 있다.

일반적인 스캔 기법에서는 360°의 정상 스캔시 갠트리(measurement system)는 초당 1회전의 속도로 회전한다. 그러나 360°의 1회전에 2초의 속도로서 데이터를 획득하는 2초 스캔 기법은 1초 스캔 기법에 비해 검사소요 시간을 증가시키고 처리에 필요한 데이터 양을 많이 발생시키지만 sampling의 정확도를 향상시킨다.

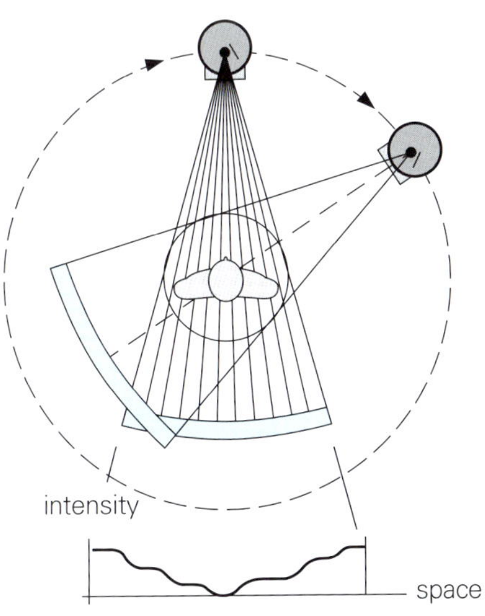

(a) 하나의 projection의 감약 프로필

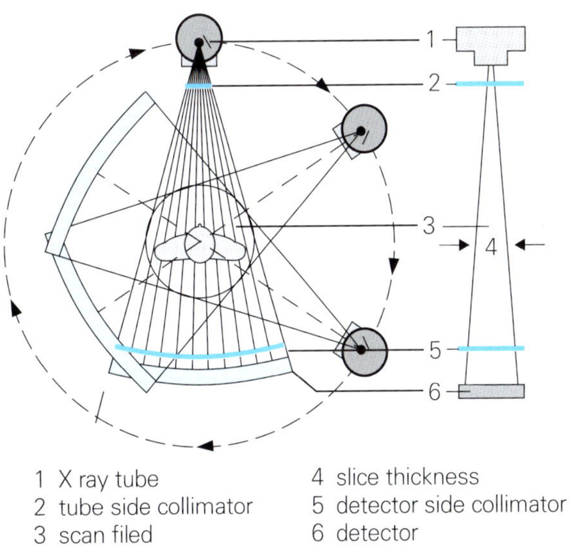

(b) 획득장치의 연속적인 회전

Ⅰ그림 4-3Ⅰ 연속적인 회전을 통한 각 방향에서의 감약 프로필의 획득

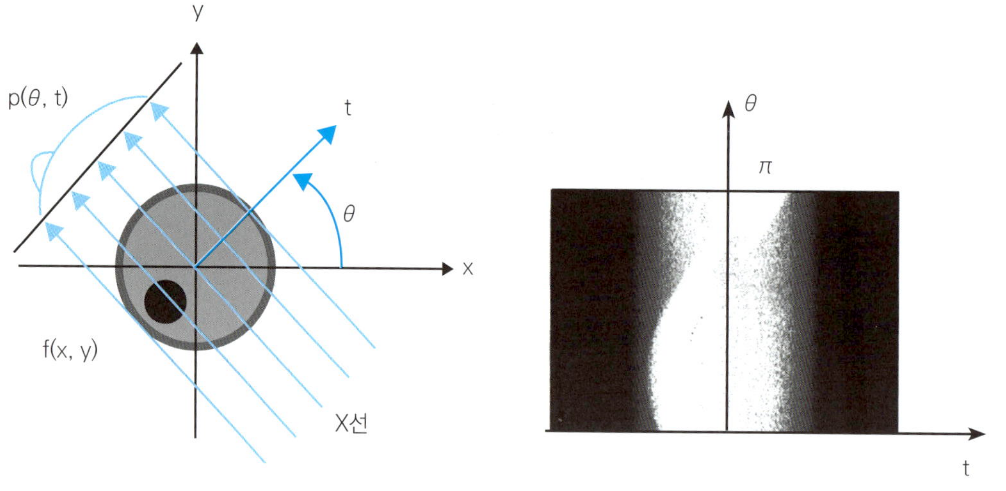

| 그림 4-4 | Sinogram

(3) 영상처리(image processing) 단계

① 감약 데이터(measurement data)의 획득

DAS는 검출기에서 획득한 데이터를 증폭 후 디지털 신호로 변환시키는 시스템을 의미하며, 검출기와 integrated board로 구성되어 있으며 검출기와 컴퓨터 사이에 위치한다.

데이터의 획득과정을 간단히 말하면, 환자를 투과한 후 감약된 X선을 검출기에서 측정하여 빛 신호로 변환시켜 DAS로 보낸다. DAS는 빛 신호를 받아 광증배관을 통해 아날로그 형태인 전기신호로 바꾼다. 그리고 아날로그 디지털 변환기(ADC)에서 이를 디지털의 이진법 데이터로 변환시키고, 이를 컴퓨터 메모리에 전송시키는 역할을 한다.

다시 말하면, DAS내에서 감약 데이터를 전기적인 에너지로 변환시키는데 이러한 전기신호는 너무 약해서 전치증폭기(preamplifier)에서 증폭과정을 거친다. 그 후 데이터는 다음 절에서 설명하는 대수변환(logarithmic conversion)이 되는데 이는 측정 데이터가 두께를 갖는 감약 데이터로 변화되는 것을 의미하며 pre-processing의 중요한 부분이다. 이 과정은 대수증폭기에서 행해진다.

이러한 과정을 거친 데이터는 ADC로 옮겨져 디지털화되어 컴퓨터로 전송된다. 그림 4-5는 CT에서 DAS의 위치와 구성요소를 보여준다.

DAS에서 측정되어 영상 재구성을 위한 가장 기초가 되는 데이터를 measurement data 또는 감약 데이터라고 한다. 하나의 영상을 형성하기 위한 총 measurement data는 유효(active) 검출소자 수에 초당 sampling 수를 곱하여 얻어진다. 예를 들면 852개의 유효검출소자를 갖고 초당 sampling수가 984개인 CT장치에서 48 cm scan FOV 로 2초의 scan time으로 body scan할 때 영상당 processing할 총 감약 데이터 수(total measurement 수)는 852×984×2 = 1,676,736가 된다.

② 아날로그/디지털 변환기

ⓐ 디지털 신호

CT의 검출기에서 출력되는 전기신호는 아날로그 형태이며, 이와 같은 아날로그 정보원에 대한 디지털 처리 시스템의 첫번째 과정은 아날로그 신호를 디지털 신호로 변환하는 것이다. 이 변환된 신호는 여

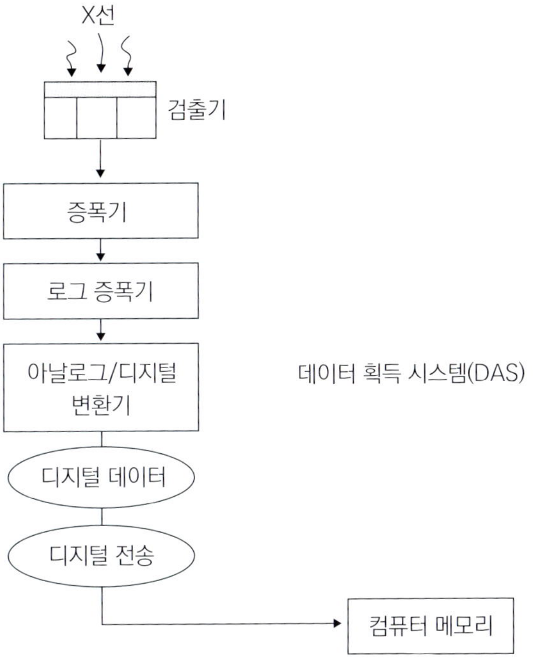

| 그림 4-5 | DAS의 위치와 구성요소

러 가지의 필요한 처리과정을 거친 후 디지털/아날로그 변환을 통해 다시 아날로그화되어 모니터 또는 필름으로 하드카피되어 출력된다.

디지털 신호는 시간이 흐름에 따라 진폭이 이산적인 값을 갖는 신호로 정의된다.

ⓑ 아날로그 신호의 디지털 변환과정

아날로그 신호의 디지털 변환은 입력되어지는 아날로그 신호를 3개의 분리된 과정, 즉 시간축 상에서의 이산화 조작인 표본화(sampling), 표본화된 진폭 값을 일정한 이산값으로 변환시키는 과정인 양자화(quantization), 양자화된 디지털 값을 일정한 법칙에 따라 이진부호로 바꾸는 부호화(coding)에 의하여 행해진다. 일반적으로 양자화와 부호화는 같은 집적회로에서 수행되며, 기본적인 디지털 영상획득 소자로써 입력되어지는 아날로그 신호를 디지털로 변환시키는 역할을 하므로 보통 A/D 변환기 또는 ADC라고 표기한다.

아날로그 신호의 디지털 변환과정을 설명하려면 적분을 생각하면 이해하기 쉽다. 어떤 신호가 입력되면 적분에서는 구간을 생각하는데 ADC에서는 적분의 구간에 해당되는 것이 샘플링 타임에 해당한다. 즉 적분에서 구간을 잘게 나누면 나눌수록 원래의 함수의 체적을 정확히 구할 수 있듯이 ADC에서도 표본화 타임이 빠르면 빠를수록 입력된 아날로그 신호값들을 정확히 얻을 수 있다. Nyquist 정리에 의하면, 일반적으로 A/D 변환에서 입력 아날로그 신호에 포함된 최고주파수의 2배 이상이 되는 주파수로 샘플링 하여야만 노이즈가 없는 원래의 신호를 재현할 수 있다. 따라서 고주파 신호(음성보다 비디오 신호가 고주파임)일수록 고속의 ADC가 요구된다.

다음의 과정은 짧은 표본화 간격으로 이산화된 값들이 어떤 단계에 해당하는지를 알아야 한다. 아날로그 영상신호가 입력될 때 표본화에 의해 어느 한 시점의 아날로그 값을 얻지만 이 값과 정확히 일치하는 디지털 값으로의 변환은 사용하는 ADC의 비트수에 따라 단계가 결정된다. 예를 들어 3 비트의 ADC를 사용하면 2의 n제곱(n : 비트수)에 의해 8단계의 신호로 나눌 수 있다.

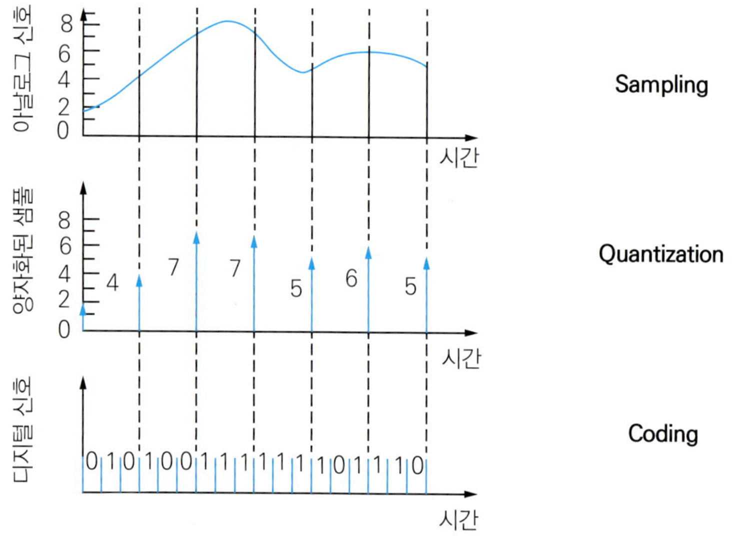

| 그림 4-6 | 아날로그/디지털 변환의 세 과정

즉 표본화한 값을 컴퓨터가 알 수 있는 이진수로 표시되는 디지털 값으로 나타내기 위해서 샘플링한 값을 ADC의 단계에 매칭시켜는 작업을 해야 하는데 이 과정을 양자화라고 한다. 이때 ADC가 갖는 출력 이진수의 비트 수가 많을수록 ADC의 해상능이 높다고 말하며, 해상능이 높다는 것은 양자화 단계가 더욱 세분화되어 원래의 신호에 더욱 가까운 디지털값을 갖는다는 뜻이다.

마지막 과정은 양자화에 의해 어느 단계의 값인지 알았으면 부호화를 해 주어야 한다. 부호화란 ADC에 의해 나누어진 단계 값을 이진화하는 작업이며 이러한 부호화 과정을 마쳐야만 비로소 컴퓨터에 저장할 수 있다. 결론적으로 A/D 변환은 아날로그 신호에 대해 샘플링 주기의 결정, 양자화, 부호화의 과정을 거쳐 디지털 신호로 바꾸는 것이다. 그림 4-6은 이러한 세 단계의 의미를 간략하게 나타낸다.

예를 들어 어떤 CT장치가 있다고 하자. 이 장치에는 8 비트의 A/D converter가 장착되어 있고 입력신호가 100 MHz인 CT영상이라고 하면, 우선 샘플링 주파수는 Nyquist 정리에 의해 최소 200 MHz 이상이 될 것이다. 그 이유는 다시 아날로그 신호로 변환할 때 원래의 신호를 복원할 수 있다. 주기 = 1/주파수이므로 1/(200×1,000,000) = 0.000000005초에 한번씩 값을 얻을 것이다. 또한 8 비트이므로 양자화 레벨은 256(0~255 단계) 레벨이 된다.

이것은 영상의 검고 흰 정도를 256단계로 나누어 놓은 것으로 생각하면 된다. 얻어진 영상의 한 점의 값이 10이라는 레벨에 속한다면 이 값을 부호화하여 00001010(10진수로 10)이라는 이진수의 디지털 값으로 표시될 것이다.

ⓒ ADC의 변환 방식

아날로그 측정값을 디지털로 바꾸는 장치들은 디지털 영상획득의 핵심을 이룬다. 이런 장치들 가운데 가장 일반적인 것이 ADC이다. ADC란 이런 변환 장치들을 통칭하는 일반적인 개념이긴 하지만, 여기서는 특정 전압을 디지털 값으로 바꾸는 특정한 전자 소자를 거론한다. 주로 사용되는 ADC로는 몇 가지 변환방식이 있으나 가장 고속의 변환 방식이며 일반적으로 사용되는 방식이 병렬형 A/D 변환기이다. 이는 입력전압을 모든 변환 요소들에게 동시에 적용시켜 이 요소들에서 출력되는 것들로부터 직접 디지털 출력을 받아내는 것이다. 이 ADC는 입력신호 범위가 좁은 신호(예를 들면, 비디오 신호)를 매우 빠른 속

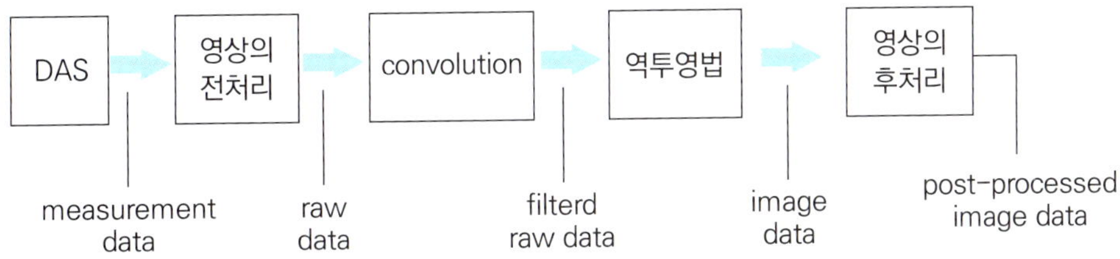

| 그림 4-7 | 횡단면 CT 영상의 형성단계

도로 디지털 처리하는데 적합하며, 빠른 속도 덕분에 섬광 AD변환기(flash ADC)라고 불린다. 비록 빠르긴 하지만 이 방식은 출력된 데이터가 10 비트를 넘기게 되면 장치가 매우 비싸고 복잡해진다.

③ 영상의 전처리(pre-processing)

DAS에서 획득된 measurement data로부터 최종적인 횡단면 영상으로 변환되는 pipe line적인 영상처리는 그림 4-7에 나타내었듯이 크게 영상의 전처리, convolution, 역투영법의 3단계로 구성되며, 영상의 후처리는 필요에 의해 부가적으로 장치의 사용자에 의해 행해진다. 영상의 전처리는 모든 디지털 영상화 장치에서 적용되는 처리로서 영상 재구성의 첫 단계이다.

CT장치에서의 전처리는 각 projection으로부터 얻어진 measurement data의 profile 값들을 필요한 형태로 변환시키는 처리이며, 이는 장치의 calibration 파일에 이미 수록되어 있는 데이터와 비교되어 행해진다. 여기에는 대수처리(logarithm), 표준화(normalization), offset과 calibration 파일의 교정, 그리고 선속경화현상(beam hardening effect)에 기인되어 물리학적으로 파생되는 신호강도의 편차의 수학적 교정(correction)이 포함된다.

Measurement data는 전처리 과정을 통하여 raw data로 변환된다. 비록 raw data는 image data에 비해 많은 양이지만 보조 기억장치에 저장될 수 있고 추후의 영상재구성을 위해 불러낼 수도 있다.

④ Convolution

알고리즘, 필터링이라고도 불리며 공간영역에서 픽셀값을 변형시키는 영상처리이며, 출력 픽셀값이 처리하고자 하는 입력영상 픽셀의 주위 작은 영역의 픽셀값에 의해 영향을 받는 local 처리의 일종이다. 이는 재구성되는 영상의 질을 결정하는 처리이며 영상의 선예도(definition)와 노이즈에 많은 영향을 준다. Convolution이 수행되는 과정은 그림 4-8과 같다.

출력영상에서 P_5의 새로운 값은 입력영상의 P_5픽셀과 그 주위 픽셀들의 가중 평균값에 의하여 계산된다. 평균값은 convolution kernel이라고 하는 픽셀 그룹을 사용하여 계산되며, kernel에서의 각 픽셀은 하나의 가중요소(convolution 계수)이다. 일반적으로 kernel 크기가 3×3인 매트릭스가 흔히 사용되지만, 필요로 하는 처리형태에 따라서 다른 크기의 convolution kernel이 사용될 수 있으며, 이런 경우에는 가중요소 역시 달라진다.

Convolution은 각 픽셀 단위로 영상을 횡단하는 convolution kernel의 이동에 의하여 수행된다. 입력영상의 각 픽셀과 인접한 픽셀들 그리고 kernel은 해당되는 출력 픽셀값을 계산하는데 이용되어지는데, 다시 설명하면, 각 픽셀들은 고유의 가중요소로 곱해진 후 합해지며 이러한 합산의 결과로 산출된 값은 출력 픽셀의 중앙부 값으로 정해진다. 이러한 처리가 입력영상의 모든 픽셀들에게 적용되며, 이때 각각의 픽셀 계산을 위해서는 9번의 곱셈과 9번의 덧셈이 필요하다. 이로 인해 시간 소모가 많으며 이 과정을 빠르게 하기 위해서는 특정 하드웨어가 사용되기도 한다.

CT장치에서 사용되는 convolution(알고리즘)에는 크게 standard algorithm외에 enhancement algorithm과 smoothing algorithm으로 구분된다.

제2장에서 설명하였듯이 standard algorithm은 영상의 강조나 노이즈 감소처리를 하지 않은 알고리즘이며 뇌조직 등의 일반적인 조직이나 구조물을 관찰하고자 할 때 사용된다. High나 bone등의 enhancement algorithm은 표시되는 해부학적 구조물의 경계부를 강조할 뿐만 아니라 영상의 선예도를 향상시키지만 부수적으로 영상의 노이즈가 증가된다. 이들은 주로 미세한 구조물의 파악이 필수적인 폐야나 측두골의 검사에 주로 사용된다.

반면 soft나 soft tissue 등의 smoothing algorithm은 영상의 노이즈를 줄이고 비슷한 감약차이를 가져서 상호구별이 어려운 연부조직 구조들의 선별력을 증가시키지만 경계부와 미세한 조직 구조들 역시 smooth하게 만든다. 이들은 주로 복부검사에서 많이 사용된다.

⑤ 역투영법(back projection)

대부분의 CT장치에서 사용되고 있는 영상재구성 알고리즘인 역투영법(back projection)은 영상형성 과정의 가장 중요한 단계이며 filtered raw data를 우리가 눈으로 볼 수 있는 image data로 재구성하는 연산 알고리즘이다. 원리와 특성에 대한 자세한 설명은 다음 절에서 하기로 한다.

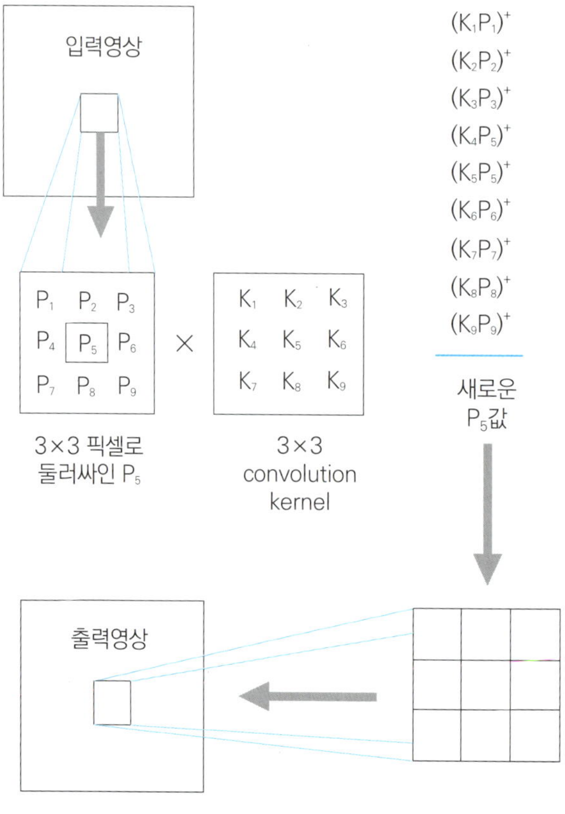

| 그림 4-8 | Convolution의 기본원리

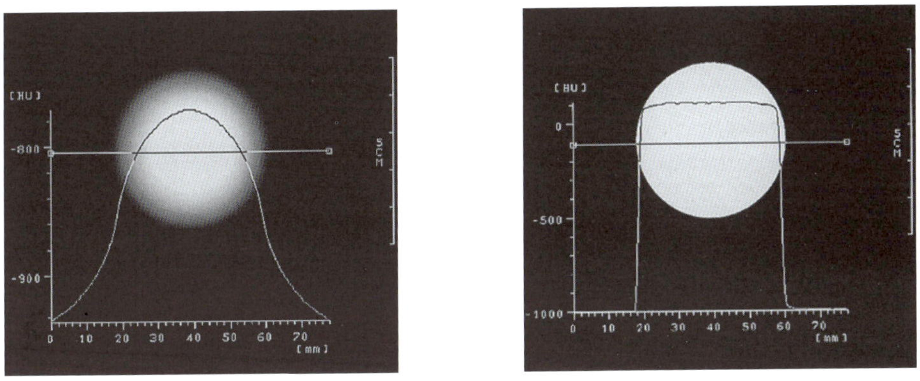

(a) (b)

| 그림 4-9 | Convolution의 시행전(a)과 Convolution 시행후의 back projection영상(b)

각각의 projection으로부터 필터링된 raw data는 512×512 픽셀을 가진 system geometry에 따라 영상 데이터로 back projection된다.

그 후 사용자는 image zoom factor나 display FOV의 적절한 선택에 따라 재구성된 영상의 특정 부분을 선택하여 나타내게 한다. 영상 픽셀의 밝기는 X선속의 감약값(스캔된 슬라이스에 해당되는 픽셀의 CT값)에 대응된다. 즉, 뼈와 같이 높은 CT 값을 가진 구조는 희게 표시되고, 반면 폐와 같이 낮은 CT 값을 가진 구조는 어둡게 나타난다. 그러므로 CT image는 주어진 해부학적 슬라이스의 정확한 geometric anatomy 뿐만 아니라 영상 내의 CT 값에 따라 각 점의 연부조직 농도를 얻는다. 만약 back projection을 convolution 과정이 없이 raw data로부터 직접 시행한다면 영상은 완전히 blurring될 것이다. 이러한 이유 때문에 back projection전에 convolution이 행해져야 하며, 이를 통해 blurring이 없는 선예한 영상을 얻게 되는 것이다.

그림 4-9는 convolution을 시행하지 않은 상태와 시행한 후의 plexiglass cylinder의 back projection 영상에 휘도 프로필을 삽입한 것이다.

⑥ 영상의 후처리

CT영상의 대표적인 후처리로는 raw data를 이용하여 display FOV를 변화시키거나 병변의 자세한 관찰을 위해 재구성 알고리즘을 변경한 영상을 만드는 경우, 영상의 특정부위에서의 픽셀 값의 분석이나 히스토그램으로의 표현하는 경우, 영상의 window width 및 level의 변화, 그리고 다음 절에서 자세히 언급되는 multiplanar reformation, 3 dimensional reconstruction 및 virtual endoscopic reconstruction 등이 해당된다.

ⓐ Retrospective image의 재구성

Raw data를 이용하여 display FOV를 변화시키거나 다른 목적의 영상 관찰을 위해 재구성 알고리즘을 변경한 영상을 만드는 경우, matrix를 변경한 영상, 또는 스캔 후 슬라이스 간의 간격(interval)을 변경하여 영상을 재구성하는 것 등이 해당된다.

그림 4-10의 (b)영상은 전두골 부위의 골절을 자세히 관찰하기 위해 raw data를 이용하여 15cm의 display FOV와 bone 알고리즘으로 변경하여 재구성한 영상이다.

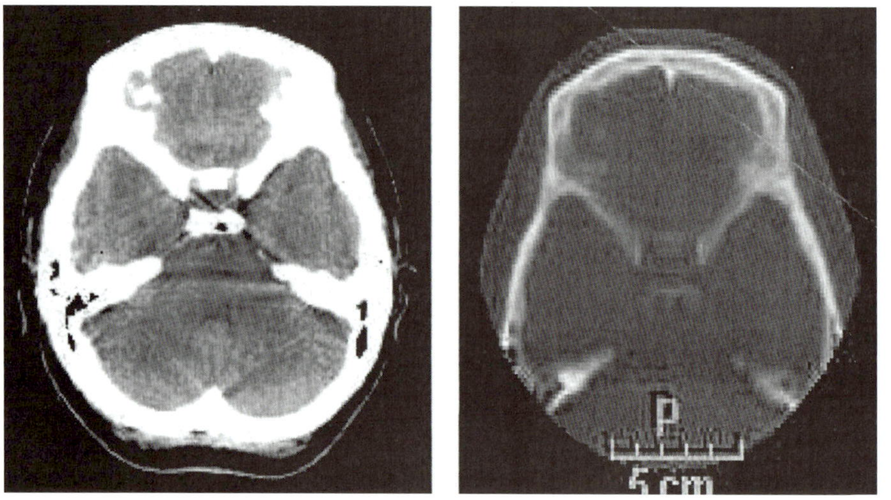

(a) 원 영상　　　(b) Retrospective 재구성 영상

| 그림 4-10 | 재구성 알고리즘과 DFOV를 변경한 retrospective 재구성 영상

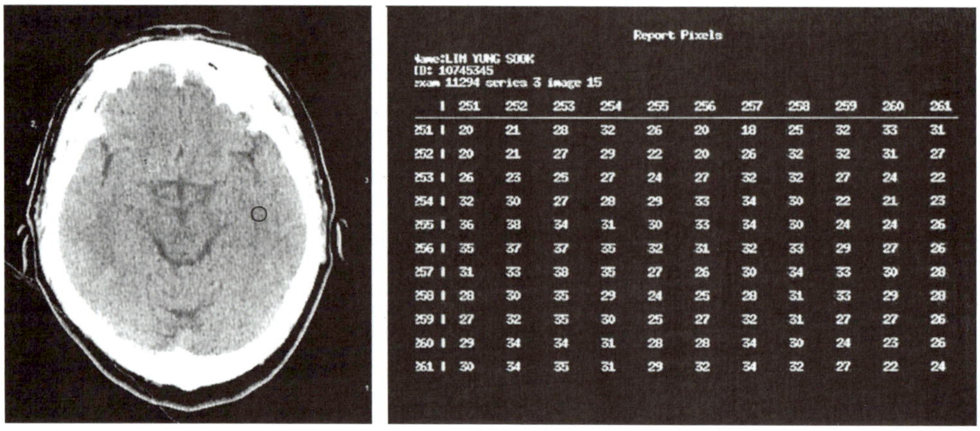

Report Pixels

Name:LIM YUNG SOOK
ID: 10745345
exam 11294 series 3 image 15

	251	252	253	254	255	256	257	258	259	260	261
251	20	21	28	32	26	20	18	25	32	33	31
252	20	21	27	29	22	20	26	32	32	31	27
253	26	23	25	27	24	27	32	32	27	24	22
254	32	30	27	28	29	33	34	30	22	21	23
255	36	38	34	31	30	33	34	30	24	24	26
256	35	37	37	35	32	31	32	33	29	27	26
257	31	33	38	35	27	26	30	34	33	30	28
258	28	30	35	29	24	25	28	31	33	29	28
259	27	32	35	30	25	27	32	31	27	27	26
260	29	34	34	31	28	28	34	30	24	23	26
261	30	34	35	31	29	32	34	32	27	22	24

| 그림 4-11 | 픽셀값의 측정

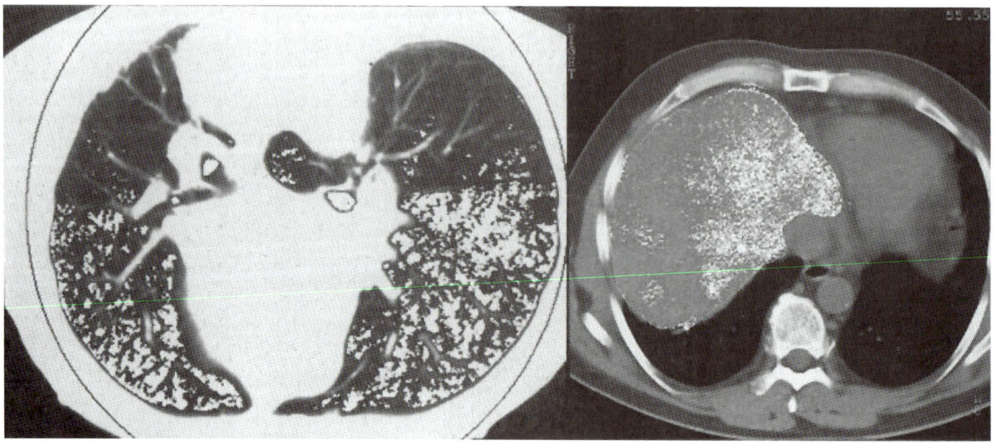

| 그림 4-12 | Masking의 예

ⓑ **픽셀 값(pixel value)의 측정**

특정 면적에 대한 CT number값을 개별적으로 분류하여 나타내는 처리이다. 장치에 따라 방법의 차이는 있지만 ROI를 선택하여 관찰하고자 하는 위치와 크기를 설정한 후 "report pixel"기능을 선택한다.

ⓒ **Masking 또는 highlighting**

특정 부위에 설정한 최대와 최소의 HU값 범위 내에 속하는 픽셀만을 나타내는 기법이다. 주로 지방 성분의 측정을 위해 많이 사용된다.

그림 4-12의 경우 -800에서 -1,000HU의 범위(threshold value)가 적용되었으며 범위 밖에 속하는 부위는 주위의 형태학적 구조와 구별하기 위해 희게 나타나 있다.

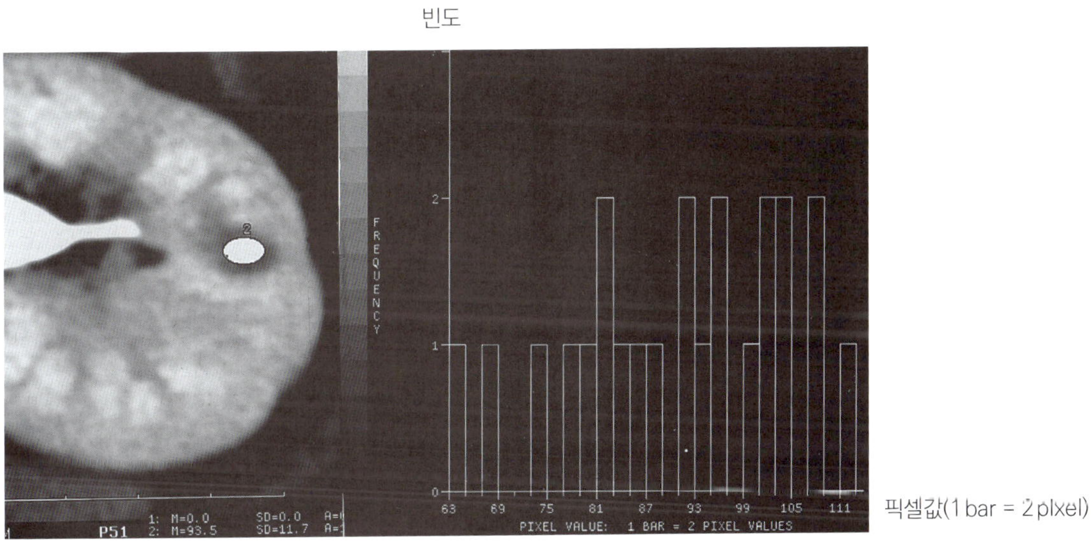

(a)

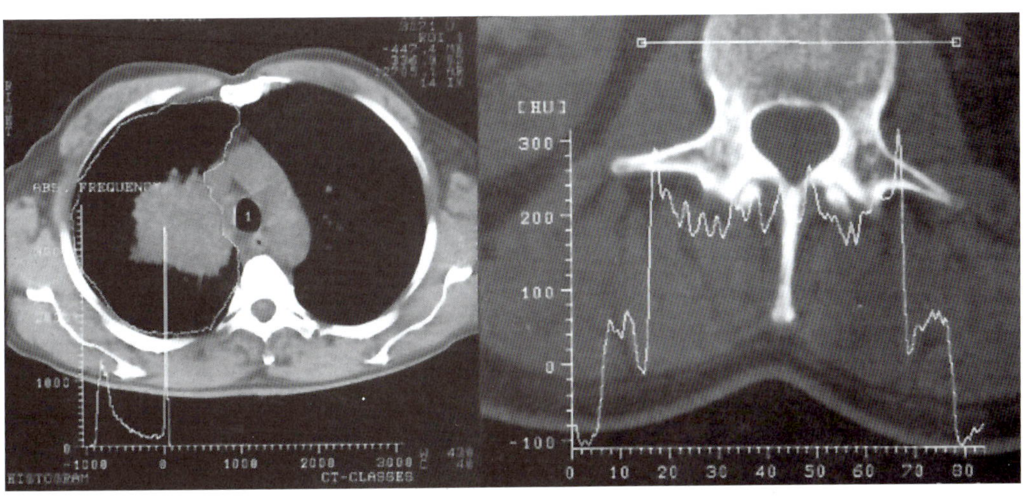

(b)

| 그림 4-13 | 히스토그램과 농도 프로

ⓓ 히스토그램(histogram)

히스토그램이란 영상의 일정한 관심부위에서 CT값에 대한 픽셀의 빈도를 표시하는 영상의 통계함수이며, 그 픽셀들의 위치에 관한 정보는 갖고 있지 않는 특성이 있다. 히스토그램의 형성과정은 영상 내 매트릭스를 관찰하여 각각의 농도 값에 대한 픽셀의 수의 통계를 구한 후 픽셀 농도 대 빈도수를 그래프로 표시한다.

그림 4-13의 (a)는 신장 CT 후 저농도 부위의 히스토그램을 얻은 것이며, (b)는 폐야와 요추의 농도 프로필을 나타낸 것이다.

ⓔ 분석 처리(information extraction 또는 image analysis)

혈류속도의 측정, 영상 모양의 측정, 크기, 면적 비율 등을 영상으로부터 알아내어 생리학적인 정보를 얻는 처리이다.

ⓕ 대조도 변환(contrast stretching, window width & level setting)

Point 처리에 기반을 둔 대조도 변환은 global contrast enhancement라고도 불리며, 주어진 영상신호를 어떤 사진농도로 재현해야 할 지, 진단 목적에 적절한 표시 특성을 조절하는 것으로 대조도의 증강(contrast enhancement) 효과를 얻기 위해 주로 시행된다.

CT에서 대조도 변환처리는 모니터나 워크스테이션의 gray level 변환을 통한 window width와 level의 조절(windowing)로 행해진다. 그러나 대조도 증강의 단점으로는 어떤 gray level 범위에 있는 물체의 대조도와 가시능을 증강시키는 반면 정해진 범위보다 위 또는 아래의 픽셀값을 갖는 부분은 희거나 검게 표시되어 가시화가 불가능해진다는 점이다.

ⓖ 영상의 확대(magnification 또는 zoom)

Image data를 이용하여 DFOV를 작게 하거나 이미 완성된 영상의 픽셀 크기를 키워서 관심영역을 확대해서 보는 방법으로 원 영상에 비해 화질이 떨어지며 너무 크게 확대하면 픽셀이 모자이크처럼 보일 수 있다.

ⓗ 거리 및 각도, 면적 측정

대부분의 CT장치에서는 재구성된 영상에서 커서를 이용하여 두 지점간의 거리, 세 점간의 각도, 그리고 면적을 측정할 수 있다.

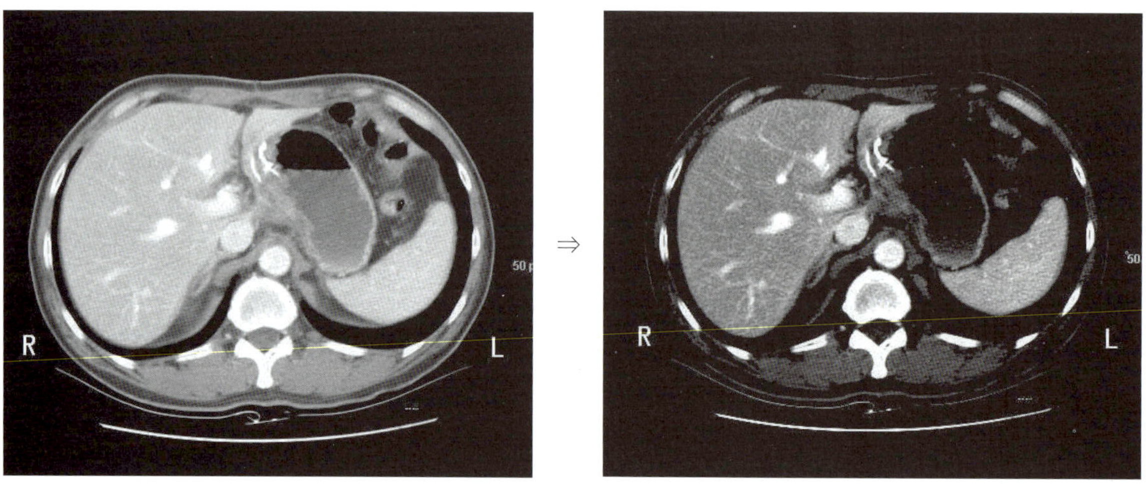

| 그림 4-14 | 모니터에서의 CT 영상의 대조도 변환(대조도 증가)

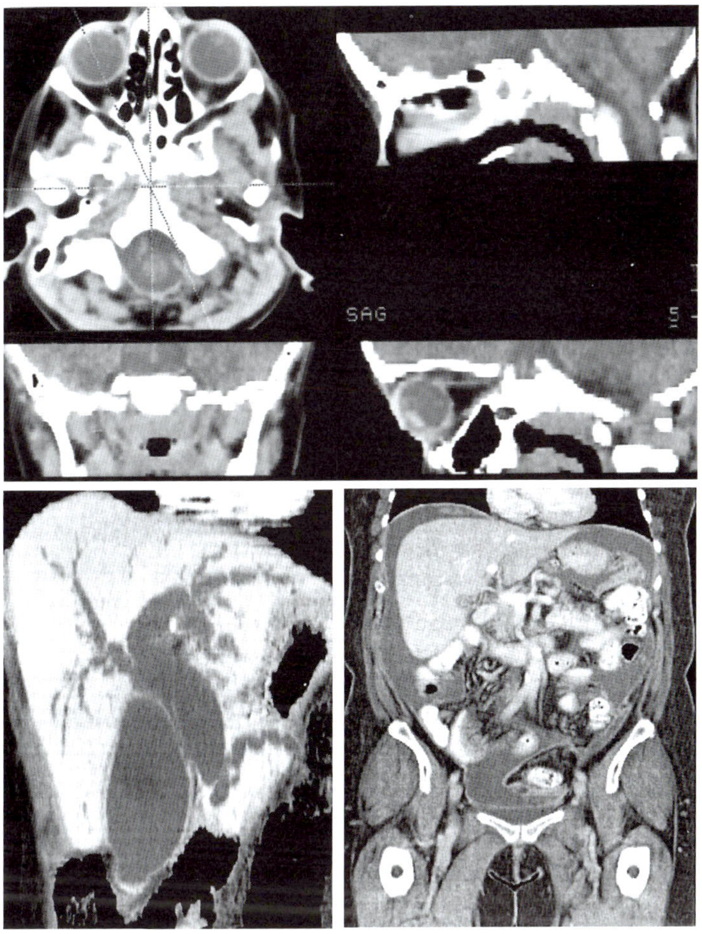

| 그림 4-15 | Multi-planar reformation 영상

ⓘ **Multi-planar reformation 및 curved planar reformation**

얻어진 이미지 데이터를 이용하여 다른 body plane의 영상을 실시간으로 reformation하는 것으로 coronal, sagittal, oblique, 그리고 curved planar reformation(curved reformation) 등이 있다.

Curved planar reformation은 원하는 해부학적 부위의 trace로 얻어지며 dental CT나 cardiac CT에서 많이 이용된다.

대부분의 CT장치는 70cm의 갠트리 구경과 최대 50cm의 스캔 조사야(SFOV)를 갖고 있어 두경부를 제외하곤 횡단면 스캔만 가능하다. 초음파 혹은 MRI 장치에서는 가능한 다방면(multi-plane)의 영상을 얻지 못하는 이런 점이 CT의 단점으로 여겨져 왔다.

그러나 최근의 high version CT장치에서는 얇은 단면두께의 영상획득이 가능하여 X, Y축 해상능과 동일한 수준의 Z축 해상능을 갖는 영상을 얻어낼 수 있다. 이러한 영상을 isotropic resolution image라고 한다. 즉, axial image의 resolution과 동일한 coronal, sagittal, oblique image를 실시간으로 얻을 수 있다.

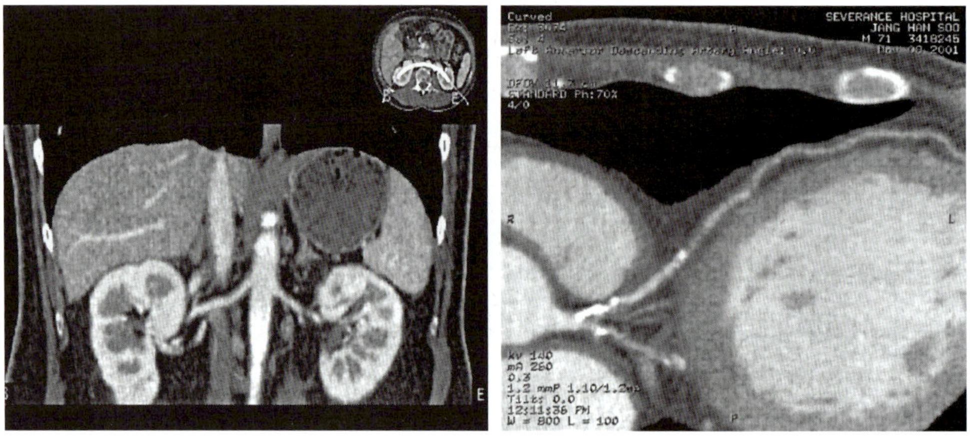

(a) Renal arteries (b) Left anterior descending artery

| 그림 4-16 | Curved planar reformation 영상

두경부와 흉복부 영상의 X축과 Y축 분해능이라 불리는 픽셀 크기는 보통 0.5 mm(25 cm의 DFOV)에서 1 mm(50 cm의 DFOV) 정도의 크기를 갖는다. 따라서 0.5 mm 이하의 슬라이스 두께를 갖는 영상을 얻을 수 있는 CT장치에서는 0.5 mm×0.5 mm×0.5 mm 혹은 1 mm×1 mm×1 mm 크기의 정육각형 복셀을 갖는 영상을 얻을 수 있다.

Reformation을 위해서는 동일한 스캔 파라메터의 영상(동일한 각도, DFOV, 슬라이스 간격 등)이 필요하며 Z축 방향의 공간해상능의 향상을 위해서 thin slice의 횡단면 영상이 권고된다.

3. 대표적 영상재구성 기법(image reconstruction method)

CT영상이 비슷한 감약계수를 가진 조직에 대해 우수한 식별능력을 갖는 원인 중의 하나가 컴퓨터에 의한 우수한 영상재구성 처리기법이다. CT에서 영상재구성이란 어떤 횡단면 내의 감약계수의 분포를 한 방향에서 합계하여 얻어지는 1차원 분포(이를 투영이라고 함)를 다수의 방향에 대해 구하며, 이로부터 횡단면상을 복원하는 것이다. 이를 위한 수학적 처리기법으로는 다음의 여러 가지 방법이 있다.

1) 역 매트릭스법(matrix inversion method)

실제의 CT에서는 이용되지 않고 있지만 가장 기본적인 영상 재구성 처리기법이다. 이는 수학의 방정식에서 구하고자 하는 X값들이 여러 개 있을 때, 알고자 하는 X값들보다 더 많은 등식을 만들 수 있다면 그 등식들을 서로 대입하여 원하는 X값들을 구하는 방법을 이용한다.

그림 4-17에서와 같이 0, 1, 2, 3의 다른 감약계수 값을 가지는 픽셀로 구성된 횡단면(kernel)이 있을 때, 0 대신에 미지수인 X1, 2 대신에 X2, 1 대신에 X3, 3 대신에 X4라고 가정을 한다. 여기서 우리는 각 방향의 투영값(ray)을 구할 수 있다.

A방향에서의 투영(ray sum) : X1+X2 = 2, B방향에서의 투영: X3+X4 = 4
C방향에서의 투영: X1+X3 = 1, D방향에서의 투영: X2+X4 = 5가 된다.
또 대각선 방향에서의 투영 E : X1+X4 = 3, F : X2+X3 = 3이 된다.
이 4개의 연립 1차 방정식을 이용하여
투영 A-C = (X1+X2) - (X1+X3) = X2-X3 = 2-1 = 1
F = X2+X3 = 3에서 X2는 2가 된다. X3 = 1

또한 A로부터 X1 = 0, C로부터 X3 = 1, D로부터 X4 = 3이 된다. 그러나 실제로는 미지수 X는 매우 많고 연립방정식의 수도 방대하여 실용화에는 적합하지 못하다.

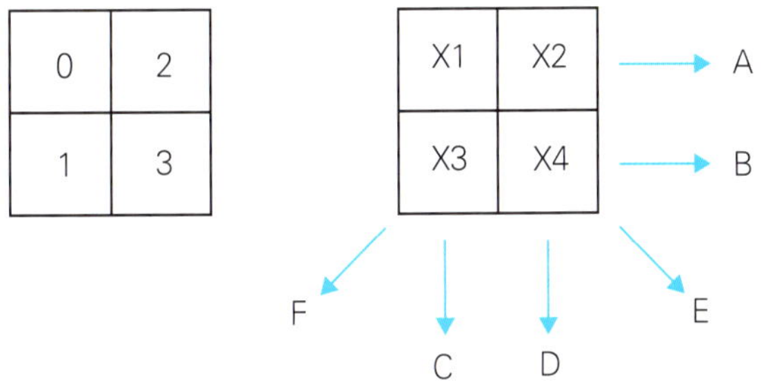

| 그림 4-17 | 역 매트릭스법의 기본원리

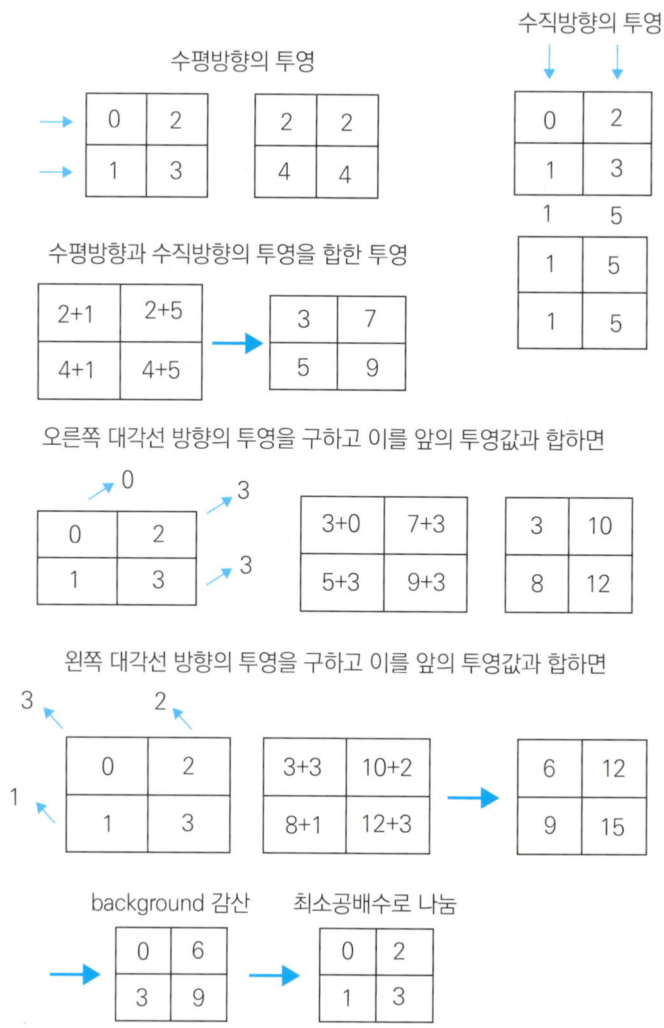

|그림 4-18| 역투영법의 기본원리

2) 역투영법(back projection)

1960년대에 Oldendorf와 Kuhl에 의하여 핵의학 영상의 재구성을 위해 계발된 기법이다. 각 방향에서 얻은 투영(ray)의 값을 거꾸로 픽셀면에 되돌려서 그 하나 하나를 합산하는 기법이며 합산이 다된 후에는 전체 픽셀 중에서 가장 수치가 작은 기본값(background)을 각각의 픽셀에서 감산한 다음, 다시 픽셀들의 최소공배수의 값으로 나누어 원래의 값을 얻어내는 방법을 이용하는 연산법이다. 다른 명칭으로는 summation method, linear superimposition method, 중첩 재구성법이라고도 불린다(그림 4-18 참조).

0, 1, 2, 3의 다른 감약계수 값을 가지는 픽셀로 구성된 횡단면(kernel)이 있을 때, 수평방향의 투영을 구하여 중첩시키고 수직방향의 투영을 구하여 중첩시킨 후 투영값을 더한다. 동일한 방법으로 오른쪽 대각선 방향의 투영을 각각 구하여 순차적으로 앞의 값에 더한다. 최종적으로 얻어진 값에서 background값 6을 빼면 된다. 여기서 최소공배수 3으로 나누면 원래의 값이 된다. 역투영이란 간단히 말하면, 투영된 역방향으로 화면에 투영을 나타내는 것으로 그 결과는 그림 4-19(b)와 같이 주변에 방사형의

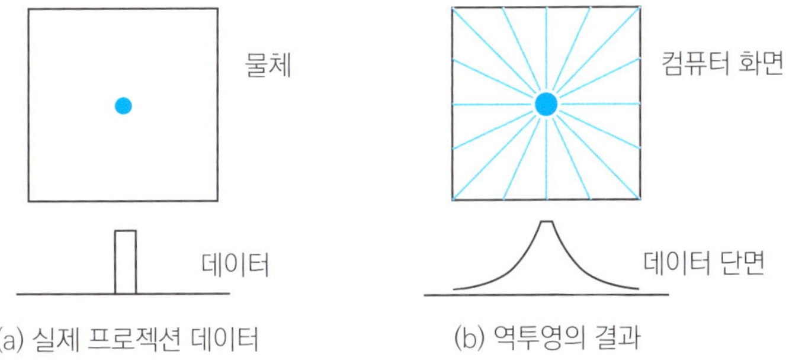

| 그림 4-19 | 실제 데이터와 역투영 데이터의 비교

blurring이 나타나 본래의 투영값과 똑같게 나타내지는 못한다. 한 방향에서 고흡수 물체인 못을 스캔하면 그림 4-19(a)와 같이 못의 위치에 대응되는 피크가 투영에 나타나며 피크의 크기에 비례한 강도를 픽셀면에 나타낸다. 한번의 스캔이 끝나면, X선관과 검출기가 일정 각도로 회전하여 다시 스캔하여 각 방향에서의 투영을 얻으며 앞에서 역투영된 영상에 포개어져 수레바퀴(spoke) 모양이 된다. Spoke 중심 부위는 못의 위치에 대응하는 높은 농도로 나타나며 그 주위의 부분도 spoke 모양의 흐림(blurring)이 나타난다. 이 흐림은 높은 농도의 물체로부터 거리에 역비례하여 감소한다.

그림 4-19의 (a)는 못을 투과한 실제의 프로젝션 데이터이며 (b)는 역투영법의 결과로 컴퓨터 화면에 나타나는 데이터이다. (b)는 역투영법에 의한 점확산 함수(point spread function)를 나타내고 있으며, 원래 횡단면의 흡수계수의 분포에 이 점확산 계수를 convolution처리하면 역투영에 의한 재구성 영상이 얻어진다. 그리고 그림 4-20은 프로젝션 데이터의 수에 따라 역투영 과정을 거친 재구성 영상이 어떤 차이를 보이는 가를 비교한 것이다.

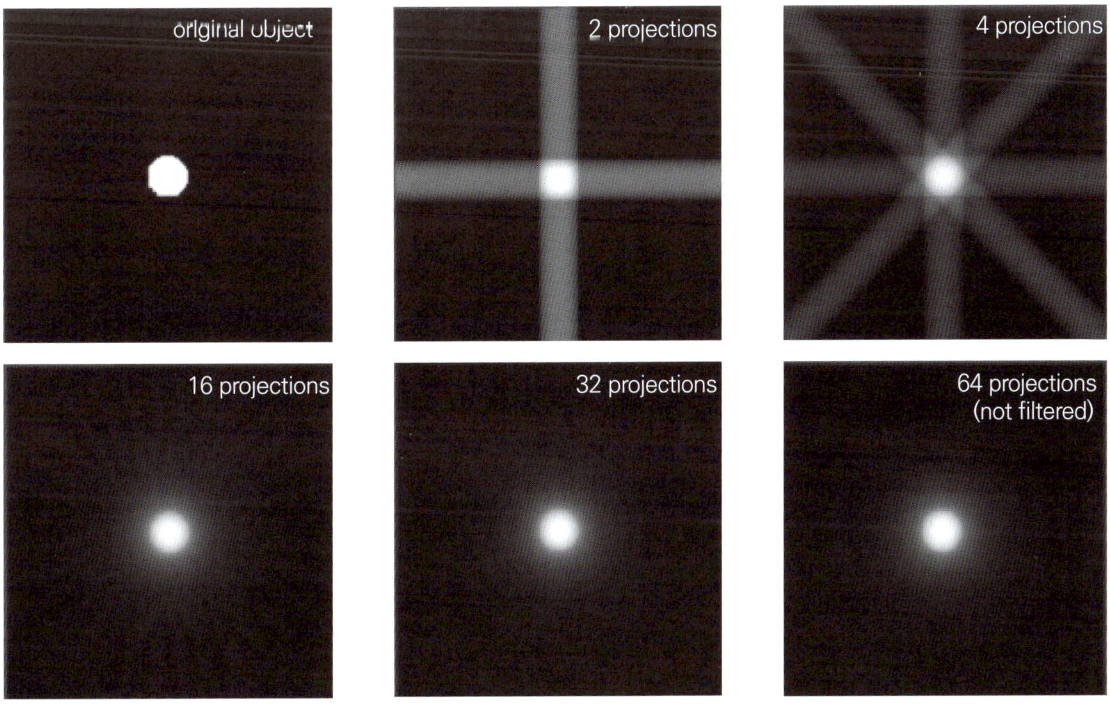

| 그림 4-20 | 역투영법에서 프로젝션 수에 따른 재구성 영상의 차이

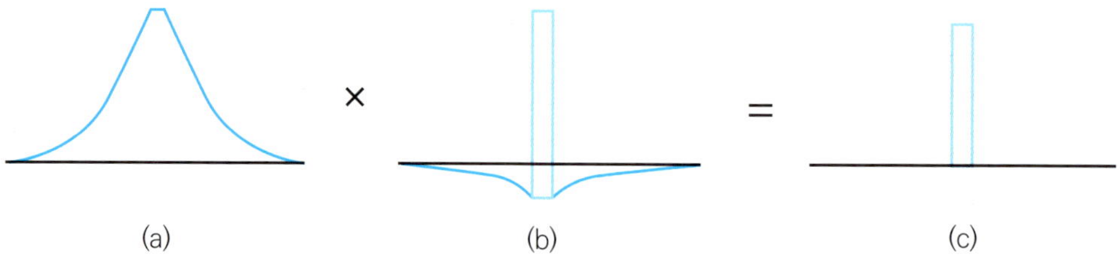

| 그림 4-21 | Back projection의 filtering 처리

또한 역투영된 영상을 원래의 좋은 영상으로 복원하기 위하여 blurring시킨 것과 반대의 처리과정(filtering)을 하는데 이에 사용되는 필터의 모양은 그림 4-21(b)와 같다. (c)는 (a)와 (b)를 곱하여 얻는다. 이러한 방법을 이용하여 back projection을 시행한 후 2차원적인 filtering을 시행하는 기법이 back projection filtering method이다. 역투영을 시행한 다음 필터링 처리를 하는 이러한 방법은 CT 장치의 초기 단계에서 사용되었으나 재구성 시간이 많이 소요되어 현재는 사용되지 않고 다음에 설명하는 필터링과 역투영법을 거의 동시에 시행하는 filtered back projection method가 주로 사용된다.

3) 필터보정 역투영법(filtered back projection; FBP; CBP)

필터보정 역투영법은 2차원적 퓨리에 변환법과 함께 대표적인 분석학적인 영상재구성 기법이다. 이 방법은 앞에서 설명한 역투영법과 밀접한 관계가 있으며, 역투영상의 흐림을 제거하여 원래의 영상을 만드는 방법이다. 역투영에서는 얻은 투영의 크기에 정비례하는 역투영을 하는 것인데, 필터보정 역투영법은 얻은 투영에 어떤 종류의 필터처리를 한 다음 역투영을 시행하는 차이가 있다. 여기서 행하는 필터처리를 종합적분(convolution) 또는 알고리즘(algorithm) 이라고도 부르며 사용하는 필터의 특성에 따라 얻어지는 최종 영상의 성질이 달라진다. 즉, smoothing 필터는 연부조직의 관찰에, sharp 필터는 고해상능의 영상을 얻는데 사용된다. 그림 4-22는 필터처리 전후의 신호를 해상능과 노이즈, 프로필 측면에서 비교한 것이다.

CT장치에서 주로 사용되는 필터는 앞의 그림 4-21(b)에 나타낸 바와 같이 원점이 양의 값(+)이고 그 밖은 음의 값(-)이며, 원점에서 멀어질수록 0으로 접근하는 함수이다. 보정 후의 투영은 중심이 양의 값(+)이고 주위가 음의 값(-)이므로 중심이 교차하는 점은 높은 농도로 나타나며, 그 점 이외는 양의 값의 중심선과 음의 값의 주위 영역이 상쇄되어 거의 0이 된다. 따라서 고농도의 점은 남고 주위의 흐림은 없어지는 처리가 된다.

필터보정 역투영법의 재구성 단계를 정리하면 다음과 같다. 먼저 모든 방향의 투영값(projection profile)을 획득한 후 데이터의 대수화를 통한 전처리가 행해진다. 디지털 필터가 각 데이터에 곱해진 후 필터된 프로필을 역투영한다. 최종적으로 필터된 역투영값은 합산되고 (+)와 (-) 성분이 각기 상쇄되며 흐림이 없어진 영상이 얻어진다. 만약 back projection을 filtering 과정(convolution)이 없이 raw data로부터 직접 시행한다면 영상의 blurring이 발생될 것이며, blurring된 후에 filter 처리를 시행하면 효율성을 저하시키고 처리시간을 지연시키므로 이러한 이유 때문에 back projection 전에 filtering이 행해지는 것이다.

이러한 과정의 필터보정 역투영법은 처리속도가 빠르고 선명한 영상을 얻을 수 있어 현재 쓰이는 CT는 대부분 이 방식을 적용하고 있다. 하지만 노이즈에 민감하고 아티팩트의 억제가 어려운 단점이 있다.

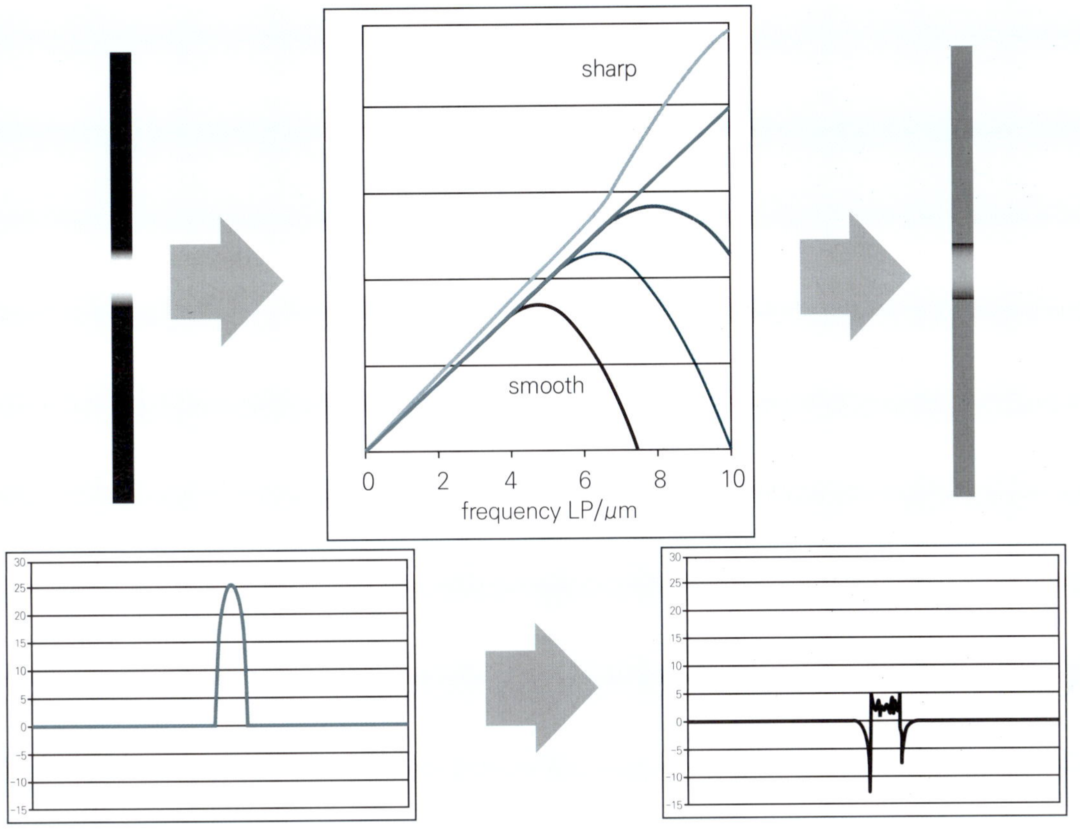

| 그림 4-22 | 필터링 처리 전후의 신호 비교

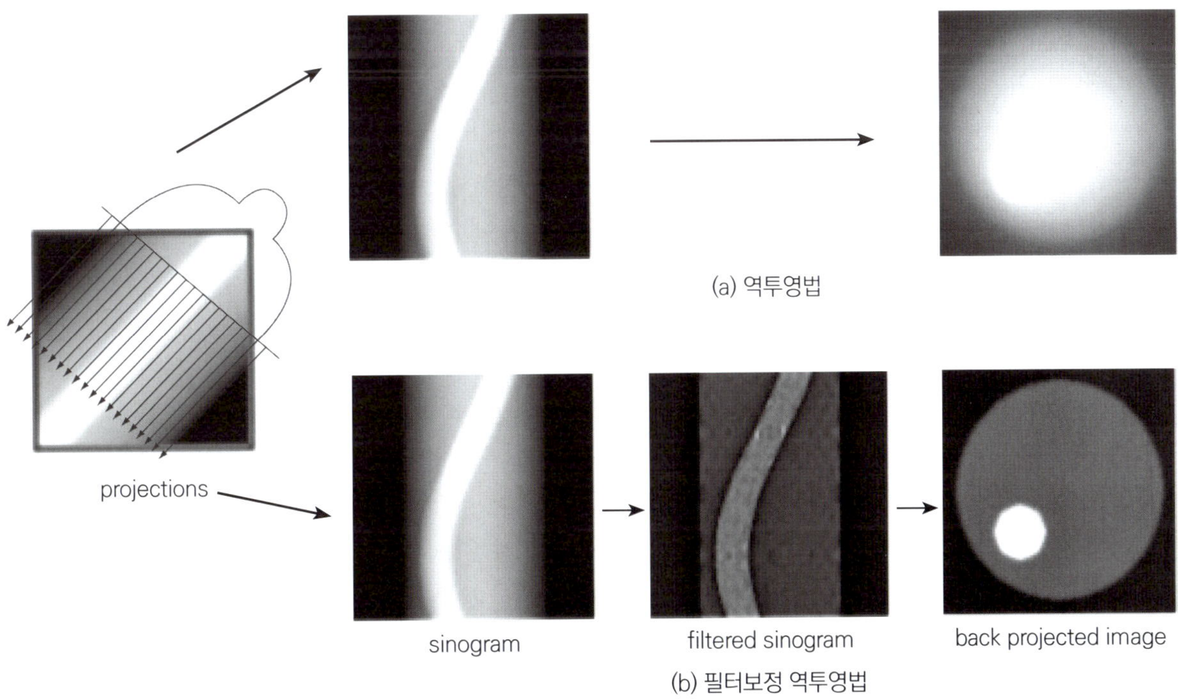

| 그림 4-23 | 역투영법과 필터보정 역투영법의 개념도

4) 반복 근사치 보정법(iterative approximation method; iterative reconstruction; IR)

(1) 기본원리

Iterative reconstruction(IR) 기법은 반복재구성법이라고도 불리는 초기의 EMI CT에서 사용된 기법이며, 기본 원리는 피사체를 투과해서 측정되어진 투영값을 여러 방향에서의 반복적인 보정(correction)을 통해 평균치를 구하는 방법으로, 원래의 구조에 접근한 만족스런 영상이 얻어질 때까지 보정을 시행할 수 있다.

IR기법의 기본연산을 예를 들어 설명한다. 4개의 다른 감약계수값(0, 1, 2, 3)을 갖는 픽셀로 구성된 횡단면(kernel)에서 보듯이 먼저 수평방향 투영의 합을 전체 픽셀수로 나눈 평균값을 전체 픽셀에 할당하면 초기 4개의 픽셀의 전체 합은 6이며, 이를 전체 픽셀수 4로 나누면 각 픽셀의 평균값은 1.5가 된다(a). 그리고 (b)와 같이 할당된 수치의 수평방향의 새 투영(new ray)을 구한다. 그 다음 과정인 (c)는 수평 방향의 보정이다. 즉, 수평방향에서 실측치(old ray)와 계산치(new ray)의 차를 픽셀수로 나누는 보정을 시행하면 윗행 : (2-3)/2 = -0.5이며, 아랫행 : (4-3)/2 = +0.5가 된다.

그리고 원래 데이터의 수직방향을 투영을 구하고, 수평방향 보정결과치의 수직방향 투영을 구한 후 수직방향에서의 새 투영(new ray)를 구한다(d). (e)와 같이 수직방향에서의 실측치에 대한 두번째 교정을 시행하면 좌측 열 : (1-3)/2 = -1이며, 우측 열 : (5-3)/2 = +1이 된다. 이러한 보정과정을 거치면 원래의 픽셀값과 동일한 값을 얻게 된다.

IR기법의 실제 적용에서는 픽셀의 수가 너무 많고 X선속의 방향에 따라서는 선속이 픽셀의 일부분 밖에 투과하지 않는 부위도 발생한다. 따라서 실제의 투영을 계산함에 있어서 각 픽셀의 값에 선속이 지나가는 면적율을 곱해 총합을 구한다.

IR기법의 장점은 계산에 있어서 여러 가지 제한조건을 붙여 재구성영상의 정밀도를 향상시키고 노이즈를 감소시킬 수 있다. 그러나 모든 투영값의 반복 계산으로 인해 재구성 소요시간이 길다. 또한 양자 노이즈와 환자의 미세한 움직임에 의해 발생되는 투영값의 부정확 현상이 발생되므로 매트릭스 내의 모든 점이 동일한 값을 갖고 있다는 가정 하에서 재구성을 시행하며, 이 값과 측정값이 동일할 때까지 반복하여 보정작업을 한다.

보정 작업에는 3가지 유형이 있다. 전체 매트릭스를 위한 모든 투영값을 반복의 첫 시작부터 계산되고 모든 보정이 반복되는 과정마다 동시에 시행하는 동시 재구성법(simultaneous reconstruction), 한 열의 합을 계산하여 보정하고 이들 보정은 다음 열과 연결되어 매 열을 반복 처리하는 열대열 보정법(ray by ray correction method), 그리고 한 점을 투과한 모든 투영에 계산과 보정을 하며 이들 보정은 연속 계산하여 합성하고 다시 매 점마다 반복하여 처리하는 점대점 보정법(point by point correction method)이다.

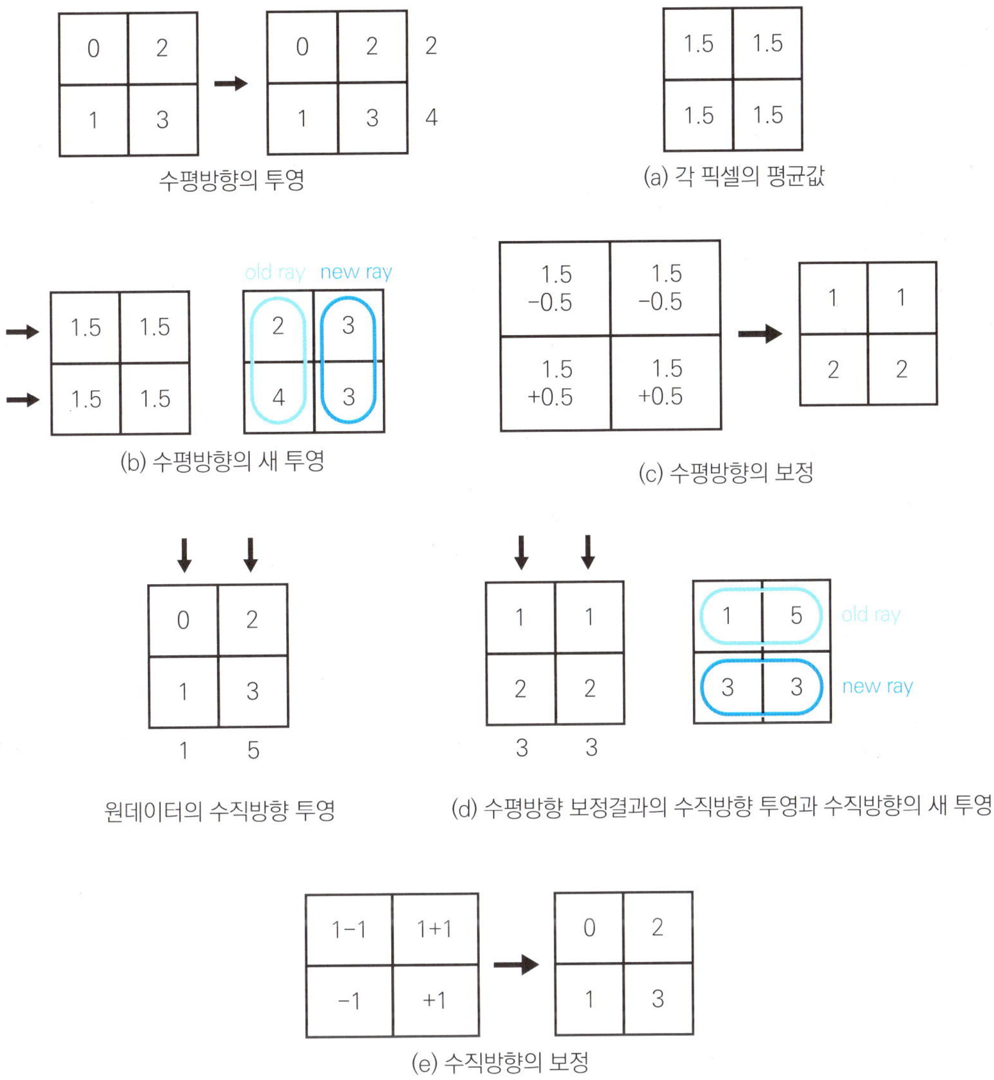

| 그림 4-24 | 반복 근사치 보정에 의한 재구성법의 기본원리

(2) Statistical IR

최근 들어 IR기법은 최신 CT장치에서 부가적인 영상재구성 기법으로 활용되기 시작했다. 즉, computing power의 향상으로 인해 영상재구성 소요시간이 단축됨에 따라 기존의 필터보정역투영법에서 발생되는 노이즈를 감소시키는 보완적인 재구성 방법으로 자리잡은 것이다.

최근의 IR기법은 statistical IR과 true IR(theoretical IR) 기법으로 구분할 수 있다. Statistical IR은 하이브리드 반복재구성법이라고도 불리며, 주로 필터보정 역투영법으로 재구성된 CT영상을 추가적으로 image data 영역에서 통계적인 방법으로 노이즈를 감소시킨다. 이에는 GE사의 ASIR(adaptive statistical IR), Siemens사의 IRIS(iterative reconstruction in image space)와 SAFIRE(sonogram affirmed iterative reconstruction), Philips사의 Idose, 그리고 Toshiba사의 AIDR(adaptive iterative dose reduction)이 해당된다. 제조사에 따라 다소 차이는 있지만 statistical IR은 영상재구성 동안의 시스템 광자특성(system optics)의 모델링을 단순화시켜 노이즈와 환자선량을 감소시킨다. 또한 사

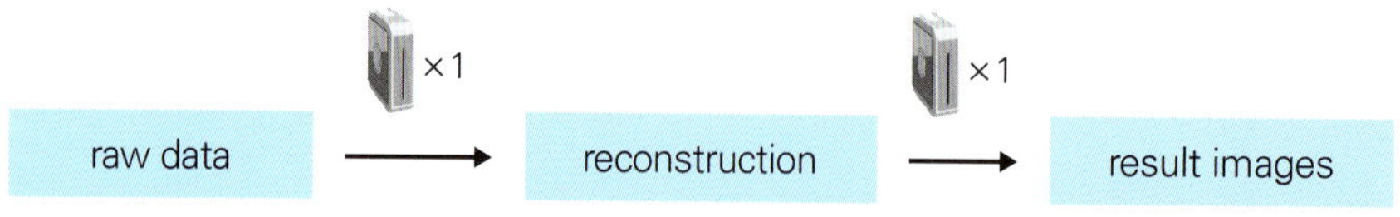

(a) Filtered back projection

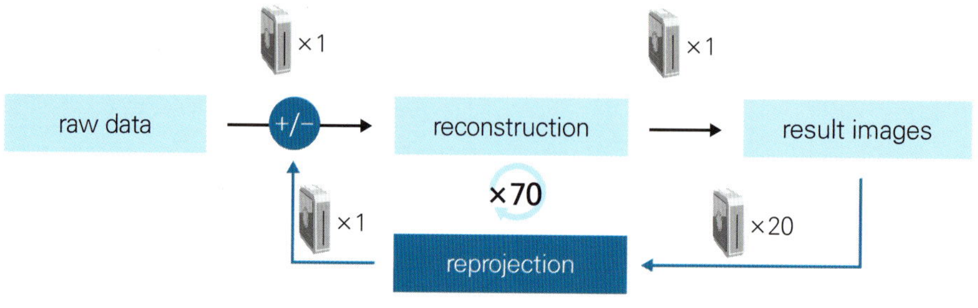

(b) Statistical iterative reconstruction

| 그림 4-25 | Filtered back projection과 statistical IR의 개념 비교

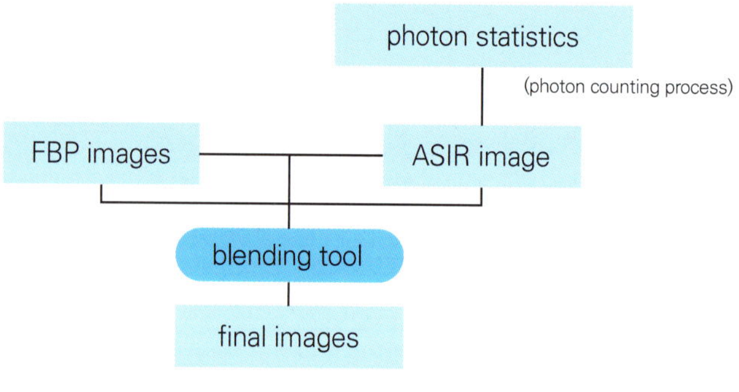

(a) GE사 ASIR

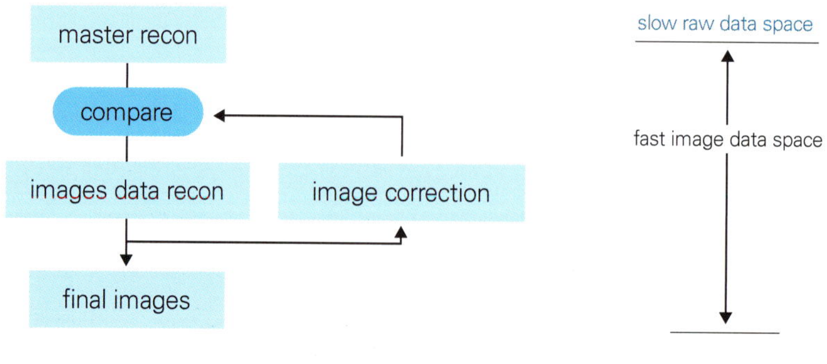

(b) Siemens사 IRIS

| 그림 4-26 | Statistical IR의 개념도

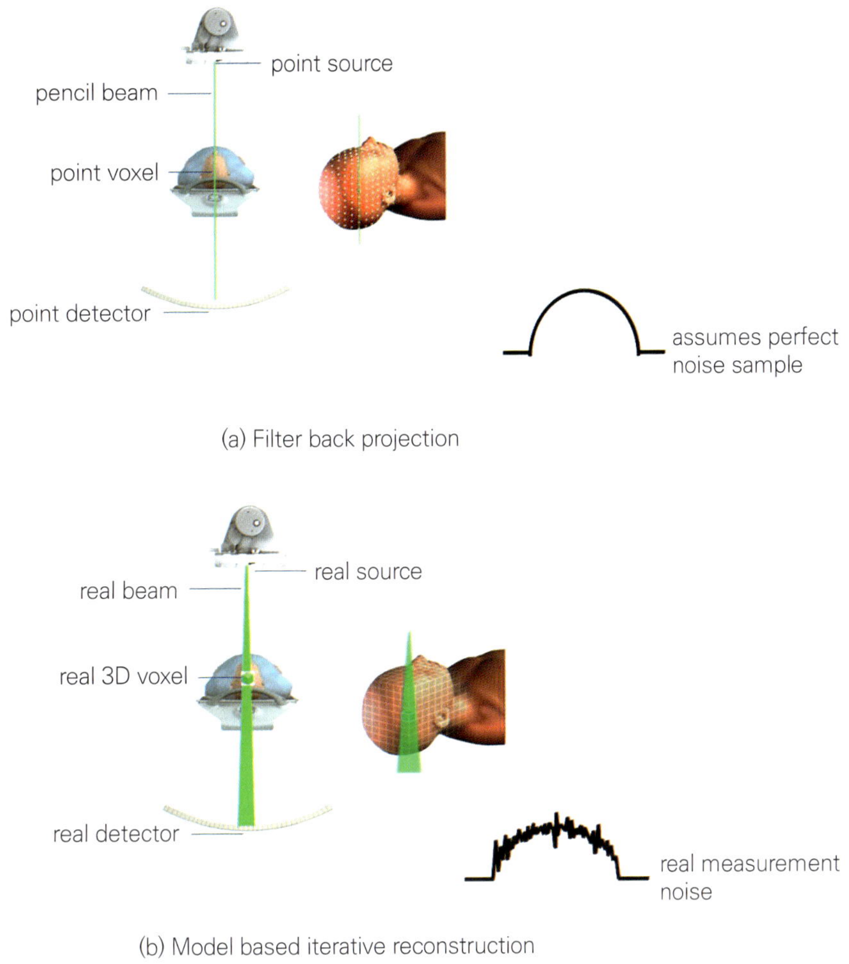

| 그림 4-27 | Filtered back projection과 model based IR의 비교

용자가 statistical IR을 적용 시 선택적으로 IR값을 적용할 수 있는데, GE사의 경우 10단계의 선택이 가능하다. ASIR 0%는 필터보정 역투영법만 시행한 영상임을 의미하며, ASIR 100%는 노이즈가 제로인 영상을 의미한다.

(3) True IR(theoretical IR; 모델기반 반복재구성법)

지난 30년 넘게 모든 CT장치 제조사는 영상재구성을 위해 필터보정 역투영법을 사용해 왔다. 이러한 영상재구성법에서는 수학적 추적연산을 위해 많은 단순화가 도입되었는데, 이에는 X선 초점이 매우 작은 점이고, detector 역시 detector cell의 중앙에 위치한 하나의 점이며, 재구성된 복셀도 형태나 크기를 갖고 있지 않으며, 측정된 신호는 광자의 통계특성(photon statistics)이나 전자적 노이즈로 인한 에러를 포함하지 않는다는 가정을 전제로 한다(그림 4-27(a) 참조).

이러한 가정은 영상재구성의 수학적 관점에서는 필요하지만 얻어지는 재구성 결과 측면에서는 CT시스템의 정확한 상태를 대변하지 못하기 때문에 영상의 질을 떨어뜨리는 저해요인으로 작용한다. 이를 해결하고자 장치 제조사(GE사 등)에서는 10년의 연구로 그림 4-27(b)와 같이 CT시스템의 정확한 상태를 반영한 model-based IR(MBIR) 이라는 재구성 알고리즘을 개발하였다. 이는 CT시스템의 통계 특성(photon statistics, 전자적 노이즈가 이에 해당됨) 뿐만 아니라 광학 특성(optics, 기하학적 정보이며 imaging chain의 파라메터들인 초점, 빔, 픽셀, detector 형태가 이에 해당됨), 피사체(object) 특성, 그리고 물리적 특성(X선 스펙트럼, 감약특성이 해당됨)까지도 정확히 모델링하여 반영한다. MBIR의 적용은 공간분해능의 현저한 향상과 노이즈와 환자선량을 감소시키며, temporal resolution을 향상시킨다. 하지만 재구성을 위한 컴퓨터 계산의 복잡함으로 인해 최신의 고성능 컴퓨터 시스템으로도 재구성 속도 측면에서 routine clinical workflow를 소화해내지는 못하고 있다.

True IR기법은 MBIR(model-based iterative reconstruction; 모델기반 반복재구성법)인 GE사 Veo와 Philips사의 iMR 등이 이에 해당되며, 필터보정역투영법과는 달리 분리된 추가 프로세서에서 solve cost function과 build model을 통해 재구성이 이루어진다. True IR기법은 raw data 영역에서 재구성 과정이 이루어지며, 영상의 노이즈 및 저신호 아티팩트(low signal artifact such as streaks)를 감소시킴으로써 저대조도분해능을 향상시키고 환자선량을 감소시킨다. 움직임에 민감한 심장검사(cardiac CT)나 관류검사(perfusion CT) 등에는 사용이 불가능하며 영상재구성 소요시간이 긴 점은 극복되어야 할 문제이다.

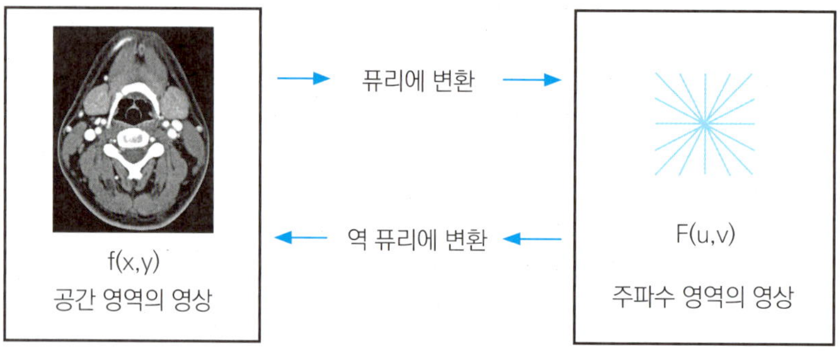

| 그림 4-28 | 공간영역과 주파수영역의 영상변환 개념도

5) 퓨리에 변환 재구성법(Fourier transformation reconstruction)

(1) 퓨리에 변환(Fourier transformation)

어떤 일련의 신호나 자료를 퓨리에 이론을 바탕으로 하여 삼각함수의 식으로 표시하는 것이다. 단면영상을 재구성하는 과정에서 필요한 각종 수학적인 처리를 위해서는 데이터를 정량적인 함수식으로 표현이 가능하여야 한다. 간단히 말해 디지털 영상의 농도가 가지고 있는 매트릭스 신호를 퓨리에 급수로 변환시킴으로써 모든 신호를 삼각함수로 표현할 수 있다. 즉 시간과 공간의 어느 요소를 주파수와 진폭을 달리하는 sine파와 cosine파를 합하여 재현하는 것이다.

그림 4-29는 디지털 영상의 신호를 퓨리에 함수로 변환하는 과정을 설명한다. (a)는 가장 단순한 영상 매트릭스의 농도값인 1.0을 갖는 경우이며 이 모양은 (b)에서처럼 일련의 주기함수로 표현할 수 있다. 이 함수는 $-\pi < t < 0$에서는 신호의 크기 $f(t)=1$이 되고, $0 < t < \pi$에서는 $f(t) = 0$, $f(t+2\pi) = f(t)$로 정의된다.

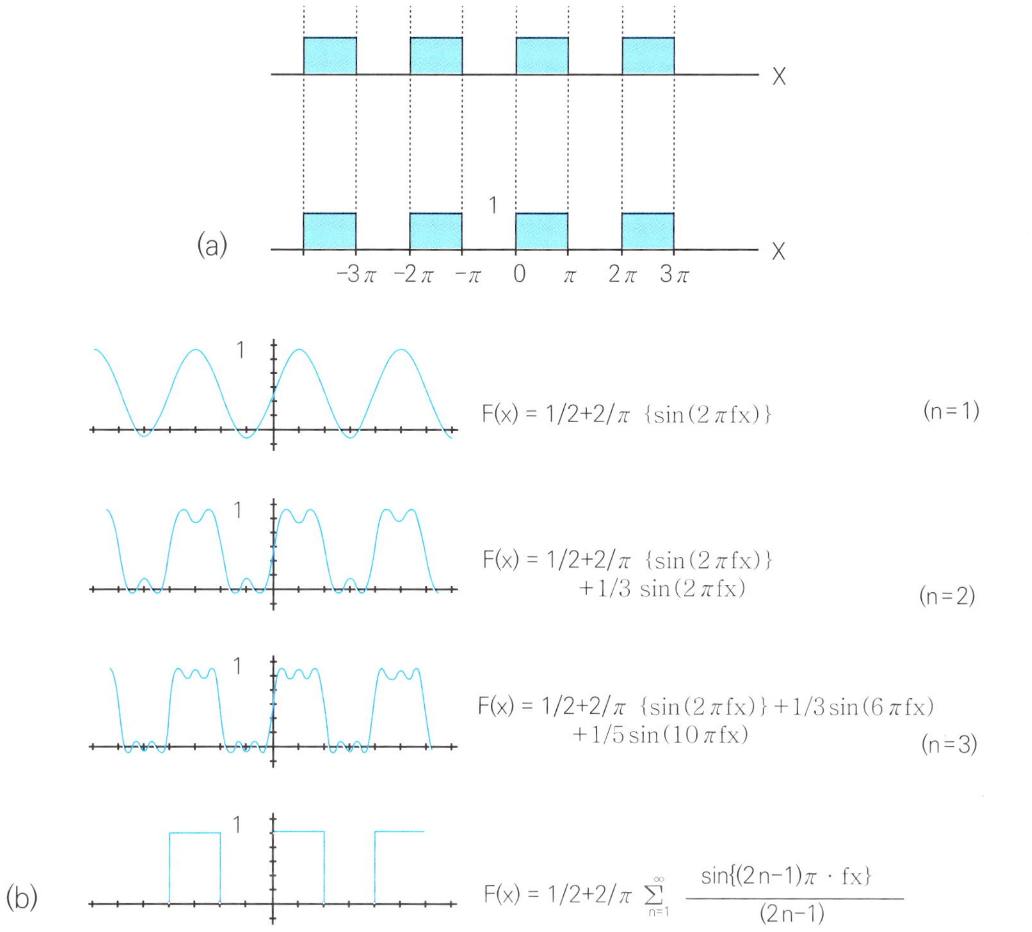

| 그림 4-29 | 퓨리에 변환의 기본 개념

이 정의에 의해 퓨리에 급수가 n=1일때 (b)의 가장 윗 파형과 같이 표현되고 n=2일 때는 두번째 파형과 같이 된다. 이렇게 급수 n을 증가시킬수록 (b)의 가장 밑 파형의 모양에 접근하며 n이 무한대로 가면 결국은 동일한 모양의 파형을 갖게 된다. 즉, (a)의 값을 (b)의 변천과정을 통해 삼각함수의 합으로 표현하면서 가장 밑의 형태로 접근해 가는 과정을 퓨리에 변환이라고 한다. 퓨리에 변환이란 여기에서 얻어진 함수식으로부터 각종 수학적 처리를 거치면서 영상의 재구성을 행하는 것이다.

(2) 퓨리에 재구성법

퓨리에 재구성은 그림 4-30에 나타내었듯이 피사체로부터 투영된 데이터를 획득한 후 함수f(x,y)로 표현한다. 각 투영을 퓨리에 변환을 통해 주파수영역으로 변환시킨다. 이때 실제 영상의 자료체계는 대단이 복잡하고 이를 처리하기 위해서는 고성능의 컴퓨터를 이용하여 계산의 속도와 계산량을 줄일 수 있는 FFT(fast fourier transformation) 알고리즘이 사용된다. 그 후 주파수 영역의 영상은 공간영역의 필터와 동일한 역할을 하는 특별히 고안된 tool인 직사각형의 그리드(grid)에 위치되어 interpolation처리된다. 이때 주로 512 또는 1,024 grid array가 사용된다. Interpolation된 영상은 마지막 단계로 역퓨리에 변환을 통해 공간영역의 영상으로 나타내는 기법이다. 2차원적 퓨리에 변환기법은 주로 MRI 영상의 재구성에서 많이 이용되고 있다.

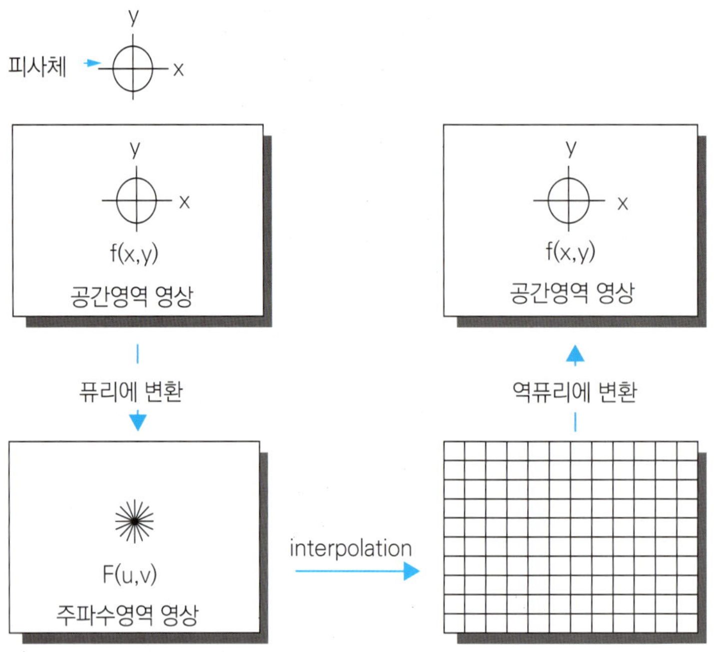

| 그림 4-30 | 퓨리에 재구성법의 기본원리

4. CT Image의 3차원 영상기법

1970년 영국의 Dr. G. N. Hounsfield와 Dr. A.M. Cormack 등에 의해 고안되어, 1973년 영국의 EMI 회사에서 개발한 두부 전용 CT장치가 설치되었고, 1974년 전신용 장치가 설치된 이래로 1990년 나선식 CT가 가능한 장비가 생산되면서 CT의 발전은 빠르게 진행되고 있다.

CT는 X선관과 detector 수, 이에 따른 스캔 방법의 변화 등에 기인하여 여러 세대로 개발되어 왔으며, detector의 수와 배열 방식, 갠트리의 회전속도의 발전으로 양질의 영상획득과 관심부위에서 원하는 정보를 보다 더 정확하게 나타낼 수 있게 되었다.

즉 tube 일회전에 최대 128 또는 320 슬라이스 영상을 획득하는 MDCT의 상용화는 motion artifact를 감소시키고, 검사시간을 단축시켰으며, 좁은 단면 두께로 스캔할 수 있게 되어 Z축에 대한 해상능이 향상되었으며, 부분 체적효과와 이로 인한 artifact를 줄이고 선속경화현상을 감소시켜 진단의 정확도를 높일 수 있게 되었다. 또한 scan time이 단축되면서 관심 부분의 혈관에 도달하는 조영제가 최적의 시간일 때 스캔할 수 있으며, single slice detector CT 장치보다 4배 이상의 길이를 한꺼번에 스캔할 수 있게 되었다. 즉, thoracic에서 iliac bifurcation에 이르는 범위를 한번의 호흡정지(one breath hold) 상태에서 스캔이 가능하며 이때 단면두께는 2mm 이하의 thin section image를 연속적으로 얻을 수 있게 되었다.

이처럼 점차 빠른 속도로 발달되는 CT장치로 지금까지는 검사가 불가능하였던 심장 및 관상동맥, perfusion검사도 가능하게 되었으며 무엇보다 정육각형 복셀(isotropic voxel)의 영상을 얻을 수 있어 지금까지 CT영상이 갖고 있던 단점인 Z축 해상능을 향상시켜 우수한 3차원 영상과 횡단면 영상과 동일한 해상능을 갖는 MPR 영상을 얻을 수 있게 되었다. 그러나, 이러한 장비의 발전으로 얻게 된 수백 혹은 수천개의 많은 영상 데이터를 기존의 하드카피 방식으로 확인하고 보관하는 일과, PACS가 구축된 병원에서의 CT 데이터 관리의 어려움 등 적지않은 문제점이 새롭게 나타나기 시작하였다. PACS가 구축된 병원에서도 역시 기존의 장비에 비해 한 환자 당 데이터 용량이 무척 크기 때문에 PACS 서버의 저장 능력을 크게 늘려야 하는 문제점이 발생하고 있다.

한편 대용량의 데이터를 신속하게 처리하고 3차원 영상으로 재구성하기 위해선 처리 속도가 매우 빠르고 저장능력이 큰 워크스테이션이나 PC의 필요가 불가피해졌다. 검사의 신속성과 정확성, 환자의 경제적 부담 감소 등으로 CT 검사는 앞으로 계속 늘어날 전망이며, 스캔과 동시에 실시간으로 진단에 필요한 3차원 영상이 의뢰한 진료과에 보내져, 환자와 의사간의 입체적인 해부학적 영상을 직접 보면서 구체적인 대화나 의견 교환을 쉽게 하여, 보다 빠르고 정확한 진단과 치료에 도움이 되어야 한다. 3차원 영상을 얻기 위해선 우선, 일정한 단면두께를 갖고, 주어진 단면두께와 같거나 좁은 간격으로 재구성된 연속적인 2차원 영상들이 있어야 한다. 따라서 관심부위의 해부학적 볼륨을 충분히 포함하는 연속적인 볼륨 데이터를 일정한 간격의 연속적인 이미지 데이터로 재구성한 후에 3차원 영상재구성이 가능한 워크스테이션이나 PC로 보낸다.

그림 4-31에 나타낸 바와 같이 3차원적인 모델링이 가능한 워크스테이션에서 이미지 데이터를 loading하여 3차원 영상을 만드는데, 그 기법으로는 shaded surface display(SSD), maximum intensity projection(MIP), minimum intensity projection(MinIP), volume rendering technique(VRT), virtual endoscopy 등이 있으며 3차원 영상 기법은 아니지만 횡단면 영상을 이용하여 sagittal, coronal, paraxial, oblique plane으로 재구성하여 영상을 관찰할 수 있는 MPR(multiplanar reformation) 기법이 있다. 이들 기법은 상이한 장단점을 갖고 있다. 따라서 각 방법의 장단점을 고려하여 검사한 부위나 병변의 해부학적 특징을 고려하여 가장 적합한 방법을 선택하여 3차원 영상을 만들어야 한다.

1) SSD(shaded surface display)

가장 간단한 3차원 재구성 기법으로 초기의 3차원 영상표현 방법이기도 하다. 관심부분의 HU의 범위와 일치하는 문턱값 범위를 정하여 그 범위 내에 HU를 지닌 복셀들만 선택한다. 선택된 복셀들은 원래 자신의 HU값을 버리고 일정 수준 이상의 값으로 높여 재구성하게 된다. 이럴 경우 모든 복셀은 약 2,000 정도의 HU값을 유지하기 때문에 겉 표면만 관찰이 가능하게 된다. 이때 선택된 복셀의 고유 HU값이 모두 동일한 HU값으로 변하여 재구성되기 때문에 상대적으로 대조도가 매우 낮은 3차원 영상이 되고 이를 보완하기 위해 인공조명을 쏘아 명암을 만들어 대조도를 나타낸다. 이를 통해 깊이를 갖는 입체적인 정보를 얻을 수 있다.

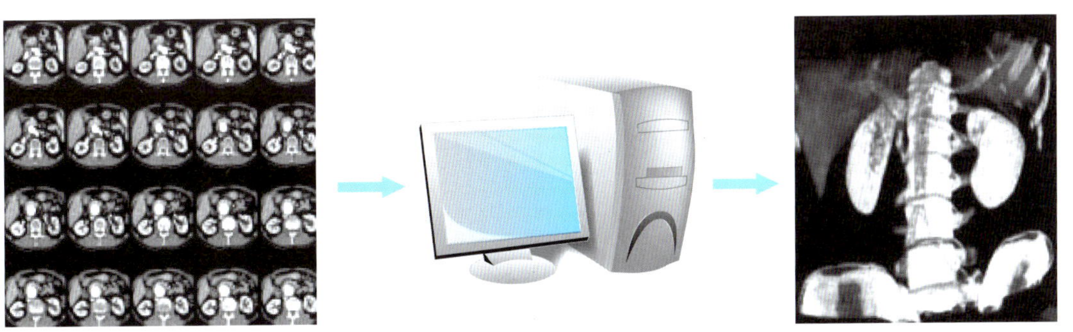

| 그림 4-31 | 3차원 영상화의 기본개념

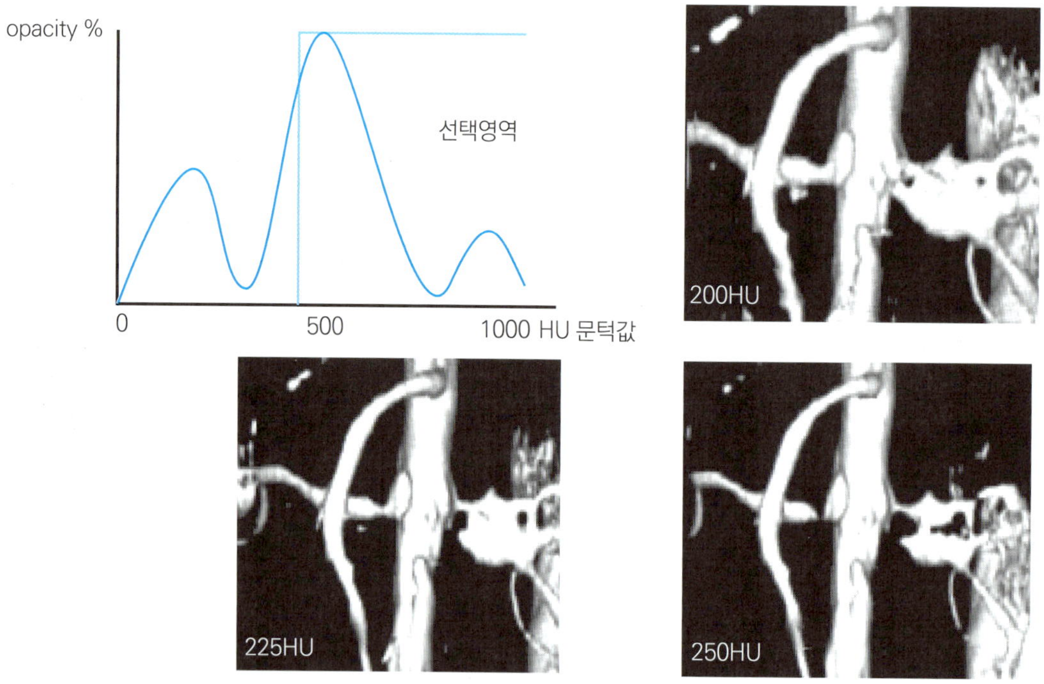

| 그림 4-32 | SSD기법에서 설정된 문턱값에 따라 디스플레이되는 영상의 차이

최근에는 관심부위 별로 색상과 투과도를 줄 수 있는 소프트웨어가 개발되었다. SSD 기법을 포함한 3차원 영상기법은 관심영역과 주위의 배경조직 사이의 HU 차가 클수록 좋은 영상을 묘사할 수 있다.

SSD 기법은 데이터 loading 속도가 빠르고 입체적인 위치 파악이 용이한 장점을 갖고 있지만, 그림 4-32에 나타낸 바와 같이 관심영역의 HU 범위인 문턱값 범위를 어떻게 정하느냐에 따라, 실제보다 왜곡된 영상으로 나타내어질 수 있으며, 원래 갖고 있는 고유의 CT값을 버리고 모두 같은 CT값인 2,000~3,000HU로 올려서 불투명하게 나타내기 때문에 산만해 보일 수 있다. SSD 기법은 안면골, 사지골, 척추, 기관지 등을 3차원으로 보고자 할 때 주로 사용하고 있다. 그리고 SSD에서는 HU값의 차이가 큰 서로 다른 관심부위를 나타내고자 할 경우 다양한 영역의 재구성 범위를 줄 수 없기 때문에 동일한 범위 안에 있는 재구성 물체를 segmentation한 axial image를 저장하여 동시에 나타내는 방법을 이용한다. 이러한 기법을 merge라고 하는데 그림 4-33에서 이러한 예를 나타내었다.

2) MIP(maximum intensity projection), MinIP(minimum intensity projection)

MIP는 영상을 구성하는 복셀 중에서 가장 높은 HU값만 취해서 나타내는 3D 기법이다. 반대로 MinIP는 가장 낮은 HU의 것만 선택해서 나타내는 기법이다.

다시말해, MIP란 3차원 기법의 영상을 얻기 위한 목적으로 재구성된 영상(transverse axial image)들을 관찰하고자 하는 방향으로 projection angle을 지정해 주면 지정된 방향으로 평행하게 나열된 복셀들 중에서 가장 높은 HU값을 갖는 복셀만 선택하여 보여주는 기법이다(그림 4-34, 35).

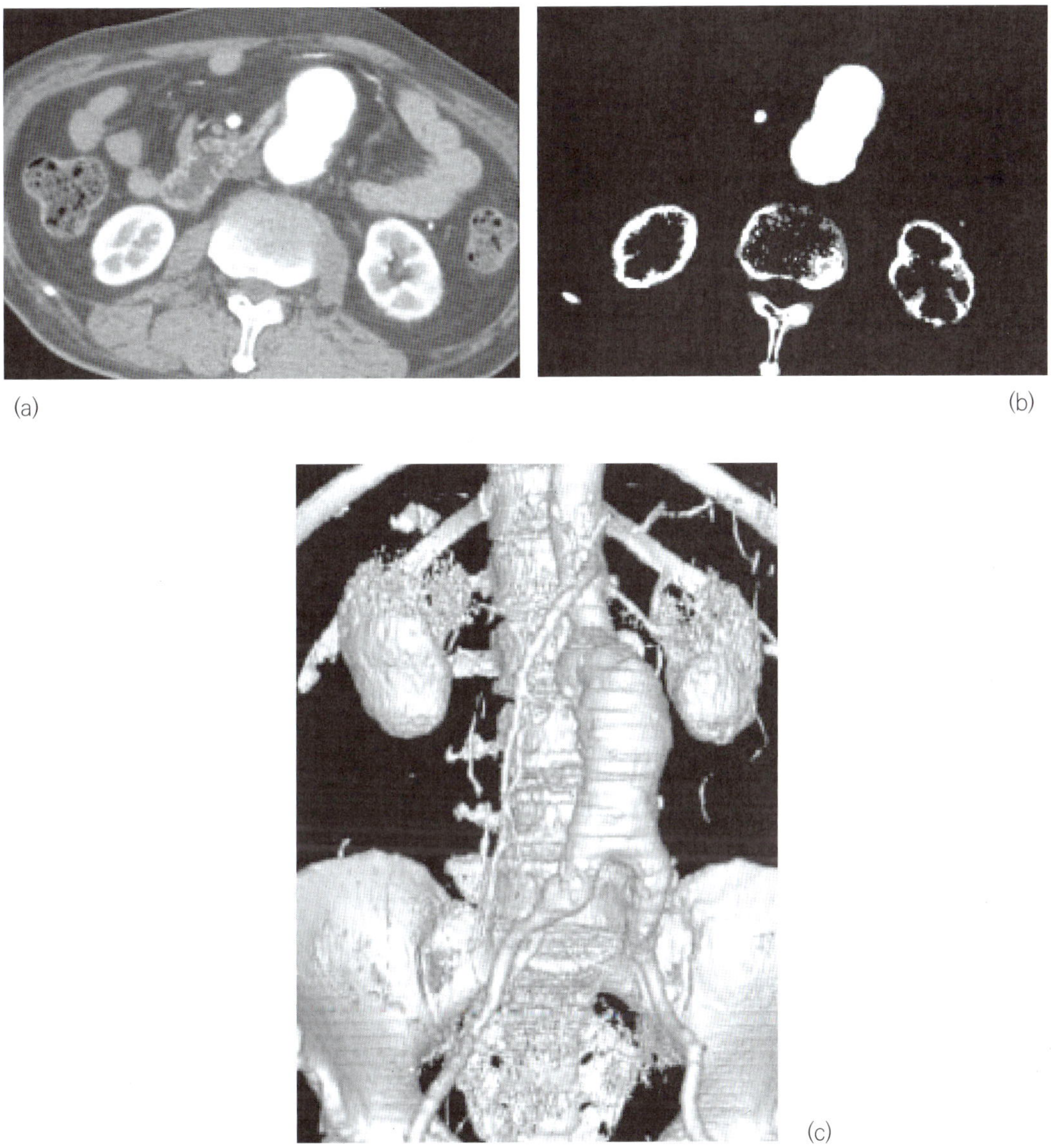

(a) (b) (c)

| 그림 4-33 | 골 구조와 혈관부위의 merge를 위해 segmentation한 axial 영상(a)와 혈관을 3차원으로 재구성하기 위해 editing한 영상(b), 그리고 이를 이용하여 얻은 SSD 영상(c)

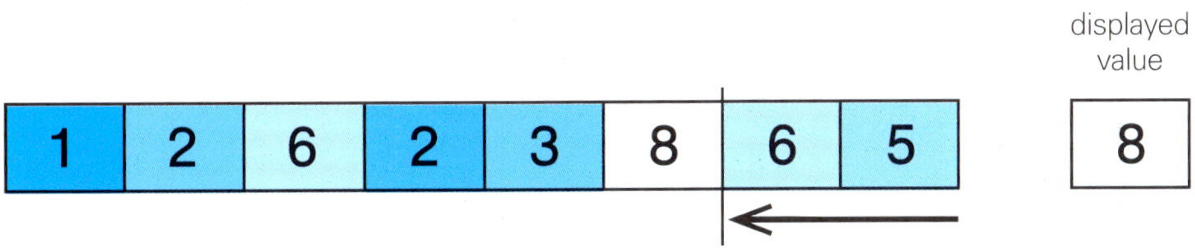

| 그림 4-34 | MIP의 개념

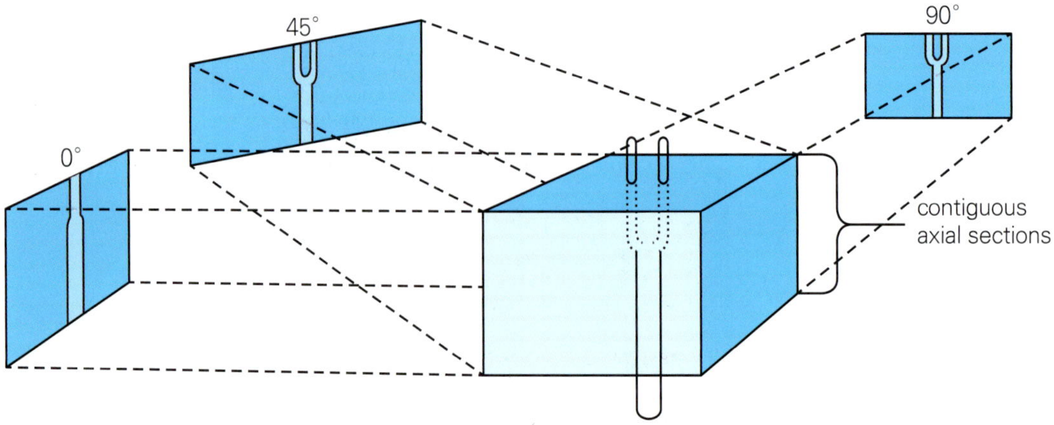

| 그림 4-35 | MIP 기법에서 관찰 방향에 따른 투영의 차이

이 기법은 기존의 고식적 혈관조영술과 가장 유사하고 정확한 영상을 나타내며, 작은 혈관의 묘사와 혈관 벽 주변의 석회화 유무, 혈관 스텐트 삽입술을 시행한 환자의 스텐트 위치나 구조 등의 구분이 용이하고 다시 재현하거나 조작자가 바뀌어도 같은 영상을 얻을 수 있다. 하지만 보고자 하는 부분이 입체적으로 겹치는 부위보다 HU값이 낮은 경우 즉, 주어진 프로젝션 방향과 일치하는 곳에 관심 영역보다 높은 HU값을 갖는 영역이 있을 경우 원하지 않는 부분이 선택되어 나타나기 때문에 불필요한 부위를 제거하기 위한 editing 혹은 segmentation 과정이 다른 어느 기법보다 많이 필요하여 시간 소모가 많다. 그리고 앞에서 보는 영상과 뒤에서 보는 영상의 차이가 거의 없기 때문에 해부학적 위치 판단이 어렵다.

복부 대동맥의 CT값보다 스텐트나 석회화의 CT값이 높기 때문에 MIP 기법에서 나타나고 있다. 만약 척추에 가려져 보이지 않는 혈관을 보고자 한다면 editing 기법을 사용하여 영상을 구성하는 픽셀의 가장 높은 HU가 척추에 가려져 보이지 않는 혈관의 CT값으로 낮추면 보여질 수 있다. 그림 4-36은 스텐트와 겹친 척추의 일부, 장골동맥과 겹친 pelvis bone의 일부를 editing하여 만들어진 것이다.

3) VRT(volume rendering technique)

다른 기법에 비하여 가장 우수한 3차원 영상기법이다. 관심 영역별로 각각 다른 HU의 문턱값 범위를 여러 개 동시에 지정할 수 있으며 영역별로 각기 다른 투과도 혹은 불투과도(opacity)와 색을 주어 여러 부분을 좀더 입체적이고 사실적으로 동시에 나타낼 수 있다.

각각의 영역을 지정해 줄때도 SSD 기법처럼 선택 범위가 절대적이지 않고 그래프상에 기울기를 주어 상하 영역의 일정 범위에 투과도를 다르게 하여 재구성 영역을 지정해 줄 수 있다. 모든 영역에서 존재하는 부분체적효과에 의해 경계영역 복셀의 HU값이 이웃한 복셀의 HU값으로 인해 점점 커지거나 작아지는 현상이 나타나는데 이러한 복셀들이 존재하는 현상 하에서 VRT 기법은 상하영역에 각기 다른 투과도를 갖는 HU값을 지정해 줄 수 있기 때문에 3차원 재구성영상을 보다 자연스럽게 나타낼 수 있다. 이러한 특징을 갖고 있기 때문에 기존의 다른 3차원 영상 기법과 비교해 4D 영상이라고도 불린다.

VRT 기법은 shaded와 unshaded의 2종류의 표현이 가능하여 관심영역의 해부학적 혹은 병변의 특성에 맞는 기법을 선택하여 이용할 수 있다. Shaded 기법은 상하 기울기에서 HU별로 투과도만 달리 나타내며 불투과도 1인 범위의 복셀 표면은 SSD와 유사하게 나타낸다. 반면에 unshaded 기법은 상하 기울기 범위 안에서 투과도는 물론 window width와 level 기능까지 포함하여 나타내 준다. 이 기법은 혈관이나 뼈를 보고자 할 때보다는 장기의 실질내 종양의 관찰이나, 심장의 관상동맥 등의 관찰에 보다 효과적인 기법이라 하겠다. 그림 4-37은 stomach 3D에서 이를 비교한 것이다.

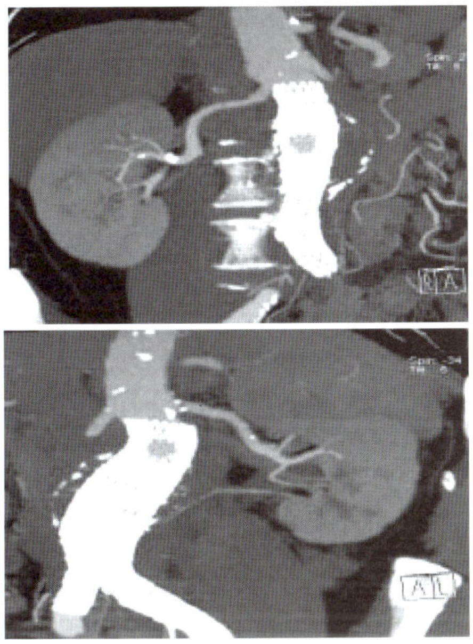

(a) 스텐트 관찰

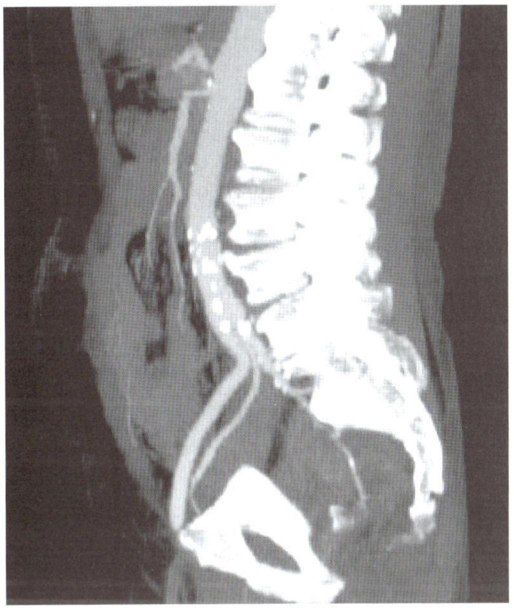

(b) 석회화 관찰

| 그림 4-36 | 복부 대동맥의 MIP 영상

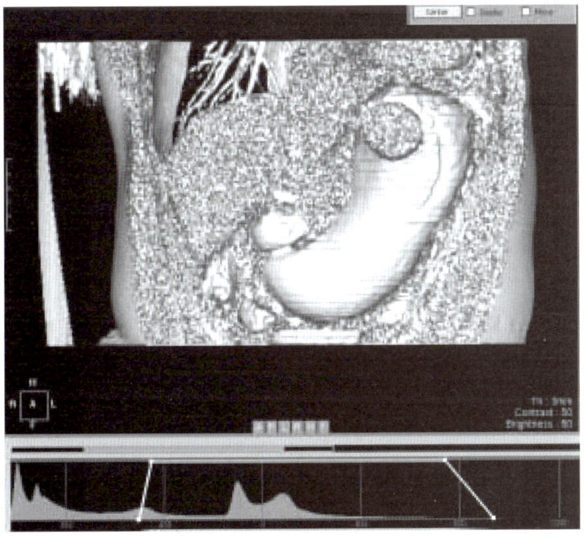

(a) Shaded

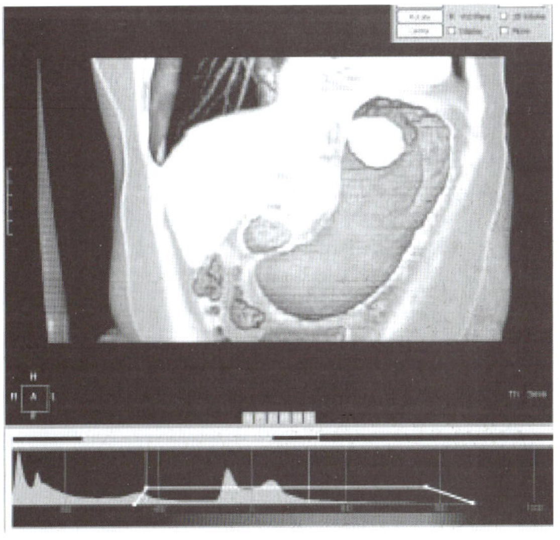

(b) Unshaded

| 그림 4-37 | VRT 기법의 shaded 표현과 unshaded 표현

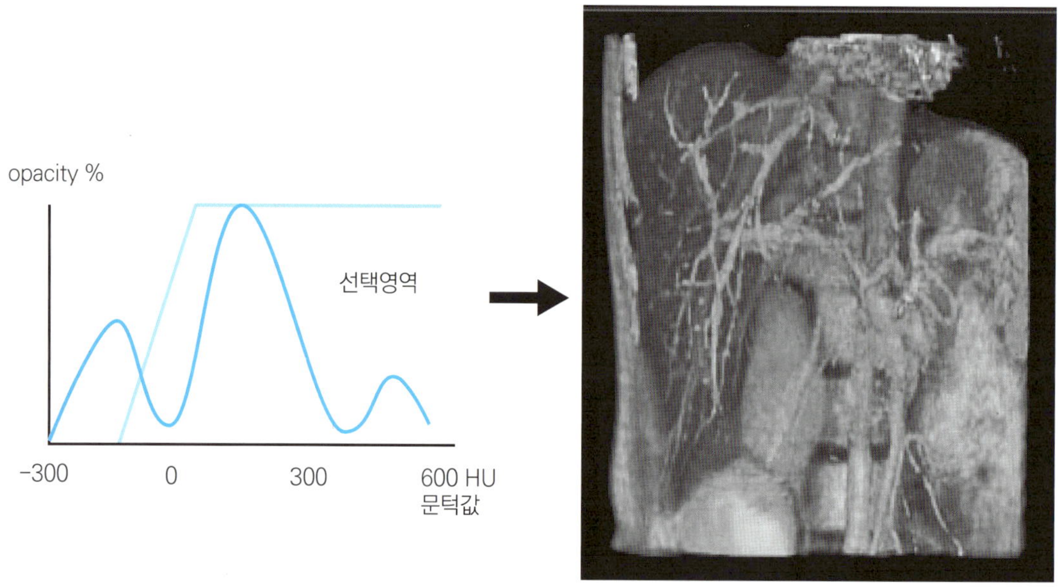

ㅣ그림 4-38ㅣ 복부 혈관의 VRT 기법

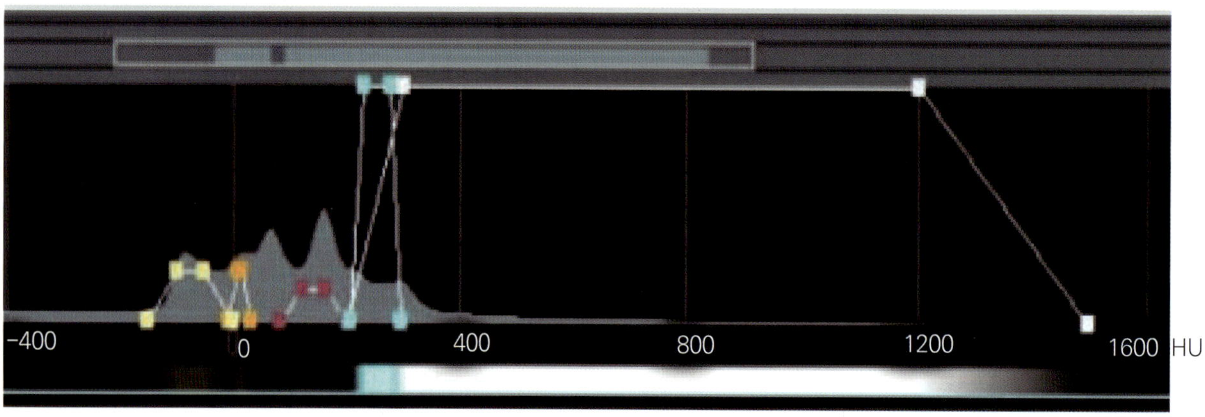

ㅣ그림 4-39ㅣ VRT 기법의 히스토그램 예

그림 4-38에 나타낸 예와 같이 VRT 기법에서는 각기 HU가 다른 간 실질조직(70HU)과 bile duct (0HU), IVC, spine, spleen(300HU) 등이 여러 색과 투과도를 지니고 묘사되고 있다. SSD에선 문턱값을 주어 모두 같은 HU로 그려지는 반면, VRT에서는 기울기를 주어(window level과 window width) 관심부분의 장기를 좀 더 사실적이고 partial resolution이 우수한 3D 영상을 그려내어 기존의 3D 디스플레이 기법보다 좀더 우수한 영상을 보여준다. 대부분의 경우에서 VRT 기법으로 디스플레이한 다음 필요에 따라 다른 기법의 3D 디스플레이를 한다고 해도 과언이 아닐 만큼 현재 임상에서 많이 쓰고 있는 방법이지만, SSD나 MIP 기법보다 많은 양의 데이터가 loading 되므로 시간이 오래 걸리고, 대용량의 컴퓨터를 필요로 한다.

그림 4-39는 그림 4-38의 히스토그램이다. 관심 부위 픽셀의 HU값의 분포를 나타낸 것이고 꺽은 선 그래프는 3D 디스플레이 하고자 하는 장기의 불투과도(opacity)와 색, 꺽은 선의 기울기는 window center와 window width를 나타낸 것이다. VRT 기법에서는 관심 분야의 HU값마다 서로 다른 불투과도와 색, 기울기를 줄 수 있기 때문에 마치 표본 해부를 보는 것처럼 디스플레이된다.

각 장기의 조영제 흡수 정도에 따라 서로 다른 HU값의 분포를 갖게 되었고, -150과 0 사이의 HU값을 갖는 조직(예를 들면 물, 지방)은 노란색과 25%의 불투과도를 주고, 80~200 사이에 속하는 HU값을 갖는 조직에는 자주색과 20%의 불투과도를 주어 간 실질조직의 안에 있는 담낭과 간정맥, 뒤에 위치하는 척추까지 모두 묘사되고 있다.

4) Virtual Endoscopy

VRT 혹은 SSD 기법으로 재구성한 3차원 영상을 이용해 내시경적 영상관찰이 가능하다.

CT를 이용한 내시경 기법은 일반 내시경실에서 시행하는 내시경에 비해 비침습적이고, FOV가 넓어 한번에 관찰할 수 있는 범위가 넓다. 일명 가상 내시경 기법이라 불려지며 장기 내부를 관찰하는 fly through 기법과 장기의 외부를 관찰할 수 있는 fly around 기법이 있어 보고자 하는 장기의 형태학적 특성을 초당 15~30 프레임의 실시간 영상 표시를 통해 관찰자가 가상 환경에서 인체 속을 항해하듯이 관찰하는 방법이다.

다시 말하면, 내시경 기법은 3D 볼륨 렌더링을 통한 디스플레이 후에 워크스테이션에서 가상의 카메라를 관찰하고자 하는 기관, 혈관, 위장관, 방광 등의 내벽과 외벽 등의 원하는 위치에서 자유로운 각도로 종양 및 용종, 협착부위 등을 실시간으로 그려낸 후, 연속적인 동화상으로 기록할 수 있다.

가상 내시경의 특징은 카테터나 내시경의 삽입에 의한 불편함과 그로 인한 2차 감염의 가능성이 적어 비침습성이고, CT영상 데이터만 있으면 반복 관찰이 가능하다. 그리고 병변 주위의 폐색으로 인하여 내시경 기구를 진행할 수 없는 부위에서도 CT스캔 후 내시경적 재구성 영상을 통하여 다양한 각도에서 평

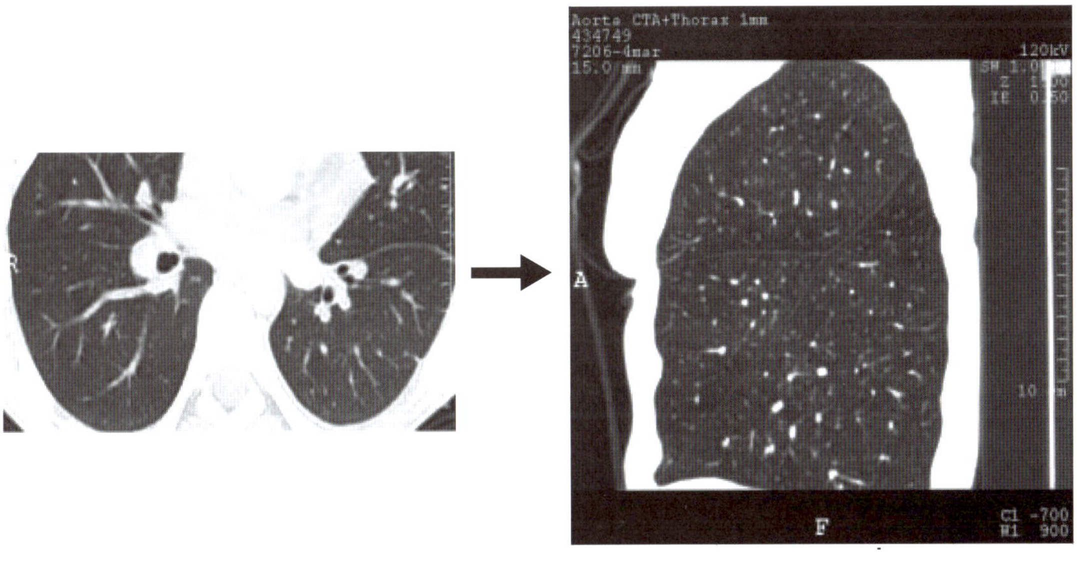

| 그림 4-40 | 0.5mm 슬라이스 두께의 axial 영상을 이용한 sagittal reformation 영상

가할 수 있어 수술 계획을 세우는데 유용하다. 하지만 가상 내시경 기법을 통한 관찰시 두꺼워진 점막과 데이터 샘플링이 약해 발생되는 주름 모양의 artifact는 구별되어져야 한다. 관상동맥과 같은 좁은 부분이나 내시경에선 보여지지 않는 외벽도 관찰이 가능한 장점이 있지만, 장기 내의 HU값이 비슷하기 때문에 내시경처럼 점막 색깔의 구분이나, 출혈 등의 관찰이 어렵고, 애매한 병변의 stage 감별이 모호하고 호흡에 의한 artifact가 있을 수 있으며 histologic specimen을 얻는 것이 불가능하고 역시 대용량의 컴퓨터가 필요하다는 단점이 있다.

5) MPR(multiplanar reformation) 및 MPVR(multiplanar volume reformation)

대부분의 CT장치는 70cm의 갠트리 내구경을 갖고 있고 장비별로 다소 차이는 있지만 최대 50cm의 검사가 가능한 범위(SFOV)를 갖기 때문에 두경부을 제외하곤 횡단면 스캔만 가능하다. 이는 US 혹은 MRI 장비가 갖고 있는 다방면의 영상을 얻지 못하는 이유로 인해 단점으로 지적되고 있었다. 그러나 최근 CT는 얇은 단면 영상을 수직으로 쌓은 후 보고자 하는 부위를 중심으로 sagittal, coronal, paraxial, oblique plane을 실시간으로 axial image의 quality와 비슷하게 그려낼 수 있게 되었다(그림 4-40).

그 뿐만 아니라 볼륨 데이터를 이용하여 3차원적으로 나타내는 multiplanar volume reformation도 사용되고 있다. 즉, MPVR은 어떤 단면에서 선택적으로 볼륨을 갖는 프로젝션이며, 슬라이스 두께와 방향의 변화가 가능한 oblique slice을 얻을 수 있다.

두경부와 복부영상의 X축과 Y축 분해능이라 불리는 픽셀 사이즈는 보통 0.5mm(25cm의 DFOV)에서 1mm(50cm의 DFOV) 정도의 크기를 갖고 있다. 따라서 0.5mm의 절편두께의 영상을 얻을 수 있는 MDCT에서는 0.5mm×0.5mm×0.5mm 혹은 1mm×1mm×1mm의 정육각형 복셀의 영상을 얻을 수 있다(그림 4-41 참조).

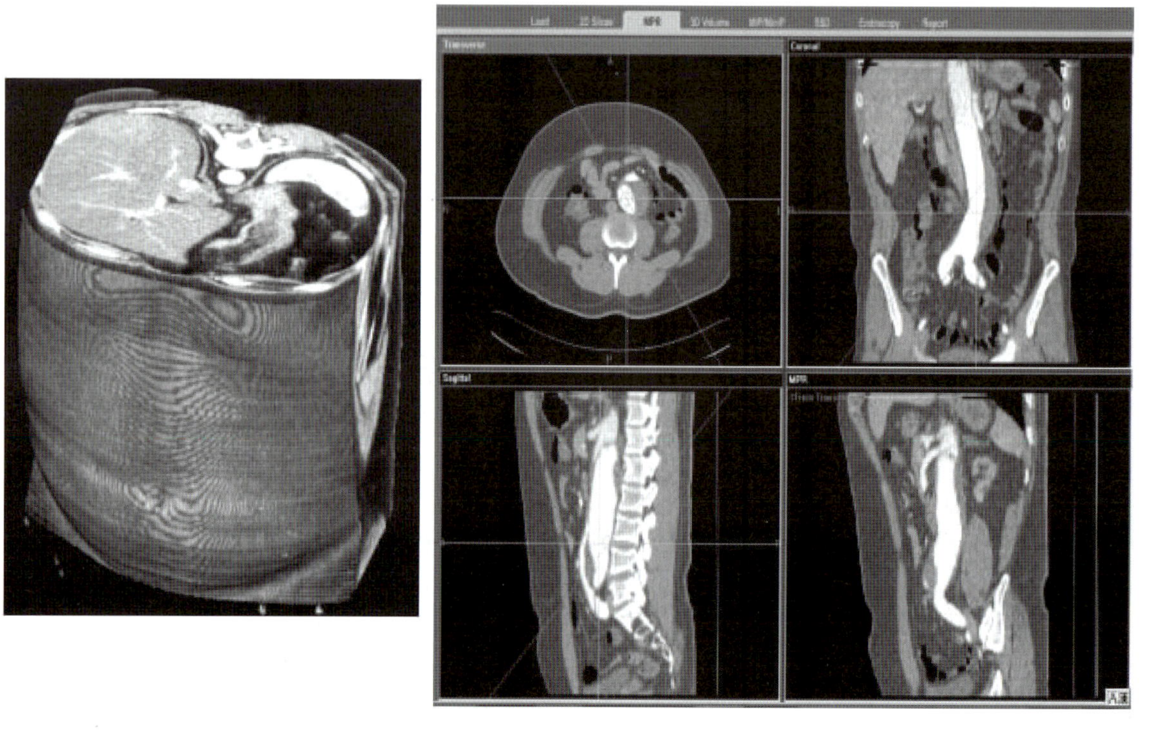

그림 4-41 Isotropic resolution을 갖는 복부혈관의 MPR 기법

MPR 및 MPVR 영상은 2차원의 영상이지만 실시간으로 연속해서 관찰이 가능한 3차원의 정보를 주기 때문에 질병의 진단에는 다른 어느 기법보다 우선적으로 사용되고 이를 통해 얻은 정보를 이용해 필요한 3차원 영상을 얻는다. 다른 3D 디스플레이 기법에서는 관심부분과 주위조직의 HU값의 차이가 클수록 영상의 관찰이 유리한데 비해 MPR 기법은 HU값의 차이가 적은 경우에도 주변 장기의 구조물들과의 관계가 잘 나타나는 장점이 있다. 또한, 자유로운 곡선으로 영상 재현이 가능하므로 원하는 부분을 좀 더 자세히 그려 낼 수 있지만 Willis circle artery같은 구불구불한 혈관의 구분은 MPR 영상 디스플레이시 왜곡될 수 있기 때문에 잘 쓰지 않는다.

6) Editing 기법

Editing이란 3차원 모델링 후 관심부위의 관찰을 쉽게 하기 위하여 주변의 불필요한 부위를 제거하는 것이다. 관심부위의 HU가 주변조직에 비해 큰 차이를 가지면 3D 디스플레이시 구분이 잘 되지만, 차이가 크지 않거나 주위조직의 HU가 관심부위보다 클 경우 오히려 관심 부위를 가릴 수 있기 때문에 이를 제거해 주어야 한다.

Editing 기법은 3D 볼륨을 editing하는 법과 slab을 정해서 editing하는 법, slice를 하나씩 꺼내서 editing하는 법이 있는데, 세부적인 방법으로는 painting, growing, sculpt, subtraction, ROI 등이 있다.

(1) ROI(region of interest)

ROI 기능은 선택된 영상들을 불러들일 때 관심 있는 부분만을 지정하여 데이터의 양을 줄이고 렌더링 속도를 향상시킬 수 있는 기능이다. Axial image를 loading하기 전에, 검사부위의 정보를 살펴 본 후 관심 부분이 벗어나지 않는 범위에서 ROI를 지정하고 loading한다(그림 4-42).

그림 4-42에서 사각형으로 표시된 부분이 ROI로 지정되었고, 실제 axial image를 겹쳐 놓은 부분에서 사각형에 속한 부분만이 3D loading에 포함된다.

각각의 영상에 관심영역을 그려서 관심영역의 영상만을 남기거나 지우는 방법도 있다. 이 방법은 간이식환자에게 이식될 공여자(donor)의 간을 분할할 때 경계부위의 선정과 분할된 간의 볼륨을 측정할 때 유용하게 이용된다.

(2) Growing

CT값의 범위를 정한 후 관심부위에 커서를 놓고 클릭을 하면(seeding) 선택된 픽셀과 이웃한 픽셀이 정해진 CT값의 범위 안에 있고 연결되어 있는 경우 제거되는 기법이다. 일정한 범위 안에 비교적 균일한 CT값의 픽셀로 되어 있는 부위에 유용하게 이용되나 불필요한 부위가 관심영역과 연결되어 있을 경우 함께 선택되기 때문에 주의하여야 한다. 영상 하나하나 혹은 전체를 선택할 수 있다. 뼈를 제거하기 위해서는 CT값 범위를 150부터 3,071까지로 정하여 시행한다.

그림 4-43에서 동그라미 형태로 진하게 선택된 부분이 관심 영역이며 axial image를 겹쳐 놓은 부분에서 seeding 작업이 된 부분만이 3D loading에 포함된다.

(3) Painting

Seeding 작업 후에 원하지 않는 부분이 씨앗점의 픽셀과 연결되어 같이 선택되었을 때, 보고자 하는 부위의 HU값의 영역에서 벗어난 영역의 경계를 그려주면 그려진 경계를 이웃 영상으로 전달하여 영역을 가르고 씨앗점을 포함하지 않은 부분을 비분할 영역으로 복원하는 기능을 한다.

그림 4-44에서 관심 영역인 복부 대동맥에 seeding 작업을 하였는데 척추까지 픽셀이 연결되어 선택되었다. 빨간색 선으로 그 경계를 그려주면 처음 seeding 작업을 한 복부 대동맥은 선택 영역으로 남고 척추의 파란 부분은 선택되지 않는 영역으로 복원되어 seeding 작업이 된 부분만이 3D loading에 참여하게 된다.

(4) Subtraction

2D 횡단면 영상에서 관심 부분의 선택이 끝난 후, 관심 영역 밖의 부분은 감산을 통해 없애주는 기능으로 다른 editing 방법에 비해 3D 디스플레이시 깨끗한 영상을 얻을 수 있다.

그림 4-45에 나타낸 바와 같이 관심 영역인 복부 대동맥은 선택되어 protect가 되었고 관심 영역 밖의 다른 장기는 파란색으로 subtraction 되어 작업이 된 부분만이 3D loading에 참여하게 된다.

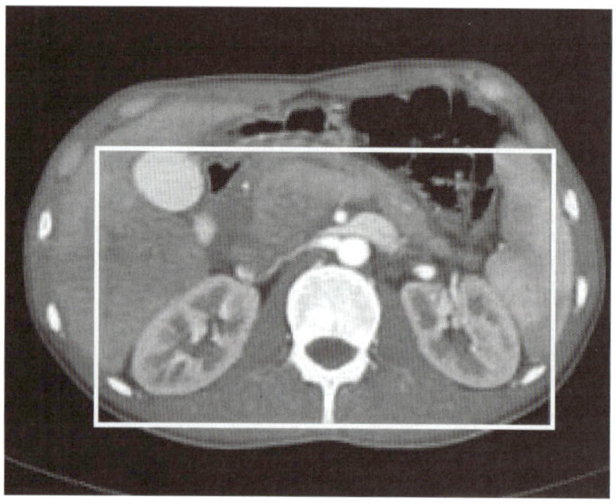

| 그림 4-42 | ROI 기능

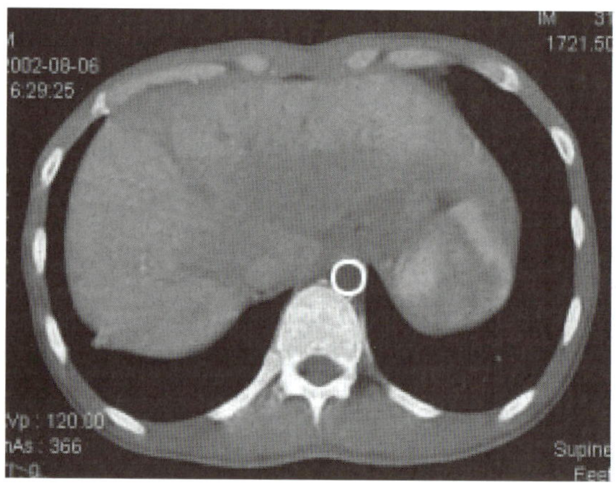

| 그림 4-43 | Growing을 위한 seeding 작업

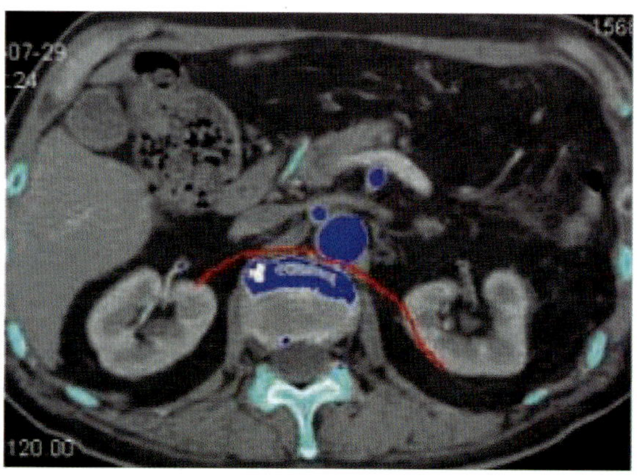

| 그림 4-44 | Painting을 위한 seeding 작업

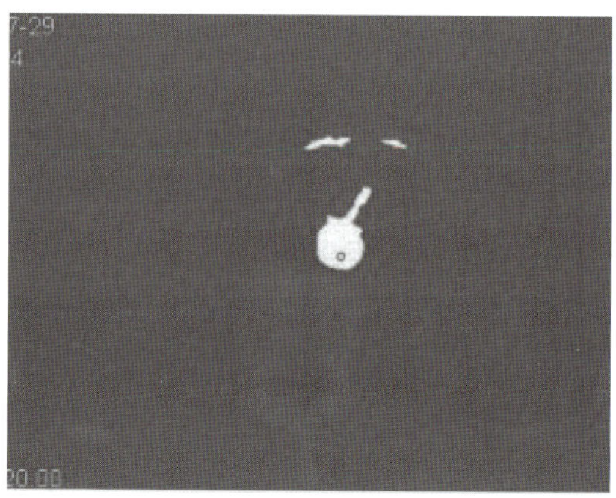

| 그림 4-45 | Subtraction을 위한 관심영역 선택

(5) Sculpt

Scalpel 기법이라고도 불리는 이 기능을 사용하기 위해서는 먼저 MPR, SSD, VRT 모드로 전환하여 3D 영상을 만든 후 영상을 여러 방향으로 움직이거나 회전시키면서 관심 부분과 겹치거나 가리고 있는 구조물들을 제거하여 관심부위를 보다 깨끗하게 볼 수 있다.

그림 4-46은 복부 대동맥 안에 스텐트를 삽입한 환자의 VRT 영상이다. 관심 부분에 불필요한 bone과 bowel 등을 sculpt 기능을 사용하여 제거해 깨끗한 3D 영상이 얻어졌다. Sculpt 기법은 3D 영상을 직접 보면서 불필요한 부분을 제거하기 때문에 원하는 3D 영상을 실시간으로 볼 수 있는 장점이 있지만 볼륨으로 작업이 되기 때문에 섬세한 부위의 작업은 어렵다.

(6) VOI(volume of interest)

VOI 기능은 두개의 평행한 평면 사이에 있는 볼륨만을 부분적으로 렌더링한 결과를 보여준다. 즉, 전체 화면 중 전후면, 좌우면, 상하면을 선택한 후 그 면 사이의 두께를 지정하면 지정된 두께만큼의 3차원 영상을 보여준다.

그림 4-47에서 axial과 sagittal image 안의 두개의 두꺼운 선 사이가 선택한 부분의 두께가 된다. 그 두께나 각도를 적당히 조절하여 관심 부위가 잘 보여지게 할 수 있다. 이 기법도 3D 영상을 먼저 만들고 직접 보면서 조절하기 때문에 원하는 영상을 실시간으로 관찰할 수 있다는 장점이 있다.

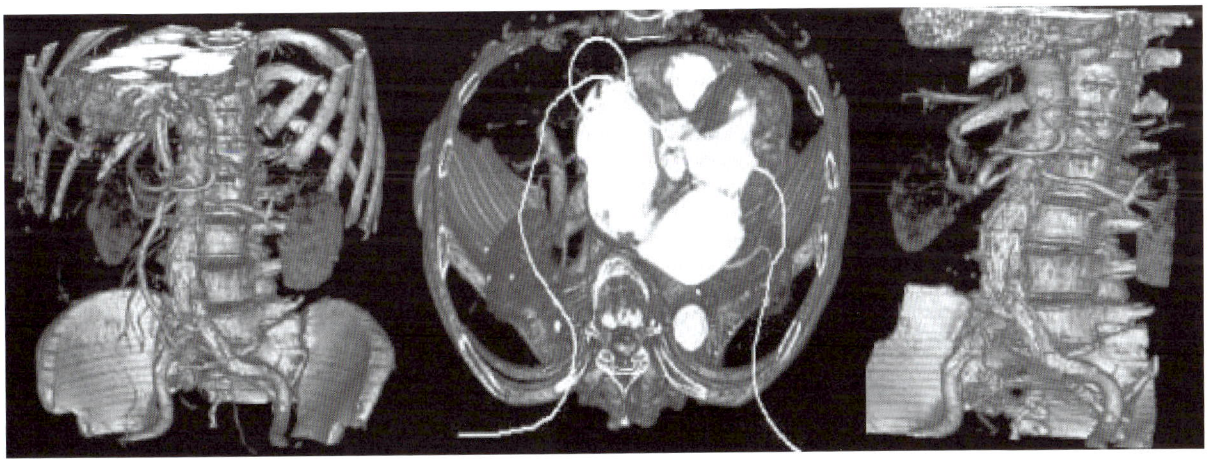

(a) Sculpt 전 VRT 영상 (b) Sculpt 과정 (c) Sculpt 후 VRT 영상

| 그림 4-46 | Sculpt 기법

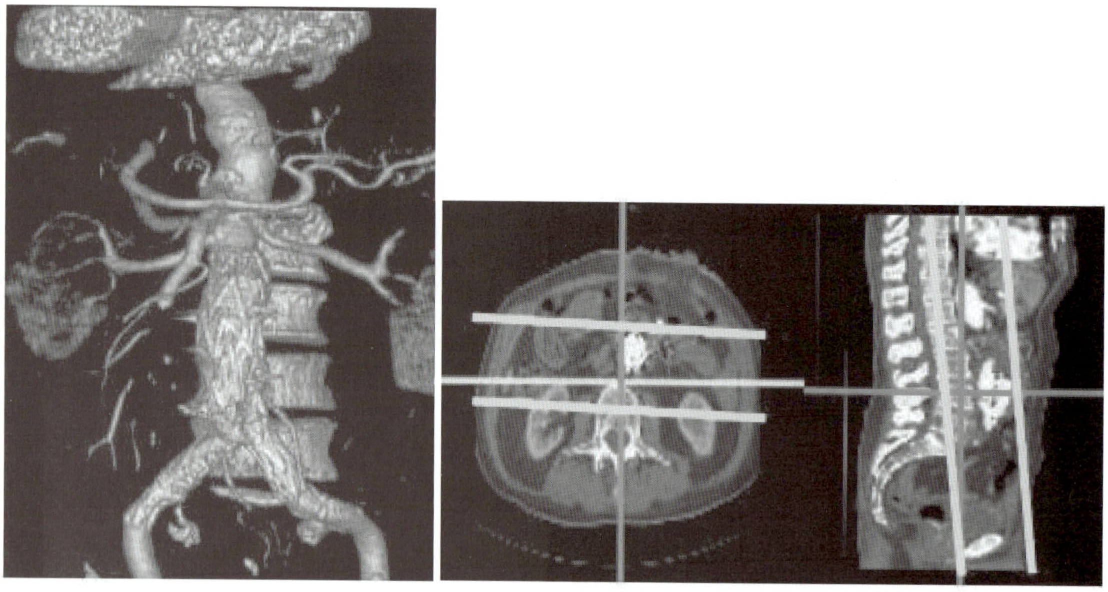

| 그림 4-47 | VOI 기법에서의 관심부위 설정

참고문헌

구기준 편. 화상의 직교변환과 필터링. 화상정보처리. 도서출판 기문사. 1997;51-73.

김동우. 3차원 의료영상의 가시화. 대한디지털영상기술학회지. 제4권 제1호, 1998;212-219.

문주영. Introduction of 3-dimensional image. 대한디지털영상기술학회지. 제4권 제1호 1998;202-211.

사단법인 대한방사선사협회편. 진료영상학 I: 디지털 촬영의 기 와 임상. 대학서림. 1997;25-39.

유호선. Data acquisition and data processing. 대한전산화단층기술학회 1999년 제2차 연수강좌 2002;17-31.

이양범 강경일, 이용중 편. 기본 화상처리 방법: 퓨리에 변환(이산적 퓨리에 변환). 화상처리 응용기술. 도서출판 기문사. 1997;71-94.

이완. Image reconstruction. Lecture notes on digital image processing II(대한디지털영상 기술학회 연수강좌) 1997;87-96.

이완. Medical digital image processing. 대한디지털영상기술학회지. 제3권 제1호 1997;2-5.

천인국, 윤영택 편. 기초편 영상처리. 기한재. 1998;123-127.

최영일, 이근수, 이양원 역. 영상처리 이론과 실제. 홍릉과학 출판사. 1997;211-243.

Andeas Pommert, et al. Medical volume visualization: methods and application. The first Germany Korea joint conference advanced medical mage processing. Ewha womens university. 1996.

Anthony Seibert J. Digital image processing basics. RSNA Categorical course in physics. 1995;121-142.

Arthur R. Weeks. Fundamentals of Electronic image Processing. SPIE Press.

Avinash C Kak, Malcolm Slaney. Principles of computed tomographic imaging. IEEE press 1987;49-134.

Axel Hildebrsand, Georgios Sakas. Innovative 3D methods in medicine. The first The first Germany Korea joint conference advanced medical mage processing. Ewha womens university. 1996.

Baxes GA. Digital image processing. A practical primer. Englewood Cliffs, Prentice Hall. 1984.

Bernd Jahne. Digital imaging processing concepts, algorithm, and scientific applications 4th edition. Springer 1997;27-72, 211-221.

Besl PJ, McKay ND. A method for registration of 3D shape. IEEE press Vol. 14 1992;239-256.

Bracewell R. The Fourier transform. Sci Am Vol. 260 1989;86-95.

Brian S. Kuszyk, Elliot K. Fishman. 3D imaging: a look at the future of patient care. Diagnostic imaging. November 1995;CT33-CT36.

Brown DG, Riederer SJ. Contrast to noise ratios in maximum intensity projection images. Magn Reson Med Vol. 23 1992;130-137.

Castleman KR. Digital image processing. Englewood Cliffs, Prentice Hall. 1984.

D Hentschel, J Ezrielev, R Fisler et al. Advanced technique for editing and visualizing CTA data. Advances in CT III. Springer Verlag 1994;79-86.

David J. Vining. Interactive 3D. Diagnostic imaging, November 1996;127-129.

Euclid Seeram. Computed tomography: physical principle, clinical application & quality control. W.B. Saunders company. 1995;47-63.

Fishman EK, Liang C, Kuszyk BS et al. Automated bone removal algorithm foe 3D vascular CT: Technique and preliminary clinical results. Radiology Vol. 197 1995;222.

Fishman EK, Ney DR, Scott WW. The role of CT with multi-planar reformation. Appl Radiol Vol. 21(11)1992;36-42.

Gregory A. Baxes. Digital image processing: Principles and applications. John Wiley & Sons Inc. 1994;218-245.

Hideya Takeo, et al. A new FCR image processing function: energy subtraction for FCR 9501 ES/ FCR DX A. Fuji computed radiography technical review No. 4.

Huang HK. Elements of digital radiology. Englewood Cliffs, Prentice Hall. 1987.

John C Russ. 3D image acquisition: Basics of reconstruction. The image processing handbook 2nd edition. CRC press 1995;550-562.

Kenji Ibukuro, Chusilp Charnsangavej, Marvin H Chasen et al. Helical CT angiography with multi-planar reformation: Techniques and clinical applications. RadioGraphics Vol. 15 1995;671-682.

Kenneth R. Castleman. Digital image processing. Prentice hall Inc. New Jersey. 1996;4-36, 582-585.

Kuszyk BS, Heath DG, Ney DR et al. CT angiography with volume rendering: Imaging findings. AJR Vol. 164 1995;445-448.

Levoy M. Display of surface from volume data. IEEE Comput Graph Applic Vol. 8 1988;29-37.

Lincolon L Berland. Image creation and refinement. Practical CT technology and technique. New York, Raven press

1987:77-87.

Magnusson M, Lenz R, Danielsson PE. Evaluation of methods for shaded surface display of CT volumes. Comput Med Imaging Graph Vol. 15 1991;247-256.

Maryellen Giger, Heber Mac Mahon. Image processing and computer aided diagnosis. Radiologic clinics of North America. Vol. 34, No. 3, May 1996.

Masamitsu Ishida. Digital image processing. Fuji computed radiography technical review. No. 1.

Mathias Prokop, Hoen Oh Shin, Ansgar Schanz et al. Use of maximum intensity projection in CT angiography: A basic review. RadioGraphics Vol. 17 No. 2 1997;433-451.

Ney DR, Drebin RA, Fishman EK et al. Volumetric rendering of computed tomography data: Principles and techniques. Computer Graphics Vol. 10 1990:24-32.

Parker JA. Image reconstruction in radiology. Bocaraton FL, CRC press 1991.

Sandy Napel. Geoffrey D Rubin, R Brooke Jeffrey. STS-MIP reconstruction technique for CT of the chest. Journal of computer assisted tomography. Vol. 17 No. 5 1993;832-838.

Scott E Umbaugh. Computer vision and image processing: A practical approach using CVIPtools. Prentice Hall International Inc. 1998;138-142.

Shepp LA, Logan BF. The Fourier reconstruction techniques can be made computationally efficient. IEEE Nuc Sci 1974 ;NS21:2-143

Steven Schreiner, Cynhtia B Paschal, Robert L Galloway. Comparison of projection algorithm used for construction of maximum intensity projection images. Journal of computer assisted tomography. Vol. 20 No. 1 1996;56-66.

Toki Y, Rifu T, Aradate H. New reconstruction algorithm in helical volume CT. Radiology Vol. 108 1990;177-178.

chapter 5

나선형 CT 및 Multi-detector CT

1. 서론

1) 고식적 CT와 나선형 CT

고식적(conventional) CT에서는 220~480V의 상용 입력전압을 받아 변압기에서 80~140kV로 승압하여 고압 케이블을 통해 갠트리 내의 X선 tube에 고압을 전달시켜 X선을 발생시킨다.

그러나 고압 케이블, 데이터 전송용 케이블, 회전속도 및 콜리메이션 조절용 케이블 등이 tube와 검출기의 회전에 제한을 가하여 400° 이상의 회전이 불가능하게 됨에 따라, 한 방향(clock wise; CW)으로 회전을 하여 스캔을 시행하면 케이블을 풀기 위해 반드시 다음 스캔은 앞의 스캔과는 반대방향(CCW)으로 회전을 해야 했다. 이에 따라 가속으로 회전하고 있는 회전자(rotor)의 급격한 저지 및 반대방향으로의 회전을 유도하기 위해 delay time이 필요하다. 이로 인한 스캔과 스캔 사이에 delay (interscan delay; ISD)의 발생과 scan time의 단축에 한계가 있었다(그림 5-1 참조).

또한 고식적 CT에서는 연속적인 볼륨 데이터의 획득이 아니고 slice by slice scan에 기초하여 한 단면씩 단절된 영상을 획득하기 때문에 그림 5-2에 나타낸 바와 같이 호흡조절의 잘못으로 인해 검사부위의 부분적인 누락이 발생할 수 있으며, 이런 이유로 병변을 놓칠 수도 있다. 이러한 고식적 장치의 구조적 한계점을 극복하기 위한 방법으로서 slip ring 기술을 이용하는 나선형(spiral 또는 helical) 스캔 방식의 CT가 개발되었다. 그림 5-1은 고식적 스캔, 역동적 스캔(dynamic scan), 나선형 스캔의 개념을 나타낸 것이며, 그림 5-3은 고식적 CT의 동력 전달과정을 나타내는 것이다.

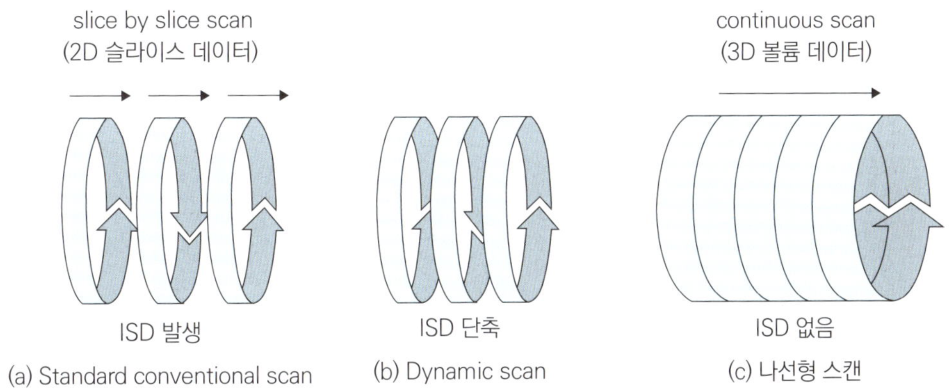

| 그림 5-1 | 고식적 및 나선형 스캔의 개념도

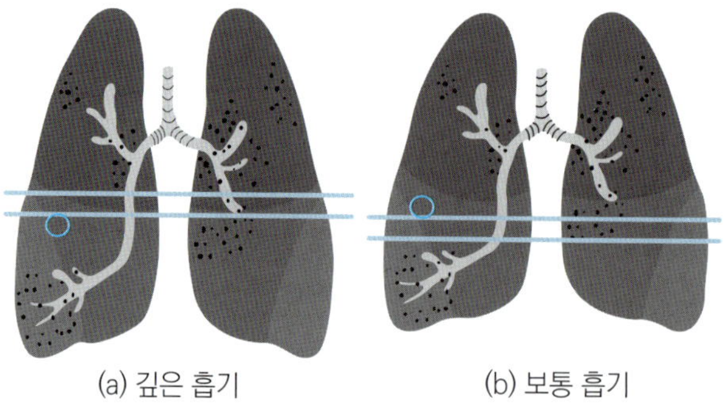

| 그림 5-2 | 호흡조절로 인해 병변 부위의 부분적인 누락의 예

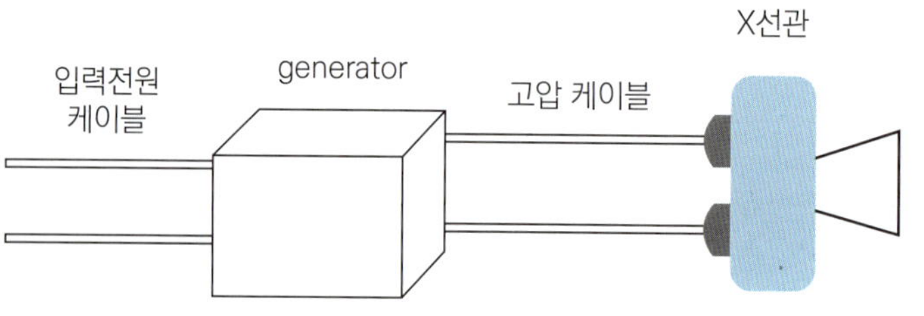

| 그림 5-3 | 고식적 CT의 동력전달

나선형 CT 기술은 1989년 RSNA에서 처음 발표되었고 1992년부터 본격적으로 보급되기 시작했다. Slip ring과 brush를 통해 동력 및 데이터를 전달하는 방식을 이용하고, 고압 케이블을 대체함으로써, 높은 열용량의 X선 tube가 나선형으로 연속적인 회전을 하면서 X선을 조사하는 동안, 환자의 테이블도 동시에 일정한 속도로 연속적으로 움직이며 갠트리를 통과하여 얻은 볼륨 데이터를 필터보정 역투영법(filtered back projection)과 나선형 장치에서 꼭 필요한 알고리즘인 보간삽입법(interpolation)을 이용하여 영상을 재구성한다.

2) 나선형 CT장치의 선결문제

X선관의 일 회전에 적어도 200mA를 초과하여 시행되는 연속스캔으로 가중되는 부하를 해결하고, 나선형의 연속적인 회전으로 인해 tube의 효율적인 냉각과 열 방출이 필요하게 되었다. 그리고 높은 전위차(80~140kV)를 갖는 갠트리 내의 slip ring과 brush 사이의 동력 전달과정에서 일어날 수 있는 arcing 발생을 제거할 수 있어야 했으며, 환자 테이블의 연속적인 이동과 이로 인해 재구성된 영상에서 발생되는 motion artifact를 제거 할 수 있는 방법이 필요하게 되었다.

또한 X선관과 검출 시스템의 연속회전과 X선관의 부하 허용범위 내에서의 스캔 수를 산정하는 소프트웨어(optimizing software)의 개발 등이 먼저 해결되어야 했다. 더불어 많은 수의 영상을 빠른 시간 내에 재구성할 수 있고 저장할 수 있는 고도의 컴퓨터 기술의 뒷받침이 필요했다.

3) Single detector 나선형 CT(SDCT)와 multi-detector 나선형 CT(MDCT)

1989년 slip ring기술을 이용한 나선형CT의 개발로 한 단계 진보된 CT영상 진단기술은 1992년 multi-detector기술의 개발로 더 한층 발전하게 되었다.

2개의 array를 채택한 최초의 multi-detector 기술은 1991년 Elscint사(현재 Philips사로 합병되었음)에서 최초로 적용하여 사용되었으며 최근 들어 GE사, Siemens사, Toshiba사에서도 상품화되고 있다. 하지만 다음 장에서 설명될 전자선빔 CT와 마찬가지로 큰 호응을 받지는 못하였다.

그 후 계속된 연구의 결과로 1998년에는 8개 또는 16개의 열을 갖는 detector array를 통해 1회전 당 최대 4영상을 획득할 수 있는 4 슬라이스 MDCT 장치가 GE사, Siemens사, Philips사, Toshiba사에서 개발되었다. 이는 tube의 일 회전에 최대 4개의 영상획득이 가능해졌고 또한 한 영상을 얻는 스캔시간이 기존의 0.7～1.0초에서 0.5초로 단축되고 컴퓨터 소프트웨어 기술의 향상으로 인해 3차원적인 CT 혈관조영 검사나 가상내시경 검사를 실질적으로 가능케 하였다.

그 후 2001년에는 GE사의 8 슬라이스 MDCT가 상품화되었으며, 더욱이 2002년 후반기에는 24개 또는 40개의 detector array를 가진 나선형CT가 개발되어 한번의 노출로 최대 16개의 영상획득이 가능해졌다(GE사, Siemens사, Philips사, Toshiba사). 이는 cardiac study와 전신 혈관조영검사를 가능케 함으로써 CT의 임상적용을 범위를 더 한층 넓히는 계기가 되었다. 또한 2004년에는 64 슬라이스 CT, 2006년에는 Siemens사의 dual source CT가 개발되었으며, 2008년 후반기에는 256 및 320 슬라이스 multi-detector CT가 상용화되고 있다.

그림 5-4는 single slice CT, dual slice CT, 그리고 X선 tube의 일 회전에 2개, 4개 또는 8개 슬라이스의 획득이 가능한 MDCT의 detector 디자인을 비교한 것이다.

MDCT에 사용되는 detector는 배열에 따라 크게 세 가지로 분류된다. 균일한 크기의 detector cell로 이루어진 matrix detector(또는 fixed array detector) 방식, detector element가 중앙부에서 가장 얇고 주변부로 갈수록 두꺼워지는 형태의 adaptive array detector 방식, 그리고 중앙부에서는 균일한 크기이며 여러 개의 얇은 두께인 cells로 이루어져 있으며 주변부에서는 균일한 크기이며 여러 개의 두꺼운 두께인 cells로 이루어진 hybrid type detector이다. 이들의 자세한 설명은 다음 절인 4 슬라이스 MDCT에서 다루기로 한다.

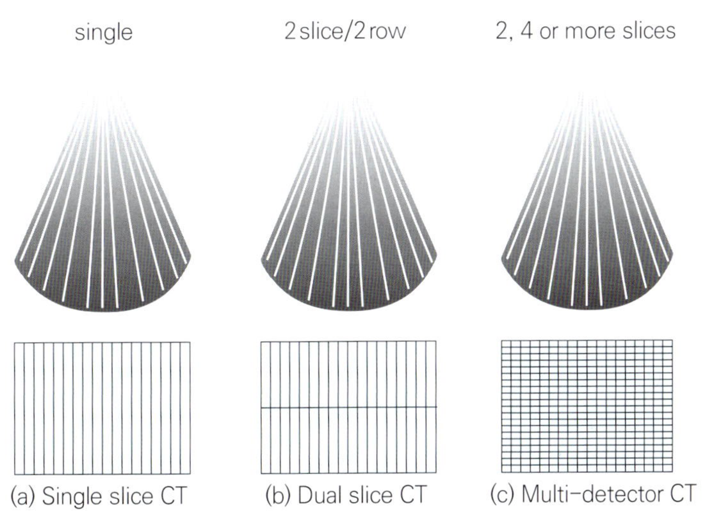

| 그림 5-4 | Single과 multi-detector 디자인 비교

2. 나선형 CT의 기초이론

1) Slip ring 기술

나선형 CT장치의 갠트리는 slip ring과 brush를 연결하여 X선관이 회전하는 동안 전압과 데이터 신호를 전달하거나 받는다. 갠트리의 회전 메커니즘은 제조사에 따라 direct drive 방식과 belt drive 방식으로 양분된다.

Slip ring 부위를 통과하는 전압의 고저에 따라 고압용과 저압용 slip ring 방식으로 구분되지만 일반적으로 slip ring은 기능에 따라 X선 tube나 X선 발생장치에 고전압을 공급하는 ring, 제어장치의 작동에 필요한 저전압을 공급하는 ring, 그리고 detector로 데이터를 전달하거나 받는 ring의 3가지로 구분된다. Slip ring은 제조회사에 따라 차이가 있지만 반영구적(약 10년)으로 사용되지만 마모로 인해 발생되는 부스러기의 제거를 위해 정기적인 청소가 필요하며, brush는 심한 마모로 인해 1~2년의 간격으로 교체가 필요하다.

그림 5-5는 GE사 나선형 CT장치의 동력 및 데이터 전달을 모식적으로 나타낸 것이다.

2) Slip ring 방식

(1) High voltage slip ring 방식

① 기본 구조

갠트리 외부에 위치한 변압기에서 승압한 고전압이 고압 케이블을 통하여 slip ring과 brush에 전달하여 갠트리 내부의 X선관에 공급하는 방식이며 그림 5-6(a)의 구조를 갖는다.

② 특징

고주파 전원의 영향을 적게 받으면서 전력손실이 거의 없이 동력의 전달이 가능하고, 상대적으로 낮은 전류의 사용으로 전력손실이 적다. 그리고 갠트리 외부에 고정된 고압의 변압기를 사용하므로 갠트리에 회전중량이 적게 부여되며 높은 출력의 연속적인 제공이 가능하다. 그러나 고압에 의한 arcing 및 간섭 현상의 발생이 있을 수 있다.

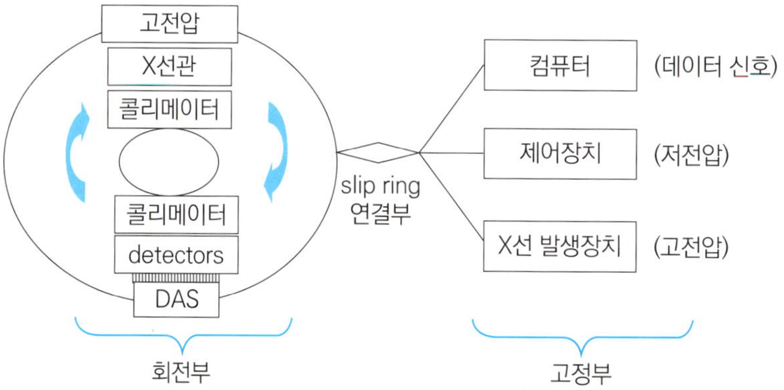

| 그림 5-5 | Low voltage slip ring 방식의 동력 및 데이타 전달

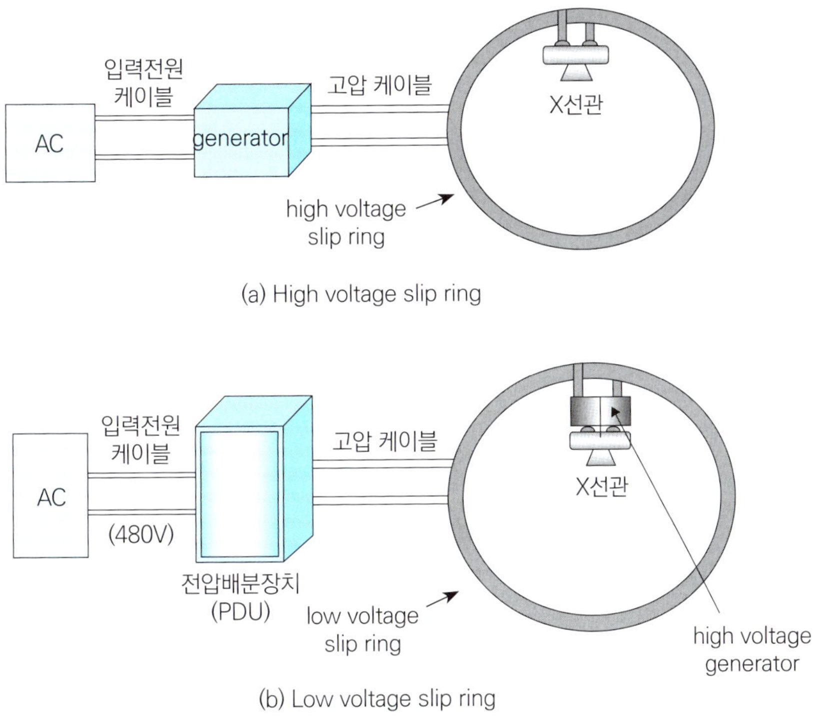

| 그림 5-6 | High voltage slip ring 및 low voltage slip ring의 구조도

또한 brush의 사용으로 전기적 노이즈의 발생으로 영상의 질에 좋지 않은 영향을 미칠 수 있다. 이러한 노이즈를 감소시키고 회전 속도를 향상시키기(0.5초) 위해 4 multi-slice급 이상의 장치에서는 레이더에서 사용하는 고주파를 이용한 구동방식을 채택하고 있다.

High voltage slip ring 방식을 채택한 대표적인 장비로는 Siemens사의 SDCT인 Somatom plus 모델이 해당되며 최근의 CT장치에서는 사용되지 않고 있다.

(2) Low voltage slip ring 방식

① 기본 구조

220~480V의 상용 입력전압을 입력전원 전력 배분장치(PDU)를 통하여 550V와 120V의 직류로 변환한 후 slip ring으로 전달하여 갠트리 내부의 전원변환기(inverter)를 경유, 검출기와 같이 회전하는 양극과 음극으로 분리된 2개의 소형 대용량 generator를 통해 X선 tube에 전달하는 방식이다.

② 특징

전기적 누출에 의한 위험이 없으며, 전기절연을 위한 가스 및 오일이 필요없다. 그리고 시스템의 안정성이 우수하며, 장치의 전력 소모율이 적으며 고장수리가 용이하다. 그러나 갠트리 내에 generator가 있어서 갠트리의 하중이 커진다.

Low voltage slip ring 방식은 초기에는 GE사 및 Toshiba사의 SDCT에서 사용되었으며, 최근에 상용화되고 있는 high version MDCT인 GE사의 LightSpeed 모델, Siemens사의 Sensation 모델, Philips사의 Brilliance 모델, Toshiba사의 Aquilion 모델에 채택되고 있다.

(3) Slip ring의 구조

① 초기 나선형 CT

Low voltage technology를 적용한 초기 나선형 CT장치인 GE사 SDCT인 HiSpeed advantage 모델의 예를 들어 보면, slip ring의 내부는 회전부(rotor)인 ring과 정지된 상태의 고정부(stator)인 brush(sliding contact)로 이루어져 있다. Slip ring은 동력을 전달하는 8개의 power ring(550V용 5개와 120V용 3개)과, 6개의 signal 및 data ring(시스템 communication용과 데이터 전송에 관여함)을 포함하여 모두 14개로 구성된다(그림 5-7의 (a) 참조).

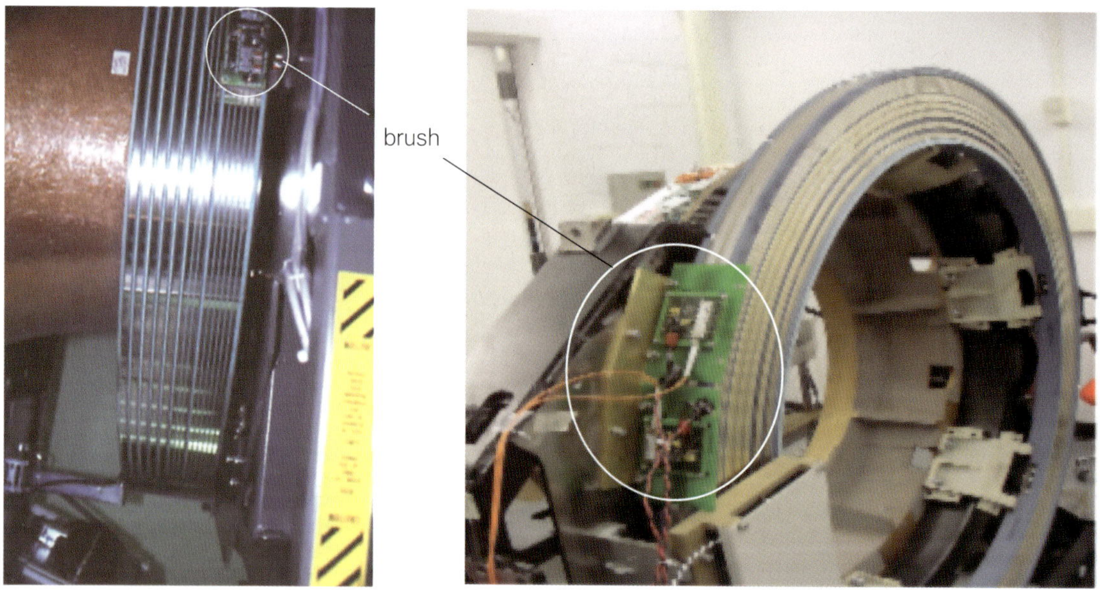

(a) HiSpeed advantage

(b) LightSpeed VCT

| 그림 5-7 | Slip ring의 형태

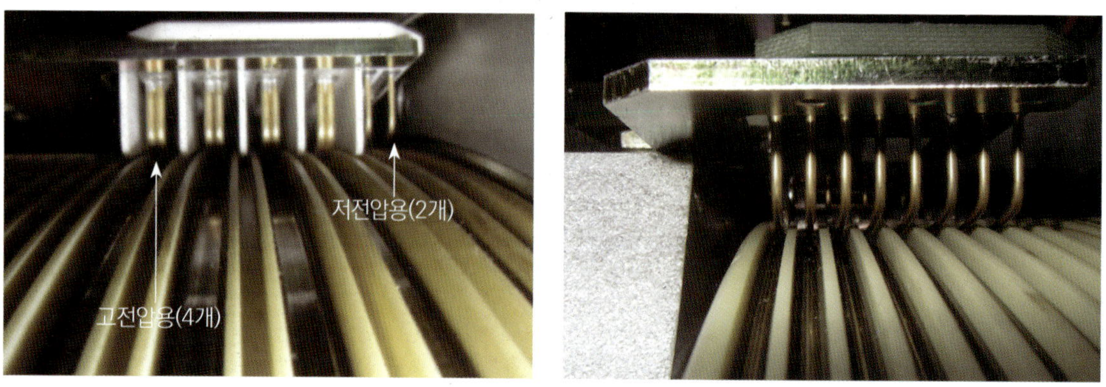

Power brush(6개)

Signal brush(8개)

| 그림 5-8 | Philip사 Brilliance 64 모델의 brush 형태

② High version MDCT

MDCT인 GE사 LightSpeed Pro 16 모델과 LightSpeed VCT 모델에 장착된 slip ring은 총 9개로 구성된다. 그림 5-7(b)의 우측 그림에서 보면 안쪽에서 바깥쪽 방향으로 1번과 2번 ring은 X선 발생용 고전압용, 3번과 4번 ring은 120V AC용, 5번 ring은 ground용이다. 즉, 안쪽의 5개(DC 650V용 2개, AC 120V용 2개, ground용 1개)는 power ring이다. 그리고 바깥쪽의 4개는 signal ring으로 24V로 유지되며, communication에 관련하여 command on/off를 담당하며 LSCOM용 3개, EXP enable용 1개로 구성된다. 또한 DAS에서 디지털화된 신호를 후처리(back processor)에 전송하는 데이터 전송을 위해서는 LightSpeed Pro 16 모델의 경우 1개의 RF non contact line(이는 RF 신호를 이용한 wireless 방식)이며 1개의 transmitter와 2개의 receiver를 통해 이루어진다. 하지만 LightSpeed VCT 모델의 경우 2개 채널의 RF non-contact line)으로 구성되어 있다. 이 시스템은 850Mbaud platter type의 band width를 가지며, data control board(DCB)에서 RF transmitter(XMT)/receiver(RCV)를 경유하여 DIP로의 DAS 데이터 전송은 평균 833Mbaud(800~850Mbaud 범위)의 속도를 갖는다. 그리고 638Mbaud @ 0.4초, 984view의 데이터 전송률을 갖는다.

(4) Brush

Brush의 재질은 은(silver)이 코팅된 테프론(teflon)이 사용되며, slip ring과 동일한 개수로 이루어진다. 초기 나선형 CT에서의 brush는 slip ring과 마찬가지로 기능상으로 3개의 부분으로 나눌 수 있는데, GE사 SDCT인 HiSpeed advantage 모델을 예로 들면, PDU에서 generator로 동력을 전송하는 부분(hot와 neutral이 각 1개, ground용 1개, 550V DC용 2개)과 PDU에서 control system에 저전압을 전송하는 3개 부분, 그리고 DAS에서 주컴퓨터로 데이터 신호를 전송하는 부분이다. 다시 말하면, 8개로 묶음된 동력전달용 power brush, 데이터 전송에 관여하는 6개 묶음의 signal brush가 2세트로서 갠트리의 양쪽에 위치한다. 갠트리의 한쪽에 위치하는 1세트는 시그널 buffer용이며, 다른 한쪽은 termination의 역할을 한다. 또한 1세트의 signal brush 속에는 6개씩 아래와 위의 2부분으로 나누어져 한 부분의 brush가 마모되거나 기능상의 결함이 생겨서 데이터 전송이 원활하지 않아 발생할 수 있는 문제(예를 들면 artifact의 발생 등)를 줄이기 위한 백업 용도이다. 그림 5-8의 좌측은 Philips Brilliance 64 모델의 power brush(6개)이며 우측은 signal brush(8개) 이다.

3) Z축 기하학적 선량효율 (Z axis geometric efficiency, Z axis geometric dose efficiency)

Single slice CT에서는 검출기측 콜리메이터가 사용되는 narrow slice를 제외하고는 대부분의 경우에서 선속의 거의 모든 부분이 영상화에 사용되므로 낭비되는 선량이 적다. 하지만 테이블이 등속도로 이동하는 상태에서 스캔이 이루어지는 나선형 스캔에서 영상 blurring을 제거하기 위해 필요로 하는 interpolation 처리는 스캔 범위를 초과 설정하게 하며 장치회사 및 모델에 따라 다소 차이는 있지만 선량을 낭비시키며 선량효율을 저하시키는 요인으로 작용하고 있다.

그리고 cone beam geometry를 기초로 한 MDCT에서는 penumbral region을 야기시키는 overbeaming 현상으로 인해 더욱 많은 선량이 낭비되고 Z축 기하학적 선량효율이 저하된다(그림 5-9 참조). 또한 MDCT에 사용되는 solid state detector array(narrow width 생성의 제한으로 인해 gas detector는 MDCT에서는 더 이상 사용되지 않음)는 방사선에 예민하지 않으며 신호의 검출에 기여하지

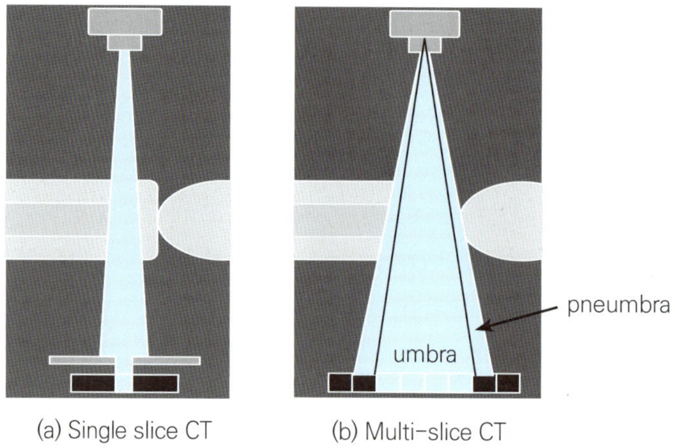

| 그림 5-9 | Single slice CT와 multi-slice CT의 선량이용

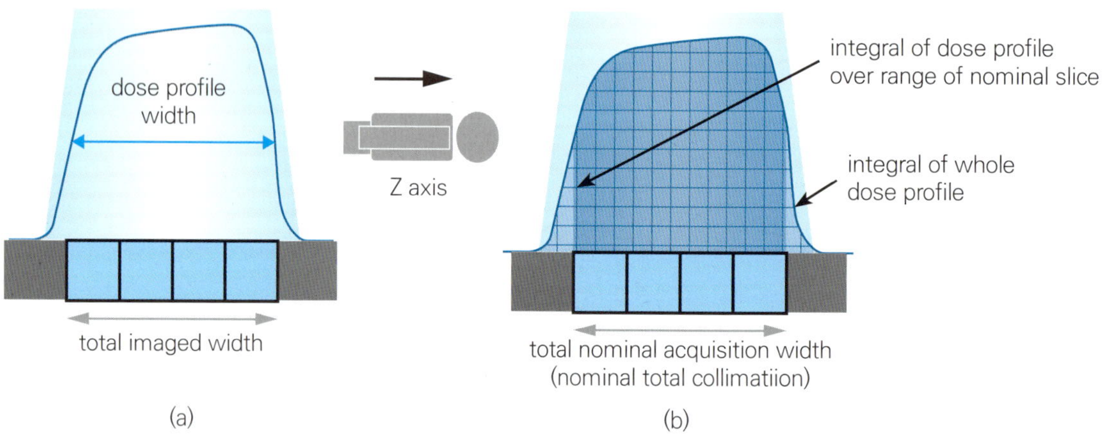

| 그림 5-10 | Z축 기하학적 선량효율의 정의

않는 얇은 격벽에 의해 분리되어 있다. 격벽으로 인해 발생되는 수 많은 inactive zone 역시 다소간의 기하학적인 손실을 초래하며, 게다가 scintillator crystal의 cutting으로부터 기인된 각 row의 모서리에서의 sensitivity 감소 때문에도 기하학적 손실이 발생한다.

1999년 제정된 IEC 60601-2-44 Ed. 1(IEC CT safety standard)에 의하면 Z축 기하학적 선량효율은 sensitivity profile의 FWHM(full width at half maximum)을 dose profile의 FWHM로 나눈 값을 퍼센트로 나타내기로 하였다.

하지만 최근에는 공칭 슬라이스 폭 범위에서의 dose profile의 적분값을 모든 dose profile의 적분값으로 나눈 값으로 변화되는 추세이다. 즉, 2003년 개정된 IEC 60601-2-44 Ed. 2에 의하면, 데이터 획득시 사용되는 detector elements 범위 내에서의 Z축 방향 dose profile의 적분값을 Z방향 dose profile의 총 적분값으로 나누어 퍼센트로 나타낸 값을 Z축 기하학적 선량효율로 정의하고 있다(그림 5-10 참조). 그리고 CT장치의 Z축 기하학적 선량효율이 70% 이하이면 스캔 콘솔에 디스플레이되어야 한다고 규정하고 있다. 그래서 최근 도입되는 대부분의 CT장치에서는 스캔 콘솔에 $CTDI_{VOL}$과 dose length product(DLP)와 함께 기하학적 선량효율이 표시된다.

$$\text{Z축 기하학적 선량효율} = \frac{\text{FWHM of sensitivity profile}}{\text{FWHM of dose profile}} \times 100$$

$$= \frac{\text{integral of dose profile over range of nominal slice width}}{\text{integral of whole dose profile}} \times 100$$

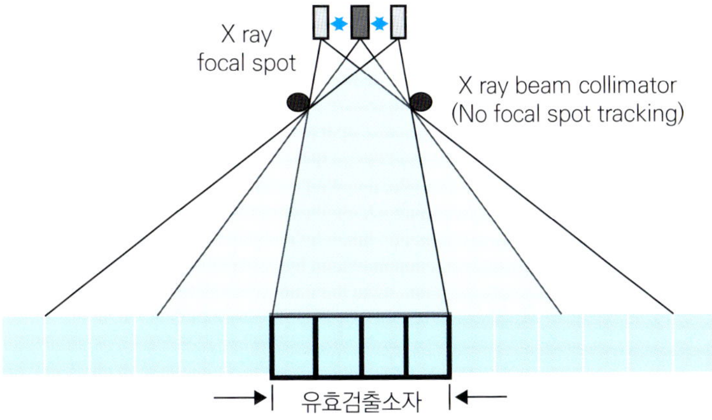

(a) 기존의 고정 콜리메이션

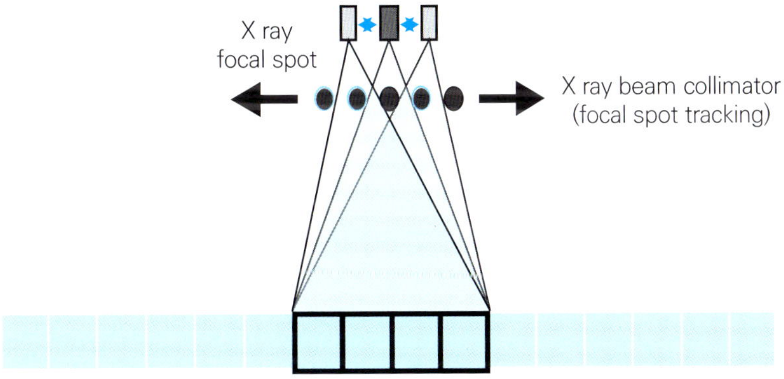

(b) Dynamic 콜리메이션

| 그림 5-11 | 4 슬라이스 획득에서 dynamic 콜리메이션을 사용한 focal spot tracking 기법

4) MDCT에서의 dynamic collimation technology(focal spot tracking)

(1) 고정 콜리메이션법(conventional collimation method)

Tube의 회전속도가 빨라짐에 따라 X선관내 전자선빔의 원심력은 나선형 스캔을 하는 동안 focal spot의 미세한 위치 변화를 일으키며 선속의 불안정과 불균일도를 야기시킨다. 또한 영상에서 약간의 아티팩트를 발생케한다.

이를 해결하기 위해서 기존의 고정된 콜리메이션(conventional collimation)을 사용하는 방식에서는 tube측 콜리메이션을 넓게 하여 focal spot의 이동에 따른 양쪽 주변 detector를 선속에 충분히 포함시킨다. 이러한 overbeaming 현상은 환자선량을 증가시키는 요인이 되고 있다. 특히, 얇은 슬라이스의 영상획득시 SDCT에서와 마찬가지로 환자선량의 상당한 증가는 피할 수 없다.

(2) Focal spot tracking

상용되고 있는 대부분의 4 슬라이스 이상 MDCT에서는 focal spot tracking(= focal spot moving, flying focal spot) 기법을 채택하고 있다. Focal spot tracking이란 anode의 focus 위치를 이동시켜 선속의 위치를 상호적이고 지속적으로 교정(dynamic correction)하는 것이다. 이를 통해 Philips사에서는 view 당 프로젝션 수를 2배로 늘려 장치의 공간분해능을 향상시키는 효과도 얻는다.

이 기술은 콜리메이터 setting을 약간 조절함으로써(dynamic 콜리메이션) focal spot을 이동시키며, 유효검출소자(active cell) 부위에만 가능한 좁게 균일한 선속이 조사되도록 하는데 이 방식은 그림 5-11의 (b)에 나타낸 바와 같이 focal spot shadow를 모든 cells에 거의 일치시킨다.

GE사 장치의 경우 dynamic collimation은 선속의 두께와 위치를 조절할 수 있도록 회전이 가능하고 독립적으로 움직일 수 있는 cams에 의해 이루어지며, reference detectors가 선속의 정도를 측정하며 항상 일정한 좁은 선속이 detector에 조사될 수 있도록 선속을 조절한다.

Focal spot tracking 기법에서의 슬라이스 두께는 검출기 측의 콜리메이터에 의해 결정되는데 고정 콜리메이션 방식에 비해 X선속 콜리메이션이 설정된 슬라이스 폭에 훨씬 근접되어 아티팩트의 발생이 최소화된다. 그리고 불필요한 환자선량의 증가요인이 없으며 선량효율을 향상시킨다. GE사의 예로 들면, focal spot tracking을 사용하는 경우 비사용시에 비해 약 25~40%의 환자선량이 감소된다.

5) Helical pitch(또는 pitch)

Pitch란 X선관이 한번 회전하는 동안에 테이블이 진행하는 거리를 의미하며 Z축 분해능과 밀접한 관계를 가진다.

즉, single slice CT에서의 pitch는 아래의 식으로 표시된다.

$$\text{Pitch} = \frac{\text{갠트리 1회전당 테이블 이동거리(mm)}}{\text{선속 콜리메이션(mm)}}$$

슬라이스 두께는 선속의 콜리메이션을 변화시킴으로써 선택되며, 슬라이스 두께는 선속 콜리메이션과 같다. 슬라이스 두께나 테이블의 이동속도를 증가시키면 Z축 해상능은 저하된다. 예를 들면, 10mm의 두께로 스캔을 할 경우 tube가 1초에 1회전할 때 테이블을 10mm씩 이동시키면 pitch는 1.0이 되며, 20mm씩 이동시키면 pitch는 2.0이 된다. Single detector를 채택한 나선형 CT장치에서 주로 사용되는 pitch의 범위는 1.0에서 2.0 정도이다.

또한 pitch 변화에 따른 영향을 살펴보면, single slice CT에서는 pitch를 증가시키면 스캔 범위는 증가되고(large coverage) 검사시간이 단축된다. 그리고 X선관의 부하가 감소되며 환자의 방사선 피폭은 감소된다. 하지만 슬라이스 폭(FWHM)이 증가되고 spiral artifact가 증가되어 Z축 해상능은 저하된다. 반면에 multi-slice CT에서는 pitch를 증가시켜도 슬라이스 폭과 환자의 방사선 피폭은 거의 일정하나, spiral artifact가 증가되어 Z축 해상능은 저하된다.

그러나 multi-slice CT에서의 pitch는 아래의 식으로 표시되며, 슬라이스 두께는 콜리메이션, 검출기 구성과 interpolation 알고리즘의 선택에 의해 결정되며, single slice CT처럼 슬라이스 두께가 선속 콜리메이션과 일치하지는 않는다.

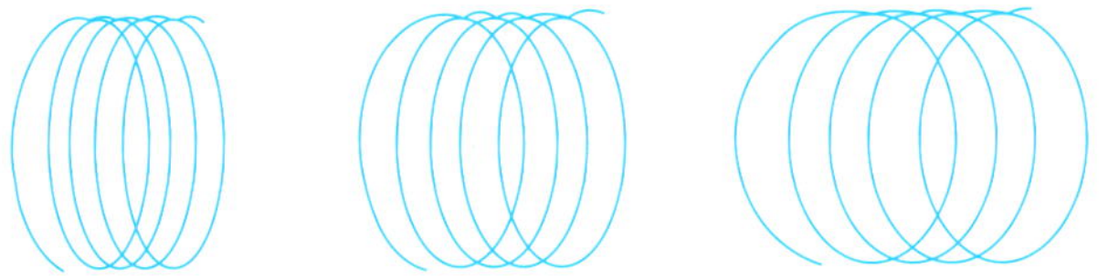

| 그림 5-12 | Pitch factor의 개념

| 표 5-1 | Single slice CT에서 pitch 변화에 따른 슬라이스 두께와 테이블 이동속도

슬라이스 두께(mm)	테이블 이동속도(mm/sec)		
	Pitch = 1.0	Pitch = 1.5	Pitch = 2.0
3	3	4.5	6
5	5	7.5	10
10	10	15.0	20

$$\text{Slice pitch} = \frac{\text{X선 tube 1회전당 테이블 이동거리(mm)}}{\text{슬라이스 두께(mm)}}$$

$$\text{Beam pitch} = \frac{\text{X선 tube 1회전당 테이블 이동거리(mm)}}{\text{빔 콜리메이션(mm)}}$$

예를 들면 4 슬라이스 multi-detector CT에서 10mm의 선속 콜리메이션을 사용하여 2.5mm 두께의 4 영상을 얻었고 이때 갠트리 1회전 당 15mm의 테이블 이동속도를 사용하였을 경우 slice pitch는 15/2.5 = 6이 되며, beam pitch = 15/10 = 1.5가 된다.

GE사 장치의 4 슬라이스 multi-detector CT에서는 slice pitch를 사용하며 그 외의 장치회사에서는 beam pitch를 사용하고 있다. 그러므로 GE사의 4.0 pitch는 Siemens사의 pitch 1.0과 동일한 개념으로 이해되어야 한다. 그러나 16 슬라이스 MDCT에서는 모든 제조사가 beam pitch 개념을 사용하고 있다.

6) Preferred pitch

SDCT에서 사용되는 단순한 linear interpolation 알고리즘의 경우 pitch가 증가되면 helical raw data curve와 complementary data curve 간격이 벌어지며 영상의 질이 저하된다. 그러나 4 MDCT의 경우 helical raw data curve와 complementary data curve가 동시에 중복 회전하면서 문제가 발생된다. 즉, pitch가 증가되면 curve 사이의 거리가 일정하게 늘어나는 게 아니라 넓어지고 좁아지는 현상이 반복적으로 발생하게 된다. 이러한 여러 가지의 curve에서 샘플링되는 데이터를 효과적으로 재구성하는 방법의 일환으로 preferred pitch를 채용하고 있다.

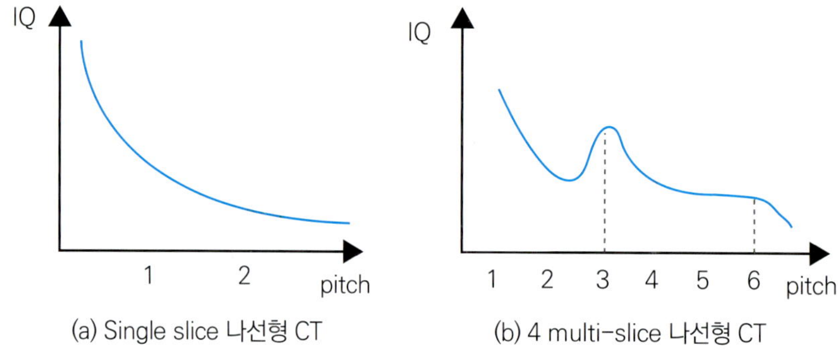

|그림 5-13| GE사 CT의 pitch 변화와 영상의 질 관계

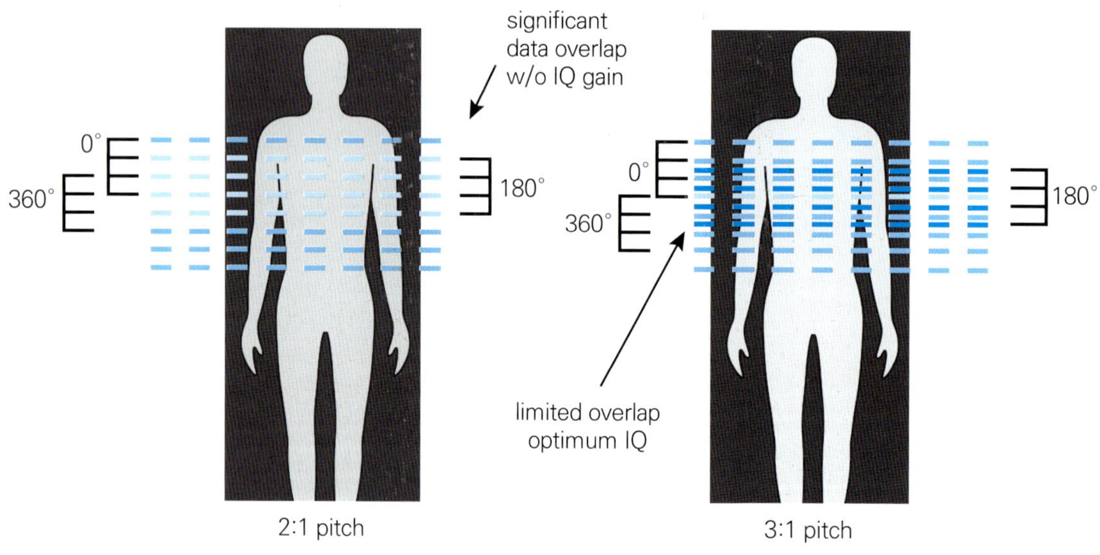

|그림 5-14| GE사 4 MDCT에서의 preferred pitch인 3:1 pitch

Slice pitch가 2인 경우 샘플링 위치가 다른 curve와 겹치게 되므로 동일한 curve를 갖는 Z sampling을 두 번 하게 되나, pitch가 3인 경우 Z sampling의 위치가 curve 사이를 메우게 되어 전체적으로 curve 간격을 줄이는 효과가 된다. 이와 같이 pitch의 증가에 따라 균일하게 영상의 질이 저하되지 않고 특정 pitch에서는 영상의 질이 좋아지는 부분이 생겨난다. 이를 preferred pitch 또는 fixed pitch라고 한다.

GE사 4 MDCT의 경우 그림 5-13의 (b)에 나타낸 바와 같이 적절한 영상의 질을 위해 임상에서는 두 가지의 슬라이스 pitch(3 또는 6)가 선택되어 사용된다. 임상적으로 slice pitch 3.0(HQ 모드)은 0.75:1의 beam pitch에 해당되며 주로 양질의 quality를 추구하는 검사에서 사용된다. 반면에 slice pitch 6(HS 모드)은 1.5의 beam pitch에 해당되며 주로 스캔 속도가 우선되어야 할 검사에서 사용된다.

그림 5-14에서 preferred pitch(slice pitch 3)가 pitch 2에 비해 데이터 중복이 적으면서도 우수한 질의 영상을 얻을 수 있음을 보여준다. 그리고 SDCT인 그림 5-15의 (a)에서는 pitch의 증가에 따라 공간분해능이 저하됨을 알 수 있다. 하지만 (b)는 preferred pitch인 3.0과 6.0 slice pitch에서의 공간분해능을 나타낸 팬텀영상이다. Slice pitch 6을 적용한 경우 slice pitch 3에 비해 공간분해능이 크게 저하되지 않음을 알 수 있다. 반면에 Toshiba사의 Aquilion 4 모델이나 Asteion 모델에서는 slice profile의 broadening을 최소화시키기 위해 2.5 또는 5.0의 slice pitch가 사용된다.

7) Scan coverage

Volume coverage 라고도 불리는 scan coverage는 scan speed와 image quality와 함께 나선형 CT의 성능을 평가하는 중요한 항목 중의 하나이며, 다음의 식과 같이 tube 일 회전당 scan coverage와 초당 scan coverage로 구분되어 나타내진다.

$$\text{Coverage/rotation} = \text{collimation} \times \text{pitch}$$

$$\text{Coverage/second} = \frac{\text{collimation} \times \text{pitch}}{\text{scan speed}}$$

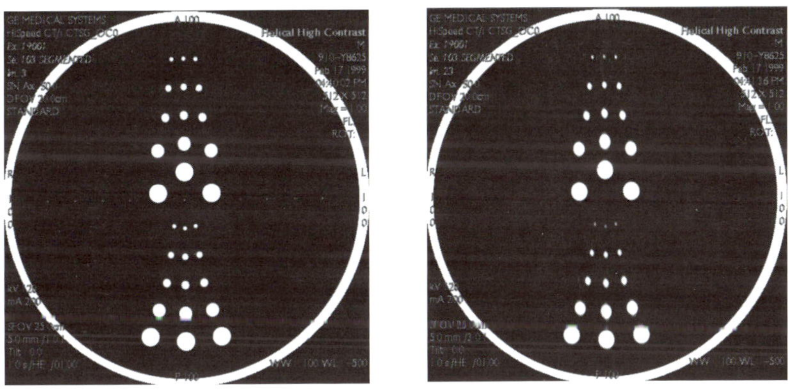

pitch = 1.0 pitch = 3.0

(a) GE사의 single slice 나선형CT

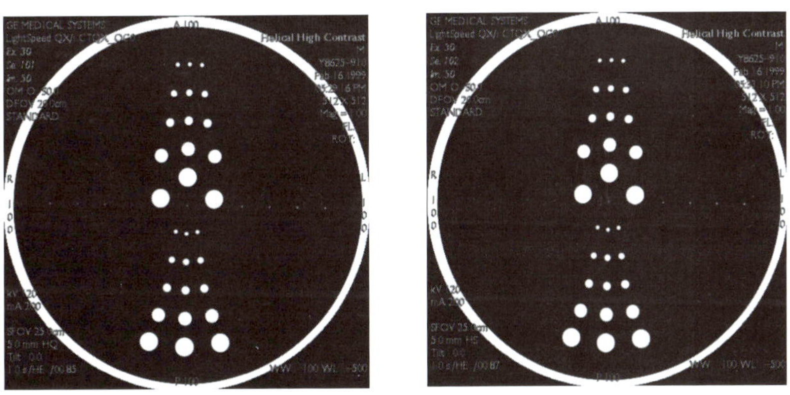

HQ mode(pitch = 3.0) HS mode(pitch = 6.0)

(b) GE사 4 슬라이스 MDCT의 preferred pitches

| 그림 5-15 | GE사의 single slice 나선형 CT에서 pitch 변화에 따른 영상의 질의 비교

8) 슬라이스 두께 및 Z축 분해능의 결정

기존의 single detector CT와 multi-detector CT의 차이 중의 하나는 슬라이스 두께를 결정하는 방법이다. Single detector CT에서의 슬라이스 두께는 콜리메이션에 의해 결정되지만, multi-detector CT에서는 beam collimation(GE사 LightSpeed VCT 모델이나 Philips Brilliance 64 모델의 예를 들면, large beam collimation의 경우 40mm, small beam collimation의 경우 20mm), detector element의 조합(= detector configuration 선택, 이는 DAS control board에서 조절됨) 그리고 재구성 알고리즘에 의해 결정된다.

엄격히 말하면, MDCT의 conventional scan 모드에서는 beam collimation과 detector configuration의 선택에 의해서, helical scan 모드에서는 이들 외에도 재구성 알고리즘이 추가적으로 포함되어 슬라이스 두께가 결정된다.

9) Front illuminated photodiode와 back illuminated photodiode

(1) Front illuminated photodiode

CT detector는 크리스털 섬광체와 실리콘 광다이오드, 기판(substrate)으로 구성되어 있다. 16 슬라이스 이전 MDCT의 detector에서 사용되던 기존의 전통적인 front illuminated photodiode 방식(또는 frontlit diode 방식)에서는 섬광체와 다이오드 사이에 전기적 신호를 전달하는 wire가 존재하여(즉, 광다이오드 앞쪽에 wire가 위치함) 다이오드 유효면적(active area)의 일부를 가리게 됨으로써(photo-

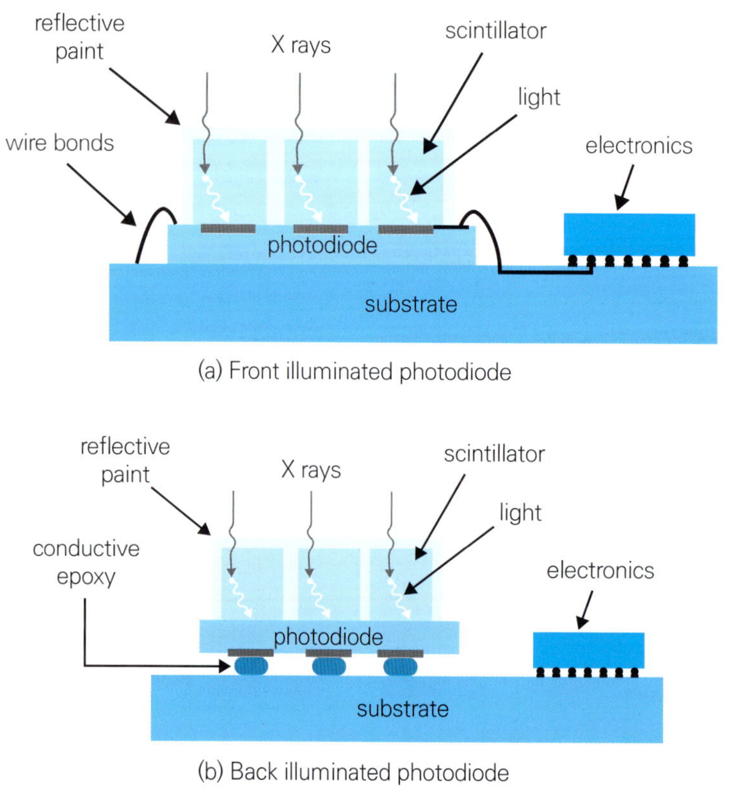

| 그림 5-16 | Fornt illuminated photodiide 및 back illuminated photodiode

diode gap) 섬광체에서 다이오드로의 신호전달 과정에서 일정 부분의 신호 손실과 선량 효율성을 저하시키는 원인이 되었다.

이 방식에서는 채널 수가 증가함에 따라 광 다이오드 배열 안의 anode 수가 늘어나게 되고 이것은 실리콘 표면을 따라 진행되는 traces 영역의 숫자를 증가시켜 높은 wire bond의 밀도로 광 다이오드의 활성영역을 감소시켜 획득되는 화질의 저하를 야기시킨다. 즉, 신호 손실, 각 채널간의 주파수의 혼동 등은 32 슬라이스 MDCT 이상에서는 많은 어려움을 갖는다(그림 5-16 참조).

(2) Back illuminated photodiode

기존의 front illuminated photodiode 방식에서는 데이터 전송시 병목현상이 발생되어 전송속도가 느려질 뿐만 아니라 각 wire가 있는 부분의 광다이오드 갭으로 인해 선량효율성이 감소된다. 이러한 이유로 기존의 frontlit diode 방식은 16 슬라이스 이상의 high version MDCT에서 사용하기에 어려움이 있어 GE사나 Philips사에서는 back illuminated photodiode 방식(GE사에서는 backlit diode 방식이라고 함)을 채택하고 있다.

Back illuminated photodiode 방식은 섬광체와 다이오드 사이에 신호전달용 wire를 위치시키지 않고 광 다이오드의 전기적 신호를 발생시키는 부분을 뒤쪽에 위치시켜 conductive epoxy를 부착하여 기판을 연결하는 구조로 이루어져 있다. Wire를 통하지 않고 직접 데이터를 전송하므로 전송 속도가 빠르고, wire로 인한 각 광 다이오드 사이의 갭을 없앨 수 있으며(wire bonding의 밀집현상의 극복), 데이터의 무결성을 돕는 front end electronics(DAS)와의 직접 연결을 가능케 함으로써 선량 효율성을 높여 적은 선량으로도 우수한 영상의 질을 제공할 수 있게 되었다.

3. MDCT의 detector 구조 및 영상획득

1) Dual slice CT

1991년에 개발된 최초의 dual slice CT장치인 Elscint사의 CT Twin 시스템은 2개의 solid state detector array를 병렬로 연결하여 1초 동안의 한 스캔으로 2개의 고화질 영상을 동시에 얻을 수 있었으며 이는 기존의 나선형 CT장치보다 두 배의 속도로 촬영이 가능하였다.

이 시스템은 기존의 나선형 CT장치보다 훨씬 우수한 60kW의 연속 X선 정격과 10MHU의 열축적 용량을 가진다. 그리고 split beam imaging 기법과 음극에서 발생되는 전자빔을 마이크론 단위의 정확도로써 양극에 가이드하는 전자광 시스템인 double dynamic focus system 기술을 채택하여 빔의 선속강도를 배가시키고 검출시스템의 데이터 샘플링을 배가시켜 20LP/cm의 해상능을 가능케 하였다. 또한 1024×1024의 매트릭스를 사용하여 영상을 재구성하였다.

Elscint사의 CT Twin 영상획득 시스템은 1992년 Marconi사에 의해 품질 향상이 이루어졌으며, 1999년 GE사의 HiSpeed NX/I dual system, 2000년 Siemens사의 Volume Access와 Emotion Duo, Marconi사의 Mx 8000 Duo, 그리고 2001년 Toshiba사의 Asteion Dual로 발전되어 왔다. 그림 5-17은 dual slice CT로 5mm 두께의 2영상을 획득하는 모형도이며 그림 5-18은 이를 통해 얻은 brain CT영상이다.

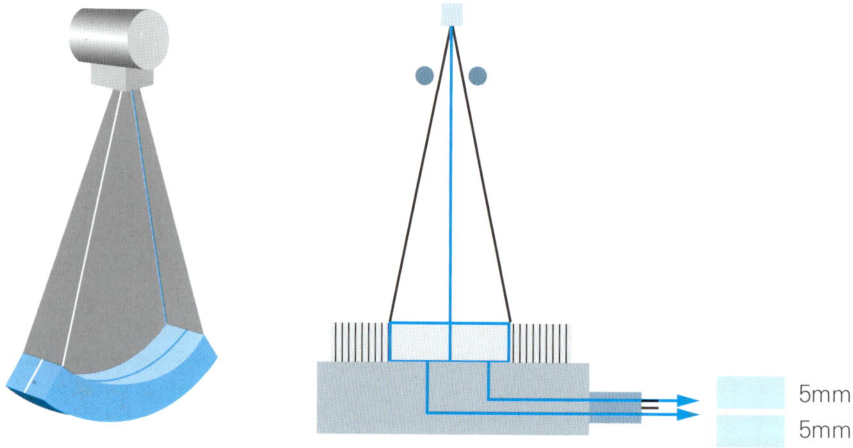

| 그림 5-17 | 5mm 두께의 2영상을 획득하는 모형도

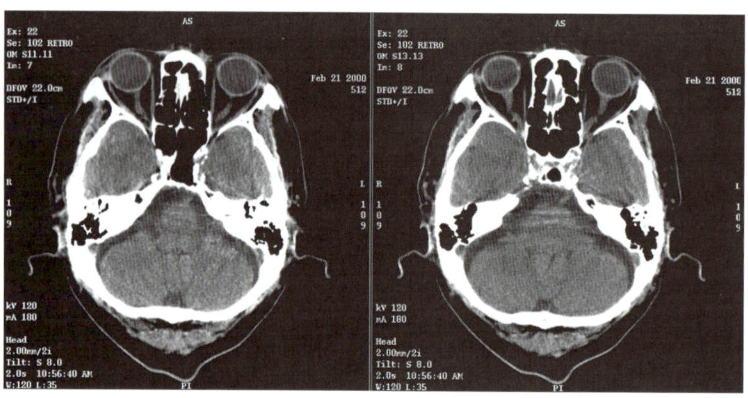

| 그림 5-18 | Dual slice CT에서 5mm 두께로 얻은 brain CT영상

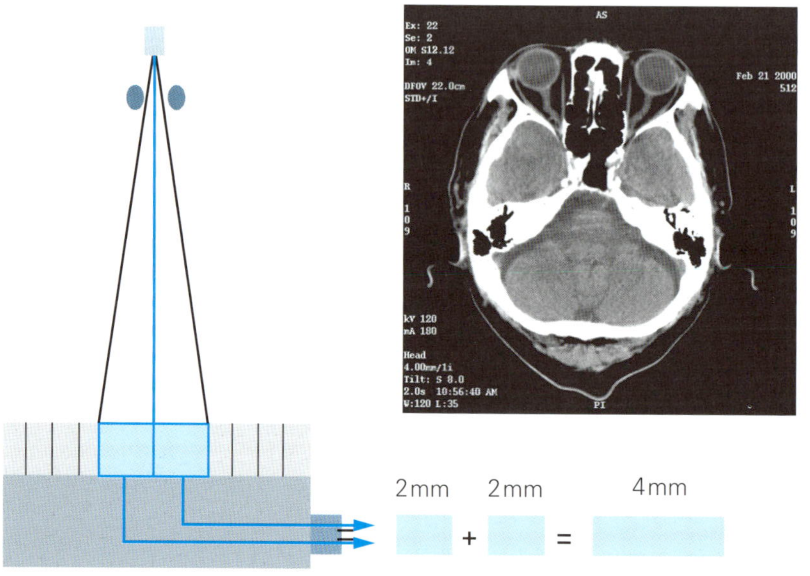

| 그림 5-19 | Double axial image fusion 모형도와 영상

그림 5-19는 double axial fusion기능을 이용하여 2mm 두께로 동시에 획득한 2영상을 가산하여 1 슬라이스로 얻어내는 것을 나타낸 모형도와 영상이다. Posterior fossa 부위의 artifact가 현저하게 감소함을 알 수 있다.

2) 4 슬라이스 MDCT

4 슬라이스 MDCT는 8개 또는 16개의 detector array를 채택하고 있지만 대부분의 장치가 최대 4개의 array를 사용하여 0.5초 또는 0.8초 동안의 1회 스캔에 얇은 슬라이스 두께(최대 5mm)의 4영상을 획득하는 시스템이 주류를 이루고 있다. 이는 X선의 source 특성에 기인되는데, 1회의 스캔에 7~10mm정도의 두꺼운 슬라이스 두께를 갖는 4영상을 획득하고자 하면 발생되는 X선이 1mm 이하의 작은 초점에서 시작되어 부채형으로 확산되는 형태를 가지므로 detector의 중앙부에 도달하는 X선량은 충분하지만 가장자리 detector에 도달하는 X선 광자량이 부족하여 진단에 필요한 영상을 얻지 못한다.

각 장치회사에서는 이러한 두꺼운 슬라이스에서의 4 영상획득과 일회의 스캔에 4개보다 더 많은 수의 영상획득을 위한 기술 개발에 노력하여 다음 절에서 언급되는 8개와 16개의 영상획득을 가능케 하였다.

앞에서 언급하였듯이 MDCT의 detector는 크게 matrix detector와 adaptive array detector(AAD), 그리고 두가지 형태를 혼합한 hybrid detector로 구분되며 4 슬라이스 MDCT는 GE사(LightSpeed Plus), Siemens사(Sensation 4), Philips사(Brilliance 4), Toshiba사(Aquilion 4), Hitachi사(Presto)의 제품이 상용화되고 있다(그림 5-22 참조).

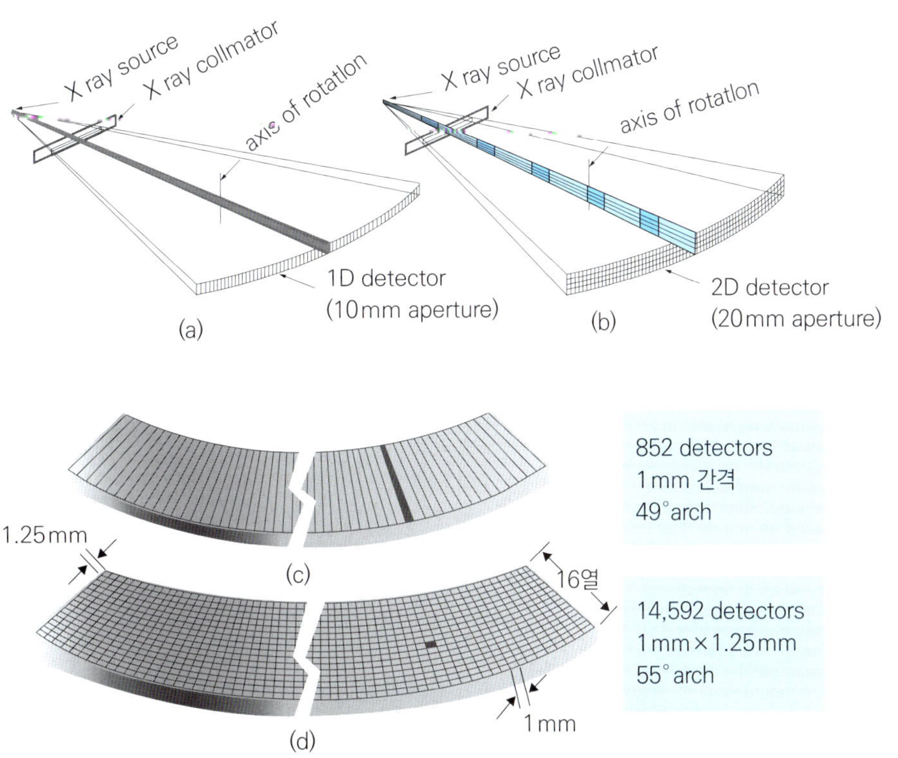

그림 5-20 GE사의 single detector와 4 slice multi-detector

(1) Matrix detector

① Detector 배열

그림 5-20에 나타낸 바와 같이 single detector CT에서는 수백 개의 detector element들이 Z축 방향으로 일렬로 배열되어 있다. 그러나 GE사의 LightSpeed 시리즈, Philips사의 Secura 모델, Hitachi사의 Presto 모델에서 채택하여 사용되는 matrix 타입의 multi-detector는 Z축 방향으로 1.25mm의 동일한 두께로 16열로 배열되어 있으며 총 14,592개의 elements로 구성되어 있다.

Matrix array type은 gap/detector ratio가 크므로 근원적으로 기하학적인 효율의 저하는 피할 수 없다. 그러나 adaptive array type에 비해 슬라이스 두께의 조합에 다양함을 가지며, X선관 일회전당 많은 수의 슬라이스를 획득할 수 있는 특성이 있다.

일반적인 4 슬라이스 MDCT는 X선 tube가 일 회전하는 동안 4개의 신호를 받아들이며 그림 5-21에 나타낸 바와 같이 각 신호는 각각의 detector열에서 1개의 영상을 만들어낼 수도 있으며 2, 3, 4개의 detector열을 조합하여 영상을 만들어 낼 수 있다.

그러나 Toshiba사의 Aquilion 모델의 detector는 33,296개의 elements로 구성되어 있으며, 그림 5-22에 나타난 바와 같이 GE사와 Philips사의 matrix detector와는 다소 차이가 있으며 진보적이다. 즉, detector가 총 34열로 이루어져 있으며 중앙부에는 0.5mm 두께가 4개, 좌우로 1mm 두께의 detector가 15개씩 구성되어 있어 1 회전에 최소 0.5mm에서 최대 8mm 슬라이스 두께의 영상(0.5mm, 1mm, 2mm, 3mm, 4mm, 5mm, 8mm)을 4개씩 획득할 수 있다. 그리고 Hitachi사의 Presto 모델의 경우 detector가 1.25mm 두께로 총 16열로 이루어져 있으며, 갠트리 1회전으로 1.25mm의 4영상을, 0.75mm의 2영상을 동시에 획득할 수 있다.

② 영상획득 방법

그림 5-23은 GE사의 single slice CT와 4 multi-slice CT의 scanning geometry를 비교한 것이다. Multi-slice CT는 single slice CT에 비해 X선관에서 원심력이 감소하며, 초점과 detector 사이의 거리 단축으로 인해 동일한 상황에서 single slice CT에 비해 약 20% 정도의 mAs 감소효과가 발생된다.

GE사의 LightSpeed Qxi나 Plus 모델의 경우 1회의 갠트리 회전으로 1.25mm, 2.5mm, 3.75mm, 5mm 두께의 영상을 4개씩 획득할 수 있다.

ⓐ 1.25mm의 슬라이스 두께 영상

1.25mm의 슬라이스 두께 영상을 4개 얻으려면 중앙에 위치한 4개의 detector 열을 사용하여 4개의 신호를 받아들여 1.25mm 두께의 영상은 최대 4개를 얻는다. 그리고 raw data를 이용하여 2.5mm 두께 영상은 2개의 detector 열을 하나로 묶어 한 영상으로 만들어 최대 2개의 영상을 얻으며, 5mm 두께 영상은 4개의 detector 열을 하나로 묶어 1개의 영상을 얻을 수 있다.

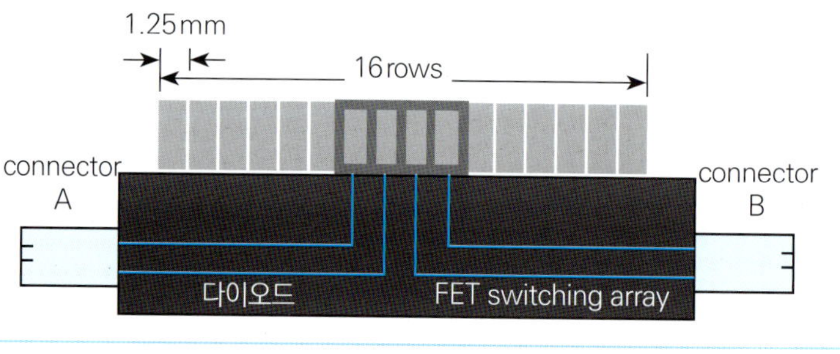

| 그림 5-21 | GE사의 16 row matrix detector의 구조

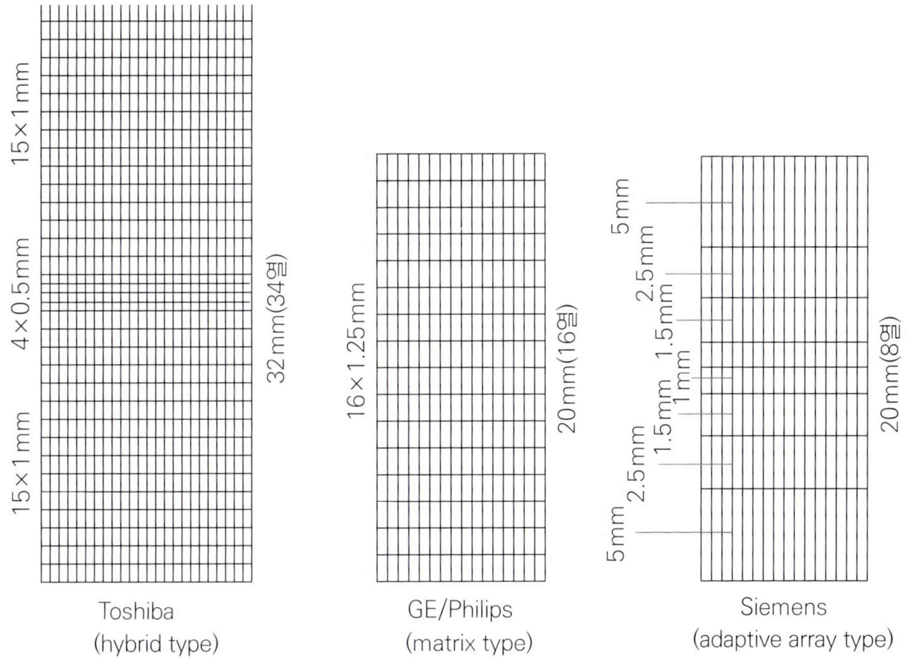

| 그림 5-22 | 제조사별 4 슬라이스 multi-detector의 구조 비교

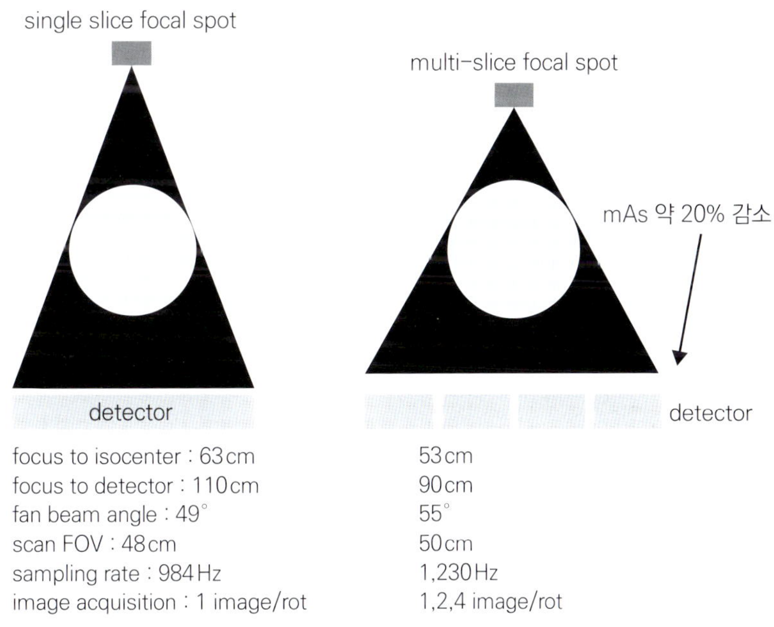

| 그림 5-23 | GE사의 single slice CT와 4 슬라이스 MDCT의 scan geometry 비교

ⓑ 2.5mm의 슬라이스 두께 영상

2.5mm의 슬라이스 두께 영상을 4개 얻으려면 중앙에 위치한 8개의 detector 열을 사용한다. 2.5mm 두께를 갖는 4개의 영상을 얻고자 할 경우 그림 5-24와 같이 2개의 detector 열을 하나로 묶어 영상을 얻으며, 5mm 두께 영상은 4개의 detector 열을 하나로 묶어 2개를 얻을 수 있으며, 10mm 두께 영상은 1개를 얻을 수 있다.

ⓒ 3.75mm의 슬라이스 두께 영상

중앙에 위치한 12개의 detector 열을 사용한다. 3개의 detector 열을 하나씩 묶어 3.75mm 두께의 영상을 최대 4 개까지 얻을 수 있으며, detector 열을 4개씩 묶어 5mm 두께 영상은 3개, detector 열을 5개씩 묶어 7.5mm 두께 영상은 2개 얻을 수 있다.

ⓓ 5mm의 슬라이스 두께 영상

전체 16개의 detector 열을 사용하며 4개의 영상을 만들 경우 4개의 detector 열을 하나씩 묶어 1개의 영상을 얻는다. 그러므로 5mm의 두께 영상은 4개, 10mm 두께 영상은 2개를 얻을 수 있다.

그림 5-25와 5-26은 matrix detector 방식의 4 슬라이스 MDCT인 Toshiba사의 Aquilion 4 모델에서 하나의 데이터 세트에서 여러 가지 슬라이스 두께의 영상이 얻어지는 것을 나타낸 것이며, 그림 5-27은 동일한 모델에서 detector와 DAS사이의 switching gate 방식의 4채널 연결을 보여준다.

③ 슬라이스 두께의 결정 방법

기존의 single detector CT와 multi-detector CT의 차이 중의 하나는 슬라이스 두께를 결정하는 방법이다. 콜리메이션에 의해 슬라이스 두께를 설정하는 single detector CT에 비해 multi-detector CT에서는 콜리메이션, detector element의 조합 그리고 interpolation 알고리즘에 의해 슬라이스 두께가 설정되어진다.

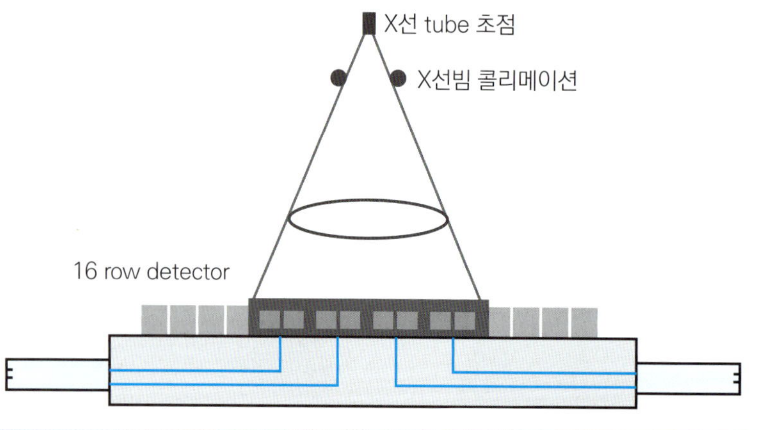

| 그림 5-24 | 2.5mm 슬라이스 두께의 4영상 획득

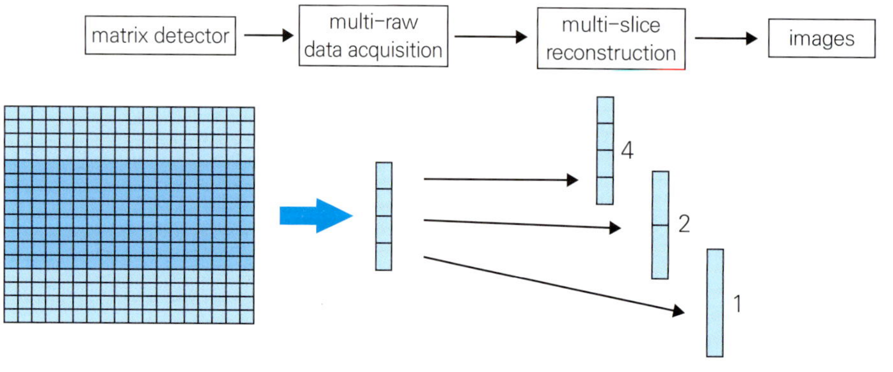

| 그림 5-25 | Matrix detector 방식의 4 슬라이스 MDCT에서 하나의 데이터 세트에서 여러 가지 슬라이스 두께의 영상이 얻어지는 것을 나타낸 모형도

(2) Adaptive array detector

Siemens사의 Volume Zoom모델과 Sensation 4모델, Marconi사의 Mx 8000시리즈에서 채택하여 사용되고 있는 adaptive array detector의 배열은 그림 5-28에서 나타낸 바와 같이 1mm, 1.5mm, 2.5mm, 5mm두께를 갖는 8개의 열로 구성되어 있다.

획득 가능한 영상의 조합은 0.5mm×2개, 1mm×4개, 2.5mm×4개, 5mm×4개, 10mm×2개 이다. 1mm 두께의 영상을 4개 얻기 위해서는 detector 콜리메이션을 4mm로 하여 중간에 위치한 2개의 1mm 두께의 열에서는 그대로 영상을 획득하고, 주변의 1.5mm 두께의 열에서는 1mm 부분만 X선 광자가 도달하게 하여 영상을 획득한다.

0.5mm 두께의 영상을 획득하고자 할 경우에는 중앙에 위치된 1mm 두께의 2개의 열을 사용하는데, 콜리메이션을 정 중앙에서 1mm의 크기로 설정하여 2개의 0.5mm 영상을 얻는다.

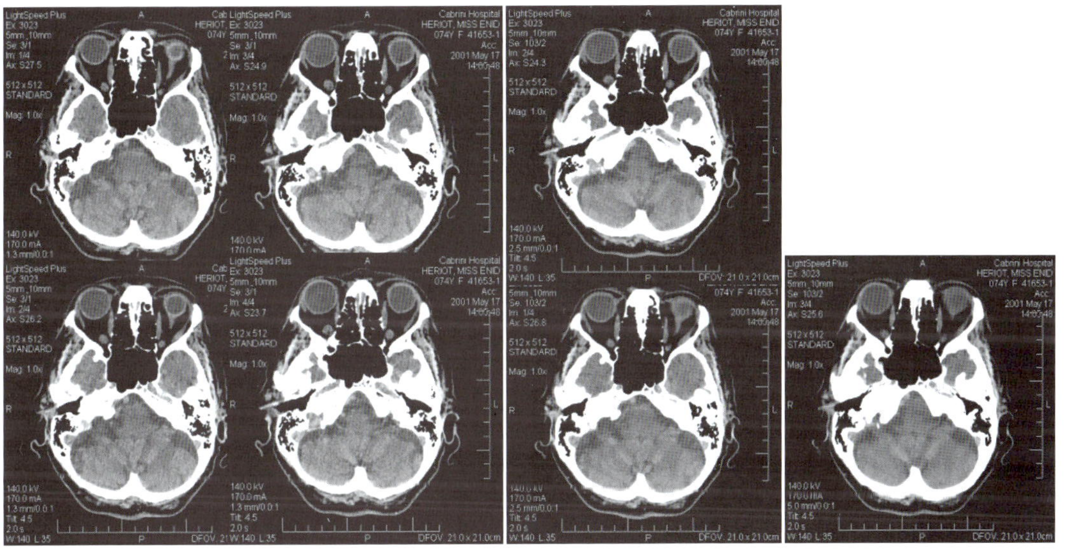

(a) 4×1.25mm (b) 2×2.5mm (c) 1×5mm

| 그림 5-26 | Matrix detector 방식의 4 슬라이스 MDCT에서 하나의 데이터 세트에서 얻어진 여러가지 슬라이스 두께의 영상

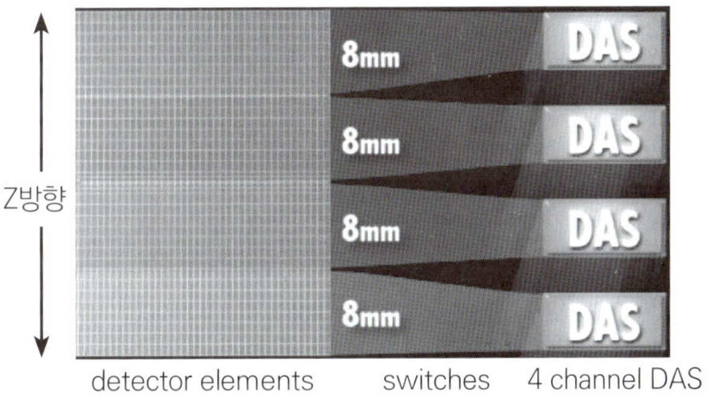

| 그림 5-27 | Matrix detector 방식의 4 슬라이스 MDCT에서 detector와 DAS 사이의 switching gate 방식의 4채널 연결 (8mm x 4개의 영상획득)

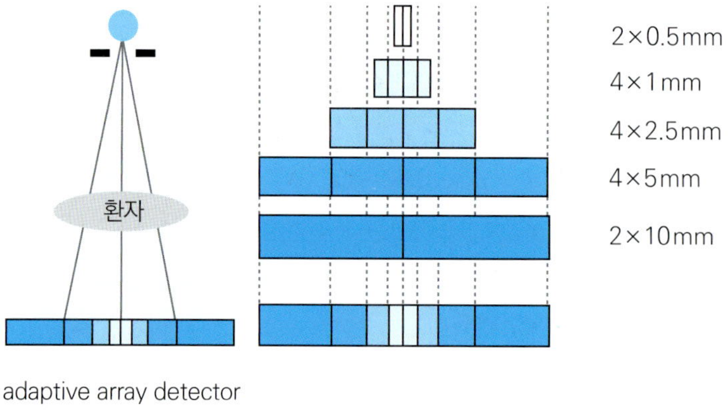

| 그림 5-28 | Adaptive array detector의 배열과 영상획득

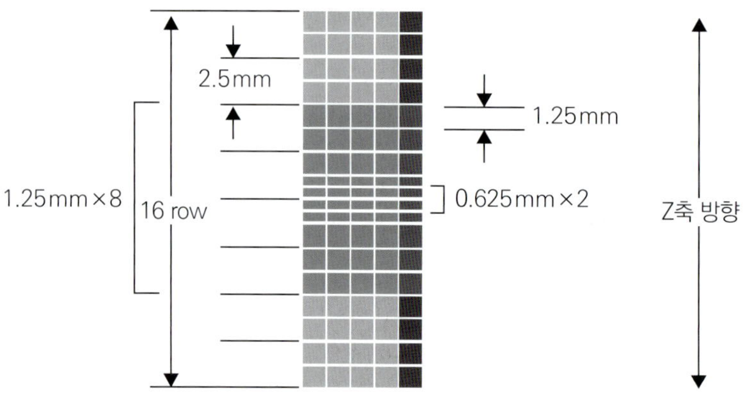

| 그림 5-29 | GE사의 8 슬라이스 MDCT의 detector 구조(8 channel)

(3) Hybrid type detector

Toshiba사의 Aquilion 모델의 detector는 33,296개의 elements로 구성되어 있으며, 앞의 그림 5-22의 좌측에 나타낸 바와 같이 GE사와 Philips사의 matrix detector와는 다소 차이가 있으며 진보적이다. 즉, detector가 총 34열로 이루어져 있으며 중앙부에는 0.5mm 두께가 4개, 좌우로 1mm 두께의 detector가 15개씩 구성되어 있어 tube 일 회전에 최소 0.5mm에서 최대 8mm 슬라이스 두께의 영상(0.5mm, 1mm, 2mm, 3mm, 4mm, 5mm, 8mm)을 4개씩 획득할 수 있다.

3) 8 슬라이스 MDCT

1회의 갠트리 회전으로 최대 8개의 슬라이스를 얻어내는 장치로는 GE사의 LightSpeed Ultra 모델과 Toshiba사의 Aquilion 8 모델이 있다. 기본적인 원리는 앞에서 설명한 4 슬라이스 MDCT의 4 채널의 DAS 시스템에서 8채널의 DAS 시스템으로 업그레이드하여 영상의 detector 수를 확대한 개념이다.

8 slice detector의 기본적인 구조는 그림 5-29와 같다.

GE사의 LightSpeed Ultra 모델의 경우 0.5초의 scan time으로 갠트리 1회전 당 8 슬라이스의 영상 획득(예를 들면 8×1.25mm, 8×2.5mm 슬라이스 두께)이 가능하며 최대 120초 동안의 single scan이 가능하다.

한 영상당 재구성 시간은 0.5초가 소요되며, detector element 수는 880 채널(여기에 32개의 reference 채널이 추가됨)×16 row이며, 그리고 초당 1,408view를 갖는다. Toshiba사의 Aquilion 8 모델의 경우 0.5mm, 1mm, 2mm, 3mm, 4mm의 8개 영상의 동시획득이 가능하다.

4) 16 슬라이스 MDCT

(1) GE사 LightSpeed Ultra 16

그림 5-30에서 알 수 있듯이 GE사의 LightSpeed Ultra 16 모델의 경우 0.5초, 0.6초, 0.7초, 0.8초, 1.0초의 scan time을 선택할 수 있다. 그리고 X선관의 일회전당 0.625mm, 1.25mm 슬라이스 두께의 영상을 동시에 16개 획득할 수 있으며 초당 6개의 영상 재구성이 가능하다.

또한 최대 발광파장이 610nm인 (Y, Gd)$_2$O$_3$: Eu, Pr 재질의 세라믹 detector를 사용하며 912×24 = 21,888개의 detector element로 구성되어 있으며 3mm at 0.3%의 대조도분해능과 15.4LP/cm @ 0% MTF 특성을 갖는다. 그리고 53.2kW의 최대 출력을 가지며 single 나선형 스캔은 최대 120초까지 가능하며, 한 영상 당 재구성 시간은 0.5초이다.

(2) Siemens사 Sensation 16 및 Philips사 Brilliance 16

Siemens사의 Sensation 16 모델이나 Philips사의 Brilliance 16 모델(또는 MX 8000 IDT 모델)의 detector는 가운데 16개의 row는 0.75mm의 크기로 배열되어 있으며 양쪽 주변부의 8row의 경우 1.5mm의 크기로 구성되어, 전체가 24row로 이루어져 있다. 그리고 X선관의 일회전에 24mm의 스캔이 가능하여(total beam coverage가 24mm 임) 기존의 4 슬라이스 MDCT와 비교해 볼 때 약 4mm의 스캔영역이 확장되어 있다. 이를 통해 0.5초의 X선관 일회전에 0.75mm, 1.5mm 슬라이스 두께의 영상을 동시에 16개 획득할 수 있으며 초당 최대 6영상의 실시간 재구성이 가능하며, Sensation 16 모델의 경우 second console에서도 영상재구성(retrospective reconstruction)이 가능하다.

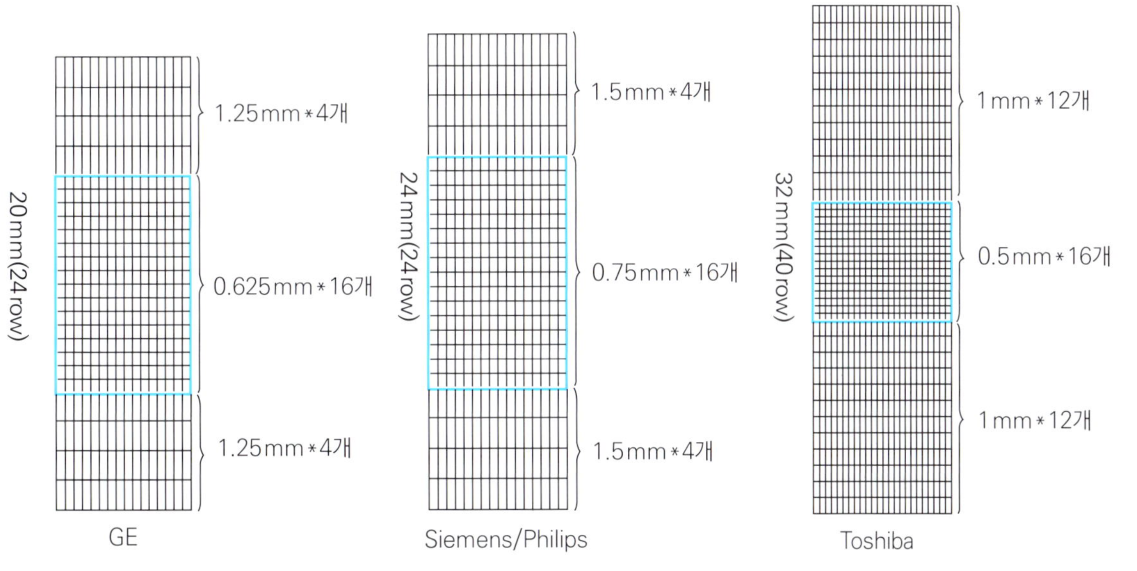

| 그림 5-30 | 제조사별 16 슬라이스 multi-detector의 구조(hybride type)

0.75mm의 기본 콜리메이션을 사용하는 경우 0.75mm, 1mm, 1.5mm, 2mm, 3mm, 4mm, 5mm, 6mm, 7mm, 8mm, 10mm의 슬라이스 폭의 선택이 가능하며, tube 일 회전 당 0.5초의 스캔 방식에서는 초당 12mm 에서 초당 36mm의 속도로 테이블 이동이 가능하다. 그리고 1.5mm의 기본 콜리메이션을 사용하는 경우 2mm, 3mm, 4mm, 5mm, 6mm, 7mm, 8mm, 10mm의 슬라이스 폭의 선택이 가능하며, 초당 24mm 에서 초당 72mm의 속도로 테이블 이동이 가능하다.

(3) Toshiba사 Aquilion 16

Toshiba사의 Aquilion 16 모델의 경우 중앙부에 0.5mm 직경의 16개 detector row 와 양쪽 주변부에 1mm 직경의 각각 12개의 detector row로 구성되어 총 40개의 row로 이루어져 있다. 0.5mm, 1mm, 2mm 슬라이스 두께의 영상을 동시에 16개 획득이 가능하며 최대 초당 12 영상의 재구성이 가능하다. 이러한 detector 구조의 변화는 영상의 질과 수에 있어서 많은 변화를 가져왔고 이는 CT 프로토콜의 변화로 이어지게 되었다. 즉 기존의 4 슬라이스 MDCT나 single spiral CT의 경우 special study에 한해 3D 영상을 재구성을 하였으나 16 슬라이스 MDCT의 경우 얇은 슬라이스 두께의 영상 수

| 표 5-2 | 16 슬라이스 MDCT의 제조사별 주요 특성 비교

	GE/LightSpeed Ultra 16	Siemens/ Sensation 16	Philips/ Brilliance 16	Toshiba/ Aquilion 16
Z축 detector 길이	20mm	24mm	24mm	32mm
최소 슬라이스 폭	16×0.625mm	16×0.75mm	16×0.75mm	16×0.5mm
Tube 회전시간	0.5초	0.42초	0.5초	0.5초
Generator 출력(kW)	53.2	60	60	60
Tube 열축적(MHU)	6.3	5.3	6.5	7.5

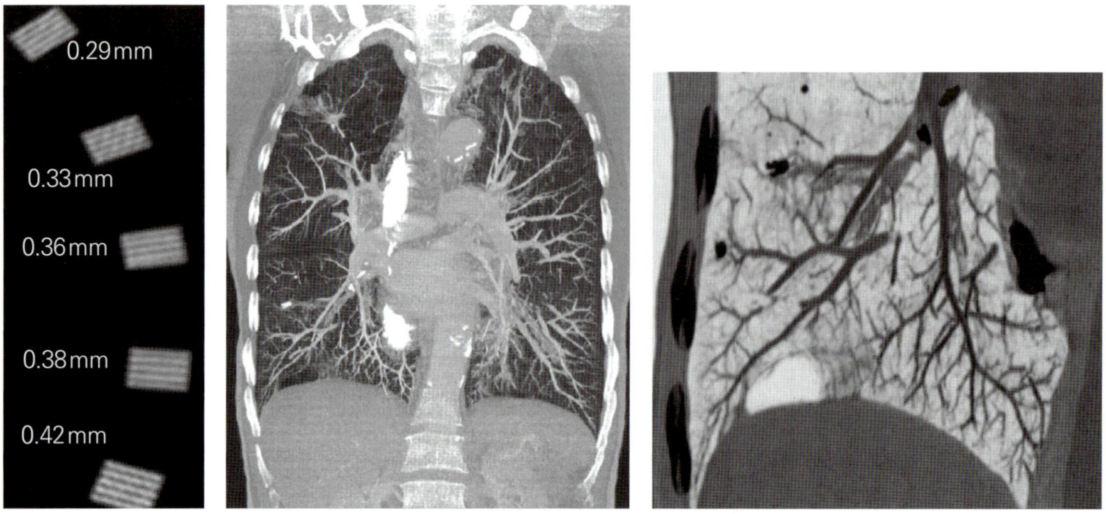

| 그림 5-31 | 16 슬라이스 MDCT에서 얻은 0.36mm spatial resolution 영상

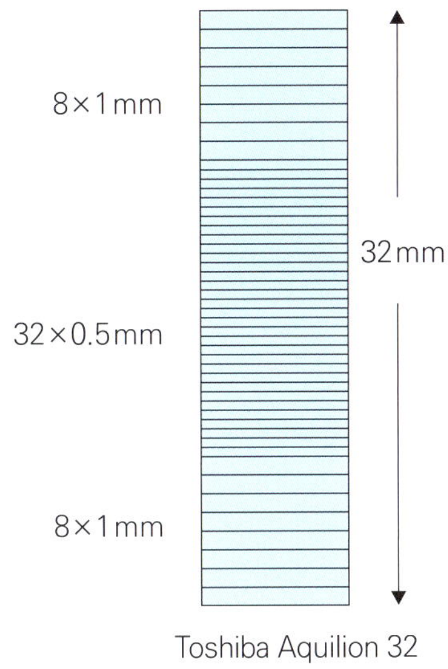

| 그림 5-32 | 32 슬라이스 multi-detector의 구조

가 1 환자당 수백장이 넘으며, Z축 분해능의 향상으로 coronal 또는 sagittal 영상 역시 axial image와 동등한 질을 갖게 됨으로써 이제 더 이상 3D 영상은 special case에만 해당되지 않고 일반화되어 사용되고 있는 추세이다. 일반적으로 촬영하게 되는 영상의 질의 향상으로 흉부, 복부의 영상 역시 multi-planar image로 axial image를 대신하고 있다.

그림 5-31은 16 슬라이스 MDCT에서 얻은 0.36mm spatial resolution 영상들이다. Edge 알고리즘을 사용하고 10% MTF에서 X, Y축 방향의 공간분해능은 13.7LP/cm(=0.36mm), Z축 방향의 공간분해능은 14LP/cm(=0.36mm)로 isotropic resolution을 갖는다.

5) 32 슬라이스 MDCT

32 슬라이스 MDCT는 Toshiba사와 GE사에서 개발된 제품으로 그림 5-32에 나타낸 바와 같이 Toshiba사의 Aquilion 32 모델에서는 0.4초의 갠트리 일회전에 0.5mm 슬라이스 두께의 영상을 동시에 32개(16mm의 scan coverage) 얻거나 1mm 슬라이스 두께의 영상을 동시에 32개 획득할 수 있다(32mm의 scan coverage).

6) 40 슬라이스 MDCT

Philips사의 Brilliance 40 모델의 경우 그림 5-33에 나타낸 바와 같이 0.5초의 갠트리 일회전에 0.625mm 슬라이스 두께의 영상을 동시에 40개(25mm의 scan coverage) 또는 1.25mm 슬라이스 두께의 영상을 동시에 32개 획득할 수 있으며(40mm의 scan coverage), 초당 20개(최대 40개)의 영상 재구성이 가능하며 콘솔 뿐만 아니라 워크스테이션에서도 remote reconstruction이 가능하다. 그리고 60kW의 최대출력을 가지며 80, 120, 140kV의 선택이 가능하고 512 매트릭스 외에 768과 1,024 매트릭스의 선택사용이 가능하다. X선 tube의 anode 열축적용량이 8.0MHU이며 분당 열방출 효율은 1,608kHU/min에 이른다.

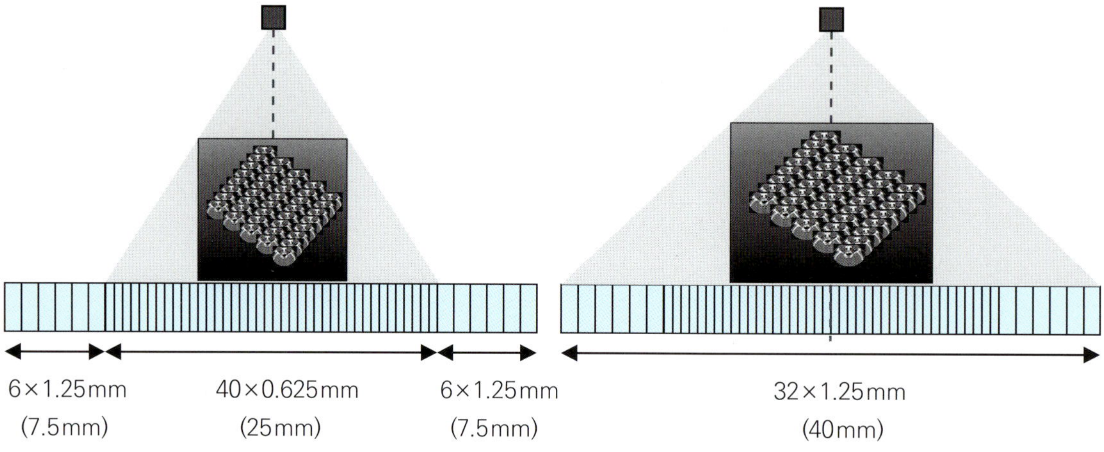

| 그림 5-33 | 40 슬라이스 multi-detector의 구조

7) 64 슬라이스 MDCT

(1) GE사의 LightSpeed VCT

LightSpeed VCT의 경우 0.4초(LightSpeed VCT XT 모델의 경우 0.35초)가 소요되는 X선관의 일 회전으로 0.625mm의 얇은 단면영상을 64개 획득할 수 있으며(64 rows×888 active patient detector elements; 15 reference elements), 이는 40mm의 scan coverage를 갖는다(그림 5-34 참조).

LightSpeed VCT에 사용되는 Performix Pro tube의 target은 흑연으로 후면처리된 몰리브덴 합금 물질 위에 tungsten rhenium 물질로 focal track을 이룬다. 최대 필라멘트 전류는 7.5A이며, 최소 고유여과(minimum inherent filtration)는 70kV에서 0.04mm Al 등가를 이룬다.

Anode의 회전속도는 8,400RPM이며, anode와 tube housing의 열축적 용량은 각각 8MH와 3.2MHU이다. Anode의 target angle은 7°이며, 최대 800mA를 적용할 수 있으며, 최대 100kW@140kV의 부하를 갖는다.

Small focal spot의 크기는 traditional methodology에서는 0.9mm(W)×0.7mm(L)이며, 공칭값(IEC 336/93)은 0.7mm(W)×0.6mm(L)이다. 반면에 대초점(large focal spot)의 크기는 traditional methodology에서는 1.2mm(W)×1.2mm(L)이며, 공칭값(IEC 336/93)은 0.9mm(W)×0.9mm(L)이다.

32 row DAS 또는 64 row DAS를 이용한 데이터 획득이 가능하며, 70cm의 갠트리 구경(opening diameter), focus to isocenter distance는 54cm이며 focus to detector distance는 95cm를 갖는다.

Scan field of view는 6가지인데, 25cm 직경인 pediatric head, small head, head와 32cm의 small body, 36cm의 medium body, 그리고 50cm의 large body로 구분된다. 최소 display field of view는 9.6cm이며, 최소 크기의 pixel size는 0.1875mm이다.

Reconstruction algorithm은 soft tissue, standard, detail, bone, bone plus, lung과 edge의 7개가 사용된다. 그리고 512의 reconstruction matrix와 1,024의 display matrix가 적용되며, CT number scale은 -31,743에서 +31,743HU이다.

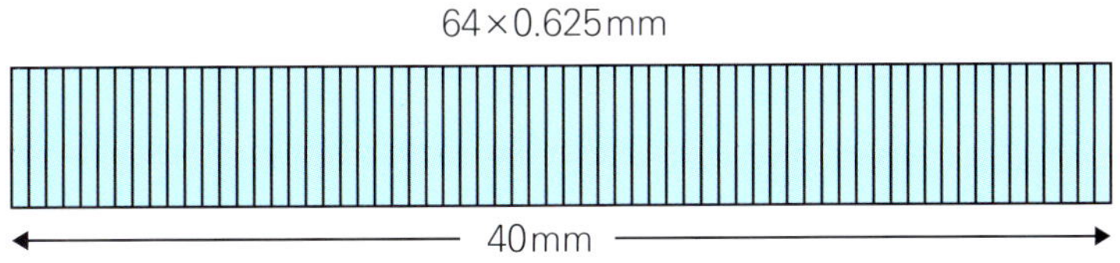

| 그림 5-34 | GE사 및 Philips사 64 슬라이스 multi-detector의 구조

이러한 기술의 배경으로는 scan coverage가 넓어지면서 발생되는 cone beam artifact를 최소화시키는 volume reconstruction algorithm의 개발과, 16 슬라이스 이하의 MDCT에서 섬광체와 다이오드 사이의 신호를 전달하는 와이어(wire)를 기존의 다이오드 앞에 설치한 frontilt diode 방식에서 다이오드 뒷면에 설치하는 backlit diode 방식으로 변환하여(Philips사의 Brilliance 64모델에서도 backlit diode 방식 채택) 신호전달 과정에서 신호의 손실을 최소화시켜 적은 X선량으로 양질의 영상을 얻을 수 있도록 하였다.

또한 DAS를 최소의 크기로 집적시키는 기술(Volara digital DAS, 2.7kHz)을 적용하여 기존 16 MDCT에 비해 4배의 디지털화 변환속도와 영상획득 속도로 갠트리 일회전당 scan coverage를 증가시키고 있다(그림 5-35 참조). 그리고 갠트리 회전속도의 단축으로 양질의 영상획득을 위해서는 X선관 출력의 향상이 더욱 필요하게 되었는데 이를 위해 100kW 정격의 generator와 800mA의 최대출력을 가지며 최대 335mA 까지 소초점의 적용이 가능한 X선관(Performix Pro tube)이 사용되며 최대 670mA로 20초간의 스캔이 가능해졌다. 더불어 cathode에서 흩어져 anode에 도달되는 자유전자로 인해 발생되는 불필요한 off focal radiation을 현저히 줄일 수 있는 전자집속장치(electron collector)를 채택하여 환자에게 불필요한 산란선의 조사를 감소시키고 영상의 대조도분해능을 향상시키고 있다.

(2) Siemens사의 Sensation 64

Siemens사의 Sensation 64 모델은 Z축 focal spot wobble 기법(double Z sampling technology, Z sharp technology)을 이용하여 32개의 detector에서 tube 일 회전당 64개 슬라이스를 동시에 얻는다. 즉, 0.6mm 슬라이스 두께로 영상을 얻는 경우 19.2mm(0.6mm×중앙부의 32ea detector row)의 scan coverage를 가지며, 28.8mm의 최대 scan coverage(1.2mm×24ea)를 갖는다.

0.33초의 rotation time과 50cm의 단일 크기 SFOV를 채택하고 있으며, 70cm 직경의 extended SFOV를 채택할 수 있다.

Pitch factor의 크기에 상관없이 Z축 방향으로 0.3mm의 over sampling을 시행하여 0.6mm의 detector로 0.4mm의 isotropic resolution 영상획득이 가능하다. Over sampling 과정은 브라운관의 전자선빔 제어와 같은 방식으로 전자석에 의해 전자선빔이 정확하게 anode의 2개의 focal spot으로 제어되어 0.3mm의 over sampling이 이루어진다(Z axis dual focal spot technology). 이 때 선량의 증가는 발생하지 않는다.

영상획득 시스템은 ultrafast ceramic(UFC) 물질로 이루어진 detector와 2.5Gbit의 데이터 획득속도를 갖는 DAS로 이루어져 있다. 영상획득은 크게 3가지로 구분되는데 0.6mm의 64개 영상을 획득하는 routine mode, 1.2mm의 24개 영상을 획득하는 volume mode, 그리고 0.6mm의 32개 영상을 획득하는 high resolution mode이다. High resolution mode는 0% MTF에서 30LP/cm의 공간분해능을 갖는다.

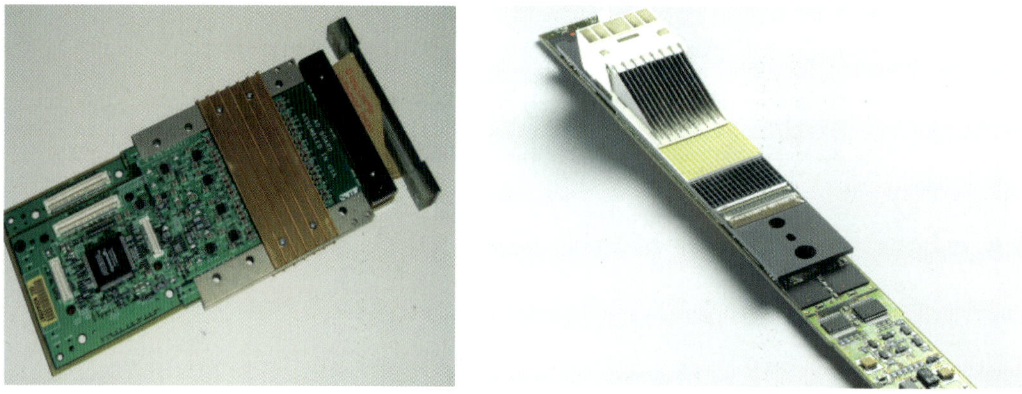

(a) GE사 Volara digital DAS (b) Siemens사 DAS

| 그림 5-35 | 64 슬라이스 MDCT의 detector 및 DAS module

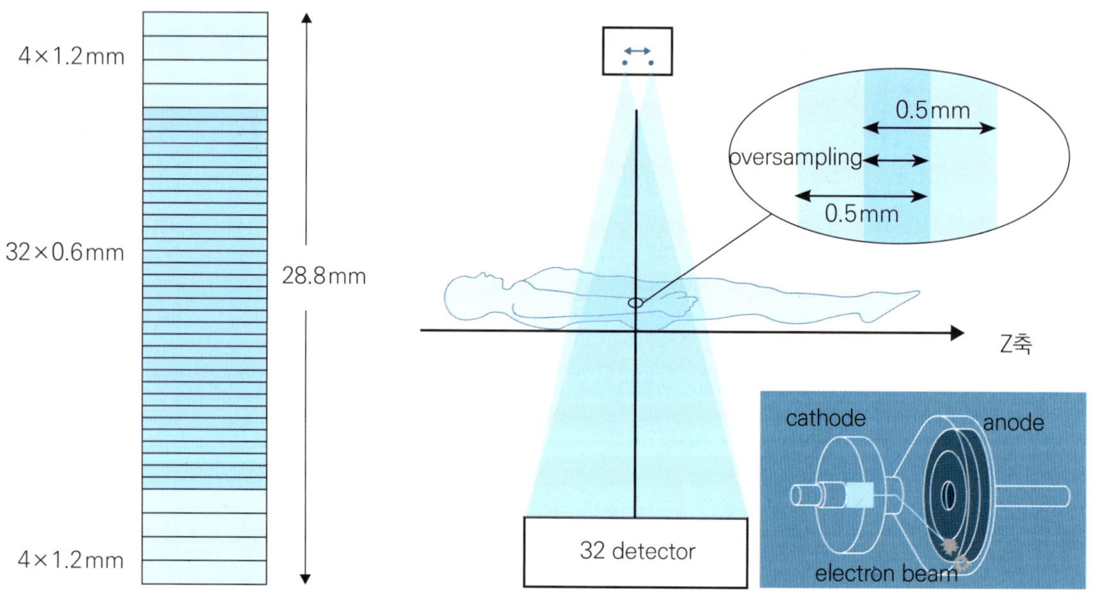

| 그림 5-36 | Siemens사 Sensation 64 모델의 detector 구조와 double Z sampling technology

(3) Philips사 Brilliance 64

LightSpeed VCT와 동일하게 0.5초가 소요되는 X선관의 일 회전으로 0.625mm의 단면영상을 64개 획득할 수 있으며 이는 40mm의 scan coverage를 갖는다. 그리고 Brilliance 64 모델의 경우 dual xeon 3.8GHz의 CPU와 4.0GB RAM(host computer main memory), 876GB(73GB×12개)의 하드디스크의 용량을 갖는다.

영상획득 시스템으로는 2차원적인 모자이크 형태의 tile detector modules과 Tach chip technology와 backlit diode 방식을 채택하고 있으며, 0.33×0.33×0.34mm(0.34mm resolution in Z axis in high resolution mode)의 복셀 영상을 얻을 수 있다.

Brilliance 64 모델의 최신 버전에서는 cardiac CT에서 automatic arrhythmia editing 기능과 prospective ECG gating을 이용하여 환자선량을 기존 helical scan에 비해 80% 정도를 감소시킨 step and shoot cardiac technology가 적용된다. 또한 현재의 재구성법에 비해 적은 수의 프로젝션을 사용하여 환자선량을 줄이는 iterative reconstruction이 개발되었다. Iterative reconstruction의 적용 시 약 50% 까지의 선량감소가 가능하지만 재구성에 소요되는 시간이 다소 길어지는 단점이 발생된다. 그리고 brain perfusion CT에서는 jog mode를 사용하여 일 회의 스캔에 80mm를 cover하고 있다.

(4) Toshiba사 Aquilion 64

최신 버전의 경우 0.35초가 소요되는 X선관의 일 회전으로 0.5mm 슬라이스 두께의 64개 영상이나 1mm 슬라이스 두께의 32개 영상획득이 가능하다. 이는 32mm의 scan coverage를 갖는다.

시스템에 채택된 MegaCool tube는 기존의 방식에서 탈피하여 anode의 전위를 0(ground)로 하고(anode ground tube 방식) cathode의 전위를 최대 -150KV로 설정하여 X선을 발생시킨다. 또한 anode를 양쪽에서 지지하는 double support G shaft를 채택하여 안정적인 tube 회전을 이루고 있다.

기존의 Toshiba CT에서 채택했던 helical Feldkamp algorithm을 가중함수처리하여 업그레이드한 true cone beam algorithm(TCOT)이 사용되고 있다. SureCardio로 명명된 cardiac CT에서는 RR interval+msec method를 사용하는 phaseXact 소프트웨어를 적용하고 있다. 이 기법은 환자의 심박동수에 따라 자동적으로 적절한 phase 선택이 이루어지는 adaptive segmented reconstruction을 적용한다. 그리고 MPR이나 3D reconstruction에 주로 사용되는 thin slice data를 volume data라고 명명하여 하나의 묶음 데이터로 나타내어 사용자들의 데이터 관리를 쉽게 하고 있다.

8) 128 슬라이스 CT

Siemens사의 경우 2009년 초에 single source CT인 Definition AS와 Definition AS Plus 모델을 출시하였다. Definition AS의 경우 dual source CT와 유사하게 0.6mm의 32 row detector(=32 detector banks)를 채택하고 Z sharp technology를 적용하여 X선관 일 회선에 64 슬라이스를 얻어낸나.

반면에 Definition AS Plus 모델은 0.6mm의 64 row detector를 채택하여 38.4mm의 volume coverage를 가지며 Z sharp technology를 적용하여 X선관 일 회전에 128 슬라이스를 얻어낸다.

9) 256 슬라이스 CT

Philips사에서 2009년 출시한 Brilliance iCT는 0.625mm 두께의 128 row detector(nano panel detector)를 채택하여 최단 0.27초의 회전시간과 80mm의 volume coverage를 갖는다. 기존의 Brilliance 64 모델과 동일하게 flying focal spot을 적용하였으며 Siemens사에서 최초로 적용하였던 Z축 방향의 detector double sampling 방법인 Z sharp technology를 적용하여 X선관 일 회전에 256 슬라이스를 얻어낸다.

Brilliance iCT의 tube는 high power와 신속한 검사 경향에 맞추어 reliability 및 durability 향상을 위해 segmented anode를 채택하였으며, 고해상능 영상획득에 필수적인 focal spot의 안정성을 향상시키고 X선관의 신속한 냉각을 위해 spiral groove bearing을 사용한다.

또한 nano panel detector 시스템에서는 wider coverage를 위한 확장이 가능하며, TACH2라고 명명하는 새로운 DAS 시스템을 적용하여 전기적 노이즈를 감소시켰고, 40mm 이상의 콜리메이션에서 spiral scan에서의 cone beam end effects에 의한 over scan dose를 감소시키기 위해 rolling collimator(=eclipse collimator)를 적용하여 환자선량을 감소시킨다. 그리고 COBRA(3D cone beam algorithm인 3D FBP) reconstruction algorithm과 true iterative reconstruction(true IR)인 IMR을 채택하였고, quad core processor를 장착하여 rapid view reconstruction이 가능하다.

24LP/cm의 고공간분해능(0.21mm의 resolving power)을 가지며, cardiac CT에서 cardiac 전용 wedge filter를 사용하여 환자선량의 감소가 가능하다. 0.27초의 spiral scan으로 single segment recon시 135msec, 4 segment recon시 34msec의 temporal resolution을 갖는다. 그리고 automatic arrhythmia editing 기능과 prospective ECG gating의 axial scan을 이용하여 환자선량을 기존 retrospective helical scan에 비해 80% 정도를 감소시킨 step and shoot(=sequential) cardiac technology가 가능하다. 이 경우 2회의 axial scan으로 심장 부위의 cover가 가능하며 135msec의 temporal resolution을 갖는다.

GE사의 경우 256 슬라이스 CT인 Revolution CT는 갠트리 회전소음을 감소시킨 whisper drive

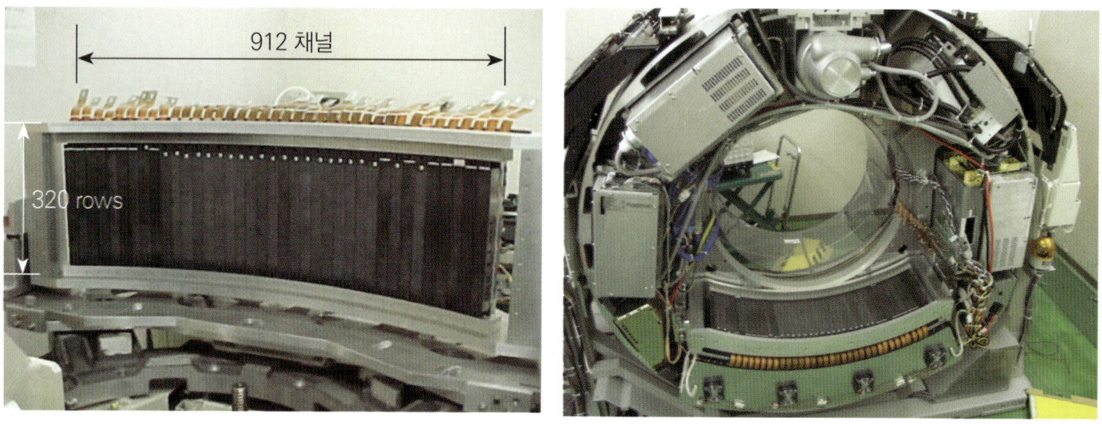

| 그림 5-37 | Toshiba사 320 slice CT detector와 갠트리 내부

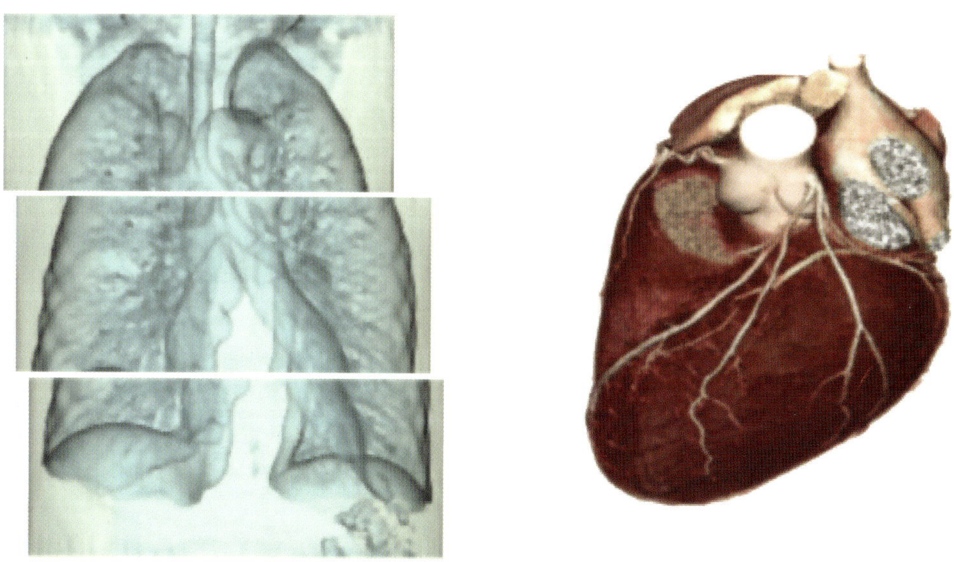

(a) (b)

| 그림 5-38 | Toshiba사 Aquilion Vision에서 얻은 영상들

system을 적용하였고, 0.28초의 tube 회전속도(temporal resolution)와 최대 16cm의 scan coverage를 갖는다[sequential scan mode의 경우 16cm(0.625mm×256 slice), helical scan mode의 경우 8cm(0.625mm×128 slice)]. Revolution CT 모델은 gemstone detector에 기초하고 dual energy CT검사를 위한 ultrafast kV switching 기술을 적용하였으며, 갠트리 헤드에 ECG gating 및 환자 정보 디스플레이가 가능한 모니터링 시스템을 갖추었으며 소아 CT검사를 위해 70kV의 적용이 가능하다 (Siemens사 Definition Flash 모델도 가능).

영상재구성 방법에서는 일반적인 필터보정역투영법 외에 ASIR+ (image data 영역에서의 노이즈 감소를 위한 ASIR을 더욱 향상시킨 통계적 방법의 iterative reconstruction method)과 true iterative reconstruction method인 Veo(multi-model based IR)를 적용하였다. Veo는 영상의 노이즈 및 저신호 아티팩트(low signal artifact such as streaks)를 감소시킴으로써 저대조도분해능을 향상시키고 환자선량을 감소시켰다. 하지만 영상재구성 소요시간이 긴 점은 극복되어야 할 문제이다.

반면에 Toshiba사의 경우 0.5mm의 두께와 256개의 detector row로서 tube 일 회전에 128mm를 cover하는 256 슬라이스 CT의 개발을 시도하였으나 상품화하지 않고 320 슬라이스 CT로 대체하였다.

10) 320 또는 640 슬라이스 CT

X선관의 일 회전 촬영으로 심장 또는 기타 인체 내부장기의 완전한 coverage를 위해서는 테이블의 이동없이 최소 120mm 이상의 해부학적 구조를 cover할 수 있는 시스템을 위해 Toshiba사는 NEDO(new energy and industrial technology development organization)와 함께 Aquilion 방식의 핵심기술을 근간으로 prototype 256 슬라이스 CT를 거쳐 Aquilion One으로 명명한 320 슬라이스 CT를 개발하였다.

Toshiba사의 320 슬라이스 CT시스템인 Aquilion One 모델은 0.35초의 tube 일 회전 동안 심장의 최상의 등방성 해상도를 제공하는 0.5mm의 얇은 슬라이스 두께와 최대 16cm(seguential scan : 16cm(0.5mm×320 slice), helical scan : 3.2cm(0.5mm×64 slice))의 scan coverage가 가능하다. 넓은 scan range 촬영의 주요 장점은 심장이나 간과 같이 비교적 큰 내부장기의 역동적인 검사가 가능한 것이다.

이러한 prototype 장비에 사용된 독자적 검출기 재질은 Aquilion 계열과 같은 최상의 성능과 저대조도분해능을 제공한다. 빠른 감쇠시간(decay time)과 저잔광 특성은 역동적인 심장영상을 구현하기에 충분히 빠른 데이터 처리를 보장하며 훌륭한 stopping power와 high light output 성능은 최상의 선량효율성을 갖도록 한다.

그림 5-38은 Z sharp technology를 채택하여 tube 일회전에 최대 640 슬라이스를 획득하며 VolumeXac reconstruction algorithm을 채택한 Toshiba사 Aquilion Vision에서 얻은 영상들이다. (a)는 chest CT를 3회의 axial scan으로 얻을 수 있음을 보여주며, (b)는 심박동수가 96bpm인 환자를 120kV와 350mA, 0.35초를 사용하여 얻은 1 beat cardiac CT영상으로 7mSv의 환자선량을 보였다.

Aquilion Vision 모델은 pure vision detector와 최대 16cm의 scan coverage, 0.27초의 scan time을 가지며, 기존의 AIDR 3D 기능을 향상시킨 AIDR 3D enhanced(statistical IR 기법)과 model based IR 기법인 FIRST, 그리고 SEMAR(metal artifact reduction) 소프트웨어를 탑재하고 있다. 또한 저에너지와 고에너지의 연속적인 스캔을 이용하는 rotate-rotate technology 방식의 dual energy CT도 적용 가능하다.

4. Dual energy CT (DECT) technology

관전압은 발생되는 X선빔의 에너지 준위를 결정하는데, 관전압이 다를 경우 photon의 에너지 차이를 만들어 동일한 물질에서도 다른 감약 스펙트럼이 획득된다. 예를 들어 요오드의 경우 낮은 에너지에서 최대의 감약값을 나타나며 높은 에너지에서는 절반 이하의 감약값을 나타낸다. 하지만 bone의 경우 에

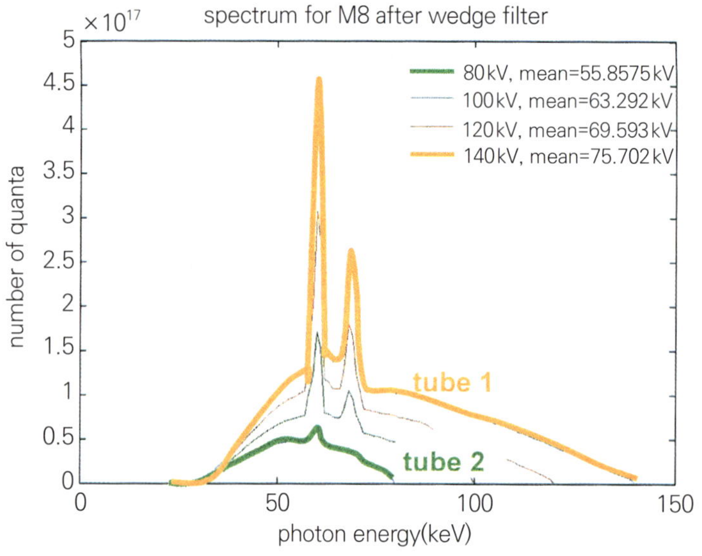

(a) 에너지 스펙트럼(M8 after wedge filter)

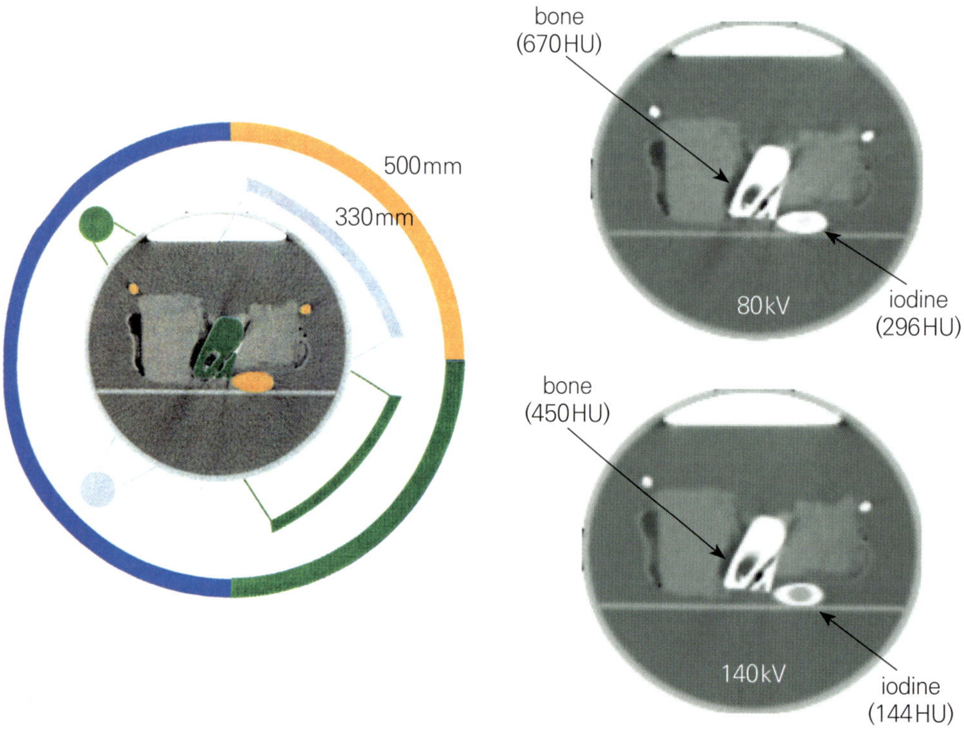

(b) 동일 피사체에 서로 다른 에너지로 스캔한 영상

ㅣ그림 5-39ㅣ 이중 에너지 스펙트럼과 에너지 차이에 따른 bone과 요오드의 감약계수 차이

| 그림 5-40 | Dual energy CT를 이용하여 요오드와 칼슘의 자동 분리
(조영증강된 혈관에서의 석회화된 plaques의 검출)

너지 준위의 변화에 따라 상대적으로 변화가 적어진다(그림 5-39 참조). 이와 같은 특성을 이용하면 각 기관 별 감약 차이를 직접적으로 구분할 수 있다.

조영된 혈관과 혈관주변의 석회화된 plaques의 구분은 심혈관 질환진단에 큰 도움을 준다. 그림 5-40은 dual energy CT scan을 시행한 후 요오드와 석회화의 자동적인 분리 소프트웨어를 이용하여 조영증강된 혈관에서의 석회화된 plaque를 검출한 예이다.

이러한 dual energy CT 영상화의 근본 이론과 적용 소프트웨어는 큰 차이가 없지만 영상획득 및 처리방법에는 장치 제조사 별로 기술적 차이가 있으며, 다음의 몇 가지로 구분된다.

1) Volume dual energy CT technology (rotate-rotate technology)

관심부위에 약간의 inter-scan delay를 두고 두 에너지(80 kV와 140 kV)의 연속적인 스캔(partial axial scan)을 시행한다. 이 때 저에너지 스캔에서는 high mA가 필요하다. 그림 5-41에 나타낸 바와 같이 dual energy scan에서는 동일한 starting viewing angle과 1/3 회전에 상응하는 116 msec 이하의 inter-scan delay가 필요하다. 일회의 데이터 획득을 위해서 0.583초가 소요된다. 하지만 이 기술은 하나의 tube에서 관전압 차이로 인한 저에너지 영상과 고에너지 영상 사이의 등록(anatomical registration)에서의 미세한 차이, 노이즈, 공간분해능의 저하가 발생된다. 2008년 후반기 이후에 출시된 GE사 LightSpeed VCT XT 모델 등에서 적용되었던 초기 dual energy CT 기술이다.

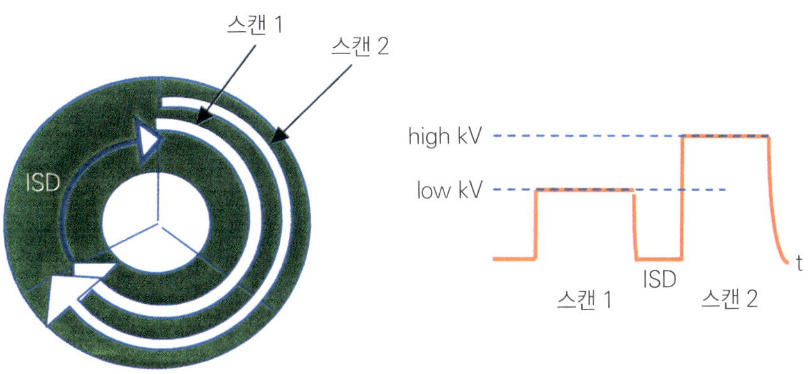

| 그림 5-41 | Volume dual energy CT technology의 스캔 개념도

2) Philips사 spectral CT technology (single source dual layer detector technology)

Flying focal spot을 적용하고 Siemens사에서 최초로 적용하였던 Z축 방향의 detector double sampling 방법인 Z sharp technology를 적용하여 256 슬라이스를 얻어내는 모델인 Philips사 Brilliance iCT(TACH2 DAS를 적용하여 전기적 노이즈를 감소시키고, 최대 0.27초의 회전시간과 80mm의 volume coverage를 갖는 128 row detector CT)에서 채택된 single source dual energy technology 이다. IQon spectral CT technology 라고도 명명되며 일 회의 X선 노출과 double layer detector 기술이 근간을 이루고 있으며 일 회의 노출로 double layer detector 시스템(yttrium-based garnet 상부의 섬광체와 GOS 재질의 하부 섬광체, 그리고 2개의 photodiode로 구성됨)에서 60kV의 low energy와 120kV의 high energy 그리고 total energy의 영상을 얻어낸다(그림 5-42 참조). 하지만 영상획득 측면에서 많은 문제점이 뒤따르는 기술이다.

3) GE사 ultrafast kVp switching technology

Gemstone detector를 채택한 GE사의 Discovery 750HD 모델에서 사용하고 있는 방법이다. 0.35s 회전시간을 갖는 single tube를 이용하여 0.3ms에서 0.5ms 사이에 80kV와 140kV의 스위칭이 이루어지고, ultrafast photo detection과 무시될 정도로 짧은 잔광 특성(0.001%)을 갖는 gemstone detector 에서의 에너지 separation 과정이 일어나며, projection(= raw data) based material decomposition 과정을 통해 dual energy 영상을 얻는다. 50cm의 FOV를 갖는다.

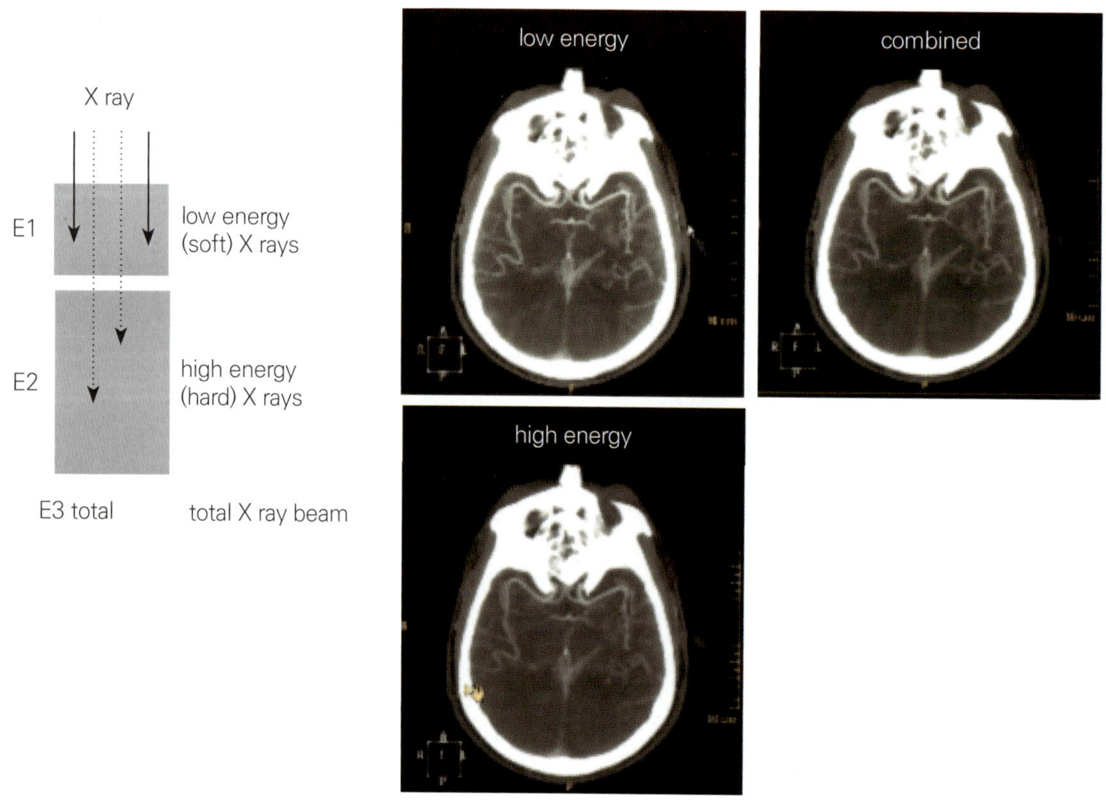

| 그림 5-42 | Philips사 spectral CT의 고에너지 및 저에너지 X선의 획득 개념도와 두부의 multi-energy CT 영상들

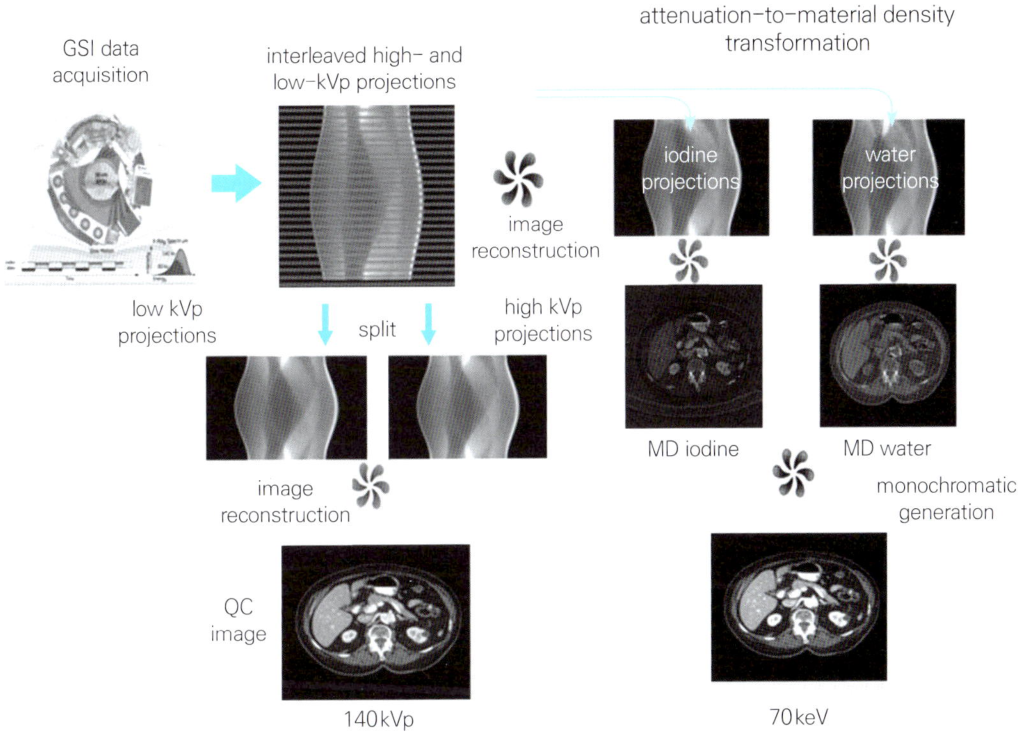

| 그림 5-43 | Ultrafast kVp switching을 이용한 dual energy 획득 및 raw date based material decomposition 모식도

그림 5-43은 ultrafast kVp switching을 이용한 dual energy 획득 및 raw data based material decomposition 과정을 나타낸 것이다.

첫 단계로는 고관전압과 저관전압의 획득이다. 이는 sinogram에 고관전압과 저관전압 views를 채우는 것이다. 그 후 views는 고관전압 view와 저관전압 view로 구분되어지며, 고관전압 sinogram은 140kVp 영상으로 재구성되는데, 이는 QC 영상으로서 사용된다. 다음 단계에서, 고관전압과 저관전압 데이터들은 복잡한 attenuation-to-material density 변환을 통해 프로세싱된다(감약; HU, material density(MD); mg/mL). 이는 두 개의 material density sinogram을 생성하는데, 하나는 요오드 sinogram 이고, 다른 하나는 물 sinogram 이다. 그 후 요오드 sinogram과 물 sinogram은 MD iodine과 MD water image를 생성하기 위해 재구성된다(다시 mg/mL로 표현됨). 다음 단계에서 40-140keV의 범위 내(사용자가 지정하는 에너지 범위 내)에서 water/iodine image pair로부터 monochromatic image가 생성된다.

4) Siemens사의 dual source CT technology

갠트리 내에 약 90°의 각도를 가진 2개의 영상획득 시스템(2개의 Straton tube와 2개의 detector)을 이용하여 80kV와 140kV의 dual energy 영상을 획득한다. Dual source를 이용한 dual energy CT technology의 특성으로는 single scans 으로 인해 발생되는 systematic errors가 적고 신뢰할 수 있는

안정적인 HU값을 제공하며 공간분해능이 우수한 영상을 제공한다. 그리고 fast scan 으로 인해 motion artifact가 거의 없는 영상을 제공하며, 두 에너지의 관전압으로 거의 동시적인 스캔이 이루어지는 점이다. 하지만 하나의 갠트리 내에 두 개의 tube 사이에서 간섭되는 scatter ray의 억제와 limited scan FOV(33 cm)는 극복되어야 할 과제이다.

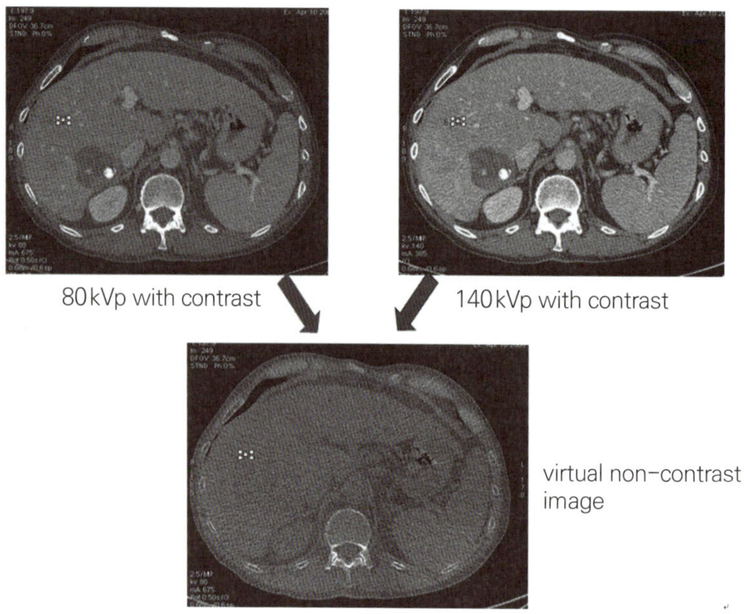

| 그림 5-44 | Dual energy를 이용한 virtual non-contrast image의 획득

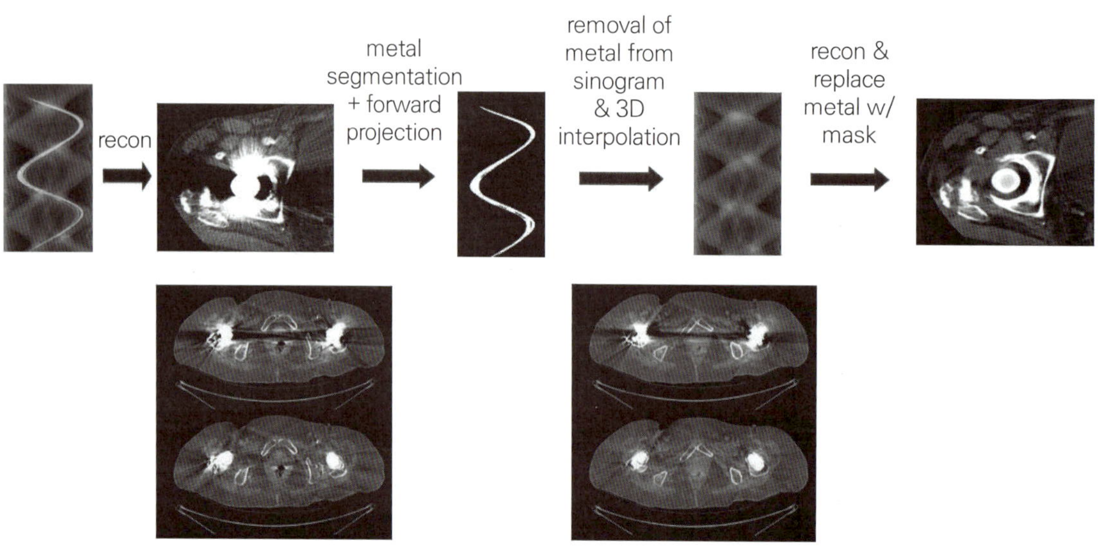

70 keV monos, slices 280(left) and 300(right), WL: 1024 ±400

| 그림 5-45 | GE사의 dual energy CT를 이용한 metal artifact reduction의 개념도

5) Application and limitation

Dual energy scanning의 주된 임상적용으로는 요오드와 칼슘의 자동 분리를 통해 조영증강된 영상에서 석회화된 plaques의 검출 외에 조영증강된 영상으로부터 virtual non-contrast image를 얻어냄으로써(그림 5-44) 환자선량을 감소시킬 수 있으며, monochromatic image의 획득, metal artifact reduction(metal artifact suppression; MAR; MAS) 등에 이용되고 있으며 더욱 확대될 예정이다.

Metal artifact reduction 이란 다색 에너지 파형에서 주로 발생하는 금속 인공물을 제거하기 위해 dual energy CT를 이용해 서로 다른 X선원이 물질을 투과하고 에너지를 선택적으로 재구성하여 단일 에너지 파형의 CT 영상(monochromatic image)을 획득하여 효과적으로 금속 인공 음영을 제거하는 방법이다(그림 5-45).

하지만 dual energy CT검사의 활성화를 위해서는 anatomical registration의 오차와 dual source CT에서의 cross-scattered radiation의 극복, 충분한 임상 데이터의 축적 등이 필요하다. 또한 photon-counting detector의 개발을 통한 dual energy CT의 활용도 기대된다.

5. Dual source CT(DSCT)

1) 시스템 특성

Siemens사의 Somatom Definition 모델은 갠트리 내에 90°의 각도를 가진 2개의 영상획득 시스템(2개의 Straton tube와 2개의 detector)을 장착하고 있으며 1.6톤의 갠트리 회전하중(rotating mass)을 갖는다. 각 tube는 52°와 27°의 fan angle을 가지며, 각 detector는 40 rows로 구성되는데 중앙부에는 0.6mm 두께의 row가 32개, 양쪽 주변부에는 1.2mm 두께의 row가 각각 4개씩 배치되어 있다. Z축 scan coverage는 19.2mm(32×0.6mm) 또는 28.8mm(24×1.2mm)가 가능하다.

각 tube/detector 에서 double Z sampling을 이용하여 rotation 당 0.6mm 두께의 64 슬라이스 영상을 동시에 획득할 수 있다. 0.33초, 0.5초, 1초의 gantry rotation 선택이 가능하며 80kV와 140kV의 dual 영상획득이 가능하다. 최대 2×80kW의 X ray power를 가지며 cardiac CT에서 single segment reconstruction시 83msec(gantry rotation time/4 = 330/4 = 82.5msec)의 temporal resolution을 가지며, multi-segment(=dual segment) reconstruction의 적용 시 평균 60msec(최저 42msec)의 temporal resolution이 가능하다.

그림 5-46은 Siemens사의 Definition Flash 모델(Definition 에서 업그레이드된 모델)의 갠트리 내 구조이다. Tube(Straton)가 0°와 94°로 위치되어 있으며, 0.28sec rotation speed를 갖는다. Tube 1과 2의 scan FOV는 각각 50cm와 33cm 이며 2×128 slice acquisition 이 가능하다. 200kW의 generator, 200cm의 scan range를 갖는다.

2) Dual source CT 이용한 dual energy CT

앞 절에서 설명한 바와 같이 갠트리 내에 약 90°의 각도를 가진 2개의 영상획득 시스템(2개의 Straton tube와 2개의 detector)을 이용하여 80kV와 140kV의 영상을 획득한 후 dual energy 영상화한다.

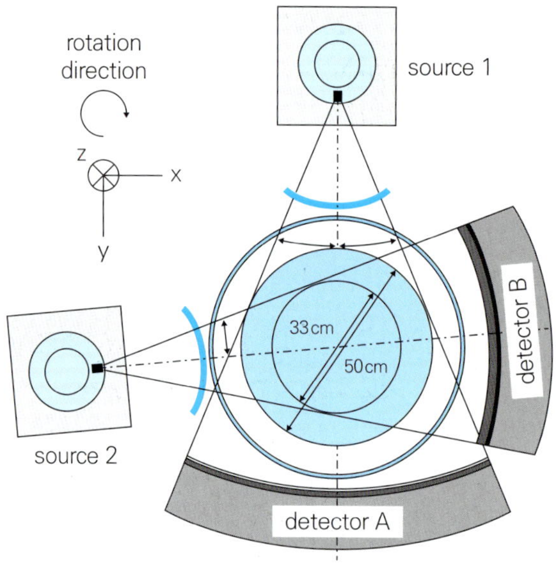

| 그림 5-46 | Siemens사의 Definition Flash 모델의 갠트리 내 구조

3) Dual source CT 이용한 cardiac CT 검사

(1) 심박동 속도와 무관한 cardiac 영상획득

Scan FOV의 어떤 point 에서의 temporal resolution은 imaging point의 재구성에 기여하는 데이터의 acquisition time window에 의해 결정된다. 일반적으로 single source CT에서의 ECG gated image reconstruction 에서는 180°에 detector fan angle(시스템 geometry에 따라 차이를 보이지만 보통 50°~60°)을 더한 각도를 cover하는 segment scan data인 partial scan data를 사용하고 있다. 이는 보통 50 cm 직경을 갖는 전체 scan FOV에서의 영상재구성에 필요한 최소한의 데이터이다. 그러므로 single source CT 에서는 temporal resolution의 제한으로 인해 낮은 심박동수 환자에서는 이완기의 기간이 상대적으로 길어 영상획득에 문제가 없으나 심박동수가 증가함에 따라 이완기의 기간이 짧아지고 이에 따라 영상의 blurring 현상이 발생한다. 이를 피하기 위해서는 스캔 속도를 늦춰 multi-segment recon을 시도할 수 밖에 없다. 하지만 dual source CT를 이용한 cardiac CT검사에서는 multi-segment reconstruction을 사용하지 않고도 갠트리 회전시간의 약 1/4 정도의 temporal resolution인 83 msec 스캔이 가능하므로 환자의 심박동수와 관계없이 양질의 심장영상 획득이 가능하다. 즉, dual source의 사용은 90°의 tube 회전만으로 영상을 획득하게 되어 temporal resolution을 획기적인 83 ms로 낮추어 모든 심박동수에서 양질의 영상을 획득할 수 있다. 이러한 변화는 single source CT에서 심박동수가 높아짐에 따라 table speed가 늦어지는 것과는 반대로 심박동수의 증가에 따라 더욱 빨리 스캔이 이루어짐으로써 scan time은 더 짧아지게 되었다. 또한 functional study를 위하여 multi-segment(2 segment) reconstruction을 시행할 경우 40 ms 대의 temporal resolution 구현이 가능하다.

(2) Cardiac CT의 환자선량 감소

Definition CT와 같이 source가 2개로 늘어나게 된다면 기존의 single source CT (Sensation 64

모델)에 비해 환자선량이 1.9배 정도 증가된다. 하지만 Definition CT에서는 기존에 쓰이는 regular bowtie filter와 새롭게 적용된 cardiac용 bowtie filter(cardiac beam shaping filter)를 복합적으로 사용함으로써 환자선량을 감소시킨다. 그리고 DSCT에서는 심박동수가 높아지면 helical pitch를 증가시켜 촬영이 빨라지게 되므로 환자선량은 줄어들게 된다. 또한 영상획득 구간이 기존의 single source CT에 비해 1/2로 감소하므로 ECG pulsing 소프트웨어를 사용하면 dose modulation 효율이 2배 향상된다.

결론적으로 Definition CT 모델에서 dual tube를 사용하고 new ECG pulsing(adaptive ECG pulsing)과 cardiac bowtie filter를 적용하고 심박동수에 따라 테이블의 이동속도와 helical pitch가 자동적으로 설정되는 pitch adaptation 소프트웨어(heart rate dependent pitch and table feed setting)를 적용한 상태에서 cardiac CT를 시행하면 기존 Sensation 64에 비해 환자선량을 50% 이하로 감소시킬 수 있다.

6. MDCT의 재구성 알고리즘

나선형 CT에서의 영상 재구성기법은 고식적 CT와 마찬가지로 필터보정 역투영법이 사용된다. 하지만 하나의 영상을 얻기 위한 수백 개의 프로젝션 중 단지 1개의 프로젝션이 imaging plane에서 정확히 획득되며, 나머지 모든 프로젝션들은 나선형 데이터 세트로부터 interpolation되어진다.

나선형 CT장치를 비롯한 모든 CT장치에 사용되는 재구성 알고리즘이 필요로 하는 요소로는 고화질의 영상 창출, 저선량 그리고 짧은 재구성 시간이다. 이러한 재구성 알고리즘의 특성을 파악하기 위해서는 재구성된 영상의 아티팩트 발생정도, 노이즈 레벨, section sensitivity profile(SSP)의 모양, Z축 해상능 등이 비교된다.

1) SDCT의 선형 보간삽입법 (linear interpolation; Z interpolation; Z filter algorithm)

환자 테이블이 이동하면서 연속적인 데이터를 얻는 나선형 CT에서는 환자가 정지된 상태에서 360° projection data를 얻는 기존의 방법으로 raw data를 영상으로 재구성할 경우 테이블의 이동에 의한 motion artifact가 발생한다.

그 이유는 나선형 스캔으로 얻은 데이터는 재구성하고자 하는 부위의 스캔 시작 부위와 끝 부위 사이에 위치적인 차이가 나기 때문이다. 다시 말하면 고식적 스캔에서는 360° 회전하는 동안 정지된 피사체의 전체 방향에서의 projection data를 얻을 수 있지만 나선형 스캔에서는 재구성하고자 하는 지점에서 X선관 회전에 의한 일정한 방향(X선 tube의 위치, 각도)에서의 projection 데이터만 갖고 있으므로 측정되지 않은 다른 각도에서의 segment projection 데이터가 필요하게 된다.

따라서 나선형 CT에서의 영상재구성을 위해서는, 첫 단계로 motion artifact가 없는 axial scan에 해당되는 planar section을 얻기 위해 raw data에 수학적 연산을 하여 가상적인 axial projection data를 합성해야 하는데, 이를 위해 선형보간 삽입법(linear interpolation)이 필요하다. 이를 다시 말하면 모든 영상의 각 measurement data set로부터 planar data set(= imaging plane)를 계산하는 것이라고 할 수 있다(그림 5-47 참조).

다음 단계는 고식적 CT와 동일한 필터보정 역투영법을 이용하여 영상을 재구성한다.

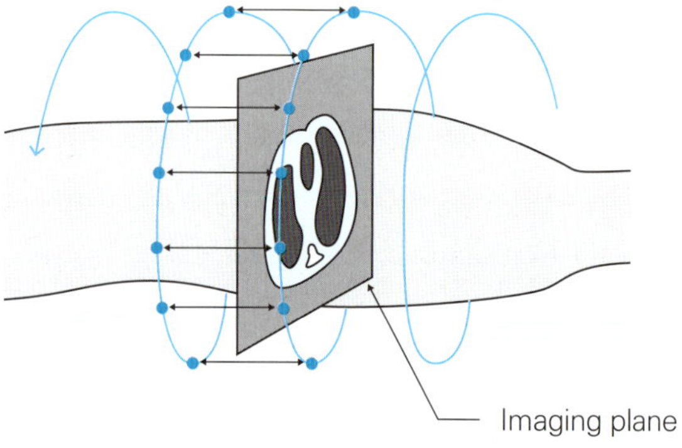

Ⅰ그림 5-47Ⅰ 나선형 CT의 영상재구성의 첫 단계인 measurement data로부터 imaging plane의 설정

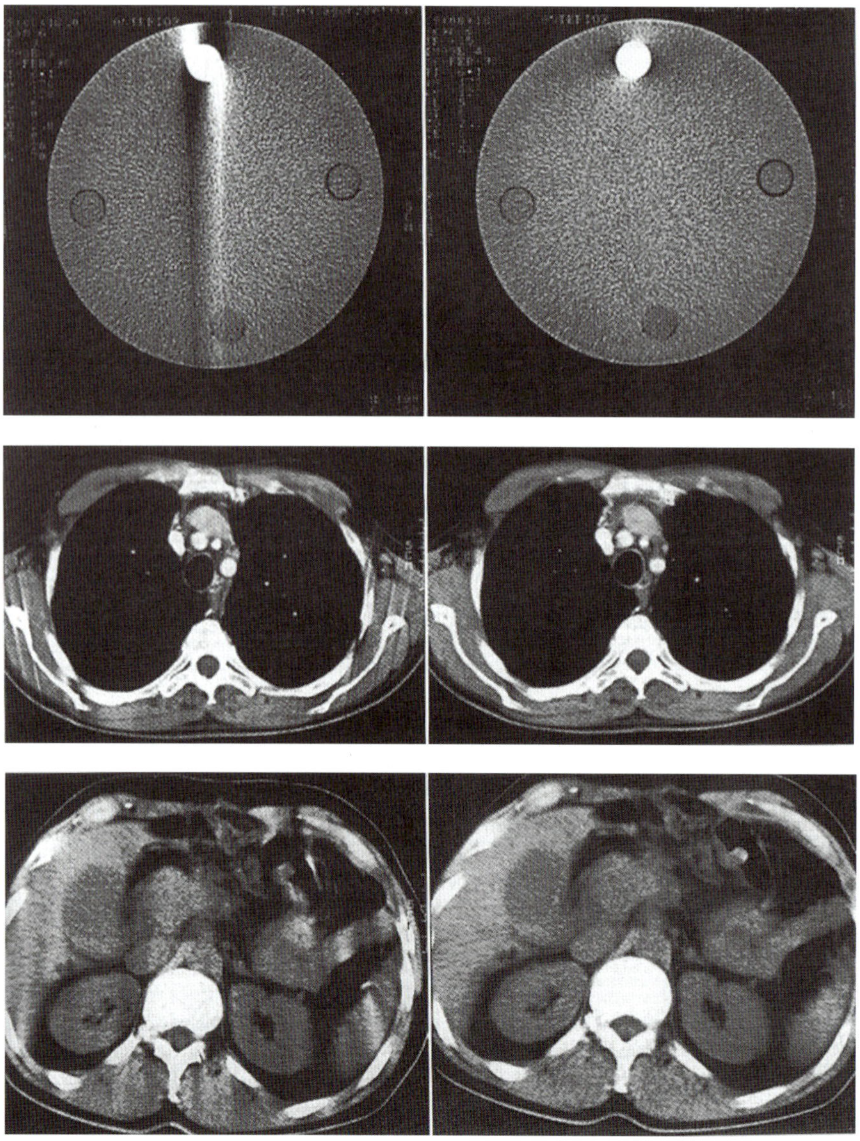

Ⅰ그림 5-48Ⅰ 선형보간법 시행유무의 영상 질 비교

원래 의미의 선형보간 삽입법은 이미 측정되어진 두 지점을 직선으로 연결한 후 값을 구하고자 하는 임의의 점과 두 지점 사이의 거리에 따른 가중치를 주어 구하고자 하는 점의 가상적인 값을 구하는 방법이다.

Single detector 나선형 CT에서 사용되는 선형보간 삽입법은 360° linear interpolation과 180° linear interpolation, 그 외에 non-linear type interpolation으로 구분된다.

그림 5-48는 팬텀과 흉부, 그리고 복부에서 interpolation을 시행하지 않고 재구성된 영상과 interpolation을 시행한 후 재구성된 영상의 질적 차이를 보여준다.

(1) 360° 선형보간 기법(wide linear interpolation)

그림 5-49의 (a)에서 보면 테이블 위치 Z에서의 projection data는 다음 식으로 표시할 수 있다.

$$P(z, \theta) = (1-f)P(z`, \theta)+fP(z`+d, \theta)$$

$$\text{가중치 } F = (z-z`)/d$$

여기서 θ는 임의의 projection angle 이며, d는 X선관의 일회전당 테이블의 이동거리이다.

나선형 CT의 개발 초기에 도입된 기법으로 wide linear interpolation 이라고도 부른다. 360° 떨어진 측정 데이터 포인트를 사용하여 planar slice가 보간삽입된다.

즉, 360° 떨어진 인접한 두 projection data(Z`와 Z`+ d)로부터 재구성하고자 하는 plane(Z)에서의 거리에 따라 비례적인 가중치를 주어(Z axis weighting이라고 함) 평균하는 방법이며, 1영상의 재구성을 위해서 CT tube가 360°씩 두번 회전한 720° 데이타가 필요하다. 이 기법의 근원적인 문제는 section sensitivity profile(SSP)이 넓어져 영상의 질을 저하시킨다. 즉, 유효 슬라이스 두께의 증가로 부분체적효과가 발생되며 또한 연부조직의 대조도가 증가한다.

(2) 180° 선형보간 기법(narrow linear interpolation)

슬림(slim)형 보간삽입법 또는 narrow linear interpolation이라고도 불리는 180° linear interpolation 은 원래의 helical raw data의 임의의 점에서 180° 반대 방향에 있는 점으로부터 가상적인 spiral data(complementary data)를 구하여 재구성하고자 하는 임의의 위치에서 가상의 spiral data와 원래 projection data(measurement data라고도 함)와의 거리를 계산하여 가중치를 주는 방법이다.

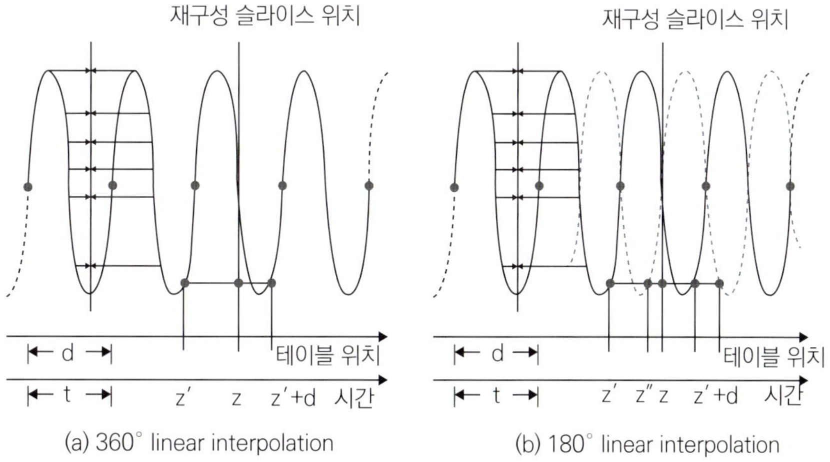

(a) 360° linear interpolation (b) 180° linear interpolation

| 그림 5-49 | SDCT의 linear interpolation 기법

그림 5-49의 (b)에 나타낸 바와 같이 점선으로 표시한 spiral data는 원래의 spiral data로부터 d/2 만큼 떨어진 위치에서의 가상적인 spiral data이다.

재구성하고자 하는 임의의 plane (Z)에서 원래의 spiral data point(z`+d)와 가상적인 spiral data point(z``) 사이의 거리를 계산하고, 각 spiral data segment에 가중치를 주어 planar section을 재구성하는 방법으로, X선관이 한번 회전한 360°의 spiral data로 영상재구성이 가능하다.

180° linear interpolation은 360° linear interpolation에 비해 SSP가 개선되어 고식적 스캔의 프로필에 가까와지고 Z축 분해능이 증가하는 장점이 있으나 노이즈가 증가하는 단점도 있다.

(3) 비선형 보간기법(non linear interpolation, Z filter interpolation)

비선형 보간기법의 기본적인 원리는 하나, 두개 또는 그 이상의 회전으로 얻은 데이터를 사용하며, 임의의 지점에서 비선형의 가중치를 부여한다. 2 또는 4 슬라이스 MDCT에서 적용된 interpolation을 single slice helical scanning에 적용하는 보간기법으로, 슬라이스 프로필(SSP)이 filter width의 설정값에 의해 조정되며, 앞에서 설명한 360° linear interpolation과 180°interpolation의 중간 특성을 갖는다.

각 장치 제조사에서는 Z축 분해능을 향상시키기 위한 노력의 일환으로 고유의 interpolation 알고리즘을 개발하여 사용하고 있다. 즉, GE사 SDCT의 경우 180°~220°의 non linear smart helical Z filter interpolator, Siemens사의 경우 180°adaptive axial interpolation과 360°adaptive helical interpolation, Toshiba사의 180°와 360° MUSCOT 알고리즘, 그리고 Philips사는 z`, z``, z`+d, z``+d를 사용하여 SSP를 더욱 향상시킨 high order non linear interpolation algorithm 등이 있다.

2) 4 MDCT의 Z filter(interpolation) algorithm

(1) 기본 개념

기존의 single row helical CT에 적용하는 Z filter interpolation algortthm은 4 슬라이스 MDCT에서 적용하기에는 불충분하였으며, 4 슬라이스 MDCT에서는 새로운 helical interpolation method가 필요하게 되었다. 이에는 single detector 나선형 장치에서 사용되는 180° 또는 360°linear interpolation 기법을 확장시킨 multi-slice linear interpolation(180° 또는 360° MLI)과 일반화된 Z 축 필터링 접근법(Z axis filter interpolation method)이 대표적인 방법이다.

하지만 multi-slice linear interpolation 기법은 작동에 문제가 있었으며, 4 슬라이스의 helical scan에서는 Z축 필터링 접근법이 주로 사용되었다. Helical filtered interpolation(HFI) method라고도 불리는 Z축 필터링 접근법을 채택한 대표적인 장치로는 Siemens사의 4 MDCT인 Somatom Volume Zoom에서 사용되는 Adaptive axial interpolation, GE사의 Conjugate ray interpolation, Toshiba사의 MUSCOT(multi-slice cone beam tomography) method 등이다.

그림 5-50의 (a)는 기존 SDCT에서 적용되는 interpolation 기법을 단순 확장한 것으로 integral pitch는 쓸데없이 데이터를 만들어내며 결과적으로 적절하지 못한 샘플링을 한다. (b)는 optimized 샘플링 기법으로 integral pitch의 offset은 샘플링을 향상시킨다. 그리고 (c)는 일정한 폭을 가진 필터를 종축(Z축) 방향으로 설정한 Z축 필터링 interpolation 기법이다. 필터의 폭과 모양을 변경함으로써 슬라이스 프로필과 유효 슬라이스 폭, 영상의 노이즈 특성을 자유롭게 변화시킬수 있다.

즉, 기존의 fan beam에서 사용하던 FBP algorithm을 cone beam geometry에 적용하면 Z축 해상능이 불균일하며 isocenter 부위에 비해 off center 부위에서 section sensitivity profile의 broadening 현상이 발생된다.

(2) GE사의 Conjugate ray interpolation

GE사에서는 초기 4 MDCT에서 helical artifact와 슬라이스 프로필이 넓어지는 현상을 최소화하기 위하여 Z filter interpolation algorithm인 Conjugate ray interpolation을 사용한다. 이는 180° interpolation인 Conjugate ray interpolation에서는 180° 떨어져 있는 조직을 투과하는 rays는 같은 감약값을 갖는 것을 기초로 하고 있다. Conjugate ray interpolation 기법은 영상의 질을 향상시키는 부산물인 고유의 preferred(=favored) pitch를 발생시켰으며, 주로 이를 사용한 스캔의 시행이 권유되고 있다.

이의 대표적인 예로는 3:1의 슬라이스 피치를 갖는 high quality(HQ) mode와 6:1의 슬라이스 피치를 갖는 high speed(HS) mode가 있다. 임상적인 이용에서 prefered pitch는 적용 범위가 넓고 스캔 속도의 단축으로 인해 사용에 실질적인 제한은 없다.

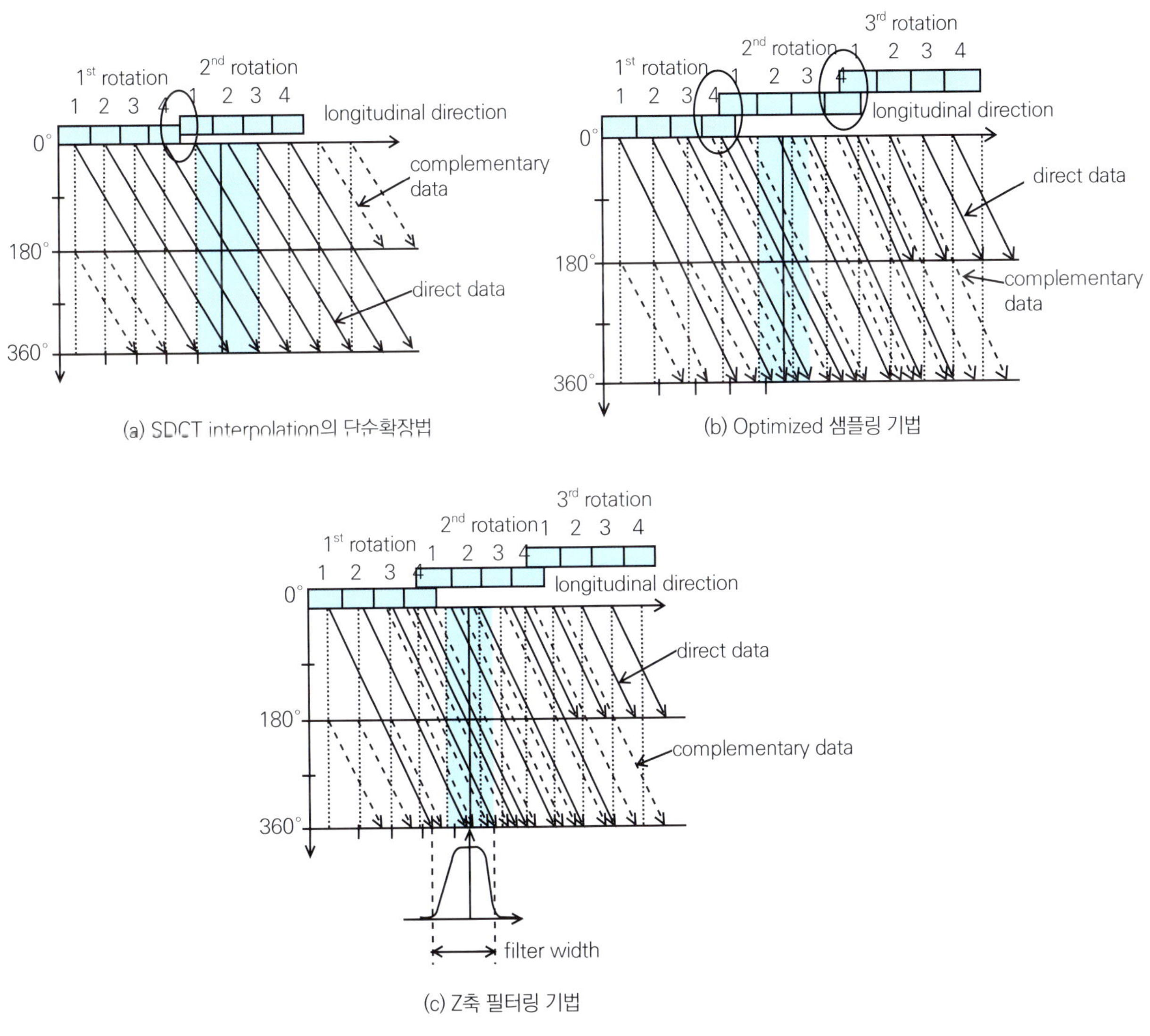

I 그림 5-50 I MDCT의 나선형 데이터 샘플링 방법의 개념도

그림 5-51은 4 슬라이스 획득방식에서 2:1과 3:1 그리고 6:1의 slice pitch에서 180° interpolation인 Conjugate ray interpolation과 360° interpolation인 row to row interpolation 의 interpolation width를 비교한 것이다. 그림에서 좌측 프로필이 Conjugate ray interpolation 이며, 우측 프로필이 기존 방식인 row to row interpolation 이다. 그리고 경사진 실선은 0° 에서 180° 의 gantry angle을 표시하고 경사진 점선은 180°에서 360° 의 gantry angle을 의미한다. (b)의 좌측 프로필에 나타난 바와 같이 4채널의 영상 획득시 3:1의 슬라이스 pitch에서 가장 좁은(narrow) interpolation width를 얻게 됨을 알 수 있다.

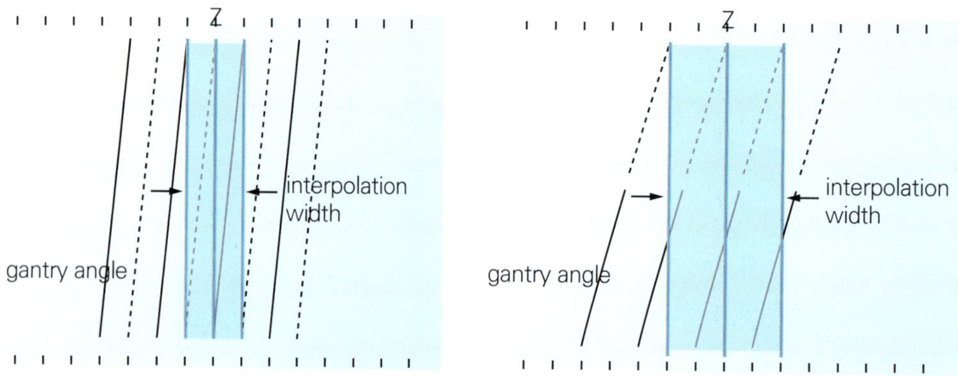

(a) Slice pitch : 2(beam pitch : 0.5)

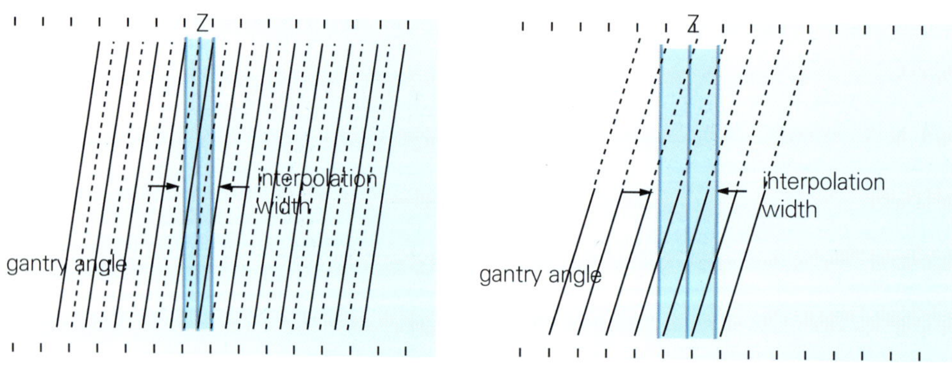

(b) Slice pitch : 3(beam pitch : 0.75)

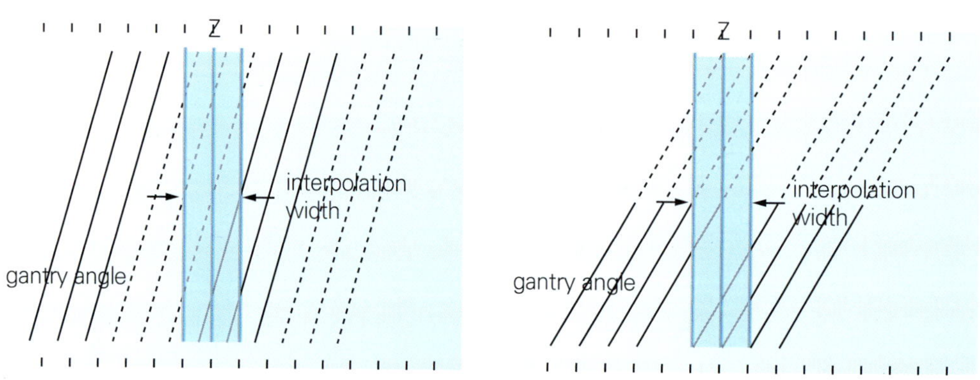

(c) Slice pitch : 6(beam pitch : 1.5)

| 그림 5-51 | 4 슬라이스 MDCT에서 각 pitch별 Conjugate ray interpolation (좌측)과 multi-slice linear interpolation 방법인 row to row interpolation (우측)의 slice width 비교

(3) Toshiba사의 MUSCOT

Toshiba사의 2 또는 4 슬라이스 CT에서 적용한 multi-slice CT helical interpolation method이다. 이는 다음의 두 과정으로 구성된다. 먼저 filter width set의 범위 내에서 재구성 위치의 설정을 위한 데이터 재샘플링(data resampling)이 시행된다. 재샘플링 과정에서는 샘플링 피치가 적은 데이터를 얻기 위하여 실제 스캔 데이터를 적용한다. 그림 5-52에서 나타내었듯이 실제 스캔 데이터는 d(j)와 d(j+1)로, 재샘플된 데이터는 res(k)이다. 그 후 재샘플된 데이터에 target reconstruction을 위한 데이터 획득을 위해 weighted averaging이 시행된다.

MUSCOT 기법에서는 weighting 분포의 변화 뿐만 아니라 filter width(interpolation을 위해 사용되는 범위)를 변화시킴으로써 데이터 특성을 조절할 수 있다.

(4) 4 MDCT에서 conventional multi-slice image reconstruction method 적용시의 문제점

Fan beam back projection에 기초하고 이차원적인 FBP인 conventional image reconstruction 방법은 cone angle geometry에서는 projection data가 재구성면(reconstruction plane)에 제대로 교차되지 못한다. 그러나 비록 4 슬라이스 MDCT까지는 cone angle(cone beam effect)가 무시될 수 있지만 8 또는 그 이상의 MDCT에서는 심각한 문제가 야기된다.

즉, conventional scan(non-helical scan)의 경우, conventional multi-slice image reconstruction으로 cone angle data의 재구성시 발생되는 문제는 회전 중심에서 재구성면을 교차하는 rows의 데이터로부터만 영상이 재구성된다는 점이다. 이는 중앙부의 데이터는 괜찮지만, FOV의 경계부에서 채택되는 데이터가 재구성면으로부터 넓게 분리되므로 SSP가 넓어지며 다른 주변 rows 데이터로부터의 접근(data employ)이 이루어진다.

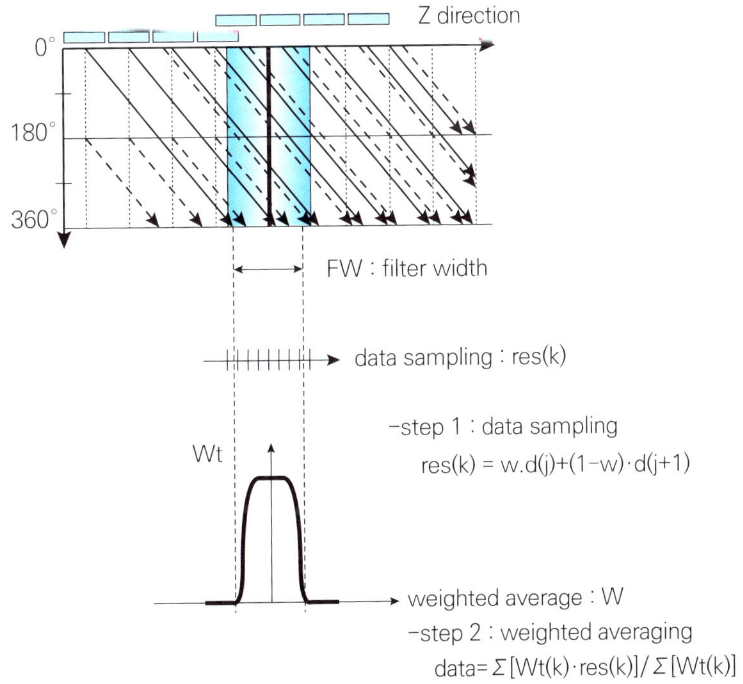

| 그림 5-52 | MUSCOT reconstruction method

반면에 helical scan의 경우, FOV의 경계부에서 채택되는 데이터의 SSP가 역시 넓어지며 detector row의 폭에 비해 SSP의 폭이 더욱 커진다. 더불어 인접 슬라이스에서 역투영되는 데이터가 사용되므로 helical artifact가 증가된다. 만일 8 row scan에서 helical pitch를 7 정도로 설정하면 cone angle에 의해 야기되는 artifact가 어느 정도 감소되는 경향을 보이지만 FOV 주변부에서의 SSP는 향상되지 않는다.

3) High version MDCT(16 slice above)의 재구성 알고리즘

16 슬라이스 이상의 MDCT에서는 선속이 더욱 cone beam화 됨에 따라 4 MDCT에서 사용되던 helical filter interpolation 보다 더욱 진보된 새로운 방법이 필요하게 되었다. 이는 4 MDCT에서는 cone angle이 무시될 수 있으나 16 이상의 MDCT에서는 그렇지 않기 때문이다.

Cone angle로 인한 문제(cone beam effect 및 cone beam artifact)를 극복하기 위해서는 역투영법이 프로젝션 데이터의 정확한 경로를 따라서 시행되어야 한다. 이러한 이유에서 다면 재구성법(hyperplane reconstruction)과 ASSR로 대표되는 tilted reconstruction이나 Feldkamp reconstruction으로 대표되는 3D projection이 16 슬라이스 이상의 MDCT에 채택되고 있다. 다시 말해, Feldkamp 기법은 역투영을 3차원으로 확대하여 재구성을 행하므로 많은 양의 computing power를 필요로 하며, Feldkamp 기법을 기초로 한 3차원적 재구성 방법(3D FBP)인 Philips사의 COBRA(nπ reconstruction과 Feldkamp 사용) 및 Toshiba사의 TCOT는 cone angle 개념을 포함하고 있다.

이러한 3차원적 재구성법에서는 helical pitch를 자유롭게 선택할 수 있고 pitch의 변화에도 불구하고 단면감성윤곽과 슬라이스 폭이 거의 일정한 multi-slice helical 영상의 획득이 가능하다. 그리고 항상 일정한 단면감성윤곽을 얻기 위해서는 pitch와 원하는 슬라이스 두께에 적합하도록 자동적으로 모양이 적응되어지는 비선형적인 나선형 가중함수(non-linear spiral weighting functions)가 사용된다.

(1) GE사의 MDMP optimized cone beam algorithm

GE사의 16 슬라이스 MDCT에서는 cone beam에 의한 왜곡현상을 최소화하기 위해 CrossBeam interpolation을, helical artifact를 최소화하기 위해서 Hyperplane helical reconstruction 이라고도 불리는 이중 원추형 다면(dual conical hyperplanes) interpolation을 사용하고 있다. 이러한 알고리즘을 총칭하여 MDMP(multi dimensional and multi parameter) optimized cone beam algorithm이라고 명명하는데, 이는 ASSR에 기초하고 있으며 중심부 detector에 더욱 많은 비균일적인 데이터 가중치를 부여한다.

① CrossBeam interpolation

MDCT에서 피할 수 없는 아티팩트 중의 하나인 cone beam distortion은 X선 초점과 detector row가 회전 축에 수직이 되지 않아 발생된다. 이러한 cone beam distortion은 tube 일회전당 얻어지는 슬라이스 수가 많은 장치에서 그리고 얇은 슬라이스 두께의 획득시 더욱 심해진다.

GE사의 경우 cone beam에 의한 왜곡현상을 줄이기 위해 고유의 CrossBeam interpolation 기법을 개발해 왔다. CrossBeam interpolation 기법은 16 detector 채널과 180° sampling을 채택한 Conjugate ray interpolation(= Conjugate sampling, 결합 표본화 기법)을 사용하여 어떠한 슬라이스 프로필 내에서도 일련의 영상들을 재구성할 수 있음에 기초를 두고 있으며, 여러 개의 이러한 영상들을 하나의 영상으로 감거나 섞을 수 있다. 영상들을 섞을 때 각 detector 열은 각 cone beam의 특성에 따라 가중치를 받는다. 즉, 양호한 cone beam 특성을 갖는 내측의 detector 열에서 생성된 영상들은 외측의

detector 열에서 생성된 영상들 보다 더 많은 가중치를 받는다. 이를 통해 원래의 슬라이스 프로필을 정확하게 유지하는 하나의 cone beam corrected 영상이 임상적으로 만들어지는 것이다.

참고로 cone beam artifact에 관한 자세한 내용은 다음 절의 나선형 CT의 아티팩트를 참고하기 바란다.

② Hyperplane helical reconstruction 알고리즘

4 슬라이스 MDCT에서는 큰 문제가 아니지만 16 슬라이스 MDCT에서와 같이 많은 detector 열을 사용하는 high helical pitch 스캔에서의 나선형 가중함수(helical weighting functions), 특히 conjugate sampling을 사용하는 함수는 일반적으로 불연속적이며 애매한 특성을 가지는데, 이로 인해 helical artifact가 야기된다. 이러한 문제를 해결하기 위하여 각 MDCT 제조사에서는 Z축에 수직인 single imaging plane에서 시행하던 기존의 interpolation 기법을 여러 개의 경사 면(tilted hyperplane)에서 시행하는 interpolation 기법으로 대체하고 있다.

GE사의 16 슬라이스 MDCT에서 사용되는 경사면 interpolation 기법은 Hyperplane helical reconstruction 이라고 명명된다. 이는 각 interpolation으로 부터 전달되는 view 가중치(view weighting)를 여러 개의 원추형 다면(hyperplanes)에 적용시키며, 다면에서 이상적인 슬라이스 프로필과 실제 슬라이스 프로필을 일치시킨다.

이에 추가하여 Alpha smoothing이 사용된다. Alpha smoothing은 각 view로부터 개별적으로 전달되는 interpolation 가중함수들을 결합시켜 연속성과 차별성을 갖는 최종적인 interpolation 가중치를 만들어 낸다. 이를 통해 결과적으로 helical artifact가 없는 높은 pitch의 helical 영상을 얻게 된다.

그림 5-53의 (a)는 single detector 나선형 CT에서 사용되는 기존의 Z축에 수직인 영상에서 이루어지는 interpolation이며, (b)는 4 슬라이스 MDCT에서 주로 사용되는 경사진 영상면에서 이루어지는 interpolation(GE사의 Conjugate ray interpolation과 Siemens사의 ASSR, Toshiba사의 MUSCOT가 이에 해당됨)이다. 그리고 (c)는 GE사의 16 슬라이스 MDCT에서 사용되는 재구성 방법인 이중 원추형 다면(dual conical hyperplane) interpolation의 개념을 나타낸 것이다.

결론적으로 GE사의 경우 4 슬라이스 MDCT에서는 Conjugate ray interpolation 기법을 사용하나, 16 슬라이스 MDCT에서는 CrossBeam interpolation과 Alpha smoothing을 채택한 Hyperplane helical reconstruction을 사용한다. 하지만 CrossBeam interpolation과 Hyperplane helical reconstruction은 많은 가중요소와 파라메터들을 갖고 있어 각 pitch에서 적정화가 필요하다. 즉, 16 슬라이

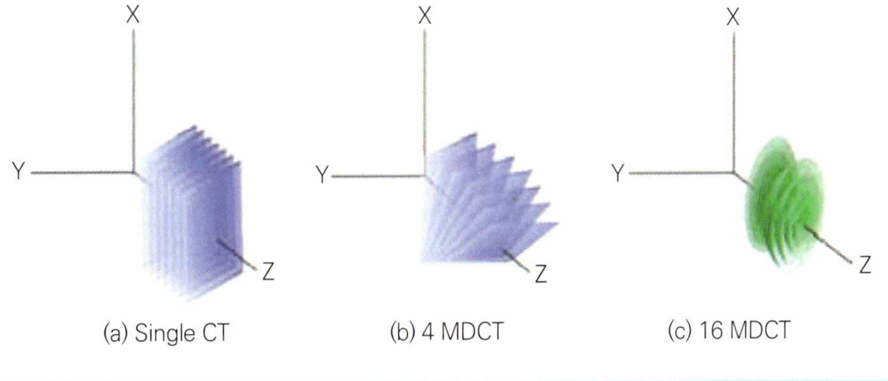

| 그림 5-53 | 기존의 interpolation 방법과 이중 원추형 다면 interpolation 알고리즘의 비교

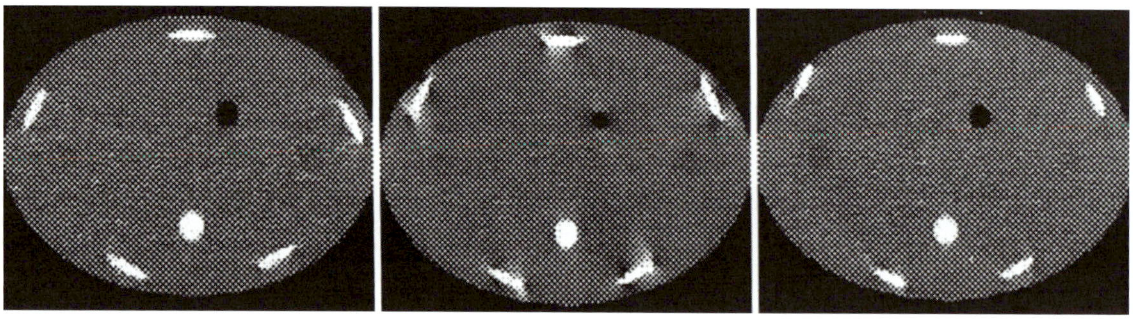

(a) 1.25mm×4, 1.5 beam pitch를 사용하고 기존의 multi-slice 재구성 알고리즘을 적용한 4 슬라이스 MDCT의 영상

(b) 1.25mm×16, 1.75 beam pitch를 사용하고 기존의 multi-slice 재구성 알고리즘을 적용한 16 슬라이스 MDCT의 영상

(c) 1.25mm×16, 1.75 beam pitch를 사용하고 CrossBeam과 HyperPlane 재구성 알고리즘을 적용한 16 슬라이스 MDCT의 영상

| 그림 5-54 | GE사 재구성 알고리즘에 따른 팬텀 영상의 비교

스 MDCT에서는 여러 스캔 상황에서의 적정화 테스트를 통해 얻어진 최종적인 재구성 방법인 MDMP(-multi-dimensional and multi-parameter) optimized cone beam algorithm이 사용되고 있다.

그림 5-54은 GE사 16 슬라이스 MDCT에서 재구성 알고리즘에 따른 팬텀영상을 비교한 것이다. (a)는 4×1.25mm(1.5:1 beam pitch)와 기존의 multi-slice 재구성 알고리즘 영상이며, (b)는 16×1.25mm(1.75:1 beam pitch)로 스캔하고 CrossBeam과 HyperPlane 재구성 알고리즘을 사용치 않은 only cone beam algorithm 영상이다. 그리고 (c)는 16×1.25mm(1.75:1 beam pitch)로 스캔하고 CrossBeam과 HyperPlane 재구성 알고리즘을 사용한 영상으로 cone beam artifact와 기하학적 왜곡현상이 현저하게 감소되었음을 알 수 있다. GE사 데이터에 의하면 CrossBeam과 HyperPlane 재구성 알고리즘(MDMP optimized cone beam algorithm)을 사용한 영상이 cone angle 측면에서 4 슬라이스 MDCT에 비해 4배 정도 질적 향상이 있다고 한다.

(3) Siemens사의 ASSR 알고리즘

Siemens사의 근년에 개발된 여러 가지 helical 알고리즘 중 임상적으로 양호한 질적 특성을 보이는 것으로는 nutating slice 알고리즘에 바탕을 둔 adaptive single slice rebinning(ASSR) 기법이다.

ASSR 알고리즘은 1999년 Frederic Noo 등에 의해 최초로 제안되었으나, 2000년 Marc Kachelrieβ 등이 수정하여 사용되는 알고리즘이다.

Cone beam effect에 의한 왜곡현상을 줄이기 위해 경사진 영상면을 사용하는 ASSR 기법은 Quasi cone beam geometry 라고도 불리며, 영상 재구성을 위해 240° 까지의 partial scan interval을 사용하며 영상면(image plane)을 환자의 축(Z축)에 수직으로(transaxial plane 으로) 하지 않고 초점의 나선형 경로(spiral path)에 근사화시키기 위해 경사지게 하는 (가상의 재구성 plane을 사용함) 일종의 2D 역투영법이다.

그림 5-55는 Siemens사의 ASSR 알고리즘을 기본적인 재구성 기법과 비교하여 나타낸 것이다. (a)는 Z축에 수직인 영상면을 채택한 기본적인 standard interpolation 알고리즘이다.

(b)는 (a)에 비해 다소 진보된 ASSR 알고리즘이 1.5:1의 beam pitch를 사용한 16 슬라이스 MDCT에 적용된 것을 보여준다. 파란색으로 표시된 선은 초점의 나선형 경로를 나타낸다. 모든 view angle이 빨간색으로 표시된 240° partial scan interval에 있으므로 초점은 영상면에 일치되거나 근접되게 위치

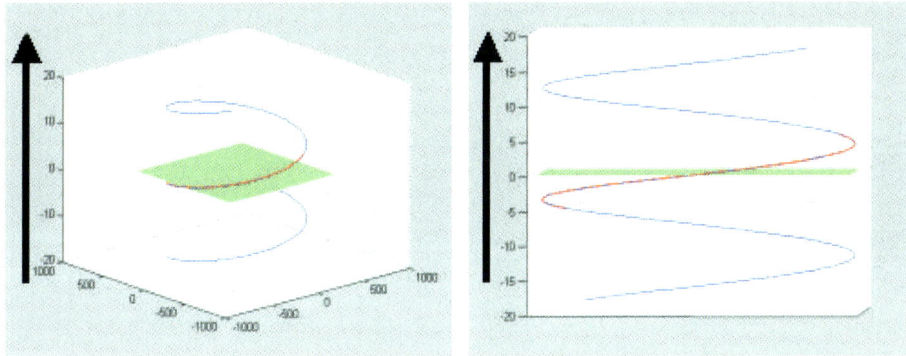

(a) Z축에 수직인 영상축을 채택한 기본적인 standard spiral 알고리즘(12 슬라이스, beam pitch : 1.5)

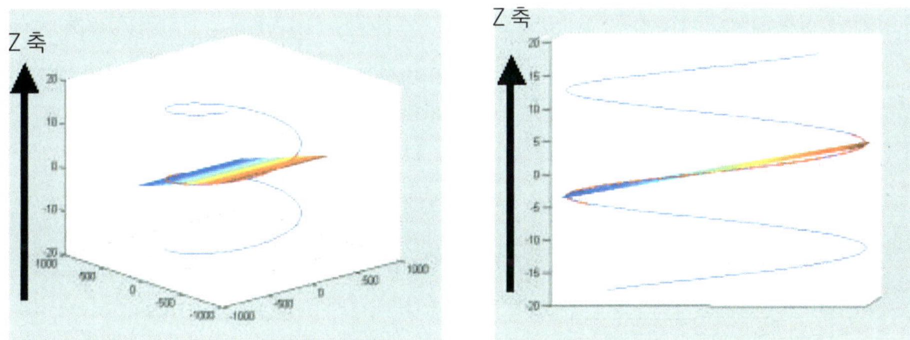

(b) ASSR(16 슬라이스, beam pitch : 1.5)

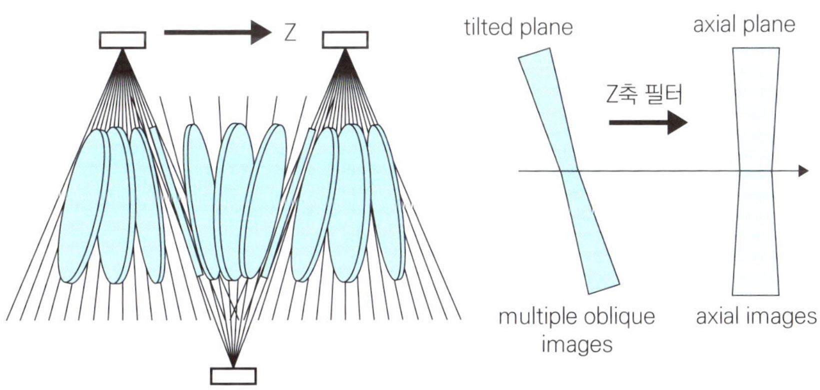

(c)경사진 면을 axial plane으로 좌표변환하기 위해서 시행하는 추가적인 Z interpolation

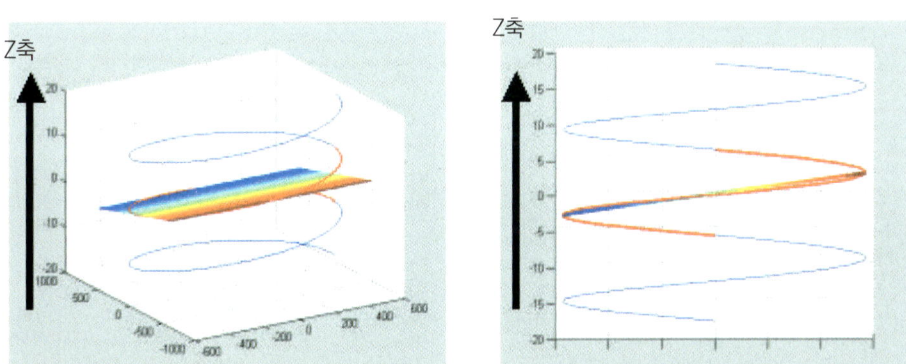

(d) 영상면이 경사지지 못하고 Z축에 수직인 점과 360°의 full rotation multi-helical data를 사용해야 하는 ASSR의 제한점(16 슬라이스 장치에서의 1.0 beam pitch)

| 그림 5-55 | Siemens사의 ASSR 알고리즘

된다. 즉, 영상면에서 이동되거나 영상면에 매우 근접된 위치에서 이동하는 measurement rays가 영상재구성에 이용된다. 이러한 점들은 적절한 영상의 질을 갖는 표준적인 2차원의 필터보정 역투영법에 요구되어지는 상황이다. (b)의 오른쪽 그림에서는 Z축을 포함하는 면의 프로젝션을 나타낸 것이며, 나선형 경로가 정현파(sinusoidal) 형태로 표현된다.

ASSR 알고리즘에서는 cone beam geometry에 적당하게 영상면이 공간에서 회전되며, 1/2 회전의 helical 데이터가 영상재구성에 기여한다. 그리고 많은 양의 경사진 영상들을 재구성해야 할 필요가 있으며, 경사진 면을 axial plane으로 좌표변환하기 위해서 추가적인 Z interpolation(이를 Z축 필터링이라고도 함)이 필요하다. 즉, 최종적인 Z축 방향의 형성(reformation) 단계에서 경사진 원래 영상면 사이에서의 interpolation에 의해 axial 영상이 재구성된다(그림 5-55의 (c) 참조).

그러나 불행히도 ASSR 기법에서는 helical acquisition을 중복시키기 위해 pitch를 감소시키면 시행에 문제가 생기고 선량의 축적이 심해진다. 그리고 16 슬라이스 장치에서는 1.0의 beam pitch를 사용하는 경우 완전한 선량 이용을 위해서 모든 영상에서 full rotation(360°)의 multi helical data가 사용되는데 이때 나선형 경로에 일치시키기 위해 영상면을 경사지게 하는 방법이 없다. 그림 5-55의 (d)는 이를 나타낸 것이다.

다시 말하면, ASSR 알고리즘에서는 임상적 요구에 부응하는 helical pitch의 자유로운 선택이 불가능한 근원적인 결점을 갖는데, 그나마 다행스러운 점은 약 1.5:1의 fixed beam pitch가 유용하게 사용되는 것이다. 하지만 이러한 fixed pitch(=preferred pitch)에서는 쓸데없는 데이터를 버리기 위해서 detector masking이 필요하다. 이러한 결과로 일반적인 부채꼴 선속의 CT detector에 비해 약 70%의 불완전한 선량 이용률(Z축 geometric efficiency 또는 dose efficiency라고도 함)을 갖는다. 이는 임상적인 이용에 제한을 준다.

(4) Siemens사의 AMPR 알고리즘

최근에 개발되어 사용되고 있는 Siemens사의 high version MDCT에서는 앞에서 설명한 기존의 ASSR(adaptive single slice rebinding 또는 adaptive single slice reconstruction)의 제한점을 극복한 AMPR(adaptive multiple plane reconstruction) 이라는 새로운 알고리즘을 사용하고 있다. 앞에서 언급된 바와 같이, ASSR 알고리즘의 경우 하나의 단면 축에서 유용한 모든 데이터를 사용하여 axial 영상을 재구성한다.

이와는 달리, 그림 5-56에 나타낸 AMPR 알고리즘은 하나의 영상재구성을 위해 모든 데이터를 사용하지 않고 2개의 oblique 영상면(multiple double oblique image plane)에 맞추어 데이터가 여러 개(두개 이상)의 사위 영상으로 분리되며, 이러한 partial 영상들은 각각 나선형 경로에 맞추어진다.

각 partial 영상은 동일한 기준의 프로젝션 각도(reference projection angle)를 가지며, 마치 책의 페이지들이 바람에 불리는 것 같은 모양새를 갖는다. 이는 helical pitch의 자유로운 선택을 위해 X선 tube의 초점이 회전되는 나선형 경로에 따라 3차원적인 필터보정이 이루어지는 것으로 생각할 수 있다.

그림 5-56의 (a)에서 보면 360°의 multi-helical 데이터는 각각 240° 세그멘트씩 중복되는 2개의 partial 영상으로 분리된다.

기준 프로젝션 각도 당 영상의 수는 2~5개 정도이다. 즉, 360°의 multi-helical 데이터를 사용하고 약 0.5 정도의 낮은 pitch에서는 5개이며, 240°의 multi-helical 데이터를 사용하고 1.0 이상의 높은 pitch에서는 2개 이다. 영상 당 데이터 간격 뿐만 아니라 기준 프로젝션 각도 당 영상의 수는 전체 선량의 이용 여부를 좌우하는 helical pitch에 의해 결정된다.

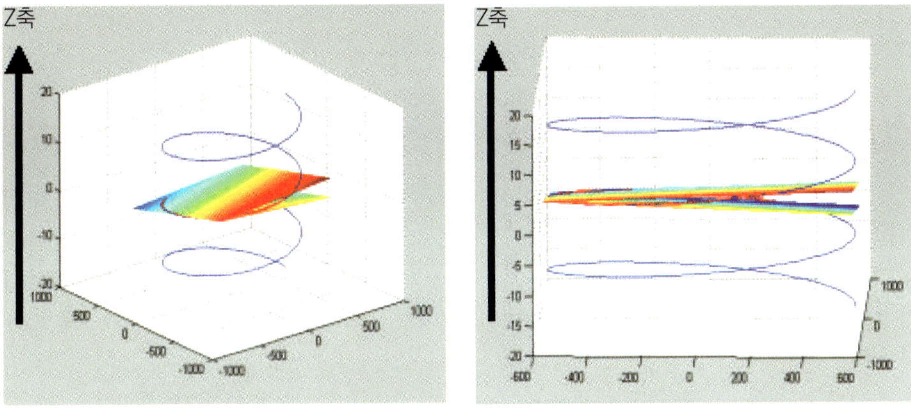

(a) AMPR(16 슬라이스, beam pitch : 1.0, 기준 프로젝션 각도 당 2개의 영상 수)

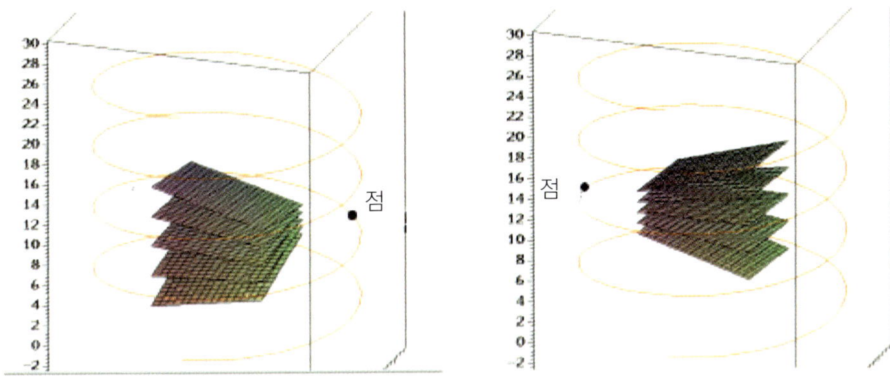

(b) 기준 프로젝션 각도 당 5개의 영상 수

| 그림 5-56 | Siemens사의 AMPR 알고리즘

AMPR 알고리즘은 적은 X선량을 이용하여 full dose를 얻을 수 있으며, 최종 영상들은 경사진 partial 영상면들 사이의 적절한 axial interpolation에 의해 계산되어진다. 그리고 interpolation 함수의 형태와 폭은 자유롭게 선택이 가능하며, Z축 재구성 단계에서 다른 크기의 슬라이스 두께나 단면감성윤곽의 변화를 쉽게 조정할 수 있다.

더불어 interpolation 함수의 형태를 pitch에 자동적으로 접합시킴으로써 adaptive axial interpolation과 함께 4 슬라이스 MDCT에서 소개되었던 나선형의 개념은 pitch의 자유로운 선택과 pitch의 변화에도 슬라이스 두께가 변화하지 않고 거의 일정한 AMPR 알고리즘으로 계승되어 16 슬라이스 이상의 high version MDCT에서 사용되고 있다.

(5) Toshiba사의 TCOT 알고리즘

Toshiba사의 Aquilion 16 슬라이스 이상의 모델에서는 cone beam geometry를 도입한 재구성법인 Feldkamp 법을 기초로 한 TCOT(true cone beam tomography) 알고리즘을 채택하고 있다.

이는 FDK(Feldkamp-Davis-Kress) 알고리즘이라고도 불리며, cone angle에 의한 아티팩트를 보상하고 전체 영상화 범위 내에서 isotropic resolution을 제공한다. Siemens사의 AMPR 알고리즘과 근원적으로 동일한 개념이며, 모든 픽셀들이 가장 가까운 ray sum을 사용하도록 데이터가 true ray path를 따라 역투영되며 이를 통해 균질의 Z축 해상능의 영상을 얻는다.

그림 5-57은 기존의 fan beam의 필터보정 역투영법(2D FBP)과 Toshiba사의 cone beam 재구성기법인 Feldkamp 법(3D FBP)의 SSP를 비교한 개념도이다. (a)에서 알 수 있듯이 기존의 필터보정 역투영법을 cone beam geometry에 적용하면 Z축 분해능이 불균등하며, off center 부위의 SSP가 iso center 부위에 비해 넓다. 그리고 빨간색으로 표시된 데이터는 검은 선에 역투영되어 발생된 blurring 데이터를 의미한다. 반면에 cone beam geometry에 Feldkamp 알고리즘을 적용한 (b)에서는 가장 가까운 그룹의 detector rows에서 각 픽셀의 데이터가 재구성되어 blurring이 최소화되며 균일한 SSP를 얻는다.

다시 설명하면 기존의 fan beam geometry(2D FBP)의 SSP는 그림 5-57의 (a)와 같으며, ASSR과 같은 Quasi cone beam geometry에서는 앞에서 설명한 그림 5-55의 (c)의 우측에 나타낸 axial plane의 모습을 갖는다. 그리고 true cone beam geometry(3D FBP)에서는 그림 5-57의 (b)와 같은 SSP와 같이 균일한 형태를 갖는다.

그림 5-58은 Toshiba사 MDCT에 사용되는 3D filtered back projection인 TCOT법의 개념을 나타낸 것이다. (a)에서 파란색으로 나타낸 부분이 사용되는 프로젝션 각도의 범위이며, (b)에서 알 수 있듯이 X선관 초점이 슬라이스 plane으로부터 가까운 Z에 위치하면 중앙부에 가까운 detector rows가 Z축으로 사용되며, (c)와 같이 X선관 초점이 슬라이스 plane으로부터 멀리 떨어진 Z에 위치하면 바깥쪽에 있는 detector rows가 Z축으로 사용된다. 그러므로 TCOT 재구성법은 cone angle을 고려하여 X선 경로를 따라 항상 각 픽셀의 최상의 데이터를 선택함으로써 3차원적인 역투영법(3D FBP)을 이용한 재구성이 이루어진다.

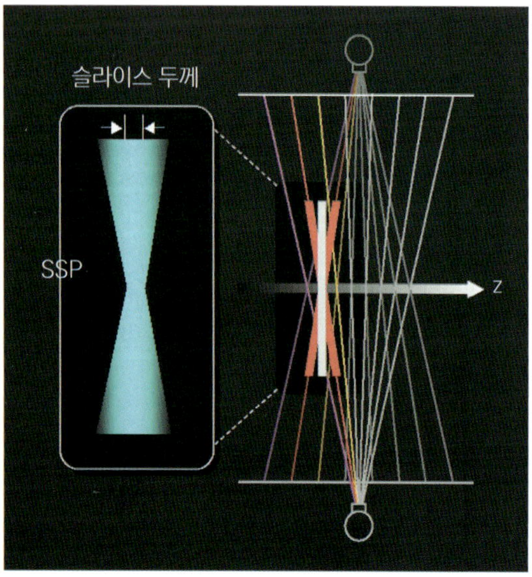

(a)

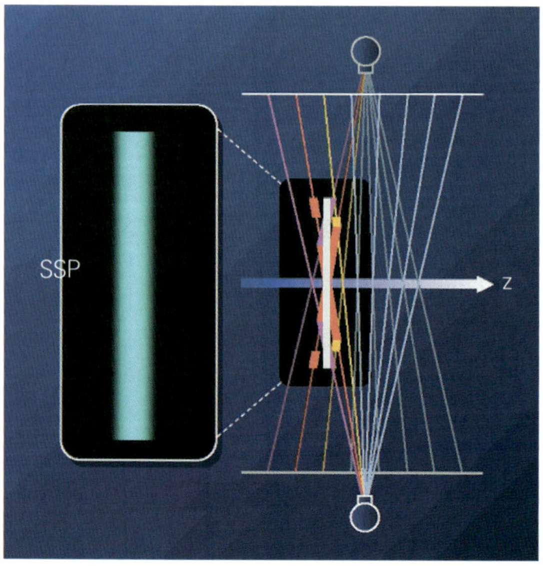

(b)

| 그림 5-57 | None cone beam 재구성기법인 기존의 터보정 역투영법(a)와 Toshiba사에서 사용하는 cone beam 재구성기법인 Feldkamp 법(b)의 SSP 비교

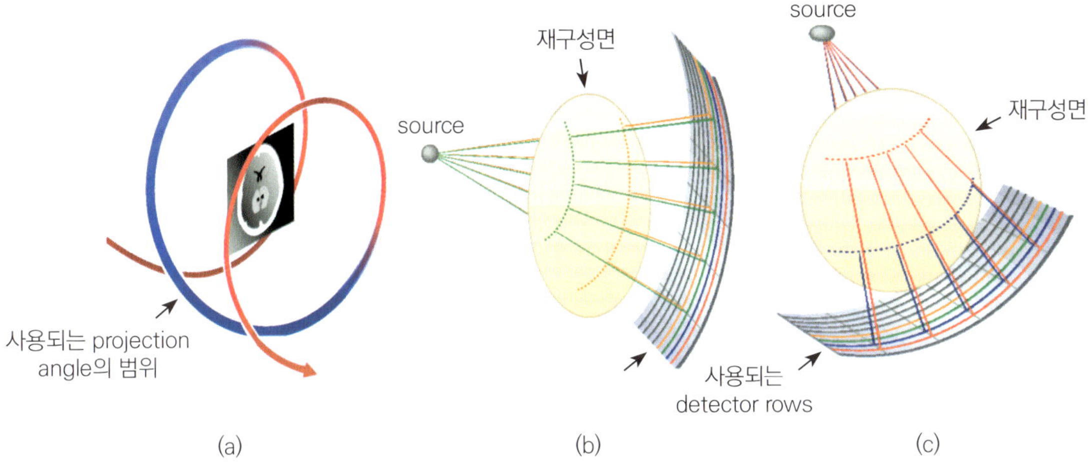

|그림 5-58| 나선형 스캔시 TCOT법의 개념도

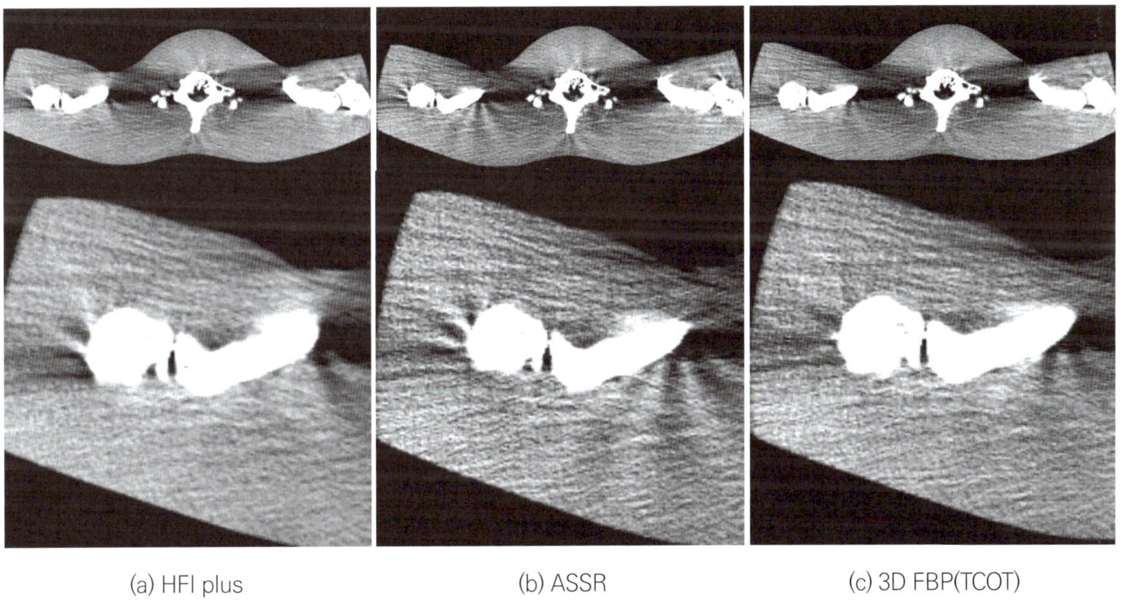

|그림 5-59| Toshiba사의 재구성 알고리즘에 따른 팬텀영상의 비교

그림 5-59는 Toshiba사의 8 슬라이스 MDCT에서 재구성 알고리즘에 따른 팬텀 영상을 비교한 것으로 1.125:1의 beam pitch를 사용하고 8×2mm의 콜리메이션과 3mm의 슬라이스 폭으로 스캔한 영상이다. (a)는 기존의 single slice helical reconstruction 기법(HFI plus 기법)으로 재구성한 것이며, (b)는 동일한 스캔조건 하에서 4 슬라이스 MDCT에서 사용되는 ASSR 기법, 그리고 (c)는 TCOT 기법(3D FBP)으로 재구성한 것이다.

7. 나선형 CT 및 MDCT의 image quality 특성

1) 나선형 CT의 아티팩트

얇은 슬라이스 두께와 고속 스캔을 시행하는 MDCT 장치에서의 근원적으로 발생하는 가장 큰 기술적인 문제는 Z축에서의 overbeaming 현상, cone beam geometry에 의한 슬라이스 프로필의 왜곡현상(cone beam artifact) 그리고 high pitch 사용시 발생되는 helical artifact 이다.

(1) Z축에서의 overbeaming 현상

Single slice 장치에서는 실제 조사되는 Z축 방향의 X선빔의 폭이 영상화되는 폭과 매우 근접하다. 하지만 4 슬라이스 이상의 장치에서는 빔이 영상화되는 폭 보다 약 2~3mm 넓어진다. 이는 Z축의 선량 분포가 불균일하기 때문이며, 매트릭스로 구성된 각 detector에서 동일한 강도의 선속이 필요하기 때문

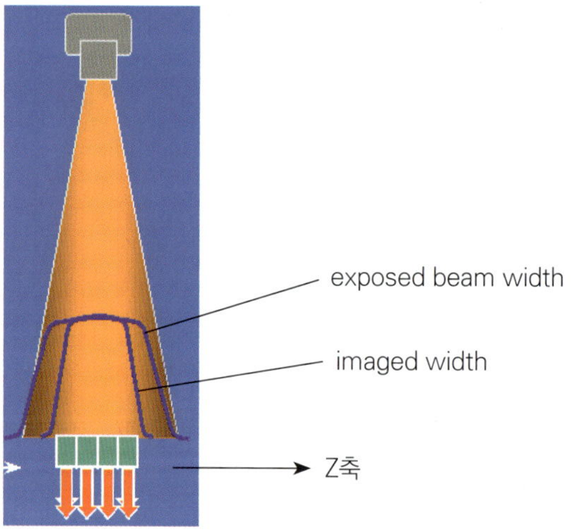

| 그림 5-60 | MDCT의 Z축 overbeaming

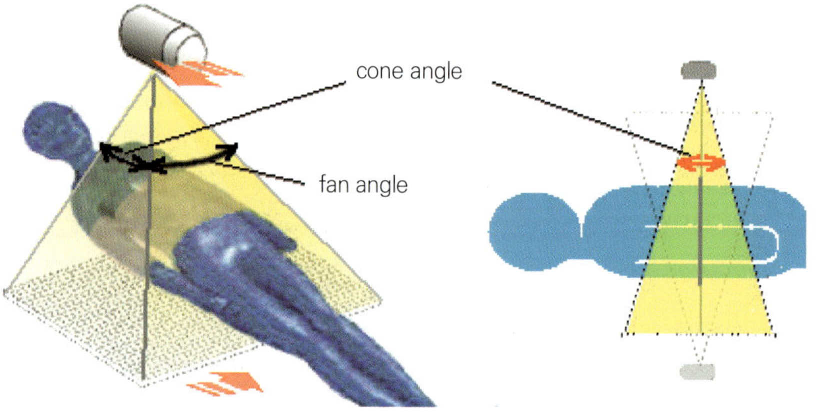

| 그림 5-61 | Cone angle과 fan angle의 개념

이다. 그러므로 MDCT에서 동일한 질의 영상을 얻기 위해서는 SDCT에서 보다 많은 선량이 요구된다. 특히 좁은 콜리메이션을 사용하는 경우에는 더욱 심해진다.

(2) Cone beam effect

그림 5-61은 cone angle과 fan angle을 비교하여 나타낸 것이다. X선관의 일 회전에 얻어지는 영상의 수가 많아질수록 선속의 형태는 더욱 cone beam 화 된다.

Cone beam geometry를 채택하는 MDCT에서는 single spiral CT와는 달리 슬라이스 두께는 얇아지고 X선관의 일 회전에 얻어지는 영상의 수가 많아짐에 따라 cone angle을 무시하면 그림 5-62에 나타낸 바와 같이 iso center에서 거리가 멀어질수록 0°와 180°의 위치 차이를 갖는 초점에서 얻어지는 영상의 프로필(SSP)은 Z축 방향의 왜곡현상이 심하게 발생되어 넓어지는 현상이 발생된다. 이를 cone beam effect 또는 cone beam problem 이라고 한다.

CT영상의 재구성에 사용되는 역투영 알고리즘은 planar projection data를 필요로 한다. Cone beam geometry의 채택으로 X선 초점과 detector row가 회전축에 수직이 되지 않아 발생되지 않음으로 인해 발생되는 MDCT의 프로젝션 프로필의 변형(cone beam distortion 또는 cone beam artifact)은 cone angle, 슬라이스 두께, X선관의 일회전 당 얻어지는 슬라이스 수 그리고 FOV 내의 피사체 위치에 영향을 받는다. Cone beam distortion은 X선관의 회전 당 얻어지는 슬라이스 수가 많은 장치에서 그리고 얇은 슬라이스 두께의 획득시 더욱 심해진다.

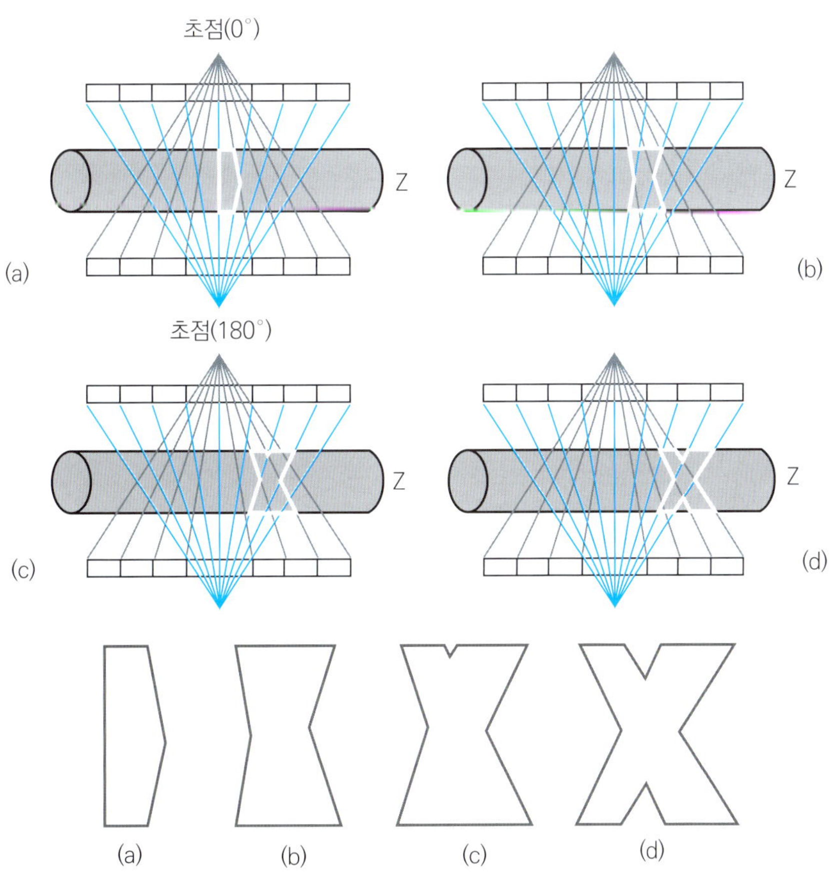

| 그림 5-62 | Cone beam effect로 인한 isocenter 부위와 off center 부위의 슬라이스 프로필

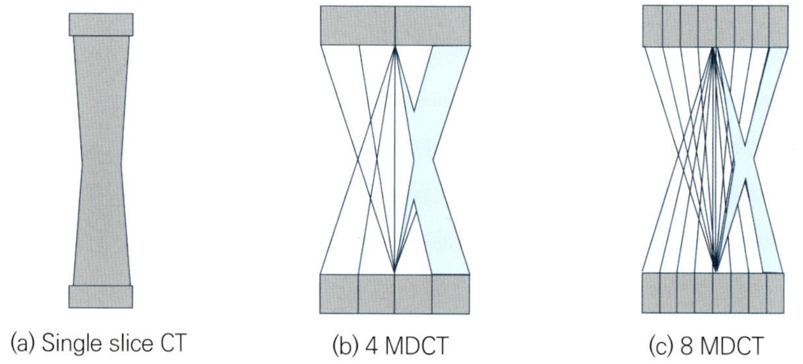

| 그림 5-63 | 초기 MDCT에서 발생된 cone beam effect

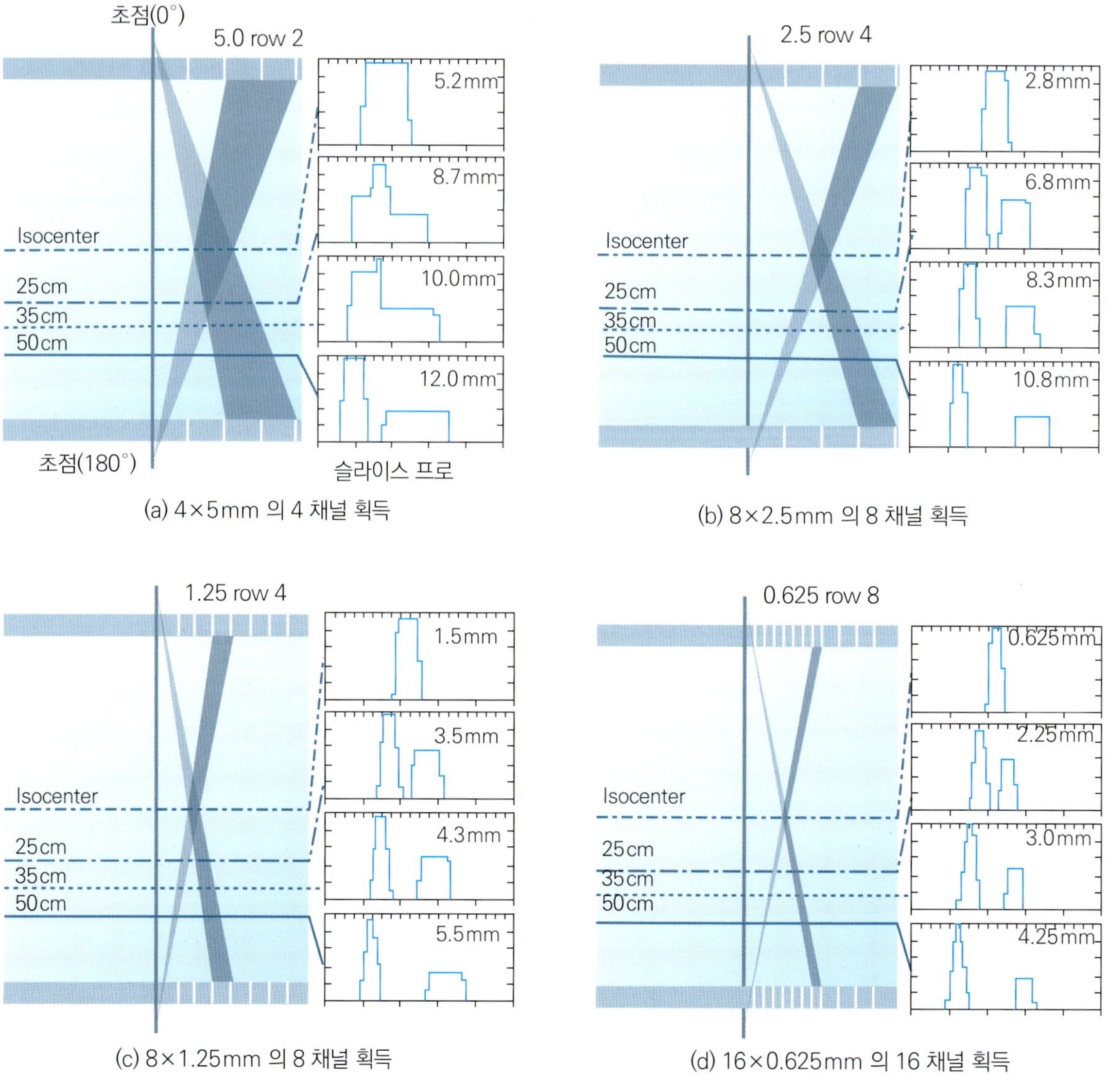

| 그림 5-64 | GE사 초기 16 슬라이스 MDCT에서 cone beam effect로 인해 왜곡을 보이는 프로젝션 프로

그림 5-63은 초기 MDCT에서 발생된 cone beam effect를, 그림 5-64는 영상획득 기법에 따라 cone beam effect로 인해 왜곡을 나타내는 프로젝션 프로필을 슬라이스 두께와 회전당 슬라이스 수, 그리고 FOV 내의 위치별로 나타내었다.

4×5mm 슬라이스 두께의 조합인 (a)에서 가장 위쪽 프로필은 isocenter에서의 FWTM 측정값이 5.2mm이고, 위에서 밑의 순서대로 isocenter에서 25cm 떨어진 부위에서는 8.7mm, isocenter에서 35cm 떨어진 부위에서는 10.0mm, 그리고 isocenter에서 50cm 떨어진 부위에서는 12.0mm를 나타낸다.

8×2.5mm 슬라이스 두께의 조합인 (b)에서 가장 위쪽 프로필은 isocenter에서의 FWTM 측정값이 2.8mm 이고, 위에서 밑의 순서대로 25cm, 35cm, 50cm 떨어진 부위에서는 각각 6.8mm, 8.3mm, 10.8mm를 나타낸다.

8×1.25mm 슬라이스 두께의 조합인 (c)에서 가장 위쪽 프로필은 isocenter에서의 FWTM 측정값이 1.5mm 이고, 위에서 밑의 순서대로 25cm, 35cm, 50cm 떨어진 부위에서는 각각 3.5mm, 4.3mm, 5.5mm를 나타낸다.

그리고 16×0.625mm 슬라이스 두께의 조합인 (d)에서 가장 위쪽 프로필은 isocenter에서의 FWTM 측정값이 0.625mm이고, 위에서 밑의 순서대로 25cm, 35cm, 50cm 떨어진 부위에서는 각각 2.25mm, 3.0mm, 4.25mm를 나타낸다.

그림 5-64의 각 scanning geometry 조합에서 알 수 있듯이 FOV 내의 isocenter에서는 프로필의 형태가 사각형으로 나타나며 변형 현상이 거의 없다. 하지만 위치가 iso center 에서 멀어질수록 얻어지는 프로필의 형태는 넓어지고 비대칭형이 되며 갭을 갖는 분리된 형태로 나타난다. 또한 cone angle이 동일하고 꼭대기와 바닥의 폭이 거의 동일하면 슬라이스 두께가 작을수록 왜곡이 심해진다.

현재 4 슬라이스 MDCT에 사용되는 각 장치 제조사의 helical interpolation 기법들은 세부적으로는 많은 차이가 있지만 측정된 rays의 cone angle을 무시하는 공통성을 갖고 있다. 하지만 4 슬라이스 MDCT에서는 별 문제가 없지만 8 또는 16 슬라이스 MDCT에서 cone angle을 무시하면 심한 artifact 와 영상의 질적 저하를 초래한다. 고대조도를 갖는 부위에서 measurement ray의 cone angle이 무시되어 발생되는 artifact를 cone beam artifact 라고 하며 그림 5-65의 (a)에 나타낸 axial 팬텀영상에서 관찰되듯이 주변부에 위치한 detector에서 Z축의 off center로 이동되면 streak artifact가 발생된다. (b)는 cone beam artifact가 발생한 경우를 예로 든 것으로 두개부나 오른쪽 늑골부위에서 특히 심하게 관찰된다.

(3) Helical artifact

높은 pitch를 사용한 얇은 슬라이스 두께의 나선형 스캔은 근원적으로 영상의 질을 저하시키는 helical artifact와 슬라이스 프로필의 넓힘 현상을 발생시킨다. 그림 5-66은 Siemens사의 single slice 나선형 CT(Somatom Plus 4 모델)에서 3mm의 슬라이스 폭과 Slim 2 interpolation 기법, 0.75초의 rotation time으로 스캔하여 350 window width로 나타낸 인체모형 팬텀 영상이다.

그림 5-67은 Siemens사의 4 슬라이스 MDCT(Volume Zoom 모델)에서 3mm의 슬라이스 폭과 4×2.5mm의 콜리메이션으로 스캔한 팬텀영상이다. 화살표 부위로 표시된 helical artifact는 pitch factor가 높을수록 점차적으로 심해진다. 이러한 영상의 질저하에 관계하는 helical artifact는 cone beam effect를 보상해주는 장치의 능력과 helical의 보상 가능성에 좌우되지만 스캔시 콜리메이션을 좁게 설정함으로써 발생을 감소시킬 수 있다.

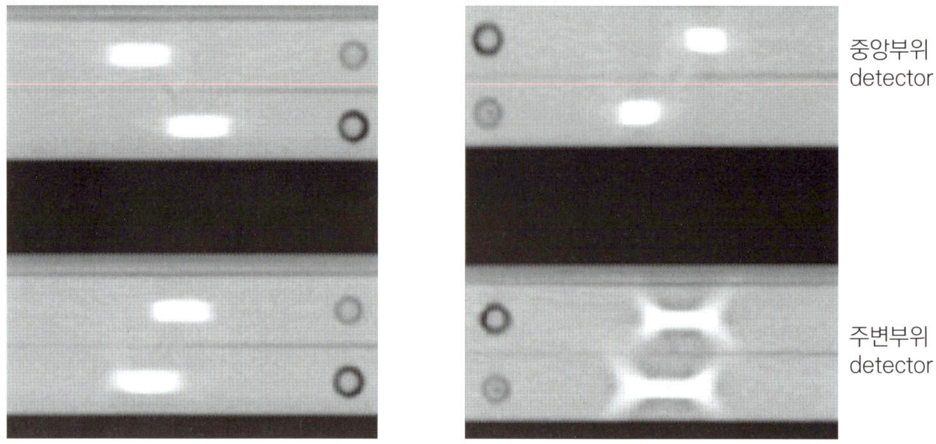

(a)

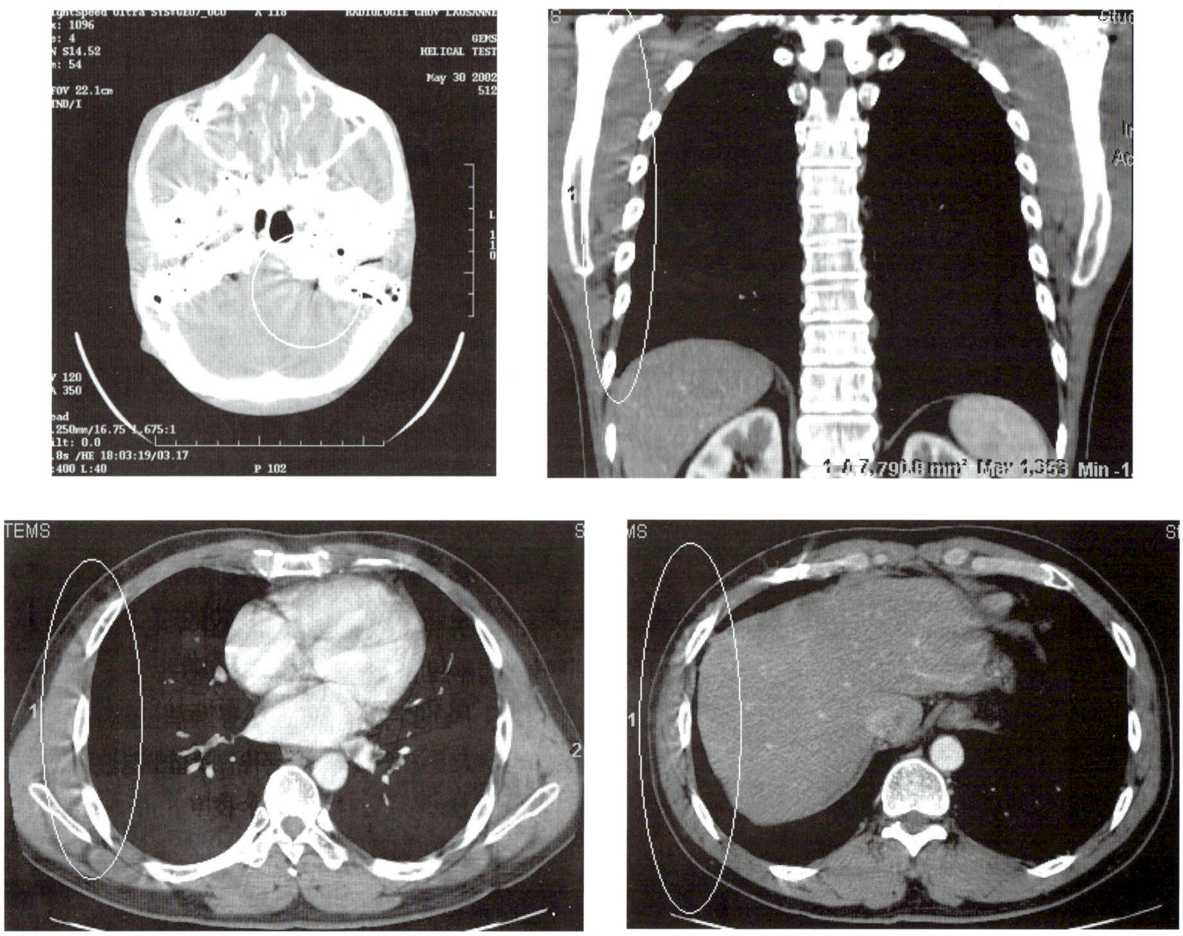

(b)

| 그림 5-65 | MDCT에서의 cone beam artifact를 보여주는 팬텀 및 환자영상

임상적으로 4 슬라이스 MDCT에서 4 이하의 slice pitch 사용시 발생되는 helical artifact는 SDCT에서 180° LI 기법을 사용하고 1.5 pitch를 적용한 경우에 발생되는 artifact와 동등한 수준이다.

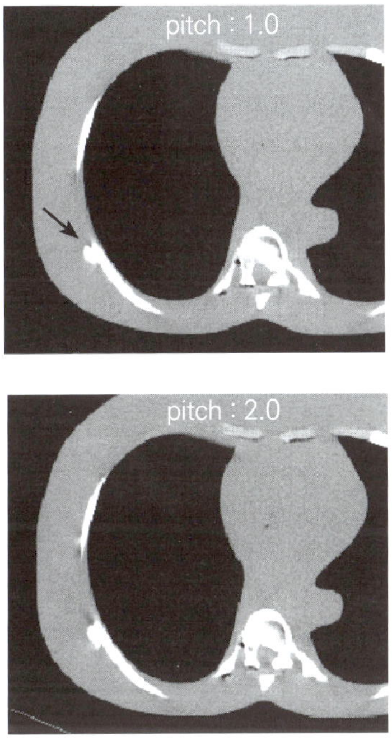

| 그림 5-66 | Single slice 나선형 CT에서 helical artifact를 보여주는 팬텀 영상

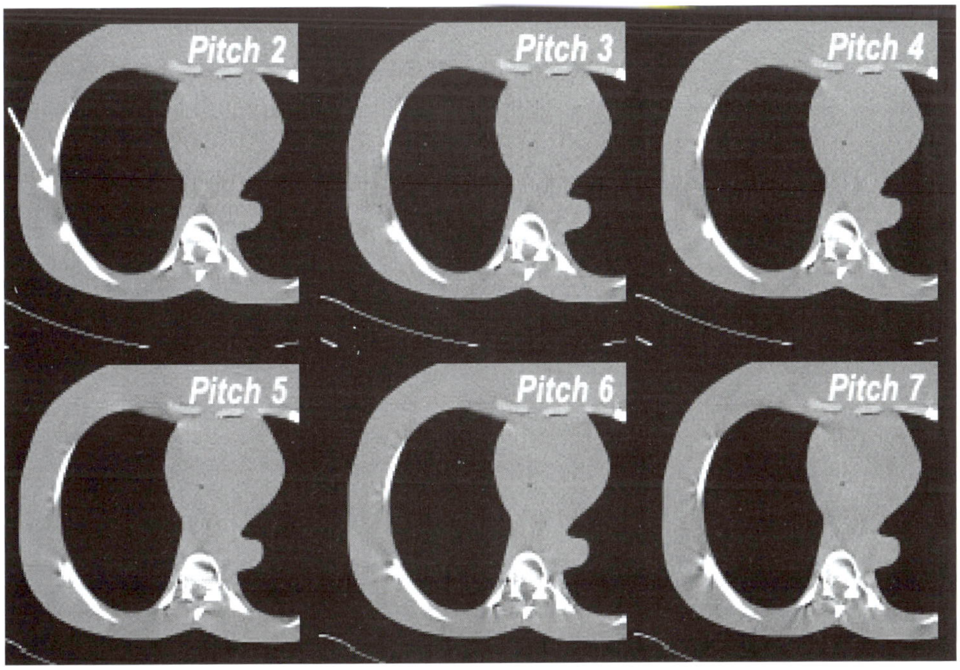

| 그림 5-67 | 4 슬라이스 MDCT에서 흉부팬텀 늑골부에 발생한 helical artifacts

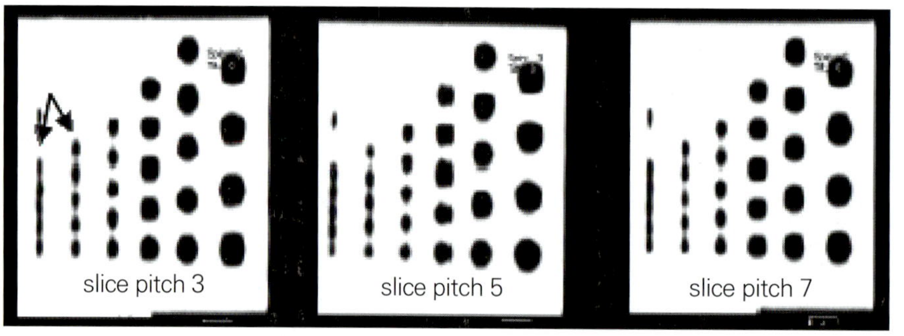

(a) 3mm의 슬라이스 폭과 4×2.5mm의 콜리메이션 적용

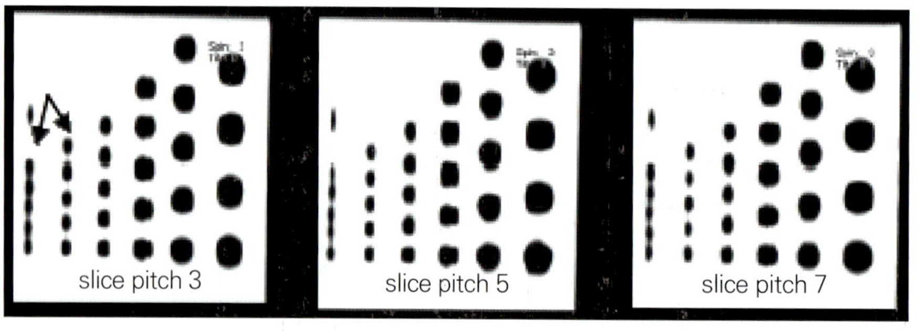

(b) 3mm의 슬라이스 폭과 4×1mm의 좁은 콜리메이션 적용

| 그림 5-68 | 동일한 슬라이스 폭에서 wide 및 narrow 콜리메이션 적용시 Z축 분해능 측정용 팬텀의 MPR영상 비교

그림 5-68은 3mm의 슬라이스 폭에서 2.5mm와 1mm의 좁은 콜리메이션 적용시 그리고 pitch 변화시 Z축 분해능 측정용 팬텀의 MPR 영상을 비교한 것이다.

임상적인 측면에서 동일한 volume coverage에서 일정한 슬라이스 폭을 사용시 pitch factor를 증가시키고 콜리메이션을 좁게 설정하는 방법(high pitch factor와 narrow collimation method)이 pitch factor를 감소시키고 콜리메이션을 넓게 설정하는 방법(low pitch factor와 broad collimation method)에 비해 helical artifact의 영향이 적은 양질의 영상을 얻을 수 있다.

2) 단면감성윤곽(section sensitivity profile; SSP)

Section sensitivity란 CT장치의 X, Y축에 대한 공간분해능을 측정하는 것으로 달리 표현하면, CT 스캔에서 각 axial section의 3차원적 모양이라 할 수 있다.

이상적으로는 section slice 내의 점(픽셀)들은 영상 형성에 기여하고, section 밖의 점들은 영상 형성에 기여하지 않는 직육면체 모양이어야 한다.

CT에서의 각 단면의 모양은 빵을 잘라 놓은 것과 같이 편평하다고 생각하기 쉬우나, 실제로는 그림 5-69와 같이 투원반과 비슷한 모양을 하고 있다. 왜냐하면 X선은 tube의 초점에서 평행하게 조사되는 것이 아니고 사방으로 확산되며, 비록 인체를 투과시키기 전에 콜리메이션을 하더라도 X선 tube의 초점 크기가 크고 콜리메이터에서의 edge effect나 산란선 등에 의하여 detector 부위에서는 선속이 넓어지게 되기 때문이다. 특히 나선형 스캔에서는 이러한 프로필이 넓어지는 현상이 현저한데 그 이유는 연속적인 데이터 획득 시 일정한 속도로 테이블이 움직이기 때문이다.

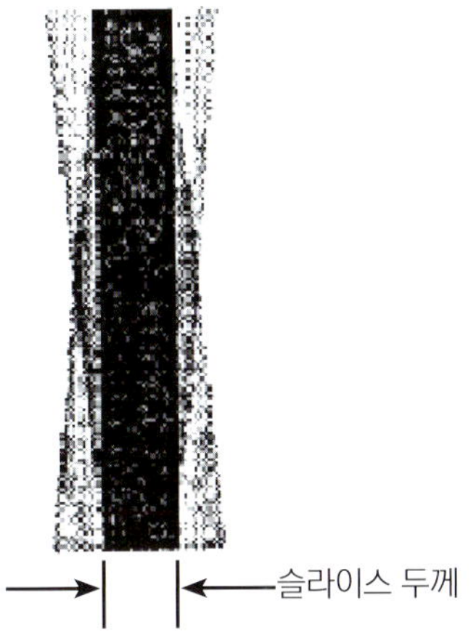

ㅣ그림 5-69ㅣ Section sensitivity profile의 개념

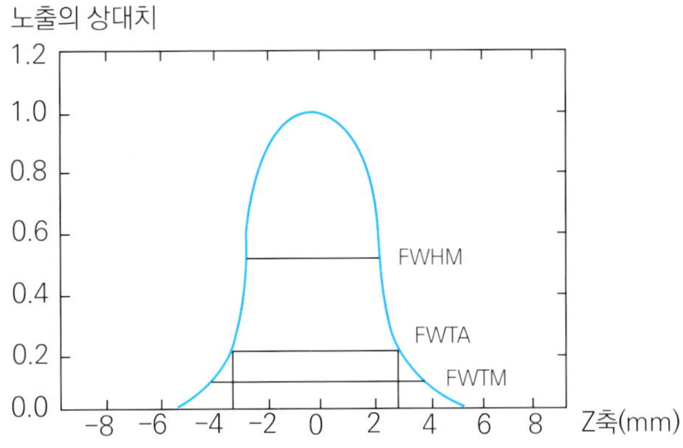

ㅣ그림 5-70ㅣ 슬라이스 단면 두께를 나타내는 파라메터

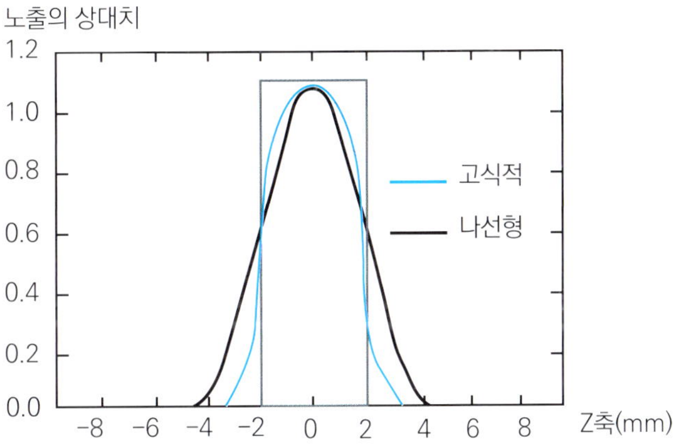

ㅣ그림 5-71ㅣ 고식적 스캔과 나선형 스캔의 단면감성윤곽 비교

단면감성윤곽의 공칭 슬라이스 두께를 나타내는 파라메터로 가장 많이 사용되는 것은 그림 5-70에서 나타나 있듯이 full width at half maximum(FWHM)이며, 이외에도 full width at one tenth of maximum(FWTM), full width at tenth area(FWTA)등을 파라메터로 사용하고 있다. 단면감성윤곽에 영향을 미치는 요소로는 interpolation 방법, pitch, 슬라이스 두께, 그리고 영상 재구성시의 간격(increment)이 해당된다.

그림 5-71에서 고식적 스캔과 single slice 나선형 스캔의 단면감성 윤곽을 나타내었다. SDCT에서는 pitch를 증가시킬 수록 단면감성윤곽이 넓어진다. 장치에 따라 다소의 차이는 있지만 일반적으로 single detector 나선형 스캔에서 1.0 pitch를 적용하고 360° linear interpolation을 할 경우, FWHM 값은 고식적 스캔에 비해 30% 정도 증가한다. 그러나 180° linear interpolation을 적용하는 경우 기존의 고식적 CT와 거의 비슷한 수준이다.

Pitch를 2.0으로 설정하고 180° linear interpolation을 적용한 경우 FWHM 값은 기존의 고식적 스캔에 비해 30% 정도 증가하나, 360° linear interpolation의 경우에는 FWHM 값이 2배 이상 증가되므로 원래 설정한 슬라이스 두께보다 폭이 넓어져 Z축 분해능이 저하되고 특히 multi planar reformation시 이런 현상이 현저하게 나타난다.

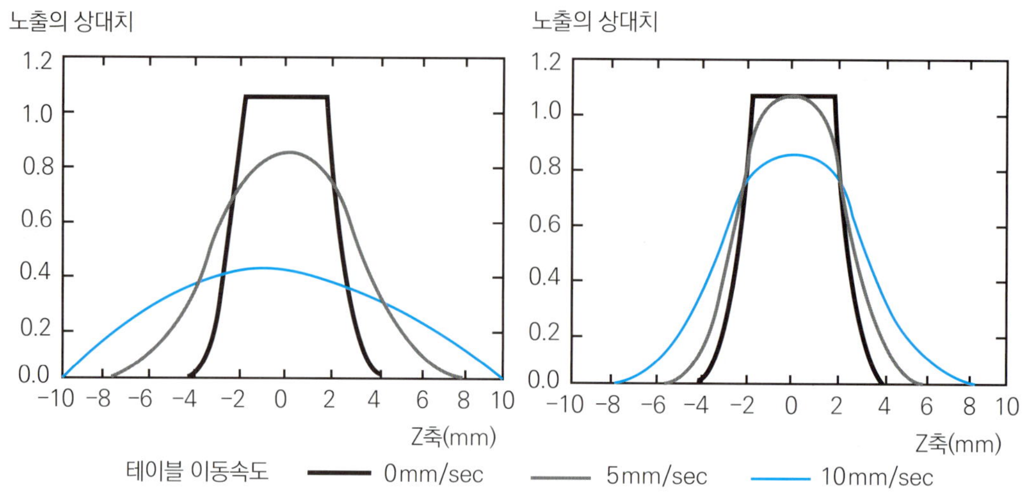

(a) 360° linear interpolation (b) 180° linear interpolation

| 그림 5-72 | SDCT에서 테이블 이동속도에 따른 단면감성 윤곽의 비교

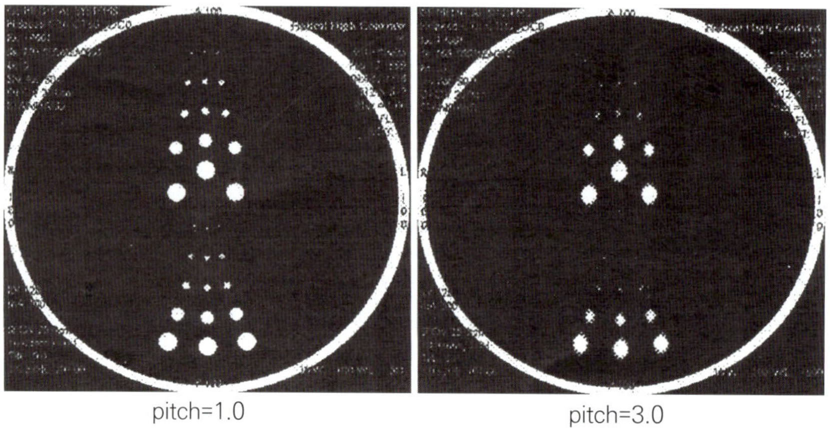

(a) Single slice 나선형 CT

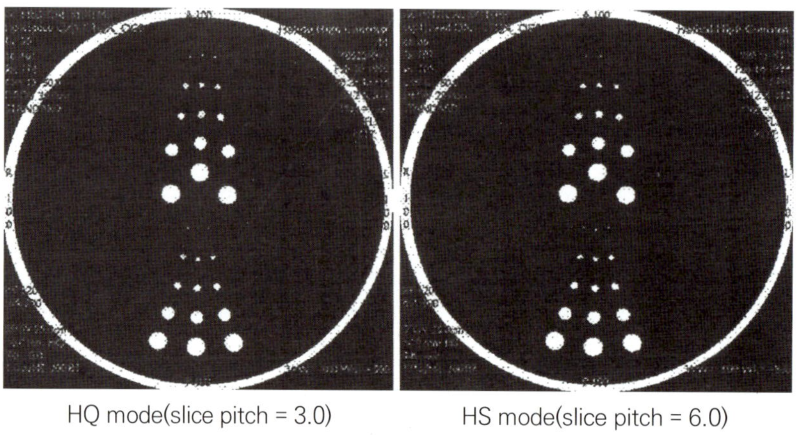

(b) 4 슬라이스 MDCT

| 그림 5-73 | GE사의 single 및 4 multi-slice 나선형 CT 에서 pitch 변화에 따른 Z축 분해능

그림 5-72는 360° 및 180° linear interpolation 알고리즘을 사용한 SDCT에서 pitch 변화에 따른 단면감성윤곽을 비교한 것이다.

3) Z축 분해능(Z axis resolution)과 isotropic resolution

X, Y축(axial plane)에 대한 공간분해능(longitudinal plane 분해능)을 말하며 이는 section sensitivity profile을 구해 FWHM을 측정함으로써 얻을 수 있다. 근본적으로 CT영상은 X, Y축보다는 Z축 분해능이 저하되는데, 이는 axial plane에서의 데이터 표본화가 longitudinal plane(환자의 머리에서 다리방향)에서의 표본화보다 훨씬 많기 때문이다.

고식적 CT장치에서의 Z축 해상능을 향상시키기 위해서는 슬라이스 두께를 얼마간 중첩시켜 스캔 함으로써 가능하나 이는 환자의 피폭을 증가시킨다. 그리고 single detector 나선형 CT장치에서는 슬라이스 두께는 변경할 수 없지만(하지만 최신의 multi-detector 나선형 CT에서는 슬라이스 두께를 변경할 수 있음), 연속적으로 획득된 데이터를 이용하여 고식적 스캔에서는 불가능한 영상 재구성 간격(increment)을 임의로 정할 수 있다. 그러므로 고식적 스캔과는 달리 중첩 스캔을 하지 않고도 영상 재구성 간격을 임의로 변화시켜 상대적으로 환자피폭의 증가없이 Z축 해상능을 증가시킬 수 있는 효과를 얻는다.

Single slice 나선형 스캔시 운영적인 측면에서 Z축 해상능을 증가시킬 수 있는 방법으로는 슬라이스 두께를 감소시키거나 180° linear interpolation 기법을 사용하여 영상을 재구성함으로써 가능하다. 그러나 pitch를 증가하면 Z축 해상능은 감소되는 결과를 얻는다.

그림 5-73과 5-74는 GE사와 Siemens사의 나선형 CT에서 pitch 변화에 따른 Z축 분해능을 나타낸 팬텀 영상이다.

SDCT에서는 pitch의 증가에 따라 슬라이스 두께가 현저히 증가하고 helical artifact가 증가되며 Z축 분해능이 감소함을 알 수 있다. 하지만 pitch의 변화는 영상의 노이즈와 temporal resolution에는 영향을 미치지 않는다. 더불어 pitch의 증가는 선량을 감소시킨다. 그러나 MDCT에서는 non linear spiral weighting 기법의 사용으로 인해 pitch가 증가하면 helical artifact가 증가되지만 temporal resolution은 향상된다. 또한 슬라이스 두께와 Z축 분해능 그리고 선량은 pitch 변화에 따른 차이가 거의 없다.

16 슬라이스 이상의 MDCT의 경우 standard body kernel에서 사용하는 약 0.5 mm의 Z축 분해능과 0.6 mm 정도의 axial resolution 사용으로 routine CT 검사에서도 진정한 isotropic resolution의 영상을 얻을 수 있게 되었다.

그림 5-75는 beam pitch를 0.75:1, 1.0:1, 1.25:1, 1.5:1로 변화시키고 16×0.75 mm의 콜리메이션으로 스캔한 영상을 0.75 mm의 슬라이스 두께로 재구성하여 MPR로 reformation한 영상이다. 그림에서 알 수 있듯이 pitch의 크기에 상관없이 기하학적 왜곡현상이 없으며 0.6 mm 직경의 구멍이 구분되는 거의 동일한 수준의 해상능을 가진다.

앞에서 언급한 바와 마찬가지로 multi-slice detector CT의 중요한 장점 중의 하나가 isotropic 볼륨 데이터의 획득으로 isotropic spatial resolution 영상이 가능한 점이다. 이는 Z축의 해상능이 X, Y축의 해상능과 동일함을 의미하며(그림 5-76 참조) 임상적인 면에서 axial 영상의 해상능이 coronal이나 sagittal 영상의 해상능과 동일한 것을 의미한다. 여기서 isotropic spatial resolution 영상을 얻기 위해서는 얇은 슬라이스 두께로 스캔해야 함은 물론이다.

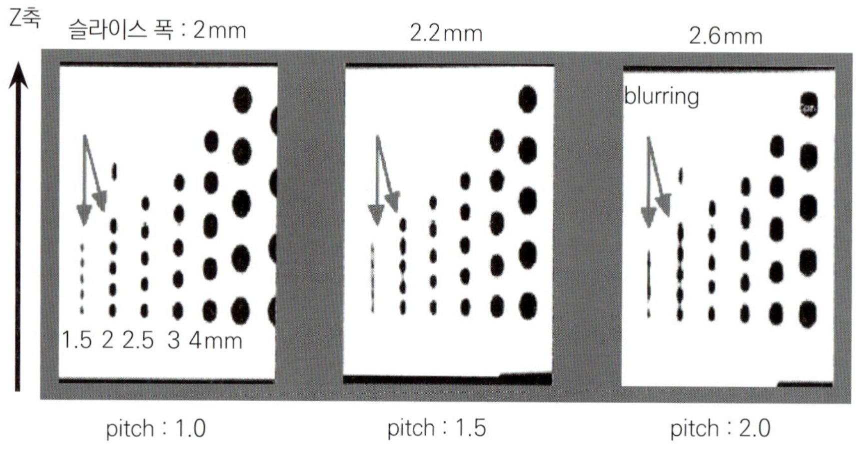

(a) Single slice 나선형 CT(2mm collimation)

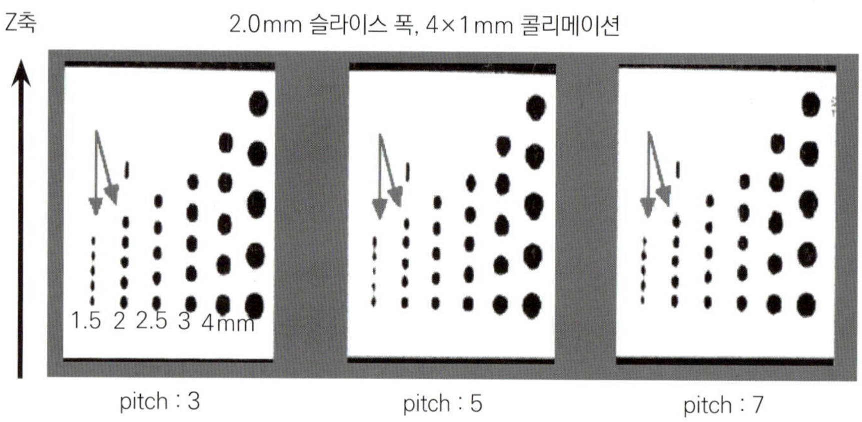

(b) 4 multi-slice 나선형 CT(2mm 슬라이스 두께)

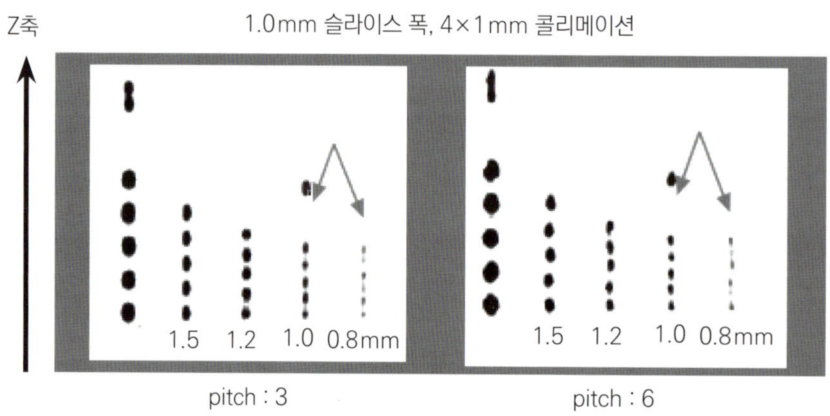

(c) 4 슬라이스 MDCT (1mm 슬라이스 두께)

| 그림 5-74 | Siemens사의 single 및 4 슬라이스 MDCT에서 pitch 변화에 따른 MPR 영상의 Z축 분해능

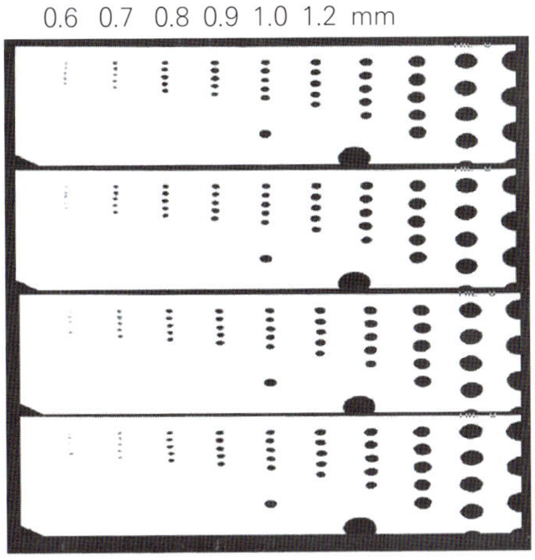

| 그림 5-75 | Siemens사 16 슬라이스 MDCT의 16×0.75mm에서 pitch 변화에 따른 Z 해상능 팬텀의 MPR 영상

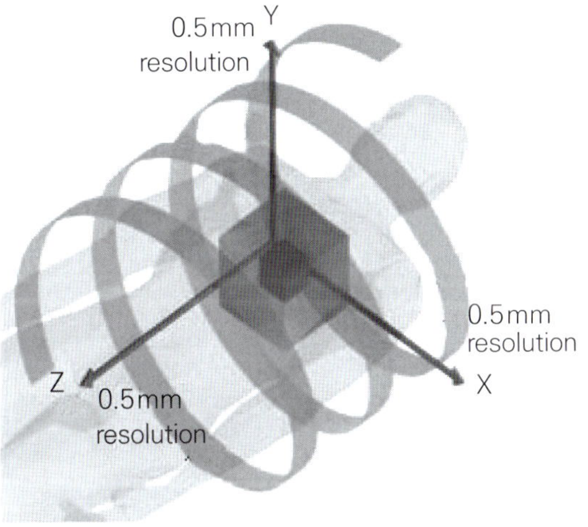

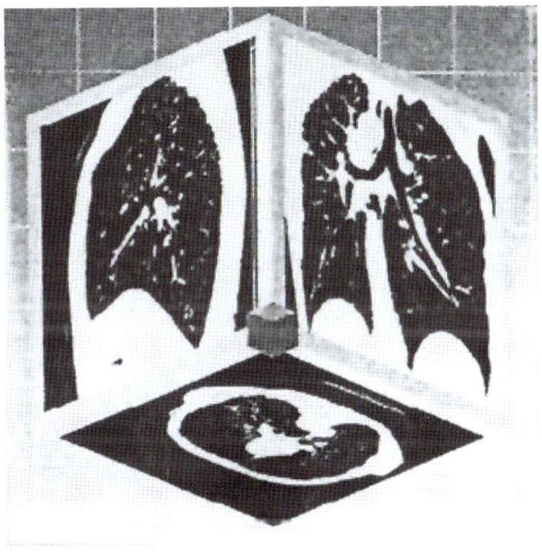

| 그림 5-76 | Isotropic spatial resolution의 개념

이러한 장점을 이용하여 최신의 MDCT에서는 두경부 CT검사시 axial scan과 coronal scan을 시행하던 예전의 프로토콜과는 달리 isotropic spatial resolution을 갖는 axial 영상만 시행한 후 이를 이용하여 coronal 영상을 재구성(reformation)하는 프로토콜을 사용하는 병원도 발생하였다. 이는 tube의 소모를 줄이는 효과와 함께 환자의 피폭선량을 감소시키는 효과를 발생시킨다.

정상적인 임상의 영상에서 axial 축(X, Y축)의 해상능은 스캔 범위 내에서의 픽셀 크기에 의해 결정된다. 예를 들어 25cm의 scan FOV 에서 512 매트릭스를 사용한 경우 픽셀의 크기는 250/512 = 0.49mm가 된다. 이때 0.5mm 슬라이스 두께로 영상을 얻는다면 복셀의 크기는 이상적인 isotropic 값에서 1.2%의 차이가 생기게 된다.

예를 들면, brain CT에서 25cm의 FOV와 0.5mm 두께의 슬라이스로 스캔하거나, 50cm의 FOV와 512 매트릭스를 사용하는 abdomen CT에서(isotropic resolution을 얻기 위해서는 0.977mm 두께의 스캔이 필요함) 1mm 두께의 슬라이스로 스캔하는 경우 isotropic spatial resolution에 가까운 영상을 얻을 수 있다.

그러므로 갠트리 일회전에 0.5mm 슬라이스 두께의 MDCT의 경우 인체 모든 부위에서 isotropic 복셀 데이터를 얻을 수 있음을 알 수 있다.

4) Interpolation 방법에 따른 슬라이스 두께

(1) SDCT

다음 그림 5-77은 Siemens사의 SDCT인 Somatom Plus 4의 linear interpolation 방법에 따른 슬라이스 두께를 비교한 것이다.

360° LI 기법에서 pitch가 2인 경우 실제 측정되는 슬라이스 폭(FWHM)은 collimated 슬라이스 폭의 2.25배에 달한다. 즉, 5mm의 콜리메이션을 설정한 경우 FWHM은 11.25mm가 된다는 것이다. 그러나 180° LI 기법에서 pitch가 1인 경우 FWHM는 collimated 슬라이스 폭과 거의 동일하다. 하지만 pitch를 2로 증가시키면 FWHM은 collimated 슬라이스 폭의 1.27배에 달한다. 즉, 5mm의 콜리메이션을 설정한 경우 FWHM은 6.4mm가 된다는 것이다.

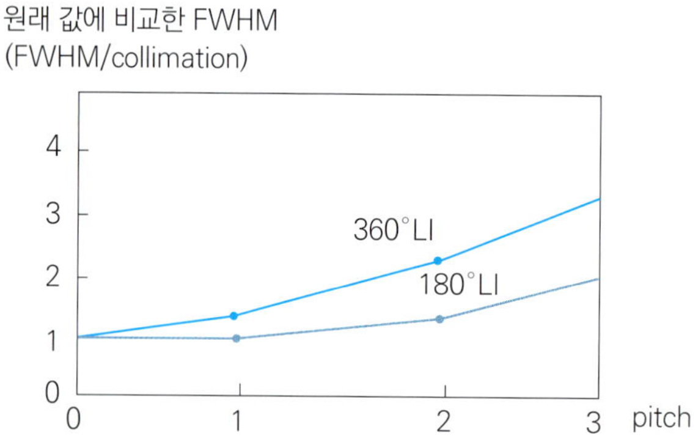

| 그림 5-77 | 5mm의 슬라이스 두께를 적용하고 180°와 360° linear interpolation 기법을 사용한 SDCT에서 pitch 변화에 따른 FWHM 값의 비교

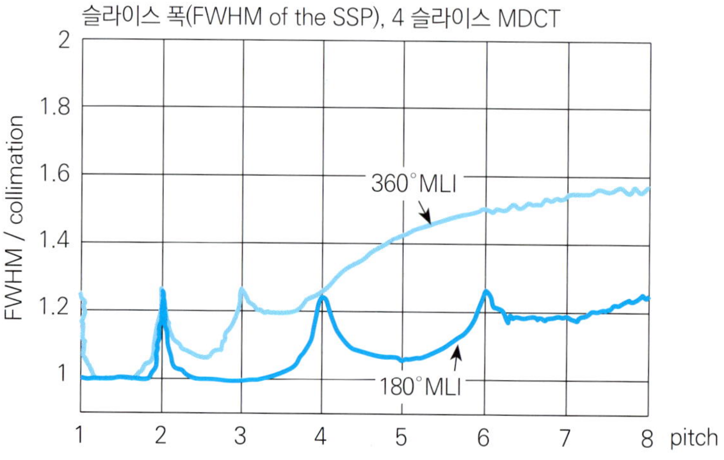

| 그림 5-78 | SDCT에서 사용하는 기존의 180°와 360° linear interpolation 기법을 4 슬라이스 MDCT에 적용한 경우 pitch 변화에 따른 슬라이스 두께(FWHM/collimation)

다시 말하면 single slice 나선형 CT에서 high pitch factor를 사용할 경우 180° LI 기법에 비해 360° LI 기법은 슬라이스 두께의 변화가 상대적으로 큰 것을 알 수 있다. 이러한 점에서 상용되고 있는 대부분의 SDCT에서는 비록 영상의 노이즈는 증가되지만 180° LI 기법을 채택하고 있다.

(2) MDCT

그림 5-78은 SDCT에서 사용하는 기존의 180°와 360° linear interpolation 기법을 4 슬라이스 MDCT에 적용한 경우 pitch 변화에 따른 슬라이스 두께(FWHM/collimation)가 불규칙적으로 변화하는 것을 나타낸 것이다.

그러나 그림 5-79에 나타난 바와 같이 현재 채택하여 사용되고 있는 Siemens사의 adaptive axial interpolation 기법을 사용한 4 슬라이스 MDCT에서는 pitch 변화에도 슬라이스 폭과 단면감성윤곽이 거의 일정한 것을 알 수 있다.

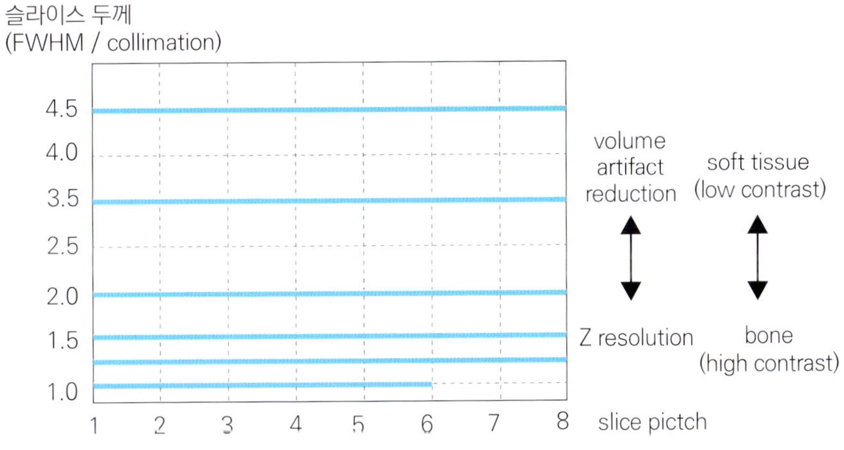

| 그림 5-79 | Siemens사의 adaptive axial interpolation을 사용한 4 슬라이스 MDCT에서 pitch 변화에 따른 FWHM 값의 비교

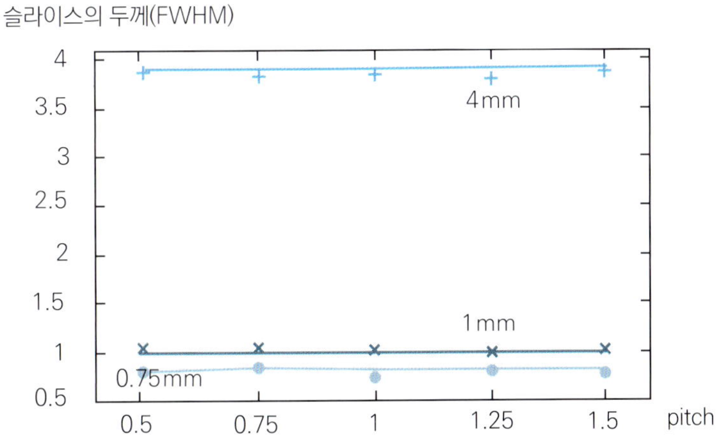

| 그림 5-80 | Siemens사 16 슬라이스 MDCT의 pitch 변화에 따른 FWHM

또한 Siemens사의 16 슬라이스 MDCT에 적용되어 있는 AMPR 알고리즘에서는 기존의 adaptive axial interpolation 알고리즘과 동일하게 pitch의 크기 변화에도 불구하고 슬라이스 폭(예, FWHM)은 크게 변화하지 않는다. 그림 5-80은 이를 나타낸 것으로, beam pitch가 0.5:1, 0.75:1, 1.0:1, 1.5:1에서 공칭 슬라이스 두께가 0.75mm, 1mm, 4mm인 경우의 FWHM을 나타낸 것이다. 즉, 슬라이스 두께는 pitch 변화와 무관함을 알 수 있다.

5) Interpolation 방법에 따른 노이즈 특성

(1) SDCT

그림 5-81에 나타난 바와 같이 single slice 나선형 CT에서 동일한 mAs를 사용한 경우 180° LI 기법인 Slim에 비해 360° LI 기법인 Wide 알고리즘은 노이즈가 적다. Siemens사 single slice CT 장치의 경우 sequential scan에 비해 wide 알고리즘은 약 15% 정도 노이즈가 감소하고, slim 알고리즘은 약 15% 정도 노이즈가 증가한다고 한다. 그리고 180° LI 기법인 slim과 slim 2 알고리즘 사이에는 거의 차이가 없다.

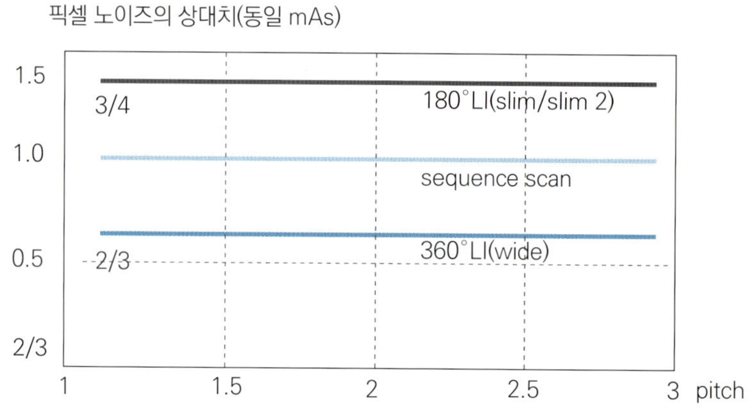

| 그림 5-81 | Siemens사 single slice CT의 linear interpolation 기법에 따른 노이즈 비교

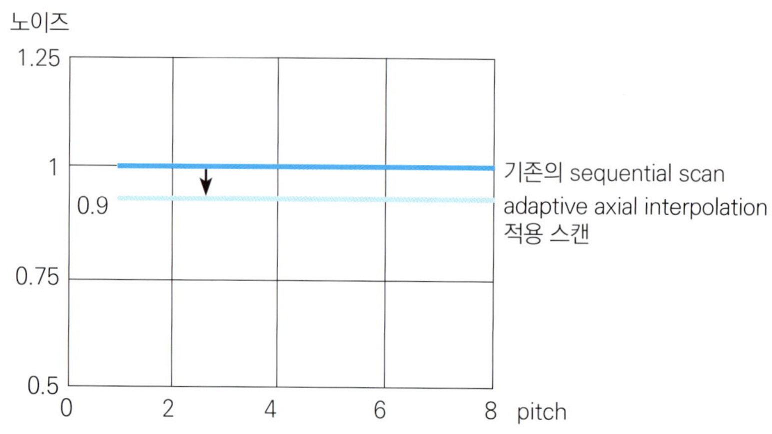

| 그림 5-82 | Siemens사 adaptive axial interpolation 기법을 적용한 4 슬라이스 MDCT의 노이즈 특성
(T. Fuchs et al., IEEE Tras. Med. Imag. Vol. 19, No. 9, 2000;835-847)

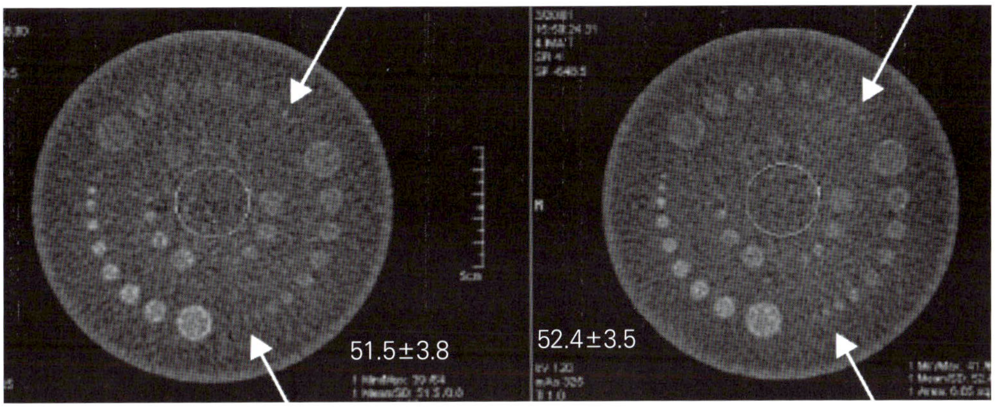

(a) Sequential scan (b) Spiral scan

| 그림 5-83 | Siemens사 4 슬라이스 MDCT에서 sequential scan과 나선형 스캔을 시행한 팬텀영상의 노이즈 비교

또한 pitch를 증가시켜도 노이즈의 변화는 없음을 알 수 있다. 또한 slim 이나 slim 2 알고리즘은 0.5 이상의 피치에서 wide 알고리즘에 비해 Z축 분해능이 우수한 특성을 갖는다.

일반적으로 wide interpolation 기법은 Z축 분해능이 중요하지 않고 노이즈가 적어야 하는 부위에 적합하며, slim interpolation 기법은 뼈나 폐질환(lung disease)의 검사와 같이 우수한 공간분해능이 필요한 부위의 검사에 적합하다. 그리고 slim 2 interpolation 기법은 대조도분해능이 가장 중요한 연부조직 부위의 검사에 적절하다.

(2) MDCT

그림 5-82는 2000년 Theobald Fuchus 등이 연구 발표한 Siemens사의 adaptive axial interpolation 기법을 적용한 4 슬라이스 MDCT의 노이즈 특성을 나타낸 것이다

동일한 슬라이스 두께와 동일한 선량을 적용한 상태에서 adaptive axial interpolation 기법을 적용한 스캔이 sequence scan에 비해 10% 정도 노이즈가 감소하였다. 그리고 동일한 슬라이스 두께를 사용한 상태에서 동일한 노이즈를 얻고자 할 경우 adaptive axial interpolation 기법을 적용한 스캔이 sequence scan에 비해 20% 정도의 선량 감소효과를 얻을 수 있었다. 또한 일정한 mAs에서 pitch를 변화시키는 경우에도 영상의 노이즈는 일정함을 알 수 있다.

그림 5-83은 adaptive axial interpolation 기법을 적용한 4 슬라이스 MDCT(Siemens사의 Volume Zoom 모델)에서 sequential scan과 나선형 스캔을 시행한 팬텀영상의 노이즈를 비교한 것이다. 동일한 선량으로 스캔된 후 팬텀영상 중앙부에서 원형 커서로 측정된 노이즈는 (b)의 나선형 스캔에서 3.5HU를 나타내어 3.8HU을 나타낸 (a)의 sequential scan 보다 작음을 알 수 있다. 그리고 대조도분해능의 평가를 위해 표시된 화살표 부위 구멍의 관찰 비교에서 (b)의 나선형 스캔이 sequential scan에 비해 대조도분해능이 우수함을 알 수 있다.

6) Effective mAs

고식적 CT의 경우 스캔 파라메터의 하나인 mAs는 관전류와 tube 일 회전시간(rotation of time)을 곱하여 얻어진다. 하지만 나선형 스캔에서의 신호대잡음비와 환자선량은 적용되는 pitch factor에 의해 크게 좌우된다. 즉, pitch를 1보다 크게 설정하면 신호대잡음비는 감소되며(이는 영상의 질적 저하의 원

인이 됨) 환자선량도 줄어든다. 이를 보완하기 위해서 Siemens사와 Philips사의 high version MDCT에서는 기존의 rotation당 mAs의 개념인 constant mAs에서 벗어나 effective mAs의 개념을 도입하고 있다. Effective mAs는 신호대잡음비와 환자선량에 있어 pitch의 영향을 고려한 개념으로, pitch가 증가하면 mA를 증가시키고, 반대로 pitch가 감소하면 mA를 감소시켜 환자에게 동일한 선량이 투과되도록 하여 신호대잡음비와 환자선량이 동일하도록 한다.

다음 식에 나타낸 바와 같이 effective mAs는 mAs를 pitch factor로 나눈 값으로, 영상화되는 슬라이스에 실제로 적용되는 mAs값(슬라이스 당 mAs)으로 정의된다. 또한 effective mAs는 나선형 스캔에서 pitch factor를 1.0으로 가정했을 때의 mAs값을 의미한다.

- constant mAs = mA × rotation of time

$$mA = \frac{\text{effective mAs}}{\text{rotation of time}} \times \text{pitch}$$

- $\text{effective mAs} = \dfrac{\text{mAs}}{\text{pitch}}$

이 경우 스캔 파라메터 설정시 사용자가 effective mAs를 선택하면, 장치에서 mA가 자동으로 조절된다.

8. 나선형 CT 및 MDCT의 장점 및 임상적용

1) 나선형 CT의 일반적인 장점

(1) 검사시간의 단축

나선형 CT의 가장 큰 장점은 스캔 시간이 획기적으로 단축된다는 점이다. 그러므로 단위 시간 내에 많은 환자의 검사가 가능하고 움직임이 많은 중증 환자의 신속한 검사도 가능해졌다는 것이다.

(2) 더욱 많은 진단정보의 제공

CT검사에서 많은 비중을 차지하는 조영증강 검사에서 목적 부위에 조영제 농도가 최고치에 이르렀을 때의 영상을 얻을 수 있다.

또한 초기에 조영제가 조직 내에서 평형을 이루기 전에 빨리 촬영이 가능하므로 소량의 조영제로도 충분한 조영증강상을 얻을 수 있으며 얇은 슬라이스 두께를 적용한 multi-phase study가 가능해져 임상에 필요한 많은 진단정보를 얻을 수 있다.

(3) 영상재구성 부위의 임의 선택

나선형 스캔에서는 연속적인 볼륨 데이터의 획득이 가능해져 촬영한 후에라도 영상재구성 부위를 원하는 대로 재편집 할 수 있다. 즉, 추가의 방사선 피폭이 발생되는 스캔없이 촬영한 간격보다도 재구성 간격을 좁게 또는 넓게 변화시켜 다시 재구성할 수 있고 다 방향의 reformation을 통해 작은 크기의 병변 관찰에 유리하다. 또한 MDCT에서는 detector configuration의 조합으로 슬라이스 두께의 조절이 가능하다.

(4) 부분체적효과의 감소

얇은 슬라이스 두께의 적용으로 부분체적효과나 선속경화현상에 의한 진단정보의 손실을 막을 수 있어 양질의 영상획득이 가능하다.

(5) 3차원 영상검사의 가능

스캔 속도가 빨라지고 소프트웨어의 발전으로 인해 척추나 두개골 등의 3차원 영상화가 가속화되었다. 혈관부위의 조영증강이 최대로 된 상태에서의 영상화가 가능해져 경정맥을 통한 조영제의 주입으로 침습성이 적고 단시간 내의 검사로 혈관조영상(3 dimensional CT angiography)을 얻어 입체적인 진단이 가능해졌으며 이로 인해 조영제의 사용량이 감소될 수 있다.

2) MDCT의 장점

(1) X선관의 효과적인 이용

MDCT의 경우 SDCT와 동일한 출력에서 훨씬 많은 영역의 스캔이 가능하고(more volume coverage), 상대적으로 tube의 열 발생이 적어 냉각시간이 짧아져 검사효율이 증가되며 X선관의 수명이 길어져 경제적이다.

MDCT의 X선관이 고식적 CT나 SDCT의 X선관 보다는 열축적 용량이나 방출률 측면에서 향상된 것은 사실이다. 그러나 cardiac CT, CT혈관조영검사, multi-phase의 검사에서는 많은 수의 얇은 슬라이스를 연속적으로 얻고자 하는 경우 노출조건의 감소와 X선관 냉각시간의 증가는 영상의 질적인 저하를 가져오며 극복되어야 할 숙제이다.

(2) 빠른 스캔 속도와 넓어진 스캔 영역

갠트리의 1회전 당 0.5초의 시간에 4~16개의 영상획득이 가능하여(특히 partial scan의 경우 0.3초) 시간분해능이 향상되고, 환자가 숨을 참는 시간이 감소되고 움직임에 의한 인공물(motion artifact)의 발생이 감소되었다.

또한 동일한 시간에 더 많은 영역의 스캔(longer helical scan)이 가능해졌으며, 이의 대표적인 예로는 single helical scan으로 하지 전체의 혈관조영검사를 들 수 있다.

(3) Isotropic resolution 영상의 획득

Sub-millimeter의 콜리메이션의 사용으로 thinner slice acquisition이 가능하여 부분체적효과에 의한 아티팩트 발생을 줄일 수 있으며, axial 방향의 해상능과 거의 동일한 Z축 해상능(isotropic resolution)을 얻을 수 있다. 이로 인해multi planar reformation(MPR)이나 3차원 영상 재구성시 양질의 영상(finer detail image, isotropic image 또는 isometric image)을 얻을 수 있다. 실제로 많은 병원에서 head & neck 부위의 direct coronal scan을 대체하여 MPR처리(sagittal, coronal image)를 시행하고 있다.

예를 들면, Siemens사의 경우 기존의 SDCT의 해상능이 약 18LP/cm 인 반면 MDCT장치에서는 30 LP/cm 정도의 axial 해상능이 가능하다. 또한 5mm, 3HU 수준의 저대조도분해능을 얻기 위해서는 기존의 SDCT에서는 약 200mAs가 필요한 반면 MDCT에서는 약 100mAs 정도이면 가능하여 낮은 선량으로 병변의 감지가 훨씬 가능해졌다.

(4) 슬라이스 두께의 변화 가능

Single detector 나선형 CT에서는 획득된 데이터에서 scan increment의 변경은 가능하지만 슬라이스 두께의 변경은 불가능하다. 하지만 MDCT에서는 re-scanning 없이 prospectively 또는 retrospectively 슬라이스 두께의 변경도 가능하다.

(5) 기능적 검사(functional study)의 가능

빠른 스캔속도와 전자공학의 발전으로 인해 가상내시경검사를 비롯한 특수한 검사 외에 관류검사(perfusion CT)나 심장의 기능적인 검사와 해부영상을 얻을 수 있다.

3) MDCT의 임상적용

스캔 속도의 단축으로 인해 나선형CT는 모든 부위의 CT검사에 사용되고 있다. 특히 신속한 스캔이 필요한 급성 외상환자나 소아환자, liver CT와 같이 multi-phase scan이 필수적인 경우와 MPR 및 3차원 영상화가 필요한 CT 혈관조영술 등에서 폭 넓게 사용되고 있다.

특히 상대적으로 얇은 슬라이스 두께를 사용하여 대동맥궁에서 장골동맥 하부까지를 cover하는 MDCT는 전신의 CT혈관조영검사가 가능해졌다. 그 밖에 소프트웨어의 발전과 함께 가상내시경(virtual endoscopy) CT, perfusion CT, ECG gating을 통한 cardiac CT 등에 적용되고 있다.

9. 전자선빔 CT

1) 개요

나선형 CT는 동력 및 데이터의 전달을 위해 고압케이블을 없애고 slip ring을 이용하여 슬라이스 당 0.5~1.0 sec의 빠른 속도로 영상을 얻을 수 있으며, ISD가 없이 나선형으로 연속적인 스캔이 가능함으로써 체적 데이터가 필요한 3차원적인 검사나 CT 혈관조영술을 가능하게 하였다. 그러나 움직이는 장기의 영상화는 적어도 0.5초 이하의 스캔 속도가 필요하다고 한다. Ematron CT(또는 cine CT, ultrafast CT)라고 불리는 전자선 빔을 이용하는 EBCT는 심장과 같이 움직이는 장기의 진단 및 혈관 검사에 획기적인 방향을 제시하였으며, 이는 CT 기술의 향상이라기보다는 전자선빔을 target ring에 steering 시키는 기술을 이용하여 X선을 발생시키는 새로운 물리적 원리의 적용이라 할 수 있다.

EBCT는 1977년 Dr. Iinuma에 의해 원리가 발표되었으며 1980년 Boyd에 의해 최초의 EBCT인 Imatron C 100 시스템을 개발하여 1986년에 UCSF 대학병원에 처음으로 임상에서 심장의 CT검사에 이용되기 시작했다. 현재 움직임이 많은 장기인 심장의 운동이나 혈류검사(blood flow measurement)와 복부를 비롯한 전신에 적용되고 있으나 공간 및 대조도분해능에 있어서는 기존의 장치에 비해 다소 떨어지며 영상의 질 향상을 위한 장치의 소프트웨어의 적극적인 개발이 뒤따르지 못한 점이 장치의 확산에 제한이 되고 있다. 하지만 이러한 기술적인 부족함이 해소된다면 임상적인 가치가 배가될 것이다.

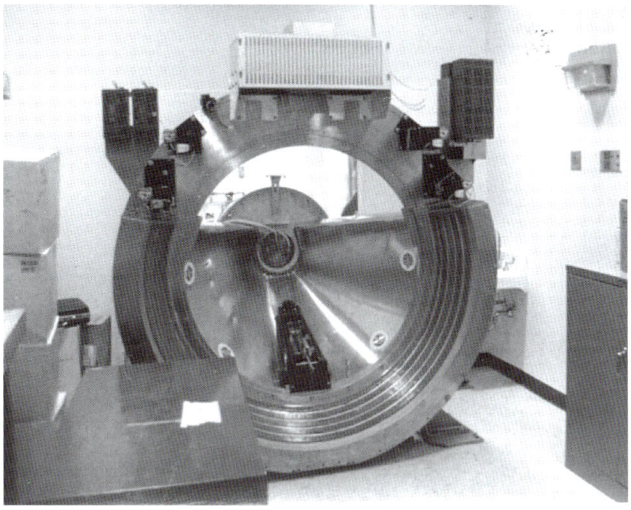

| 그림 5-84 | 정면에서 바라본 전자선빔 CT의 갠트리 내부모습

2) 영상 획득

High voltage의 전자총(electron gun)에서 전자선빔을 발생시켜, 진공상태가 유지된 집속코일에서 sub milimeter 크기의 spot으로 focusing 하고 전자장을 갖는 편향코일(deflecting coil)에 의해 전자선빔이 편향된다.

편향된 전자선빔이 그림 5-85의 (b)에서 나타낸 바와 같이 왼쪽 윗부분의 텅스텐 target ring에 부딪히고 210°의 원형으로 스캔되어 각 target ring에서 X선이 발생된다. 발생된 X선은 30°의 부채꼴 선속으로 환자를 투과하여 detector에 검출된다. DAS를 통해 빛 신호가 실리콘 다이오드에 의해 전류로 변환되고 변환된 전류는 전치증폭기(pre-amplifier)에 의해 증폭된 후 디지털 신호로 변환되고(sampling rate:초당 7백만회) 영상재구성을 위해 컴퓨터로 보내진다.

3) 하드웨어

전자선빔 CT의 기본구조는 그림 5-85의 (a)와 같이 일반적인 CT에 있는 고압발생장치, 갠트리 및 환자 테이블, 데이터 검출 및 전송장치, 영상처리장치, 콘솔 외에 전자총, 진공장치, 전자선 제어장치가 필요하다. 또한 외부로부터의 자장 차폐시설과 질소를 보충하는 시설이 필요하다.

(1) 고압 발생장치

전자선빔 CT의 고압발생장치는 일반적인 CT의 고압 발생장치와는 차이가 있다. CT를 비롯한 기존의 X선 tube는 음전압과 양전압을 사용하는데 전자선빔 CT에서는 음전압만 사용하여 고압을 발생시킨다. 이는 전자선빔의 제어와 가속력을 높이기 위함이며 발생전압은 130kV이며 최대전류는 640mA 또는 800mA 정도이다.

그리고 X선 발생장치가 고정되어 있으므로 냉각효율이 매우 높아 이론적으로는 연속적인 스캔이 가능하지만 소프트웨어상의 데이터의 처리한계가 다소 부족하여 최대 140 슬라이스까지 스캔이 가능하다.

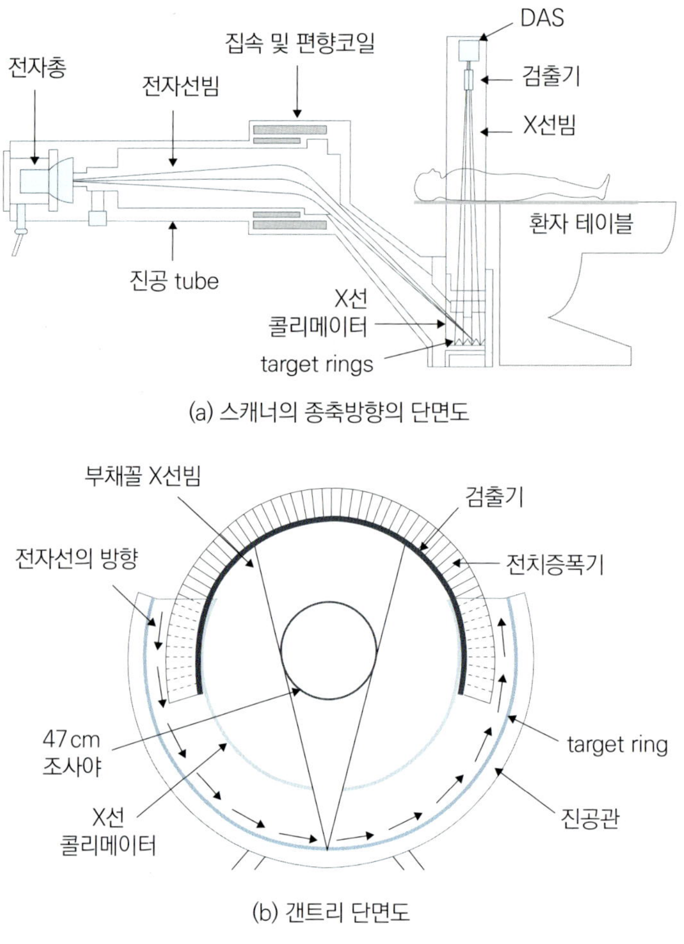

| 그림 5-85 | 전자선빔 CT의 기본구조

(2) 전자총(electron gun)

전자선빔을 발생시키는 장치로 필라멘트가 내장되어 있으며 130kV의 전위를 가지며 절연오일로 외부와 절연되어 있다.

전자총 쪽의 진공을 발생시키기 위해 gun ion pump가 있으며 통상 1×10^{-8} ~ 9×10^{-8} Torr의 진공이 요구된다. 전자총이 위치한 쪽과 target ring의 진공도는 많은 차이가 나기 때문에 gun valve가 설치되어 있는데 이는 gun valve에서 target ring이 위치한 곳까지의 main chamber를 보호하는 역할을 한다. 그리고 전자총에서 발생된 전자선빔이 target ring까지 손실없이 도달하도록 ion류의 불순물을 제거하는 ion cleaning electrode가 있다. 또한 전자선빔의 안정성을 위해 질소의 지속적인 보충이 필요하며, 전자선빔은 자장에 영향을 받으므로 외부자장의 차폐가 필요하다.

(3) 집속코일(focusing coil)

전자총에서 발생하여 ion cleaning electrode를 통과한 전자선빔을 sub-milimeter spot의 일정한 모양으로 집속하는 역할을 한다. 집속된 후의 전자선빔의 단면은 1.2mm×1.0mm이다.

(4) 편향코일(deflection coil)

Magnetic coil에 부하를 걸어 자장을 형성하여 집속코일을 통과한 전자선빔이 target ring에 정확한 스캔이 가능하도록 편향시키는 역할을 한다.

(5) Target ring

전자선빔이 부딪혀 X선을 발생시키는 부위이다. 재질은 텅스텐 합금으로 210° arc 모양을 가지며 90cm의 반경을 이룬다. 텅스텐 재질의 target ring은 열확산에 유리하고 target 뒤에 위치하는 water cooling system이 target assembly의 과열현상을 방지하므로 많은 수의 빠른 스캔이 가능하다. A, B, C, D, E의 5줄의 target ring으로 구성되며 실제로 스캔에 이용되는 ring은 A, B, C, D의 4줄이며, 이중 C ring은 continuous volume scan을 위해 보다 두꺼운 재질로 만들어져 있다. Target ring의 수명은 약 200,000 스캔 정도되며 focal spot의 크기는 1.0mm×2.0mm 정도이고 30°의 부채꼴 선속을 갖는다.

(6) 시준장치(collimator)

Target ring 쪽에 위치하고 있는 source collimator와 detector측에 위치한 detector collimator의 2개로 이루어진다.

(7) 진공제어장치

갠트리 내부 전체가 마치 하나의 X선 tube와 같은 모양으로 되어 있으며 이를 유지하기 위해서 여러 개의 진공펌프 밸브가 필요하다. 이에는 전자총의 gun ion pump, main chamber용의 CRYO 펌프 그리고 rouching 펌프가 있다.

CRYO 펌프는 갠트리 내의 main chamber 내부를 진공으로 유지시키는 펌프로서 헬륨 개스로 충전되어 있다. 내부는 절대온도 10~20°의 유지가 필요하며 작동을 위한 volume flow는 초당 1,000리터 정도이다. 반면에 rouching 펌프는 main chamber의 진공을 새로 만들 때 사용되는 펌프이다. 이러한 진공시스템을 유지하기 위해 별도의 컴퓨터가 사용되는데 이를 통틀어 VILK라 부른다. VILK의 주된 역할은 전자총과 main chamber의 진공을 조절하며 만일 규정치를 초과할 경우 interlock 장치를 통해 사용자에게 신호를 보낸다.

(8) Detector array

상부에 위치한 864개의 elements로 이루어진 512×512 매트릭스의 고해상능 detector array와 하부에 위치한 432개의 elements로 이루어진 detector array의 2개로 구성된다. Multi scan mode에서는 두개의 detector array를 사용하고 single scan mode에서는 854개의 element를 갖는 detector array를 사용한다.

216°의 arc 형태를 가지며 67.5cm의 반경을 이루며 cadmium tungstate 재질의 solid state detector이다. 넓은 동적 범위(1:1,000,000)와 높은 흡수효율을 갖는다.

(9) DAS(data acquisition system)

DAS의 기능은 고식적 CT장치와 차이가 없다. 환자를 투과한 감약 데이터를 실리콘 재질의 다이오드를 이용하여 빛 신호를 전류로 변환하고, 전치증폭기를 이용하여 전류를 증폭한다. 증폭된 전류를 디지털화하여 광섬유 전송시스템을 통해 14.4MB/sec의 속도로 시스템 컴퓨터로 전송한다.

(10) 환자 테이블(couch)

갠트리를 tilting하지 못하는 대신 초당 35mm의 속도로 환자 테이블을 전후와 좌우방향으로 tilting이 가능하다.

4) Scan mode

(1) Single slice mode

하나의 텅스텐 target ring과 864개의 cell로 이루어진 하나의 detector array를 사용한다. 그리고 512×512 매트릭스를 사용하며 향상된 slice collimation과 산란선을 줄이기 위해 부가적인 collimator ring를 사용한다.

Single slice mode에서는 1.5mm, 3mm, 6mm의 슬라이스 두께로 스캔을 할 수 있다. 만일 10mm의 슬라이스 두께의 영상을 얻으려면 스캔 중에 테이블을 이동시켜야 한다. 스캔 속도(target ring의 sweep time)는 2.0초에서 0.1초(100msec)까지 가능하며, 1초에 가능한 최대 스캔 수는 9개이며, 연속적인 스캔시 ISD는 16msec이다. 그리고 ECG triggered study를 할 수 있다.

(2) Multi-slice mode(dual slice mode)

256×256 매트릭스를 사용하며 4개의 target ring과 2개의 detector array를 사용하여 스캔한다. 862개의 elements를 갖는 고 해상능용 detector array도 average되어 저 해상능용 detector array와 동일하게 432개의 유효 detector element만 사용된다. Scanning 속도는 0.05초(50msec)이고 테이블의 이동없이 한번의 노출로 8mm 슬라이스 두께의 영상을 8개 얻을 수 있다. 이에는 cine mode(movie mode)와 flow mode로 구분된다.

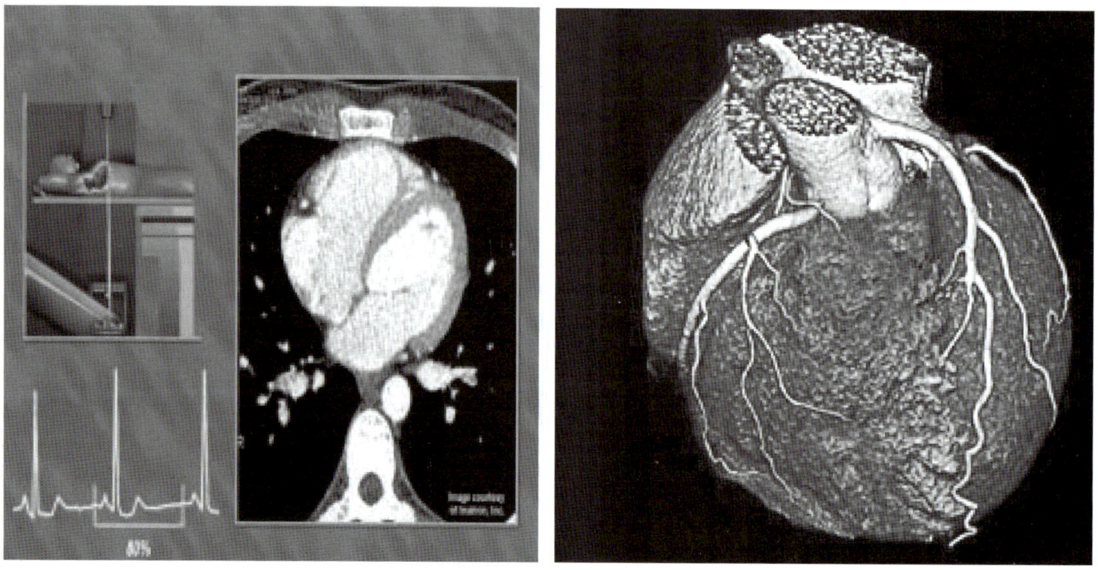

I 그림 5-86 I Single slice mode로 얻은 ECG triggered 심장영상과 3D 재구성영상

Cine mode는 테이블을 움직이지 않은 채 4개의 target ring 중 각각의 target에 개별적인 시간차를 두고 스캔하는 것으로 빠른 scan rate가 가능한 모드이다. ECG의 R wave에서 촬영을 시작하여 심자의 수축기부터 이완기까지를 영상화하여 심장의 수축과 이완상태(cardiac contraction), 심장벽의 운동(wall motion) 평가에 주로 사용된다.

Flow mode는 conventional CT에서의 stationary dynamic study에 해당되는 모드로서 조영제를 급속 주입한 후 일정한 시간 간격을 두고 동일한 부위의 스캔을 시행한다. 한번의 study에서 2 레벨에서 8 레벨까지의 영상을 얻을 수 있으며 cardiac cycle의 측정 및 혈류검사에 적절한 모드이다.

(3) Continuous volume scanning mode

Continuous volume scanning은 나선형 스캔과 동일하며 multi-phase study로 혈관종(hemangioma)와 같은 혈관질환의 진단에 유리한 모드이다. 그리고 3차원적 검사 및 CT혈관 조영검사시 주로 사용되며 넓은 검사부위를 motion artifact없이 스캔 가능하다. 13초 동안에 0.1초의 scan time으로 40 레벨을 얻으며 최대 160 스캔이 가능하며 일반적인 복부나 흉부검사에 많이 사용되지만 360°의 회전으로 얻는 데이터가 아니므로 나선형 CT와는 달리 재구성영상의 임의적인 슬라이스 간격의 변화가 불가능하다.

5) 전자선빔 CT의 특성

(1) 장점

① 비교적 scan time이 긴 나선형 CT에 비해 월등히 빠른 스캔 속도로 motion artifact가 없는 선예한 영상을 얻는다.
② 소아나 외상 환자의 경우에 진정(sedation)없이 흉복부의 영상획득이 가능하다.
③ 심장동맥의 석회화 관찰이 가능하며 혈류의 평가, 심장이나 다른 기관의 tissue perfusion을 측정할 수 있다.
④ 심벽의 thickening과 motion의 정량분석이 가능하다.

(2) 단점

① 장비의 가격이 고가이며 설치에 필요한 공간이 넓어야 한다.
② 전자선빔의 안정성을 위해 nitrogen의 지속적 보충이 필요하며 전자선빔이 자장에 의해 영향을 받으므로 알루미늄의 차폐가 필요하다.
③ 시스템 warming시 진공 정도의 체크와 전자선빔의 안정성을 위해 시간적인 소요가 많다.
④ 검사를 위한 노출조건이나 검사 조건의 다양화가 부족하며, 210°의 주사방식이므로 기존의 360° 주사방식에 비해 데이터 수집 측면에 기인한 해상능의 한계로 인해 영상의 질적인 저하가 발생되며, 추가적인 소프트웨어의 발전이 필요하다.

6) 임상 적용

(1) 심장의 기능검사

침습성이 큰 심혈관 조영검사를 대신하여 EKG trigger 하에 선천적 기형의 진단, 심장의 기능, 심장내부의 해부학적 연관관계, 심실의 혈류방출량(ventricular ejection) 등을 검사할 수 있다.

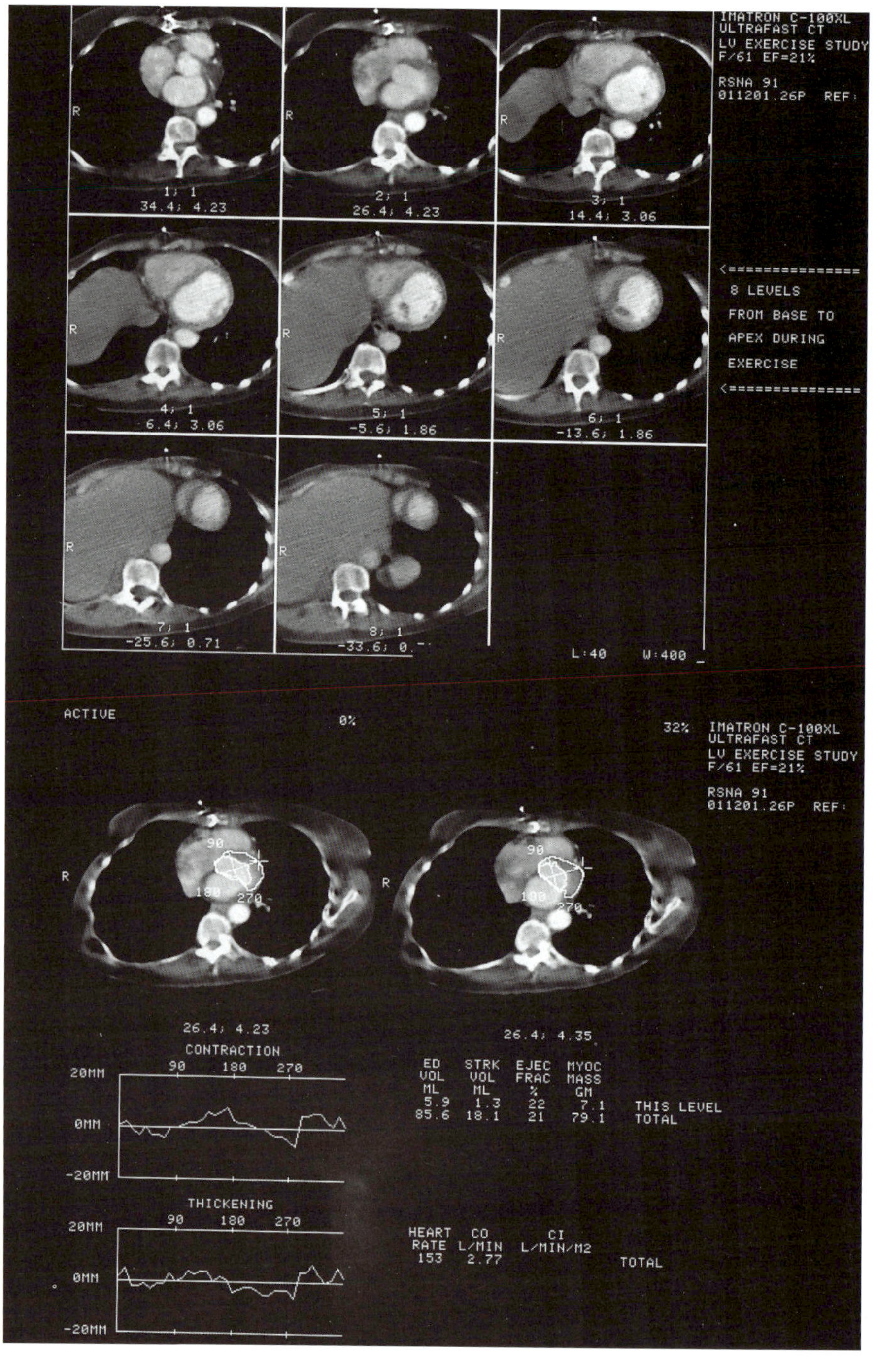

ㅣ그림 5-87ㅣ 좌심실의 운동검사(exercise study)

그림 5-87은 좌심실의 운동검사 영상이다. 앞쪽과 측면 심장벽의 수축성이 저하되어 박출률(ejection fraction)이 21%로 감소되어 있다.

(2) 심장동맥의 석회화 검사

심장동맥의 경화현상이나 심질환의 조기예방을 위하여 심장동맥의 석회침착을 수치를 통해 측정하는 것이다. 전자선빔 CT를 이용한 심장동맥의 석회화 검사는 매우 초기의 감지는 이루어지지 못하고 있으나 현재의 어떤 장비보다 우수한 특성을 가지고 있으므로 향후 심혈관 질환의 단기 예측검사로서 중요한 비침습성 검사이다(그림 5-88 참조).

(3) 심장동맥의 CT 혈관조영 검사

나선형 CT장치로는 심장동맥 우회술(coronary artery bypass graft)을 시행한 환자를 대상으로 개통성의 여부를 위한 추적검사는 가능하였다. 하지만 전자선빔 CT에서는 스캔 시간의 단축으로 인해 우회술을 시행하지 않은 환자의 심장동맥 혈관조영 검사가 가능하게 되었다.

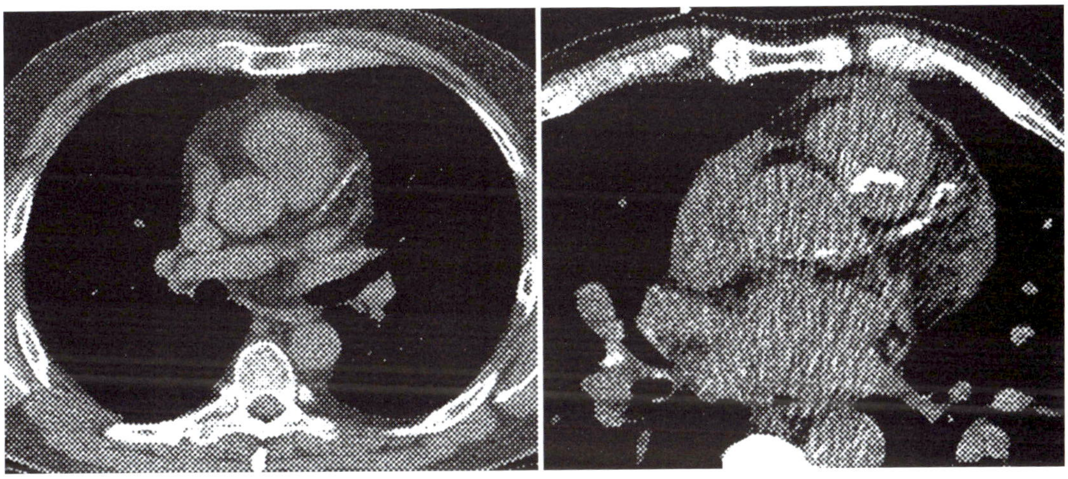

ǀ 그림 5-88 ǀ 전자선빔 CT를 이용해 얻은 심장동맥 석회화 영상

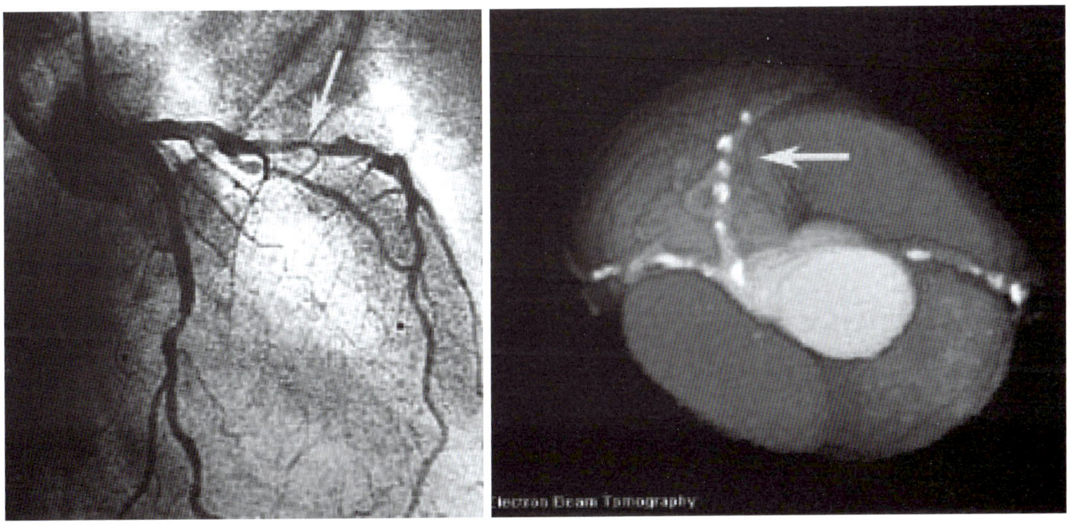

ǀ 그림 5-89 ǀ DSA 영상과 전자선빔 CT를 이용한 3차원 심장동맥 석회화 영상

그림 5-90은 심장동맥 우회술을 시행하지 않은 환자를 대상으로 시행한 3차원 심장동맥 혈관조영상이다. 화살표 부위의 좌심장동맥의 협착을 볼 수 있다.

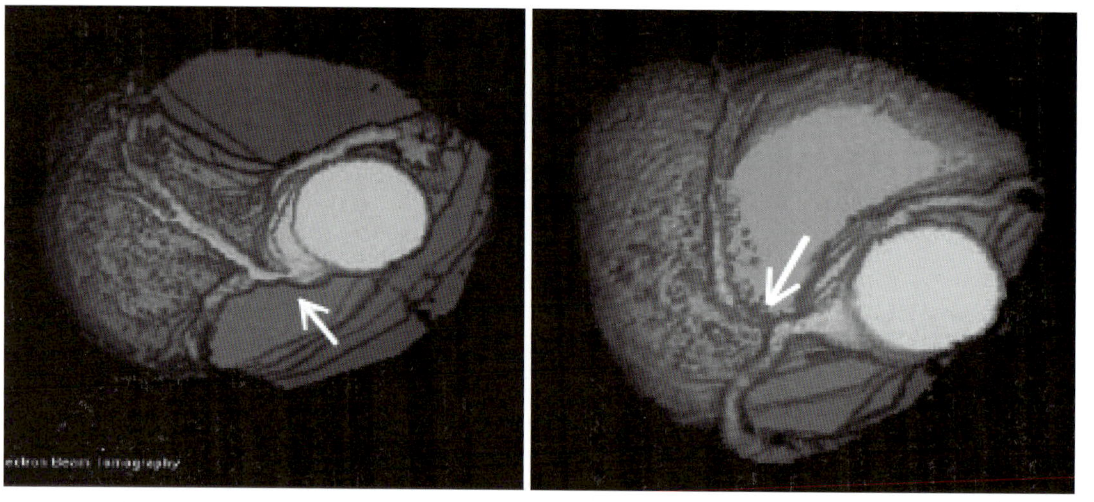

I 그림 5-90 I 좌심장동맥의 협착을 보여주는 전자선빔 3차원 CT 혈관조영상

참고문헌

박기순, 이관섭, 이열 등. 나선형 전산화단층촬영. 인간과학 제18권 제3호 1994;69-75.

송군식, 윤권하. Computed tomography II. 전공의를 위한 방사선 물리학(서울아산병원 방사선과학 연수강좌) 1997;259-272.

Arkadiusz Polacin, Willi A Kalender, Guy Marchal. Evaluation of section sensitivity profiles and image noise in spiral CT. Radiology vol.185 1992;29-35.

Brink JA, Heiken JP, Bulfe DM et al. Spiral CT: Decreased spatial resolution in vivo due to broadening of section sensitivity profile. Radiology vol.185, 1992;469-474.

Bruder H, Kachelries M, Schaller S et al. Single slice rebinning reconstruction in spiral cone beam computed tomography. IEEE Trans. Med. Imag. vol.19 No.9, 2000;873-887.

D'Agincourt L. Spiral scan capability increase utility of CT. Diagnostic imaging vol.4, 1991;98-104.

Elscint medical systems. Introducing dual slice CT with revolutionary twin beam technology. Elscint medical systems 1992.

Elscint medical systems. CT twin double performance. The dream is now reality. Canada. Elscint medical systems. 1992.

Fishman EK, Jeffery RB. Spiral CT principle, Technique and clinical application. New York, Raven press 1995;1-15.

Heiken JP, Brink JA, Vannier MW. Spiral/Helical CT. Radiology vol.189 1993;647-656.

Horton KM, Sheth S, Corl F. Multi-detector row CT: Principle and clinical applications. Crit Rev Comput Tomogr. Vol. 43,2002;143-181.

Hu H. Multi-slice helical CT: scan and reconstruction. Med. Phys. Vol.26 No.1 1999;5-18.

Hu H, David HH, Dennis Foley et al. Four multi-detector row helical CT: Image quality and volume coverage speed. Radiology vol.215 2000;55-62.

Hu H, Fox G. The effect of helical pitch and beam collimation on the lesion contrast and slice profile in helical imaging. Med. Phys. vol.23, 1996;1943-1954.

Kachelriess M, Schaller S, Kalender WA. Advances single slice rebinning in cone beam spiral CT. Med. Phys. Vol.27 No.4, 2000;754-772.

Kalender WA. Technical foundations of spiral CT. Semin US CT MR vol.15 No.2 1994;81-89.

Kalender WA. Spiral volume CT with single breathhold technique, continuous transport, and continuous scanner rotation. Radiology vol.176, 1990;181-183.

Kalender WA. Polacin A, Marchal G et al. Current status and new perspective in spiral CT. Advance in CT II. 1988.

Katsumi Tsujioka. Application technique and problem of conventional fast CT. Jpn J Radiol Technol vol.48, 1992;50-59.

Klingenbeck Regn K, Schaller S, Flohr T et al. Subsecond multi-slice computed tomography: basics and applications. EJR vol.31, 1999;110-124.

Kudo H, Noo F, Defrise M. Cone beam filtered backprojection algorithm for truncated helical data. Phys. Med. Biol. vol.43, 1998;2885-2909.

LP Emde, J Link, Sm uller et al. Spiral CT of the thorax with significant reduction of contrast media: A comparison of a 60ml, 45mm, 30ml bolus. Advance in CT III. Springer Verlag 1994;315-321.

Lawler LP, Fishman EK, Multi-detector row CT of thoracic disease with emphasis on 3D volume rendering and CT angiography. RadioGraphics. vol. 121, 2001;1257-1273.

Marc Kachelrieb, Stefan Schaller, Willii A Kalender. Advanced single slice rebinding in cone beam spiral CT. Med. Phys. Vol.27 No.4, 2000;754-772.

Michels NA. Blood supply and anatomy of the upper abdominal organs. Philadelphia Lippincott 1995;201-235.

Paranjpe DV, Bergin CJ. Spiral CT of the lung: Optimal technique and resolution compared with conventional CT. AJR vol.162 1994;561-567.

R Kloeppel, T Nitzsche, S Koesling et al. Improved administration of contrast medium in spiral computed tomography. Advance in CT III. Springer Verlag 1994;100-107.

Sandy A Napel. Basic principles of spiral CT. Spiral CT principles, techniques, and clinical applications. Raven press 1995;1-9.

Schaller S, Noo F, Sauer F et al. Exact radon rebinning algorithm for the long object problem in helical cone beam CT. IEEE Trans. Med. Imag. vol.19 No.5, 2000;361-375.

Souck M, Vock P, Daepp M et al. Spiral CT: Anew volume scanning technique. Roentgen praxis. Vol.3, 1990;3-10.

Sue Edyvean, Nicholas Keat. Comparision of definitions of geometric efficiency in computed tomography scanners. Imaging performance assessment of CT scanners. An MHRA evaluation center for the UK department of health. London UK. 2003.

Taguchi K, Aradate H. Algorithm for image reconstruction in multi-slice helical CT. Med. Phys. Vol.25 No.4, 1998;550-561.

Th. Flohr. How to optimize 4 slice spiral scanning, Part 1: Image quality and artifacts. Siemens Medical solutions, Computed Tomography Forchheim, Germany. March 1999;1-14.

Th. Flohr, K Stierstorfer, H. Bruder et al. New technological developments in multi-slice CT, Part 1: Approaching isotropic resolution with sub millimeter 16 slice scanning. Siemens Medical solutions, Computed Tomography Forchheim, Germany. March 2002:1-30.

chapter 6

장치의 운영 및 관리

CT검사에 관련된 방사선사의 주 업무는 크게 환자 스캔, 영상의 디스플레이 그리고 장치의 관리(management)의 3범주로 구분할 수 있다.

스캔은 환자를 positioning 하고 스캔을 통한 영상 데이터를 얻는 작업이며, 주로 조작대(operating console)에서 행해진다.

영상의 디스플레이에는 영상의 관찰에 적절한 windowing으로 전시하거나 하드카피하거나 reformation 등의 후처리 작업이 해당된다.

그리고 장치 관리에는 장치의 boot up과 shut down, 스캔 프로토콜의 저장, 하드디스크의 용량관리, 스캔 데이타 및 이미지 데이터의 삭제, 전송 및 저장(archive), tube warm up, fast cal, calibration 등이 해당된다. 이러한 관리는 환자의 검사를 통한 진료를 신속하고 정확하게 시행할 수 있도록 하며 장치의 고장이나 질적 저하를 방지하여 경제적인 장치의 운영이 가능하도록 하는 사전 예방적인 성격을 갖는다.

1. 시스템 boot up과 down

(1) CT장치

① Boot up procedure

장치의 boot up 방법은 모델에 따라 많은 차이를 보이지만 다음은 GE사의 single detector 나선형 장치의 예를 들면, 먼저 배전반의 circuit break의 전원이 on된 상태에서 main power를 on 시킨다. 그 후 원격 조정판의 data processing과 X ray and drives의 power를 on 시킨다. 그리고 콘솔의 power와 워크스테이션의 하드디스크와 mageneto optical disk(MOD)의 power를 on 시킨다. 최종적으로 login과 password를 입력한다. 이러한 boot up에 필요한 시간은 장치의 모델에 따라 차이가 있으나 5~20분 정도 소요된다.

② Down procedure

Boot up과 반대의 순서로 행해진다. MOD 등의 보조기억매체를 먼저 detach 시킨 후 shutdown 하며 최종적으로 컴퓨터에서의 작동이 끝난 후 배전반의 전원을 off 시킨다.

그러나 장치의 안정성을 위해 X선 발생 시스템은 down 시키고 데이터를 관리하는 컴퓨터 쪽은 on 상태로 유지시키기도 한다.

(2) 워크스테이션 및 조영제 자동 주입기

시스템에서 원하는 방식과 순서에 의해 boot up과 down 시킨다. 조영제 자동주입기의 경우 connector tube와 syringe를 제거한 후 조작 판넬의 전원을 끈다.

(3) Laser imager 및 컬러 프린터

주로 laser imager는 조작대나 워크스테이션에서 인터페이스하고 컬러 프린터는 워크스테이션에 인터페이스하여 CTA 등의 3차원 영상의 하드카피에 사용되고 있다. 이러한 하드카피 장치의 boot up 과 down 과정은 시스템에서 원하는 방식과 순서에 의해 시행한다.

2. 하드디스크의 용량관리

장치의 하드디스크는 장치 모델에 따라 큰 차이는 있지만 한정된 용량을 갖고 있어 하드디스크의 용량이 최대로 차기 전에 삭제를 해야 한다. 이러한 작업은 콘솔에서 주로 remove 또는 delete라는 기능으로 행해지며, 일반적으로 오전의 검사 시작 전에 행해지나 검사 도중 장치에서 경고가 있는 경우에 시행되고 있다.

CT장치의 하드디스크는 예전의 모델에서는 보통 스캔 데이터(raw data)를 보관하는 영역과 이미지 데이터를 보관하는 영역으로 분할되어 관리되며 이러한 영역의 비율은 다소 조정이 가능하다. 예를 들면 GE사의 single detector 나선형 장치의 경우 스캔 데이터는 300개 내지 2,000개 정도 보관되며, 최근의 MDCT에서는 많은 양의 retrospective reconstruction을 위해 수 천개 내지 수 만개의 데이터를 보관할 수 있도록 스캔 데이터의 보관 용량을 증가시키는 경향이다.

스캔 데이터를 reserve시키지 않은 경우 하드디스크의 스캔 데이터를 보관할 수 있는 용량이 다 차면 순서대로 앞에서부터 자동으로 지워지는 방식이 일반적으로 사용된다.

하드디스크의 이미지 데이터 보관 용량은 예전의 모델에서는 보통 수백 MB에서 수 GB의 용량을 가지고 512×512매트릭스의 영상을 1,000~5,000개 정도의 보관이 가능하였으나, multi-detector CT에서는 검사 당 슬라이스 수의 급격한 증가로 인해 수십 GB 이상의 용량을 갖는 대용량의 하드디스크가 사용되고 있다. 그러나 이러한 용량은 검사량이 많은 대형병원에서는 용량이 충분하지 못해 검사한 환자 데이터를 몇일 보관하지 못하는 실정이므로 장치의 구입시 하드디스크의 용량을 충분히 확보 가능하도록 설계하는 것이 좋다.

3. 데이터 저장 및 전송, 하드카피

하드디스크에서 백업 장치로의 데이터 저장은 주로 archive, store, dump 등의 용어로 사용되며, 반면에 백업 장치에서 주기억 장치인 하드디스크로의 전송은 retrieve, restore, load 등의 용어로 사용된다.

CT장치의 데이터 백업 매체로는 마그네틱 광디스크(MOD), 디지털 오디오 테이프(DAT), 마그네틱 테이프, CD 등이 일반적으로 사용되고 있다. 이러한 보조기억장치는 제조사와 모델에 따라 일률적으로 정해지지만 마그네틱 광디스크는 접근시간(access time)이 빠르며 데이터의 보관에 신뢰성이 있는 반면 가격이 비싼 편이다. 반면에 디지털 오디오 테이프는 접근시간이 늦으며 테이프의 마멸이 있을 수 있고 습기에 약해 데이터의 보관에 신뢰성이 다소 떨어지지만 가격이 저렴하다.

또한 최근 들어 PACS의 보급으로 하드카피하는 경우가 많이 줄어들고 영상의 전송 작업이 많이 늘어나고 있다. 대부분의 CT장치의 하드카피 시스템으로는 습식 또는 건식 laser imager가 주로 사용되고 있으며 타 시스템으로의 영상전송은 주로 콘솔에서 수동 또는 자동으로 행해진다. 영상전송은 network, transfer 등의 용어를 사용하여 시행된다.

4. Tube warm up

(1) 정의

장치의 가동 시 과부하에 의한 X선 tube의 손상을 방지하고 tube housing과 anode를 열에 저항성을 갖도록 low technique에서 high technique까지 순차적으로 노출시켜 환자를 스캔하기 전에 tube의 온도를 올리는 작업이다. 이는 영상의 질을 높이고 소모품인 X선 tube의 수명연장을 위하여 X선 tube가 적정 온도에서 운용되도록 하기 위함이다.

GE사의 single detector 나선형 CT장치인 HiSpeed Advantage 시스템의 경우 총 30 슬라이스의 warming scan이 시행되는데, 100kV와 100mA, 1초의 노출조건으로 25회 스캔과 120kV, 200mA, 4초의 조건으로 5회 스캔을 auto scan 모드로 시행한다. 일반적으로 high version의 장치일수록 tube warm up의 시간이 길어진다.

(2) 시행 시기

Tube warm up이 필요한 시기로는 매일 아침 환자검사 시작 전, 마지막 스캔 시행 후 2시간이 경과한 경우, tube가 식어 장치가 tube warm up을 권고하는 경우, calibration의 시행 전, calibration check 나 fast calibration을 시행하기 직전이다.

5. Calibration

(1) 정의

스캔 데이터를 이미지 데이터로 전환(영상의 재구성)시키는데 필요한 reference 정보를 수집(입력)하고 조정하는 작업으로 화질의 저하를 방지하고 데이터의 오류를 조정해 주기 위해 시행한다.

(2) 방법

Calibration은 장치 제조사나 모델에 따라 다양하게 실시되며 종류도 다양하다. 일반적인 calibration 방법은 air calibration을 먼저 시행한 후 small 팬텀과 large 팬텀의 순으로 시행된다.

GE사의 single detector 나선형 CT장치인 HiSpeed 시스템의 경우 각 kV(80, 100, 120, 140), 초점 크기(small, large), 슬라이스 두께(1, 3, 5, 7, 10mm) 그리고 스캔 타임(1, 2, 3, 4초)의 calibration factors를 조합하여 총 160개의 스캔을 시행하며 총 소요시간은 약 2시간 정도가 걸린다.

시행순서는 먼저 tube warm up을 시행하고, air calibration, 25cm 직경의 water phantom calibration 그리고 48cm 직경의 폴리스티렌 재질의 large phantom calibration의 순이다. Calibration에 소요되는 시간을 단축하기 위해서는 사전에 백업을 받아둔 calibration 데이터를 시스템에 재설치하는 방법과 기존에 설치된 파일의 일부는 그대로 두고 필요한 부분만 시행하는 방법도 사용된다. 그림 6-1은 calibration용 폴리스티렌 재질의 팬텀을 나타낸 것이다.

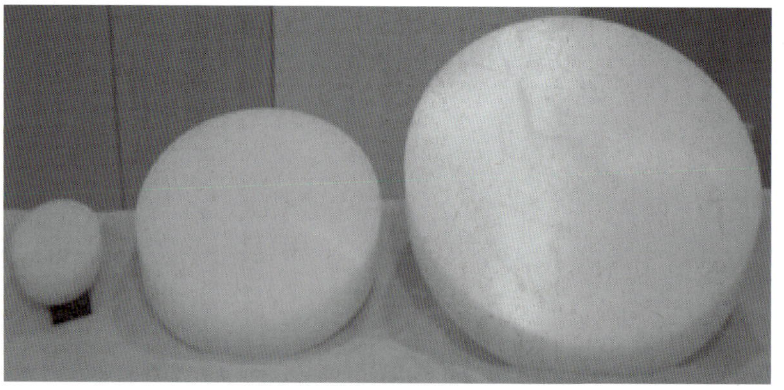

| 그림 6-1 | GE사의 calibration용 폴리스티렌 재질의 팬텀

(3) Calibration 시행 시기

신규 장치를 설치하거나 X선관의 교체 또는 초점의 크기나 위치를 변경한 경우, 검출기의 고장으로 인해 교체하거나 검출기 채널의 변화나 상호 변경한 경우, 그리고 calibration check 결과 artifact가 발생하거나 영상의 질이 현격히 저하된 경우에 시행한다.

6. Quality calibration

Tube의 온도 차이에 따른 데이터 값의 오차를 줄여 동일한 quality의 영상을 얻기 위해 시행하는 calibration이다. 장치 모델에 따라 시행하지 않는 경우도 있다.

7. Fast calibration

(1) 정의

Air scanning을 통해 새로운 air calibration 파일을 update 시키는 것으로 high quality 영상을 유지하기 위하여 시행한다.

(2) 시행 시기

매일 아침 tube warm up을 끝낸 후, calibration check 전, 장치의 calibration을 시행하기 전에 시행한다. 국내 대부분의 병원에서는 매일 또는 격일제 아침에 tube warm up 후에 시행하고 있다.

8. Calibration check

Calibration 화일이 안전하게 유지되는가를 확인하기 위해 시행하는 것으로, calibration용 폴리스티렌 팬텀이나 물로 채워져 있는 QA 팬텀을 스캔하여 artifact 발생 유무나 영상의 질 저하 유무를 확인하는 작업이다.

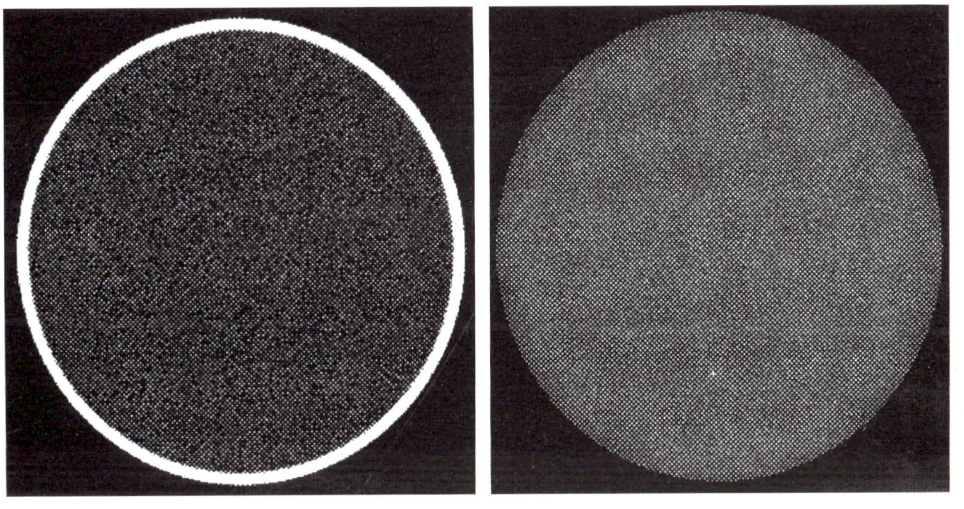

(a) 물 팬텀 (b) 폴리스틸렌 팬텀

| 그림 6-2 | Calibration check 영상

참고문헌

윤봉식. PACS로의 데이터 전송과 CT실 방사선사의 업무. 대한전산화단층기술학회지 제2권 제1호 2002;54-58.

CT accreditation program. American College of Radiology. http://www.acr.org.

Euclid Seeram. Quality control for CT scanner. Computed tomogaphy: Physical principle, clinical application & quality control. W.B. Saunders company. 1995;232-250.

General Electric Medical Systems. Periodic maintenance. CT HiSpeed advantage technical reference. A training in partnership program. Milwaekee GE. Vol. 3, 1994;83-88.

General Electric Medical Systems. Tube warm up & calibration. CT HiSpeed advantage technical reference. A training in partnership program. Milwaekee GE. Vol. 3, 1994;3.1-3.39.

Medrad. Envision CT injector operation manual. EOM 700 E. 2002.

Siemens Aktiengesellschaft. The technology and performance of the Somatom Plus. Henkestrasse Germany Siemens medical engineering group.1989.

Sprawls P. Principles of radiography for technologists. Rockville, MD, Aspen 1990.

chapter 7

조영제와 CT

1. 조영제의 정의

진단 방사선학은 투과한 방사선의 투영도에 따라 나타나는 조직의 음영 차이를 비교 관찰함으로써 병변을 진단하는 의학이며, 조직의 두께와 화학적 성분의 차이를 X선의 흡수와 투과의 차이로 영상화 한다. 그러나 인체조직의 대부분이 물과 단백질, 그리고 지방 등으로 이루어져 있어 이들의 화학적 구성 성분을 단순히 구별하기는 어렵다. X선 영상에서 발생되는 대조도는 X선 조사에 의한 각 조직의 흡수차에 따라 달라지며, 이러한 흡수도는 분자내에 존재하는 원자의 원자번호, 분자의 농도, 조사된 단면의 두께에 의해 결정된다. 하지만 조직의 X선 흡수차가 적은 경우 대조도 차이는 상대적으로 적어지는데, 조영제는 각 조직의 X선 흡수차를 인위적으로 크게 함으로써 영상의 대조도를 크게 하는 목적에서 사용된다. 원자번호가 53인 요오드가 조영제로 많이 사용되는 이유는 X선 흡수에 최적의 capacity를 가지고 비정상 조직과 정상조직 간에 뛰어난 조영증강 효과를 나타내기 때문이다.

과거에는 조영제를 방사선 조사에 의한 조직의 흡수 또는 방사선 감약의 차이를 증폭시키기 위해 개발된 물질이라고 정의 하였으나, 최근의 정의는 인체 내에 투입 후 조직의 내부나 조직 주변에 침착되어 X선 영상에 조직의 구분을 도울 수 있는 물질이라고 한다. 일반적으로 조영제는 각 영상이 제공하는 정상 해부학적인 정보 외에 장기의 기능, 비정상적인 부위의 발견 및 이를 특성화 하는데 선택적으로 사용되고 검사하고자 하는 목적부위의 대조도를 증강시키거나 농도차를 강조하여 혈관 및 조직의 밀도차이를 크게 하고, 각 장기의 조영제 증강에 따라 장기나 혈관의 형태, 위치, 기능적 변화를 명백히 하여 질병을 진단하기 위해 사용한다.

2. 조영제의 개발 역사

1896년 요오드가 양성 X선 조영제로 일찍부터 알려지기는 했으나 임상적으로 최초 상용화된 요오드 X선 조영제는 iodized oil인 리피오돌(lipiodol)로서 1921년에 공기 대신에 척수강 조영에 사용되기 시작했다. 리피오돌은 기관지 조영에도 사용되었고 후에는 자궁난관 조영, 신우조영, 임파관 조영에도 사용되기도 하였다. 하지만 폐나 말초혈관에 지방성 미세 색전을 일으킬 수 있으므로 요즘은 많이 사용되지 않으며 파괴적 만성 폐질환 같은 특정한 상황이나 간세포암 환자의 경동맥 항암제 투여 후 색전하는 용도, 그리고 임파관 조영에만 사용된다.

Sodium iodide의 경우 1923년에 NaI 25% 용액을 정맥 요로조영에 사용한 것이 최초이다. Sodium iodide는 높은 독성에도 불구하고 그 당시 우수한 조영증강 효과를 얻을 수 있었기 때문에 사용되었다. 그 후 1925년에 이전의 조영제와는 전혀 다른 일련의 피리딘(pyridine) 화합물이 합성되었는데, 이중 요오드를 함유한 것으로서 1929년 Swick에 의해 Selectan neutral이라는 것이 개발되었으며 이것은

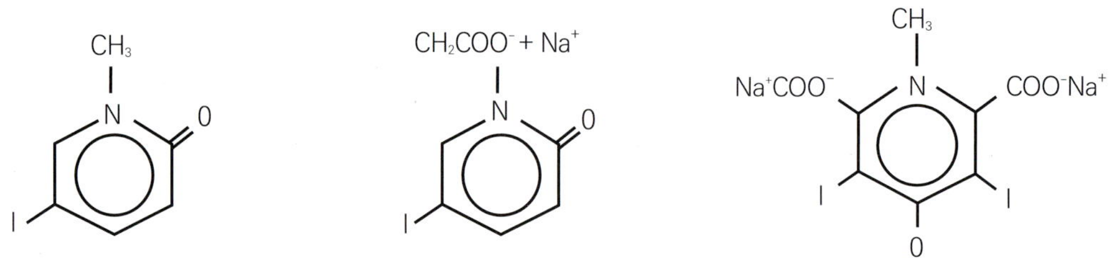

(a) Selectan (b) Uroselectan (c) Uroselectan B

| 그림 7-1 | 요오드 원자를 이용한 피리딘계 화합물 조영제의 구조

(a) Diiodine (b) Triiodinated benzoic acid

| 그림 7-2 | 벤젠 유도체로 이루어진 조영제의 구조

곧 이어 그림 7-1에 나타낸 바와 같이 Uroselectan(요오드 원자 1개), Uroselectan B(요오드 원자 2개)으로 대체되었다. 이러한 이요오드화염(diiodinated) X선 조영제는 그 후 20년간 요로조영과 혈관조영에 사용되었다.

1929년에 이르러 뇌혈관 조영에 이산화토륨(thorium dioxide)을 적용하였는데 조영증강 효과와 내성이 만족할 만하였다. 그러나 토륨의 상당량이 세망내피계에 남아 그 방사성 성질로 인해 양성종양을 유발시키고 시간의 경과에 따라 악성으로 변하였다. 또한 혈관외 주사로 섬유증(fibrosis)이 나타나고 이것이 혈관을 압박하거나 악성 섬유증으로 발전하기도 하였다. 이와 같은 심각한 부작용이 1942년 알려져 이산화토륨의 사용은 줄기는 했으나 1950년대까지 사용되었다.

1950년대 초에 이요오드화된 피리딘 유도체에서 벤젠(benzene) 유도체로의 변화가 일어났는데, 이 벤젠 유도체는 그림 7-2에 나타낸 바와 같이 3개의 요오드 원자를 함유하고 있어 삼요오드화된 벤젠산(triiodinated benzoic acid) 유도체라고 한다. 이의 특성은 3개의 요오드화로 대조도가 증가되었으며 친수성의 주변 그룹과 meglumine 양이온이 내성을 보강하였다.

이후에 내성에 있어서의 결정적인 발전은 1954년 meglumine diatrizoate(상품명 : Hypaque, Urografin)를 합성하면서 이루어졌다. 여기에서 다시 측쇄(side chain)들을 변형시켜 여러 가지 제재가 개발되어 30여년 동안 혈관, 요로 및 체강의 진단에 사용되었고 현재도 사용되고 있다.

이 조영제들의 공통점은 음이온과 양이온으로 해리되는 이온성 X선 조영제로서 삼투압이 혈액에 비해 높으며, 최대 7배에 해당되는 것도 있다. 1960년대 말 Almen은 이러한 고삼투 농도 전하를 띄는 성질이 이온성 X선 조영제의 부작용의 시발점이라고 처음 발표하였다. 그의 제안은 삼요오드화된 벤젠산 유도체의 이온성 카르복실기(carboxyl radical)를 해리되지 않는 그룹으로 치환시키고, 수용성을 확보하기 위해 친수성의 OH 그룹들로 대체한다는 것으로서 비이온성(non-ionic) X선 조영제의 이론을 처음 확립하였다.

1) 1세대 조영제(biiodate uro-angiographic contrast)

처음 신장을 조영하였던 조영제는 sodium iodine(NaI)로 1923년 syphilis의 치료제로 개발된 약으로 정맥주사 후 우연히 신장이 조영되는 것을 보고 요오드가 신장조영을 할 수 있다는 사실을 발견하였으며 이 후 피리딘 환에 1분자의 요오드를 부착시킨 최초의 조영제인 iodine pyridone-N-acetic acid (Uroselectan)가 개발되었다.

하지만 1분자 만의 요오드로는 조영도가 낮아 다시 두 개의 요오드 분자를 부착시킨 Iodomethamic acid(Uroselectan B)와 Diiodopyridone acetic acid(Doduron) 등이 1931년에 개발되었다.

이 두 조영제는 비교적 흡족한 지속성과 용해도 그리고 점도를 보여 1950년에까지 널리 사용되어 왔다.

2) 2세대 조영제(Triiodate uro-angiographic contrast)

현재까지도 널리 사용되는 조영제로 1951년에 개발되었다. 이는 벤젠 환에 3개의 요오드 분자를 부착시킨 것으로 구조식은 벤젠 환의 1번 탄소(carbon)에 카르복실기(-COOH)가 부착된 벤젠환의 2, 4, 6번 탄소에 각각 1분자의 요오드가 부착되어 있는 triiodobenzoic acid가 기본 구조이다. 이는 3번과 5번에 free lipophilic area가 있어 인체 내에서 혈장 단백질(serum protein)이나 다른 효소들과 쉽게 결합하여 높은 독성을 보인다. 따라서 이런 독성을 감소시키기 위하여 3번에 NH-CO-CH_3를 부착한 아세트리조산(acetrizoic acid)이 1951년 개발되었다.

이 후 5번에도 같은 -NH-CO-CH_3 기를 부착시킨 현재의 이온성 조영제의 기본 구조로 되어 있는 디아트리조에이트(diatrizoate, amidotrizoic acid)가 1954년에 개발되었다. 이 후 3번 탄소에 부착되어 있는 NH-CO-CH_3 기를 다른 여러 종류의 측쇄(side chain)로 바꾸어 지금 널리 사용되는 이온성 단량체(monomer) 조영제를 만들었다.

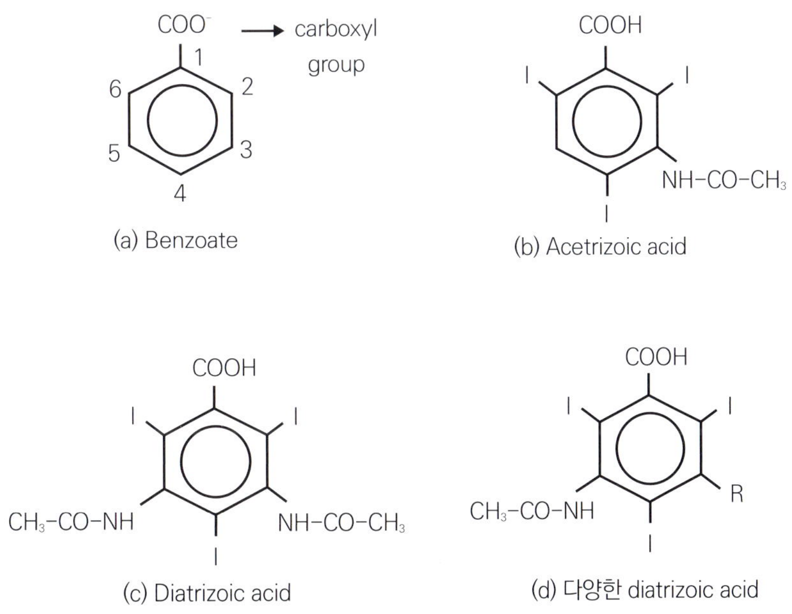

| 그림 7-3 | 벤젠환에 요오드 분자 3개를 부착시킨 조영제의 구조

3) 3세대 조영제(비이온성 조영제)

조영제의 이온화에 의해서 일어나는 고삼투압을 해결하기 위하여 이온화 없이 같은 수의 요오드 분자를 가질 수 있는 조영제를 만들려고 시도하였으며 1973년에 Metrizamide가 처음 개발되었다. 이온성 조영제에서 이온화가 되는 가장 큰 이유는 벤젠환의 1번 chain에 있는 카르복실기에 Na나 Mg를 부착시켰기 때문으로, 이곳을 acidamide($CONH_2$)로 바꾸어 수용액 내에서 분자가 해리되는 것을 방지하고 친수성 인자인 글루코스 성분을 결합시켜 친수성을 높여 비이온성 조영제인 Amipaque를 만들었다.

비이온성 조영제의 개발로 종래의 이온성 조영제에서 오는 문제를 많이 해결하였다. 특히 단백 결합율이 현저하게 내려간 것은 물론 삼투압도 크게 저하시켰다. 그러나 Amipaque는 저삼투성 조영제이며 이온부하를 방지하는데는 성공하였지만 조영제의 화학독성을 크게 줄이지는 못하였다. 그 후 글루코스 대신에 3개의 친수성 원자만을 결합시켜 보다 친수성을 증대시키고, 수용액 중에 화학적 안정성을 높인 비이온성 조영제 Iopamidol 과 Iohexol이 개발되었다.

3. 조영제의 분류

조영증강의 형태는 간접 증강과 직접 증강의 두 가지로 크게 나눌 수 있다.

간접 증강에는 속이 빈 내장의 내강을 채움으로써 간접적으로 장기를 관찰할 수 있는 비특이적 형태로서 황산바륨, Gastrografin, 공기, CO_2 등이 이용된다.

직접 증강은 조영제가 혈관내 주입하여 혈액과 혼합된 후 모든 조직, 혈관 및 세포외 공간으로 퍼져나가 직접 혈관, 실질장기 및 다른 고형조직을 조영 증강시키는 경우이다. 직접 조영증강시키는 조영제의 종류는 조직 특이성 조영제로 이론적으로 가장 이상적인 조영제이다. 경구와 정맥용 담도조영제, 세망내피계 혹은 비장용 조영제, 간세포용 조영제 등이 있으며, 요오드 혹은 gadolinium dimeglumine 제재 등이 이에 속한다. 그리고 조영되는 음영의 차이에 따라 음성 조영제(negative contrast media), 양성 조영제(positive contrast media)로 구별된다.

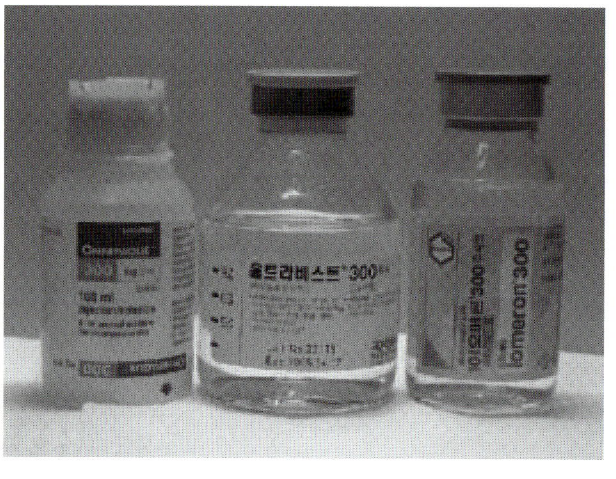

| 그림 7-4 | 여러 가지 비이온성 혈관조영제

1) 음성 조영제

음성 조영제는 일반적으로 X선을 잘 투과하므로 필름상에는 검게 나타난다. 즉 인체조직보다 X선을 많이 흡수하지 않기 때문에 음성 대조 효과를 나타낸다. 과거 초음파나 CT를 사용하기 훨씬 전에는 신장이나 뇨관, 방광을 보기 위해 공기를 사용하였다. 그러나 투약이 불편하고 대조도가 부적절한 경우도 많기 때문에 널리 쓰이지는 않지만 stomach CT나 대장을 주로 관찰하고자 하는 골반부 CT에서 사용하는 병원도 있다. 여기에는 가스(공기, O_2, CO_2)와 물 등이 사용되고 있으며 이들 물질은 원자 번호와 비중이 적고 독성이 없는 것이 특징이다.

2) 양성 조영제(positive contrast media)

양성 조영제는 X선을 잘 투과하지 않으며 필름에는 희게 나타난다. 즉 주위 조직보다 X선 흡수가 큰 약제로 원자번호가 큰 물질이 조영효과가 크며 바륨과 요오드로 나눌 수 있다. 바륨 제재는 소화관 계통 검사에 주로 사용되며 대표적인 것이 황산바륨이다.

요오드로 구성된 조영제는 물에 녹는지에 따라 수용성과 유용성으로 구별하고, 수용성 조영제는 이온화에 따라 다시 이온성과 비이온성 조영제로 나눈다.

이온성 조영제는 염기와 산의 화합물 형태를 취해 혈액 안에서 양이온과 음이온으로 분해되는 조영제를 말한다 여기에는 Metrizamide, Rayvist, Conray, Televist 등이 있다.

그리고 비이온성은 카르복실기 그룹에 염기와 산의 화합물 대신에 아미드를 결합시킨 것으로 혈액 내에서 분해되지 않고 배설 경로를 따라 배설된다. 여기에 속하는 조영제에는 Ultravist, Ioparmiro, Optiray, Omnipaque 등이 있다. 이 들은 모두 화학명이 아니라 상품명임을 알아야 한다

(1) 혈관조영제(intravascular contrast agents)

일반적으로 혈관조영제로 가장 널리 이용되고 있는 것이 수용성 조영제이며 혈관 내로 직접 주입되므로 적합한 수용성을 가지고 있어야 한다. 그러나 조영제의 기본 분자식은 organic acid인 삼이온화된 벤젠산이므로 수용성를 갖고 있지 않다. 이러한 단점을 보완하기 위하여 카르복실기가 있는 부위에 sodium(Na)이나 methylglucamine(Mgm)을 부착하여 염기화시키면 혈액 내에서 이온화 상태로 존재하게 된다. Sodium의 경우 methylglucamin 보다 수용성은 높으나 인체에 대한 내성은 현저히 저하된다.

1954년에 벤젠환에 3분자의 요오드를 부착시킨 triiodobenzene을 기본으로 하는 최초의 조영제인 aminotrizoic acid(diatrizoate)가 개발되었으며, 1954년과 1972년 사이에 iothalamate(Conray), ioxithalamate(Telebrix), Ioglicate(Rayvist) 등이 개발되었다.

1973년에는 조영제의 이온화와 이로 인한 고삼투압에 의한 부작용을 해결한 비이온성 조영제인 metrizamide(Amipaque)가 처음 소개되었으며 1974년에서 1976년 사이에 iopamirdol (Iopamiro), iohexol(Omnipaque), ioxagalate(Hexabrix)가 개발되었으며, 1983년 iopromide (Ultravist) 1987년 iohexol(Isovist) 등이 차례로 개발되었다.

이온성 조영제의 벤젠환 자체는 불용성이나 1번의 카르복실기에 sodium 이나 methylglucamine을 부착시키면 수용액 중에서 잘 녹아 양이온과 음이온으로 해리되어 고삼투압을 형성하게 된다.

양이온은 방사선학적인 정보는 제공하지 않으나 삼투효과의 반을 차지하며, 요오드로 치환되어 벤젠환으로 구성된 음이온은 조영제의 역할을 하게 된다. 비이온성 조영제는 benzene ring 중 1번의 카르복실기(COOH)에 $-NH_2$기를 결합시켜 비해리형으로 만드는 대신 그 자체가 높은 수용성을 가지고 있어 물에 잘 녹는다.

다시 정리하면, 현재까지 조영제는 다음과 같이 나눌 수 있다.

① 이온성 단량체(ionic monomers)

삼이온화된 벤젠환에 카르복실(-COOH) 그룹이 있는 것으로, 3개의 요오드 원자를 가진 분자구조로 되어있으며 두 가지의 하전입자(양이온, 음이온)로 분리되어진다.

300mOsm/kg의 삼투압을 갖는 혈액에 비교하여 통상적으로 고삼투압(1,500~2,100mOsm/kg) 이다. Metrizoate(Isopaque), diatrizoate(Hypaque), Telebrix, Urogratin, Conray, Rayvist 등이 해당된다.

② 이온성 이합체(ionic dimers)

두개의 삼이온화된 벤젠환이 탄소 chain으로 연결되어 있고 이중 한 개의 벤젠환에는 카르복실 그룹이 있다. 300mOsm/kg 정도로 삼투압이 낮으나 독성은 높다. 여기에는 ioxaglate(Hexabrix) 등이 속한다.

③ 비이온성 단량체(non-ionic monomers)

삼이온화된 벤젠환에 3개 이상의 하이드록실 그룹이 있으며 카르복실 그룹이나 기타 이온화될 그룹이 없으며 낮은 삼투압으로 안정성이 향상되었다. Iohexol(Omnipaque), opamidol(Iopamiro, Niopam, Isovue), iopromide(Ultravist), ioversol(Optiray), iopentol(Imagopaque), Xenetix 가 속한다.

④ 비이온성 이합체(non-ionic dimers)

두개의 삼이온화된 벤젠환이 탄소 chain으로 연결되어 있고 여러 개의 하이드록실 그룹이 있으며 이온화 그룹은 없다. 삼투압(300~320mOsm/kg)이 혈액과 같은 등장성이며 부작용이 적다. 여기에는 iodixanol(Visipaque), iotrolan(Isovist) 등이 속한다.

(2) 경구조영제

① 황산바륨염

지상에 널리 분포되며 채굴되어 제조공업과 석유화학약품을 만드는 공정에 널리 이용되고 있으며, 의학용으로 이용되는 황산바륨염(barium sulfate)은 다른 물질로 부터의 침전에 의해 얻어진다.

바륨은 1896년 처음으로 장의 연동운동에 대한 연구용으로 사용되었으며, 이로부터 10년 후 위장관의 X선 검사에 소개되었으며 황산바륨($BaSO_4$)은 1906년 경부터 위장관계 X선 검사시 조영제로 사용되기 시작하여(rieder meal), 맛이나 밀도, 입자크기 등을 개선하며 오늘까지도 쓰이고 있다. 그렇지만 장폐색이나 소아에 대한 검사 등에서 삼 요오드화된 조영제로 대체 사용하기도 한다.

바륨의 장점으로는 고장액이 아니며 불활성이며 장점막에 자극을 주지 않고 불용성이며 위장관으로 흡수되지 않는다. 단점으로는 누출시 복막, 흉막, 종격동에 염증 및 유착을 야기하며 용액이 아니고 현탁액이므로 침전되거나 응결현상으로 불안정하며 장의 부분폐쇄를 야기할 수 있다. 그리고 소량으로는 폐에 유독하지 않으나 대량 존재시 치명적이다.

이용되는 분야는 위장관의 검사, 신생아에서 기관 또는 식도의 누공 의심시, 혹은 흡인이 가능한 검사시, 이전의 수용성 조영제로 검사시 음성으로 나왔으나 식도 천공이 의심될 때 사용된다. 대부분의 경우 비이온성 조영제가 더 적당한 것으로 알려져 있다.

복부 CT 검사에서 일반적으로 상용되는 양은 800~1,000mL 정도이며 외국 제품인 EZ-CAT이 사용되어 오다가 2000년 이후 국내에서 계발된 제품인 “이지시티”가 주로 사용되고 있다.

② 수용성 요오드 조영제

경구용 요오드 조영제에서도 이온성(ionic)과 비이온성(non-ionic)으로 구분된다.

이온성으로 현재 널리 이용되고 있는 diatrizoate meglumine과 diatrizoate sodium(상품명: Gastrografin)은 1950년 대에 처음 소개되었으며 위장관 점막을 도포하지 않고 내강을 수동적으로 채움으로써 장이 보이게 한다. 대개 60% 정도의 농도를 사용하며 이때 요오드의 농도는 282~292mg/mL이며 삼투압이 1400~1540mOsm/kg로 혈청보다 5배 정도 높다.

위장관 검사시 장점은 현탁이 아닌 용액이며 위장관 밖으로 누출되어도 신체조직에 흡수되며 위장관 내에서 바륨에 비해 쉽게 흐른다. 장의 연동운동을 자극하며 고삼투성이므로 장관 내에 수분을 끌어들임으로써 장폐쇄나 태변성 일레우스를 해소시키는 치료목적으로 이용가능하며 가격이 저렴한 편이다.

단점으로서 고삼투성이므로 장관 내로 수분을 끌어들임으로써 조영제가 희석되며 탈수현상을 조장할 수 있으며 장 점막에 유독성이며, 흡인시 폐부종, 폐 염증, 사망 등의 부작용을 초래할 수 있으며 누출시 복막에 경도의 염증 반응을 야기한다.

다음과 같은 위장관 검사 즉, 장의 천공 가능성이 있을 때, 수술 후 장문합부의 평가, 일레우스와 폐쇄를 감별할 때, 태변에 의한 폐쇄를 치료하고자 할 때 이용된다. 대부분의 경우 비이온성 조영제가 더 좋은 것으로 알려져 있다.

비이온성 성분의 요오드 농도는 300mg/mL 이며 삼투압이 600~700mOsm/kg로 혈청에 비해 삼투압이 높다. 비이온성 조영제로 처음 개발된 metrizamide는 척수강 조영술에 이용되었으나 위장관의 영상에도 이용되었다.

비이온성 요오드 조영제가 위장관 검사에서 갖는 장점은 등장액이므로 장관 내에서 희석되지 않으며 장관 내로 수분의 이동을 초래하지 않는다. 누출시 복막에 의해 신속히 흡수되며 정상적인 장 점막에서의 흡수가 일어나지 않으며 장 점막에 손상을 입히지 않는다.

단점으로서 가격이 비싸며 바륨보다 X선의 감약효과가 떨어진다. 위장관 검사시 사용 용도는 폐로 흡인될 가능성이 있는 경우 위, 장관으로부터 조영제 누출의 가능성이 있을 때이다.

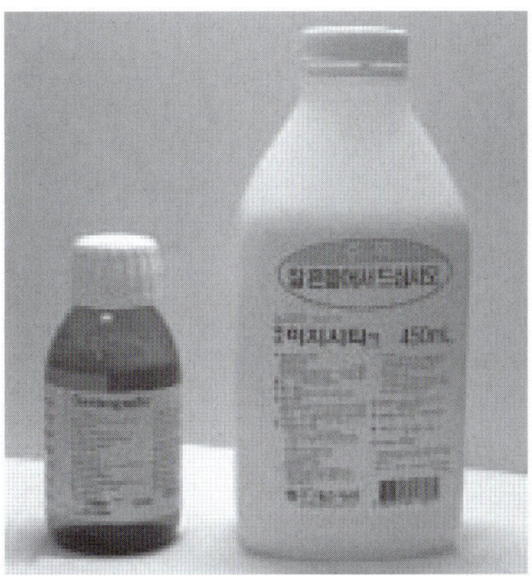

그림 7-5 CT 검사용 경구용 조영제들

4. 조영제의 특성

1) X선 조영제의 화학적 특성 및 분류

X선 조영제의 기능은 인체 기관이나 어느 일부분을 X선에 대해 대부분은 불투과성이 되도록 하는 것이다. X선의 흡수 정도는 원자번호에 거의 비례한다고 알려져 있다. 그러므로 원자번호가 높은 물질로서 생체 내 적용할 수 있는 형태의 것이라면 무엇이든 X선 조영제의 후보가 될 수 있다.

현재로서는 요오드가 혈관 및 척수강 내에 적용하기 위한 조영제로써 갖추어야 할 모든 화학적 요건을 다 갖춘 유일한 물질이다. 여기에서는 요오드를 이용한 조영제의 특성을 중심으로 알아 보겠다.

(1) 수용성(hydrophilicity)

CT를 비롯한 X선 검사는 그다지 민감하지 않은 검사이기 때문에 대조도를 확실하게 나타내기 위해서는 적어도 100mg/mL 이상의 요오드를 체내에 적용해야 한다.

수용성 조영제는 혈관 내에 들어가면 즉시 혈액과 섞여 희석되므로 충분한 대조도를 얻으려면 상당히 고농도의 요오드를 주사해야 한다. 그러므로 수용성 조영제는 포장된 병이나 주사기 안에서 또는 인체 내에서 결정이 형성되지 않을 정도로 높은 수용성을 가지는 것이 필수적인 요건이다. 수용성을 높이기 위해 ionic group(염류), 하이드록실 그룹(3 이상) 및 여러 친수성 그룹, 다수의 구조 이성체를 갖도록 한다.

일반적으로 이온성은 친수성이 크며, 비이온성은 -OH그룹(수산화기)의 개수가 증가할수록 친수성도 증가한다. 친수성이 클수록 생체 내에서 세포막 등의 생체막과 상호작용을 하지 않아 독성이 감소한다. Nonionic monomer는 수산화기가 4~6개, non-ionic dimer는 9개를 갖고 있다.

(2) 점도(viscosity)

용액의 끈적이는 정도를 의미한다. 점도가 조영제에서 중요한 이유는 혈관 내 주입시 점도가 높으면 주입이 어렵고 또 혈관 내에서의 흐름이 순조롭지 못하다. 이러한 점도에 영향을 주는 인자는 다음과 같다.

① 온도

온도가 상승하면 점도는 감소된다. 따라서 조영제 주입시에는 조영제를 체온과 같게 하여 주입하는 것이 좋다.

② 농도(concentration)

점도와 농도는 비례하므로 가능하면 낮은 농도의 조영제를 쓰는 것이 좋다. 그러나 농도가 낮으면 상대적으로 조영도가 떨어지므로 검사에 알맞은 농도를 선택하여야 한다.

③ 입자의 크기

입자 크기가 크면 용액의 점도가 증가한다. 조영제는 인체 내에 들어가면 이온화가 되는데 음이온인 요오드를 함유하고 있는 벤젠 환이 기본 구조이므로 점도에 영향을 주는 입자의 크기는 양이온의 크기에 비례한다. 이온성 조영제에서 주로 사용되는 양이온으로는 sodium(Na)이나 methylglucamine(Mgm) 이온인데 methylglucamine이 sodium보다 입자가 크므로 methylglucamine을 부착한 조영제의 점도는 sodium 보다 높다. 그러나 인체 내에서의 내성은 methylglucamine 제재가 sodium 제재보다 좋으므로 낮은 점도와 좋은 내성을 유지하기 위하여 sodium과 methylglucamine 을 섞은 제재가 필요하다.

용액의 점도가 높을수록 혈액과 섞여 희석되는데 까지 걸리는 시간이 지연될 수 있다. 그러나 임상에서 점도가 높으면 주사속도를 빨리 할 수 없다. 특히 카테터를 사용하는 경우 점도가 높으면 주사하기 힘들다. 그러므로 조영제의 적정한 점도는 임상적 상황에 따라 달라진다. 조영제 용액의 점도에 영향을 미치는 요인으로는 하이드록실 그룹의 수, 치환기들의 크기와 배열구조, 조영제의 분자량, 용액의 온도 등이 있다.

실제 조영제를 체온정도로 가온하면 점도는 50% 정도 감소될 수 있다. 특히 심장 검사에 적용시 체온에서 주사하는 것은 약리학적 효과면에서 장점이 될 수 있다

(3) 삼투압(osmolality)

조영제의 가장 중요한 특징 중의 하나로 용액의 입자에 의해 용액주변의 반투막에 가해지는 힘을 의미한다. 이는 용액에 용해되어 있는 이온이나 분자의 농도에 따라서 물이 이동하는 성질을 뜻하며 높은 삼투압은 조영제에 부작용을 유발하므로 삼투압은 낮을수록 좋다.

이온성 조영제의 경우 체내에 주사후 양이온과 음이온으로 각각 해리되면서 순간 높은 삼투압을 형성한다. 비경구적 주사제일 경우 가능한 체액에 근접한 삼투농도(290~300mOsm/kg H_2O)를 갖는 것이 좋다.

용액의 삼투농도는 용해된 입자의 수(분자 수, 이온 수)에 직접적으로 비례하기 때문에 조영제 용액의 용해된 입자 수에 대한 요오드 원자의 수를 증가시키면 삼투 농도를 떨어뜨릴 수 있다. 그러나 입자의 크기와는 상관없다.

삼투압을 비교해 보면 혈액과 뇌척수액은 300mOsm/kg, 이온성 조영제는 1,500~2,100mOsm/kg, 비이온성 조영제는 600~700mOsm/kg이다.

조영제의 삼투 농도와 입자 수, 요오드의 원자 수에 대해 표 7-1에 나타내었다.

삼투압의 측면에서 보면, 분자내 요오드 원자의 수와 용액 내 분자에 의해 형성되는 삼투압적으로 활성인 입자의 수의 비율이 1.5인 고삼투압 조영제(high osmolar contrast media; HOCM)인 이온성 단량체(ionic monomer), 그리고 비율이 3인 저삼투압 조영제(low osmolar contrast media; LOCM)인 이온성 이합체(ionic dimer)와 비이온성 단량체(nonionic monomer)로 구분된다. 또한 비율이 6인 비이온성 이합체(nonionic dimer)로 나누어진다.

따라서 이론적으로 이온성 이합체와 비이온성 단량체는 이온성 단량체에 비해 1/2의 삼투압 농도를, 비이온성 이합체는 이온성 단량체에 비해 1/4의 몰 삼투압 농도를 가지게 된다.

비이온성 이합체는 가장 작은 몰 삼투압 농도를 갖지만 큰 분자 크기로 인해 점도가 가장 높아서 가는 도관 속으로 조영제 주입시 유속이 느려지는 단점이 생기게 된다.

| 표 7-1 | 조영제의 삼투압과 요오드 원자번호, 입자수의 관계

	요오드 원자 수(A)	입자수(B)	비(A/B)
이온성 단량체	3	2	1.5
비이온성 단량체	3	1	3.0
이온성 이합체	6	2	3.0
비이온성 이합체	6	1	6.0

(4) 화학적 안정성(chemical stability)

조영제는 일반적으로 안정하기 때문에 차광하여 실온에 보관할 경우 수 년간이라도 안정하다. 몇몇 조영제에서 40°에서의 안정성에 관한 실험이 수행된 바 있다.

X선 조영제의 첫 번째 분해 산물로는 요오드를 들 수 있다 조영제가 빛에 노출되거나 주변에 구리 이온이 혼재할 경우 요오드가 분리될 수 있다. 이런 경우를 대비하여 조영제 안에 ethylenediaminetetracetic acid(EDTA)를 넣어 만약 요오드가 분리될 경우 결합하여 요오드에 의한 부작용 발생을 막을 수 있게 한다.

5. 조영제의 선정 기준과 취급상 주의

1) 선정 기준

CT를 비롯한 방사선 검사에서 조영제를 최적으로 사용하기 위해서는 이용 가능한 물질의 본질과 관련 특성을 알아야 한다. 오늘날 주로 쓰이는 조영제는 소화관계 진단을 위한 불용성 황산바륨염과 여러 맥관계, 체강 및 기관의 방사선학적 사진을 얻을 수 있는 수용성 조영제가 있다. 이들 중 특히 비뇨기계와 혈관계 검사에 사용되는 조영제는 사용자들은 물론 환자들에게 부작용에 따른 심적 고통이 따르기 때문에 사용시 항상 주위를 요한다.

완벽한 조영제로서의 조건을 갖춘 조영제는 시판되지 않고 있기 때문에 검사하고자 하는 부위에 적합한 조영제를 선택하는 것이 무엇보다 중요하다. 이러한 선정기준은 다음과 같다.

(1) 생물학적 작용이 없고 독성이 없으며 가능한 무자극, 무미, 무취일 것
(2) 낮은 점도와 적당한 유동성이 있고 목적 조직에 대한 친화성이 좋을 것
(3) 삼투압이 인체의 혈액과 같거나 낮을 것
(4) 수용성이며 검사 후 배설이나 제거가 용이하고 안정성이 있을 것
(5) 화학적 및 열에 안정성이 좋을 것
(6) 혈관 내에서 spasm이나, 혈전 등 장애가 없을 것
(7) 가격이 저렴할 것

오늘날 CT 검사에서 조영제의 역할은 매우 큰 비중을 차지하고 있음은 주지의 사실이다. 그러나 아직도 이상적인 조영제로서 완벽히 갖춘 조영제는 개발되지 않고 있는 것은 매우 유감스러운 일이다. 즉 사람의 정상적인 생리작용을 방해하지 않고 독성이 없으면서 우수한 X선 조영상을 제공할 수 있는 조영제가 개발되기를 기대한다.

2) 취급상 주의

(1) 실온보관

조영제는 실온에서 보관한다. 냉장고에 보관할 필요가 없으며 냉장 보관할 경우 오히려 낮아진 점도 때문에 결정이 생길 수 있다. 또한 조영제는 온장고에 넣었다가 사용하기도 하므로 각 조영제의 섭씨 37~40°에서의 안정성을 고려해야 한다. 보통 실온에서는 대개 3년 이상의 보관기간이 확보되지만 섭씨 37°에서는 5일에서 3개월까지 조영제에 따라 차이는 있다.

(2) 차광보관

조영제는 일반적으로 열보다 빛에 약하기 때문에 차광하여 보관해야 한다. 요오드 X선 조영제의 경우 만약 직사광선에 노출되면 free 요오드가 생기고 PH가 증가하여 약의 성질이 변화되므로 사용할 수 없게 된다(액이 황색으로 변함). 일반적으로 실내의 평균 조도로 하루 정도 노출되는 것은 무방하다고 하지만 직사광선에는 잠깐이라도 노출되지 않도록 한다.

(3) 쓰고 남은 양의 처리

조영제는 쓰고 남은 것을 재사용하지 않아야 하며, 일단 개봉했을 경우는 4시간 이내에 사용할 것을 권한다. 개봉 후 수 시간이 지나도록 사용하지 않으면 미생물 오염이나 먼지 등의 혼입이 우려되며, 용제가 날아가면서 결정이 석출될 수도 있기 때문이다.

(4) 희석

조영제는 임의로 희석하지 않는 것이 좋다. 조영제는 그 주성분을 비롯하여 기타의 첨가제들을 최적의 농도와 비율로 조절해놓은 것이므로 희석할 경우 그 균형이 깨지게 된다.

6. 조영증강과 조영제 주입방법

1) 조영증강의 개념

CT에서 경정맥 조영제의 사용 목적은 각종 장기와 혈관을 조영증강함으로서 해부학적 구조물을 잘 보여주고 병변과 장기와의 감약의 차이를 크게 만들어 정확한 진단을 하기 위함이다.

조영증강은 급속주입(bolus injection)이 점적주입(drip infusion)에 비해 우수한 영상을 제공하고 영상의 획득은 평형기(equilibrium phase)가 되기 전에 완료해야 하며 조직의 조영증강 정도는 사용한 조영제의 양과 비례하고 조영제를 빠르게 주입할수록 최대 조영증강이 높아진다는 것이다.

아직도 논란이 되고 있는 점들은 이상적인 조영제의 종류, 적정한 조영제의 양, 적정한 주입 속도, 단상식(monophasic) 또는 이상식(biphasic) 주입 방법, 적정 지연 시간, 조영제의 적정 농도 등이 있다. 이러한 지표들이 결정되지 못한 이유는 서로 다른 조영제 주입 방법으로 얻은 영상을 비교할 수 있게 잘 짜여진 연구가 적고, 각 연구 자료의 수집과 평가에 표준화가 이루어지지 않았기 때문이다.

최근에는 자동 조영제 주입기술(power injection technique)이 개발되어 조영제의 급속주입이 가능해지고 나선형 CT 기술이 개발되어 영상획득 시간이 짧아지면서 1회 조영제 주입으로 여러 시기의 영상을 얻을 수 있게 되면서 조영제 주입 방법에 대한 관심이 더욱 증가되고 있다.

혈관조영제를 사용할 경우 반드시 검사 전 6시간 이상 금식(NPO)을 하여야 한다. 이것은 조영제 사용으로 인한 부작용을 최소화 하기 위한 것이며 이를 위해 최근엔 비이온성 조영제를 선호하는 경향이 많다.

그리고 비이온성 조영제(nonionic contrast agent)를 사용함으로 가벼운 부작용인 오심과 구토가 줄어 들게 되었고 이는 나선형 CT 기술에서 매우 중요한 공헌을 하였다. 왜냐하면 연속적인 체적정보획득을 하는 도중 영상획득에 중대한 오류를 주는 환자의 움직임을 감소시켰기 때문이다.

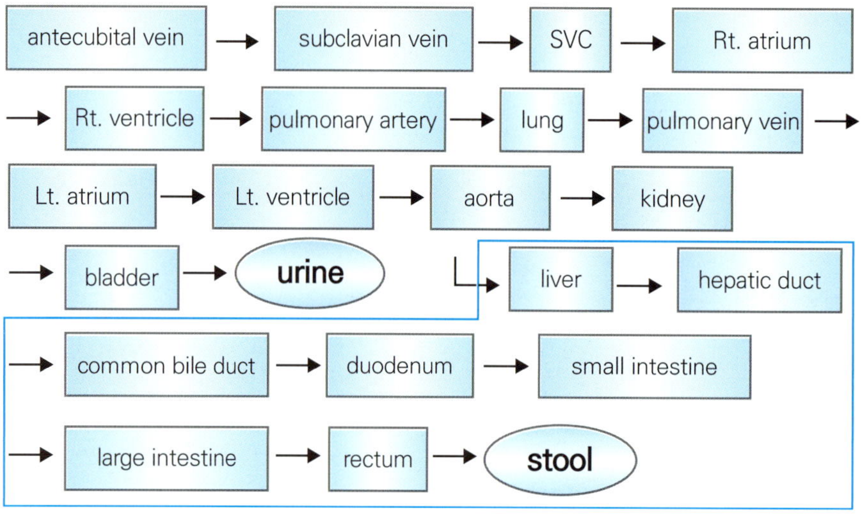

| 그림 7-6 | 조영제의 주입 및 배설경로

조영제의 체내에서의 약물동태(pharmacokinetics) 특히 시간-조영증강 곡선(time-density curve)을 이해하고, 간의 조영증강 특징을 검토하고 여러 가지 조영제 주입 방법에 따른 장단점을 비교하여 병변의 발견에 최적의 조건을 결정해야 한다.

2) 조영증강에 영향을 미치는 요소

조영제를 사용하는 목적은 앞에서도 언급하였듯이 병변의 발견률을 높이기 위함이기 때문에 조영제의 약물동태를 정확히 알고 적정 조영증강 기간(optimal temporal window)에 검사를 시작하고 끝내는 것이 중요하다.

정맥으로 주입된 조영제는 정상 뇌와 척수를 제외한 조직으로 빠르게 확산하여 세포간질에 분포하게 된다. 조영제는 세포 내에서 거의 존재하지 않는다.

조직의 조영증강 정도는 혈관내와 혈관외에 존재하는 조영제의 합으로 결정되는데 이는 조영제 주입양 뿐 아니라 다른 요소들에도 영향을 받는다. 영향을 주는 내부 인자들로는 체중, 심기능, hydration 상태, 신기능, 조직 혈류량, 혈류속도, 혈관의 투과도 등이 있고 외부인자들로는 주입속도, 주입시간, 조영제 주입 후 촬영시작까지 지연시간 등이 있다.

3) 조영증강의 흐름

정맥을 통해 주입된 조영제는 우심과 폐 모세혈관망을 지나면서 혈액과 섞이게 되고 좌심을 통해 대동맥으로 나오게 된다. 이때 대동맥의 조영증강 정도와 최대 조영증강 시간은 심박출량과 밀접한 관계가 있다. 주입된 조영제는 주입시작 후 20초가 지나면 간동맥에 도달하게 되고 동맥기가 시작된다.

혈액내의 조영제 농도는 주입 즉시 증가하기 시작하고 주입이 끝나면 처음에는 빠른 속도로 감소하다가 천천히 감소하게 된다. 조영제는 혈액 내에서의 희석, 혈관외 간질로의 확산, 신장에서의 배설 등에 의해서 혈중농도가 감소하게 되는데 조영제 주입 중지 후 처음 몇 십초 간의 빠른 혈중 농도의 감소는 혈관외 간질로의 확산에 의하여 일어난다. 간질로 이동속도와 양은 조직에 따라서 그리고 병변의 존재 여부에 따라 다양하다. 시간이 지남에 따라 일어나는 완만한 혈중 농도의 감소는 주로 신장에서의 배설에 의한다.

조직에 도달한 조영제는 모세혈관에서 조직과의 농도차와 혈관의 투과률에 따라 조직 간질로 확산 되어 들어가고 조직은 조영증강 되기 시작한다. 조영제 주입 초기부터 신장과 간을 통한 배출은 일어나기 시작하지만 조영제 주입 중에는 배설에 의한 혈중농도 감소효과가 증가효과에 비해 적기 때문에 혈중 조영제 농도는 지속적으로 상승하게 된다.

조영제의 주입이 끝난 후 상당 시간 동안은 혈중 농도가 조직의 농도에 비하여 높기 때문에 조영증강은 조영제 주입이 끝난 지 25~45초에 오게 되고, 약 2분간 조영제 주입을 하면 간의 최대 조영증강은 조영제 주입이 끝난 후 10초 이내에 오게 된다. 신장과 간을 통한 배설이 계속되면서 혈중 조영제의 농도는 지속적으로 감소하게 되고 조직과의 농도 차이는 줄어들게 된다. 혈액 내와 간질 사이의 농도 차이가 없어지면 더 이상의 확산은 일어나지 않게 되며 신장과 간을 통한 혈액내의 조영제 배설이 계속되면서 혈중 조영제 농도가 조직에 비해 낮아지게 되고 이 때부터는 조직에서 혈액 내로 역확산이 일어나게 된다. 이 이후의 혈중 조영제 농도 감소는 신장을 통한 배설이 주가된다.

조영제를 급속 주입하였을 때 간을 비롯한 모든 장기의 조영증강은 3 시기로 나누어진다.

첫번째 시기는 정맥을 통하여 조영제가 주입되는 시기로 주입기(bolus phase; injection phase) 라고 한다. 이 시기에는 대동맥과 간 동맥의 조영증강이 빠른 속도로 일어나고 조영제 주입이 끝난 직후에 최고에 도달한다. 신장을 통한 배설과 간질로의 확산이 있지만 정맥으로 주입되는 조영제의 양이 더 많기 때문에 조영제의 혈중 농도 증가는 계속 일어난다. 간 실질은 약간 조영증강이 되며 동맥강조기(arterial dominant phase) 영상을 얻을 수 있다.

두번째는 비평형기(non-equilibrium phase)로 혈관 내의 조영제가 농도차에 의하여 간실질로 확산하는 시기로 재분포기(redistribution phase) 라고도 한다. 이 시기에는 대동맥과 간동맥의 조영제 농도가 급격히 감소하며 간실질의 조영증강은 계속되어 후기 비평형기에 최고조에 이른다. 이 시기에 문맥강조기(potal dominant phase) 영상을 얻을 수 있다.

마지막 시기는 혈관의 조영제 농도와 간실질의 조영제 농도가 평형을 이루는 평형기이다. 이 시기에는 혈관과 간 사이에 조영제의 이동은 거의 없어지며 신장과 간을 통한 조영제의 배설로 혈중 조영제의 농도는 낮아지게 된다. 이 시기의 시작은 혈관과 간의 시간-조영증강 곡선이 평행하게 되는 시점이다. 혈중 조영제 농도가 감소하면 간 실질 내의 조영제가 확산에 의하여 혈관으로 이동하게 되고 다시 혈관과 간 실질 사이에는 새로운 평형이 생긴다. 따라서 혈관과 조직의 조영증강 곡선을 평행을 이루며 같은 속도로 감소하게 된다.

조영증강을 세 시기로 나누는 것은 병변의 발견과 밀접한 연관이 있기 때문이다. 조영제 주입 후 병변의 발견률이 조영증강 전의 CT영상에 비해 높아지기 위해서는 동정맥간의 감약계수차가 10HU 이상이 되어야 하는데, 일반적으로 주입기에는 동정맥간의 감약계수차가 30HU 이상 되고 비평형기에는 10~30HU 정도로 유지된다. 그러나 평형기에는 감약계수차가 10HU 이하가 되어 병변의 발견이 어려워진다. 이 때문에 평형기가 되기 전 즉, 병변이 잘 보이는 적정 조영증강 기간에 영상획득을 끝내려는 노력과 비평형기를 길게 유지하려는 노력이 계속 되어왔다. 여러 가지 주입 방법에 따라 다르지만 주입기는 대개 40~60초이며 비평형기는 약 2분 이내이다.

병변의 명확도는 조영증강 곡선의 상승경사면(upward slope)에서 시행한 영상이 하강경사면(down ward slope)에서 시행한 영상에 비해 월등하다.

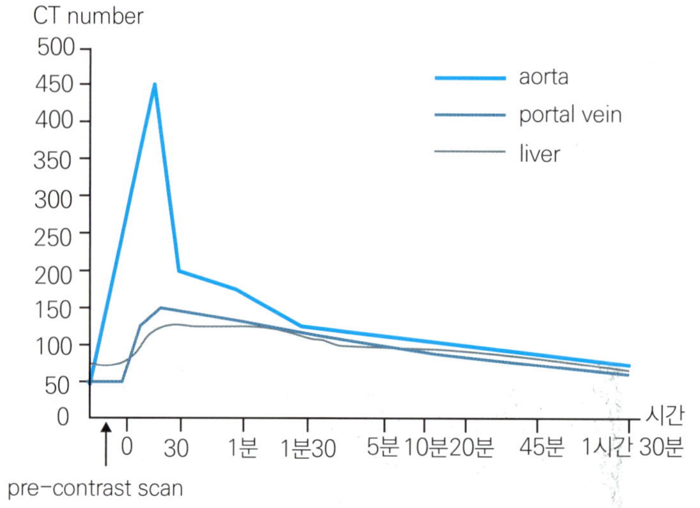

| 그림 7-7 | 대동맥, 문맥 그리고 간의 시간에 따른 조영증강 곡선

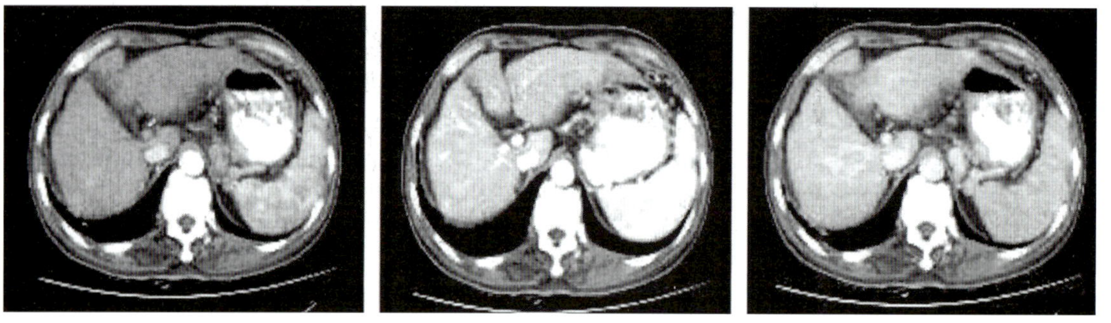

(a) 동맥강조기 (b) 문맥강조기 (c) 지연기

| 그림 7-8 | 간의 조영증강 3시기

4) 조영제의 주입방법

(1) 점적 주입(drip infusion)

이 방법은 일정한 속도로 점적 주입하는 방법으로 주입 속도나 조영제의 양이 부족하면 조직의 농도 차이가 잘 나타나지 않게 되므로 혈중 조영제의 농도가 잘 이루어지도록 조영제의 주입을 나누어 주사하기도 한다. 그리고 정적주입의 속도가 줄어 드는 것은 막기 위해 18gauge route를 확보하는 것이 좋다. 자동 조영제 주입기(power injector)가 나오기 전에 시행하던 조영제 주입법으로 최근에는 많이 사용하지 않고 있으며 다른 방법에 비해 좋지 않은 영상의 대조도를 나타낸다. 그리고 급속주입에 비하여 조영증강 정도가 매우 약하고 시간이 많이 걸리므로 종양 내에 조영제가 축적되어 간실질과의 명확도가 떨어져 조영증강전 영상 보다 병변 발견률이 낮은 경우가 많기 때문에 점적주입은 사용하지 않는 것이 좋다.

(2) 이상식 주입법(biphasic injection)

이 방법은 Foley 등이 주장한 평형기에 도달하기 전에 촬영을 끝내야 간 실질과 병변의 대조도가 높은 영상을 얻을 수 있다는 이론에 근거한다. 이상식 주입법과 다음에 나오는 단상식 주입법은 빠른 속도의 조영제 주입이 필요하기 때문에 자동조영제 주입기의 사용이 필수적이다. 초기에 일정량을 지속적으로 주입하여 혈중 조영제 농도를 유지 또는 서서히 상승시켜 주입기와 비평형기를 길게 만들어 적정 조영증강 기간을 넓혀 주는 방법이다.

예를 들어 Heiken 등에 의하면 125mL를 2.5mL/초의 속도로 50초 동안 주입한 경우 비평형기 도달시간 92초에 비해 주입기와 비평형기의 시간 증가가 56.5% 늘어났다. 적정 조영증강 기간이 넓기 때문에 부적절한 시기에 촬영을 할 가능성이 줄어들고 따라서 빠른 촬영을 할 수 없는 CT장치에 적당한 방법이다.

다음에 설명할 단상식 주입법에 비해서 간 실질의 최대 조영증강이 덜 된다는 점과 주입 시기가 길기 때문에 비평형기 후기에는 동맥 강조영상과 문맥 강조영상이 섞여서 나오게 된다는 단점이외에 다음과 같은 이론상의 문제점을 갖고 있다.

평형기가 되면 병변이 간 실질과 동등음영 감쇄(iso-attenuation)가 된다고 주장하지만 아직 정확한 이행 시점(equilibrium point)을 발견한 적이 없으며, 많은 경우에서 평형기에도 병변이 보이고 어떤 병변들은 평형기가 되기 전에 이미 보이지 않게 된다. 또한 최근에 나온 고해상능 CT장치는 10HU 이하의 대조도를 구분할 수 있는 능력이 있기 때문에 평형기에 대한 새로운 개념의 정립이 필요하다.

(3) 단상식 주입법(monophasic injection)

이 방법은 간 실질과 병변의 감약계수의 차이가 최대가 되어야 병변의 발견률이 높아진다는 이론에 근거한다. 대개 120mL의 조영제를 2~4mL/초의 속도로 30~60초 동안 주입한다.

단상식 주입법은 이상식 주입법에 비해 적정 조영증강 기간이 좁고 조영증강 곡선의 상승 경사면이 급하기 때문에 정확한 시기를 맞추는데 어려움이 있으나 나선형 CT장치에서는 큰 문제가 되지 않는다. 장점은 이상식 주입법에 비하여 최대 조영증강이 높아 병변의 대조도가 좋아지고 동맥강조기와 문맥강조기가 섞이는 것을 방지할 수 있다는 것이다. 이 방법은 나선형 CT장치에서 가장 많이 사용한다. 그러나 적정 조영증강 기간이 짧기 때문에 고식적 CT장치로는 평형기에 도달하기 전에 촬영을 끝내기가 어렵다.

5) CT 검사시 혈관조영제 주입량

일반적으로 성인 CT 검사의 경우 2mL/kg가 적절하고 흉부 일반 CT 검사에서는 100mL 이하, 복부나 CT 혈관 조영검사에서는 최대 150mL 정도가 권고된다. 그러나 소아 CT의 경우 1~2mL/kg가 권고된다.

6) 조영제의 배설

정맥을 통해 혈관으로 유입된 조영제는 모세혈관에서 세포간질로 확산되고 신장의 사구체 여과에 의하여 95% 가량 소변으로 배설된다. 나머지 1~5%는 단백질과 결합하여 간세포에 섭취되거나 담즙으로 배설된다. 후자를 대사성 배출(vicarious excretion)이라 한다.

신기능이 정상인 건강한 사람의 경우 보통 1시간에 50%, 24시간에 95~99%가 배설된다.

7) 조영제 주입의 실제 응용

나선형 CT의 출현으로 조영제 주입 개념에 커다란 변화가 오게 되었다. 일반 CT장치로 간을 촬영하는 데는 시간이 가장 빠른 기종으로 1분 이상이 걸렸기 때문에 적정 조영증강 기간을 넓히는 것이 가장 큰 문제였다. 그러나 나선형 CT를 사용하면서 간 전체의 영상을 획득하는 데 15초 내외로 시간이 단축되어 적정 조영증강 기간의 넓이 보다는 조영증강 정도와 다중시기 CT(동맥강조기, 문맥강조기, 지연기)시행시 정확한 시간을 맞추는 것에 더 큰 관심이 모아지고 있다.

Helical CT장치의 적절한 조영제 주입 방법은 적정 조영증강 기간은 좁지만 최대 조영증강이 높고 동맥강조기와 문맥강조기가 잘 구분되는 단상식 주입법이다. 120mL를 초당 3mL/sec로 주입하는 경우 동맥강조기는 주입시작 후 30초 후에, 문맥강조기는 65~70초 후 즉 주입이 끝난 후 25~30초 후에 시행하는 것이 병변과 간실질의 대조도를 좋게 할 수 있다.

간에 생기는 종양들은 혈액공급을 간동맥에서 받으며 문맥의 공급은 거의 받지 않는다. 그러므로 간에 발생하는 종양의 발견률을 높이기 위해서는 종양의 혈관성에 따라 적절한 시기에 영상획득을 하는 것이 필요하다. 간암은 고혈관성 종양으로 동맥강조기에 강한 조영증강을 보이고 문맥강조기와 지연기에는 저 음영으로 보이게 된다.

따라서 간암은 동맥강조기에 가장 좋은 간실질과의 대조도를 보이게 된다. 문맥강조기 영상은 간실질이 최고로 조영증강되는 시기이므로 대부분이 저혈관성인 전이암은 문맥강조기에 가장 대조도가 높게 보이고 지연기인 평형기에는 덜 뚜렷해진다.

지연기 영상은 다음과 같은 경우 도움이 될 수 있다. 고혈관성 종괴는 동맥강조기가 지나면서 조영증강이 감소하게 되고 지연기에는 저음영이 된다. 따라서 문맥강조기때 종괴와 간실질의 감약도가 비슷해지는 시기가 있게 되고 병변의 발견률이 떨어질 수 있다.

해면혈관종의 경우 지연기까지 높은 조영증강을 보이므로 다른 간종괴와의 감별에 도움이 된다. 섬유화된 조직은 혈관외 공간에 지연기까지 많은 양의 조영제가 남아있어 병변이 지연 조영증강이 되기 때문에 전이성 선암, 담관암, 방사형 간염(radiation hepatitis), 유합성 간섬유증(confluent hepatic fibrosis) 등과 같이 섬유화를 많이 포함한 병변의 감별 점이 될 수 있다.

따라서 바람직한 조합은 고혈관성 종양의 경우는 동맥강조기와 지연기이고 저 혈관성 종양은 동맥강조기와 문맥강조기이며 해면혈관종이 의심되거나 섬유화 종양이 많은 병변의 경우 지연기영상을 포함한 영상을 얻어야 한다.

고식적인 CT장치로 나선형 CT같이 다중시기의 영상을 얻는 것은 시간적 제한 때문에 현실적으로 어렵다. 그러나 다중시기 영상이 갖는 장점이 매우 크므로 제한적이나마 고식적인 CT장치로 비슷한 효과를 낼 수 있는 방법이 있다면 간 종괴의 정확한 진단에 큰 도움이 될 것이다. 조영증강전 CT로 병변의 위치를 확인 할 수 없는 경우 동맥강조영상을 정확히 얻는데 어려움이 있었으며, 여러 개의 병변이 있는 경우에는 모든 병변의 동맥강조영상을 얻을 수 없다. 따라서 각 검사에 알맞은 조영증강 시간을 적절히 사용하여야 한다.

참고문헌

김승훈. Phamacokinetics of contrast enhancement: Implications for helical CT. Body helical CT from basics to clinical application(삼성서울병원 진단방사선과 연수강좌) 1996;10-19.

김영덕, 안인현, 이종호 등. 전산화단층촬영을 이용한 폐암의 역동적 조영증강 시간의 분석. 대한전산화단층기술학회지 제3권 제1호 2001;113-117.

김영은. Multi-detector를 이용한 CT angiography 에서 조영제 주입방법에 따른 조영제량 감소. 대한전산화단층기술학회지 제4권 제1호 2002;74-78.

김윤식, 윤인구, 이경숙 등. Bolus triggering 기법을 이용한 delay time의 적정화. 대한전산화단층기술학회지 제4권 제1호 2002;113-117.

조경식. Contrast media and reaction. 전공의를 위한 방사선 물리학(서울아산병원 방사선과학 연수강좌) 1997;116-126.

진정헌, 김건중. CT검사에서 methylcellulose가 경구용 조영제로서 소화기 검사에 미치는 영향. 대한전산화단층기술학회지 제2권 제1호. 2000;72-74.

하동윤, 박장흠, 박천규 등. 조영제의 점도와 최대 조영제 주입량의 상관관계. 대한전산화단층기술학회지 제3권 제1호 2001;95-96.

American college of radiology. Manual on iodinated contrast media. 3rd ed. Reston(VA) 1997.

Bettmann MA. Intravascular contrast agents: Current problems and future solutions-a review. Acta Rdiologica Vol. 37(suppl 400)1996;3-7.

Brink JA, Heiken JP, Forman HP et al. Hepatic spiral CT: Reduction of dose of intravenous contrast material. Radiology Vol. 197, 1995;83-88.

Burgener F A, Hamlin D J. Contrast enhancement of hepatic tumors in CT: Comparison between bolus and infusion technique. AJR Vol. 140 1983;291-295.

Bush W, McClennan B, Swanson D. Contrast media reaction: prediction, prevention, and treatment. Postgrad Radiology vol.13 1993;137-147.

C Ehritt Braun, FJ Ferstl, D Burger et al. Optimization and adaption of intravenous administration of contrast medium in spiral volumetric CT. Advance in CT III. Springer-Verlag 1994;95-99.

Dennis Foley. Tailored contrast suits imaging needs. Diagnostic imaging. Nov 1995;CT7-CT9.

Freeny PC, Gardner JC, Vonlngerslenben G et al. Hepatic helical CT: Effect of reduction of iodine dose of intravenous contrast material on hepatic contrast enhancement. Radiology Vol. 197, 1995;90-93.

Freeny PC, Nghien HV, Winter TC. Helical CT during arterial portography: Optimization of contrast enhancement and scanning parameters. Radiology Vol. 197, 1995;83-89.

Katzberg R. The contrast media manual. Baltimore, Williams & Wilkins 1992;p16.

Laroche D, Aimone-Gastin I, Dubis F et al. Mechanism of severe, immediate reactions to iodinated contrast material. Radiology Vol. 209 1998;183-190.

Lois E Romans. Enhancement technique. Introduction to computed tomography. Williams & Wilkins 1995;51-59.

M. Prokop, A J van der Molen. Patient preparation and contrast media application. Spiral and multislice computed tomography of the body. New York, Thieme 2004;83-108.

McClennan BL, Preston M. Ionic and nonionic iodinated contrast media: Evolutionand strategies for use. American journal of radiology Vol. 155 1990;225-233.

Otto H Wegener. Contrast media. Whole body computed tomography 2nd edition. Blackwell scientific publications 1992;98-110.

Paul M Silverman. Pharmacokinetics of contrast enhancement in body CT: Implications for spiral scanning. Spiral CT principle, technique, and clinical application. Raven press 1995;11-24.

Silverman PM, Brown , Wray H et al. Optimal contrast enhancement of the liver using helical CT: value of Smart-prep. AJR Vol. 164, 1995;1169-1171.

William H Bush. Risk factors, prophylaxis and therapy of X-ray contrast media reactions. Advances in X-ray contrast Vol. 3 1996;44-53.

chapter 8

기본 CT검사와 프로토콜

1. 검사 준비

1) CT장치의 준비

검사 중 고장으로 인한 검사의 실패를 방지하고 고화질의 영상을 얻기 위해서 검사를 위한 장치의 준비는 철저히 되어 있어야 한다. 이에는 CT장치의 사전 tube warm up, 양질의 calibration data의 유지, 하드디스크나 스캔 파일의 여유를 확보해야 한다. 더불어 조영제 주입기, 하드카피 시스템, 보조 저장매체, 영상 네트워크 시스템, 그리고 응급처치 기구가 정상적으로 가동되어야 한다.

2) 검사의 사전 설명

검사를 시행하기 전에 환자에게 검사에 대한 충분한 설명과 협조의 요청이 필요하다. 이에는 검사소요시간, 검사과정, 조영제 주입여부와 발생 가능한 부작용, 검사 시 호흡조절 및 움직이면 안되는 이유 등이 해당된다. 그리고 복부 CT검사의 경우 경구 조영제의 복용이유와 복용후의 대기시간에 대한 설명도 필요하다.

그리고 검사 직전에는 검사에 방해가 되는 액세서리의 제거나 탈의 이유 등도 이에 해당된다.

3) 검사의 전처치 및 준비

(1) 조영제 사용 관련

조영증강 검사(post-contrast CT)를 위해서는 최소한 6시간 이상의 금식을 해야 하며, 입원환자의 조영증강 CT 검사의 경우 병동에서 IV route를 확보된 상태로 검사실로 오도록 하는 것이 좋다. 조영제 증강을 필요로 하는 환자 중 혈관상태가 좋지 않은 환자는 검사 전에 처치실에서 최대한의 굵은 바늘로 IV route를 확보한다. 이때 소아는 가능하면 20~22G 굵기의 바늘을 사용한다.

조영제 증강검사가 필요한 외래환자의 경우, CT 근무자는 환자에게 조영제 사용목적과 발생 가능한 부작용 등에 대하여 자세히 설명하고 조영제 사용동의서를 받는다. 그러나 조영제를 사용하는 병동환자의 경우는 처방과에서 동의서를 받도록 하는 것이 권고된다.

그리고 조영제 과민반응이 우려되는 환자나 과거에 부작용 경험이 있는 환자는 영상의학과 담당의사와 상의하여 0.5~1.0 앰플의 avil을 근육 주사한 후 검사를 시행하거나 처방의사와 상의하여 조영제를 사용하지 않는 검사로 변경하여 시행하는 것이 좋다.

(2) 소아환자의 진정(sedation)

소아환자의 진정은 의뢰의사나 영상의학과 담당의사 또는 의사 처방하에 소아담당 간호사가 처치실에서 실시하는 것이 좋다. 조영증강 CT검사의 경우 최대한의 굵은 바늘로 IV route를 확보한 후 진정을 시켜야 한다.

일반적으로 Pentobabital을 kg당 2mg으로 계산하여 정맥주사하거나 Pocral(10% chloral hydrate)을 kg당 50~75mg의 양으로 항문을 통해 주입한다. 이상의 방법으로 진정이 되지 않으면 사용했던 양의 반을 다시 주입할 수 있다.

체중이 30kg 이상의 소아나 성인의 경우 진정이 필요하면 5~10mg의 Valium을 근육주사 한다. 진정된 소아의 안전을 위해서 pulse oximeter를 이용하여 맥박수와 혈중 산소농도를 의사나 간호사가 지속적인 관찰을 하도록 한다.

2. 환자 응대

외래환자가 영상의학과 중앙접수를 거쳐 CT조정실로 오면 담당 방사선사는 검사내용을 확인하며 검사부위 및 검사방법에 대한 간략한 설명과 함께 조영증강 검사인 경우 검사동의서(조영제 사용승낙서)에 서명하도록 한다. 복부계통의 검사인 경우 검사 30~60분 전에 600~1,000mL의 경구조영제를 마시게 한 후 대기의 필요성을 설명한 후 대기실에서 기다리도록 한다.

또한 조영제 사용에 대한 부작용이나 검사에 관련되는 기본사항을 점검하고, 부작용이 있었던 경우는 간호사나 담당의사에게 연락하여 적절한 조치를 받도록 한다.

병동환자의 접수는 조영제 사용검사의 경우 차트에서 검사동의서의 유무를 확인하고 검사부위와 방법에 대한 간략한 설명 후 대기하도록 한다. 만일 조영제 사용승낙서가 없으면 병동에 연락하여 승낙서를 가져 오도록 한다.

3. 부위별 검사법

다른 방사선 검사와 마찬가지로 CT검사법은 장치의 기종과 특성에 따라 다양하며, 특히 나선형 스캔의 여부에 따라 많은 차이를 갖는다. 국내에도 작은 규모의 일반 병원에서도 보급형의 CT장치가 일반화되어 활발히 운영되고 있는 반면, 상급종합병원을 위주로 multi-detector 나선형 CT의 도입은 검사 정보의 차이 뿐만 아니라 검사 방법과 기술적인 측면에서 더욱 심한 격차를 만들고 있다.

검사의 훌륭한 수행을 위해서는 사용하고 있는 장치의 기종과 특성에 알맞고 경제성이 가미된 효율적인 프로토콜이 필요하다.

1) 두경부 CT

CT은 각 연부조직의 X선 흡수계수를 계산하여 영상화하는 것으로 뇌척수액, 뇌백질, 뇌회질 등을 명확히 구분해 주기 때문에 뇌출혈, 뇌경색, 뇌종양 등 뇌질환 및 head & neck 질환의 모든 경우에 가장 보편적으로 이용되고 있다.

※두경부 CT검사시 환자의 전처치

1. 검사에 대한 사전 오리엔테이션은 환자에게 검사과정을 설명하여 환자의 불안감을 덜어 준다.
2. 조영제를 투여하는 검사는 환자에게 검사 예약시 반드시 검사 6시간 전부터 금식할 것을 알려주고, 검사당일은 검사 전에 반드시 금식하였는지를 확인하고, 조영제 사용시 주의 사항 및 부작용에 대해 충분히 설명하여야 한다.
3. 조영제 투여 중 일어날 수 있는 환자의 부작용에 대해 빠르게 응급처치를 할 수 있도록 의사, 간호사, 방사선사 상호간의 역할에 대해 숙지하고 있어야 한다.
4. CT영상에서 아티팩트를 방지하기 위해 검사 전에 반드시 머리핀, 의치, 귀걸이, 가발 등을 제거해야만 한다.
5. 소아환자의 경우 수면 중에 검사를 시행하여야 환자의 움직임에 의한 아티팩트를 줄일 수 있으므로 경우에 따라서는 일반적으로 진정제(chloral hydrate)를 소아에게, 성인에게는 바리움(Valium)을 경구 또는 정맥 투여하기도 한다.

※조영제 투여

자동주입기를 주로 사용하며, 성인은 2 mL/sec의 주입속도와 2 mL/kg의 양이 권고되며 보통 100~120 mL가 주입된다. 소아는 1.0~1.5 mL/kg를 hand bolus injection하거나 자동주입기를 사용하여 주입한다.

(1) Brain routine CT

① 적용

급성 외상에 의한 뇌출혈이나 두개 골절의 신속한 진단, 동맥류나 뇌경색 등 뇌혈관 장애, 뇌종양, 그리고 두개 기형환자의 진단에 주로 사용된다.

Brain routine CT는 혈관조영제의 사용유무에 따라 pre contrast scan와 post contrast scan으로 구분된다. 병원에 따라 다소 차이는 보이지만 일반적으로 급성 외상환자, 급성 뇌경색, 급성 뇌출혈, 뇌실의 크기 평가, 수두증 환자, 수술 후 shunt의 삽입위치 확인 등을 목적으로 하는 경우에는 pre-contrast scan만 시행한다.

반면에 원인을 알 수 없는 두통(headache), 발작(seizure), 종양의 추적검사(tumor follow up) 등의 경우에는 post-contrast scan만 시행하며, 종양의 발견을 위한 검사, 동정맥 기형(AVM), 만성 뇌경색, 뇌부종, 뇌수막염, 두개내 동맥류를 의심하는 경우에는 pre-contrast scan와 post-contrast scan을 같이 시행한다. 그러나 최근에는 급성 뇌경색 환자의 경우에도 치료방향의 신속한 설정을 위해 조영제를 사용하는 stroke study도 많이 시행하므로 위의 구분에 한정하는 것은 좋지 않다.

② Patient position

Supine 자세로 머리를 갠트리에 가깝게 위치시킨다(head first).

③ Scout 촬영

그림 8-1에 나타낸 바와 같이 주로 lateral projection으로 두개골 전체가 포함되도록 스캔한다. 장치의 종류와 특성에 따라 다르지만 일반적인 노출조건은 80~120 kV와 40~80 mAs이다.

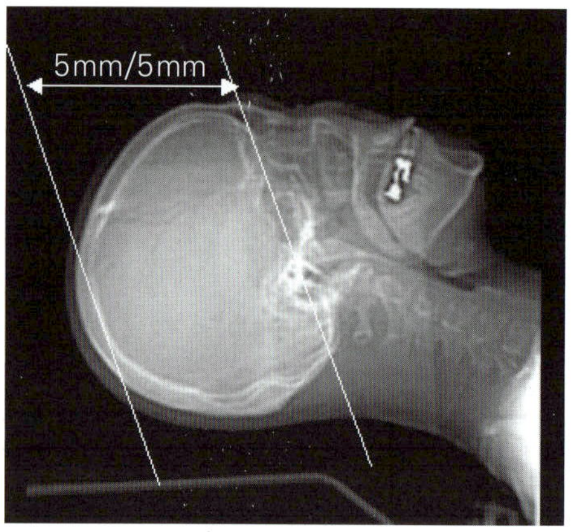

❙그림 8-1❙ Brain routine CT의 스캔범위와 슬라이스 두께/간격을 나타내는 scout 영상

④ kV/mAs

일반적인 axial scan시의 노출은 120kV/250~300mAs 정도이다.

⑤ 재구성 알고리즘

Standard 알고리즘이 주로 사용된다. 별도로 두개골의 골절 유무를 정밀하게 보고자 할 경우에는 standard 알고리즘으로 영상을 얻은 후 raw data를 이용하여 bone 알고리즘 등의 고해상도 알고리즘으로 재구성하기도 한다.

⑥ 스캔 조사야(SFOV)/DFOV

장치의 SFOV가 25cm 와 48cm 중에서 선택이 가능한 경우에는 25cm 직경의 head를 사용하는 것이 좋다. 이는 좁은 조사야를 사용함으로써 산란선의 영향을 적게 받고 선속경화현상에 의한 아티팩트의 발생을 방지하는 소프트웨어의 적용이 가능하기 때문이다. 그리고 display FOV는 21~22cm로 줄이는 것이 좋다.

⑦ Scan 기준선

그림 8-2에 나타낸 바와 같이 supra orbitomeatal line(SOML)을 기준으로 스캔하면 안구에 직접적인 방사선의 피폭은 피할 수 있으나 (a)와 같이 소뇌부위(후두부)에서 얻을 수 있는 영상정보가 제한된다. 반대로 infra orbitomeatal line(IOML)을 기준으로 스캔하면 안구에 직접적인 방사선의 노출이 일어나지만 (c)와 같이 소뇌부위가 넓게 나타나 얻을 수 있는 영상정보가 증가된다. 그리고 orbitomeatal line(OML)을 기준으로 스캔하면 (b)와 같이 두 가지 방법의 중간적인 특성을 갖는다.

⑧ 검사부위와 slice thickness 및 scan space

Scan area는 skull base에서 vertex까지이며 slice thickness와 scan space는 전체부위를 5mm/5mm로 하거나, skull base부위는 3mm/3mm, 그리고 그 이후부터 vertex 부위는 5mm/5mm로 한다. 소아의 경우에는 brain 전체를 5mm/5mm 의 slice thickness와 scan space이 권고된다.

⑨ 선속경화현상에 의한 아티팩트 예방

외상 환자의 경우는 두개골이 다 포함되게 display field of view(DFOV)를 크게 설정하며, 선속경화현

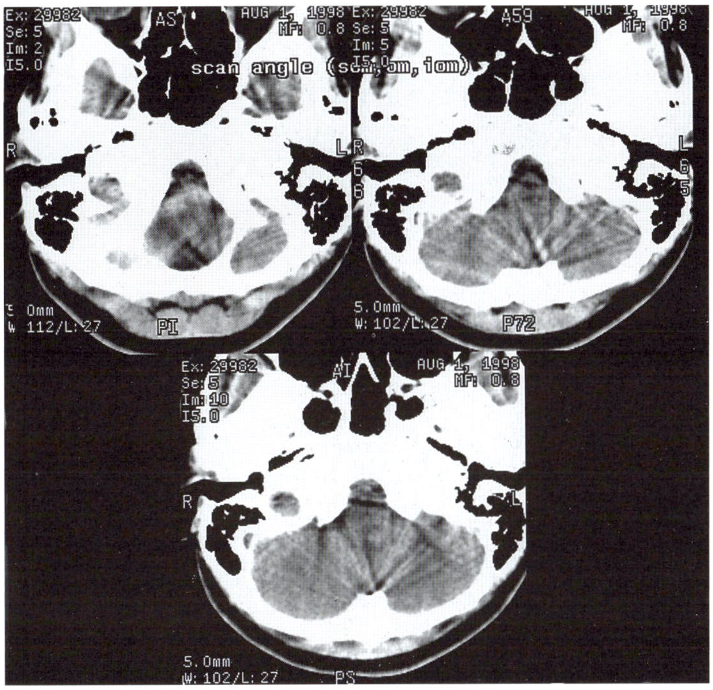

I 그림 8-2 I Scan angle에 따른 소뇌부위의 영상정보 차

상에 의한 아티팩트를 감소시키기 위해 가능하면 skull base 부분에서는 140kV 정도의 high kV를 사용한다. 또한 선속경화현상에 의한 아티팩트 예방 소프트웨어(예를 들면, iterative bone option, average volume reduction, beam hardening correction 등)를 적용하기 위해 고식적 scan을 권장한다.

⑩ 조영제

교아세포종(glioblastoma)이나 성상세포종(astrocytoma) 등의 뇌종양, 뇌수막염(meningitis)이나 뇌부종(brain edema) 등의 염증성 질환, 종양의 전이여부 판단을 위해서는 조영증강 검사(post-contrast scan)를 추가한다.

이때 혈관조영제의 주입은 자동주입기를 사용하여 초당 1~1.5mL의 주입속도로 총 100mL 정도를 주입한다. 자동주입기를 사용하지 않을 경우에는 hand bolus injection 또는 점적주사법(drip infusion)으로 조영제를 2/3 이상 또는 전량 주입한 후 스캔을 시작한다.

7세 미만의 소아의 조영증강 brain CT의 경우 hand bolus injection 하고, 7세 이상인 소아의 경우 성인과 마찬가지로 자동주입기를 사용하며 주입량은 kg당 1mL의 비율이 적당하다. 이때 주입속도는 가능하면 초당 1mL 정도로 한다.

⑪ 하드카피 및 PACS verification

뇌조직을 보기위한 window width는 80~120, level 은 20~40 정도로 하며 외상으로 인해 두개골절 여부를 판단하거나 종양으로 인한 전이 여부를 확인하고자 할 경우에는 bone window setting 을 추가한다. Bone window는 width를 1000 정도, level은 200 정도로 설정하며 하드카피 시 12 또는 15 포맷이 적절하며, bone setting 영상은 하나의 포맷에 4개의 영상을 multi-display하는 것이 좋다.

⑫ 영상 소견

그림 8-3의 (a)는 skull base 부위는 5mm, 그 윗부분은 10mm의 슬라이스 두께와 간격으로 촬영한 lateral projection 영상이다.

(b)는 정상인의 영상이며, (c)는 유전적으로 뇌낭종(congenital cerebral cysts)으로 인한 폐색성 수두증(obstructive hydrocephalus)을 보이는 환자의 영상이다. (d)와 (e)는 각각 좌 측두엽에 급성 출혈(ICH)과 기저핵(lower basal ganglia) 부위에 출혈(IVH)이 보이는 영상이다.

(f)에서는 긴 화살표로 표시된 경막하 출혈(subdural hemorrhage; SDH)과 짧은 화살표로 표시된 경막외 출혈(epidural hemorrhage; EDH)이 관찰된다. 경막하 출혈은 대부분 뇌 표면에 있는 뇌피질 정맥의 파열이나, 두개골 내판과 경막사이에 있는 연결정맥의 파열로 인해 발생된다. 경막과 지주막 사이에 위치하는 경막하 공간은 단단히 붙어있지 않으므로 출혈이 발생하면 주위로 잘 퍼지므로 경막외 출혈보다 광범위한 혈종의 분포를 보인다.

경막하 출혈의 CT영상 소견은 초생달 모양의 고농도를 보이는 급성 경막하 출혈(acute subdural hemorrhage)과 재출혈에 의해 반달 모양 또는 볼록 렌즈 모양으로 커져서 나타나는 만성 경막하 출혈로 구분된다.

경막외 출혈은 대부분 외상으로 중뇌막 동맥이나 그 분지의 파열로 출혈이 경막외 공간에 모인다. 경막외 출혈의 CT영상 소견은 두개골 내면을 따라서 블록 렌즈 모양의 고농도 종양(mass)으로 나타나는데 이는 출혈이 주위로 잘 퍼지지 않고 한 곳이 축적되기 때문이며, 혈종 주위의 뇌조직이나 뇌실을 압박하는 경우가 많다.

그림 (g)와 (h)는 동일한 뇌경색 환자의 pre-contrast CT영상이다. (g)에서 화살표 부위인 좌측 소뇌(cerebellum)에 만성 뇌경색(chronic infarction)을 의미하는 low attenuation lesion이 관찰되며, (h)에서는 좌측 기저핵(basal ganglia)과 측두엽(temporal lobe)에 low attenuation lesion이 보인다. 그리고 화살표로 표시된 좌측 중대뇌동맥(Left MCA territory) 부위에는 급성 뇌경색이 관찰된다.

(i)에서 화살표로 표시된 부위인 좌측두골 부위에 좌상(contusion)에 의한 골절이 관찰된다. 그림 (j)는 지주막하 출혈을 보이는 영상이다. 그림 (k)와 (l)은 우측 temporoparietal lobe에 다형성 신경교아종(multifocal glioblastoma)이 있는 pre-contrast 영상과 post-contrast 영상이다. 다형성 신경교아종은 원발성 신경교종(glioma)의 일종인 악성 종양이며, 증식이 빠르며 경계가 불분명하고 압박된 주위조직과 잘 대조된다. 그리고 괴사와 출혈이 흔히 동반되는 특성을 갖는다.

그림 (m)과 (n)은 우측 tentorial meningioma 환자의 post-contrast axial 및 coronal 영상이다. 2cm 크기의 extra axial enhancing mass가 관찰된다. 그림 (o)와 (p)는 호모균성의 수막염(cryptococcal meningitis) 환자의 pre-contrast 영상과 post-contrast 영상이다. 화살표로 표시된 left frontal convexity 에 작은 크기의 수막종(meningioma)이 관찰된다.

그림 (q)와 (r)은 동일한 뇌종양 환자의 pre-contrast와 post-contrast 영상이다. 오른쪽 후두엽에 rim enhancing mass가 관찰된다. 이는 폐나 소화기계에서 전이된 것으로 추측되는 adenocarcinoma이다.

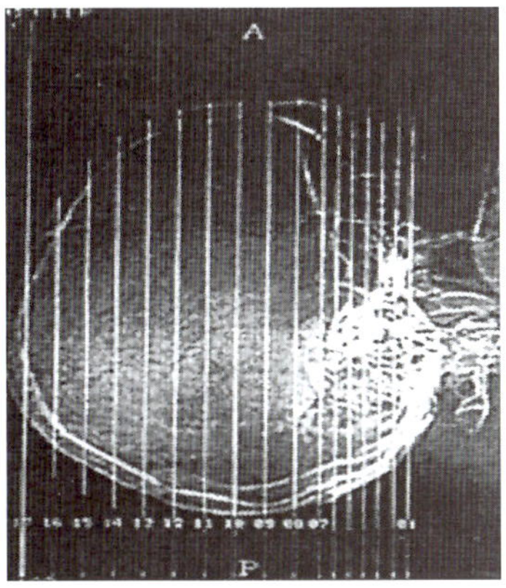

(a) Cross referenced scout image

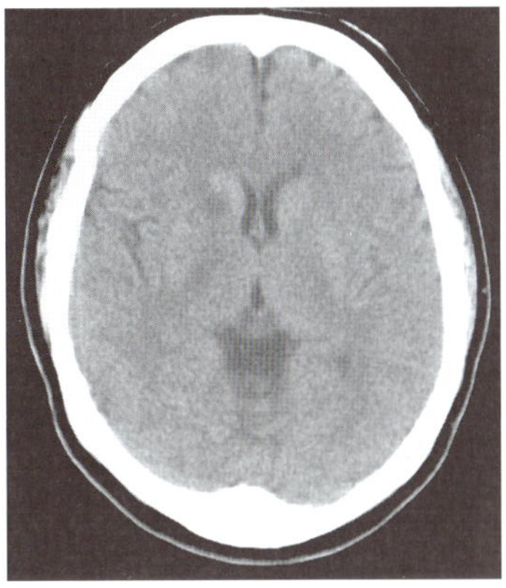

(b) 정상 환자

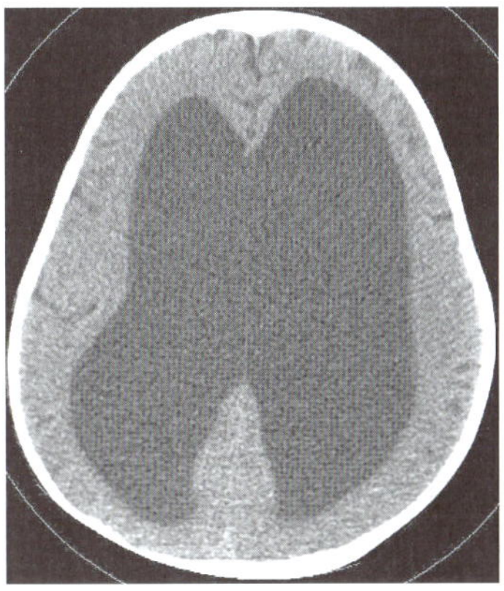

(c) 폐색성 수두증

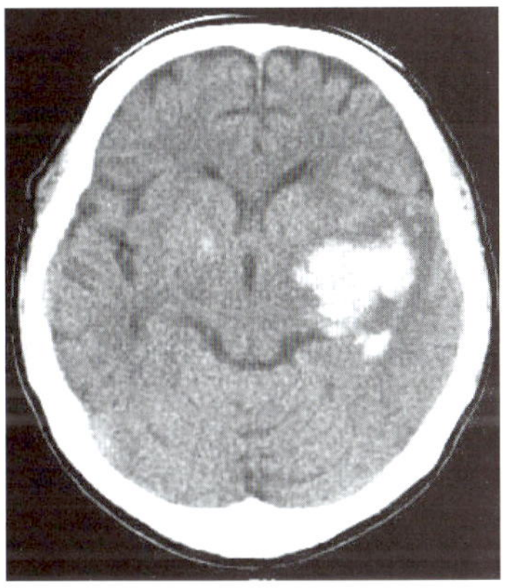

(d) Acute ICH

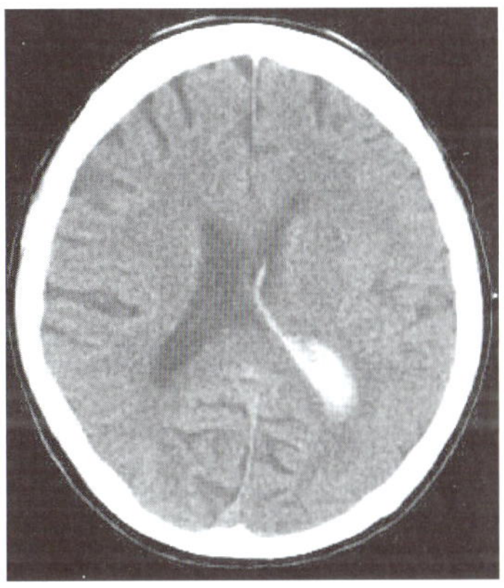

(e) IVH

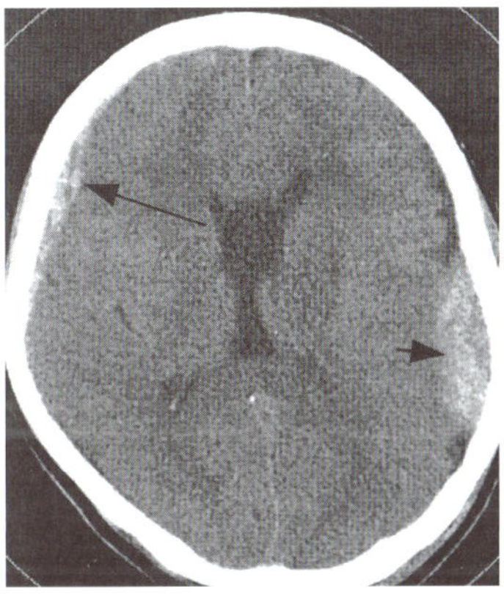

(f) 경막외 출혈과 경막하 출혈

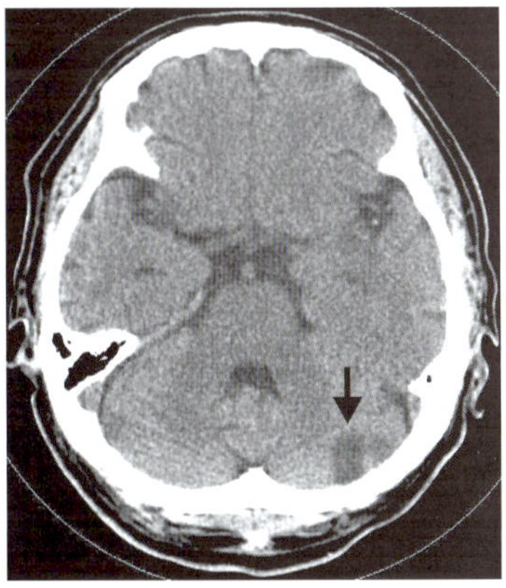

(g) 뇌경색

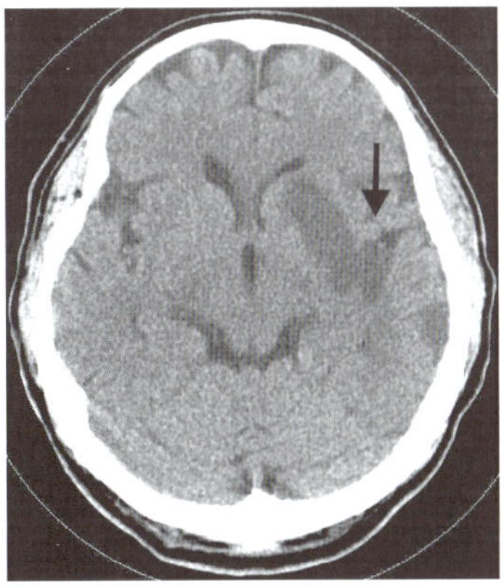

(h) 뇌경색

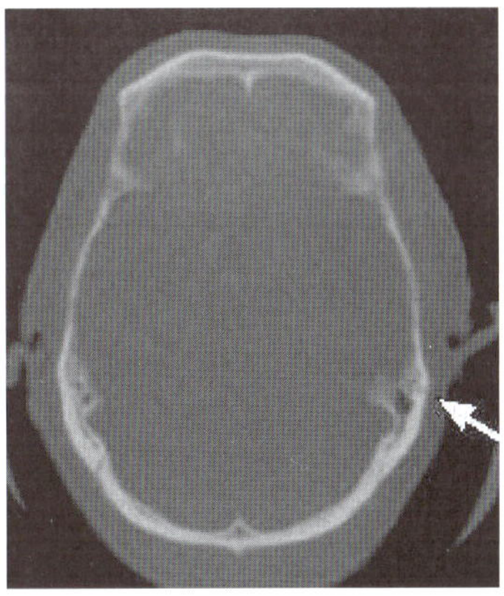

(i) 좌상에 의한 골절

| 그림 8-3 | Brain routine CT의 cross reference 영상과 axial 및 coronal 영상(1)

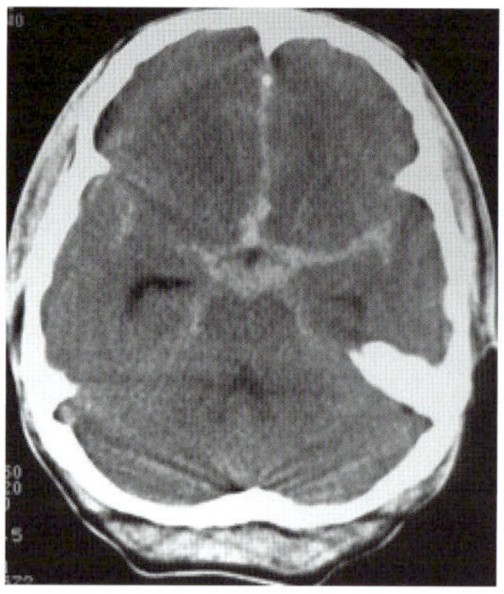

(j) 지주막하 출혈

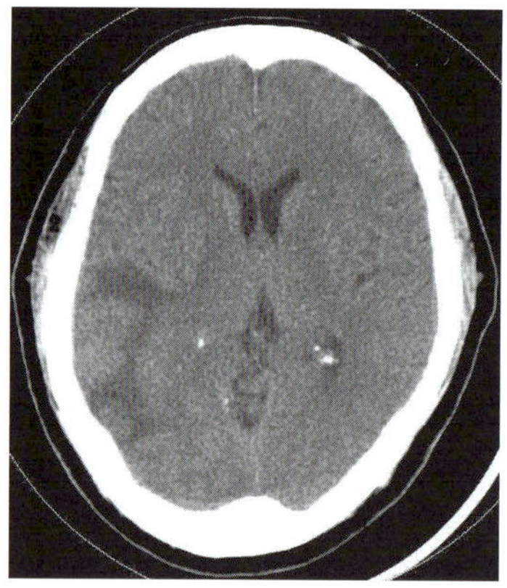

(k) 신경교아종
(pre-contrast 영상)

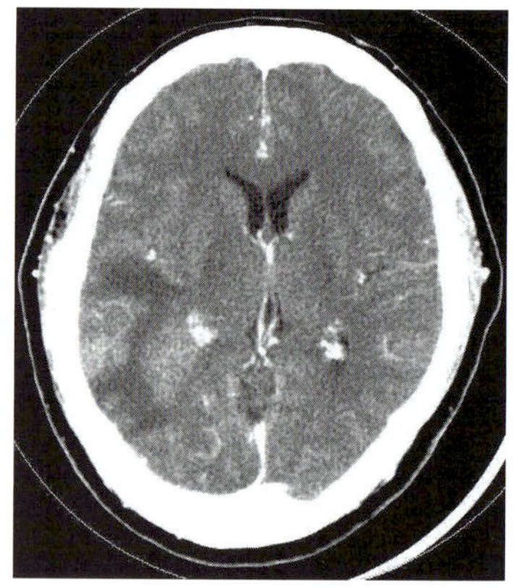

(l) 신경교아종
(post-contrast 영상)

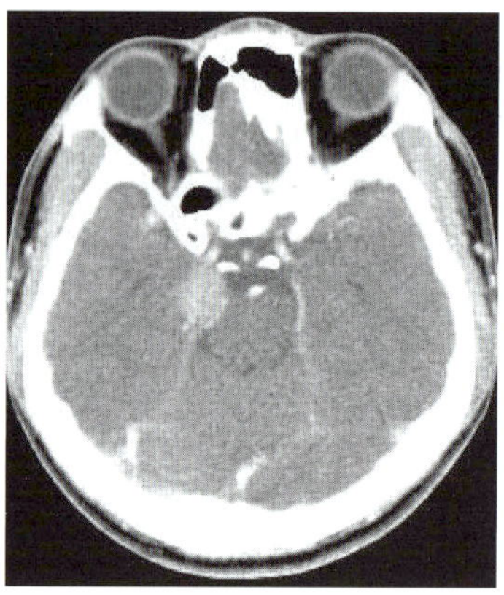

(m) Right tentorial meningioma

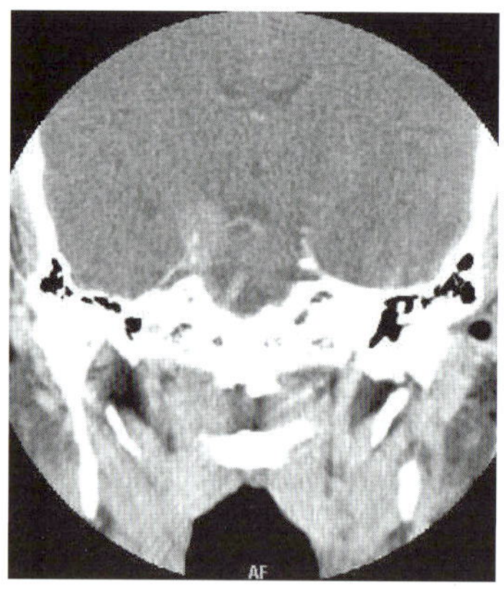

(n) Right tentorial meningioma

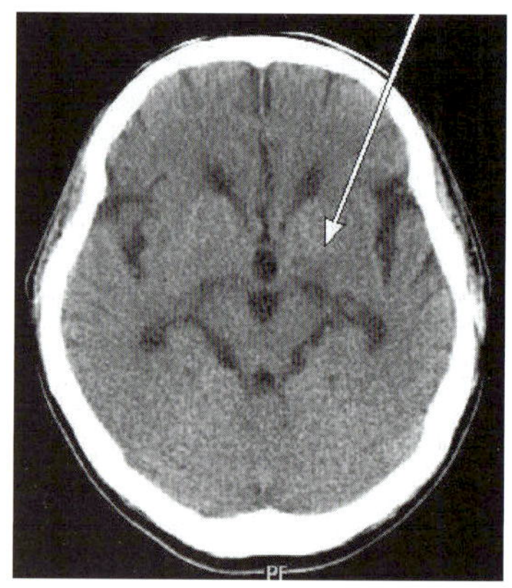

(o) 수막염
(pre-contrast 영상)

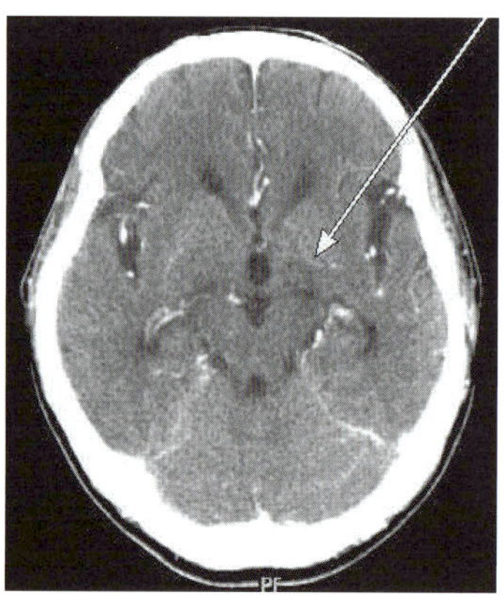

(p) 수막염
(post-contrast 영상)

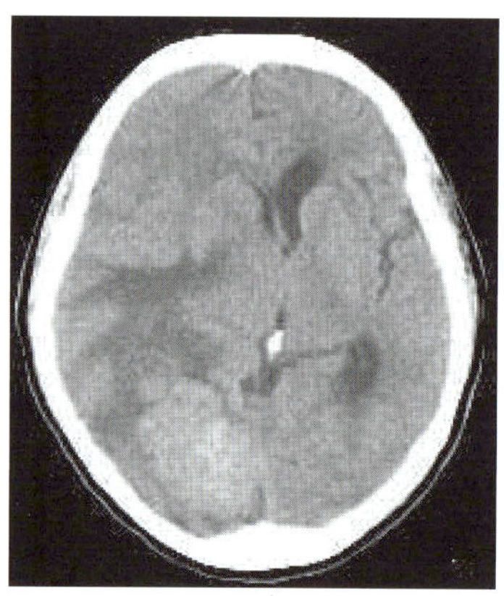

(q) 전이성 adenocarcinoma
(pre-contrast 영상)

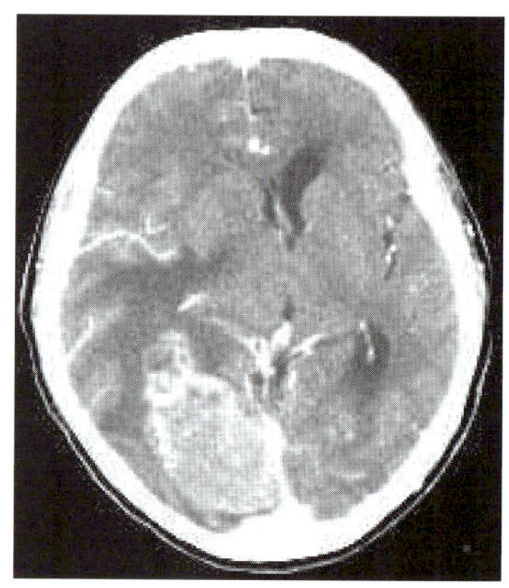

(r) 전이성 adenocarcinoma
(post-contrast 영상)

| 그림 8-3 | Brain routine CT의 cross reference 영상과 axial 및 coronal 영상(2)

(2) Brain post-contrast stroke CT

① 적용

ICA, MCA, PCA 등의 급성 뇌경색 환자의 응급검사에 적용된다.

② 검사방법

Patient position, scout, 재구성 알고리즘, SFOV/DFOV, 스캔 기준선은 brain non-contrast CT와 동일하다. 일반적으로 pre-contrast 고식적 scan을 시행한 후 MCA 1 cm 하방에서 vertex 방향으로 8 슬라이스씩 5 ~ 6 phase 의 나선형 스캔을 시행한다. 이때 초당 3~4 mL의 주입속도로 총 100 mL의 조영제를 자동주입기를 통해 주입한다.

참고로 모 대학병원에서 사용하고 있는 brain post-contrast stroke CT의 preparation delay와 intergroup delay(IGD)의 예를 들면 4 슬라이스 MDCT의 나선형 스캔에서는 약 6:1의 slice pitch를 사용하는 high speed mode를 사용하고 5 mm/5 mm의 slice thickness와 space를 사용하여 1 phase 당 24 슬라이스씩 얻는다. 그리고 4 슬라이스 MDCT의 나선형 스캔에서의 scan time이 3.1초에 해당되므로 delay time 설정은 다음과 같이 한다.

- 1st phase scan : 조영제 주입 후 5초
- 2nd phase scan : 13초(IGD : 3초)
- 3rd phase scan : 21초(IGD : 3초)
- 4th phase scan : 29초(IGD : 3초)
- 5th phase scan : 37초(IGD : 3초)
- 6th phase scan : 45초(IGD : 3초)

이러한 급성뇌졸중 환자는 금식여부에 상관없이 응급으로 검사를 시행하며, 4th phase reconstruction data를 이용하여 Willis circle 부위가 잘 보이도록 low threshold 범위를 45~70으로 설정하여 SSD(shaded surface display)의 3차원 영상을 재구성한다.

그림 8-4는 오른쪽 부전마비(right hemiparesis)와 실어증(aphasia)의 소견으로 인해 급성 뇌경색을 의심하는 환자를 4 슬라이스 MDCT 장치에서 시행한 stroke CT영상이다. Pre-contrast 영상에서 좌측 중대뇌동맥(MCA)에 hyperintensity가 보이며, 좌측 perisylvian cortex를 따라 parenchymal low attenuated 부위가 있으며 sylvian fissure가 비대칭성을 보인다. Multi-phase 나선형 CT영상에서 보이는 좌측 중대뇌동맥의 M1 세그멘트에서 혈관 폐색으로 인해 기저핵(basal ganglia)과 sylvian cortex에 급성 뇌경색이 있음을 알 수 있다.

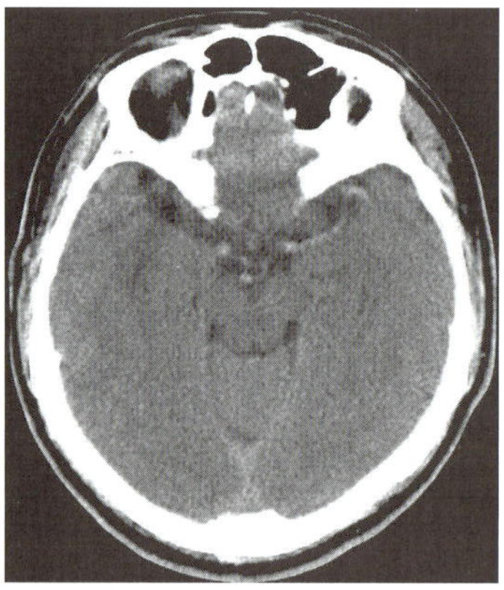

(a) Pre-contrast 영상

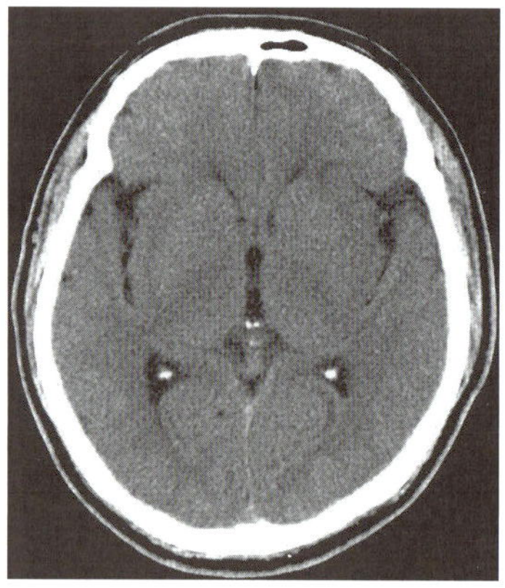

(b) Pre-contrast 영상

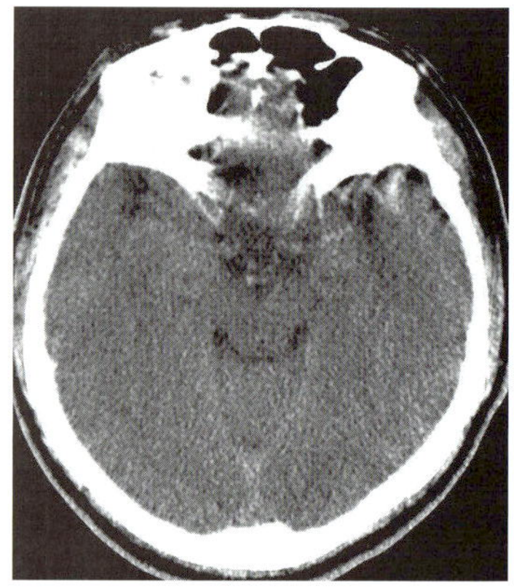

(c) 5초 지연상(1st phase)

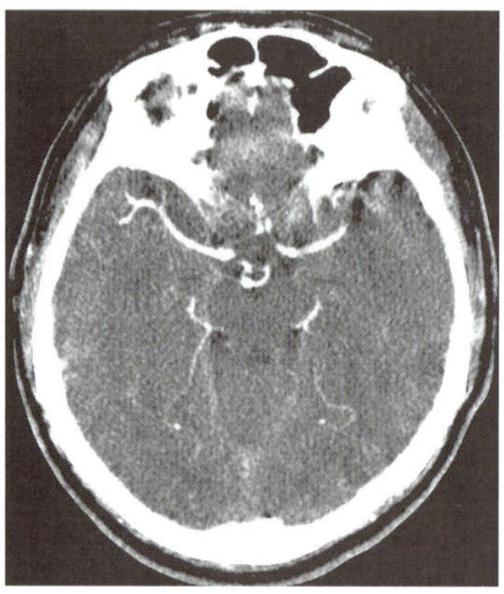

(d) 13초 지연상(2nd phase)

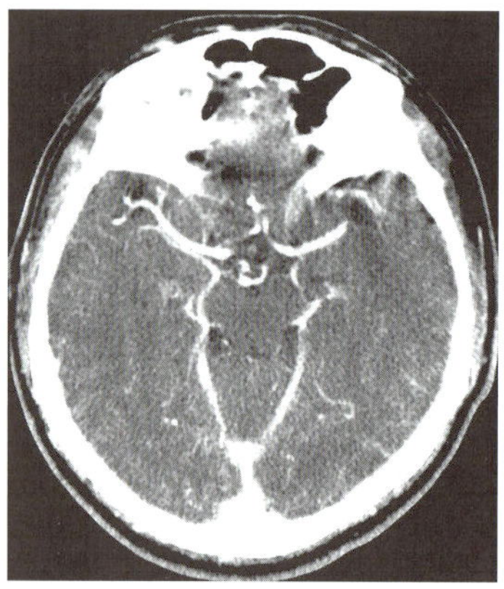

(e) 21초 지연상(3rd phase)

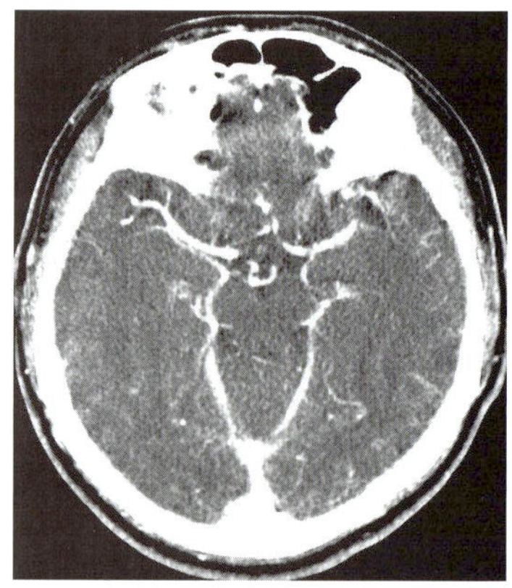

(f) 29초 지연상(4th phase)

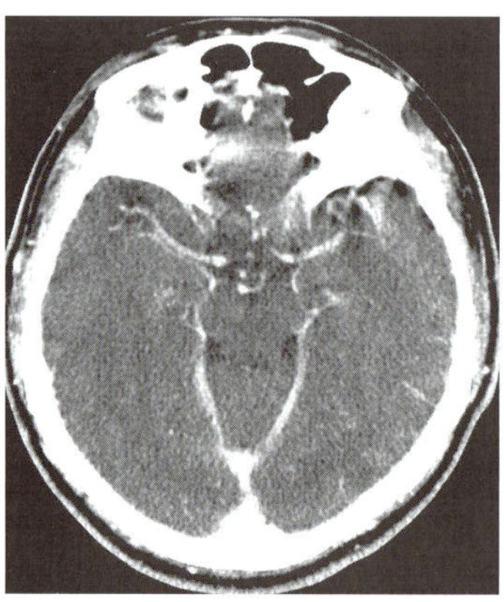

(g) 37초 지연상(5th phase)

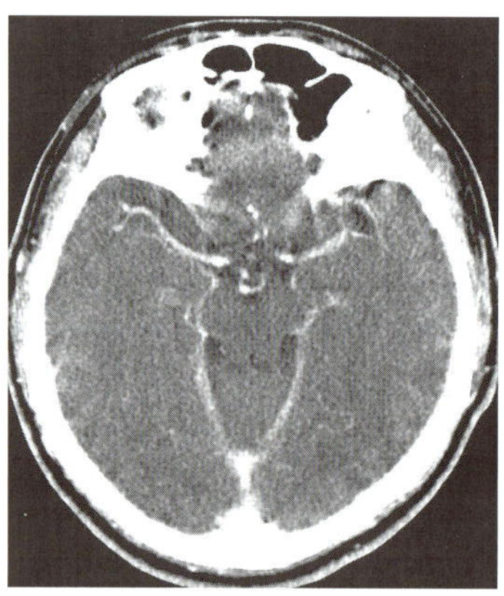

(h) 45초 지연상

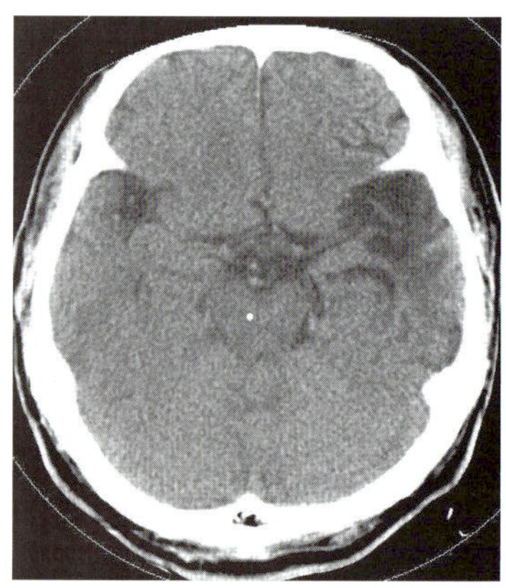

(i) 4개월 후의 추적검사상(만성 뇌경색)

| 그림 8-4 | 4 슬라이스 MDCT에서 시행된 Brain post-contrast stroke CT영상

(3) Orbit CT

① 적용

외상으로 인한 안구 파열이나 함몰(enophalmos), blow out fracture에 의한 안와 내벽 또는 하벽의 골절, 곧은근(rectus muscle)이나 시신경의 손상, 그리고 안구 내 이물질의 진단을 위해 시행하며 이 경우 조영제의 사용은 하지 않는 것이 일반적이다. 그러나 악성 흑색종(malignant melanoma), 소아에서 주로 발생하는 망막아세포종(retinoblastoma) 등의 안와 내 종양과 염증성 질환을 위한 목적으로는 조영증강 검사를 추가로 시행한다.

② Patient position, scout 촬영, kV/mAs

Brain routine CT와 동일하게 supine 자세로 머리를 갠트리에 가깝게 위치시키고 lateral projection으로 두개골 전체가 포함되도록 scout 촬영을 한다. Axial과 coronal scan을 시행하며 일반적인 노출조건은 120kV와 250~300mAs가 권장된다.

③ 재구성 알고리즘

Bone 알고리즘과 standard 알고리즘의 중간 특성을 갖는 detail 알고리즘이 권장되나 많은 수의 병원에서는 standard 알고리즘도 사용하고 있다.

④ 스캔 조사야(SFOV)/DFOV

장치의 SFOV가 25cm와 48cm 직경으로 선택이 가능한 경우에는 axial 및 coronal scan에서 동일하게 25cm 직경의 head를 사용하며, DFOV는 15cm 정도로 줄인다. 그러나 종양환자의 검사나 전이 여부의 관찰을 위해서는 20cm 정도로 DFOV를 넓히는 것이 권고된다.

⑤ Scan 기준선

시신경이 잘 보이게 하려면 axial scan 시는 IOML에 평행되게 하고, coronal scan 시에는 IOML에 수직되게 하는 것이 좋다.

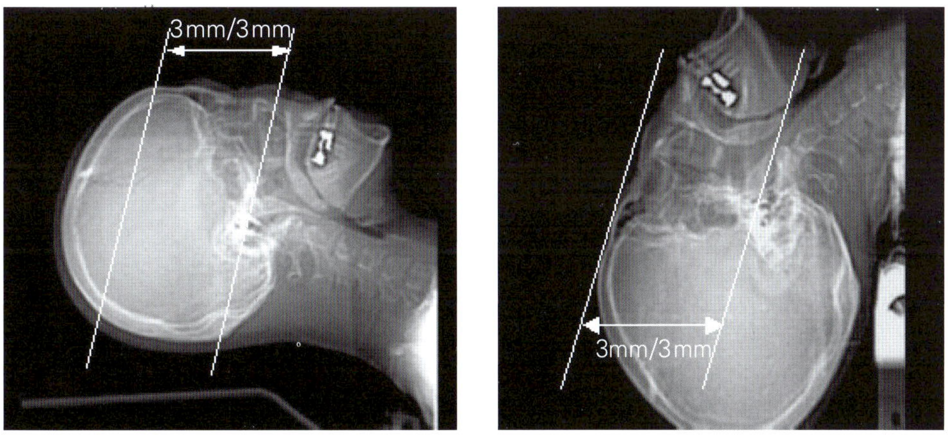

| 그림 8-5 | Orbit CT의 스캔범위와 슬라이스 두께/간격

⑥ 검사부위와 slice thickness 및 scan space

Axial scan area는 그림 8-5에 나타낸 바와 같이 infra ridge에서 supra ridge까지 2.5~3mm의 slice thickness와 space로 하며, coronal scan의 범위는 렌즈부터 sellar의 posterior margin에서 10mm 뒤까지 2.5~3mm의 slice thickness와 space로 한다.

16 또는 64 슬라이스 MDCT에서는 1.25mm/1.25mm의 axial scan만을 시행한 후 1.25~1.5mm의 간격으로 coronal과 sagittal reformation을 시행하는 프로토콜도 사용되고 있다. 이 때 2 phase 나선형 스캔을 시행한 경우 검사자의 업무 부하를 고려하여 arterial phase 영상만으로 reformation하는 것도 무난하다.

⑦ 조영증강 검사 시 조영제

자동주입기를 사용하여 초당 3mL의 주입속도로 약 100mL를 주입한다. 소아의 경우 kg당 2mL의 비율로 auto injection하거나 hand bolus injection 한다.

병원에 따라 많은 차이가 있지만 안와 종양환자의 post-contrast orbit CT는 2 phase의 나선형 스캔을 시행하는 경우도 있다. 이때 preparation delay/IGD 는 1st phase 나선형 스캔에서는 조영제 주입 시작시간에서 약 30초, 2nd phase 나선형 스캔에서는 90초 정도로 한다. 이는 1st phase scan이 끝나고 2nd phase scan의 시작시간 사이의 group delay time은 35~40초 정도가 됨을 의미한다.

⑧ Blow out fracture가 의심 시 2D reformation

Blow out fracture가 의심되는 환자의 경우에는 axial 영상을 이용하여 좌우측 모두 inferior rectus muscle에 평행하게 1.25~1.5mm 간격으로 batch type의 coronal과 sagittal reformation을 시행하기도 하다.

⑨ 하드카피 및 PACS verification

Supinate 상태에서 coronal scan을 시행한 경우 image flip/flop 기능을 이용하여 coronal image의 상하를 바꾸어 주고, prone 상태에서 coronal scan을 시행한 경우 image의 좌우를 바꾸어 준다. 일반적인 window width와 level 설정은 200~250/30~50 정도로 한다.

그림 8-6의 (a)는 orbit CT의 pre-contrast 영상들이다. (b)는 우측 안구의 medioinferior side에 delayed enhancement를 보이는 infiltrative mass가 있으며 이로 인해 우측 안구가 바깥으로 튀어 나가 있다. 그리고 우측 상악동 내에 mucosal thickening이 보인다.

(c)는 좌측 lacrimal gland가 diffuse하게 커져 있는 환자의 pre-contrast와 post-contrast영상들이며 pseudotumor로 추정이 가능하다.

(d)는 악성 림프종 환자의 CT영상이다. 오른쪽 안구의 right lateral rectus muscle이 전체적으로 두꺼워져 있고 right inferior rectus muscle이 약간 두꺼워져 있는 것이 관찰된다.

감염성 질환의 일반적인 CT영상 소견은 경계가 불분명하며 농양을 동반한다. 그리고 혈관종(cavernous hemangioma), 다형성 선종, 신경종(neurofibroma) 등의 양성종양은 경계면이 뚜렷하고 조영증강이 잘되는 편이나 악성 림프종, 선양 낭성종양(adenoid cystic carcinoma) 등의 악성종양은 mass의 경계가 불분명하고 주위의 골 조직을 파괴하는 경우가 많다.

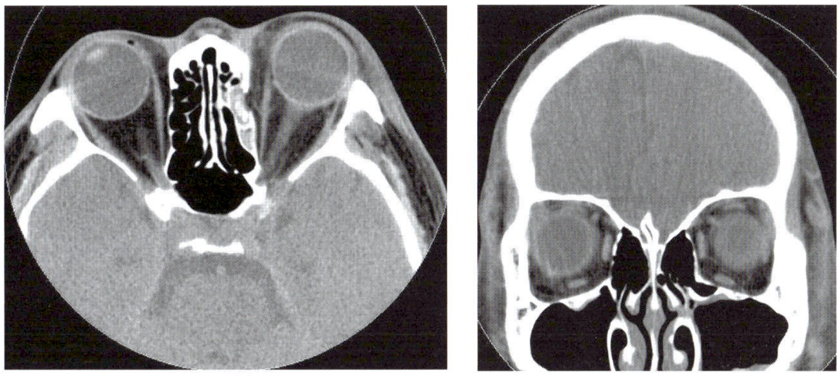

(a) Pre-contrast axial 및 coronal CT영상

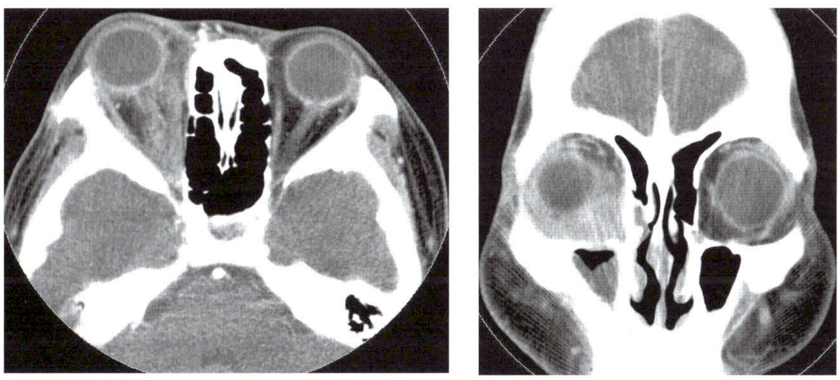

(b) Right orbital mass 환자의 CT영상

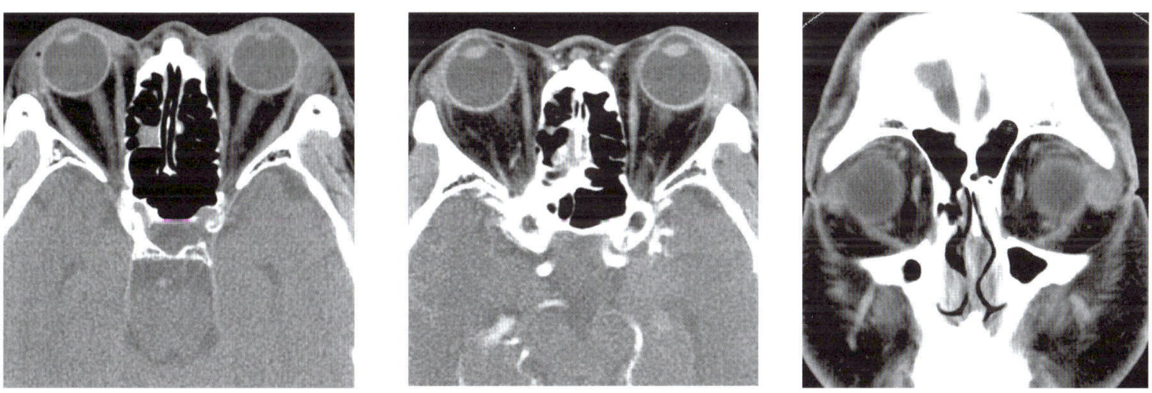

(c) Left lacrimal gland의 diffuse enlargement를 보이는 CT영상

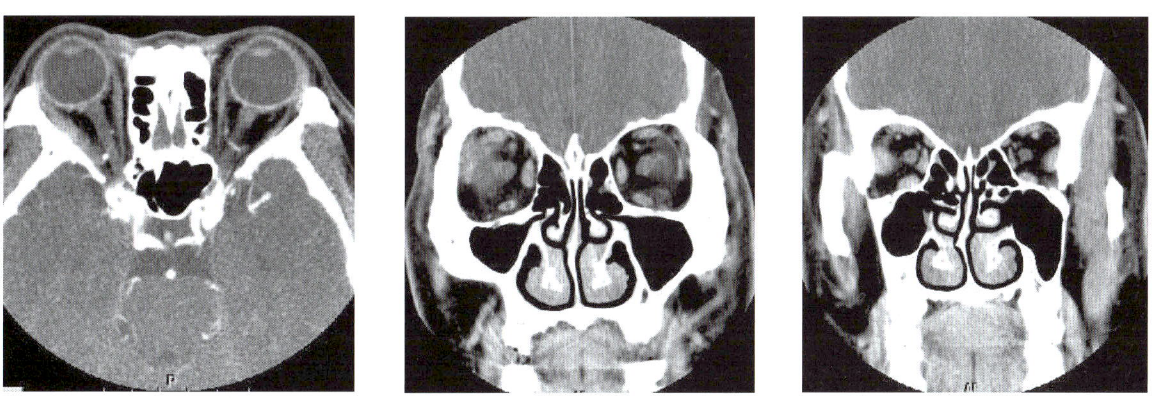

(d) Orbital lymphoma 환자의 CT영상

| 그림 8-6 | Orbit CT의 axial 및 coronal 영상

(4) Facial bone CT

① 적용

외상으로 인한 안면골의 골절이나 종양, 선천적인 기형의 진단에 주로 사용된다.

② Patient position, scout 촬영, kV/mAs

Brain routine CT와 동일하게 supine 자세로 머리를 갠트리에 가깝게 위치시키고 lateral projection으로 두개골 전체가 포함되도록 scout 촬영을 한다. Axial과 coronal scan을 시행하며 일반적인 노출조건은 120kV와 250~300mAs가 권장된다.

③ 재구성 알고리즘

골 구조의 관찰이 주목적이므로 bone과 같은 고해상능 알고리즘을 주로 사용하고 있다.

④ SFOV/DFOV

장치의 SFOV가 25cm와 48cm 직경으로 선택이 가능한 경우에는 axial 및 coronal scan에서 동일하게 25cm 직경의 head를 사용하며, DFOV는 18~21cm를 사용한다.

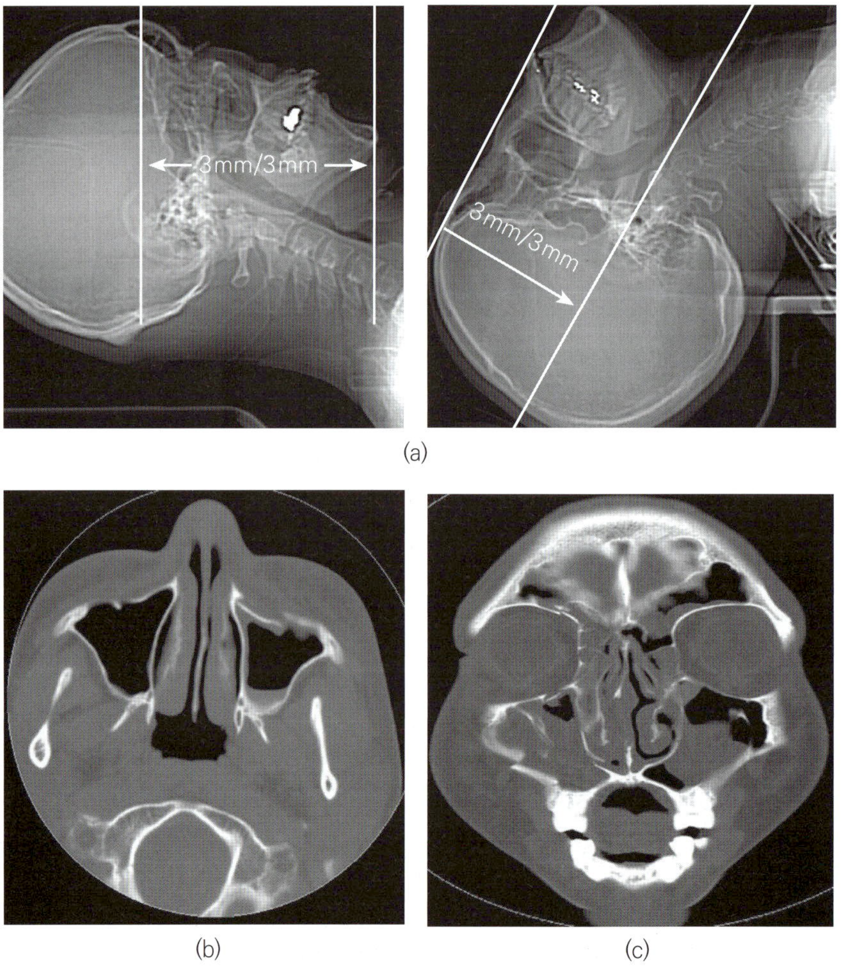

(a)

(b) (c)

| 그림 8-7 | Facial bone CT의 cross referenced 영상과 axial 및 coronal 영상

⑤ **Scan 기준선**

Axial scan에서는 skull base line이나 SOML에 평행되게 하고, coronal scan 시에는 OML이나 IOML에 수직되게 하는 것이 좋다.

⑥ **검사부위와 slice thickness 및 scan space**

Axial scan area는 하악골 하단부터 안구 상단까지, coronal scan은 face에서 TM joint까지 2.5~3mm의 slice thickness와 space로 한다. 그리고 종양환자가 아닌 일반적인 목적의 검사에서는 조영제를 사용하지 않는다.

그리고 외상으로 인해 coronal scan이 어려울 경우에는 1.25~1.5mm의 슬라이스 두께와 간격으로 axial scan만 시행한 후 1.25~1.5mm의 간격으로 coronal과 sagittal reformation을 시행하는 방법이 권고된다.

⑦ **하드카피 및 PACS verification**

Supinate 상태에서 coronal scan을 시행한 경우 image flip/flop 기능을 이용하여 coronal image의 상하를 바꾸어 주고, prone 상태에서 coronal scan을 시행한 경우 image의 좌우를 바꾸어 준다. 일반적인 window width와 level 설정은 1,000~1,500/200 정도로 한다.

그림 8-7의 (a)는 facial bone CT의 scan area를 나타낸 scout 영상이며, (b)는 좌상악동(left maxillary sinus)의 anterior wall에 depressed fracture가 있는 axial 영상이다. Air fluid level이 보이고 출혈이 의심된다. (c)는 우상악동의 anterior wall과 상악골에 multiple fracture가 관찰되는 coronal 영상이다.

(5) Temporal bone CT

① **적용**

귀는 해부학적 구조물이 크기가 작을 뿐 아니라 병변도 수 mm 이하의 작은 크기로 나타나므로 측두골 CT는 고해상능이 필수적이다. 그러므로 고관전압, 고해상능 알고리즘 그리고 얇은 슬라이스 두께를 사용하여 검사한다.

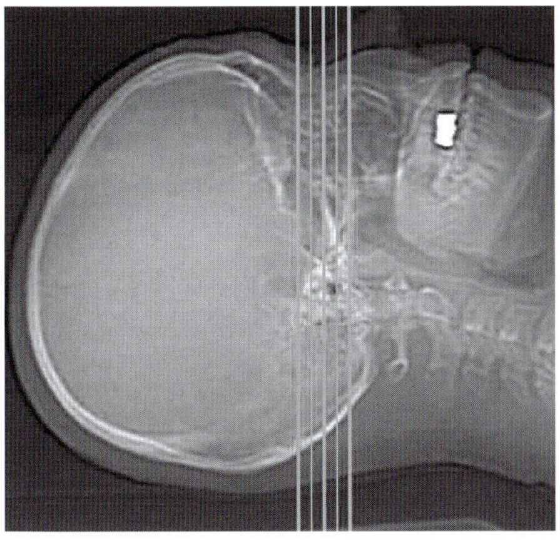

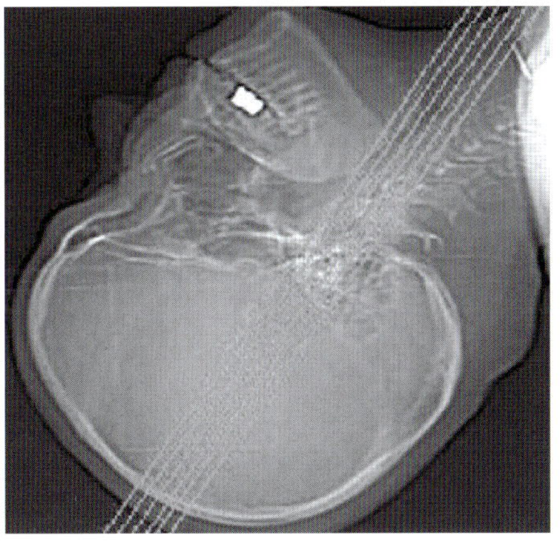

| 그림 8-8 | Temporal bone CT의 cross referenced 영상

만성 중이염(chronic otitis media; COM)이나 진주종(cholesteatoma), 청신경종(acoustic neuroma)과 같은 종양의 진단, 이경화증(otosclerosis), 외상, 청각기능 손실, 선천성 기형의 진단을 목적으로 시행한다.

② Patient position, scout 촬영, kV/mAs

Brain routine CT와 동일하게 supine 자세로 머리를 갠트리에 가깝게 위치시키고 lateral projection으로 두개골 전체가 포함되도록 scout 촬영을 한다. Axial과 coronal scan을 시행하며 일반적인 노출조건은 120～140kV와 300～350mAs가 권장된다(그림 8-8 참조).

③ 재구성 알고리즘

골 구조와 공기가 공존하는 미세한 구조이므로 edge, bone, ultrahigh 등의 고해상능 알고리즘을 주로 사용하고 있다.

④ 스캔 조사야(SFOV)/DFOV

장치의 SFOV가 25cm와 48cm 직경으로 선택이 가능한 경우에는 axial 및 coronal scan에서 동일하게 25cm 직경의 head를 사용하며, DFOV는 18cm 정도를 사용한다.

⑤ Scan 기준선

Axial scan에서는 일반적으로 OML에 평행되게 하고, coronal scan 시에는 OML에 수직되게 하는 것이 좋다.

⑥ 검사부위와 slice thickness 및 scan space

Scan area는 axial scan과 coronal scan 동일하게 와우관(cochlea)를 포함하여 측두골 부위를 1～1.5mm/1～1.5mm의 slice thickness와 space로 스캔한다.

일반적인 목적의 검사에서는 조영제를 사용하지 않지만 조영증강을 필요로 할 경우 pre-contrast scan은 위에서 설명한대로 하며 post-contrast scan에서는 standard 알고리즘을 사용하는 것이 좋다. 그리고 조영제는 초당 1～2mL의 주입속도로 약 100mL 정도 주입한다.

⑦ 하드카피 및 PACS verification

Supinate 상태에서 coronal scan을 시행한 경우 image flip/flop 기능을 이용하여 coronal image의 상하를 바꾸어 주고, prone 상태에서 coronal scan을 시행한 경우 image의 좌우를 바꾸어 준다.

일반적인 window width와 level 설정은 3,000～4,000/200～300 정도로 한다. 그림 8-9에서 위의 두 영상은 포맷을 달리한 axial 영상이며 아래의 두 영상의 coronal 영상이다.

이관 기능의 장애로 인해 발생되는 만성 중이염은 중이강 내의 음압형성과 이에 의한 삼출액의 분비와 감염으로 인한 점막의 변화를 야기시키며, 염증의 만성화는 고실점막이 비후되고 외이도 상피가 고실쪽으로 자라게 되어 진주종을 형성하게 된다. 이러한 만성 중이염의 일반적인 CT 소견은 mastoid bone의 경화와 중이강에 염증조직 또는 삼출액이 관찰된다. 또한 진주종의 경우에는 이소골이 보이지 않고 중이의 연조직 종괴화와 골파괴가 관찰된다.

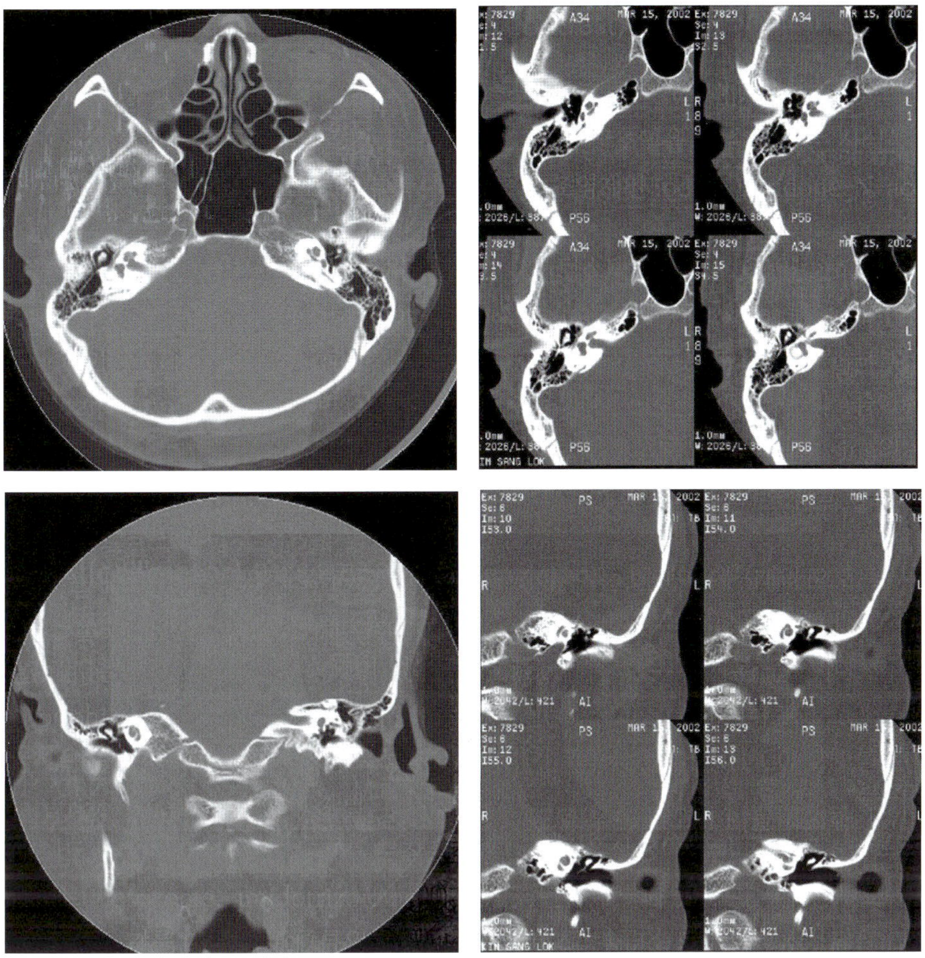

| 그림 8-9 | 포맷을 달리한 Temporal bone CT의 axial 및 coronal 영상

(6) T-M joint CT

① 적용

외상으로 인한 골절여부, dislocation, 선천성 기형의 진단을 목적으로 시행한다.

② Patient position, scout 촬영, kV/mAs

Brain routine CT와 동일하게 supine 자세로 머리를 갠트리에 가깝게 위치시키고 lateral projection으로 두개골 전체가 포함되도록 scout 촬영을 한다. Axial과 coronal scan을 시행하며 일반적인 노출조건은 120kV와 200~250mAs가 권장된다.

③ 재구성 알고리즘

Standard 알고리즘 또는 bone과 같은 고해상능 알고리즘을 주로 사용하고 있다.

④ 스캔 조사야(SFOV)/DFOV

장치의 SFOV가 25cm와 48cm 직경으로 선택이 가능한 경우에는 axial 및 coronal scan에서 동일하게 25cm 직경의 head를 사용하며, DFOV는 15cm 정도를 사용한다.

⑤ Scan 기준선

Axial scan에서는 일반적으로 OML에 평행되게 하고, coronal scan시에는 OML에 수직되게 하는 것이 좋다.

⑥ 검사부위와 slice thickness 및 scan space

Scan area는 axial scan과 coronal scan 동일하게 측두하악관절 부위를 충분히 포함시켜 2~3mm/2~3mm의 slice thickness와 space로 scan한다.

최근 들어 T-M joint는 CT보다는 MRI로 대체되어 검사하는 경향이며, 일반적인 목적의 T-M joint CT 에서는 조영제를 사용하지 않는다. 그리고 closed mouth 상태와 open mouth 상태에서 각각 axial scan을 시행하는 것이 좋으며, coronal scan은 closed mouth 상태에서만 시행한다. Open mouth 상태를 유지하기 위해서는 gauze로 mouth piece를 만들어 입에 넣어 고정시키는 것이 좋다. 그리고 close mouth 상태의 axial data를 이용하여 condyle을 지나게 하는 sagittal reformation 영상을 추가하는 것도 진단에 도움이 된다.

⑦ 하드카피 및 PACS verification

Supinate 상태에서 coronal scan을 시행한 경우 image flip/flop 기능을 이용하여 coronal image의 상하를 바꾸어 주고, prone 상태에서 coronal scan을 시행한 경우 image의 좌우를 바꾸어 준다. 일반적인 window width와 level 설정은 1,000~2,000/200~300 정도로 한다.

그림 8-10의 (a)는 open mouth 상태에서의 T-M joint CT의 axial scout image와 closed mouth 상태에서의 coronal scout image이다. (b)는 closed mouth 상태의 axial image이며, (c)는 open mouth 상태의 axial image 이다. (d)는 (b)와 (c)와 동일한 환자의 coronal image이며, 양측 condylar head 및 neck 부위에 여러 개의 골증식체(osteophyte)가 형성되어 있다. 다른 환자의 영상 (e)에서는 하악골의 오른쪽 condylar process가 flattening되어 있으며 cortical bone에 erosion이 보인다. 그리고 왼쪽 mandibular ramus가 오른쪽에 비해 크기가 약간 작아 보인다. 그리고 (h)는 axial 영상인 (f)를 oblique 방향으로 reformation한 영상이며, (i)는 coronal 영상인 (g)를 oblique 방향으로 reformation한 영상이다.

(7) Sellar CT

최근 들어 sellar CT는 MRI 검사로 대체되고 있는 경향이다. Sellar CT는 뇌하수체에 관련된 질환이나 혈액 중에 프로렉틴 성분이 많은 경우나 프로렉틴종, 그리고 유즙이 지나치게 자연적으로 유출되는 유즙분비증(galactorrhea) 환자 등에 많이 시행된다. 일반적으로 sellar CT는 조영증강 검사만 시행하며, 검사 프로토콜이 병원에 따라 많은 차이를 보인다.

Macroadenoma(거대선종) study와 microadenoma(미세선종) study로 구분하지 않는 S 대학병원의 경우는 1.5mL 내지 2mL의 주입속도로 약 90mL의 조영제를 주입한 후 40초, 70초, 120초의 지연시간을 두고 3mm의 슬라이스 두께와 2mm의 간격으로 coronal scan을 3 phase로 먼저 시행한 후 axial scan을 시행한다.

Coronal scan에서 3 phase의 study가 필요한 이유는 sella 전엽으로의 혈액공급이 하수체 뿐만 아니라 시상하부를 포함하는 문맥계에서도 이루어지므로 이를 포함하기 위함이다.

나선형 장치를 사용하는 많은 병원에서는 다음과 같이 거대선종 검사와 미세선종 검사로 구분하여 시행된다.

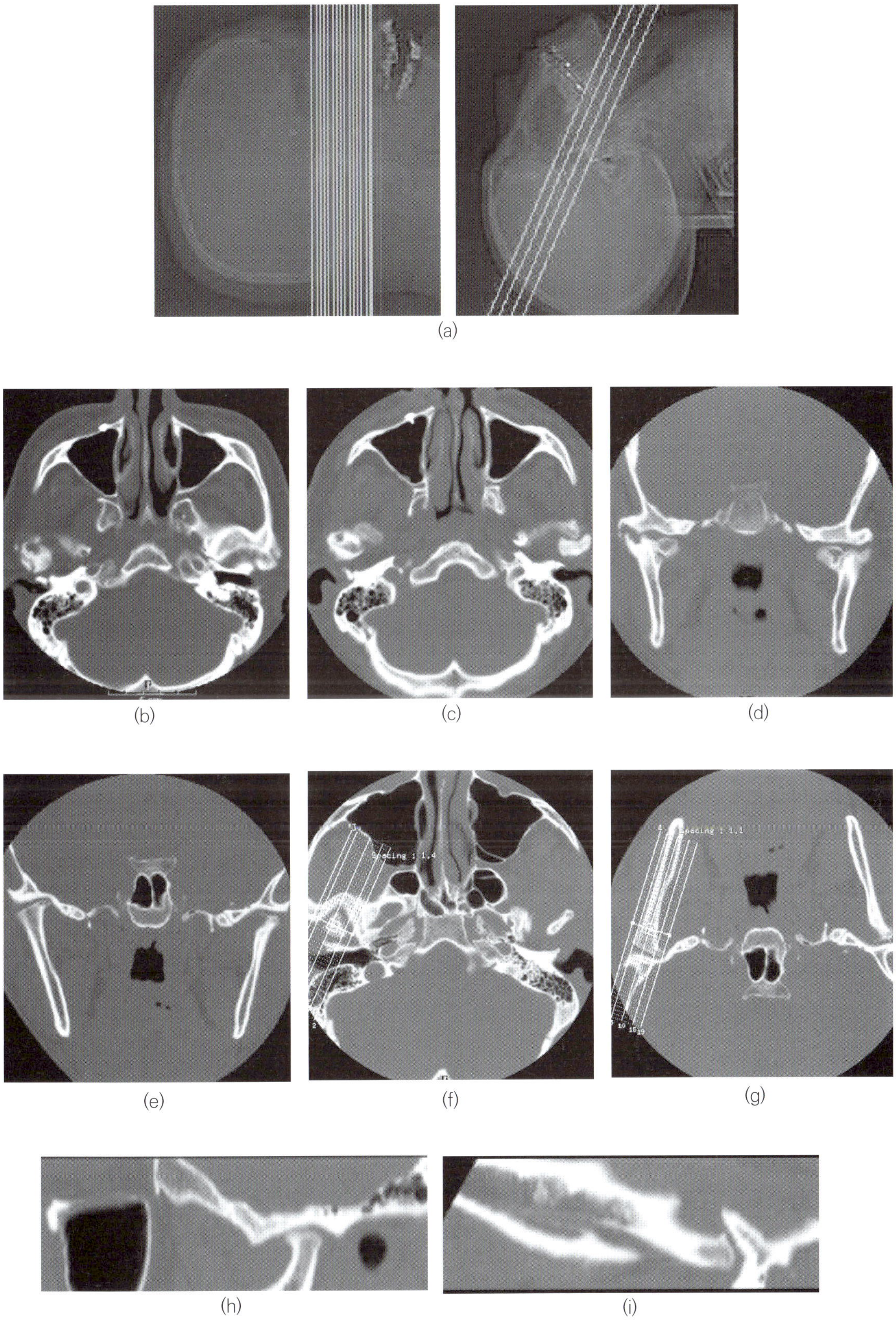

| 그림 8-10 | T-M joint CT영상

① Sellar CT, macroadenoma study

ⓐ 적용

내분비 기능항진 증세를 보이지 않는 종양에서는 인접한 조직이 종양에 의해 압박을 받으며, 증상이 늦게 발견되어 거대선종인 경우가 많다. 이러한 거대선종은 강한 균질성의 조영증강을 나타내며 터어키안 상부에 주로 나타난다.

거대선종 study는 일반 촬영상이나 old CT영상에서 sellar의 크기가 1cm 정도 이상이거나 확대가 뚜렷한 경우, tumor 환자 또는 pituitary tumor의 진단 및 수술 후 평가를 위해 적용한다.

ⓑ Patient position, scout 촬영, kV/mAs

Brain routine CT와 동일하게 supine 자세로 머리를 갠트리에 가깝게 위치시키고 lateral projection 으로 두개골 전체가 포함되도록 scout 촬영을 한다. Axial과 coronal scan을 시행하며 일반적인 노출조건은 120kV와 200~250mAs가 권장된다.

ⓒ 재구성 알고리즘

Standard 알고리즘을 주로 사용하고 있다.

ⓓ 스캔 조사야(SFOV)/DFOV

장치의 SFOV가 25cm와 48cm 직경으로 선택이 가능한 경우에는 axial 및 coronal scan에서 동일하게 25cm 직경의 head를 사용하며, DFOV는 15cm 정도를 사용한다.

ⓔ Scan 기준선

Axial scan에서는 일반적으로 OML에 평행되게 하고, coronal scan 시에는 OML에 수직되게 하는 것이 좋다.

ⓕ 검사부위와 slice thickness 및 scan space

일반적으로 조영증강 검사만 시행하며, coronal image의 진단적 중요성이 axial image보다 높다. 이러한 이유에서 조영증강 효과를 높이기 위해 coronal scan을 먼저 시행한 후에 axial scan을 시행하는 것이 권고된다. Coronal scan의 검사부위는 전상돌기(anterior clinoid process)에서 후상돌기까지 2~3mm의 슬라이스 두께와 간격으로 contiguous하게 스캔하며, axial scan에서는 skull base 부위에서 안배(dorsum sellae) 1cm 위까지 3~5mm 정도의 슬라이스 두께와 간격으로 contiguous하게 스캔한다. 스캔 시 호흡을 참도록 하거나 잘게 쉬게 한다.

ⓖ 조영제

초당 2~3mL의 주입속도로 약 100mL를 주입하며 나선형 스캔의 경우 30~40초의 preparation delay를 주고 coronal scan을 시행한 후 가능한 빨리 axial scan을 추가한다. 이와는 달리 coronal scan 시 약 60mL의 조영제를 주입한 후 axial scan 시 40mL를 주입하는 방법도 사용되고 있다.

ⓗ 하드카피 및 PACS verification

Supinate 상태에서 coronal scan을 시행한 경우 image flip/flop 기능을 이용하여 coronal image의 상하를 바꾸어 주고, prone 상태에서 coronal scan을 시행한 경우 image의 좌우를 바꾸어 준다. 일반적인 window width와 level 설정은 250/30 정도로 한다.

② Sellar CT, microadenoma study

ⓐ 적용

유즙분비(lactation)나 무월경(amenorrhea)과 같은 내분비 기능항진 증상을 보이는 기능성 종양은 내분비 이상에 의해 조기 발견되므로 미세선종이 많다.

Sellar dynamic study라고도 불리는 미세선종 study는 plain skull image 에서 정상 크기의 sellar인 경우에 적용하며, 미세선종 부위는 CT영상에서 정상 뇌하수체보다 조영증강이 덜되어 약간 저 농도의 10mm 이하의 크기로 나타난다.

ⓑ 검사방법, slice thickness 및 scan space

Macroadenoma study와 동일하게 조영증강 검사만 시행하며 나선형의 multi-phase의 coronal scan을 시행한 후 axial scan을 시행한다. Coronal scan의 검사부위는 microadenoma study와 동일하게 하며 axial scan 에서는 sellar 부위만 스캔한다. 이때 슬라이스 두께와 간격은 2~3mm로 설정한다.

ⓒ 조영제양 및 preparation delay/IGD

자동주입기를 사용하여 초당 3mL의 주입속도로 총 90mL의 조영제를 주입하며, 5 phase의 coronal scan과 3mm의 슬라이스 두께와 간격을 사용하는 경우 1 phase의 슬라이스 수는 15개 정도되며, preparation delay/IGD를 예를 들면 다음과 같다.

- 1st phase helical scan : pre-contrast coronal scan
- 2nd phase helical scan : 조영제 주입 후 40초
- 3rd phase helical scan : 60초(IGD : 약 5초)
- 4th phase helical scan : 120초(IGD : 약 45초)
- 5th phase helical scan : 180초 (IGD : 약 45초)

그림 8-11의 (a)는 과프로랙틴혈증(hyperprolactinemia)으로 인해 불임 현상을 보이는 환자의 multi-phase microadenoma study 영상이다. Pituitary gland가 정상적인 크기와 attenuation을 보이며 mass는 관찰되지 않고 있다.

(b)는 pituitary stalk은 정상이나 pituitary gland의 오른쪽 후방으로 5mm 정도 크기의 원형이며 국소적인 low density부위가 관찰된다. 그리고 (c)는 뇌하수체 종양의 하나인 프로렉틴종(prolacinoma) 환자의 macroadenoma study 영상이다. Pituitary gland의 왼쪽 하부에 mass가 관찰된다.

(d)는 다른 환자의 sellar부위의 axial 영상이다.

(8) PNS CT

① 적용

구개 편도염(tonsillitis)이나 부비동의 염증성 질환의 진단, nasal polyp이나 종양의 진단, 안면 질환의 관찰을 위해 주로 시행한다.

PNS CT나 다음에 설명할 pharynx, neck CT 등은 병변의 조직학적 진단의 추측 뿐만 아니라 주위로의 병변의 침범 여부, 수술 또는 치료계획에 영향을 줄 수 있는 구조물의 침범유무, 림프절 전이 여부의 확인 등 정확한 병기결정이 검사의 중요한 목적이 된다. 그러므로 neck node의 평가를 위해 axial scan에서 thoracic inlet 까지의 스캔이 필요하며, 악성종양이 의심되는 환자의 경우 두개 기저골의 침범유무를 확인하기 위해 skull base 부위가 포함되어야 하며 coronal scan의 필요성이 추가된다.

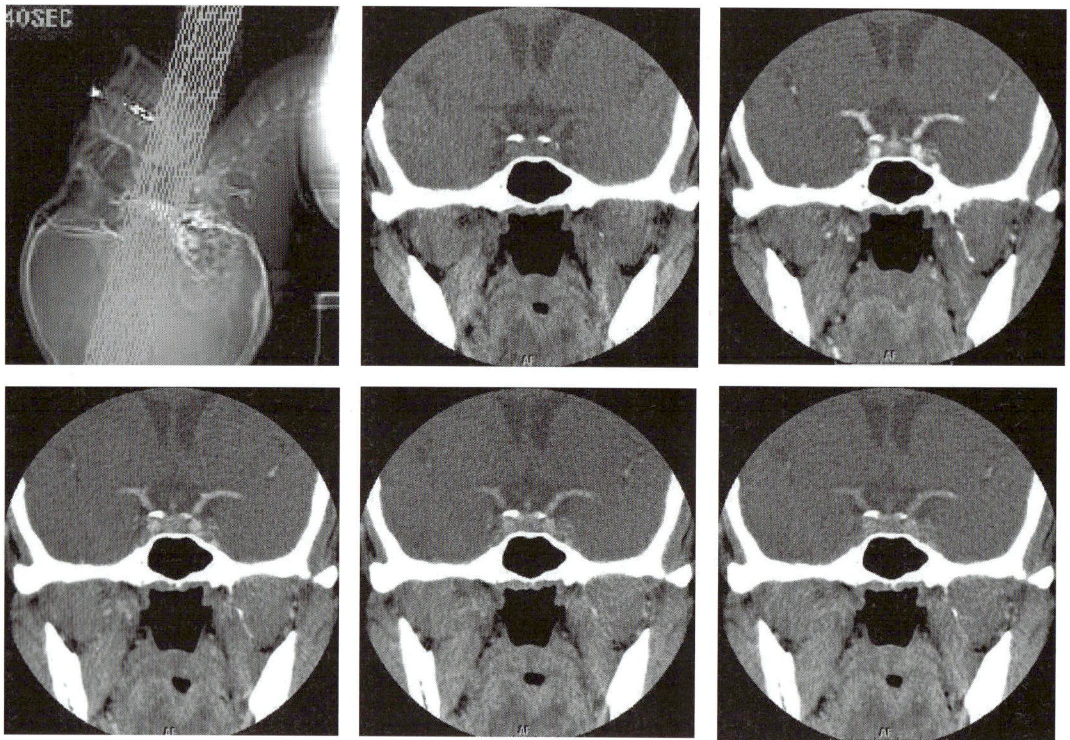

(a)

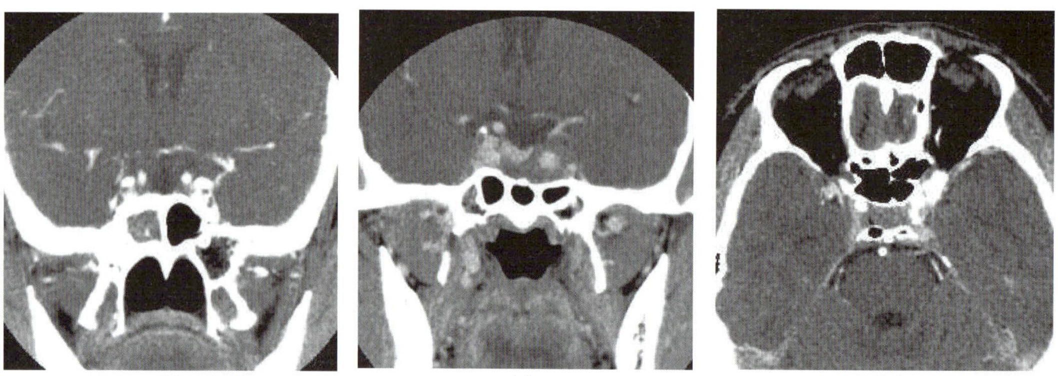

(b) (c) (d)

| 그림 8-11 | Sellar CT의 coronal 및 axial 영상

② Patient position, scout 촬영, kV/mAs

Brain routine CT와 동일하게 supine 자세로 머리를 갠트리에 가깝게 위치시키고 lateral projection으로 두개골과 경부 전체가 포함되도록 scout 촬영을 한다. 이때 환자 테이블의 금속 연결부위가 스캔 영역에 포함되지 않도록 주의하여야 한다.

일반적으로 pre-contrast와 post-contrast axial scan을 시행한 후 coronal scan을 시행하며 일반적인 노출조건은 120kV와 200~250mAs가 권장된다.

③ 재구성 알고리즘, SFOV/DFOV

Standard 알고리즘을 주로 사용하며, 가능하면 axial 및 coronal scan에서 동일하게 25cm 직경의 head를 사용하며, 20~23cm 정도의 DFOV를 사용한다.

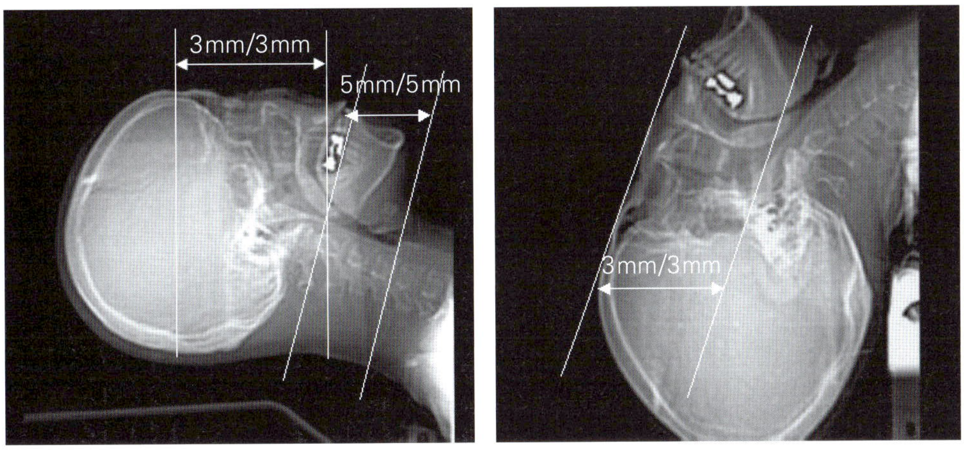

| 그림 8-12 | S대학 병원에서 시행하는 틀니 소유 환자의 PNS CT의 스캔범위와 슬라이스 두께/간격

④ Scan 기준선

Axial scan에서는 일반적으로 OML에 평행되게 하고, coronal scan 시에는 OML에 수직되게 하는 것이 좋다.

⑤ 검사부위와 slice thickness 및 scan space

대부분의 병원에서 채택하고 있는 프로토콜은 경구개(hard palate)부터 전두동(frontal sinus)까지 10mm/10mm의 슬라이스 두께와 간격으로 pre-contrast axial scan을 시행한 후 하악골 하부에서 전두동까지 3mm/3mm로 post-contrast axial scan 스캔을 시행한다.

이때 종양환자의 경우에는 sternal notch에서 하악골 하부까지를 5mm/5mm로 추가 스캔을 시행한다. 그 후 얼굴 안면부에서 EAM 뒷부분까지 3mm/3mm의 슬라이스 두께와 간격으로 coronal scan을 시행한다.

그림 8-12는 S대학병원에서 시행하는 틀니 소유환자의 PNS CT 시 post-contrast 스캔의 범위와 슬라이스/두께를 나타낸 것이다.

스캔 시의 호흡은 숨을 참게 하거나 숨을 잘게 쉬게(quiet respiration) 하는 것이 좋다.

⑥ 조영제

초당 3mL의 주입속도로 약 100mL를 주입하며 나선형 스캔의 경우 약 30초의 preparation delay를 준다. 조영증강이 잘된 coronal 영상을 얻기 위해서는 axial scan 후 가능한 빨리 coronal scan을 시행해야 한다. 이를 위해서 axial scan 시 약 60mL의 조영제를 주입한 후 coronal scan 시 40mL를 주입하는 방법도 사용되고 있다.

⑦ 하드카피 및 PACS verification

Supinate 상태에서 coronal scan을 시행한 경우 image flip/flop 기능을 이용하여 coronal image의 상하를 바꾸어 주고, prone 상태에서 coronal scan을 시행한 경우 image의 좌우를 바꾸어 준다. 일반적인 window width와 level 설정은 250/30 정도로 한다.

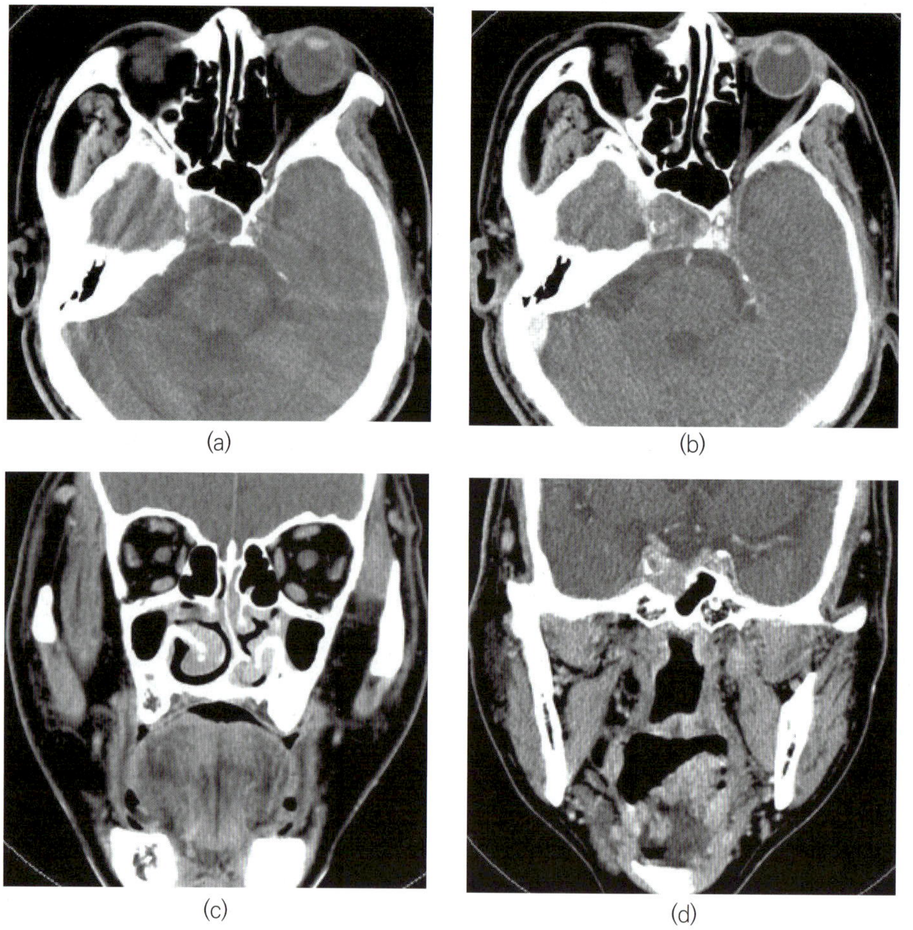

| 그림 8-13 | PNS CT의 axial 및 coronal 영상

그림 8-13은 sphenoid mass 환자의 PNS CT영상들이다. (a)와 (b)는 pre-contrast와 post-contrast axial image이며, (c)와 (d)는 post-contrast coronal images이다.

(9) OMU CT

① 적용

Nasal discharge나 만성 부비동염을 비롯한 부비동 질환의 관찰이나 터어키안 질환의 수술 전 검사의 목적으로 주로 시행한다.

② Patient position, scout 촬영, kV/mAs

OMU CT는 prone 상태의 coronal scan을 시행하나 axial scan을 추가하는 경우도 많아지고 있다. Prone 자세로 머리를 갠트리에 가깝게 위치시키고 lateral projection으로 두개골의 전체가 포함되도록 scout 촬영을 한다. 이때 갠트리를 경사지게 하여 스캔하는 경우 환자 테이블의 금속 연결부위가 스캔 영역에 포함되지 않도록 환자의 위치잡이에 주의하여야 한다. 일반적으로 노출조건은 120kV와 100~150mAs가 권장된다.

③ **재구성 알고리즘, SFOV/DFOV**

Bone과 같은 고해상능 알고리즘을 주로 사용하며, 가능하면 axial 및 coronal scan에서 동일하게 25cm 직경의 head를 사용하며, DFOV는 18cm 정도를 사용한다.

④ **Scan 기준선**

Axial scan에서는 일반적으로 OML에 평행되게 하고, coronal scan 시에는 OML에 수직되게 하는 것이 좋다.

⑤ **검사부위와 slice thickness 및 scan space**

Axial scan은 경구개부터 전두동까지, 그리고 coronal can은 얼굴 안면부에서 EAM까지 3mm/3mm의 슬라이스 두께와 간격으로 시행한다(그림 8-14 참조).

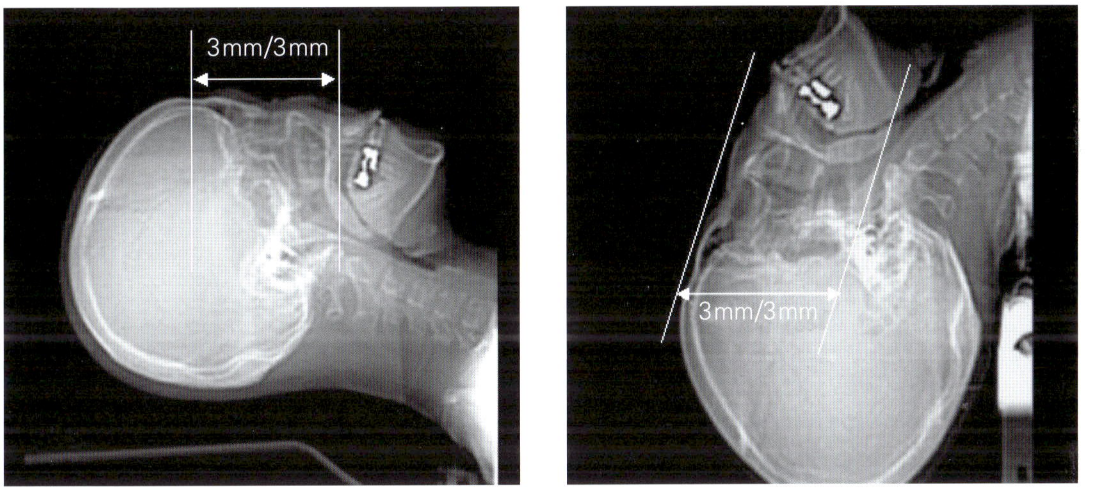

| 그림 8-14 | OMU CT의 스캔범위와 슬라이스 두께/간격

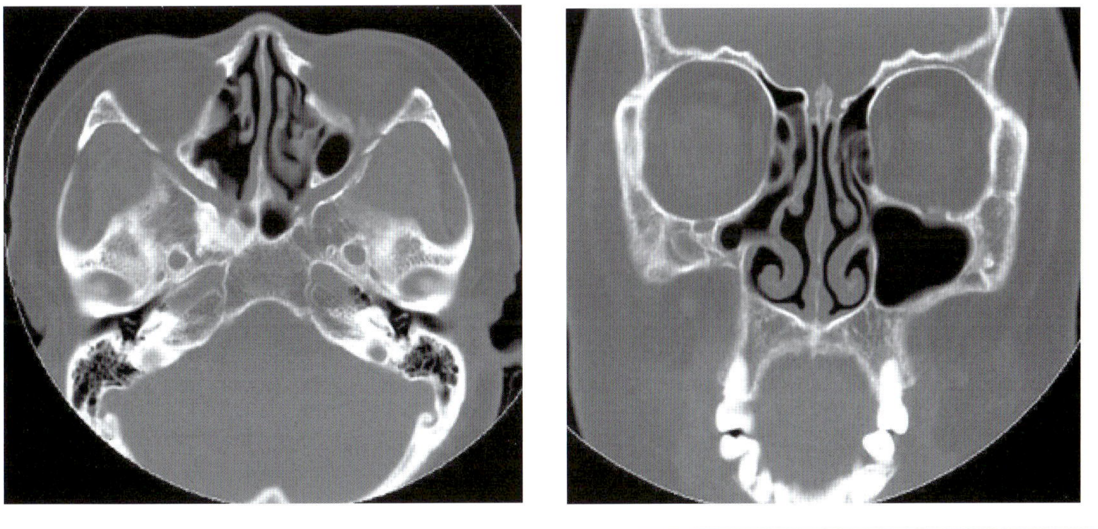

| 그림 8-15 | OMU CT의 axial 및 coronal 영상

그러나 최근의 64 슬라이스 MDCT에서는 Z축 해상능의 향상으로 0.625mm 또는 1.25mm의 슬라이스 두께와 간격으로 coronal 스캔을 시행한 후 axial 및 sagittal reformation을 시행하는 경우도 있다. 조영제는 사용하지 않는 것을 원칙으로 한다.

⑥ 하드카피 및 PACS verification

Prone 상태에서 coronal scan을 시행한 경우 image의 좌우를 바꾸어 준다. 일반적인 window width와 level 설정은 1500~2000/200 정도로 한다.

(10) Salivary gland CT

① 적용

경부 특히, 이하선(parotid gland), 악하선(submandibular gland), 설하선(sublingual gland)로 이루어지는 주 타액선과 작은 타액선 조직인 소 타액선 부위의 종양이나 염증성 질환의 진단을 위해 주로 시행한다.

② Patient position, scout 촬영, kV/mAs

Brain routine CT와 동일하게 supine 자세로 머리를 갠트리에 가깝게 위치시키고 lateral projection 으로 두부와 경부 전체가 포함되도록 scout 촬영을 한다. 이때 환자 테이블의 금속 연결부위가 스캔 영역에 포함되지 않도록 주의하여야 한다.

일반적으로 post-contrast axial scan을 시행한 후 coronal scan을 시행하며 일반적인 노출조건은 120kV와 180~200mAs가 권장된다.

③ 재구성 알고리즘, SFOV/DFOV

Standard 알고리즘을 주로 사용하며, 가능하면 axial 및 coronal scan에서 동일하게 25cm 직경의 head SFOV를 사용하며, DFOV는 20~23cm 정도를 사용한다.

④ Scan 기준선

Axial scan에서는 일반적으로 OML에 평행되게 하고, coronal scan 시에는 OML에 수직되게 하는 것이 좋다.

⑤ 검사부위와 slice thickness 및 scan space

타액선 부위의 stone detection을 위해 5mm 두께의 axial pre-contrast scan을 추가한다. Axial scan area는 sternal notch 부터 sellar 1cm 위까지 3mm의 슬라이스 두께와 간격으로 스캔하는데 이는 약 60 슬라이스 정도 된다. Coronal scan은 안구 중앙 레벨에서 EAM 뒤까지 3~5mm의 슬라이스 두께와 간격을 적용한다. 종양을 의심하거나 종양환자의 검사인 경우에는 다른 head & neck CT검사와 마찬가지로 axial scan을 2 phase의 나선형 스캔을 시행하는 것이 진단에 많은 도움이 된다.

Axial scan을 나선형의 2 phase 스캔을 시행할 때 조영제는 자동주입기를 사용하여 초당 3mL의 주입속도로 약 100mL를 주입한다. 동맥 조영상을 얻기 위한 1st phase scan의 preparation delay는 30초 정도가 좋으며 지연상을 얻기 위한 2nd phase scan 에서는 조영제 주입시작 시간부터 약 120초 정도(이는 주사시간이 1초인 나선형 장치인 경우 55~60초의 IGD를 둠)의 지연을 갖는다. 그러나 추적검사를 위한 follow up CT 검사인 경우에는 2 phase의 axial scan의 필요성이 감소하므로 1 phase의 scan을 채택하는 것이 권고된다. 1 phase의 나선형 스캔을 채택하는 경우에도 preparation delay는

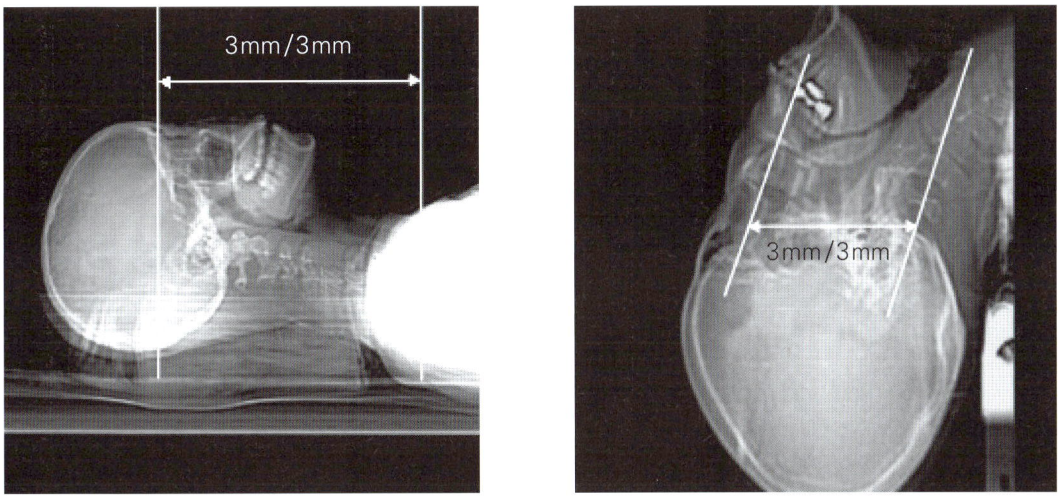

| 그림 8-16 | Salivary gland CT의 스캔범위와 슬라이스 두께/간격

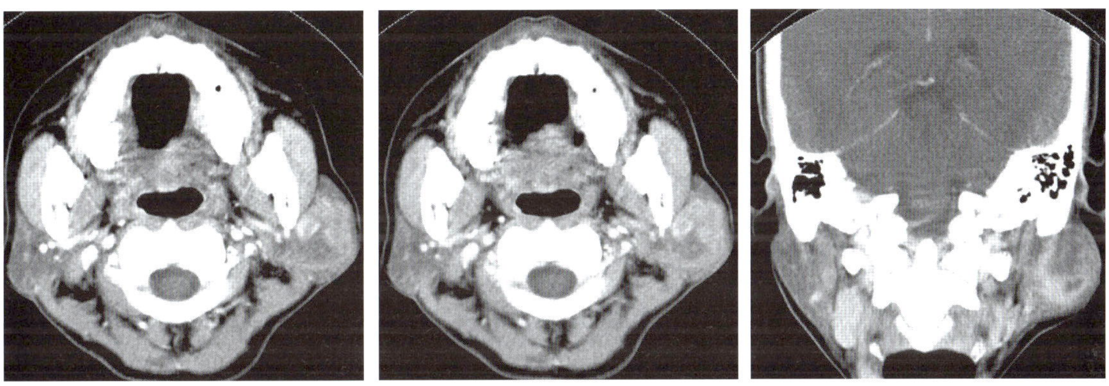

| 그림 8-17 | Salivary gland CT의 2 phase axial 및 coronal 영상

30~40초 정도가 주로 사용된다. Axial scan 후 조영증강이 잘된 coronal 영상을 얻기 위해서는 axial scan 후 가능한 빨리 coronal scan이 진행되어야 한다. 스캔 시의 호흡은 숨을 참게 하거나 숨을 잘게 쉬게(quiet respiration) 하는 것이 좋다.

⑥ 하드카피 및 PACS verification

Supinate 상태에서 coronal scan을 시행한 경우 image flip/flop 기능을 이용하여 coronal image의 상하를 바꾸어 주고, prone 상태에서 coronal scan을 시행한 경우 image의 좌우를 바꾸어 준다. Salivary gland 영상의 일반적인 window width와 level 설정은 250/30 정도로 한다.

그림 8-17은 다형성 선종(pleomorphic adenoma)을 의심하여 검사한 환자의 영상들이다. 왼쪽과 중앙의 2 phase영상과 오른쪽의 coronal영상에서 왼쪽 이하선의 superficial portion에 약 3cm 크기의 heterogenous enhancing mass가 보이며, mass 내부에 중간이 되지 않는 다수의 low attenuated necrotic 또는 cystic area가 관찰된다.

정상적인 타액선은 CT 소견상에서 저음영으로 보이고 조영증강이 잘 되지 않는다. 그러나 염증이 있는 경우 조영증강이 많이 되며 크기가 증가되어 관찰된다. 타액선 부위의 양성 종양의 경우 대부분 피막을 갖고 있어 타액선 조직과 뚜렷이 구별되며 경계도 부드럽다. 그러나 악성 종양인 경우 불규칙한 경계를 가지며 주위조직으로의 파급이 잘 된다. 또한 추적 검사 시 종양 크기가 급속히 증가되며 피막을 갖지 않으므로 불규칙한 침윤의 소견을 나타낸다.

(11) Skull base CT

① 적용

두개 기저부의 종양과 염증성 질환의 진단을 위해 주로 시행한다.

② Patient position, scout 촬영, kV/mAs

Brain routine CT와 동일하게 supine 자세로 머리를 갠트리에 가깝게 위치시키고 lateral projection으로 두부와 경부 전체가 포함되도록 scout 촬영을 한다. 이때 환자 테이블의 금속 연결부위가 스캔 영역에 포함되지 않도록 주의하여야 한다.

일반적으로 post-contrast axial scan을 시행한 후 coronal scan을 시행하며 일반적인 노출조건은 120kV와 200~250mAs가 권장된다.

③ 재구성 알고리즘, SFOV/DFOV

Standard 알고리즘을 주로 사용하며, 가능하면 axial 및 coronal scan에서 동일하게 25cm 직경의 head를 사용하며, DFOV는 axial scan의 경우 21~23cm, coronal scan의 경우 18~23cm 정도를 사용한다.

④ Scan 기준선

Axial scan에서는 일반적으로 OML에 평행되게 하고, coronal scan시에는 OML에 수직되게 하는 것이 좋다.

⑤ 검사부위와 slice thickness 및 scan space

Pre-contrast와 post-contrast axial scan을 시행한 후 post-contrast coronal scan을 추가로 시행하는 것이 권고된다. 슬라이스 두께와 간격은 모든 스캔에서 3mm/3mm가 적절하며 axial scan에서의 검사부위는 C1 레벨에서 전두동까지, coronal scan에서는 안구 중앙에서 C-spine 뒤 까지가 적당하다. Post-contrast coronal scan시 skull base가 영상의 중앙부에 오도록 환자 테이블 높이의 설정을 잘 해야 하며, 병변의 위치에 따라 scan 범위를 정할 필요가 있다.

종양을 의심하거나 종양환자의 검사인 경우에는 다른 head & neck CT검사와 마찬가지로 axial scan을 2 phase의 나선형 스캔을 시행하는 것이 진단에 많은 도움이 된다.

⑥ 조영제, 하드카피 및 PACS verification

조영제의 주입량과 preparation delay는 salivary gland CT의 검사 시와 동일하게 한다. 그리고 하드카피 및 PACS verification 역시 salivary gland CT의 검사 시와 동일하다.

그림 8-18은 두통을 주소로 하여 left petrous apex 부위에 신경초종(schwannoma)의 여부를 알기 위해 skull base CT를 시행한 예이다. Pre-contrast axial scan후 30초 prep. delay의 1st phase scan

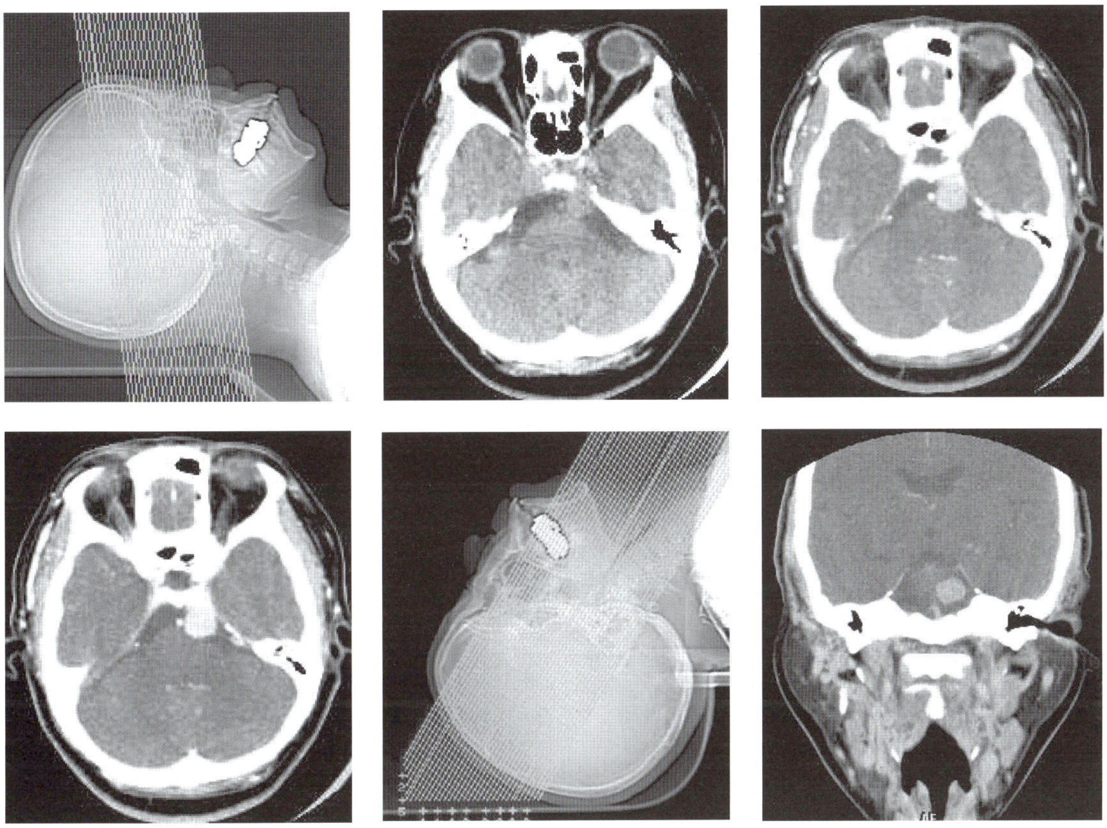

| 그림 8-18 | Skull base CT의 cross referenced scout, 2 phase axial 및 coronal 영상

과 120초의 지연(IGD는 55초 정도가 됨)를 준 후 2nd phase scan을 시행하였으며, 이어 환자의 자세를 바꾸어 coronal scan을 시행하였다.

(12) Pharynx CT

① 적용 및 검사방법

악성 림프종이나 선양 낭성암 등의 비인두부 종양 및 염증성 질환의 진단을 위해 주로 시행한다.

Pharynx CT를 주된 관찰부위에 따라 nasopharynx CT와 oropharynx CT로 나누어 검사하는 경우도 있다. 그러나 두 검사의 차이는 단지 nasopharynx CT에서 nasal cavity가 scan area에 충분히 포함되도록 두부 쪽으로 스캔 영역을 증가시키는 정도이다. 부연하면, 대부분의 head & neck CT 검사에서의 최근 경향은 목 부위에 있는 림프절의 크기나 전이 여부 등을 관찰하기 위해 직접적인 검사부위와는 다소 연관이 멀지만 검사부위를 sternal notch 까지 포함시키고 있다.

② 검사방법

검사방법과 사용하는 조영제량, 하드카피 및 PACS verification 역시 앞에서 설명한 salivary gland CT와 동일하게 한다. 그림 8-19의 (a)는 S대학병원에서 채택하고 있는 pharynx CT의 axial 스캔 범위와 슬라이스 두께와 간격을 나타낸 것이다.

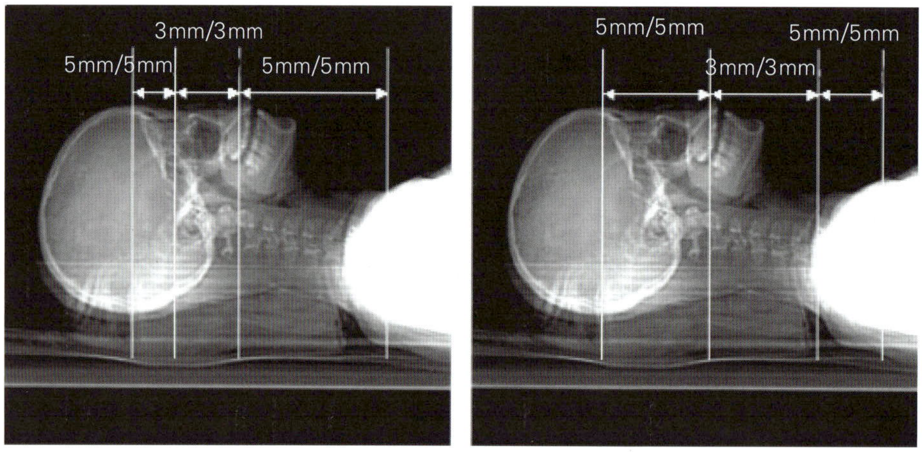

(a) Pharynx (b) Larynx

| 그림 8-19 | Pharynx CT와 larynx CT의 axial 스캔범위와 슬라이스 두께/간격

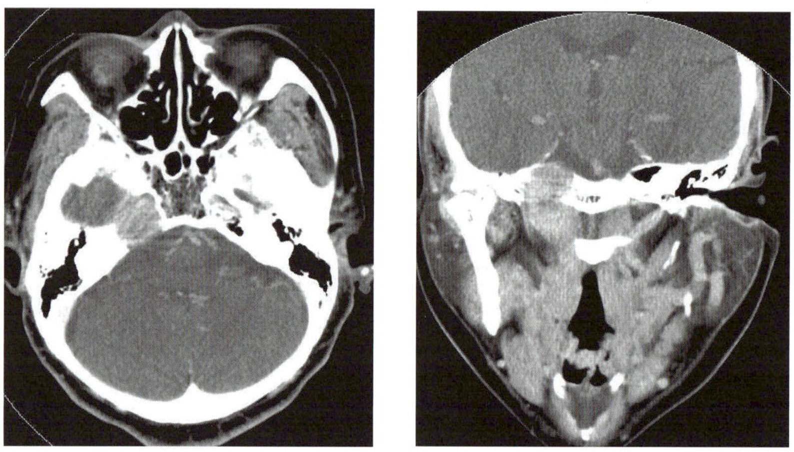

| 그림 8-20 | Pharynx CT의 axial 및 coronal 영상

그림 8-20은 우측 비인두(right nasopharynx)에 있는 mass가 right midskull base에 침범되고 intracranial까지 extension 되어 있는 것을 보여주는 nasopharynx CT영상이다.

(13) Larynx CT

① 적용 및 검사방법

후두조직의 비대, 후두의 용종 발생, 인접연골의 파괴, 성문(glottis) 고정, 림프절 확대 등의 관찰을 위해 주로 시행한다.

② 검사방법

환자 자세 및 스캔 시 기본적인 기법은 앞에서 설명한 salivary gland CT와 차이가 없다. 그러나 coronal scan이 필요하지 않으며 병원에 따라 post-contrast axial scan후 vocal cord 부위만의 얇은 슬라이스 스캔을 추가하기도 한다.

③ 검사부위와 slice thickness 및 scan space

재구성 알고리즘, SFOV/DFOV는 salivary gland CT와 동일하며, 1st phase와 2nd phase axial scan 에서는 scan 기준선을 OML에 평행하게 설정하고 sternal notch부터 sellar 부위까지 5mm의 슬라이스 두께와 간격으로 스캔한다. 그림 8-19의 (b)는 S대학병원에서 채택하고 있는 larynx CT의 axial 스캔범위와 슬라이스 두께/간격을 나타낸 것이다.

그 후 호흡, 발성, 연하운동 등에 의한 움직임에 의한 영향을 적게 받기 위해 시행하는 vocal cord 부위의 thin section axial scan에서는 3mm 정도의 슬라이스 두께와 간격으로 hyoid bone 밑 6cm 에서 hyoid bone 위 1cm까지 빠른 속도로 스캔을 시행한다. 이때의 scan 기준선은 mandible line에 평행하게 설정하는 것이 좋다. 스캔 시의 호흡은 서서히 쉬도록(quiet respiration) 하는 것이 좋다.

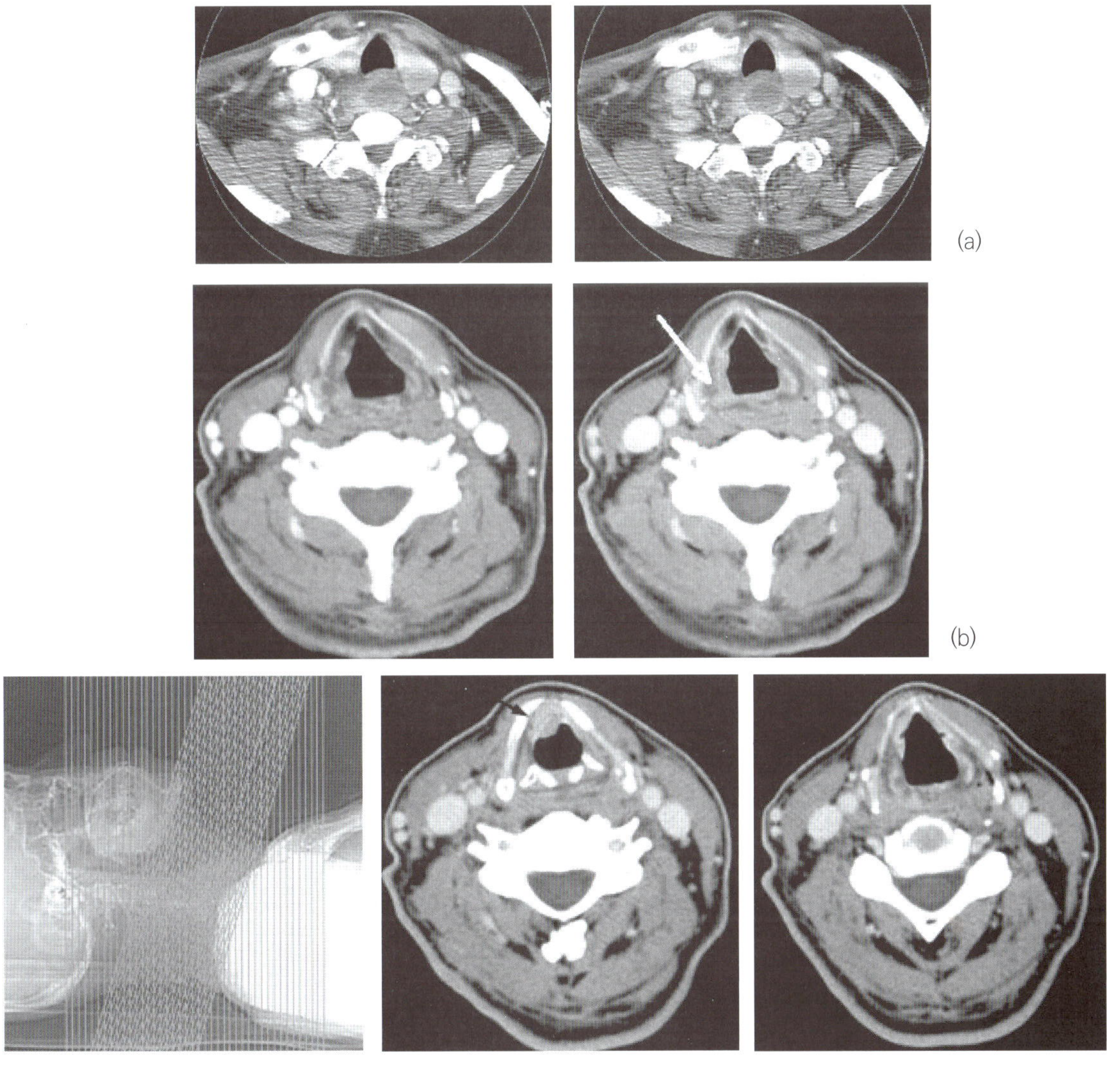

(a) (b) (c)

| 그림 8-21 | Larynx CT영상

④ 조영제, 하드카피 및 PACS verification

조영제의 주입량과 preparation delay는 salivary gland CT의 검사와 동일하게 한다. 그리고 하드카피 및 PACS verification 시의 window setting 역시 salivary gland CT의 검사 시와 동일하다.

그림 8-21의 (a)는 후두암 환자의 larynx CT영상이다. 석회화를 동반하고 있는 큰 크기의 괴사성 solid mass가 보이며 이는 hypopharynx와 식도 상부를 침범하고 있다. 그림 (b)는 우측 앞쪽 성문(glottis)에 1 cm 정도의 infilterative lesion이 있으며 focal bulging이 동반되어 있음을 알 수 있다. 그리고 (c)의 cross reference 영상의 수직선은 larynx CT의 일반 scan의 검사 범위를, 경사진 선은 thin section 범위를 나타낸다. 중앙과 우측의 두 횡단면 영상은 vocal cord 관찰을 위한 thin section study 영상이다.

림프절 전이의 경우 중심부 괴사로 인한 저음영과 주변부의 조영증강이 관찰된다.

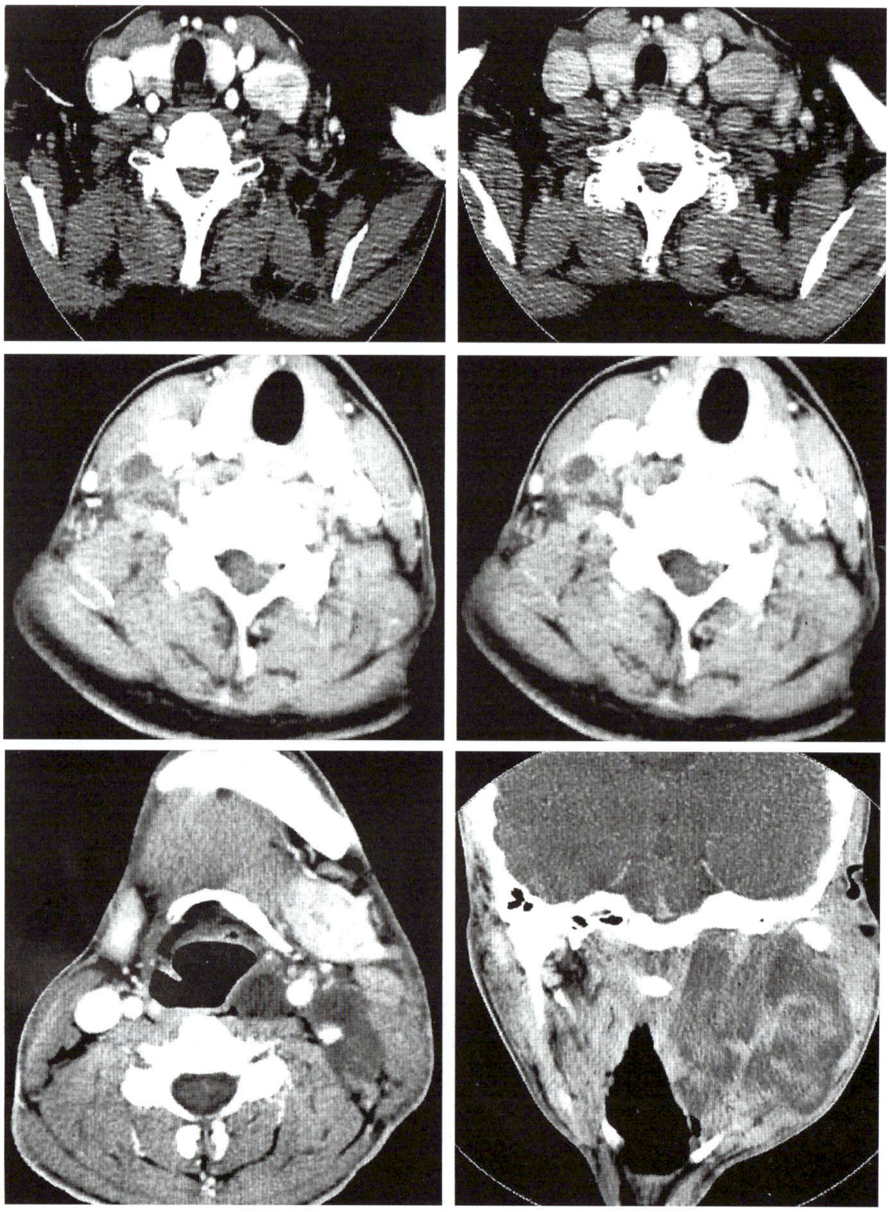

(a)

(b)

(c)

| 그림 8-22 | Neck routine CT영상

(14) Neck routine CT

① 적용

경부의 일반적인 검사, 종양 및 염증성 질환, air way의 침범 등을 관찰하기 위해 시행한다.

② 검사방법

환자 자세 및 스캔 시 기본적인 기법은 앞에서 설명한 salivary gland CT와 차이가 없다. 그러나 coronal scan이 필요하지 않으며 post-contrast axial scan만 시행하는 것을 원칙으로 하나 두부에 이상 병변이 있는 경우에는 coronal scan을 추가하는 것도 진단에 도움이 된다.

③ 검사부위와 slice thickness 및 scan space

Salivary gland CT의 axial scan에 준해서 시행한다.

그림 8-22의 (a)는 왼쪽 내경 정맥계(internal jugular chain)에 well defined homogenous early enhancing nodal mass가 관찰되며 왼쪽 갑상선에는 약 5mm 크기의 석회화된 결절이 보인다. (b)는 초당 3mL의 속도로 총 90mL의 조영제를 주입하고 30초의 지연과 120초의 지연를 두어 촬영한 영상들이다. 오른쪽 경부에 농양 형태를 갖는 비괴사성 lymphadenopathy가 보인다. 그리고 (c)는 신경세포암(neurofibroma) 환자의 neck routine CT영상이며 coronal scan을 추가한 예이다. 좌측 인두(pharynx) 주변과 이하선(parotid gland)을 포함하는 다수의 low attenuating mass가 관찰되며 인후두를 오른쪽 방향으로 압박하고 있다.

(15) Thyroid CT

① 적용

갑상선 질환을 관찰하기 위해 시행한다.

② 검사방법

환자 자세 및 스캔 시 기본적인 기법은 앞에서 설명한 salivary gland CT와 차이가 없다. 그러나 neck routine CT와 같이 coronal scan이 필요하지 않으며 post-contrast axial scan만 시행하는 것을 원칙으로 한다.

③ 검사부위와 slice thickness 및 scan space

Scan area는 carina부터 sellar 1cm 위까지 3mm의 슬라이스 두께와 간격으로 스캔하며 조영제의 사용량과 preparation delay는 salivary gland CT의 axial scan에 준해서 시행한다.

그림 8-24의 (a)는 갑상선암을 의심하여 검사한 환자의 영상이다. 좌측의 동맥상과 우측의 지연상에서 왼쪽 갑상선의 협부 주위에(paraisthmic portion)에서 낭성 결전(cystic nodule)이 관찰되며, 림프절의 확대가 있다. (b)에서는 오른쪽 갑상선에 약 1cm 크기의 parenchyma 보다 조영증강이 적게 되는 악성으로 추측되는 solid mass가 관찰되며 왼쪽 갑상선에는 약 3mm 크기의 조영증강되지 않는 small nodule이 관찰된다.

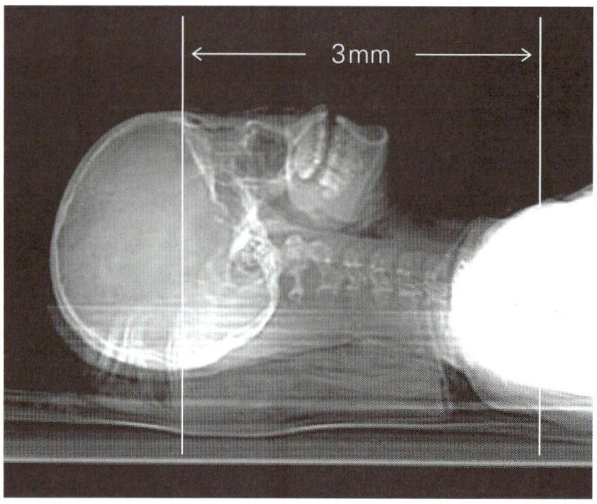

| 그림 8-23 | Thyroid CT의 스캔범위와 슬라이스 두께/간격

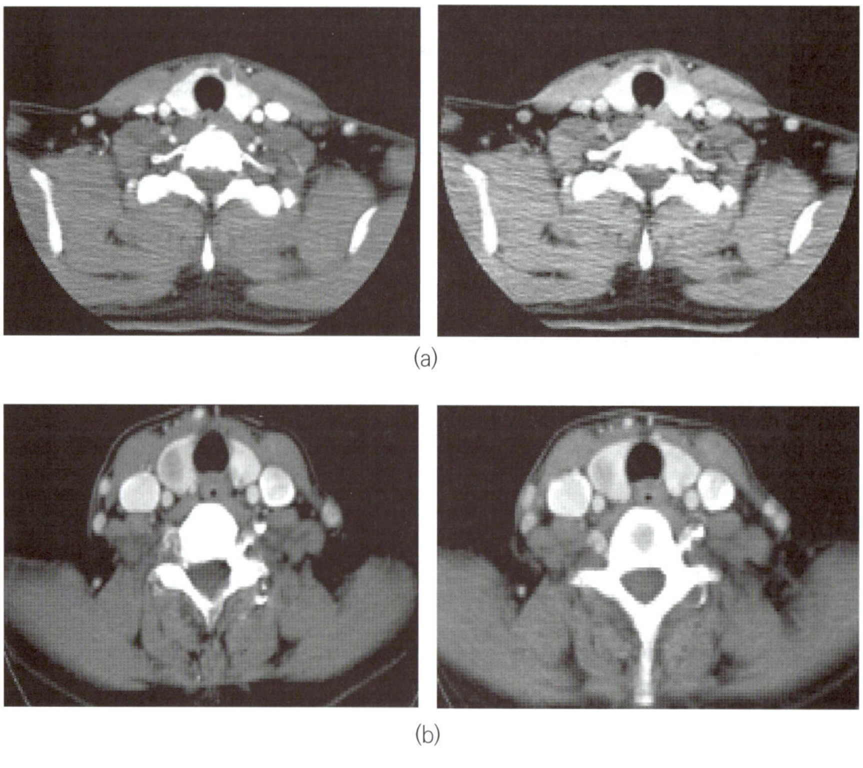

| 그림 8-24 | Thyroid CT영상

2) 흉부 CT

최근 10여년간 개발된 흉부 질환의 진단을 위한 여러 기법 중 가장 획기적인 것은 고해상능 CT과 나선식 CT이라고 할 수 있다. CT의 흉부 질환에서의 이용은 1980년대 초반까지는 주로 종격동 종괴의 진단, 흉막 및 폐질환의 구분 등을 위해 사용되었으나, 그 이후로 CT의 해상능이 좋아짐에 따라 폐병변의 진단에도 적응증이 넓어져 왔다.

고해상능 CT은 형태학적인 측면에서 육안적으로 보는 병리조직 표본에 필적하는 영상을 보여줄 수 있어 만성 침윤성 폐질환의 발견과 진단에 지대한 공헌을 하였다.

나선식 CT은 빠른 스캔 시간과 틈새 없는 볼륨 테이터를 얻음으로써 기존의 고식적 CT의 단점을 극복하였고 더 나아가 기능적인 평가를 위한 초석이 되고 있다. CT검사는 종격동 질환 및 폐암의 병기 결정에 빼 놓을 수 없는 중요한 진단 기종이며, 고해상능 CT(high resolution CT:HRCT)는 폐실질, 폐결절, 기관지 병변의 진단에 매우 유용하다. Chest routine CT는 하드웨어의 발전에 따라 점점 더 작은 결절까지 발견할 가능성이 높아지고 있고 특히 MDCT의 도입으로 인해 기존 axial image는 물론 coronal, sagittal 어느 방향으로든지 동일한 해상능의 reformation이 가능해져서 점점 더 병기결정에 필수요소가 되어가고 있다.

나선형 스캔이 가능한 최근의 chest routine CT는 1cm 이하의 작은 결절의 발견이 가능하고, 한번의 호흡 멈춤으로 전체 흉부를 검사하는 데 수초 또는 수십초 밖에 걸리지 않아, 기존의 고식적 CT에서처럼 호흡정지 시 들어마신 공기량의 불일치에 의해 놓칠 수 있는 병변을 놓치지 않고 거의 정확히 나타낼 수 있다.

※ Chest anatomy

① 상기도(upper airway) : 흡입된 가스의 가습, 가온, 여과 담당
② 하기도(lower airway) : 가스를 폐포로 전달
③ 폐포(alveolus) : 가스 교환 일어나는 막
④ 폐순환(pulmonary circulation) : 폐포 정맥혈로 보내고 폐로부터 동맥혈을 운반한다.
⑤ 폐늑막간(pleural space) : 폐를 둘러싸고 있다.
⑥ 흉곽(thoracic cavage) : 폐포 환기를 위해 가스가 왕복 운동을 하도록 하는 골격펌프

※ 기관 및 기관지(trachea & bronchi)

기관은 윤상연골 하연에 이어서 하행하는 근 연골성 관이며 길이가 10~12cm이다.

척추와의 관계로 보면 제6경추부터 제4, 5흉추까지 하행한 다음 여기서 좌우 기관지로 분지한다. 기관 분기부에서 좌우로 갈라진 기관지는 좌 우 폐문부로 향한다. 우기관지는 좌기관지보다 굵고 경사가 급하기 때문에 이물이 들어가기 쉽다. 우기관지는 직경이 약 1.5cm이며, 기관축에 대하여 약 25°의 경사를 이루고, 좌기관지는 직경이 약 1cm 가량이며, 기관축에 대해서 약 45° 경사되어 있다. 성인에서 우기관지의 길이는 2.5cm, 좌기관지의 길이는 5.0cm 정도이다.

폐문에 이르는 기관지는 나뭇가지 모양의 기관지 가지로 분지한다. 주기관지(main bronchus)-엽기관지(lobar bronchus)-구기관지(segmental bronchus)-세기관지(bronchioles)가 된다. 세기관지의 지름은 0.8~1.0mm 정도이고, 다시 소엽간 세기관지(bronchus interlobura)-종말 세기관지(terminal bronchiole)-호흡 세기관지(respiratory bronchiole)로 점점 가늘어지고 또 폐포관(alveolar ducts)-폐포낭(alveolar sac)이 되어 결국은 폐포가 된다. 폐포는 0.1~0.2mm 크기이며 반구상의 주머니를 이룬다.

※ Blood circulation (조영제가 팔을 통해 온몸으로 퍼지는 경로)

Cubital vein-brachial vein-axillary vein-subclavian vein-brachiocephalic vein(subclavian vein + jugular vein)-SVC(azygus vein)-right atrium(IVC, coronary sinus, SVC)-right ventricle-pulmonary artery-lung-pulmonary vein-left atrium-left ventricle-ascending aorta(coronary artery)-aotic arch

보통 성인 70kg의 몸무게를 가진 사람에게 초당 2mL의 속도로 조영제를 cubital vein에 주사하면 25초 이내에 폐동맥까지 조영제가 들어온다. 35초 이내에 폐를 빠져나와 심장을 거쳐 온몸으로 조영제가 퍼져나간다. 이런 시간을 계산하여 우리가 원하는 장기의 조영증강을 꾀할 수있다.

(1) 흉부 일반CT(chest routine CT)

① 적용

폐실질 질환, 기관지 및 종격동 질환의 진단, 악성 임파종을 비롯한 각 부위의 종양이 폐로 전이되었는지의 여부, 림프절 크기 파악 등을 위해 주로 시행된다.

흉부 CT는 폐야의 질환 관찰을 주목적으로 혈관조영제를 사용하지 않고 시행하는 high resolution lung CT(HR chest CT 또는 HR lung CT라고 불림)와 혈관조영제를 사용하여 폐야 뿐만 아니라 종격동이나 림프절의 크기 등을 같이 진단하고자 하는 routine CT로 크게 분류된다.

② Patient position

Supine 자세를 취하게 하며 병원에 따라 갠트리에 feet first로 눕게 하거나 또는 head first로 눕게 한다.

③ Scout 촬영

Frontal projection으로 폐첨부와 부신(adrenal gland)이 충분히 포함되게 스캔한다. 이때 호흡은 숨을 깊게 들이마시고 난 후 참도록 한다. 장치의 종류와 특성에 따라 다르지만 일반적인 노출조건은 80~120kV와 40~80mAs이다.

④ KVp/mAs

일반적으로 1~1.5mm의 얇은 단면두께를 사용하는 HR lung CT인 경우 140kV와 170~200mA, 그리고 1초 스캔이 권장되나 고가의 소모품인 CT tube의 수명연장을 위해 120kV를 사용하는 병원도 많다. 그리고 5mm의 단면 두께를 사용하는 routine CT인 경우 120kV와 170~200mAs 정도이다.

⑤ 재구성 알고리즘

HR lung CT의 경우 고해상능 알고리즘이 사용되는데 GE사의 경우 bone 알고리즘이, Siemens사의 경우 body 70(B70)이 주로 사용된다. Chest roution CT인 경우 standard와 bone의 중간적인 특성을 갖는 lung 알고리즘을 사용하거나 bone 알고리즘을 주로 선택한다.

사용하는 알고리즘의 차이는 주로 관심부위의 차이에 연유된다. 즉, 주된 관찰부위를 폐야로 생각하는 병원에서는 bone 알고리즘을 선택하며 폐야 보다는 종격이나 심장 등 연부조직에 관심을 더 두는 병원에서는 standard에 가까운 알고리즘을 선택하는 것이다. 이는 각 병원의 검사를 담당하는 방사선사와 판독의사의 상의 하에 선정을 하는 것이 좋다.

⑥ 스캔 조사야/Display FOV

장치의 scan FOV가 small과 large로 구분되어 있는 경우에는 48cm 또는 50cm 직경의 large를 사용하며, DFOV는 성인의 경우 30~33cm 정도이면 적절하나 정확하게 설정하고자 할 때에는 scout 영상에서 길이를 재어보고 하는 것이 좋다. 그러나 유방암 환자의 chest routine CT인 경우 skin 을 충분히 포함해야 한다.

⑦ 검사부위와 스캔 방법

Chest routine CT의 검사법은 병원에 따라 많은 차이를 보인다. 일반적인 방법으로는 pre-contrast scan을 시행한 후 post-contrast scan을 시행하며, 숨을 깊이 들이 마신 상태에서 참도록 하고 스캔한다. Pre-contrast study는 폐첨부 상단에서 CPA 하부까지 5~7mm의 슬라이스 두께와 간격으로 시행하는 방법이 있으며, 이를 대신하여 1~1.5mm의 슬라이스 두께와 10~20mm의 간격으로 HR lung CT를 시행하는 병원도 있다.

Post-contrast study는 폐첨부 상단에서 신장의 중간부(adrenal gland 밑)까지 5mm의 슬라이스 두께와 간격으로 시행한다. Post-contrast scan을 single detector 나선형 스캔 방식으로 하는 경우에는 스캔 시간을 단축하여 환자가 호흡을 참는 시간을 줄여주기 위해 pitch를 1.3:1에서 1.5:1 까지 넓혀 한번에 스캔하거나(1 helical scan) 전체 스캔을 두 개의 그룹으로 나누어 한번의 나선형 스캔 후 환자가 숨을 쉬게 한 후 다시 나선형으로 스캔하는 방법도 사용한다(2 helical scan). 그리고 식도암 환자의 chest CT에서는 목을 충분히 포함하여 scan 하는 것이 권고된다.

더불어 폐포의 air trapping 여부를 관찰하기 위해 숨을 내쉰 상태에서 참고 스캔하는 delay phase 개념의 expiration study를 pre-contrast study와 post-contrast study를 시행한 후 추가로 시행하는 병원도 많다.

흡기 후의 영상은 공기가 가득 들어간 상태이므로 음영이 검고 호기 후의 영상은 흡기 후의 영상 보다 전체적으로 음영이 약간 밝아지는데, 만일 호기 때 검은 음영이 국소적으로 보일 때에는 그 부위의 공기가 나가지 않은 것이므로 이상이 있는 것으로 추측된다.

Delay phase의 expiration study시 스캔범위는 pre-contrast study와 동일하며 슬라이스 두께와 간격은 20~30mm/1mm을 사용한다.

그림 8-25의 (a)는 초당 2.5mL의 속도로 80mL의 조영제를 주입하고 20초의 scan delay 후 5mm의 슬라이스 두께와 간격으로 폐첨상부에서 adrenal gland 하부까지 스캔하는 프로토콜이다.

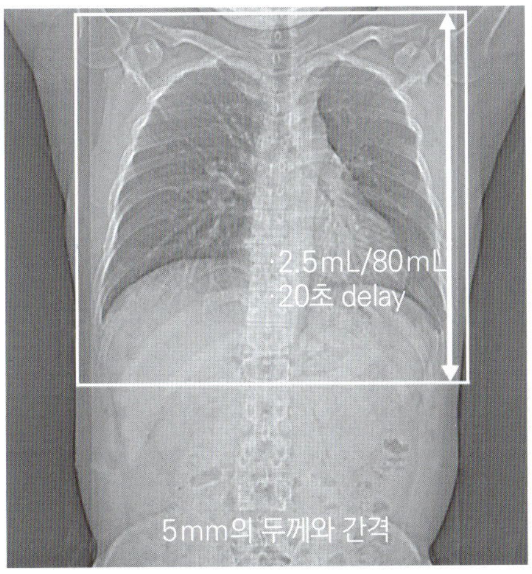

(a)

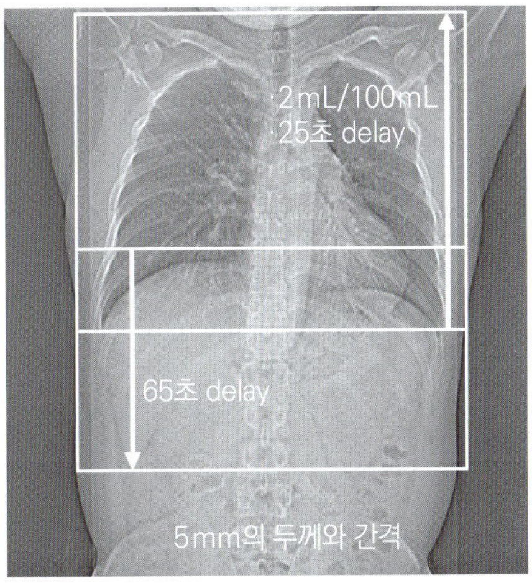

(b)

I 그림 8-25 I Chest routine CT에서 사용되는 post-contrast scan의 두가지 프로토콜

반면에 (b)는 초당 2mL의 속도로 100mL의 조영제를 주입하고 25초의 scan delay 후 5mm의 슬라이스 두께와 간격으로 CPA에서 폐첨상부까지 스캔한 후 숨을 쉬게 한다. 그 후 조영제 주입시작 시간부터 65초의 scan delay에 맞추어 횡격막상연에서 신장하부까지 스캔하는 프로토콜을 나타낸 것이다.

⑧ 조영제

Single detector 나선형 스캔 방식으로 검사 시 혈관조영제의 주입은 자동주입기를 사용하여 초당 2mL의 주입속도로 총 80~100mL 정도를 주입한다.

이때 preparation delay는 조영제의 주입 시작 시간 후 25초 정도가 적절하다. 최근의 MDCT에서는 스캔 속도의 단축으로 초당 2.5mL의 속도로 조영제를 주입하고 20초의 preparation delay를 사용하는 프로토콜도 사용되고 있다.

반면에 자동주입기를 사용하지 않고 고식적 스캔을 하는 경우에는 hand bolus injection 으로 조영제를 전량 주입한 후 스캔을 시작한다. 또는 점적주사법(drip infusion)으로 전체량의 70% 정도를 주입한 후 스캔을 시작하는 방법도 사용된다.

소아의 조영증강 chest CT의 경우 hand bolus injection 또는 자동주입기를 사용하여 주입한다. 주입량은 kg당 1mL의 비율이 적당하며, 이때 주입속도는 가능하면 초당 1mL 정도로 한다.

⑨ 조영제의 급속주입에 의한 아티팩트 발생

조영제를 초당 2mL 정도의 속도로 자동주입기를 통해 급속히 주입하고 나선형 스캔을 시행하면 쇄골하정맥(subclavian vein)이나 상대정맥(superior vena cava) 부위에 조영제에 의한 고농도의 아티팩트가 발생된다. 이를 예방하기 위해서는 조영제의 농도를 낮추어 사용하거나 스캔을 밑에서부터 위의 방향으로 시행하거나 일반적으로 사용하고 있는 것과는 달리 하지의 정맥을 통해 조영제를 주입하는 방법이 있다. 그러나 실제 임상에서는 아티팩트 발생으로 인해 진단에 큰 문제를 일으키지 않으므로 이를 채택하지 않고 있다.

⑩ Coronal reformation

0.5~0.625mm의 thin axial image를 이용하여 2mm 두께와 간격으로 coronal reformation을 시행한다.

⑪ 하드카피 및 PACS verification

필름으로 하드카피시 12 포맷을 사용하여 mediastinal window와 lung window의 두 가지 setting으로 시행한다. 연부조직을 잘 보기 위한 mediastinal window setting은 약 450/30 정도의 window width와 level로 설정하며, 폐의 관찰을 위한 lung setting은 약 1500/-700 정도의 window width와 level로 설정한다. 그러나 PACS로 운영되는 병원에서는 lung window로 setting 하는 것이 일반적이다.

그림 8-26의 (a)는 좌하엽(left lower lobe)에 종괴가 있는 환자의 chest routine CT의 mediastinal window setting 이며, 왼쪽은 pre-contrast 영상이고 오른쪽은 post-contrast 영상이다. (b)는 pleural mass 영상이다. 그리고 (c)는 얇은 슬라이스 두께로 흡기 후와 호기 후에 스캔한 영상이다.

그림 8-27은 central lung cancer 환자의 axial 및 coronal reformation 영상이다. Left upper lobar bronchus가 기시하는 부위에 약 3cm 크기의 central mass가 있으며 aortopulmonary 부위의 림프절이 커져 있음을 알 수 있다.

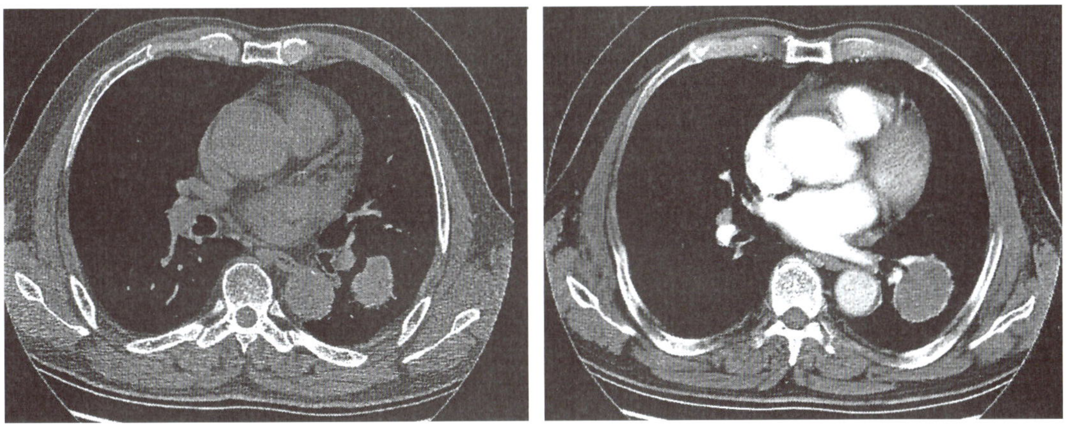

(a) 5mm 슬라이스 두께의 pre-contrast 영상과 post-contrast 영상

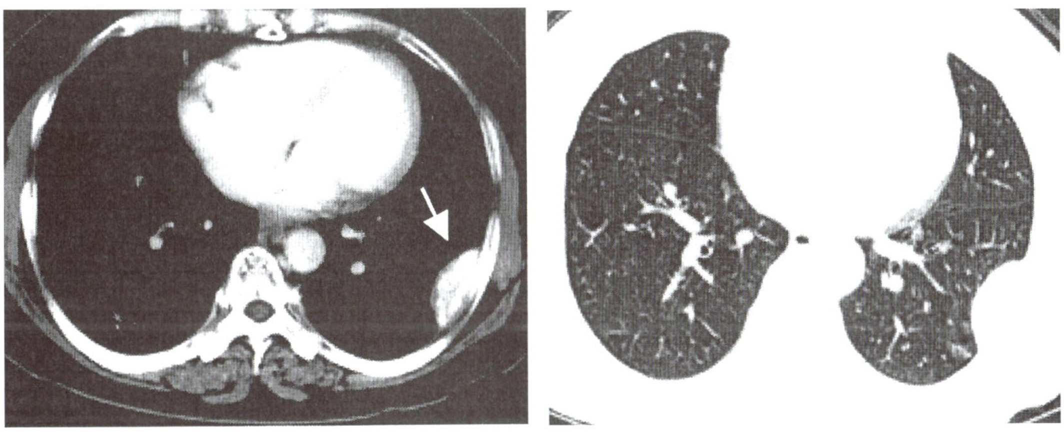

(b) Pleural mass 의 thorax 및 lung window 영상

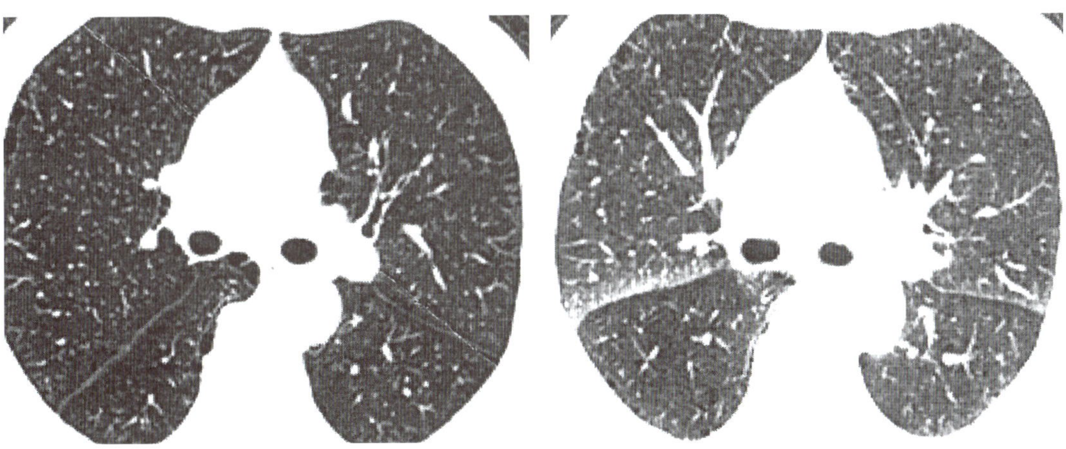

(c) 1mm 슬라이스 두께의 흡기와 호기 영상

| 그림 8-26 | Chest routine CT의 영상

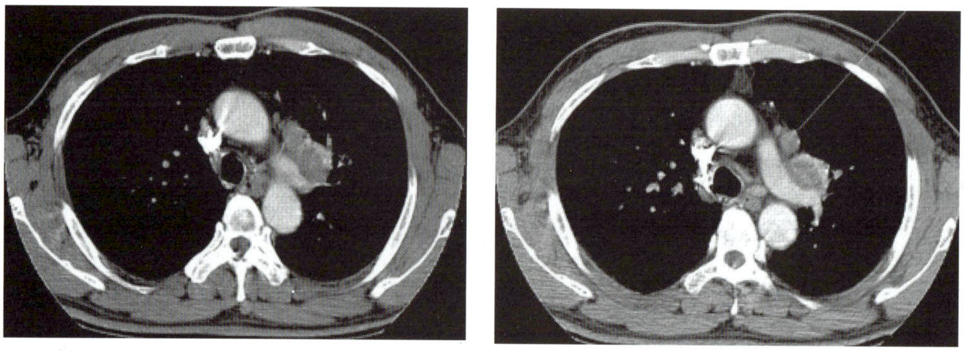

(a)

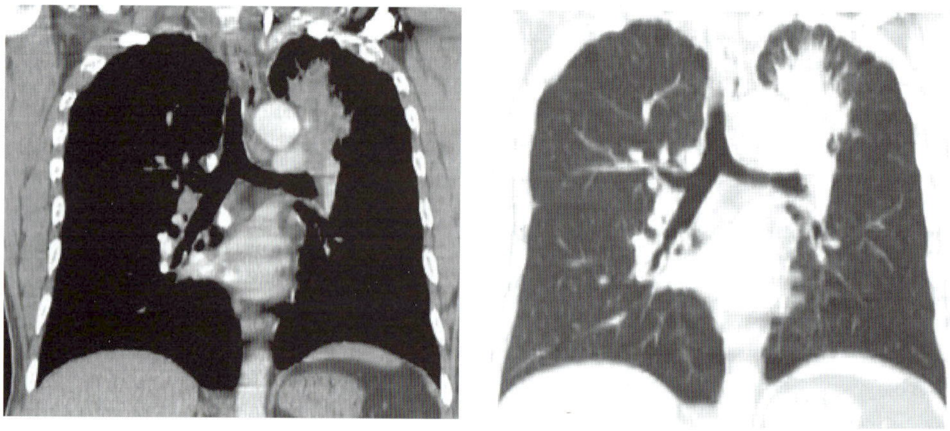

(b)

| 그림 8-27 | Central lung cancer 환자의 axial 및 coronal reformation 영상

(2) Chest CT, low dose study

① 적용

폐질환의 screening을 위해 시행하며 조영제를 사용하지 않는 검사법이다.

② 스캔 방법

각 병원에 따라 다소의 차이는 있지만 폐첨부 상연에서 늑골 횡격막각(costophrenic angle;CPA) 까지 3mm 정도의 슬라이스 두께와 간격으로 나선형 스캔을 시행한다. 노출조건의 예는 120kV와 50mA와 1초 스캔이 적절하다. 가능한 1회의 호흡정지로 전체의 검사부위를 나선형 스캔으로 시행하는 방법(single helical scan)이 권고되며, 스캔 시간을 줄이기 위한 pitch 사용 시 1:1에서 1.5:1 정도가 적절하다.

SDCT에서 single breath hold 하에서 1 helical scan으로 검사하는 경우 호흡에 의한 영상의 질적 저하를 방지하기 위해 스캔을 늑골횡격막 각에서 폐첨부 상연 방향으로 시행하는 방법도 권고된다.

그림 8-28은 distal bronchus intermedius 레벨의 HR lung CT와 low dose CT의 선량변화에 따른 영상의 질을 비교한 것이다.

(a)의 영상은 170mA와 1mm의 슬라이스 두께로 스캔한 고식적 HR lung CT이다. (b)~(e) 영상들은 7mm의 슬라이스 두께의 나선형 스캔을 적용하고 순서대로 150mAs, 100mAs, 70mAs, 40mAs

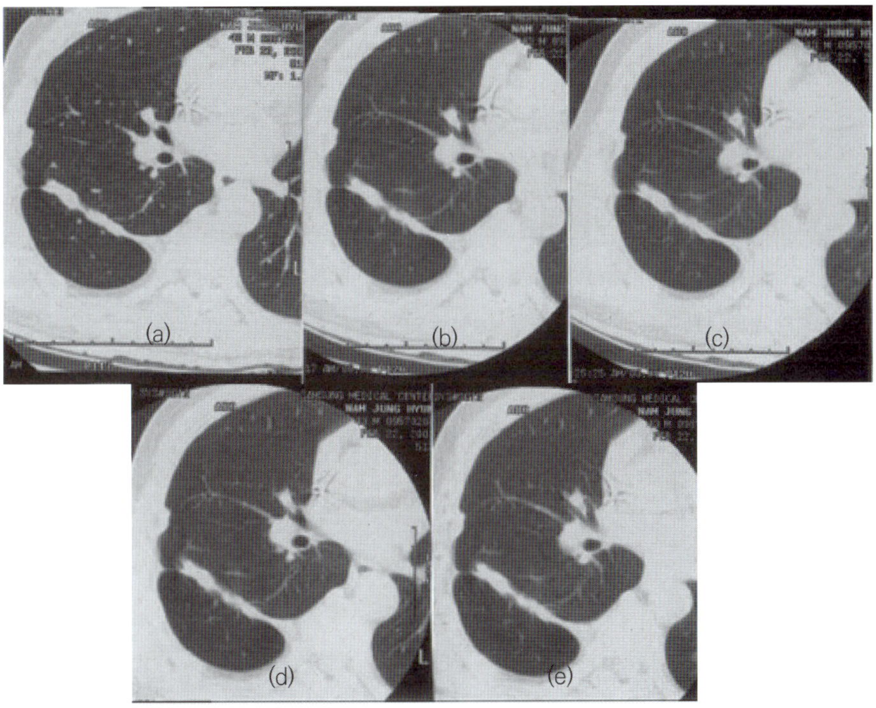

| 그림 8-28 | HR lung CT영상과 비교한 low dose chest CT영상

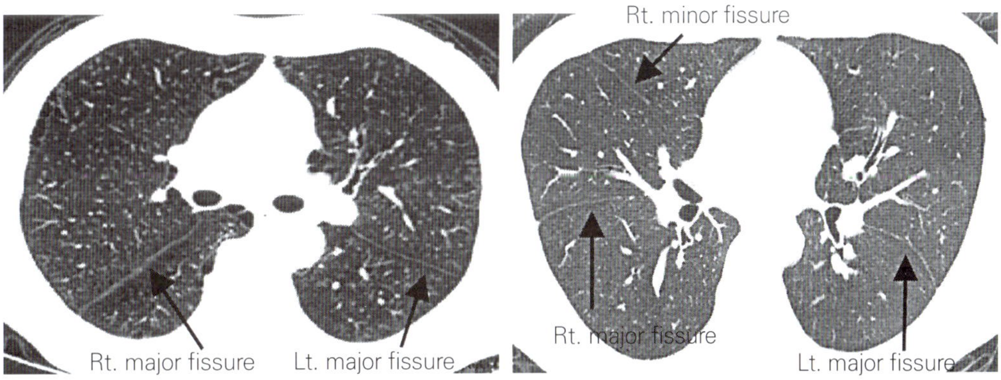

| 그림 8-29 | 엽간열(fissure)이 잘 나타난 HR lung CT영상

를 사용한 영상들이다. 40mAs의 volumetric helical CT의 image quality가 150mAs의 volumetric helical CT와 거의 동일한 image quality를 보여줌을 알 수 있으며 폐 부위의 volumetric helical CT 시 40mA의 적은 선량으로도 진단에 적절한 image quality를 갖는 영상을 얻을 수 있음을 보여준다.

(3) High resolution lung CT

① 적용

기관지염, 기관지 확장증(bronchiectasis), 수포(bullae), 폐 섬유화증(pulmonary fibrosis), 결핵, 미

만성 폐질환(diffused interstitial lung disease; DILD)의 진단을 위해 시행하며 조영제를 사용하지 않는 검사법이다.

② 스캔 방법

폐첨부 상연에서 늑골 횡경막 각까지 1~1.5mm의 슬라이스 두께와 10mm의 간격으로 고식적 스캔으로 시행한다. 호흡은 다른 흉부 프로토콜과 동일하게 숨을 들이 마신 상태에서 스캔하며 특히, 고해상능의 영상을 얻기 위해 고관전압(140kV), 얇은 슬라이스 두께, 고대조도분해능(bone이나 ultrahigh 알고리즘)의 사용이 필수적이다. Chest routine CT와 동일한 방법으로 coronal reformation을 시행한다.

③ 영상소견

그림 8-30의 (a)는 1mm의 슬라이스 두께와 bone 알고리즘, 170mA, 1초 스캔으로 검사한 기관지 확장증 환자의 lung window로 설정된 HR lung CT영상이다. 그리고 (b)의 좌측은 inspiration 시, 우측은 흡기 시의 기관지 확장증 환자의 영상이다. 이러한 기관지 확장증은 만성 기관지염에서 세균 증식에 의해 분비물이 많아지고 만성 기침에 의해 기관지압이 증가되어 발생되거나, 림프선 종대나 이물질에 의한 기관지 패쇄에 의해 발생된다.

그림 8-31의 (a)는 폐 섬유화증 환자의 HR lung CT영상이며 (b)는 폐포성 경화증 환자의 CT영상이다. 많은 폐질환의 말기에 나타나는 폐 섬유화증은 폐의 섬유화에 의한 호흡 기능의 저하로 호흡곤란 증상이 발생하는데, CT영상 소견은 벌집 모양(honey combing)의 농도, 원형의 낭성 음영, 거칠은 망상형 침윤(coarse reticular opacity) 등이 혼합되어 관찰된다.

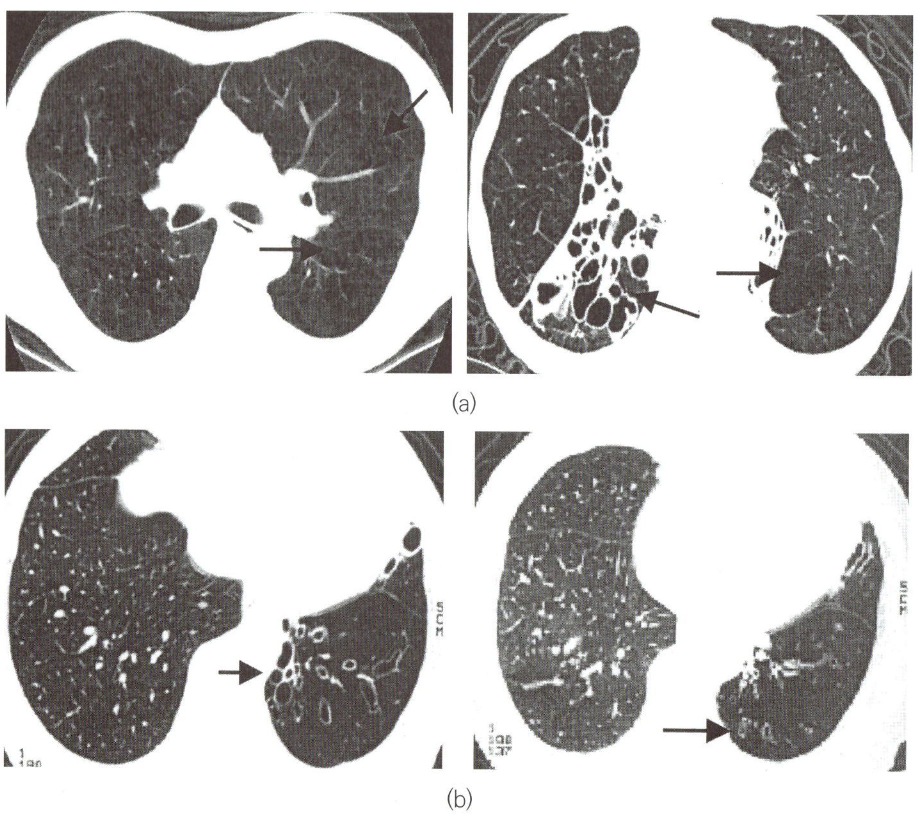

그림 8-30 기관지 확장증 환자의 HR lung CT의 영상

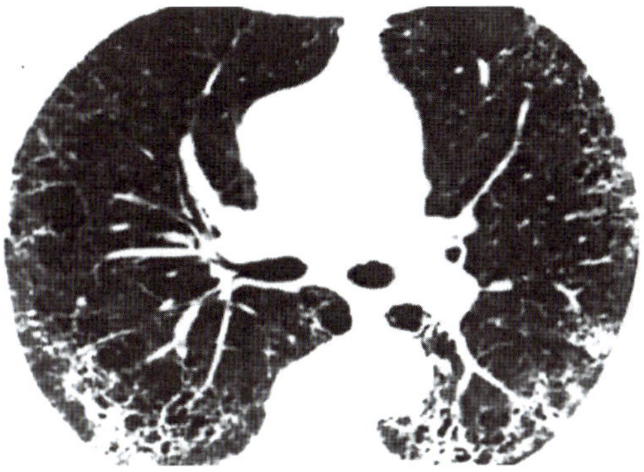

(a) 폐 섬유화증

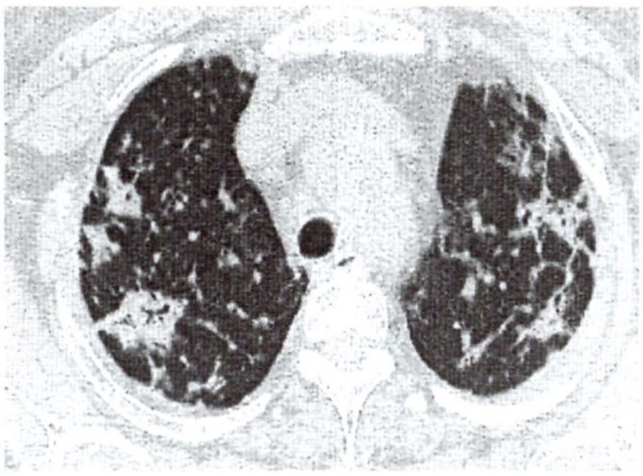

(b) 폐포성 경화증

| 그림 8-31 | 폐 섬유화증과 폐포성 경화증 환자의 HR lung CT영상

반면에 폐포성 경화증은 말단 폐포강 내의 공기가 염증성 세포, 삼출액, 종양조직, 혈액 등으로 치환된 상태이다. 그러므로 CT영상 소견은 많은 세엽 음영 등이 서로 융합하여 균일한 음영을 형성하며 폐의 부피 변화는 발생하지 않는다.

그림 8-32는 폐기종(pulmonary emphysema) 환자의 HR lung CT영상이다. 폐기종이란 기관지 폐색에 의해 폐포 내 공기량이 병적으로 증가되고 폐포 벽의 파괴로 이상 팽창되거나 기도 벽의 파괴로 공기강(air space)이 이상 증가된 상태이다.

폐기종의 CT영상 소견은 폐의 방사선 투과가 증가되어 정상 상태 보다 검게 나타나며 낭포(bullae)가 형성되고 폐문, 종격동, 가로막이 병변 부위와 반대 방향으로 밀려나고 폐혈관이 확장되어 나타난다.

그림 8-33은 외상으로 인해 발생된 기흉(pneumothorax) 환자의 HR lung CT영상이다. 기흉이란 trauma나 흉막의 천공에 의해 공기가 흉막강(pleural cavity)에 차는 것이다. 이는 폐포 또는 기관지와 흉막강 사이에 통로가 생기면 발생될 수 있으며 차 있는 공기는 내장 흉막(visceral pleura)를 내측으로 전위시킨다.

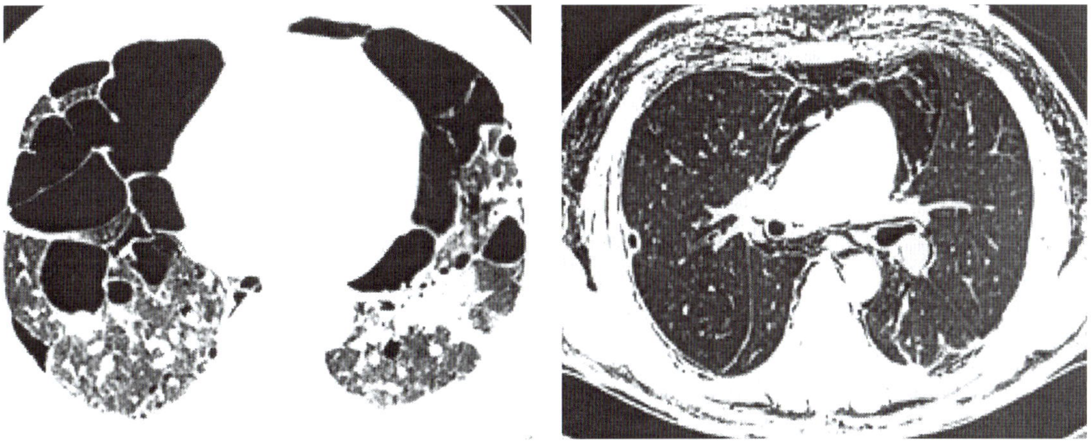

| 그림 8-32 | 폐기종 환자의 HR lung CT영상

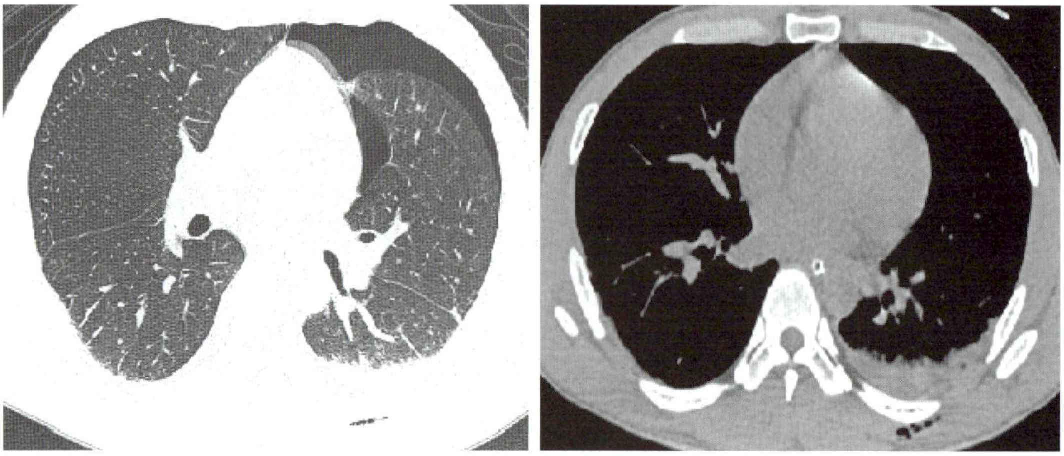

Ⅰ그림 8-33Ⅰ 기흉 환자의 HR lung CT영상

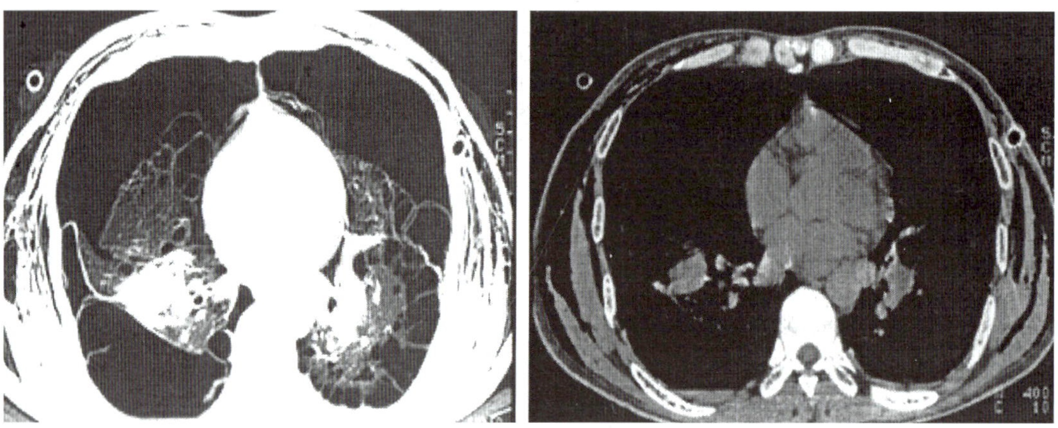

Ⅰ그림 8-34Ⅰ 폐허탈(collape of lung) 영상

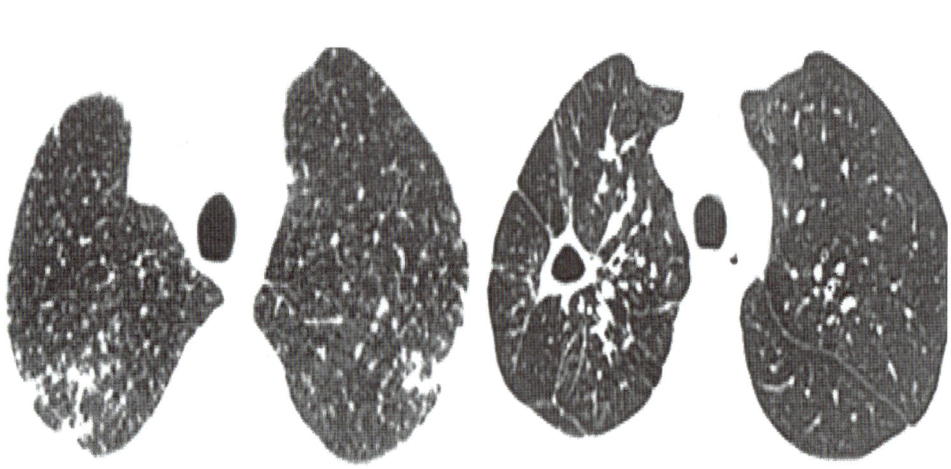

(a) 결핵 (b) 공동

Ⅰ그림 8-35Ⅰ 폐결핵 환자의 HR lung CT영상

그림 8-34는 폐허탈(또는 무기폐) 환자의 CT영상이다. 폐허탈은 이물질에 의해 기관지가 폐색되거나 염증성 질환, 외부 압박 등에 의해 폐포가 줄어들어 부피가 줄어든다.

그림 8-35의 (a)는 폐결핵 환자의 HR lung CT영상이다. 1~3mm크기의 좁쌀 같은 결절이 전 폐야에 산재하고 있다. 결핵은 간균(bacilli)이라는 막대 모양의 세균이 폐에 침입하여 한 segment나 엽에 균일하고 치밀한 작은 결절을 형성하며 폐 환기가 잘 안 되는 상엽의 전엽과 중엽에 많이 발생한다. (b)와 같은 공동(cavity)는 1mm 이상의 벽을 갖고 있으며 내부에 공기를 포함한다. 이는 폐 종괴 내부가 괴사되면 괴사물질이 기관지를 통해 배출된 자리에 공기가 차게 되어 공동이 발생된다. 일반적으로 공동 내부의 벽이 smooth하게 일정하고 5mm 이하의 크기를 가지면 결핵이나 내벽이 불규칙한 결절성이고 15mm 이상의 크기이면 악성인 결핵종으로 추정한다. 결핵종의 CT영상 소견은 조영증강을 하면 고음영으로 나타나는 폐암과 달리 조영 전후 저음영으로 나타난다. 또 주위에 하나 또는 여러 개의 위성결절이 동반되며 내부에 석회화가 있기도 한다.

3) 복부 CT

(1) 복부 일반 CT(abdomen routine CT)

① 적용

복부 소화기 질환, 외상성 출혈, 복수, 종괴의 전이 유무와 병기 등을 진단하기 위해 시행한다.

② Patient position

Supine 자세를 취하게 하며, 제조회사별 테이블 구조에 따라 head 혹은 feet first로 눕게 한다.

③ 전처치 및 경구조영제

전처치 사항으로는 혈관조영제를 사용하므로 6시간 이상의 금식이 필요하며, 검사 시작 30분~1시간 전에 600~1,000mL의 경구조영제를 마시게 하고 검사 직전에 300~500mL를 더 마시게 한다. 그러나 장폐색, 외상으로 인한 장내 출혈이 의심되는 환자, 급성 췌장염의 치료를 위해 금식하고 있는 환자, 응급수술 예정인 환자, 수술 직후 환자(immediate post op.)의 경우 경구조영제를 복용하지 않고 검사를 시행한다.

복부 CT검사에 사용되는 경구조영제로는 바륨 조영제(Easy CT, Easy CAT)와 요오드 조영제 그리고 물이 사용된다. 요오드 조영제의 경우 물 1,000mL와 가스트로그라핀(요오드 성분 37g/100mL) 20~25mL를 희석하여 요오드 성분이 약 0.9g/100mL이 되도록 하며 레몬에이드 등의 향미료를 첨가하여 환자가 복용하기에 쉽게 한다. 그리고 바륨 조영제의 경우 복용을 쉽게 하기 위해 맛과 향을 첨가하는 제품을 사용하는 것이 좋다.

④ Scout 촬영

Frontal projection으로 횡격막과 치골결합이 충분히 포함되게 스캔한다. 스캔 시 호흡은 가능한 장시간 참을 수 있도록 숨을 깊게 들이마시고 난 후 참도록 한다. 장치의 종류와 특성에 따라 다르지만 일반적인 노출조건은 80~120kV와 40~80mAs 이다.

⑤ Axial scan의 노출조건(kVp/mAs) 및 재구성 알고리즘

Detector의 성능 향상과 스캔 수의 증가에 따라 예전의 고식적 CT장치에서 보다 노출조건이 많이 감소되는 경향이 있다. 일반적으로 120kV를 사용하며 180~200mAs가 적절하다. 재구성 알고리즘은 연부조직 사이의 감약계수 차이가 적은 부위를 상대적으로 차이가 크게 나타내는 soft 나 soft tissue 알고리즘이 주로 사용된다.

⑥ 스캔 조사야/Display FOV

48cm 또는 50cm 직경의 large scan FOV를 사용하며, DFOV는 성인의 경우 30~33cm 정도면 적절하나 정확하게 설정하고자 할 때에는 scout 영상에서 길이를 재어보고 하는 것이 좋다.

⑦ 검사부위와 스캔 방법

대부분의 병원에서 post-contrast study만 시행하지만 pre-contrast study와 post-contrast study를 동시에 시행하는 병원도 있다. 특히 비뇨기계나 담도계의 결석을 관찰하거나 항암제 투입 후 색전술을 시행한 간세포암 환자의 추적검사인 경우 리피오돌 조영제가 섭취된 암세포의 크기 관찰을 위해서는 pre-contrast study를 시행한 후 post-contrast study를 시행한다.

일반적으로 5mm의 슬라이스 두께와 간격으로 횡격막에서 치골결합부(pubic symphysis) 까지 스캔한다.

⑧ Coronal and sagittal reformation

0.5~0.625mm의 thin axial images를 사용하여 3mm/3mm의 coronal 및 sagittal reformation을 시행한다.

반면에 나선형 스캔이 되지 않는 고식적 CT장치에서의 검사방법은 100~150mL의 조영제를 hand bolus injection이나 rapid drip infusion을 통해 전체의 70% 정도를 주입한 후부터 스캔을 시작하는 것이 권고된다.

일반적으로 abdomen routine study 에서 진단의 주된 관심은 정맥상이므로 single detector 나선형 CT장치에서의 검사방법도 큰 차이는 없다. 초당 3mL 정도의 주입속도로 120~150mL 정도의 조영제

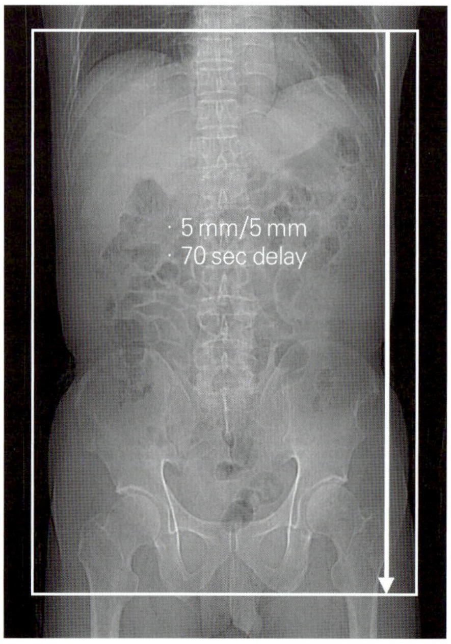

그림 8-36 복부 일반 CT의 스캔범위와 슬라이스 두께/단면의 예

를 자동주입기로 주입한 후 60~70초 정도의 preparation delay를 준 후 스캔을 시작한다. 이때 liver 부위는 1회의 호흡 정지 상태로 helical scan을 시행하며 그 이하의 부위는 고식적 scan을 시행하는데 1회의 호흡 정지 상태로 몇 개의 슬라이스씩 묶어서 스캔하는 cluster scan이 권장된다.

최근의 MDCT에서는 스캔과 영상재구성 속도의 단축으로 120mL의 조영제를 초당 4mL의 속도로 주입하고 60초의 preparation delay를 적용한 상태에서 5mm의 슬라이스 두께와 2.5mm의 간격의 프로토콜을 적용하는 예도 도입되고 있다. 64 MDCT에서의 스캔 파라메터로는 40mm beam collimation과 0.625mm×64 detector configuration, 0.984 pitch, 39.37 table speed(mm/rotation)를 적용하여 스캔을 시행하며, 3.75mm의 슬라이스 두께와 간격으로 axial image를 재구성한다. 그리고 1.25mm 두께와 간격의 thin slice retrospective image를 이용하여 3mm의 두께와 간격으로 coronal 및 sagittal image를 reformation 한다. 7세 미만의 소아의 abdomen CT의 경우 2.5mm의 슬라이스 두께와 간격이 적당하며 필요에 따라 pre-contrast study를 추가한다. 조영제 주입은 hand bolus injection으로 시행하고, 7세 이상인 소아의 경우 자동주입기를 사용하며 주입량은 kg당 2mL 정도의 비율이 적당하다. 이때 주입속도는 가능하면 초당 1~1.5mL 정도로 한다.

⑨ Stomach CT protocol

Antrum이나 lower body 등의 자세한 관찰을 위하여 prone 상태에서 스캔을 시행하며 물이나 발포제가 경구 조영제로 사용되지만 대부분의 병원에서 물을 사용하고 있다. 이는 물의 저음영이 조영 증강된 위벽과 대조를 이루어 위벽의 두께를 선명히 볼 수 있고 종괴 자체의 평가가 유리하기 때문이다. 그리고 scout 촬영 후 엎드린 상태에서 물을 600mL 정도 추가로 마시게 하여 위를 충분히 팽창시키도록 한다.

일반적인 stomach CT는 abdomen routine CT에 준해서 시행하며 횡격막 부위에서 치골 결합부까지 5mm의 슬라이스 두께와 간격으로 스캔하는 것이 일반적이다.

⑩ Abdonen+pelvis CT 검사 시 항문을 통한 조영제 주입

Abdonen+pelvis CT는 scan area를 치골 결합부까지 연장시켜 검사하는 것 외에는 abdomen CT와 차이가 없으나, 직장이나 대장암 환자의 검사 시 항문을 통해 약 500mL 정도의 물이나 양성조영제를 주입하고 검사를 시행한다. 최근에는 바륨이나 요오드 제제 보다는 물이 장의 점막부위 관찰이 유리하여 물을 경항문 조영제로 사용하는 경향이 많다.

그리고 방광암 환자의 abdomen+pelvis CT 검사 시에는 방광을 채워 검사하기 위해 요도를 통해 생리식염수를 주입하거나 소변을 최대한으로 참고 스캔을 하는 것이 좋다.

⑪ 하드카피 및 PACS verification

필름으로 하드카피 시 12포맷을 사용하여 300~400/30 정도의 window width와 level을 사용하는 soft tissue window로 하드카피 하거나 PACS verification 한다. 하드카피 시 필요에 따라 liver 부위를 잘 보기 위해 narrow soft tissue setting과 bone의 전이 여부를 관찰하기 위해 bone setting을 추가로 4개씩 multi display 하기도 한다.

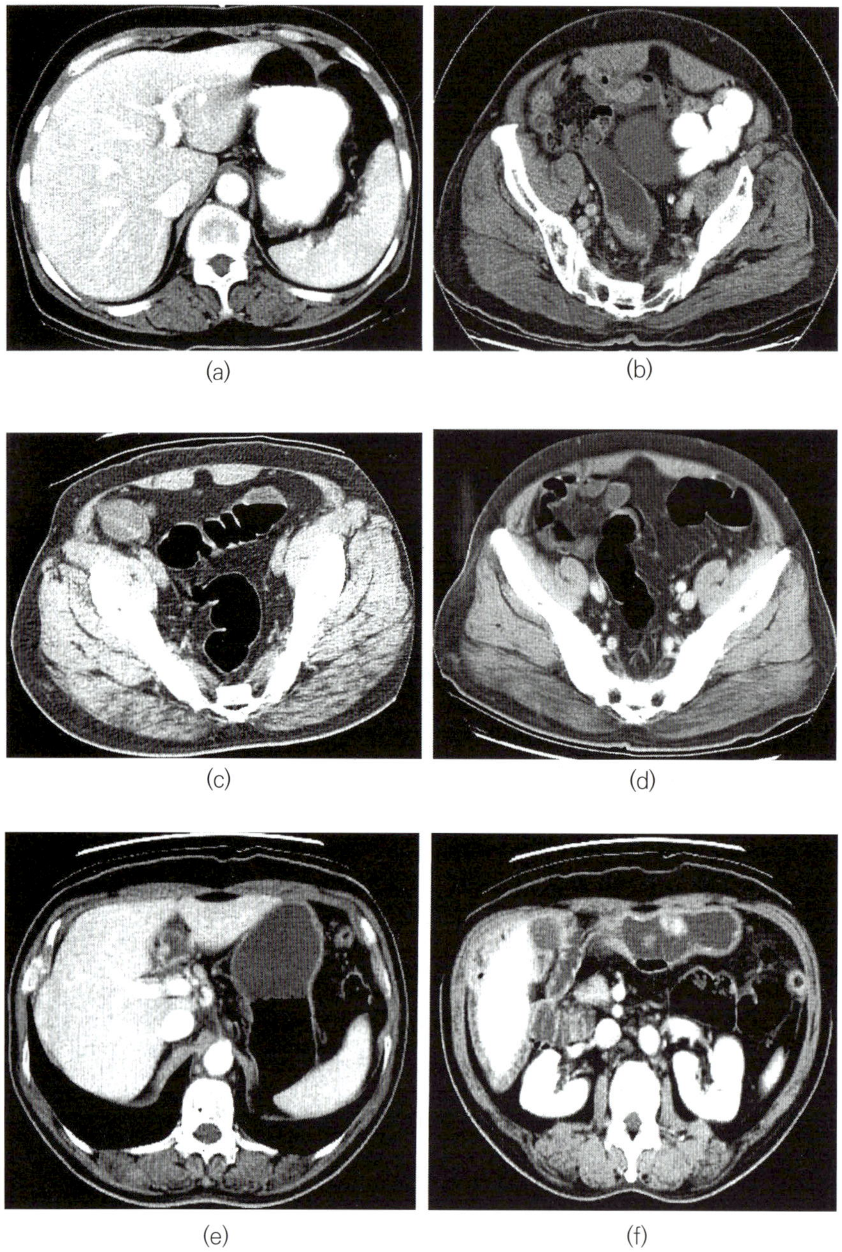

| 그림 8-37 | Abdomen routine CT와 stomach CT영상

그림 8-37의 (a)는 경구조영제로 물과 희석된 요오드 조영제(또는 바륨)을 사용하고 요오드성 혈관조영제를 사용한 abdomen routine CT영상이다. (b)는 혈관조영제와 양성의 경구조영제를 사용하였으며, 항문으로 물을 주입한 후 촬영한 대장암 환자의 pelvis 부분의 CT영상이다. (c)는 prone 자세에서 혈관조영제를 사용하지 않고 항문으로 공기를 주입한 상태에서 스캔한 영상이며 (d)는 supine 상태에서 혈관조영제를 사용하였고 항문으로 공기를 주입한 상태에서 스캔한 pelvis 영상이다. 그림 (e)와 (f)는 경구조영제로 물을 사용하였으며 prone position으로 스캔한 stomach CT영상임을 알 수 있다. (f)의 영상에서 위 하부의 앞쪽 벽에 지방 침윤(fat infiltration)을 가진 폴립형의 종괴(advances gastric cancer)가 관찰된다.

(2) Liver CT

① 적용

간내 실질성 및 종괴성 병변, 혈관 병변, 폐색성 황달 등의 진단을 위해 시행한다. 대표적인 국소적 간질환에는 간 세포암(HCC), 혈관종(hemangioma), 간농양(liver abscess) 및 낭종(cyst)이 있으며, 미만성 간질환(diffuse liver disease)에 속하는 간염(hepatitis), 간경화(cirrhosis), 지방간(fatty liver) 외에도 hepatic adenoma, cholangiocarcinoma, 악성 림프종(malignant lymphoma), focal nodular hyperplasia(FNH), 간부종, hepatic trauma, hemochromatosis, metastatic liver mass, portal venous thrombosis 등이 있다.

② 전처치 및 경구 조영제

전처치 사항으로는 혈관조영제를 사용하므로 6시간 이상의 금식이 필요하며, 검사 시작 30분 전에 600～1,000mL의 요오드나 바륨 성분의 경구 조영제를 마시게 하고 검사 직전에 300～500mL를 더 마시게 한다.

③ 스캔 방법

Scout 촬영은 frontal projection으로 횡격막에서 liver의 하연이 충분히 포함되게 하며 스캔 시 호흡은 가능한 장시간 참을 수 있도록 숨을 깊게 들이마시고 난 후 참도록 한다.

대부분의 병원에서 post-contrast study만 시행하지만 필요에 따라 pre-contrast study를 추가로 시행하는 경우도 있다. Axial scan의 노출조건 및 재구성 알고리즘, 그리고 FOV는 abdomen routine CT와 동일하게 설정하면 된다.

고식적 CT장치에서는 inter scan delay와 스캔 시간의 지연으로 인해 진단에 필요한 study가 실제적으로 불가능하다. 그러므로 liver CT의 프로토콜은 나선형 스캔 시에만 해당된다.

일반적으로 liver CT는 조영제를 주입한 후 2~3 phase의 스캔을 시행하며 pre-contrast study가 추가되는 경우까지 고려하면 환자가 받는 방사선 피폭이 가중된다. 그러므로 영상의 질적 저하가 없는 범위 내에서 노출조건을 줄이는 것이 필요하다.

120～150mL의 조영제를 초당 3～4mL의 주입속도로 자동주입기로 주입하며 조영제 주입 시작 시간부터 30초, 60초, 180초 정도의 delay time을 갖고 스캔한다. 이때 연속적인 데이터의 획득을 위해 각 phase의 스캔에서 1회의 호흡 정지 상태로 스캔을 시행하는 것이 권장된다.

그리고 4, 16, 64 슬라이스 MDCT를 사용하는 S병원의 liver CT의 프로토콜을 예로 들면, 초당 4mL의 주입속도로 총 120mL의 조영제를 주입하며, 5mm의 슬라이스 두께와 2.5mm의 간격으로 스캔한다. Arterial phase는 auto bolus tracking 기법(예, SmartPrep)을 이용하여 scan delay를 결정한다. 이때 모니터링하는 위치는 복부대동맥으로 설정하며, 문턱값은 100으로 설정한다. 즉, 복부대동맥 부위의 CT No.가 100HU에 도달하면 main scan이 시작되도록 한다. Portal phase는 30초의 IGD를 주어 arterial phase 스캔이 끝난 후 30초부터 스캔이 시작되도록 하며, delay phase의 IGD는 110초(이는 조영제 주입 시작부터 180초 정도가 됨)로 설정한다.

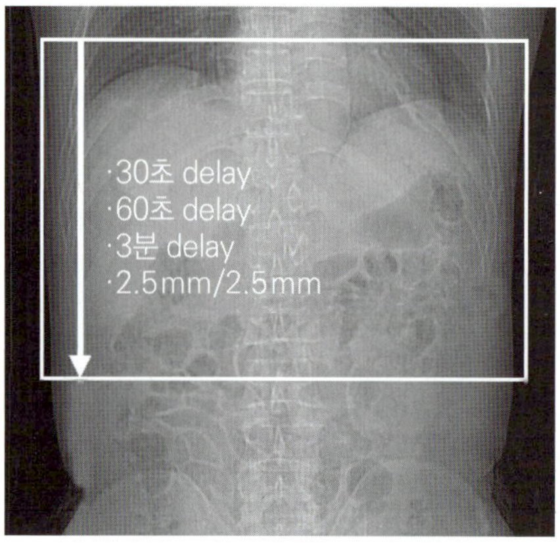

| 그림 8-38 | Liver CT의 스캔범위와 scan delay time의 예

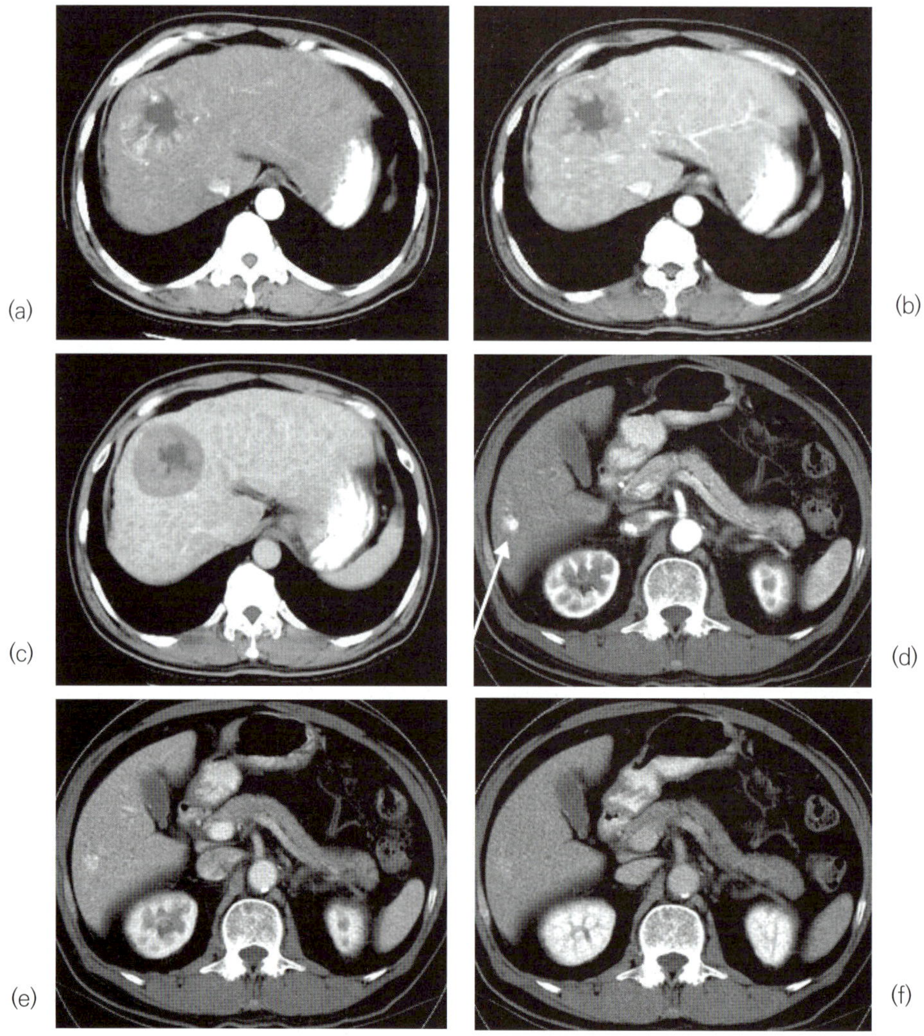

| 그림 8-39 | liver CT영상

④ **Coronal and sagittal reformation**

0.6~1.25mm의 portal phase thin axial images를 사용하여 coronal 및 sagittal reformation을 시행한다.

그림 8-39의 (a)는 간세포암 환자의 동맥상, (b)는 정맥상 그리고 (c)는 지연상이다. 간의 segment 4와 segment 6에 걸쳐 6cm 정도의 크기를 갖는 peripheral enhancing mass를 관찰할 수 있다.

간 세포암의 CT영상 소견은 동맥상에서는 종양부위가 정상조직보다 조영증강이 강하며, 문맥상과 지연상(조직평형기)에서는 빨리 washout 되어 정상조직보다 저음영을 나타낸다.

그림 (d)~(f)는 혈관종(hemangima) 소견을 보이는 환자의 동맥상, 정맥상 그리고 지연상이다. 동맥상인 (d)에서 강한 조영증강을 보이는 부위(화살표)가 관찰되며 주위에 ill defined enhancement lesion을 동반하고 있으며 정맥상에서 지연상으로 갈수록 내부의 enhancing lesion의 강도는 줄어들고 주위에 보이던 ill defined enhancement는 없어져 있다.

일반적인 혈관종은 무수히 작은 혈관들로 구성되어 있으며 이들 작은 혈관내의 공간들이 스폰지처럼 되어 있어 그 하나하나가 조영제로 채워지기에는 많은 시간이 걸린다. 그러므로 혈관종의 조영증강 특성은 동맥상에서 주변부에서부터 천천히 결절상으로 조영되기 시작하여 정맥상에서 중심부쪽으로 계속되며 지연상에 이르기까지 계속 조영증강이 이루어져 종양 전체가 주위 간 조직보다 훨씬 고음영으로 지속된다.

④ **Lipiodol liver CT protocol**

간세포암 환자의 항암제 투입 후 색전술(TACE, TAE)을 시행한 환자의 추적 CT검사이며 lipiodol uptake나 암세포의 크기 변화를 진단하기 위해 시행한다. 경구조영제나 혈관조영제를 사용하지 않고 liver 부위만 pre-contrast scan한다.

그림 8-40의 왼쪽은 간세포암 환자의 첫번째 색전술 후 시행한 lipiodol liver CT영상이며 우간엽(right hepatic lobe)의 dome에 tumor staining이 보인다. 오른쪽 영상에서는 간의 좌우엽에서 multiple nodular tumor staining이 관찰된다.

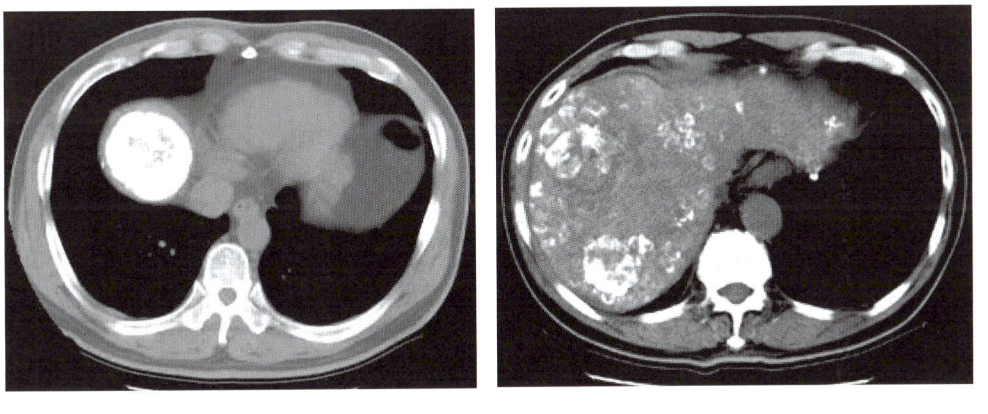

| 그림 8-40 | Lipiodol liver CT영상

(3) Biliary & GB CT

① 적용

담도계 질환 검사의 주체는 초음파 검사지만 그 보조적 검사로서 특히 비만환자, 심흡기 불능환자, 위장관에 가스가 많은 환자의 담관계 검사로 많이 시행된다. 특히 만성 담낭염, 담낭암, 담관암(cholangiocarcinoma) 등의 담도계 종양, 결석, 폐색의 진단에 유용하다.

② 전처치 및 경구 조영제

전처치 사항으로는 혈관조영제를 사용하므로 6시간 이상의 금식이 필요하며, 검사 시작 30분~1시간 전에 600~1,000mL의 양성 경구 조영제를 마시게 하고 검사 직전에 300~500mL를 더 마시게 한다. 그러나 담관이나 담낭벽의 두께의 정도를 더욱 정확하게 판단하기 위해 양성 조영제 대신에 물을 사용하는 경우도 많아지고 있다.

③ 스캔 방법

Scout 촬영은 frontal projection으로 횡격막에서 장골능이 포함되게 하며 스캔 시 호흡은 가능한 장시간 참을 수 있도록 숨을 깊게 들이마시고 난 후 참도록 한다.

Axial scan의 일반적인 검사방법은 pre-contrast study를 시행한 후 2 phase helical study를 시행한다. 노출조건 및 재구성 알고리즘, 그리고 FOV는 abdomen routine CT와 동일하게 설정하면 된다.

Pre-contrast study는 liver 전체를 3mm의 슬라이스 두께와 간격으로 먼저 시행하며 1st phase post-contrast study는 담낭이나 담관의 폐색 부위를 3mm의 슬라이스 두께와 간격으로 시행하며, 2nd phase post-contrast study는 간 상연에서 십이지장의 3rd portion 까지 3mm의 슬라이스 두께와 간격으로 시행한다. 이때 조영제는 약 120mL를 초당 3mL의 주입속도로 자동주입기로 주입하며 조영제 주입 시작시간부터 45초, 70초 정도의 delay time을 갖고 스캔한다. 이때 연속적인 데이터의 획득을 위해 각 phase의 스캔에서 1회의 호흡 정지 상태로 scan을 시행하는 것이 권장된다.

위에서 설명한 single detector 나선형 장치와 마찬가지로 MDCT에서의 프로토콜도 이에 준하면 된다. 그러나 고식적 CT장치에서는 inter scan delay와 스캔 시간의 지연으로 인해 진단에 필요한 study가 실제적으로 불가능하다. 그러므로 고식적 CT장치에서의 biliary & GB study는 단지 관심부위를 얇은 단면두께와 간격으로 스캔하는 정도에 그친다.

④ 2D reformation

총담관의 폐색 여부나 종양의 담도계 침범 정도를 보다 더욱 잘 관찰하기 위해서 1st phase post-contrast study의 영상을 0.625~1.5mm 정도의 좁은 간격으로 재구성하여 coronal 및 sagittal reformation을 시행한다.

그림 8-41은 IHD 결석을 의심하여 시행된 biliary & GB CT영상들이다. (a)의 pre-contrast 영상에서 결석은 보이지 않는다. (b)와 (c)의 post-contrast 영상에서 간담관(intrahepatic bile duct)이 약간의 dilatation을 보이고 있으며, extrahepatic bile duct는 dilation은 없으나 thin wall enhancement를 보이고 있다.

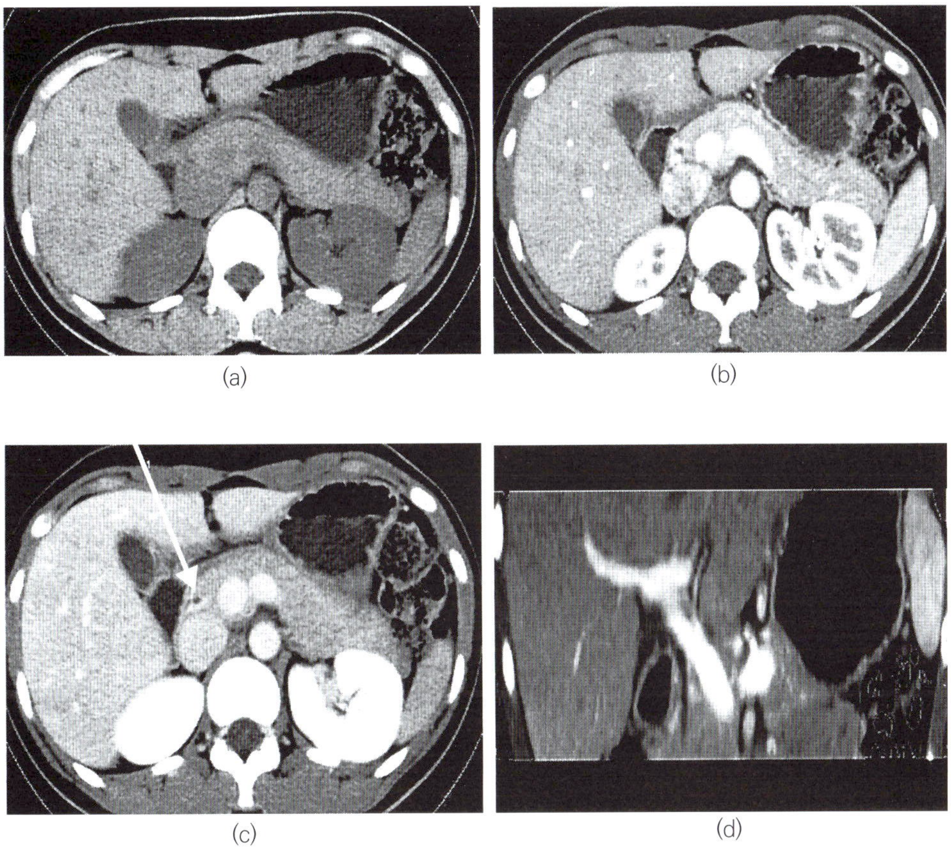

| 그림 8-41 | Biliary & GB CT영상

(4) Pancreas CT

① 적용

췌장 주위의 장기나 맥관계를 포함한 췌장의 해부학적 구조관찰과 췌장암, 급성 및 만성 췌장염 등의 질환 진단을 위해 시행한다.

② 전처치 및 경구 조영제

전처치 사항으로는 혈관조영제를 사용하므로 6시간 이상의 금식이 필요하며, 검사 시작 30분~1시간 전에 600~1,000mL의 양성 경구조영제를 마시게 하고 검사 직전에 300~500mL를 더 마시게 한다. 그러나 급성췌장염 환자나 췌장암 환자의 경우 주변 혈관계와의 침범 정도를 입체적으로 진단하기 위해 3차원 영상을 추가로 재구성하는 경우에는 경구조영제를 마시지 않고 스캔하는 것이 영상의 후처리 작업에 유리하다.

③ 스캔 방법

Scout 촬영은 frontal projection으로 횡격막에서 장골능이 포함되게 하며 스캔 시 호흡은 가능한 장시간 참을 수 있도록 숨을 깊게 들이마시고 난 후 참도록 한다. Axial scan의 일반적인 검사방법은 pre-contrast study를 시행한 후 2 phase helical study를 시행한다. 노출조건 및 재구성 알고리즘, 그리고 FOV는 abdomen routine CT와 동일하게 설정하면 된다.

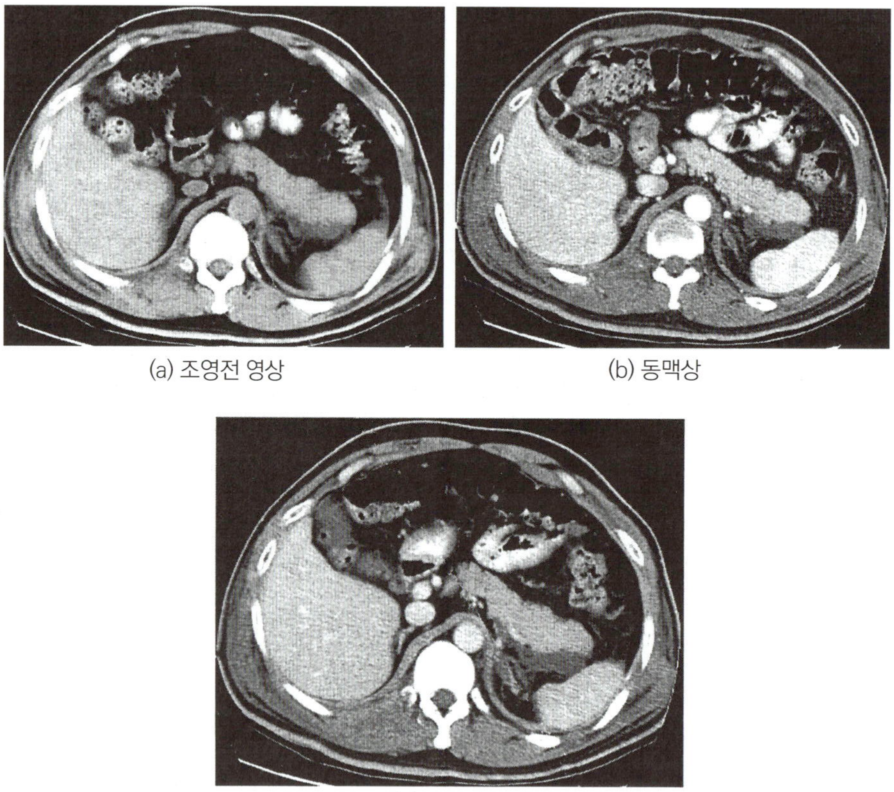

(a) 조영전 영상 (b) 동맥상

(c) 정맥상

| 그림 8-42 | Pancreas CT영상

Single detector 나선형 장치에서의 일반적인 검사방법은 다음과 같다. Pre-contrast study는 간과 췌장 부위를 5mm의 슬라이스 두께와 간격으로 먼저 시행한다. 이어 동맥상을 얻는 1st phase post-contrast helical study는 pancreas 부위를 3mm의 슬라이스 두께와 간격으로 시행하며, 정맥상을 얻는 2nd phase post-contrast study는 pancreas 부위를 3mm의 슬라이스 두께와 간격으로 스캔한다.

이때 조영제는 약 120mL를 초당 3mL의 주입속도로 자동주입기로 주입하며 조영제 주입 시작시간부터 35초, 70초 정도의 delay time을 갖고 스캔한다. 이때 연속적인 데이터의 획득을 위해 각 phase의 스캔에서 1회의 호흡 정지 상태로 scan을 시행하는 것이 권장된다.

MDCT에서의 프로토콜은 pre-contrast scan 시행 후 3 phase helical scan이 주로 시행된다. 이는 pancreas 부위의 early arterial phase scan(delay time : 35sec)과 late arterial phase scan(delay time : 55sec) 시행 후 liver dome 부터 pubic symphysis 까지의 portal phase scan(delay time : 70sec)으로 구성된다.

그림 8-42는 복부 외상으로 인해 pancreas tail의 injury 여부를 관찰하기 위해 시행된 pancreas CT 영상이다. Pancreas tail의 후면에 fluid가 고여 있음을 알 수 있고 흉추골의 횡돌기에 골절이 관찰된다.

(5) kidney CT

① 적용

지방에 둘러싸인 신장을 타 장기와 겹침없이 구분할 수 있어 신세포암(RCC)나 전이성 림프종, 혈관근 지방종(angiomyolipoma; AML) 등의 신질환의 진단, 추적검사에 유용하다

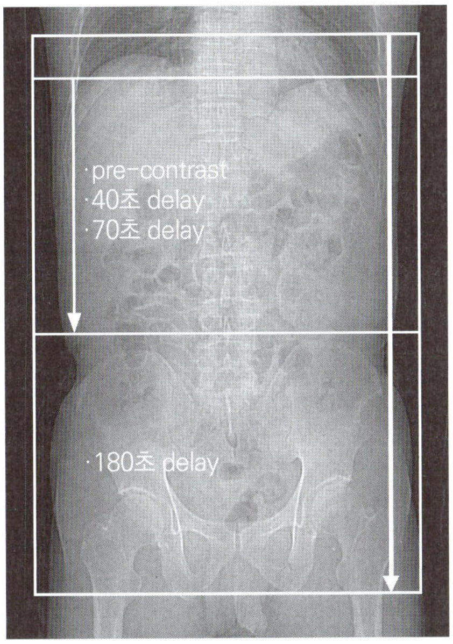

| 그림 8-43 | 3 phase kidney CT의 스캔범위와 scan delay의 예

② 스캔 방법

전처치 및 경구 조영제, scout 촬영 등 기본적인 조건은 abdomen routine CT와 동일하다. 다만 prone 상태에서의 스캔이 권고된다. Axial scan의 일반적인 검사법은 pre-contrast study를 시행한 후 2~3 phase helical study를 시행한다. 노출조건 및 재구성 알고리즘, 그리고 FOV는 abdomen routine CT와 동일하게 설정하면 된다.

Pre-contrast study에서는 5mm의 슬라이스 누께와 간격으로 kidney 부위를 스캔한 후 이어 시행하는 3 phase의 post-contrast helical study는 각각 2.5mm의 슬라이스 두께와 간격으로 스캔한다.

조영제는 약 120mL를 초당 3~4mL의 속도로 주입하며 preparation delay는 조영제 주입 시작시간부터 약 40초, 70초, 180초를 적용한다. 2 phase를 채택한 16 또는 64 슬라이스 MDCT의 프로토콜은 kidney 부위를 5mm/5mm로 pre-contrast scan 후, 35초의 scan delay를 갖고 2.5mm/2.5mm의 arterial phase scan을 시행한다. 그 후 조영제 주입 시작부터 180초의 scan delay를 갖고 liver 상연에서 치골 결합부까지 2.5mm/2.5mm의 delay scan을 시행한다.

그림 8-44는 MDCT에서 시행된 신세포암(RCC) 환자의 kidney CT영상들이다. (b)의 pre-contrast 영상에서는 좌측 신장의 mass 부위가 주변의 정상적인 신 실질조직(renal parenchyma) 보다 약간 높은 감약(attenuation)을 보이며, 이는 early phase 에서는 비교적 균일하게 증강되어 보인다. 그러나 delay phase에서는 early phase 에 비해 washout이 명확하게 되어 보인다. 그리고 mass의 일부에서는 조영 증강이 저하되는 괴사성 부위(necrotic portion)가 포함되어 있다. 그리고 그림 (c)에서 좌신문(left renal hilum) 아래쪽인 화살표 부위는 약 2cm 이상의 큰 크기를 갖는 전이성 림프절(metastatic lymph node)이 보인다. 간에는 1cm 정도 크기의 전이성 lesions 이 있으며, 종괴에 의해 신장 윤곽이 bulging 되어 있으나 종괴는 비교적 신 실질조직 내에 국한되어 있음을 알 수 있다.

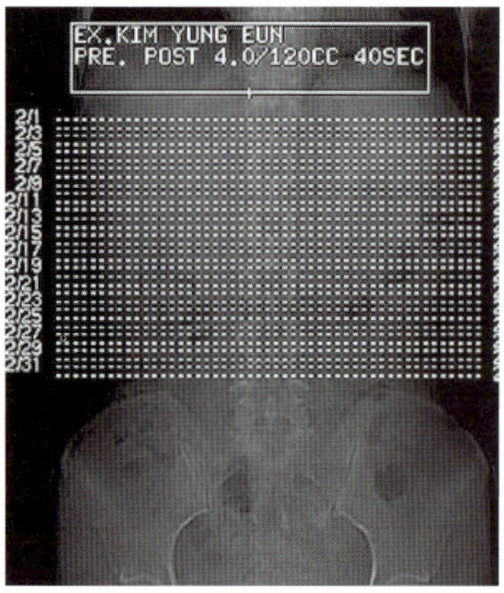

(a) Cross referenced 영상

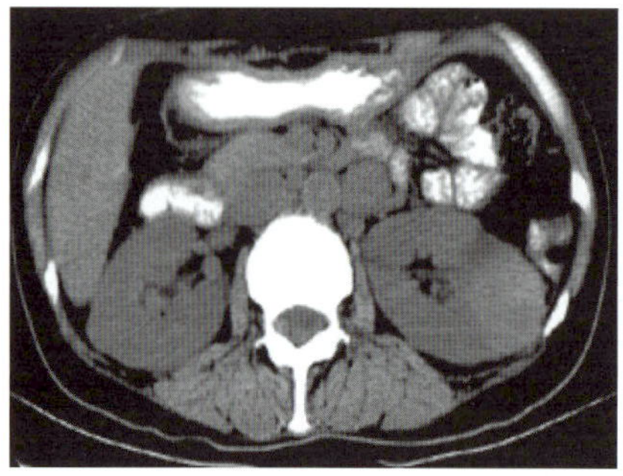

(b) 조영전 영상

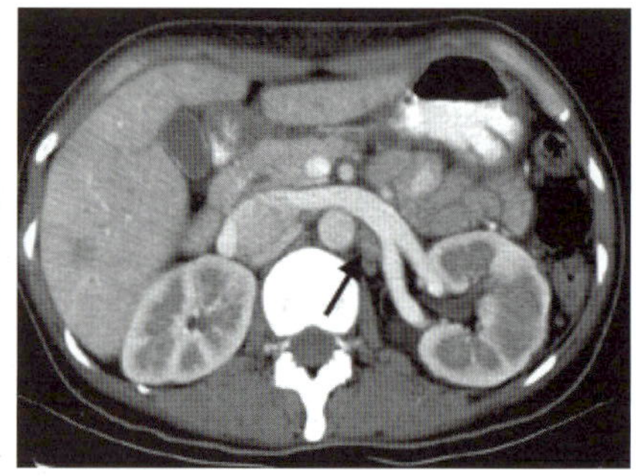

(c) 동맥 조영상

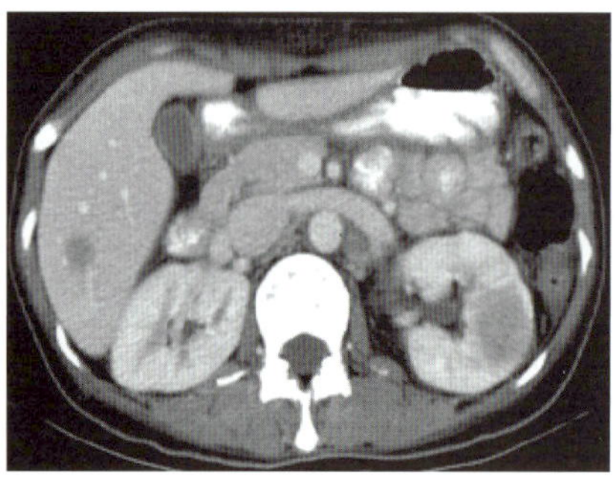

(d) 정맥상

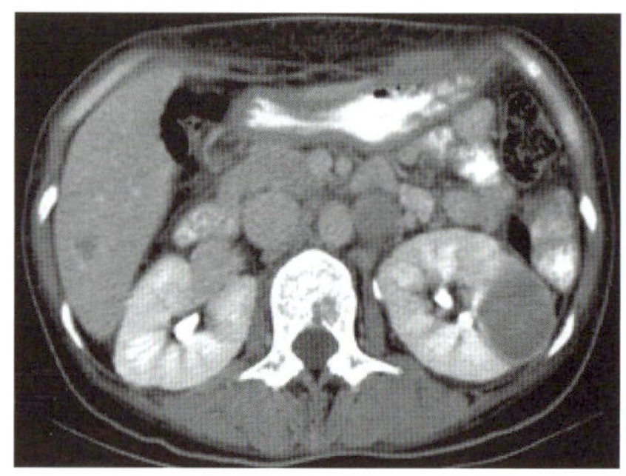

(e) 지연상

| 그림 8-44 | 3 phase로 시행된 Kidney CT영상

(6) Adrenal CT

① 적용

Adrenocortical adenoma(Cushing syndrome), pheochromocytoma 등의 종양이나 과형성에 대한 screening 목적, 그리고 부신과 주위 인접장기의 질환을 진단하기 위해 시행한다.

② 스캔 방법

전처치 및 경구 조영제, scout 촬영 등 기본적인 조건은 abdomen routine CT와 동일하다. Axial scan의 일반적인 검사방법은 그림 8-45에 나타낸 바와 같이 부신부위를 2.5~3mm의 슬라이스 두께와 간격으로 pre-contrast study를 시행한 후 post-contrast study에서는 60~70초의 scan delay로 써 부신과 신장부위를 2.5~3mm의 슬라이스 두께와 간격으로 스캔한다. 추가로 liver 상연에서 pubic symphysis까지 약 10~15분 정도의 scan delay를 적용하여 5mm의 슬라이스 두께와 간격으로 스캔한다. 노출조건, 재구성 알고리즘, FOV, 그리고 조영제 주입량은 abdomen routine CT와 동일하게 설정하면 된다.

그림 8-46의 (a)와 (b)는 pre-contrast와 post-contrast scan의 범위를 나타내며, (c)와 (d)는 pre-contrast axial image와 post-contrast axial image이다. 좌측 부신은 정상이나 우측 부신에 adenoma로 보이는 mass가 관찰된다. (e)와 (f)는 bilateral adrenal adenoma 소견을 보이는 다른 환자

의 pre-contrast 및 post-contrast 영상이다. 우측 부신에는 약 3cm 크기의 hypo attenuated mass가 있으며 좌측 부신의 왼쪽 가장자리에 붙어 아래쪽으로 bulging 하는 약 2cm 크기의 soft tissue mass lesion이 보인다.

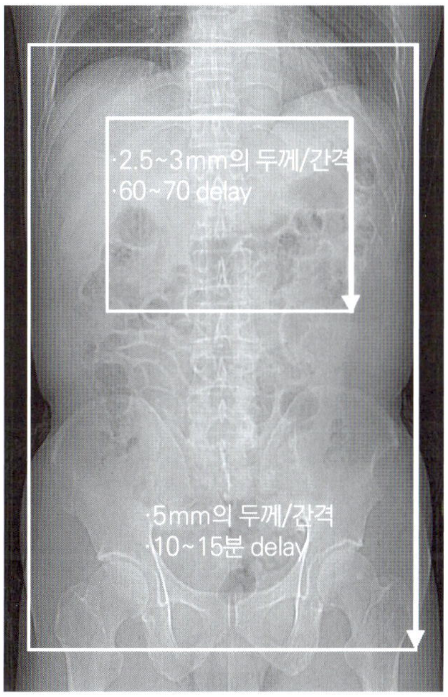

| 그림 8-45 | Adrenal CT의 스캔방법을 나타낸 모식도

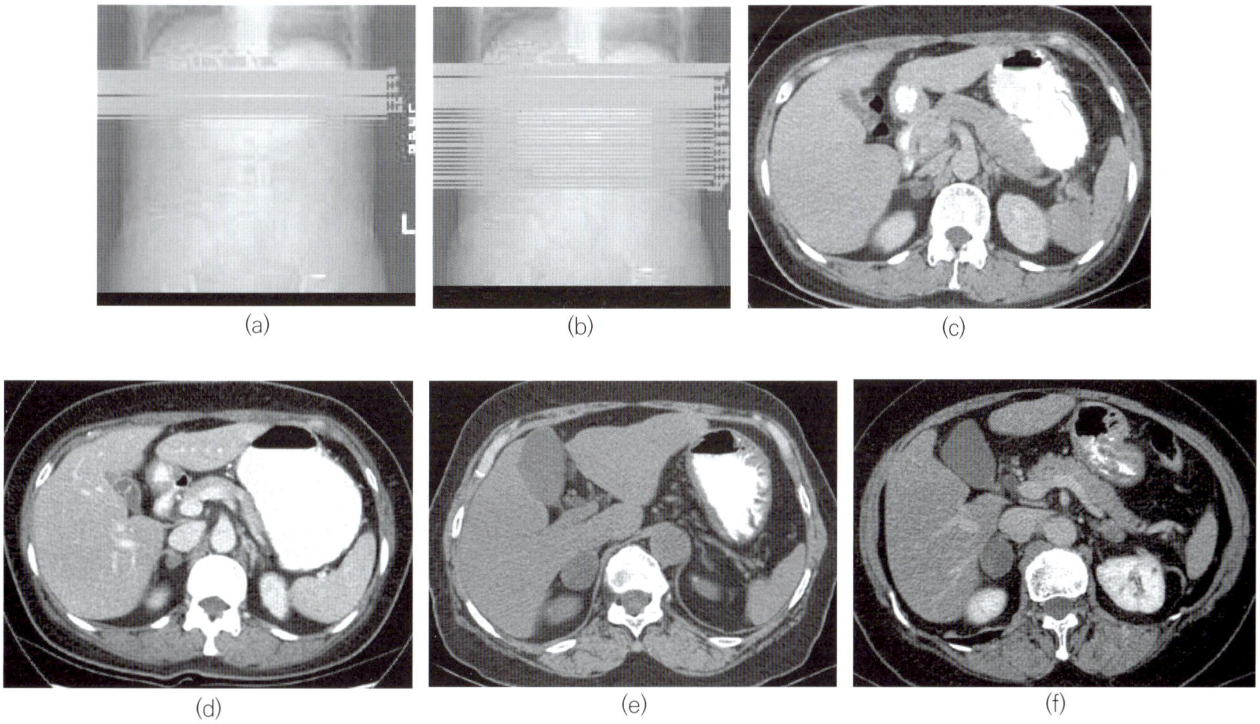

| 그림 8-46 | Adrenal gland CT영상

(7) Pelvis routine CT

① 적용

골반부 및 방광의 질환 진단, 병기판정, 림프절 전이 등을 관찰하기 위해 시행한다.

② 전처치 및 경구 조영제

전처치 및 경구 조영제, scout 촬영 등 기본적인 조건은 abdomen routine CT와 동일하다. 직장 및 대장암 환자의 검사 시에는 항문을 통해 약 300~500mL의 물을 주입한다.

③ 스캔 방법

일반적인 검사방법(그림 8-47의 (a))은 초당 3mL의 주입속도로 약 100~150mL의 조영제를 주입하고 조영제 주입시작 시간부터 약 90초 후에 장골능부터 치골 결합부까지 5mm의 슬라이스 두께와 간격으로 스캔한다. 노출조건, 재구성 알고리즘, FOV 설정은 abdomen routine CT와 동일하게 설정하면 된다. 그러나 일부 병원에서는 pelvis routine 검사를 그림 8-47의 (b)에 나타낸 바와 같이 abdomen routine과 차이없이 동일하게 시행하는 경우도 있다.

④ Pelvic bone CT protocol

골절이나 dislocation 등의 정형외과적인 소견을 갖는 hip joint CT나 pelvis CT의 경우에는 bone이나 high 알고리즘을 사용하고 고관절을 포함하여 관심부위를 3mm의 슬라이스 두께와 간격으로 스캔한다. 그리고 0.625mm 또는 1.25mm의 thin slice image를 이용하여 coronal 및 sagittal reformation을 시행한다. 일반적으로 조영제는 사용하지 않지만 골 조직의 종양이나 부종 등을 관찰하기 위해서는 혈관조영제를 사용하는 것이 진단에 좋다. 조영제의 양과 preparation time은 pelvis routine CT에 준해서 설정한다.

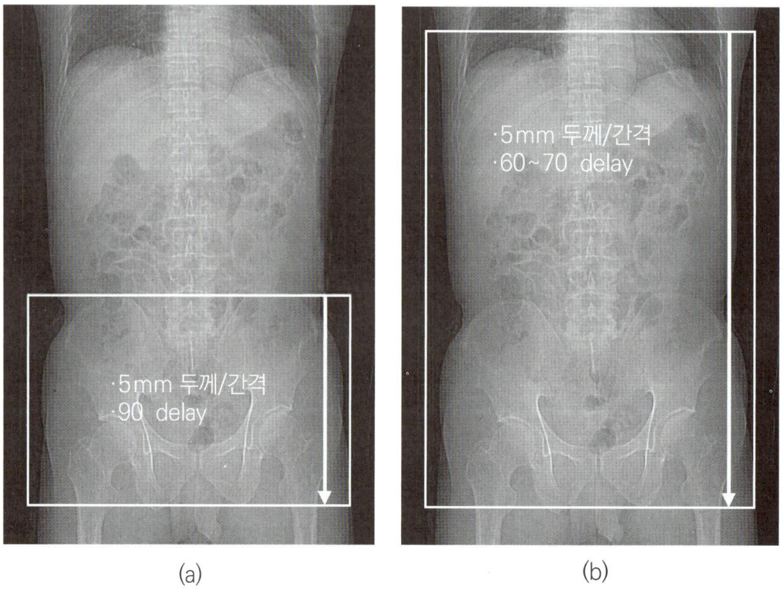

| 그림 8-47 | Pelvis routine CT의 스캔범위와 검사방법을 나타낸 모식도

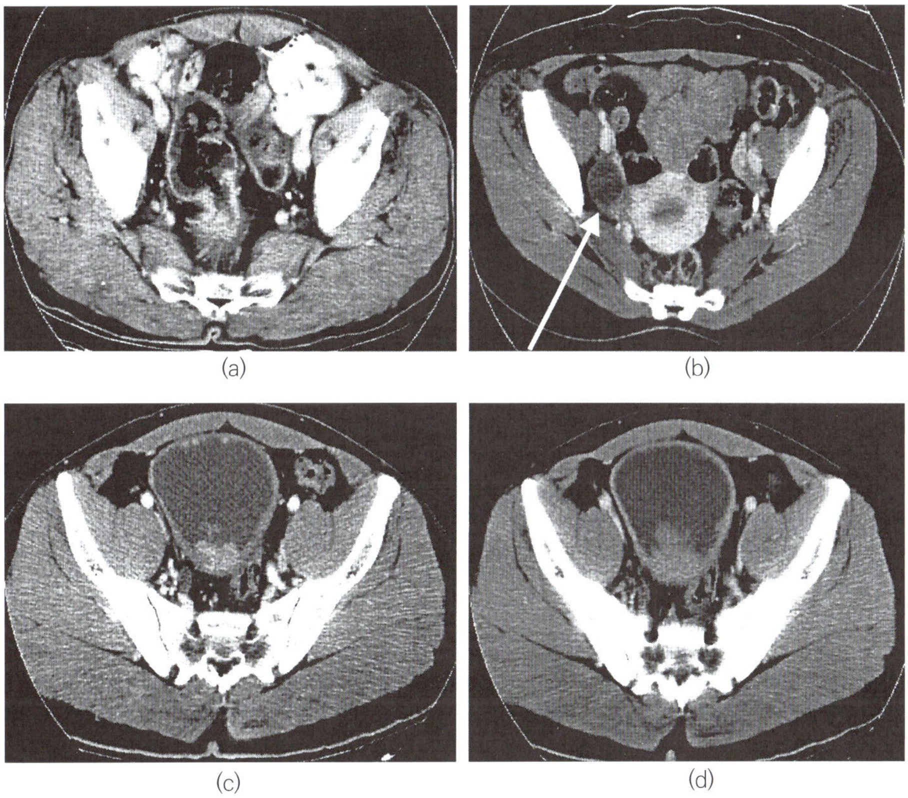

| 그림 8-48 | Pelvis CT영상들

그림 8-48의 (a)는 직장암 환자의 영상이며, (b)에서는 pelvic cavity에서 우측 장골 동맥의 뒤쪽으로 약 3cm 크기의 물과 비슷한 농도를 갖는 난소 낭종(ovary cyst)으로 보이는 round lesion이 관찰된다.

그림 (c)는 우측 방광삼각(bladder right trigone)에 early enhancement되는 요로상피암(urothelial malignancy) 환자의 동맥조영상이다. 우측 요관방광 결합부(right ureterovesical junction)에 병변이 침범되어 right urinary track에 폐색이 초래되었음을 알 수 있다. (d) 영상은 지연기의 영상이다.

4) 척추 CT

① 적용

외상으로 인한 bone fracture & dislocation, 추간원판 탈출증(HIVD), 협착증, 종괴 등의 진단을 위해 시행한다.

② Patient position

Supine 자세를 취하게 하며 경추나 흉추 검사인 경우에는 갠트리에 head first로 눕게 하며 요추나 천골의 검사인 경우 feet first로 눕게 한다. 경추 CT인 경우에는 neck holder 사용하고 턱을 약간 extension 하며 어깨를 최대한 아래로 내려가게 한다. 요추 CT인 경우에는 무릎 밑에 스폰지를 받쳐 요추가 테이블에 밀착되어 평행되게 하는 것이 좋다.

③ Scout 촬영 및 전처치

관심부위를 충분히 포함하여 lateral projection으로 촬영한다. 하지만 스캔 부위의 두께에 따른 적절한 노출조건을 설정해주는 소프트웨어(예를 들면 GE사의 경우 smart scan)를 가진 장치의 경우나 lateral projection만으로는 스캔 위치를 결정하기 어려운 경우에는 frontal projection을 추가로 스캔한다. 조영제를 사용하는 경우를 제외하고 일반적인 척추 CT에서는 특별한 전처치는 필요없다.

종양이나 염증성 질환이 아닌 경우 일반적으로 조영제를 사용하지 않으며, 척추 종양환자의 경우 조영제를 사용하여 다음에서 설명한 spine tumor protocol(dynamic study)로 검사한다.

④ Axial scan의 노출조건(kV/mAs) 및 재구성 알고리즘

검출기의 성능 향상과 스캔 수의 증가에 따라 예전의 고식적 CT장치에서 보다 노출조건이 많이 감소되는 경향이 있다. 일반적으로 120kV를 사용하며 200～300mAs의 스캔이 권장된다.

재구성 알고리즘은 병원에 따라 많은 차이가 있다. 일반적으로는 디스크 관찰을 위해서는 standard 알고리즘이 권장되고, bone의 골절 관찰을 위해서는 고대조도분해능을 갖는 bone이나 high 알고리즘이 권장되나, 양쪽을 다 같이 잘 보고자 하는 목적으로 standard와 bone의 중간 특성을 갖는 detail 알고리즘을 사용하는 병원도 많다.

⑤ 스캔 조사야/Display FOV

Scan FOV가 large와 small로 구분되어 있는 장치에서는 small을 사용하는 것이 권장되며, DFOV는 12～15cm 정도면 적절하나 종양환자의 경우에는 20cm 정도로 넓히는 게 권장된다.

⑥ C-spine CT의 검사부위와 스캔 방법

디스크 관찰이 주 목적인 C-spine CT의 경우 스캔 기준선을 디스크에 평행되게 하며 일반적인 검사방법은 C3~4, C4~5, C5~6, C6~7의 디스크 부위를 1～2mm의 슬라이스 두께와 간격으로 스캔한다. 그러나 골절이나 척추 이탈, compression 환자와 같이 bone을 주 목적으로 하는 경우에는 scan 기준선을 수직으로 설정하여 병변 부위를 중심으로 아래 위를 충분히 포함시키고 슬라이스 사이에 갭이 없도록 하는 연속적인 스캔이 바람직하다. 이 경우 슬라이스 두께와 간격은 2～3mm 정도가 적절하다. 그리고 2mm 정도의 간격으로 병변 부위의 batch type의 coronal 및 sagittal reformation을 시행한다.

⑦ T-spine CT의 검사부위와 스캔 방법

Display FOV를 15cm로 설정하고, 관찰하고자 하는 부위를 중심으로 3mm의 슬라이스 두께와 간격으로 스캔한다.

⑧ L-spine CT의 검사부위와 스캔 방법

디스크 관찰이 주 목적인 경우 디스크에 평행되게 스캔 기준선을 설정하여 L3~4, L4~5, L5~S1의 디스크 부위를 3mm의 슬라이스 두께와 간격으로 스캔한다. 그러나 골절이나 척추 이탈, compression 환자와 같이 bone을 주 목적으로 하는 경우에는 스캔 기준선을 수직으로 설정하여 병변 부위를 중심으로 아래 위를 충분히 포함시켜 연속적인 스캔이 바람직하다. 이 경우 슬라이스 두께와 간격은 3mm 정도가 적절하다. 그리고 batch type 으로 약 2mm 간격의 coronal 및 sagittal reformation을 시행한다.

⑨ Spine tumor protocol

Pre-contrast study, stationary dynamic study, 그리고 post-contrast study 순으로 검사를 시행한다.

먼저 병변 부위를 충분히 포함하여 3mm의 슬라이스 두께와 간격으로 pre-contrast scan 한다. 그 후 병변 부위 1레벨을 설정한 후 초당 3mL의 주입속도로 약 100mL의 조영제를 주입하며, 조영제 주입 후 10초부터 5초(IGD) 간격으로 2분까지, 그리고 2분 30초, 3분 delay의 stationary dynamic scan을 시행한다. 이때 슬라이스 두께는 3mm가 적절하다. 마지막으로 post-contrast stationary dynamic scan 시행 후 즉시 pre-contrast scan과 동일하게 post-contrast scan을 시행한다. 그리고 post-contrast scan의 thin image(0.625~1mm의 두께와 간격)를 이용하여 2mm 두께와 간격의 coronal 및 sagittal reformation을 시행한다.

⑩ 하드카피 및 PACS verification

필름으로 하드카피 시 12 포맷을 사용하여 디스크 관찰을 주 목적으로 하는 경우에는 300/30 정도의 window width와 level을 사용하는 soft tissue setting과 4개의 multi-image display로 bone setting을 추가한다. Bone의 관찰이 주목적인 경우에는 반대로 bone setting을 1 포맷으로 먼저 하드카피하고 soft tissue setting을 4개의 multi image display로 추가한다. PACS verification 시에는 soft tissue setting으로 통일한다.

그림 8-49의 (a)는 3번 경추부터 7번 경추사이의 디스크에 일률적으로 평행하게 각도를 설정하여 스캔한 것을 보여주는 lateral post scout image 이다. 그리고 (b)와 (c)는 동일 환자의 C3~4의 디스크와 C5~6의 척추체 부위를 3mm의 슬라이스 두께와 2mm의 간격으로 스캔한 영상으로 얻는 것이다. C3~4에서 화살표로 표시된 central HIVD가 관찰되며, C5~6에서 central 석회화된 HIVD의 좌측에 후측으로 뻗은 돌기(posterior marginal spur)가 동반되어 있다. 이로 인해 central spinal canal stenosis 및 left neural foraminal stenosis가 발생된다. (d)와 (e)는 2D reformation 영상이다.

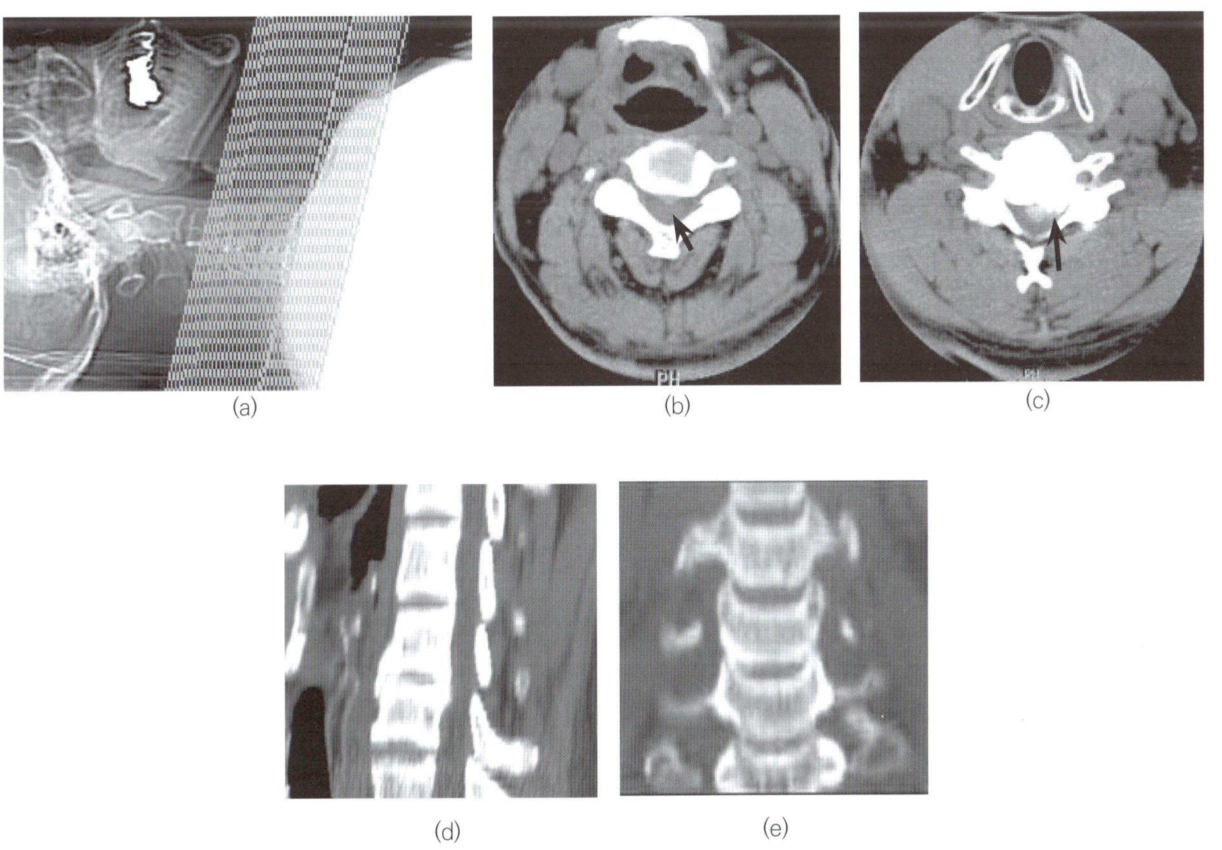

(a) (b) (c) (d) (e)

그림 8-49 디스크 부위 관찰을 위한 C-spine CT영상

그림 8-50은 경추의 골절을 관찰하기 위해 시행된 CT검사 영상으로 1mm의 슬라이스 두께와 간격으로 스캔한 영상이다. 그림 (a)에서 제2 경추인 치골돌기(odontoid process)의 경부에 골절이 관찰되며 골편이 약간 앞쪽으로 displacement되어 있다. (b)에서는 제2 경추의 왼쪽으로 척추체와 횡돌기에 골절이 관찰된다. 그리고 (c)와 (d)는 (a)를 2D reformation한 영상인데 장치 성능의 향상과 더불어 얇은 단면 두께를 사용한 axial 영상을 사용하여 reformation 함으로써, 영상의 Z축 분해능이 향상되어 direct scan 영상에 버금가는 영상의 질을 얻을 수 있음을 엿볼 수 있다.

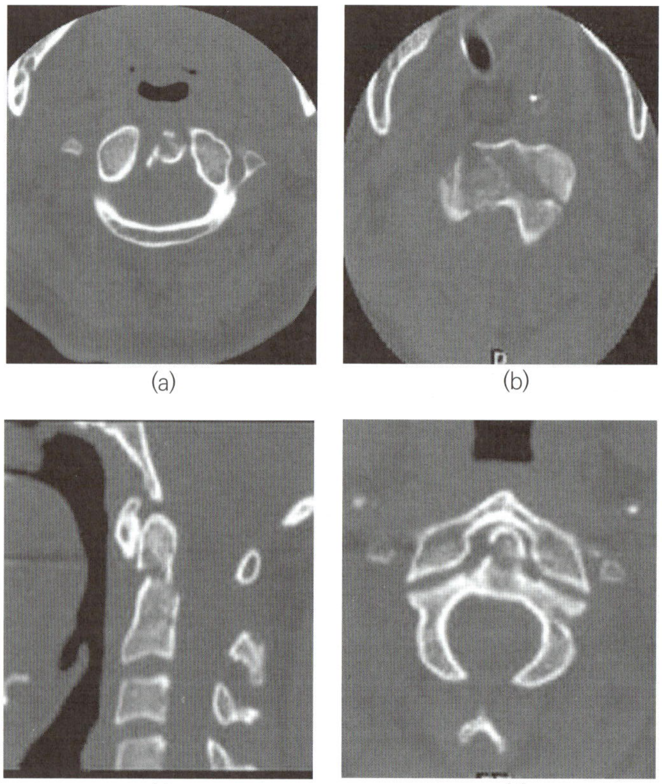

(a) (b) (c) (d)

I 그림 8-50 I 경추의 골절 관찰을 위해 시행된 C-spine CT영상

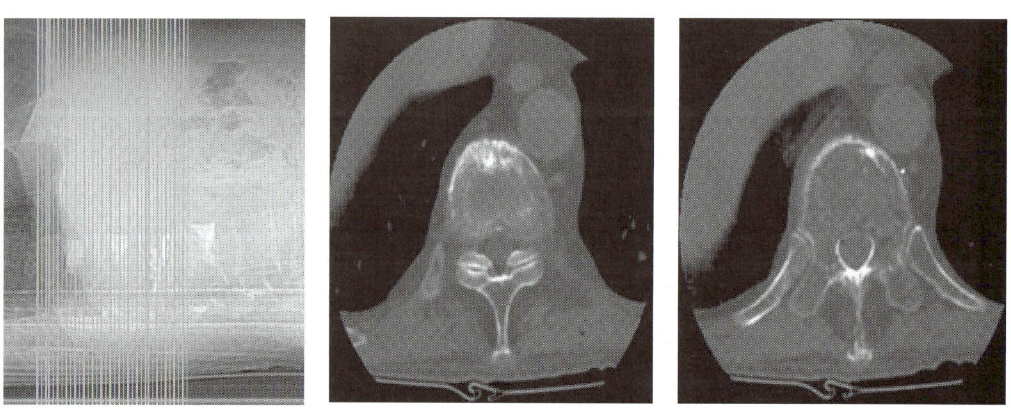

I 그림 8-51 I T-spine CT영상

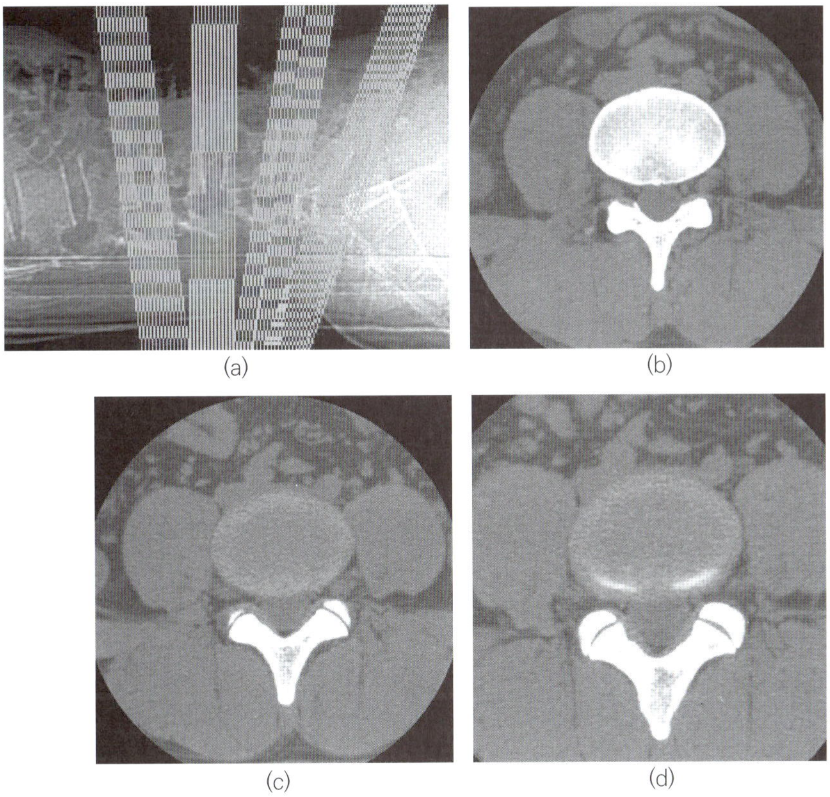

| 그림 8-52 | 디스크 관찰을 위해 시행된 L-spine CT영상

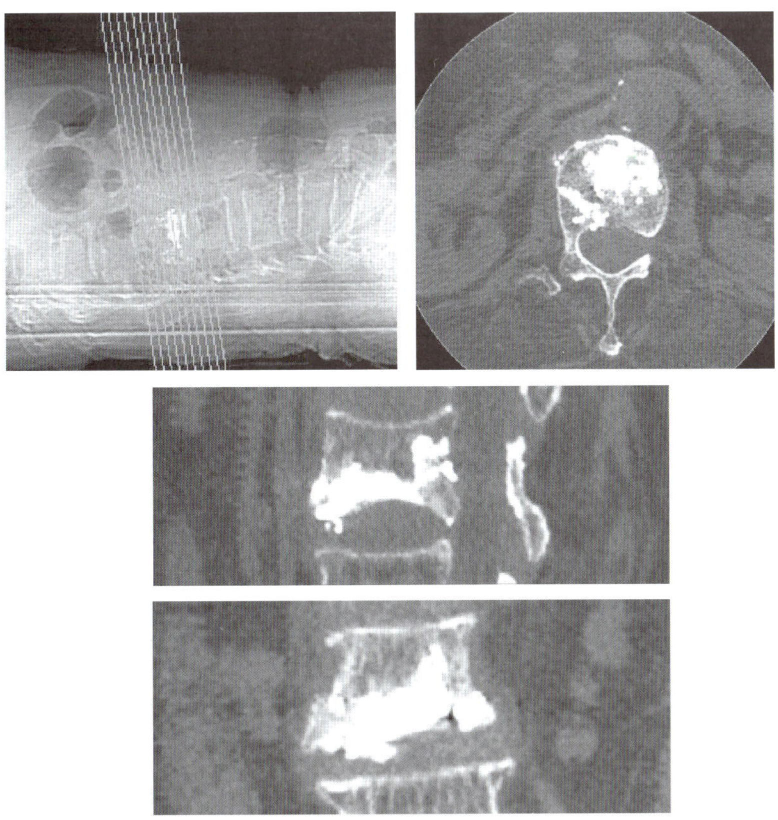

| 그림 8-53 | 경피적 척추체 성형술 후 시행된 L-spine CT영상

그림 8-51은 12번째 흉추의 진단을 위해 시행된 CT영상이다.

그림 8-52는 디스크 관찰을 위해 시행된 L-spine CT영상이다. (a)는 L2~3 부위의 추가 스캔이 시행된 예이며 각 디스크에 평행되게 갠트리 각도를 설정하여 스캔하였음을 알 수 있다. (b)는 2mm의 슬라이스 두께와 3mm의 간격으로 척추체 부위에 스캔된 영상이며 (c)는 디스크 부위에 스캔되었다. 그리고 L4~5 부위인 (d)에서는 mild disk bulging이 관찰된다.

그림 8-53은 1번 요추에 바늘로 약 3mL의 bone cement를 주입하는 경피적 척추체 성형술(percutaneous vertebroplasty)을 시행한 후 이의 평가를 위해 CT를 시행한 영상이다.

5) 사지CT

(1) Shoulder CT

① 적용

골절, 탈구(dislocation), 선천적 기형 등의 진단을 위해 시행한다.

② Patient position 및 scout 촬영

일반적으로 환자는 supine 자세를 취하고 손은 supinate 상태로 한다. Scout 촬영은 관심부위를 충분히 포함하여 frontal과 lateral projection으로 촬영한다.

③ 스캔방법

일반적으로 조영제를 사용하지 않으며 120kV와 150~200mAs의 노출조건이 권장된다. 고해상능 알고리즘과 1mm 정도의 슬라이스 두께와 간격으로 스캔한다. 관심부위에 따라 오른쪽과 왼쪽을 구분하여 촬영하는 것이 좋다.

④ 하드카피 및 PACS verification

필름으로 하드카피 시 12 포맷으로 하며 일반적으로 bone setting 으로 시행한다.

그림 8-54는 right shoulder의 부분적 탈구를 주된 소견으로 시행된 CT영상이다. (c)는 체적 렌더링으로 재구성한 3차원 영상이며, (d)는 coronal reformation image이다. 우측 견봉(acromion) 하부에 튀어나온 골조직(subacromial enthesophyte)이 관찰되며 우측 이두근구(bicipital groove) 주변으로 돌기(spur)가 형성되어 있다.

(2) Wrist CT

① 적용

골절, 탈구, 선천적 기형 등의 진단을 위해 시행한다.

② Patient position 및 scout 촬영

환자는 prone 자세를 취하고 팔을 쭉 뻗고 손은 supinate 상태로 하여 손목을 갠트리의 isocenter에 위치시킨다. Scout 촬영은 관심부위를 충분히 포함하여 frontal과 lateral projection으로 촬영한다.

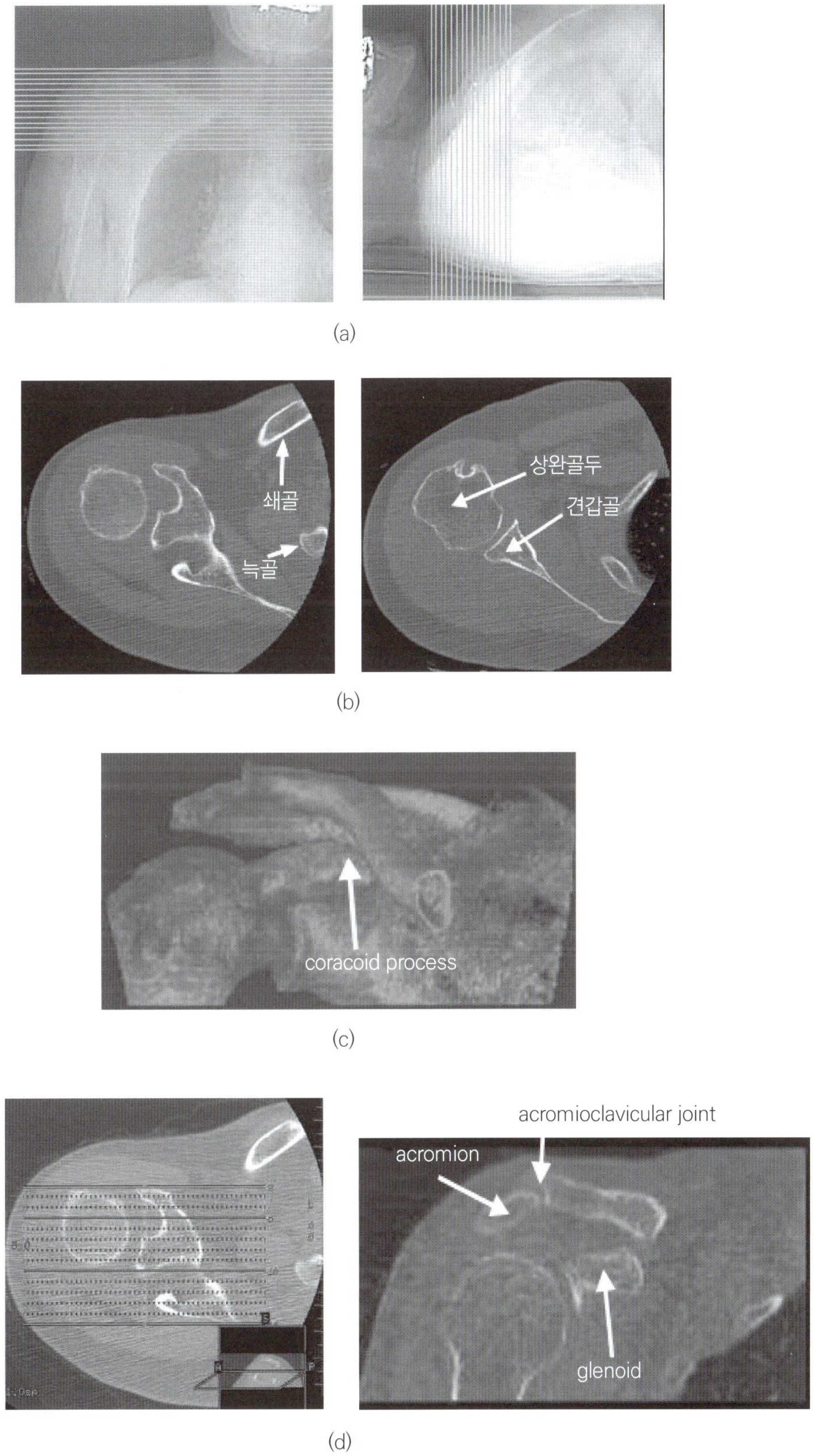

| 그림 8-54 | Right shoulder joint CT영상

③ **스캔방법**

일반적으로 조영제를 사용하지 않으며 120kV와 100~150mAs의 노출조건이 권장된다. 재구성 알고리즘은 bone이나 high 알고리즘을 사용한다. Scan FOV가 large와 small로 구분되어 있는 장치에서는 small을 사용하는 것이 권장되며, DFOV는 12~15cm 정도면 적절하다. 슬라이스 두께와 간격은 2~3mm 정도가 적절하며 0.625mm 또는 1.25mm의 슬라이스 간격으로 횡단면 영상을 재구성한 후 이를 이용하여 sagittal 및 coronal reformation을 시행한다.

④ **Elbow CT**

갠트리의 isocenter에 elbow를 위치시키며 나머지 사항은 wrist CT와 동일하게 한다.

⑤ **하드카피 및 PACS verification**

필름으로 하드카피 시 12 포맷으로 하며 일반적으로 bone setting으로 시행한다.

그림 8-55의 (a)와 (b)는 hand를 supinate한 상태에서 촬영한 left wrist CT영상이며, (c)와 (d)는 hand를 lateral 상태로 위치시켜 얻은 영상이다. (a)의 joint 영상에서 부분적 탈구(subluxation)가 관찰된다. (b)와 (d)는 요척골의 관절부(radioulnar joint)의 골관절염의 변화(osteoarthritic change)를 비교하기 위해 시행된 것이다.

(3) Hip joint CT(또는 pelvic bone CT)

① **적용**

골절(bone fracture), 탈골(dislocation), 선천적 기형 등의 진단을 위해 시행한다.

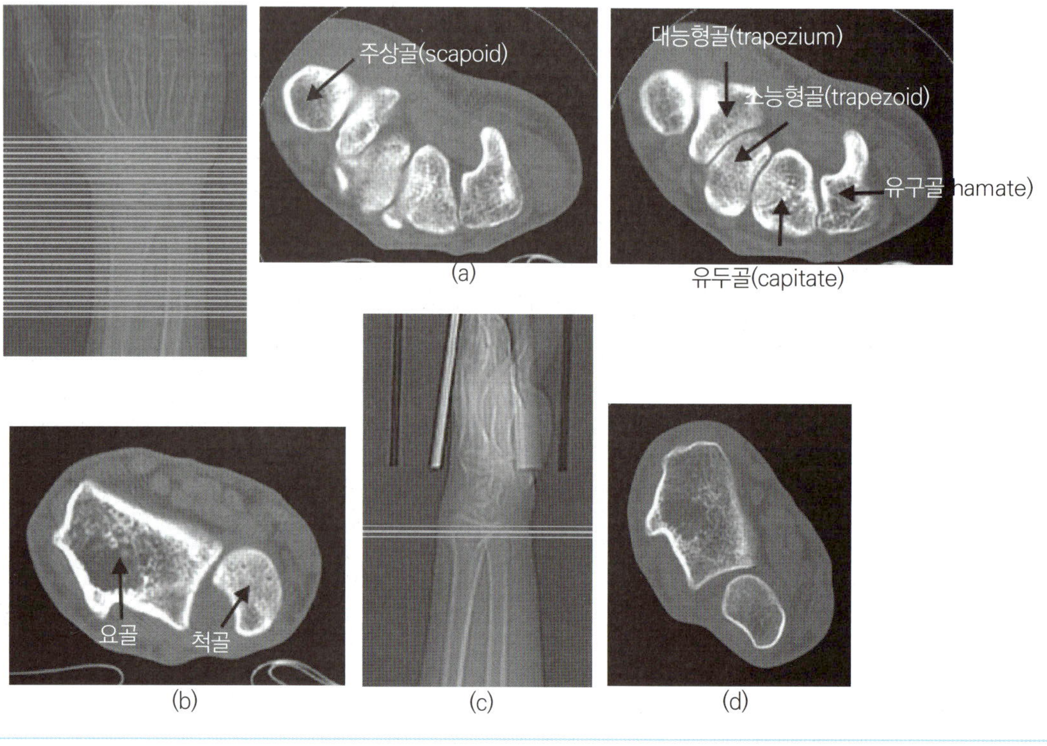

| 그림 8-55 | Left wrist CT영상

② Patient position 및 scout 촬영

Feet first의 supine 자세에서 frontal projection으로 scout scan을 시행한다.

③ 스캔방법

일반적인 검사에서는 조영제를 사용할 필요가 없으나 종양이나 염증성 질환자의 경우 혈관조영제의 사용이 고려된다. 노출은 120kV와 200mAs의 스캔이 권장된다. 재구성 알고리즘은 bone이나 high 알고리즘을 사용한다.

보통 체격의 성인인 경우 30~35cm의 DFOV와 2~3mm의 슬라이스 두께와 간격이 적당하다. 그러나 장골능 레벨에서 관골구(acetabulum) 상부 까지는 2~3mm, 관골구 부위는 5mm, 그리고 관골구 하부에서 치골결합부(pubic symphysis) 까지는 5mm의 슬라이스 두께와 간격을 사용하는 방법도 권고된다.

④ 하드카피 및 PACS verification

하드카피 및 PACS verification은 일반적으로 bone setting 으로 시행하며, 필름으로 하드카피 시 12 포맷이 적절하다.

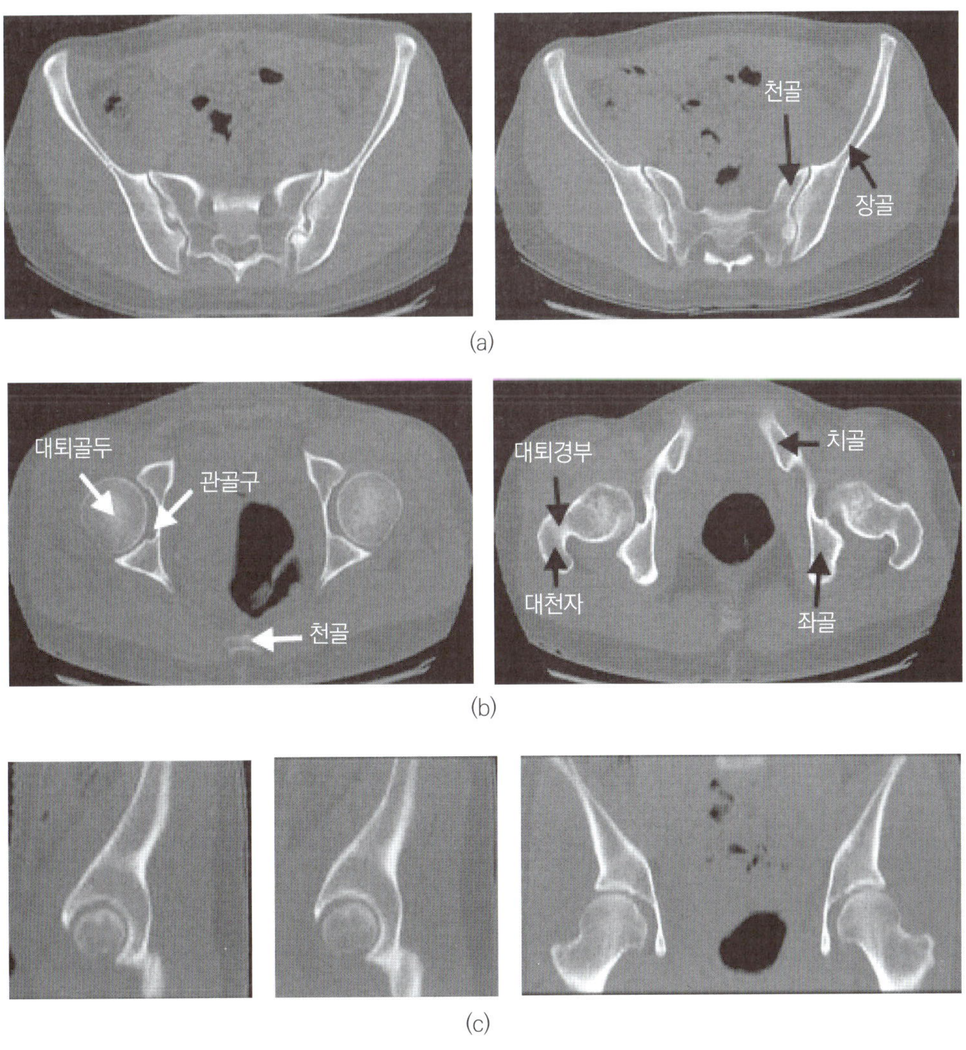

| 그림 8-56 | Pelvic bone CT영상들

그림 8-56은 관절염(arthritis)의 진단을 위해 시행된 pelvic bone CT영상이다. (a)와 (b)는 3mm의 슬라이스 두께와 간격으로 얻은 axial 영상인데 (a)에서 양측 천장관절(sacroiliac joint)에서 연골하 경화(subchondral sclerosis)와 marginal spur가 관찰되어 심하지 않는 퇴행성 골관절염적인(osteoarthritis) 변화를 짐작할 수 있다. (b)에서는 양쪽 고관절과 주변의 골 및 연부조직에 이상소견이 관찰되지 않는다. 그리고 (c)는 raw data를 사용하여 1.5mm의 간격으로 retrospective 영상으로 재구성한 뒤 이를 이용하여 우측과 좌측 부위를 2D reformation한 영상들이다.

(4) Ankle CT

① 적용

골절, 탈골, 선천적 기형 등의 진단을 위해 시행한다.

② Patient position 및 scout 촬영

테이블에 앉아 다리를 곧게 편 상태에서의 촬영(axial scan)과 무릎을 45° 정도 구부린 상태에서의 스캔(semi coronal scan)을 시행한다.

③ 스캔방법

일반적으로 120kV를 사용하며 100～150mAs의 스캔이 권장된다. 재구성 알고리즘은 bone이나 high 알고리즘을 사용한다. Scan FOV가 large와 small로 구분되어 있는 장치에서는 small FOV를 사용하는 것이 권장된다. 12～15cm의 DFOV와 2～3mm의 슬라이스 두께와 간격이 적당하다.

④ 하드카피 및 PACS verification

필름으로 하드카피 시 12 포맷으로 하며 일반적으로 bone setting 으로 시행한다.

그림 8-57은 subtalar joint의 합동현상(coalition)을 주된 소견으로 하는 환자의 right ankle CT 를 시행한 예이다. (c)와 (d)는 3mm의 슬라이스 두께와 간격으로 스캔한 영상이며 (e)와 (f)는 무릎을 곧게 편 상태에서 스캔된 axial 데이터를 영상을 1.5mm의 간격으로 재구성한 retrospective 영상을 이용하여 2D reformation한 영상들이다.

영상에서 거주상골 관절(talonavicular joint)의 거골(talus) 쪽에 매부리 모양(talar beaking)이 관찰되며 족근골(tarsal)의 coalition은 관찰되지 않는다.

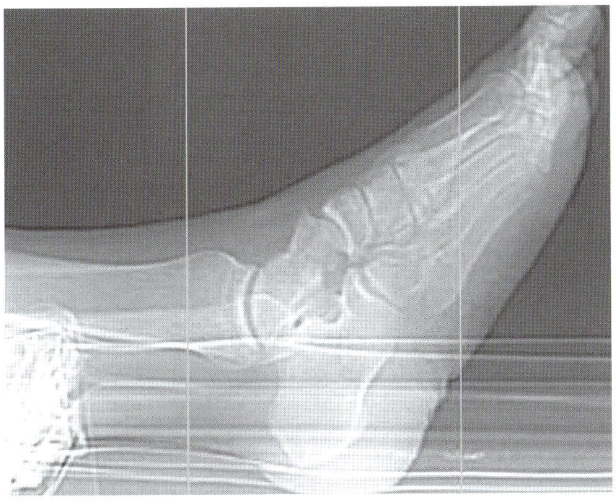

(a) 무릎을 곧게 편 상태에서의 scout 영상

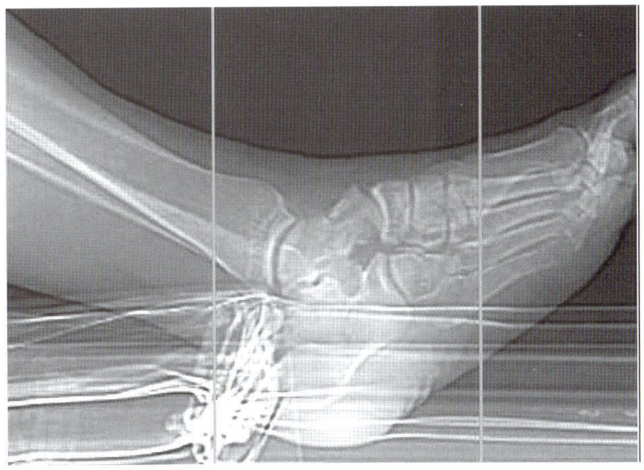

(b) 무릎을 45° 구부린 상태에서의 scout 영상

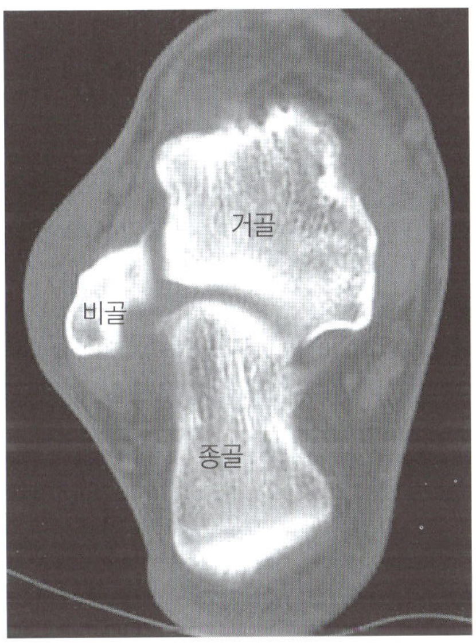

(c) Axial 영상

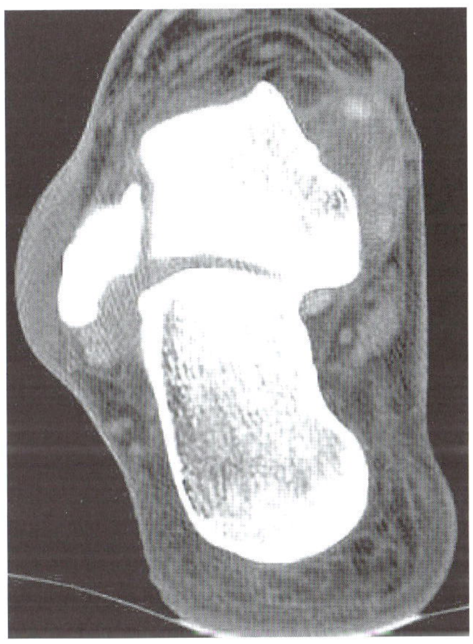

(d) 무릎을 구부린 상태에서 스캔한 semi coronal 영상

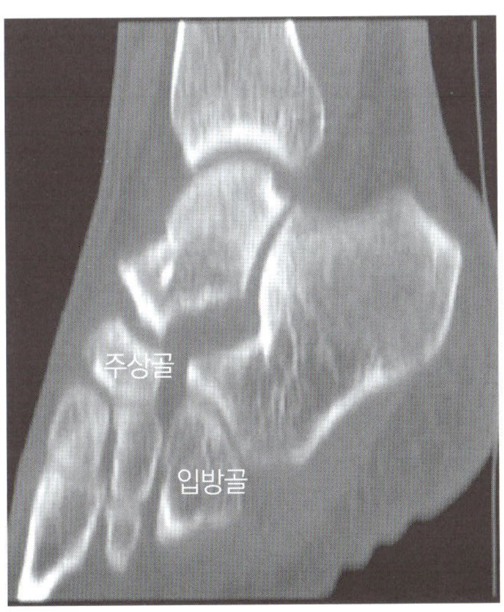

(e) Sagittal reformation 영상

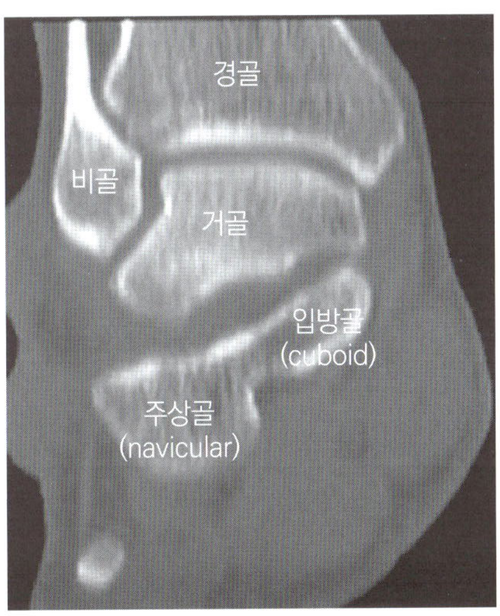

(f) Coronal reformation 영상

| 그림 8-57 | 무릎을 곧게 편 상태에서와 무릎을 45° 정도 구부린 상태에서 스캔한 ankle CT영상

참고문헌

강선우, 김순자, 임흥선 등. 멀티미디어를 이용한 환자 care의 고찰. 대한전산화단층기술학회지 제3권 제1호 2001;53-58.

강형근, 김형길, 윤웅 등. 나선식 CT의 다면적 재구성을 이용한 CT 담관조영술: 간외담관 폐쇄성 황달환자에서의 유용성. 대한방사선의학회지 제33권 1995;939-944.

강형근. Helical CT in pancreaticobiliary track. Body helical CT from basics to clinical application(삼성서울병원 진단방사선과 연수강좌) 1996;61-70.

강형근. Spiral CT: Extrahepatic biliary system. Spiral and dynamic CT: Recent application(서울아산병원 방사선과학 연수강좌) 1995;66-73.

김문찬, 백일화, 김상욱. High resolution lung CT와 비교한 Low dose helical CT의 유용성. 서울특별시방사선사회지. 제3권 제1호 2001;148-159.

김보현. 비뇨생식기계 질환에서의 나선식 CT의 응용. Body helical CT from basics to clinical application(삼성서울병원 진단방사선과 연수강좌) 1996;88-98.

김완역, 이정민, 김문찬. The usefulness of non contrast helical CT for urinary stone. 대한전산화단층기술학회지 제3권 제1호 2001;59-62.

김정숙, 곽진영, 이승익 등. 단일성 폐결절의 CT 평가: HRCT 추가의 유용성. 대한방사선의학회지 제40권 1999;705-711.

노기헌. Musculoskelectal CT. 대한전산화단층기술학회 1999년도 제2차 연수강좌 1999;182-205.

박재연, 김문찬, 김영은. Pulmonary embolism 환자의 CT venography의 유용성에 대한 고찰. 대한전산화단층기술학회지 제3권 제1호 2001;63-66.

송창욱, 임흥선, 대창민 등. Dual phase CT of liver; Effect of CARE bolus tracking. 대한전산화단층기술학회 창립학술대회 1998;27-33.

안태영, 김영균. 비뇨기과 영역에서의 CT술. 대한비뇨기과학회지 제24권 1983.

유민수, 윤희석, 최진혁 등. Spiral CT를 이용한 간담도계 질환의 진단에 있어 scan delay에 따른 조영증강의 중요성. 대한전산화단층기술학회지 제3권 제1호 2001;73-74.

윤근배, 진정헌. Spiral CT를 이용한 arterial portography와 hepatic arteriography의 hepatocellular carcinoma의 진단. 대한전산화단층기술학회지 창간호 1989;40-42.

윤대성, 김문찬, 신상보 등. 폐암 조기진단에 있어서 Low dose screening CT scan의 임상적 유용성 평가. 대한전산화단층기술학회지 제2권 1호 2000;60-63.

이경수. Application of helical CT in intrathoracic disease. Body helical CT from basics to clinical application(삼성서울병원 진단방사선과 연수강좌) 1996;20-27.

이경숙. Chest CT. 대한전산화단층기술학회 2002년도 제1차 보수교육 2002;67-86.

이경숙. 간질환의 조영 특성. 대한전산화단층기술학회지 제2권 제1호 2000;42-45.

이원재. Nontumorous attenuation changes on hepatic helical CT. Body helical CT from basics to clinical application(삼성서울병원 진단방사선과 연수강좌) 1996;47-60.

이진성. Spiral CT of the chest. Spiral and dynamic CT: Recent application(서울아산병원 방사선과학 연수강좌) 1995;83-90.

이호규. Spiral CT of the head and neck. Spiral and dynamic CT: Recent application(서울아산병원 방사선과학 연수강좌) 1995;96-98.

임재훈. Hepatic tumors in helical CT: Differential diagnosis. Body helical CT from basics to clinical application(삼성서울병원 진단방사선과 연수강좌) 1996;37-46.

천영미, 송석모, 유덕희 등. 흉부 CT 진단에 대한 추가적 sliding thin slab maximum intensity projection image의 유용성. 대한전산화단층기술학회지 제2권 제1호 2001;64-69.

최연현. Helical CT in cardiovascular disease. Body helical CT from basics to clinical application(삼성서울병원 진단방사선과 연수강좌) 1996;28-36.

하현권. GI track application of the spiral CT. Spiral and dynamic CT: Recent application(서울아산병원 방사선과학 연수강좌) 1995;74-75.

황철만. Head & neck CT. 대한전산화단층기술학회 1999년도 제2차 연수강좌 1999;129-166.

AB Van Rossum, GJ Kieft, FEE Treurniet et al. Spiral volumetric CT in patients with clinical suspected of pulmonary embolism. Advances in CT III. Springer-Verlag 1994;276-283.

AL Baert, A Wackenheim, L Jeanmart. Abdominal computed tomography. Vol. 2 1980. Springer Verlag.

Brigitte AH et al. Assessment of bronchiectasis: Comparasion of HRCT and spiral volumetric CT. Journal of computer assisted tomography Vol. 21 No. 1 1996;15-19.

David SK, Howard Lee, Robert M Krasny. Double phase scan enhances hepatic imaging. Diagnostic imaging Nov 1995;CT20-CT23.

Diederich s, Lonzen H, Windmann R. Pulmpnary nodules: Experimental and clinical studies at low dose CT. Radiology Vol. 213, 1999;289-298.

Douglas S Katz, Michael J Lane, F Graham Sommer. Unenhanced helical CT of ureteral stones: Incidence of associated urinary track findings. AJR Vol. 166 1996;1319-1322.

Holger Pettersson, Hans Ringertz. The encyclopaedia of medical imaging: Volume II Normal anatomy. The nicer institute. 1998;138-139, 212-219.

Jamie Weir, Peter H. Abrahams. An imaging atlas of human anatomy. Wolfe. 1992;16-24.

John D Creasy, Caroline Chiles, William D Routh et al. Overview of traumatic injury of the thoracic aorta. RadioGraphics Vol. 17 1997;27-45.

Katsuyoshi Ito, Kazumitsu Honjo, Takeshi Fujita et al. Liver neoplasm: Diagnostic pitfalls in cross-sectional imaging. RadioGraphics Vol. 16 1996;273-293.

Lois E Romans. Examination protocols. Introduction to computed tomography. Williams & Wilkins 1995;68-99.

Robert C Smith, MARCO Verga, Shirley McCarthy et al. Diagnosis of acute flanh pain: Value of unenhanced helical CT. AJR Vol. 166 1996;97-101.

Stefan D et al. Pulmonary nodules: experimental and clinical studies at low-dose CT. Radiology Vol. 213, 1999;289-298.

Susan M Ivancevich, Kenneth A Buckwalter, Rthan M Braunstein et al. Volumetric data key to wrist evaluation. Diagnostic imaging Nov 1995;CT24-CT27.

Yoshihiro Hiramatsu. Study on CT scanning technique. General Electric Medical Systems. 1998;47-53.

chapter 9

3차원 CT와 혈관조영검사

1. 서론

인체 장기나 조직의 음영만을 보여주는 종래의 방사선 촬영과는 달리 CT, MRI, PET 등의 영상장치들은 해부나 생리학적 정보의 제공을 가능케 하였다. 이러한 영상장치들은 단면 데이터를 이용한 3차원의 체적 영상화를 통하여 겹쳐져 있어 구분하기 어려웠던 부위를 확연히 볼 수 있게 하였다. 종래의 임상의 들은 2차원적인 영상의 해석을 통하여 환자의 정상과 비정상의 해부학적 구조를 3차원으로 연관시켜 이해하여 왔다. 다시 말하면, 머리 속에서 상상을 통하여 2차원과 3차원의 공간 변환작업을 시행했다고 할 수 있다.

그러나 컴퓨터 기술의 발전으로 이러한 변환작업 결과의 가시화와 여러 가지 형식을 통한 입체적인 해부학적 묘사는 특히 임상의나 비 영상의학과 의사들에게 많은 만족을 주고 있다. 이는 환자와 의사간의 영상을 직접 보면서 구체적인 대화나 의견 교환을 쉽게 하여 환자 관리에 많은 도움을 줄 수 있기 때문이다.

3차원 CT 영상은 2차원의 횡단면 영상(transaxial image)을 얻은 후 이를 3D 전용 소프트웨어를 통해 입체적으로 재구성을 한 후 관심부위를 더욱 효과적으로 보기 위해 각종 manipulation을 행한다. 이러한 영상들을 컴퓨터 그래픽 표시를 통하여 보고자 하는 3차원 영상을 원하는 여러 각도에서 고해상능으로 입체적으로 연출하며, 그 밖의 다양한 3차원 영상기법을 통하여 해부학적인 도해서와 유사한 영상을 제공한다. 필요에 따라 영상을 CRT에 디스플레이하거나 컬러 페이퍼 또는 필름에 하드카피 할 수 있다.

CT를 비롯한 초기의 3차원 영상은 영상의학과와 외과간의 교두보적인 역할을 하는 위치에 머물렀으나, 스캔 시간의 단축과 나선형 CT로 인한 체적 데이터 획득의 기술로 의학영상의 거의 모든 분야에 적용되고 있다. 컴퓨터 데이터의 대용량화와 빠른 전송속도 및 고속 처리기법 등의 소프트웨어 발전과 더불어 각종 영상처리 기술의 향상, 그리고 고속 스캔기법의 발달로 인해 환자 검사시 호흡에 의한 mis-registration이 감소됨에 따라 기존의 두개골이나 사지골의 3차원 영상화에서 벗어나 혈관계통의 진단과 중재적 치료, 그리고 방사선 치료를 위한 3차원 시뮬레이션과 보상체의 제작에도 이용되고 있다. 그 밖에 성형이나 재건을 위한 수술계획의 수립과 수술후의 평가와 서로 다른 모달리티간의 영상 합성, 로보트에 의한 수술의 계획에도 이용되고 있다.

2. 검사 준비와 일반적 사항

조영제를 사용하지 않는 두개골, 기도, 척추 사지골의 3D CT에서는 검사를 위해 환자가 취해야 하는 전처치는 없다. 하지만 정맥조영을 통해 시행되는 CT angiography 에서는 아래의 사항이 필요하다.

1) 전처치

조영제를 사용하므로 검사 6 시간 전부터 금식이 필요하며 가능한 18G 이상의 IV route를 준비한 상태에서의 검사가 권고된다. 또한 성공적인 검사를 위해 환자의 협조가 필수적이므로 충분한 호흡조절 연습을 통해 respiratory artifact에 의한 질적 저하를 방지해야 한다.

2) 조영제 주입

비이온성 조영제를 18G 바늘 또는 카테터를 통해 주입한다. Antecubital vein이 일반적인 주입경로이며 상대정맥의 high density artifact를 피하기 위해 하지의 정맥에 주입하기도 하나 이러한 경우는 delay time의 예측이 어렵다.

주입 속도는 3~4mL/초이며 초당 3mL 이하를 사용하면 신동맥, 상장간동맥 등의 작은 혈관에서는 조영효과의 저하로 부분체적효과가 발생할 수 있으며, 우수한 3차원 영상을 얻기 어렵다. 일반적인 조영제의 사용량은 120~150mL 이다.

3) Bolus timing

조영제 증강의 이상적인 목표는 스캔이 이루어지는 동안 관심혈관이 최대로 조영되고 정맥이나 주위조직은 조영되지 않는 것이다. 이를 위해서는 조영제의 주입시간이 정확해야 한다.

성공적인 CT 혈관조영 검사를 위해서는 스캔이 끝나는 순간에도 조영제는 scan plane에 남아 있어야 하므로 조영제 주입기간은 스캔 시간보다 길어야 한다. 그러나 스캔 시간이 길어지면 원하지 않는 정맥과 주위조직이 조영증강되므로 테이블의 이동속도를 빨리하여야 한다. 테이블의 이동속도가 빨라지면 X선 노출량도 증가되어야 하나 그렇지 못한 경우 노이즈의 발생이 증가된다.

원하지 않는 부위의 조영증강을 감소하기 위하여서는 스캔 시간과 조영증강의 지속시간을 가능한 짧게하고 관심영역으로 조영제가 들어오는 즉시 스캔을 시작하여야 한다.

순환시간은 개인의 나이, 성별, 환자의 혈압, 심박동에 따라 차이가 있다. 특히, 심부전 등 심기능 이상이 있을 때에 순환시간이 많이 달라지므로 test injection을 시행한 후 관심부위에서 CT number를 재거나 time density curve를 이용하여 적절한 스캔 시작시간을 결정하는 것이 좋다. 그러나 test scan에 사용된 조영제로 인해 영상의 후처리에 방해를 받기도 한다. 최근의 CT장치에서는 이러한 delay time을 편리하고 정확하게 결정하기 위해 관심영역에 조영제가 들어오면 자동적으로 스캔이 시작되는 auto bolus tracking 기법이 사용하고 있다.

일반적 delay time은 상지에 위치한 정맥으로 조영제를 주입할 경우 intracranial CTA에서는 15~25초, thoracic aorta CTA에서는 10~20초, 그리고 abdominal aorta CTA에서는 12~25초 정도이다.

4) Scan time, collimation 그리고 pitch의 선택

고해상의 영상을 얻고자 하면 슬라이스 두께를 얇게 하고 스캔 범위를 좁게 해야 한다. 슬라이스 두께와 pitch의 선택은 스캔 범위와 해상능 간의 비중을 저울질하여 결정하며 검사하고자 하는 각 해부학적 부위의 특성에 따라 달라진다. Single detector 나선형 CT의 예를 들면, circle of Willis 부위는 1mm collimation에 1mm/sec의 테이블 이동속도(pitch 1:1)로 30~40초 동안 스캔한다. 복부대동맥은 18cm 정도의 범위를 검사하여야 하며 30초 호흡정지가 가능할 때 6mm/sec의 테이블 이동속도를 채택한다면 collimation을 6mm(pitch 1:1), 5mm(pitch 1.2:1), 4mm(pitch 1.5:1), 3mm(pitch 2:1)중 하나를 선택할 수 있다.

스캔시 DFOV는 필요하지 않은 body wall이나 주변구조는 제외시키고 필요한 혈관구조들만으로 제한시켜 영상의 픽셀 크기를 적게 함으로써 보다 나은 해상능을 갖도록 한다. 동맥류나 dissection의 관찰을 위해서는 standard 알고리즘을 사용하며 coronary arteries나 두부의 미세한 혈관을 주로 관찰하고자 할 경우에는 soft tissue 알고리즘이 권고된다.

5) CT angiography(CTA) 및 3D CT의 일반적인 검사방법

(1) Scout scan

Axial scan하고자 하는 관심부위를 충분히 포함하여 두경부에 속하는 intracranial CTA와 carotid CTA의 경우에는 lateral projection으로, 대동맥을 포함하는 흉복부 또는 사지의 CTA인 경우에는 frontal projection으로 스캔한다.

(2) Pre-contrast scan

전반적인 검사부위의 윤곽을 파악하고 검사계획을 세우기 위해 시행한다. 두경부 CTA의 경우 5mm 정도의 슬라이스 두께와 간격으로, 흉복부 대동맥 CTA의 경우 10mm의 슬라이스 두께와 10mm의 간격으로 대동맥 궁에서 장골 동맥의 분기점 하부까지 스캔한다. 그러나 동일 부위의 추적 검사를 위해 시행하는 CTA에서는 pre-contrast study를 꼭 시행할 필요는 없다.

그러나 CTA와는 달리 두개골이나 척추, 사지골의 3D CT에서는 조영제를 사용하지 않으므로 scout 촬영 후 test scan을 시행하지 않고 바로 검사부위를 가능한 얇은 슬라이스 두께와 간격으로 스캔한다.

(3) Test scan(=dynamic test scan)

정확한 preparation delay time의 설정을 위해 시행하며, 실제 스캔과 동일한 속도의 조영제를 수입하되 양은 20mL 정도가 적절하다.

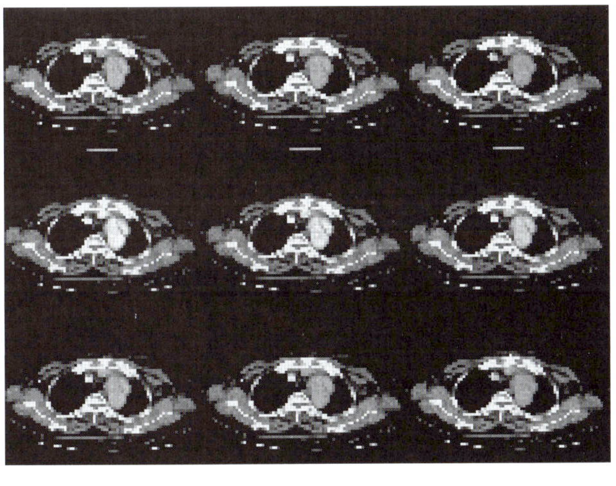

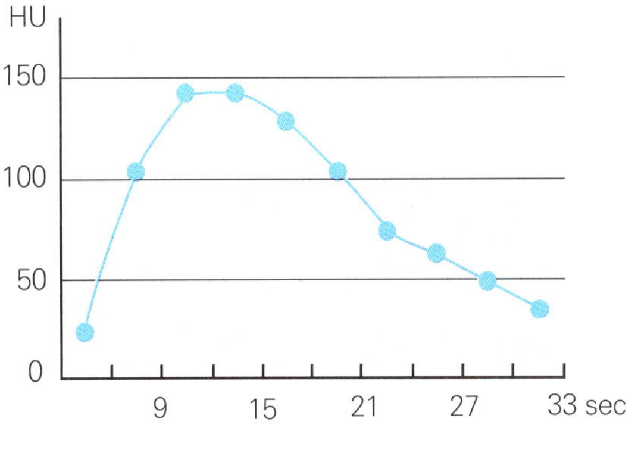

| 그림 9-1 | Test scan 영상과 time-density curve

3초 정도의 간격으로 약 30초 동안 동일부위에서 반복적인 dynamic scan을 시행하여 관심 혈관부위의 최대 조영증강을 time-density curve로 결정한다(그림 9-1 참조). 지연시간은 복부대동맥의 경우 대략 12~25초이며, 흉부대동맥 또는 경동맥인 경우 10~20초이다.

(4) Helical scan

2차원 단면영상의 Z-축 해상능을 향상시켜 양질의 3차원 영상을 얻기 위해 가능한 얇은 슬라이스 두께를 사용한다. 일반적으로 초당 3~4mL의 조영제를 120~150mL 주입하며 가능한 한번의 호흡조절로 helical scan을 시행하는 것이 권고된다.

(5) Thin slice retrospective reconstruction

Helical scan으로 얻어진 볼륨 데이터를 3차원 영상으로 재구성하기 전에 retrospective reconstruction 하는 과정이다. 이 과정은 다음 순서에서 재구성될 3차원 영상의 Z-축 분해능을 향상시키기 위해 시행된다.

일반적으로 스캔된 슬라이스 두께의 50~60%의 간격(increment)으로 중복 재구성하며 보고자 하는 혈관구조가 충분히 포함되게 display FOV를 설정한다. 예를 들면, thoraco-abominal CTA의 경우 약 22~28cm 정도가 무난하다.

(6) 3차원 재구성

재구성 소프트웨어가 설치되어 있는 콘솔이나 워크스테이션에서 전용 소프트웨어를 사용하여 검사목적과 장치의 특성에 맞게 3차원 재구성 처리를 시행한다. 영상후처리는 방사선사나 영상의학과 의사가 담당하며 사용자의 능력과 숙련도에 많은 차이를 보인다. 최근의 장치에서는 소프트웨어의 발전과 사용자 편리성이 추가되어 3차원 영상 후처리에 소요되는 시간이 10~20분 정도로 단축되고 있다.

6) 3차원 영상의 질에 영향을 미치는 요소

재구성되는 3차원 영상의 질에 영향을 미치는 요소로는 다음과 같이 2가지 요소로 나누어 생각할 수 있다.

첫째는 scanning factors이다. 이에는 kV와 mA의 technical factor, 혈액동력학적 다양성과 조영제 주입부위 등에 의해 좌우되는 delay time의 설정, scan collimation과 pitch, 조영제 주입속도와 주입양, 그리고 적절한 호흡조절과 움직임 방지 등이 해당된다.

둘째는 reconstruction factors 인데, 이에는 재구성 알고리즘, 매트릭스 크기와 DFOV, interpolation method 등이 해당된다.

3. 부위별 3D 및 CT 혈관조영검사 프로토콜

1) 순환기계(circulation system) 질환

CT혈관검사는 대동맥, 하대 정맥의 폐색성질환 및 동맥류, 주행 이상의 진단에 유용하며 혈관조영술에 비해 비 침습적으로 많은 정보를 얻을 수 있다.

▶ CT angiography의 대상 질환

1. 대동맥

동맥경화증(arteriosclerosis), 대동맥류(aortic aneurysm), 해리성 대동맥류(dissecting aneurysm), 대동맥염 증후군(takayasus's arteritis), 기형(congenital anomaly)

2. 하대 정맥

혈전성(venous thrombosis) 및 종양성(venous tumor thrombosis) 정맥폐색, Budd-Chiari 증후군, 기형, 기타 동정맥 기형(AVM)

혈관의 진단에서는 병변의 범위, 혈관벽에 존재하는 혈전, 석회화의 상태를 잘 파악할 수 있으며 해리성 대동맥의 경우 임상증상과 병행하면 진단이 가능하며, 수술 후 경과 관찰과 감염증 등의 합병증도 진단할 수 있다. 또한 동맥경화증이나 다카야스 동맥염(Takayasu's arteritis syndrome) 등에 의한 협착성 진단, 측부혈행로의 혈관방향을 알 수 있으며, 정맥성 질환에서는 정맥혈전증이나 종양 색전의 검색에 유용하며, 후복막 병변과의 감별을 포함하여 혈관의 주행이상을 잘 관찰할 수 있다.

(1) 동맥경화증(arteriosclerosis)

동맥경화를 발생시키는 근본원인은 동맥벽에 가해지는 손상 때문이라 생각되고 있다.

동맥벽은 3층으로 되어 있는데 제일 내측이 얇은 단층의 세포로 된 내막이며, 중간층은 평활근육세포로 된 비교적 두꺼운 층으로서 동맥벽의 탄력성은 이 근육층이 있기 때문이며, 제일 외측은 외막으로서 동맥을 보호하는 역할을 한다. 동맥 내막에 물리적 또는 생물학적 손상이 반복하여 가해지면 내막층이 갈라지거나 얇아져서 혈액속의 단핵구, 임파구 등의 세포들이 내막의 틈을 비집고 들어가서 내막 아래에 자리잡게 된다.

이 세포들이 일단 조직에 들어가게 되면 지방분을 잡아먹는 식세포의 역할을 하여 세포질 속에 많은 기름기를 함유하게 됨과 동시에 증식인자를 분비하여 평활근세포와 결체조직세포가 증식을 일으키게 만들어서 동맥벽이 두꺼워지며, 한편으로는 내막마저도 동맥내강 쪽으로 두드러져 오르게 된다.

동맥내막이 이런 변화를 가져오면 혈액속의 혈소판들이 내벽에 들러붙어서 역시 증식인자를 분비하여 그 근처의 세포를 증식시켜서 끝내는 기름을 많이 포함한 죽종을 형성하게 된다. 죽종이란 죽 모양의 덩어리란 뜻으로 동맥내강으로 두드려져 올라와서 혈류의 장해를 일으키게 한다.

이런 동맥벽의 변화는 특히 혈류의 자극을 많이 받는 동맥의 굴곡부위 또는 분기하는 부위에 주로 발생되며, 동맥벽에 손상과 변성을 일으키는 여러 가지 복합적인 위험요인으로 작용한다. 고혈압, 고지혈증, 흡연, 당뇨병, 비만, 운동부족, 스트레스, A형 성격 등이 동맥경화를 일으키는 위험요인으로 여러 연구 및 조사에서 밝혀졌으며, 남자, 고령자, 유전적 소질을 이어받은 사람도 동맥경화를 일으키기 쉬운 불리한 조건에 해당된다. 이상의 위험요인들을 많이 가지고 있을수록 동맥경화가 될 가능성이 많아지는데 각 요인이 서로 동맥경화 형성을 부추겨서 발병하게 만든다.

그러나 이 중에서 고혈압, 고지혈증, 흡연의 세 요인은 독립적 위험요인이라 하여 비록 다른 위험요인의 부추김이 없더라도 독립적으로 동맥경화를 야기시킬 수 있다. 즉 동맥경화의 위험요인은 허다하지만 고혈압, 고지혈증, 흡연이 가장 중요한 원인이 된다는 것이다.

고혈압은 현재 우리국민들의 동맥경화성 질환을 발생시키는데 가장 큰 몫을 하는 위험요인이다. 비록 경증고혈압이라 하더라도 여러해를 지속하면 동맥내막에 손상이 가해지며 손상된 내막은 서서히 기름기가 끼이고 이상조직이 증식을 일으킬 바탕을 제공하게 된다.

비록 아주 높은 고혈압을 치료하여 경증 고혈압으로 끌어내렸다 하더라도 혈압이 완전히 정상범위에 머물러 있지 않는다면 동맥경화성 변화는 서서히 진행될 수 있다. 고혈압은 동맥경화의 여러 가지 위험요인 중에서 가장 쉽게 조절할 수 있는 것이며 중점적으로 다루어져야 한다.

고지혈증이란 혈액내에 너무 많은 지방성분이 있다는 뜻이다. 지방성분 중에서도 콜레스테롤은 죽종의 주요성분이다. 혈액속의 콜레스테롤 농도가 높을수록 동맥내막과 근육층 사이에 자리잡은 식세포들은 더 많은 기름기를 세포질 속에 함유하게 되며, 오랜 세월이 흐르는 사이에 동맥벽에 지방이 축적하게 되는 결과가 된다. 당뇨, 신증후군, 알콜중독, 갑상선기능저하증 등의 병이 있으면 고지혈증이 합병하게 되는 결과로 동맥경화가 촉진된다.

여러 가지 이유로 고지혈증이 될 수 있으나 가장 중요한 것은 동물성 지방을 과다섭취 하는데 있다.

흡연이 동맥경화성 질환을 일으키는데 관여한다는 사실이 이미 여러 연구결과에서 증명된 바 있다. 하루 한갑 이상의 흡연을 하는 남자는 비흡연자에 비하여 관상동맥경화에 의한 심장병의 발생이 3~5배에 달한다고 하며, 사망률도 70%나 더 많다고 한다. 흡연하면 혈중에 일산화탄소가 많아지며 이것이 혈관벽에 손상을 주고, 혈소판의 응집력이 강화되어 혈전형성이 용이해질뿐 아니라 혈소판이 분비하는 증식인자가 동맥벽의 병적인 이상증식을 촉진한다고 한다.

당뇨가 있으면 당질이 효과적으로 에너지원으로서 이용되지 못하기 때문에 지방질이 대신 분해되어 에너지원으로 이용된다. 이 과정에서 혈중 지방질의 농도가 높아지며 동맥경화가 형성된다. 비만할수록 고혈압과 고지혈증이 있을 가능성도 많지만, 비록 혈압과 혈중콜레스테롤이 정상이라 하더라도 비만 자체가 동맥경화를 일으키기 쉬운 조건이 된다.

늘 앉아서 일하는 사람이나 운동이 부족한 사람들이 동맥경화성 질환에 자주 걸리는데, 이런 사람들이 고혈압, 당뇨, 비만증으로 인한 것인지 운동 자체의 보호 효과를 얻지 못하기 때문인지는 아직 미지수이다. 스트레스를 많이 받는 생활이나 성격, 마음이 조급하고 경쟁심이 강하면서 야심적이고 노하기 쉬운 A형 성격인 사람도 동맥경화성 질환에 노출되기 쉽다. 이런 사람들은 흥분하기 쉬운 경향으로, 교감신경 흥분으로 분비되는 아드레날린이라는 호르몬이 동맥벽에 손상을 주어 불리하게 작용한다.

(2) 대동맥류(aortic aneurysm)

대동맥류는 심장에서 나온 혈액을 인체 각 부위에 운반하는 통로인 대동맥의 한 부분이 매독성 대동맥염, 동맥경화, 염색체이상, 베체트병 등 여러 원인으로 혹 모양으로 커지는 질환으로 통증이나 호흡곤란 등의 증상을 야기하고 심할 경우 파열되어 목숨을 잃게 된다. 상행부 동맥궁 부위에 잘 생기며, 2차적으로 주위 조직을 압박하거나 파괴하는 수가 있다. 동맥경화증으로 인한 동맥류는 복부에서 발생되는 경우가 많지만, 매독성 대동맥류보다는 드물게 발병된다.

대동맥류는 발생하는 곳에 따라 다음과 같이 구별할 수 있다.

① 해리성 대동맥류: 대동맥 박리증이라고도 불리며, 대동맥 중막이 괴사되어 동맥벽 안으로 혈액이 스며들어 동맥벽이 안팎으로 분리되는 경우이다.

② 대동맥동 동맥류: 대동맥 기시부의 발살바동이 동맥류처럼 확장된 것을 말한다.

③ 흉부 대동맥류: 매독성 동맥염을 비롯한 각종 동맥염과 동맥경화증 때문에 발병된다.

④ 복부 대동맥류: 대부분 동맥경화로 인해서 발생하는데 95% 이상이 신동맥의 분지부에서부터 말초에 걸쳐 발생한다. 이는 양쪽 총장골동맥까지 파급되는 경우가 많다.

(3) 대동맥염 증후군(Takayasus's arteritis)

대동맥의 염증과 협착성 질환이다. 주로 대동맥궁과 그 분지를 침범한다. 젊은 여성에서 발병이 많고, 동양인에게 흔하다. 대동맥궁과 쇄골하동맥 등에 침범하고, 고혈압이 흔히 발생하며 전신 증상으로는 열, 발한, 관절통, 체중감소가 혈관침범 전부터 나타날 수 있다. 이러한 전신증상이 나타난 후 침범된 혈관 부위에 통증이 나타난다.

침범된 혈관에서는 맥박이 소실되고, 이러한 현상은 쇄골하동맥에서 흔히 발견된다. 이로써 대동맥판막 부전이 일어날 수 있고, 대동맥증후군 혹은 Takayasus's arteritis 환자의 50% 정도에서 고혈압이 나타나며, 15% 정도의 환자에서는 뇌졸중 증상이 나타난다. 환자에 따라서 좋아질 수도 있고, 전격적으로 나빠지기도 한다.

침범한 혈관에 맥이 사라지기 때문에 좌우 팔의 혈압을 재보면 현격한 차이를 보이기도 하는 특징을 가지고 있다. 사망률은 10~75% 정도이다. 부신피질 호르몬으로 증상이 호전되기도 하지만, 외과적, 혈관 확장치료를 동반하면 좋아지기도 한다.

(4) 혈전증(deep vein thrombosis; DVT), 폐 색전증(pulmonary embolism; PE)

정맥의 기능 상실로 인해 혈액의 흐름이 정체되고, 이로 인해 혈액 응고가 발생하여 혈관을 막거나 혈맥 덩어리(혈전)가 되어 떠다니는 것을 심부정맥 혈전증이라고 한다.

이 혈전은 미세혈관이나, 폐, 관상동맥에 치명적인 영향을 줄 뿐만 아니라, 혈액 흐름을 지속적으로 방해하여 여러 가지 질환을 발생시킨다. 특히, 폐동맥 색전증(PE)의 경우 혈전이 폐의 모세혈관을 막음으로써 급속한 사망에 이르게 하는 질환이다.

심부정맥 혈전증은 주로 하지에서 발생되는데 발생부위가 붓고 통증을 호소한다. 폐동맥 색전증이 합병되면 호흡곤란, 빈 호흡, 흉통, 기침, 객혈, 의식상애, 빈맥, 저혈압과 발열 등을 보인다. CT상에서는 저음영으로 나타난다.

(5) 정맥류(varicose vein; varix)

정맥 내에는 혈류가 심장을 향하여 올라갈 때 다리 밑으로 역류되지 않도록 하는 판막이 있다. 판막이 제기능을 하지 못하는 경우엔 다리의 혈류가 심장을 향하여 올라가다가 다시 다리 아래로 역류하며 이때 발생하는 압력으로 인해 정맥이 늘어나서 정맥류가 생긴다. 단지 보기 싫은 것만이 문제가 아니라 오래 방치하면 점점 더 진행되어 더 보기 흉해지고 오래 서 있으면 다리가 붓고 아프거나 경련이 나는 증상으로 발전된다.

(6) Budd-Chiari 증후군

간정맥 폐색을 초래하는 하대정맥의 막성 폐색과 우심방 사이에 혈류폐색으로 인한 간문맥압의 항진과 간울혈로 간부전증과 전신의 순환장애를 발생한다. 간부전증에서 악화될 경우 간경화로 진행되며 비장비대, 복수와 복통, 하지부종, 정맥류 등을 동반한다.

2) 두경부(head & neck)

(1) Head 또는 facial bone 3D

① 목적 및 적용

안면을 포함한 두부영역에서는 세밀하고 복잡한 골 구조가 주류를 이루는데 이러한 미세한 골 구조나 병변의 3차원적인 관찰을 위해 시행한다. 정상구조와 병변과의 3차원적인 관계묘사는 매우 중요한 역할을 한다. 특히 두개골이나 안면골의 기형이나 골절, 종양, 안와 내의 이물질 측정 등의 외과계 골질환의 수술전 병태파악이나 성형 및 재건술을 위한 시뮬레이션, 그리고 수술후의 평가에 이용된다.

② 스캔 파라메터

조영제는 사용하지 않으며 bone 또는 high의 재구성 알고리즘을 사용하며 head 또는 small scan FOV와 23~25cm의 display FOV를 사용한다. Head 3D의 경우에는 scan 기준선을 OM line으로, facial bone 3D의 경우에는 SOM line(또는 skull base line)이 권장된다.

③ 스캔 방법

Head 3D의 경우 helical scan으로 턱 밑에서 skull vertex까지 3mm의 슬라이스 두께와 1.5mm의 간격으로 스캔하며, facial bone 3D의 경우에는 턱 밑에서 안구의 상연까지 3mm의 슬라이스 두께와 1.5mm의 간격으로 스캔한다.

④ 3D 영상 재구성

골 구조의 표면부만을 음영을 가해 표시해내는 표면 렌더링(shaded surface rendering;SSD)만 필요하며, 주된 영상 editing 방법은 threshold 기법이 사용된다. GE사의 Advantage 4.0 버전의 3D 워크스테이션을 사용하여 S병원에서 시행하는 방법을 구체적으로 예로 들기로 한다.

ⓐ 먼저 axial 데이터를 워크스테이션에 전송한 후 재구성하고자 하는 영상의 series 또는 image 전부를 선택한다.

ⓑ 워크스테이션의 More software에 속해있는 Volume analysis를 선택한다. 그 후 Select a protocol category에서 Custom protocol 선택한다.

ⓒ Low threshold 값을 +120HU, high threshold값을 +280HU 정도로 입력하고 Viewport layout에서 view1, view2를 3D로 선택한 후 Build를 선택한다. 이때 Build modes 는 다음과 같이 선택하는 것이 권고된다.

- Model modes : volume
- Filter floaters : yes
- High resolution : on
- Close holes : no

ⓓ 3D tool을 선택한 후 threshold를 선택한다. Shift key로 head를 선택한 후 keep object를 선택하여 head와 연결되지 않은 영상을 삭제시킨다.

ⓔ Bone 영상을 더욱 잘 보기 위해 threshold minimum value를 조정한다. 이때 적절한 low threshold 값은 +160HU 정도가 권고된다.

ⓕ 3D 영상을 save 하기 위해 batch 기능을 이용하여 위쪽과 좌측방향으로 36°씩 회전하여 각각 10개의 영상을 screen save 한다. 이를 위해서는 먼저 완성된 3D 영상을 선택하여 filming tools과 batch film을 선택한다. Modify를 선택한 후 rotation을 선택하여 angle between views에 36。또는 number of views에 10을 입력하여 rotation된 영상을 얻는다.

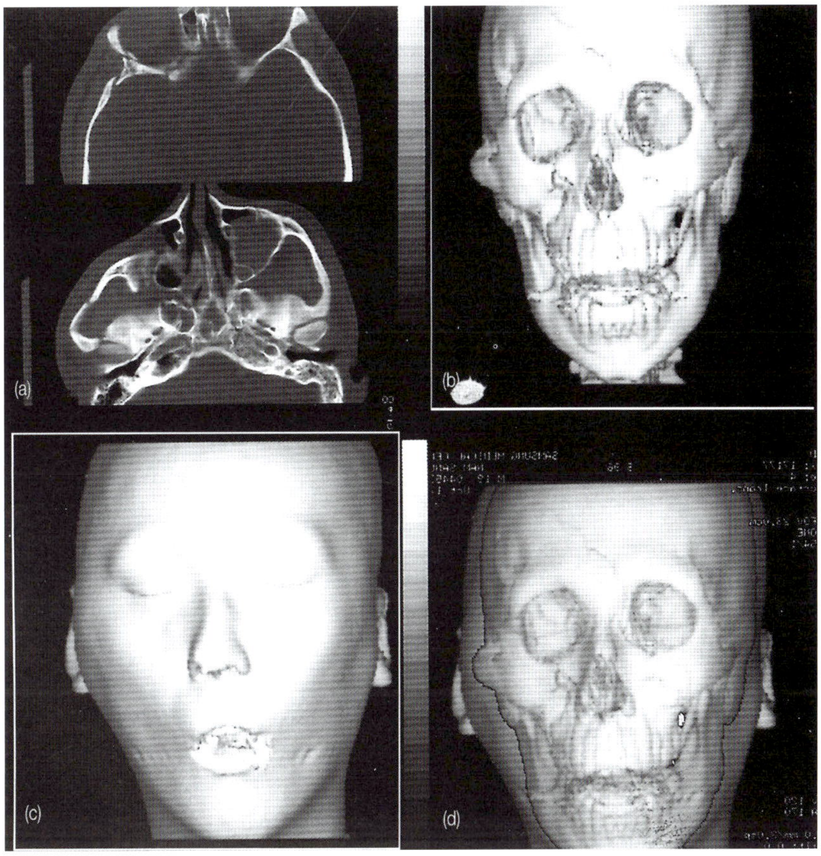

| 그림 9-2 | Facial bone 3D 영상

그림 9-2는 교통사고로 인해 전두골과 좌접형골 큰날개, 그리고 좌관골궁(left zygomatic arch)에 골절이 있는 환자의 안면골을 영상화한 CT 영상이다. 3mm의 슬라이스 두께와 간격으로 스캔한 후 0.625mm의 간격(increment)으로 재구성한 단면영상(retrospective thin slice images)을 이용하여 3차원 영상화하였다. (b)의 골구조 영상에서 rendering mode를 변화시켜 (c)의 연부조직 영상을 얻었으며, (d)의 영상은 투영기법을 이용하여 골과 연부조직을 합성한 것이다.

(2) CTA, intracranial arteries

① 목적 및 적용

동맥류(aneurysm)나 지주막하강 출혈의 입체적인 관찰을 위해 시행한다. 주된 적용은 동맥류(aneurysm)의 수술 전 평가로 동맥류 경부(neck)의 위치와 방향, basal bone과의 관계파악, 인접 혈관구조의 파악, 선천적 기형, 혈관의 협착여부와 폐쇄 등 두개부 혈관질환의 검사로 유용하다.

② 스캔 방법

ⓐ Single detector 나선형 CT

Brain pre-contrast study와 동일하게 21cm 정도의 display FOV를 사용하여 skull base부터 vertex 까지 5mm의 슬라이스 두께와 간격으로 pre-contrast study를 시행한다.

Post-contrast study에서는 초당 3~4mL의 주입속도로 100~120mL의 조영제를 급속 주입하고 foramen magnum 1mm 아래에서 vertex 방향으로 약 70 슬라이스의 스캔을 시행한다. 이때 display FOV는 13cm 정도가 권고된다.

Single detector 나선형 CT장치에서는 1mm의 슬라이스 두께와 0.5~1mm의 간격, 1:1~2:1의 pitch를 사용한다. Preparation delay는 일반적으로 조영제 주입시작 시간부터 18~25초를 적용한다. Single detector의 나선형 CT장치를 사용하는 모 병원의 preparation delay의 예를 들면, 테스트 스캔을 시행하지 않고 환자의 연령에 따라 구분하여 적용하는데 40세 미만인 경우에는 18초, 40~45세의 경우 20초, 46세 이상의 환자는 21초를 사용한다.

ⓑ 4 슬라이스 MDCT

GE사의 matrix type multi-detector 나선형 장치에서의 intracranial CTA의 검사법은 다음과 같다.

Pre-contrast study에서는 사용하는 일반적인 스캔 파라메터로는 4i 기법(tube의 일 회전에 4개의 영상을 얻는 conventional scan 기법)과 5mm의 슬라이스 두께와 20mm의 간격(scan space)을 사용한다.

Post-contrast study는 시스템이 허락하는 최단의 scan time인 0.8초의 helical scan으로 SmartPrep 기능을 이용하여 시행한다. SmartPrep 기능이란 auto bolus tracking 기법인 GE사의 인공 지능형의 소프트웨어이다. 이는 소량의 조영제를 주입하고 동일한 부위에 일정한 시간 간격을 두고 시행되는 스캔을 통해 시스템에서 자동적으로 time-density curve를 작성하여 관심부위가 최대로 조영증강이 되는 시간(prep. delay time)을 파악한 후 이에 맞추어 주된 helical scan을 시행할 수 있도록 한다. Siemens사에서는 유사한 기능을 갖는 소프트웨어를 CARE bolus, Thoshiba사에서는 SureStart라는 명칭으로 사용되고 있다.

SmartPrep 소프트웨어는 크게 3 부분으로 구분되는데, 이는 scout 영상에서 조영제를 주입하기 전에 테스트할 위치(localizer)를 설정하는 baseline phase, 테스트 스캔을 시행하는 monitoring phase, 그리고 주된 helical scan을 시행하는 scan phase이다.

Intracranial CTA를 위해서는 localizer의 설정위치는 제4~5 경추 또는 상행대동맥 레벨이 적절하다. 테스트 스캔을 시행하는 monitoring phase의 mA는 40 정도로 낮추어 설정하는 것이 좋으며, 첫번째 테스트 스캔을 위한 monitoring delay는 8초, 그리고 각 스캔 사이의 시간 간격(monitoring ISD)은 2.5초가 적절하다. 조영증강도의 관찰을 위한 ROI는 총경동맥(CCA) 또는 상행대동맥에 설정하며 조영증강의 문턱값(enhancement threshold value)은 다소 차이는 있지만 +50HU 정도가 적절하다.

이는 time-density curve를 주시하여 관찰부위(관심부위)의 농도가 +50HU 이상으로 증가되는 순간에 맞추어 주된 helical scan을 시작할 수 있도록 한다.

Diagnostic delay는 시스템에서 허락하는 최단 시간인 3초 정도로 설정하는데, 이는 scan phase 시작 시간에서 3초 후에 post-contrast helical scan이 시작됨을 의미한다.

스캔 파라메터로는 1.25mm의 슬라이스 두께, HQ mode(이는 3:1의 slice pitch에 해당됨), 3.75mm의 테이블 움직임 속도, 그리고 0.62mm 또는 1.25mm의 간격으로 설정한다.

③ 3D 영상의 재구성

기본적인 재구성 방법은 head 3D와 동일하게 표면 렌더링(SSD)만 얻어낸다. 필요치 않은 정맥과 골구조를 제거하기 위해서 threshold 기법을 주로 사용하는데, 이때 low threshold 값은 +80~+120HU, high threshold 값은 +280HU 정도가 권고된다. 필요에 따라 추가로 subtraction 기능과 필터 기능을 사용한다.

3D 영상을 editing하고 저장(save)하는 방법에는 병원에 따라 차이가 있지만 크게 두 종류로 구분된

다. 하나는 혈관 구조만으로 표시하는 방법이며 다른 하나는 관찰하고자 하는 혈관과 주위의 중요한 골 구조를 포함시켜 표시하는 방법이다.

다음은 모 대학병원에서 routine화 하여 시행하는 프로토콜이다.

먼저 superior view에서 좌측과 우측으로 각각 15°씩 3번 회전시켜 7개의 영상을 save 하고, anterior view에서 아래로 45° 내린 view에서 좌측과 우측으로 각각 15°씩 3번 돌려 7개의 영상을 save 한다.

그리고 posterior view에서 아래로 45° 내린 view에서 좌측과 우측으로 각각 15°씩 3번 돌려 7개의 영상을 save 한다. 이때 모든 3D 영상에는 병변의 크기를 잴 수 있도록 1mm 간격의 ruler가 꼭 삽입되도록 하며, 특히 중대뇌동맥(MCA)에 동맥류가 있는 경우에는 scalpel/paintbrush을 이용하여 추가로 bone을 제거하여 MCA 부위가 잘 관찰될 수 있도록 한 후 영상을 save 한다.

④ 기타

Intracranial CTA는 conventional angiography와 비교하여 두개내 혈관의 협착이나 혈전, spasm 들의 발견에서 우수하여 동맥류 환자나 지주막하강 출혈환자의 수술전 routine check 검사로서 널리 활용되나, MIP 영상에서는 출혈부위나 혈관내의 석회화로 인해 병변을 가릴 수 있는 문제점도 있다.

그림 9-3은 80HU 이상의 역치를 갖는 픽셀들을 선택하여 표면렌더링 기법으로 얻었다. 우측의 중대뇌동맥의 분기점과 뇌저동맥의 tip에 동맥류가 보인다.

(a)의 단면영상에서도 화살표로 표시된 동맥류의 존재나 크기를 알 수 있으나 (c)와 (d)의 혈관영상(bone과 혈관으로 이루어진 영상에서 bone을 제거하여 혈관만을 남긴 영상)은 원하는 방향으로 영상을 회전시켜 동맥류의 모양, 특히 수술시 필요한 동맥류의 경부(aneurysm neck)의 관찰이 용이하다. (b)는 혈관과 bone을 merge한 영상이며 (e)와 (f)는 두개골의 주변부만 잘라낸 상태에서 재구성한 영상으로 혈관과 주위 골조직과의 해부학적 관계를 쉽게 알 수 있다.

(3) CTA, carotid arteries

① 목적 및 적용

경동맥의 협착이나 폐쇄정도의 진단과 평가를 위해 시행하며, 일반적으로 초음파검사에서 발견된 경동맥의 이상소견의 확인에 유용하다.

② 스캔 방법

ⓐ Single detector 나선형 CT

18~23cm 정도의 display FOV를 사용하여 제7경추 부위에서 skull base까지 5mm의 슬라이스 두께와 간격으로 pre-contrast study를 시행한다.

Post-contrast study에서는 초당 3~4mL의 주입속도로 100~120mL의 조영제를 급속 주입하고 single detector 나선형 CT장치에서는 2~3mm의 슬라이스 두께와 1.5mm의 간격, 1:1의 pitch가 권고된다. Preparation delay는 일반적으로 조영제 주입시작 시간부터 12~20초 범위에 속하나 필요하면 테스트 스캔을 시행한 후 결정한다.

ⓑ MDCT

4 슬라이스 MDCT에서의 post-contrast helical study는 auto bolus tracking 기능을 이용하여 scan delay를 결정한다. Localizer의 설정위치는 대동맥궁이 적절하며, 조영증강도의 관찰을 위한 ROI는 대동맥궁 또는 상행대동맥에 설정하며 조영증강의 문턱값(enhancement threshold value)은 +50HU 정도가 적절하다. 스캔 파라메터로는 1.25mm의 슬라이스 두께, HS mode(이는 6:1의 slice

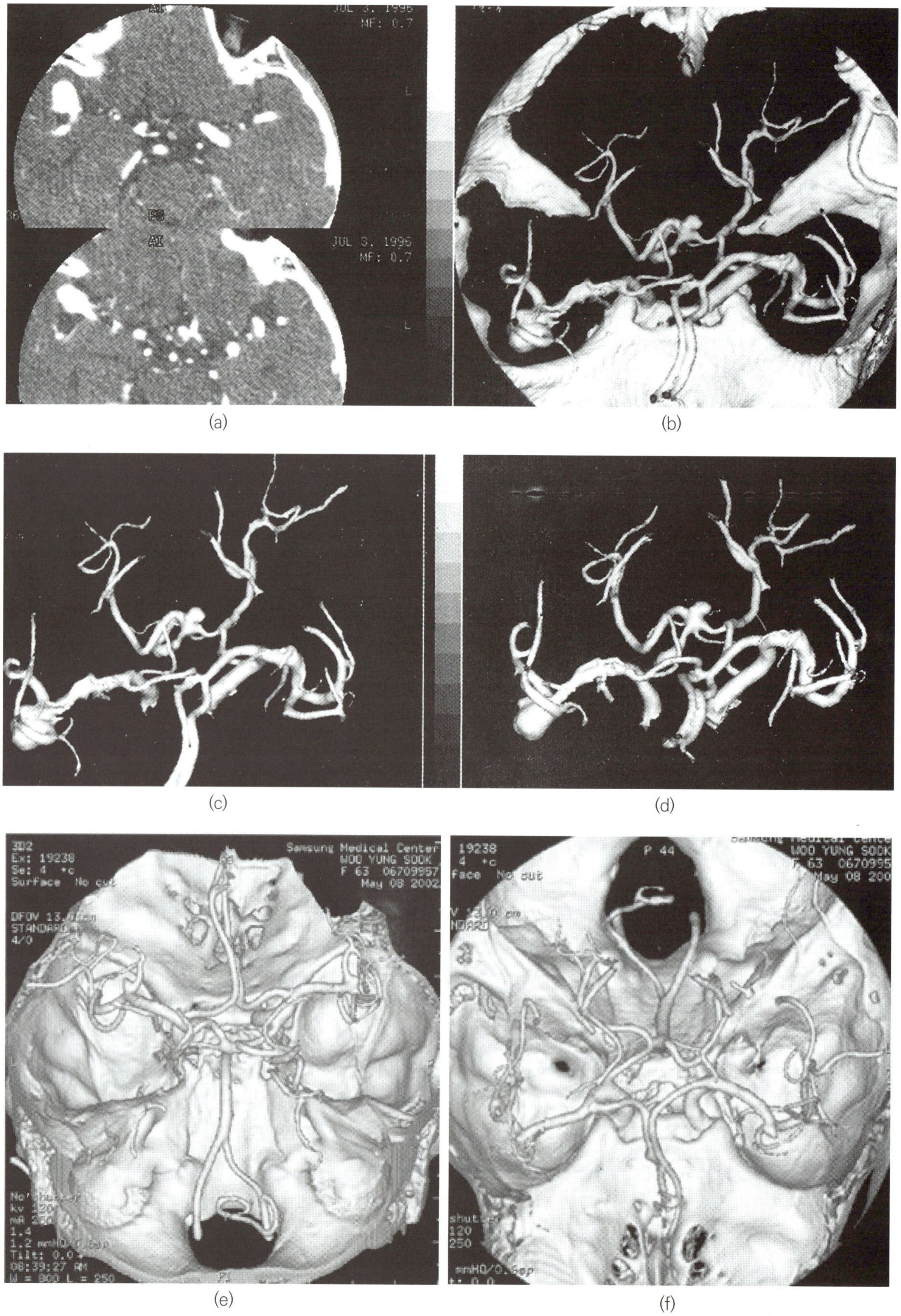

| 그림 9-3 | Intracranial arteries의 CT angiography 영상

pitch에 해당됨), 7.5mm의 테이블 이동 속도, 그리고 슬라이스 간의 간격은 0.625mm가 적당하다.

64 슬라이스 MDCT에서는 40mm beam collimation과 0.625mm×64 detector configuration, 0.984 pitch, 39.37 table speed(mm/rotation)의 스캔 파라메터가 적당하다.

③ 3D 및 2D영상의 재구성

Threshold 기법과 scalpel 기법, subtraction 기법을 사용하여 3차원 영상을 재구성한다. S대학병원에서 시행하는 프로토콜을 예로 들면, bone을 제거한 상태로 경동맥이 잘 보이는 체적 렌더링 또는 MIP 영상을 여러 방향으로 회전시켜 screen save한다.

Circle of Willis와 경동맥의 관계를 관찰하기 위해 superior 방향에서의 volume rendering 영상을 screen save한다. 그리고 양 측면 view에서 총경동맥이 잘 관찰되도록 한 영상씩 screen save 한다.

SSD 영상은 얻을 필요가 없으며, 2D reformation 영상에서는 내경동맥과 외경동맥이 평행되게 회전시켜 양쪽 경동맥을 1mm의 간격으로 sagittal-oblique reformation하는 것이 좋다. 그리고 외경동맥에서 추골동맥을 포함하는 범위를 1mm의 간격으로 coronal reformation 한다.

그림 9-4의 (a)는 스캔 범위를 나타내는 cross referenced scout 영상이며, 그림(b)부터 (e)까지는 경부에 심한 외상을 입은 환자의 경동맥 CT 혈관조영상이다. 3mm의 단면 두께와 1:1의 pitch로서 스캔하여 1.5mm 간격으로 단면영상으로 재구성한 후 surface rendering 영상을 얻었다. 좌내경동맥의 근위상부(proximal LICA)에 약 2cm 직경의 동맥류가 보이며, 후면에서 바라본 영상에서 inflow opening의 방향은 후측부이고 outflow opening은 전내부 방향으로 위치하고 있으며, 좌측 내경정맥이 밖으로 밀려있음을 알 수 있다. (f)는 정상인의 sagittal과 coronal reformation 영상들이다. (g)와 (h)는 좌측 경동맥(LICA)에 협착이 있는 환자의 2D MIP 및 3D영상들이다. 그리고 (i)의 좌측과 중앙의 영상에서는 좌측 총경동맥의 근위부에 심한 협착이 관찰되며 오른쪽 영상은 스텐트 삽입후의 평가를 위해 시행한 영상이다.

3) 흉부

(1) 기관 및 기관지(tracheobronchus) 3D

① 목적 및 적용

복잡한 기관 및 기관지의 해부학적 구조나 결핵, 감염성 질환으로 인한 기도(airway)의 협착이나 폐색, 주위 조직과의 관계를 입체적으로 용이하게 관찰할 수 있다. 보다 정확한 진단을 위해 2D reformation 영상, 3차원적인 SSD와 ray tracing 기법의 영상, 가상현실 하의 내시경기법(virtual 3D CT endoscopy)과 병행하여 사용되기도 한다.

② 스캔 방법

조영제를 사용하지 않으며 가능하면 한 번의 호흡조절로 스캔하는 것(single breath-hold technique)이 권고된다.

검사부위는 병변 부위에 따라 차이는 있지만 일반적으로 기도 상부에서 middle lobe bronchus(-main bronchus 하부)를 포함해야 하며 2.5mm 또는 3mm의 슬라이스 두께와 간격으로 helical scan을 시행한다. 그러나 병변이 스캔 부위의 밑 부분에 위치하는 경우에는 환자의 호흡 중지가 양호한 상태에서 스캔이 이루어질 수 있도록 밑에서 위로 스캔을 시행하는 방법도 권고된다. Standard 알고리즘과 1.5:1 정도의 pitch를 사용하며, 양질의 3차원 영상을 얻기 위해 약 20cm 정도의 display FOV와

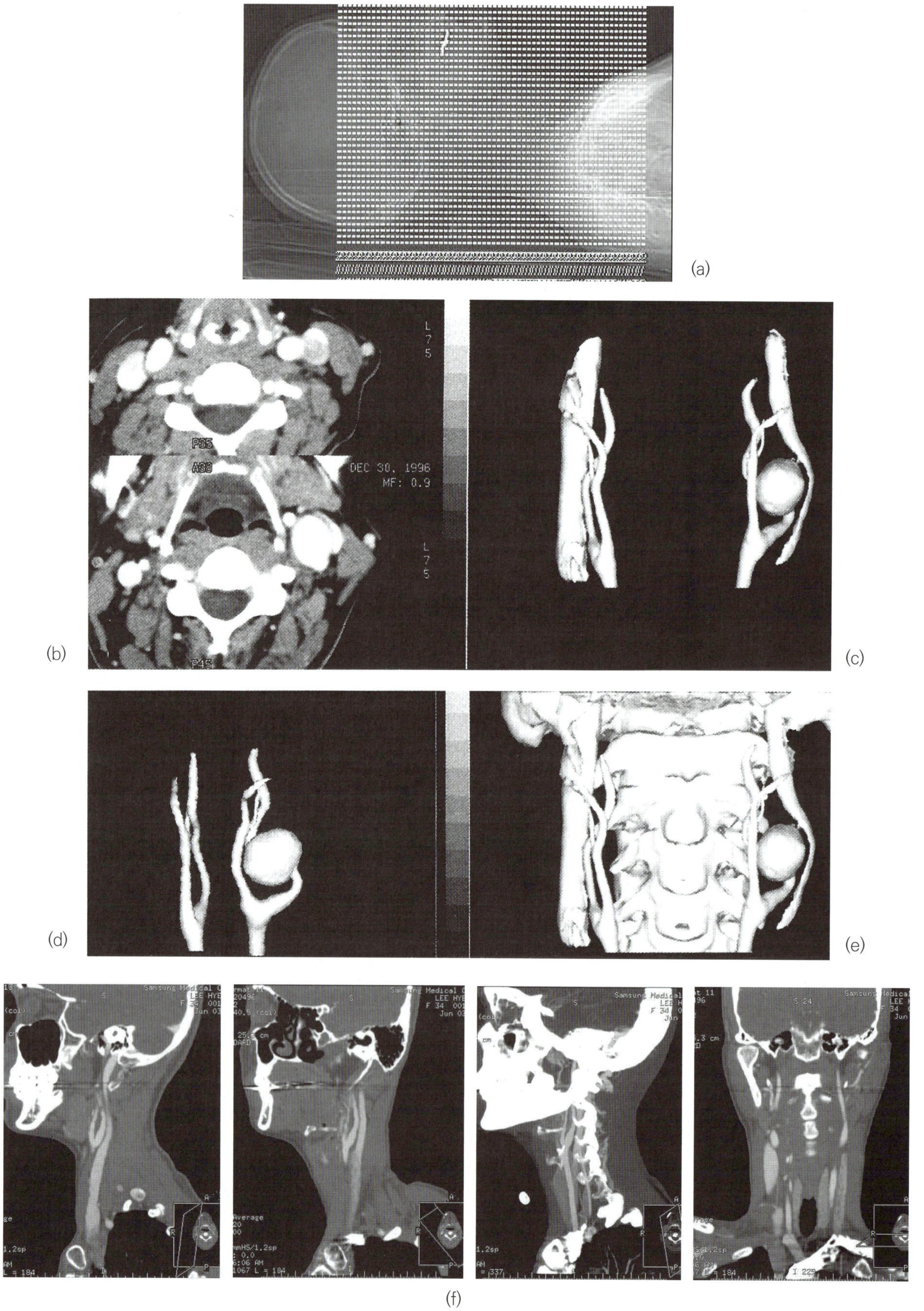

| 그림 9-4 | Carotid arteries의 CT angiography 영상(1)

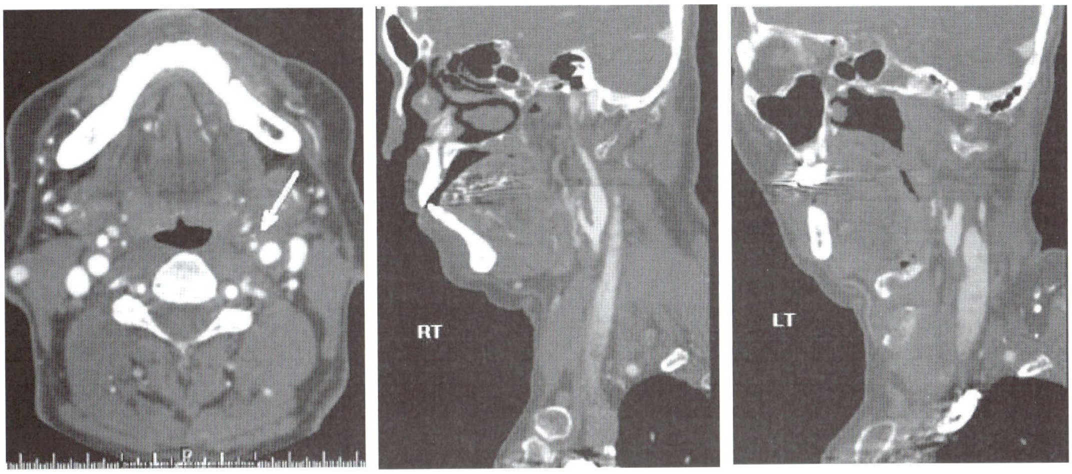

(g)

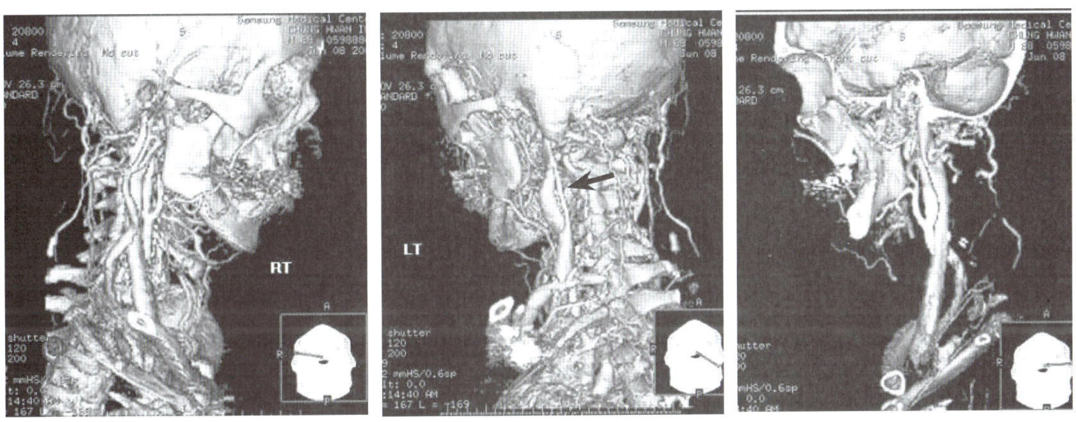

(h)

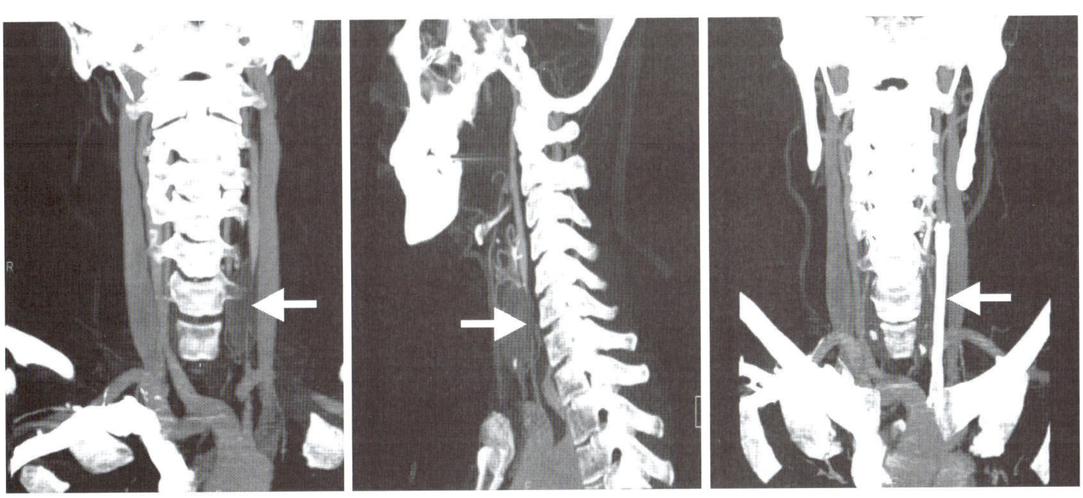

(i)

| 그림 9-4 | Carotid arteries의 CT angiography 영상(2)

1.25mm의 간격으로 retrospective 영상을 재구성한 후 이를 사용하여 3차원 영상을 재구성한다.

64 MDCT의 스캔 파라메터로는 20mm beam collimation과 0.625mm×32 detector configuration, 1.375 pitch 그리고 27.5 table speed(mm/rotation)이 적당하다.

③ 3D 및 2D 영상의 재구성

주로 threshold 기법과 scalpel 기법을 사용하여 3차원 영상을 editing한다.

-700HU 정도의 low threshold 값과 -200HU 정도의 high threshold 값을 적용하여 surface rendering으로 3D 영상을 재구성한다. Threshold 값의 잘못된 선정은 airway와 협착부위의 과대 및 과소평가 원인이 될 수 있다.

보통 재구성된 anterior view의 3D 영상을 batch 기능을 이용하여 윗쪽과 좌측 방향으로 36°씩 회전하여 각각 10개의 영상을 screen save한다.

그림 9-5의 (a)는 우측 성문(subglottic area)에 위치하고 강 내외에 침범된 tracheal mass (adenoid cystic carcinoma)에 의해 subglottic trachea에 심한 협착이 관찰된다. 그리고 (b)는 섬유성 기관지결핵(fibrotic bronchial tuberculosis) 환자의 3D SSD 영상이다. 기도에서 우측 주 기관지로 분지하는 부위에 slit-like narrowing이 관찰되며, bronchus intermedius에 obstruction이 있다. (c)는 좌주기관지(eft main bronchus)의 원위부에 diffuse concentric airway narrowing이 관찰되는 영상이다.

(d)는 기도 원위부에 narrowing이 보이며, 좌측과 우측 주 기관지에서 diffuse narrowing 등이 관찰되는 영상이며, (e)는 coronal reformation 영상이다. 그리고 (f)는 -650에서 -230의 threshold를 적용하고 ray tracing 기법으로 재구성한 영상이며 (g)는 이를 컬러를 입힌 영상이다.

(2) CTA, coronary arteries

① 목적 및 적용

관상동맥의 석회화의 진단이나 심장 질환에 인한 bypass graft 시술 후 coronary artery bypass graft(CABG)의 협착이나 폐색 등의 개통성 평가를 위해 시행한다.

Single detector 나선형 장치에서는 bypass graft가 아닌 원래 관상동맥 협착의 진단을 위한 3차원 영상화는 쉽지 않다. 그러나 4 슬라이스 MDCT 장치에서는 ECG trigger study를 통해 이를 시도하고 있으나 아직까지 만족할 만한 수준은 아니며, 16 또는 64 슬라이스 MDCT 장치에서 상당히 양호한 영상의 획득이 가능해졌다.

② 스캔 방법

대동맥궁에서 횡격막까지 10mm의 슬라이스 두께와 간격으로 pre-contrast scan을 시행한다. 일반적으로 prep. delay는 15초에서 25초 범위에 속하며 정확한 delay time을 얻기 위해 대동맥 궁 레벨에서 dynamic test scan을 시행한다. 테스트 스캔은 20mL 정도의 조영제를 초당 3~4mL의 속도로 주입하며 주입 시작시간 10초 후부터 3초 간격으로 약 8~10 슬라이스 정도를 시행한다.

Single detector 나선형 장치에서의 post-contrast helical scan은 대동맥 궁 하방 1cm에서 횡격막 레벨 까지를 3mm의 두께와 1.5mm 정도의 간격으로 스캔한다. 이때 display FOV는 25cm 정도, pitch는 1.2:1에서 1.5:1 사이가 적절하다. 관상동맥은 상대적으로 미세한 혈관구조를 많이 가지고 있으므로 soft tissue 알고리즘의 사용이 권고된다. 조영제는 초당 3~4mL의 속도로 120~150mL가 주입된다.

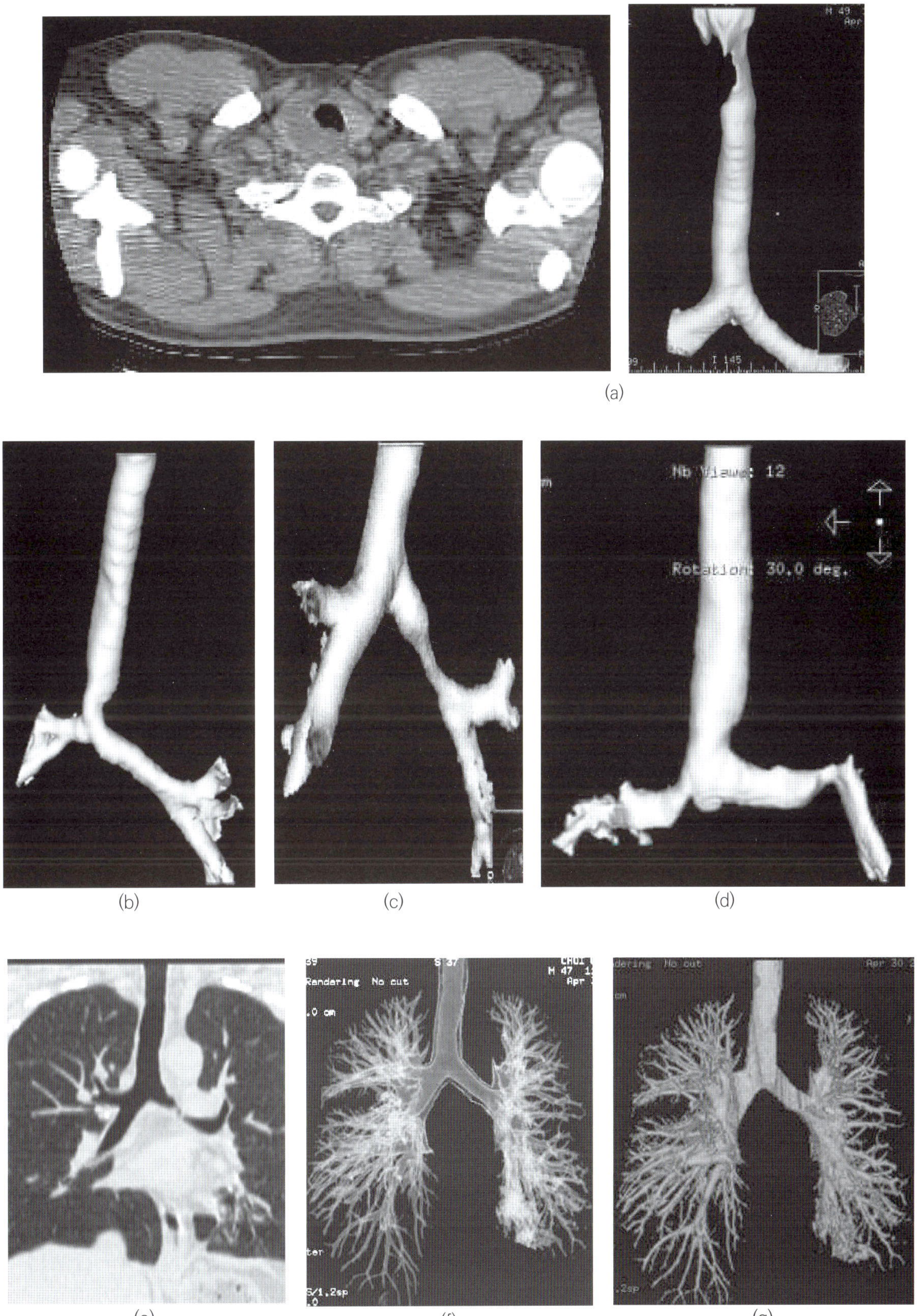

| 그림 9-5 | 기관 및 기관지 부위의 3차원 CT 영상과 2D 영상

4 슬라이스 MDCT 나선형 장치를 사용하는 경우에는 SmartPrep 기능을 사용하여 ECG trigger study를 시행하는 것이 권고되며, single detector 나선형 장치에 비해 스캔 시간이 단축되므로 조영제의 양을 100mL 정도로 줄여 검사를 시행할 수 있다.

ECG trigger를 위해 segment scan인 cine scan을 사용하며 SmartPrep 에서의 enhancement threshold 값은 약 +80HU 정도가 권고된다. 자세한 검사기법에 대해서는 제10장을 참고하기 바란다.

③ 3D 및 2D 영상의 재구성

주로 threshold 기법과 scalpel 기법을 사용하여 3차원 영상을 재구성한다. Bypass graft의 조영효과는 정상혈관에 비해 다소 약하므로 SSD 영상의 재구성시 low threshold 값을 50 정도로 낮추어 시행한다. Editing 후 완성된 SSD와 volume rendering된 3차원 영상을 anterior view로 설정한 다음 좌측방향으로 18°씩 회전하여 각각 20개씩 screen save한다. 그리고 비교를 위하여 stent graft 부위와 협착이 의심되는 혈관부위에 curved reformation을 시행한다.

그림 9-6의 (a)와 (b)는 coronary heart disease로 인해 관상동맥의 bypass graft 시술을 받은 1년 후 이의 개통성 유무를 평가하기 위해 single detector 나선형 CT장치에서 시행된 관상동맥 부위를

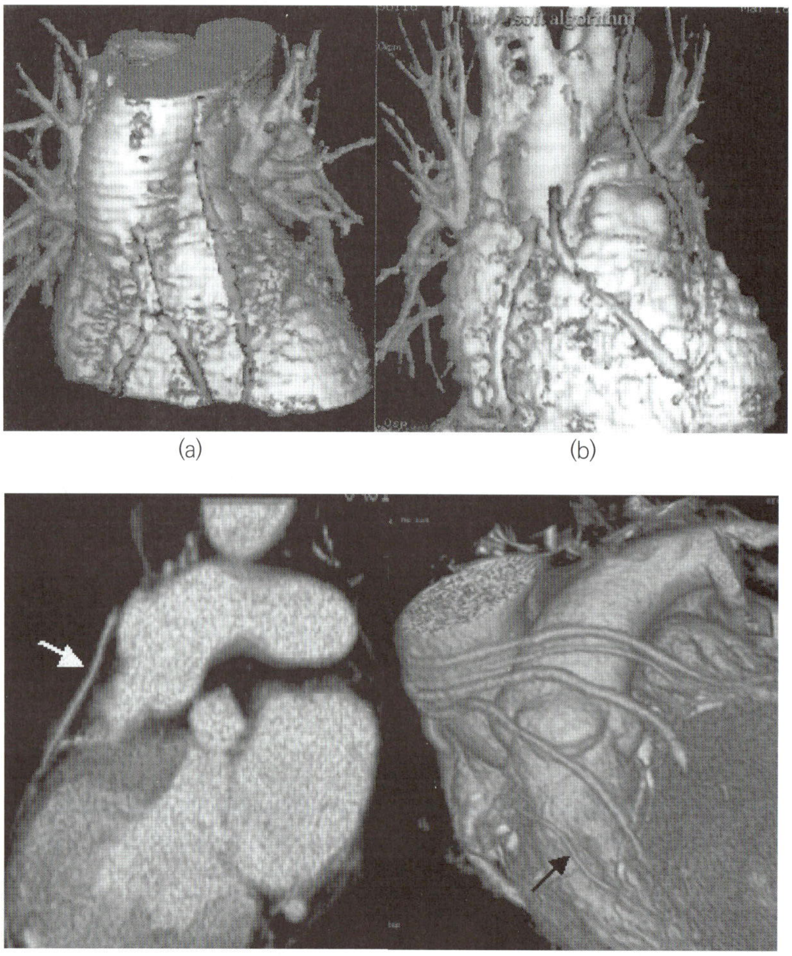

(a) (b) (c)

| 그림 9-6 | Bypass graft 시술된 관상동맥의 3차원 CT 혈관조영상

SSD 기법으로 나타낸 CT혈관 영상이다. 두 영상 모두 상행대동맥에서 기시한 우관상동맥(distal RCA), 좌하행동맥(distal LAD)과 LIMA(left internal mammary artery) graft는 양호한 개통을 보인다. 그러나 (a)영상에서는 좌관상동맥의 obtuse marginal branch와 circumflex 의 diagonal branch로의 복제정맥(saphenous vein) graft는 폐색되어 있다. (b)영상에서는 obtuse marginal branch와 circumflex의 diagonal branch로의 복제정맥 graft는 평행을 이루며 잘 개통되고 있으나 상행대동맥의 윗부분에서 기시한 두개의 graft는 폐색되어 있음을 알 수 있다.

그림 (c)의 좌측은 LIMA를 잘 나타낸 2D 영상이며 우측은 volume rendering으로 나타낸 3차원 영상이다.

(3) CTA, thoracoabdominal aorta

① 목적 및 적용

대동맥 박리(aortic dissection)나 동맥류(aneurysm)의 정확한 진단을 위해 시행되는 응급검사이다. 그 밖에 대동맥의 염증성 질환인 Takayasu's arteritis의 진단이나 동맥경화증과 선천성 기형의 진단을 위해 시행된다. 특히, 동맥류나 박리 부위의 입체적 평가, intimal flap과 reentry site의 위치파악,동맥류내의 mural thrombosis의 확장여부, 그리고 주변혈관이나 장기와의 관계파악을 위해 시행한다. 복부의 경우 혈관구조의 심한 협착이나 angina, 허혈성 질환(ischemia) 등의 폐색성 질환의 진단과 수술전 평가로 유용하다.

흉부 대동맥의 동맥류는 대동맥궁 직하부나 횡격막 레벨에 가장 흔히 관찰되며 SSD 영상은 수술전의 입체적 관찰에 유용하고 특히 쇄골하동맥과 동맥류의 관계를 잘 볼 수 있다. 복부 대동맥류의 크기는 횡단면 영상에서 가장 잘 나타나며 3D 영상을 통하여 모양과 상하로의 범위를 알 수 있다.

특히 신동맥과 장골동맥과의 관계 및 침범유무를 알 수 있다, 이것은 수술에 중요한 정보이며 stent-graft를 삽입할 때에도 중요한 정보를 제공한다.

또한 대동맥 박리가 있는 경우 동맥의 확장과 고밀도의 비후된 대동맥 벽을 알 수 있으며, 신기능이 나쁜 경우 non-contrast scan만으로도 검사를 종료할 수도 있다.

② 스캔 방법

Single detector 나선형 장치를 사용하는 경우 먼저 대동맥궁 상부 1cm에서 대퇴골 경부에 해당하는 장골동맥의 분기점(iliac artery bifurcation) 하부까지 5～10mm의 슬라이스 두께와 20mm의 간격으로 pre-contrast scan을 시행한다.

Dynamic test scan은 대동맥궁 부위에서 10mm의 두께와 간격으로 시행한다. 이때 첫 스캔은 12초부터 시작하며 ISD는 3초 간격이 적절하다.

Post-contrast helical scan은 병원에 따라 많은 차이를 보인다. SDCT의 경우 single breath-hold technique 으로는 검사부위가 너무 길어 이를 두 번의 helical scan으로 나누어 시행하는 경우도 있다.

먼저 대동맥궁 상부 1cm 횡격막 레벨까지의 흉부대동맥 부위(thoracic aorta)를 2:1의 slice pitch를 사용하고 3mm의 슬라이스 두께와 6mm의 간격으로 스캔한 후 이를 1.5mm의 간격으로 retrospective axial 영상을 재구성한다. 흉부대동맥 부위의 스캔이 끝난 후 약 10초 정도의 호흡을 쉬게 한 후 흉부대동맥과 연결하여 횡격막 레벨부터 장골동맥의 분기점 하부까지 동일한 파라메터를 적용하여 helical scan을 시행한다. 대부분의 경우 흉부대동맥 부위를 먼저 스캔한 후 복부대동맥 부위를 스캔하지만 splanchnic artery나 renal artery의 involvement가 임상적으로 의심되면 복부 대동맥부위를 먼저 스캔하는 것도 좋은 방법이다.

조영제 주입방법은 크게 두 가지로 구분되는데, 하나는 초당 3~4mL의 속도로 120~150mL를 주입하는 single bolus injection technique이며, 이 경우 prep. delay는 15~30초 범위에 속한다. 다른 하나는 split bolus injection technique이며 조영제 주입시간의 경과에 따라 복부 대동맥의 조영밀도가 저하되는 것을 보상하기 위해 시행한다. 이는 일정한 prep. delay 후 초당 3~4mL의 속도로 먼저 시행한 helical scan time의 3배에 해당되는 조영제를 주입하고 난 후 약 8초의 delay 후 나머지를 주입하는 방법이다.

4 슬라이스 MDCT 장치를 사용하는 경우 먼저 대동맥궁 상부 1cm에서 장골 동맥의 분기점 하부까지 5mm의 슬라이스 두께와 4i 모드, 그리고 20mm의 간격으로 pre-contrast conventional scan을 시행한다. Post-contrast helical scan은 pre-contrast scan 과 동일한 부위를 SmartPrep 기능을 이용하여 스캔하며 localizer line 설정부위는 대동맥궁 레벨이 적절하며 조영 증강도의 관찰을 위한 ROI 측정부위는 상행 대동맥에 설정한다. Enhancement threshold는 +80HU 정도가 적당하다. 이때 사용되는 스캔 파라메터로는 2.5mm의 슬라이스 두께, HS mode(이는 6:1의 slice pitch에 해당됨), 15mm의 테이블 이동 속도, 그리고 2.5mm의 간격이 권고된다.

64 슬라이스 MDCT의 경우 20mm beam collimation과 0.625mm×32 detector configuration, 1.375 pitch 그리고 27.5 table speed(mm/rotation)의 스캔파라메터가 적당하다.

③ Stent graft 시술 후 추적검사 목적의 CTA, thoracoabdominal aorta 프로토콜

Pre-contrast scan은 시행하지 않는 경우가 많으며 post-contrast helical scan의 시행 후 스텐트 삽입 부위만 3mm의 슬라이스 두께와 6mm의 간격으로 5분 정도의 delayed helical scan을 시행한다.

④ 3D 및 2D 영상의 재구성

주로 threshold 기법과 scalpel 기법을 사용하여 3차원 영상을 재구성한다. Volume rendering 영상과 SSD 영상이 필요하나 필요하면 MIP 영상도 재구성한다. Threshold 기법에서의 low threshold 값은 intracranial CTA와 마찬가지로 +120HU 정도를 사용하며 editing 후 완성된 SSD와 volume rendering된 3차원 영상을 anterior view로 설정한 다음 좌측방향으로 18°또는 36°씩 회전하여 screen save한다. 특히 대동맥 박리 환자의 경우 대동맥 궁에 평행하게 sagittal-oblique reformation이 유용하다.

그림 9-7의 (a)는 동맥류에 의해 대동맥의 가성교착(pseudocoarctation)을 나타내는 환자의 thoracic aortography이며 (b)는 폐동맥과 폐정맥의 위치와 관계를 보여주는 3차원 영상이다.

(c)부터 (i)까지의 영상은 대동맥 박리를 가진 동일한 환자의 흉복부 대동맥 부위의 CT 혈관조영상들이다. (c)의 pre-contrast image에서도 대동맥 박리가 관찰되며 (d)에서 intramural hematoma의 형성으로 인해 wall thickening을 관찰할 수 있으며, (e)에서 대동맥 박리가 선명하게 보인다. (f)는 정면에서 본 volume rendering image이며 (g)는 후면에서 본 volume rendering image이다. (f)에서 상대동맥은 정상임을 알 수 있고 (g)에서는 하대동맥 기시부 부터 대동맥 박리가 관찰되며 intramural hematoma의 형성으로 인해 crescent 형태의 wall thickening을 관찰할 수 있으며, 복부대동맥의 우측으로 1cm 정도 크기의 intimal tear가 있으며, 이러한 대동맥 박리는 양쪽 신동맥 상방까지 확장되어 있다. 그리고 상장간동맥(SMA)과 신동맥은 true lumen에서 기시되고 있음을 갈 수 있다. (h)는 MIP 영상이다. 그리고 (i)와 (j)는 복부대동맥에 동맥류가 있는 환자의 volume rendering image와 coronal reformation image이며 (k)는 bypass graft를 가진 대동맥박리 환자의 MIP 영상이다.

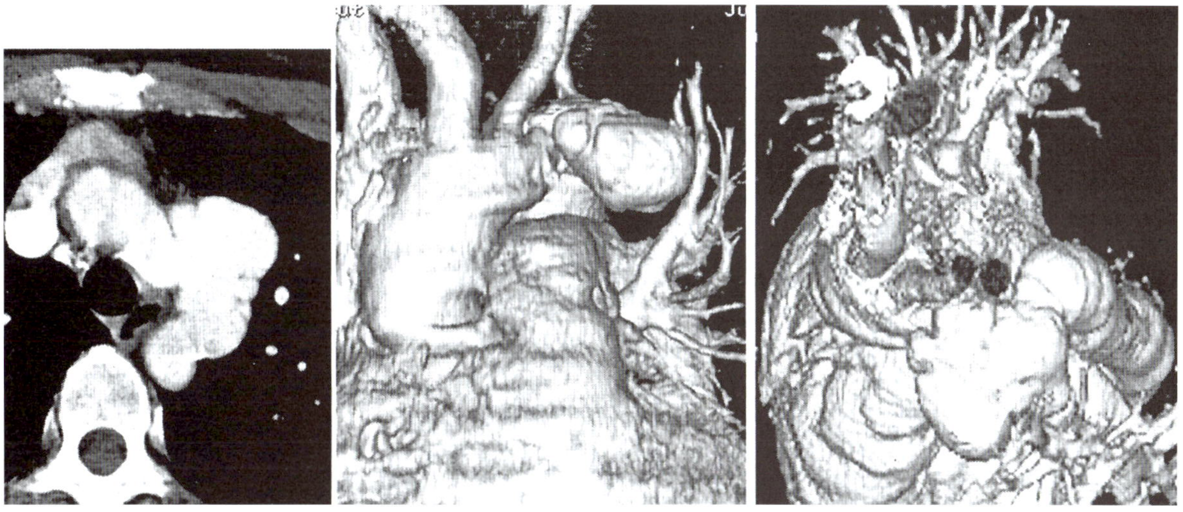

(a)

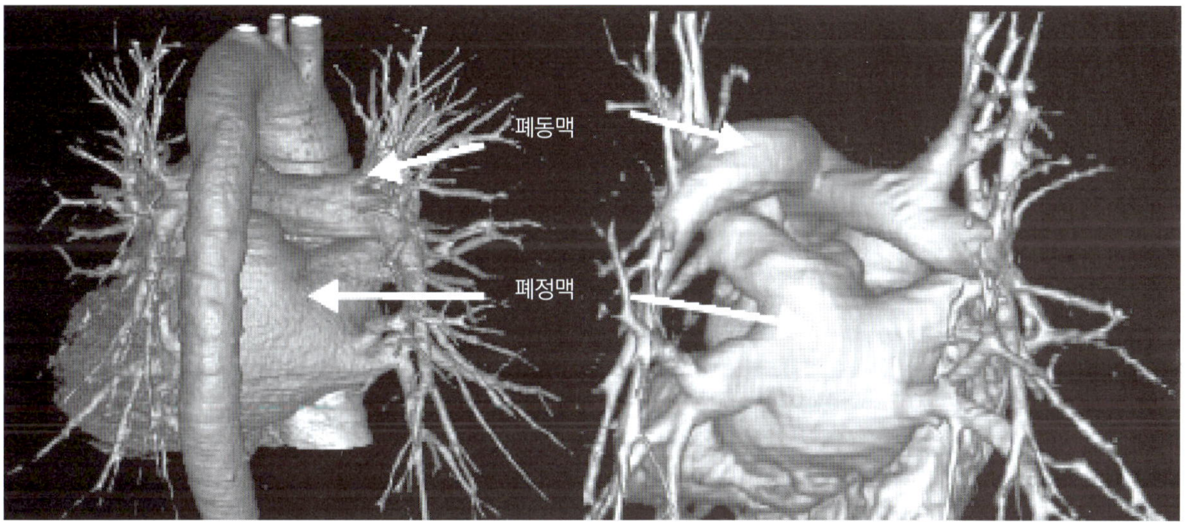

(b)

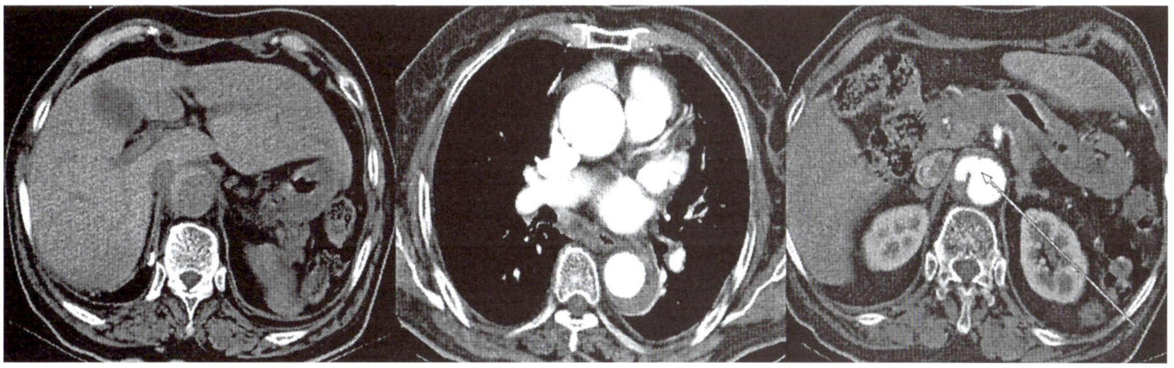

(c) (d) (e)

| 그림 9-7 | Thoracic aorta 및 thoracoabdominal aorta의 3차원 CT 혈관조영상(1)

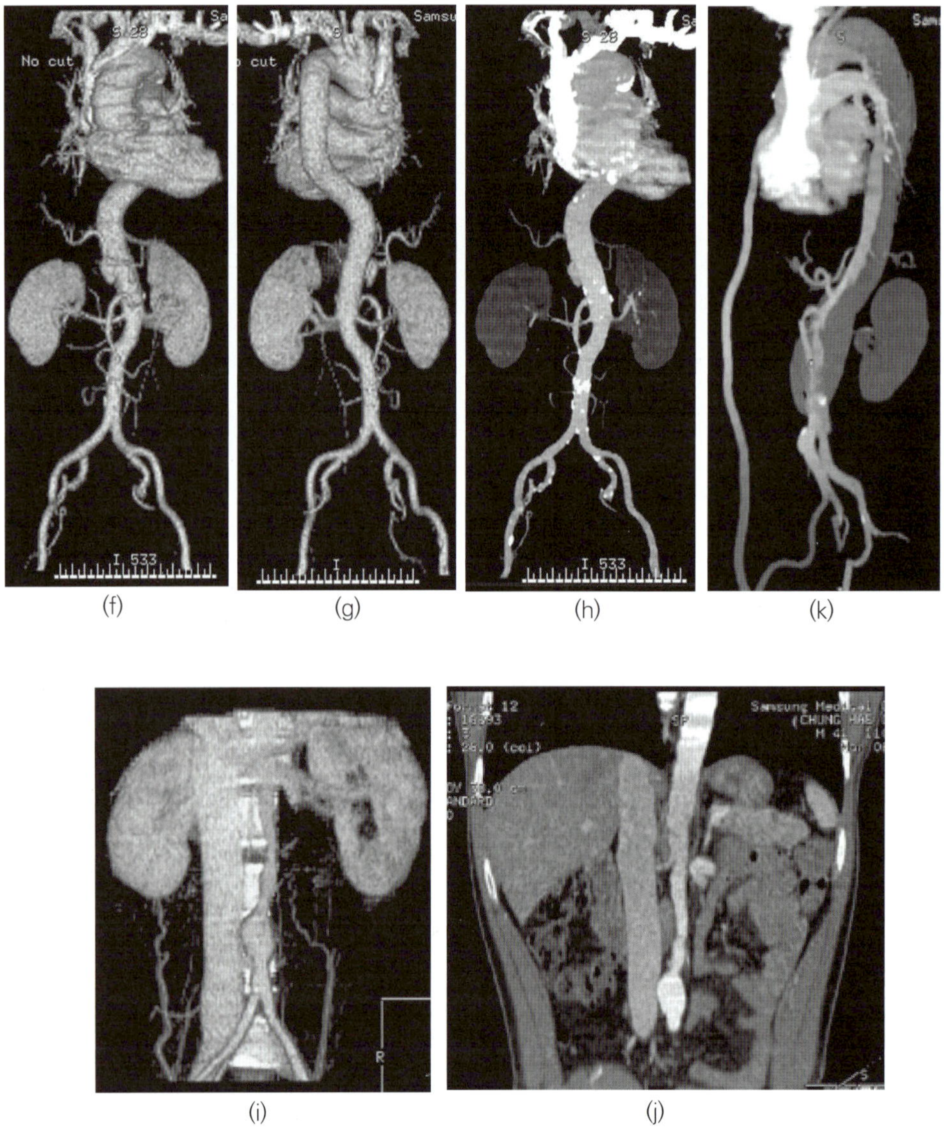

| 그림 9-7 | Thoracic aorta 및 thoracoabdominal aorta의 3차원 CT 혈관조영상(2)

4) 복부 및 골반부(abdomen & pelvic area)

(1) Stomach 3D

① 목적 및 적용

종괴의 정도, gastric outlet obstruction 등의 위치를 관찰하기 위해 시행하지만 임상적인 의미는 크지 않아 보충적인 검사로 활용된다.

② 스캔 방법

환자는 공복상태가 되어야 하고 점막의 주름을 펴고, 위벽과 lumen의 대조도 차이를 크게 하기 위하여 검사 직전에 5～10 그램 정도의 발포제를 먹게 한 후 트림을 참고서 검사를 행한다.

혈관 조영제는 사용하지 않는 것이 좋으며 검사부위는 위가 충분히 포함될 정도로 설정한다. Single detector 나선형 장치에서는 3mm 정도의 슬라이스 두께와 1:1의 pitch, 그리고 1.5mm의 간격이 권장되며, MDCT 장치에서는 1mm 또는 1.25mm의 슬라이스 두께로 스캔한다. Single breath-hold technique가 권장된다.

③ 3D 영상의 재구성

Threshold 기법을 사용하며 권고되는 threshold 값의 범위는 -200HU에서 -1,000HU 정도이다. SSD의 영상과 raysum 기법의 영상을 재구성하여 필요한 방향으로 회전시켜 screen save 한다.

그림 9-8의 (a), (b) 그리고 (c)는 antrum에서 duodenal bulb 근위부에 이르기까지 궤양에 의한 원형의 돌출형 종괴(ulcerofungating mass)가 있는 동일 환자의 3D 영상이다. (a)는 SSD 기법으로 나타내었으며 (b)는 raysum 기법으로, (c)와 (d)는 cut plane 기법을 사용하여 위의 내부를 관찰할 수 있도록 절단된 영상이며, (e)는 복부 3차원 SSD 영상에 위를 merge한 영상이다.

(2) CTA, liver transplantation

① 목적 및 적용

간 이식 제공자의 혈관구조 및 인접 장기와의 관계, 간의 용적 측정, 그리고 혈관기형의 진단을 위해 시행한다.

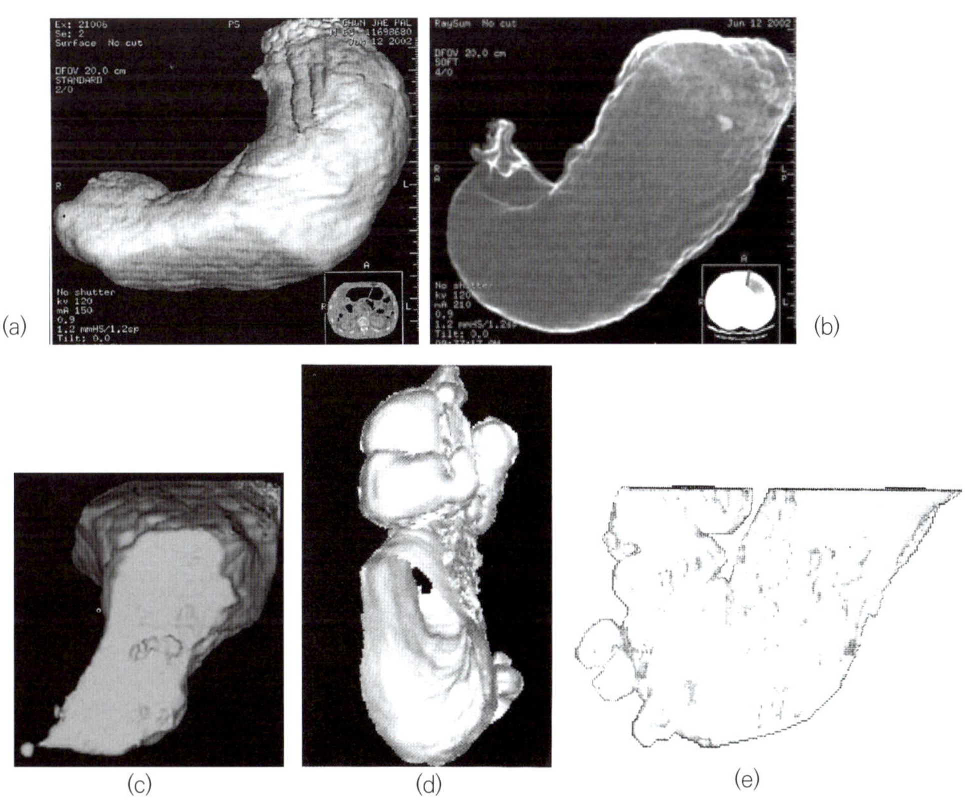

| 그림 9-8 | Stomach의 3차원 CT 영상

② 스캔 방법

ⓐ Single detector 나선형 CT

Single detector 나선형 장치에서는 간 상부(우횡격막 레벨)에서 상장간 동맥까지를 7mm의 슬라이스 두께와 간격으로 pre-contrast scan 한다.

Post-contrast arterial scan을 위해 초당 3~4mL의 조영제를 120mL 정도 주입하며, 15~20초의 preparation delay time을 갖고 조영효과를 높이기 위해 상장간동맥부터 간 상부까지 스캔 방향을 밑에서 위로 5mm의 슬라이스 두께와 2.5mm의 간격으로 helical scan 한다.

그 후 지연기 영상을 얻기 위해 간 전체 부위를 7mm의 슬라이스 두께와 간격으로 helical scan한다. 이때의 조영제 inter group delay는 조영제 주입 후 180초 정도가 적당하다. 지연기 스캔 시간의 볼륨 측정을 위해 가능한 pitch를 1:1로 적용하고, 간 전체가 반드시 포함되게 스캔해야 하며 부득이 pitch를 사용하였을 경우는 scan space와 thickness를 동일하게 한다.

ⓑ MDCT

S병원에서 적용하고 있는 GE사 4 슬라이스 MDCT 장치에서의 프로토콜은 다음과 같다.

모든 스캔은 최단의 scan time을 적용하는 helical 방식을 적용한다. 먼저 pre-contrast scan을 시행하며 조영제 주입 후 동맥상과 정맥상, 그리고 지연상을 얻는 post-contrast scan을 시행한다.

Pre-contrast helical study에서는 사용하는 일반적인 스캔 파라메터로는 HQ 모드(3:1 slice pitch)를 사용하고 5mm의 슬라이스 두께와 간격, 그리고 X선관의 일 회전당 테이블의 이동속도는 15mm를 적용한다. Post-contrast study는 auto bolus tracking 기능을 사용하여 scan delay를 결정하며, 동맥상(arterial phase)의 검사부위는 liver dome으로부터 2.5cm 하부에서 상장간동맥 4cm 하부 까지로 설정한다. 1.25mm의 슬라이스 두께, HS mode, 7.5mm의 테이블 이동속도를 사용하며, 1.25mm와 0.62mm의 슬라이스 간격으로 재구성한다. 조영제는 초당 4mL의 속도로 주입하며 총 120mL를 사용하며 prep. delay는 23초 정도로 설정한다. 이때 SmartPrep을 위한 ROI 측정은 복부대동맥에서 시행한다. Multi-detector 나선형 장치는 single detector 장치에 비해 스캔 속도가 현저히 빠르므로 동맥상의 획득시 스캔 방향을 밑에서 위로 변경할 필요는 없다.

정맥상(venous phase)의 검사부위와 스캔 파라메터는 동맥상과 동일하게 하며 prep. delay는 60초(IGD는 약 30초가 됨) 정도로 설정한다. 2.5mm의 슬라이스 두께, HS mode, 15mm의 테이블 움직임 속도를 사용하며, 2.5mm와 1.25mm의 슬라이스 간격으로 재구성한다.

마지막으로 지연상(delay phase)을 얻기 위해서는 정맥상이 끝나는 대로 최소한의 호흡 조절시간을 갖게 한 후 즉시 시행한다. 간의 전체 부위를 HQ 모드를 사용하고 7.5mm의 슬라이스 두께와 간격을 사용한다. 이때 X선관의 일 회전당 테이블 이동 속도는 7.5mm가 적당하다. Prep. delay는 85초(IGD는 약 13초 정도가 됨) 정도로 설정한다

64 슬라이스 MDCT의 경우 20mm beam collimation과 0.625mm×32 detector configuration, 1.375 pitch 그리고 27.5 table speed(mm/rotation)의 스캔 파라메터가 적당하다.

③ 3D 영상의 재구성

Single detector 나선형 장치에서는 2.5mm의 간격의 post-contrast arterial phase 영상을 사용하여 3차원 영상을 재구성한다. 그러나 multi-detector 나선형 장치에서는 0.62mm의 간격으로 재구성한 동맥기 횡단면 영상을 이용하여 동맥기의 3차원 영상을 재구성하는 것 외에도 정맥계의 혈관구조 평가가 필요하므로 정맥기의 1.25mm의 간격을 갖는 횡단면 영상을 사용하여 정맥기의 3차원 영상도 재구성한다.

주로 좌측방향으로 18°씩 회전시킨 volume rendering 영상을 얻으며 필요에 따라 간동맥, 간정맥, 문맥이 잘 보이는 MIP와 SSD 영상을 screen save 한다.

그림 9-9는 간 이식 제공자의 혈관구조 및 기능을 평가하기 위해 시행한 CTA, liver transplantation 의 볼륨 렌더링 영상이다. (a)는 동맥상(arteriography)이며 (b)는 정맥상(venography)이다.

④ 간 용적 측정

간 용적 측정은 주로 정맥기(문맥기)에 얻은 영상을 사용하여 측정하며, 측정방법은 hand-tracing 방법과 3차원 영상을 통한 측정법이 있으나 그림 9-10에서와 같이 주로 hand-tracing 방법을 이용한다. 횡단면 영상 하나 하나에서 간 주위의 위, 비장, 문맥, 그리고 하대정맥을 분리하여 trace한 후 얻어진 용적에 슬라이스 두께를 곱하여 간의 총 용적을 얻는다. 동일한 방법으로 좌간과 우간의 용적을 구하는데, 이때 좌간과 우간을 나누는 기준은 couinaud 분류가 주로 참조된다.

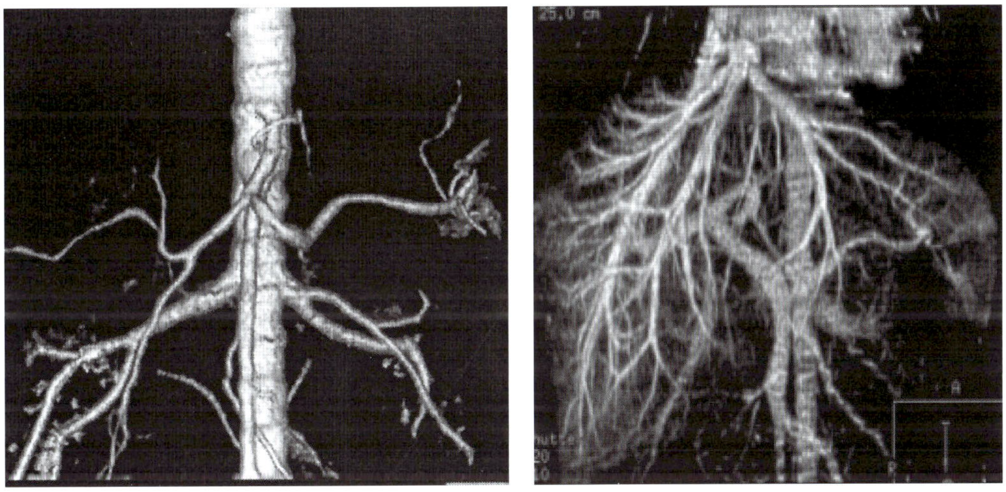

(a) (b)

| 그림 9-9 | Liver transplantation 환자의 CTA 영상

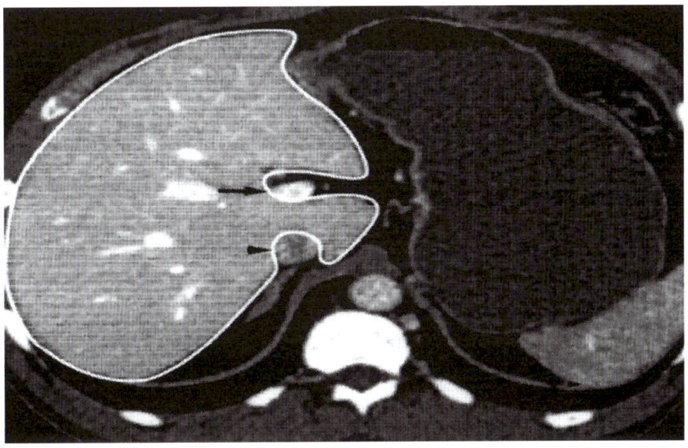

| 그림 9-10 | Hand-tracing 방법에 의한 우측 간의 용적측정

(3) CTA, splanchnic arteries

① 목적 및 적용

Intestinal angina, tumor encasement의 평가와 복강동맥(celiac artery)이나 상장간동맥의 기시부가 막히거나 좁아져 충분한 혈액공급이 안되어 발생되는 CII(chronic intestinal ischemia)의 진단을 위해 시행한다.

② 스캔 방법

ⓐ Single detector 나선형 CT

Single detector 나선형 장치에서는 우측 횡격막 레벨에서 신우(renal pelvis) 레벨 까지를 10mm의 슬라이스 두께와 간격으로 pre-contrast scan 한다. 필요에 따라 celiac trunk 레벨에서 dynamic test scan을 시행한다.

Post-contrast helical scan을 위해 초당 3~4mL의 속도로 조영제를 120mL 정도 주입하며, 테스트 스캔에서 얻은 preparation delay(15~30초의 범위에서 적용됨)를 갖고 celiac trunk 상부에서 신우 하부까지 3mm의 슬라이스 두께와 1.5mm의 간격으로 helical scan한다.

ⓑ MDCT

S병원에서 적용하고 있는 GE사 4 슬라이스 MDCT 장치에서의 프로토콜은 다음과 같다. 모든 스캔은 liver transplantation CTA와 동일하게 helical 방식을 적용하며 pre-contrast scan과 동맥상, 정맥상, 그리고 지연상을 얻는다. Pre-contrast helical study에서는 간 전체 부위를 HQ 모드, 5mm의 슬라이스 두께와 간격, 그리고 X선관의 일 회전당 테이블의 이동속도는 15mm를 적용하여 시행한다.

Post-contrast study는 auto bolus tracking 기능을 사용하여 scan delay를 설정하며 동맥상을 얻고자 하는 경우 검사부위는 liver transplantation CTA와 동일하게 설정한다. 즉, liver dome으로부터 2.5cm 하부에서 상장간동맥 4cm 하부까지이며 1.25mm의 슬라이스 두께, HS mode, 7.5mm의 테이블 이동속도를 사용하며, 1.25mm와 0.625mm 의 슬라이스 간격으로 두 시리즈를 재구성한다. 정맥상의 검사부위와 스캔 파라메터는 동맥상과 동일하게 하나, 0.625mm 슬라이스 간격의 영상은 재구성할 필요가 없다.

마지막으로 지연상을 얻기 위해서는 정맥상이 끝나는 대로 최소한의 호흡 조절시간을 갖게 한 후 즉시 시행한다. 간의 전체 부위를 HQ 모드를 사용하고 7.5mm의 슬라이스 두께와 간격을 사용한다. 이때 X선관의 일 회전당 테이블 이동속도는 15mm가 적당하다. 조영제의 양과 prep. delay는 liver transplantation CTA에 준한다.

③ 3D 영상의 재구성

Splanchnic arteries의 혈관조영의 주된 관심은 동맥상이다. Single detector 나선형 장치에서는 1.5mm의 간격으로 재구성된 post-contrast arterial phase 영상을 사용하여 3차원 영상을 재구성하며, MDCT 장치에서는 0.625mm 간격의 동맥조영상을 사용하여 3차원 영상을 재구성한다.

Liver transplantation CTA나 pancreas CTA에서의 동맥상의 3차원 영상 editing과 큰 차이 없이 volume rendering 영상과 SSD 영상을 필요한 방향으로 회전시켜 screen save하며, 복강동맥과 상장간동맥이 잘 보이는 방향에서의 MIP 영상을 screen save 한다.

그림 9-11은 single detector 나선형 CT장치에서 25초의 prep. delay를 주고 3mm의 슬라이스 두께로 스캔한 영상으로 (a)는 컬러의 체적 렌더링 기법으로, (b)는 SSD 기법으로 나타낸 gray scale 영상이다. 췌장암으로 celiac axis와 상장간동맥의 근위부가 침습되어 있음을 알 수 있다.

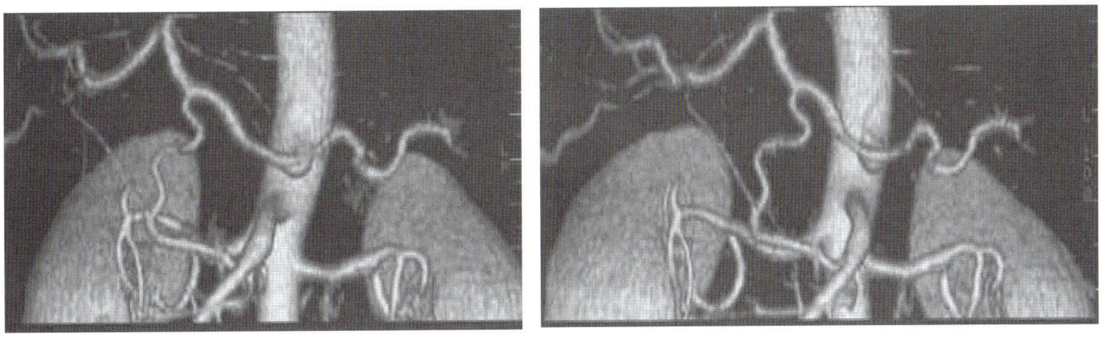

(a)

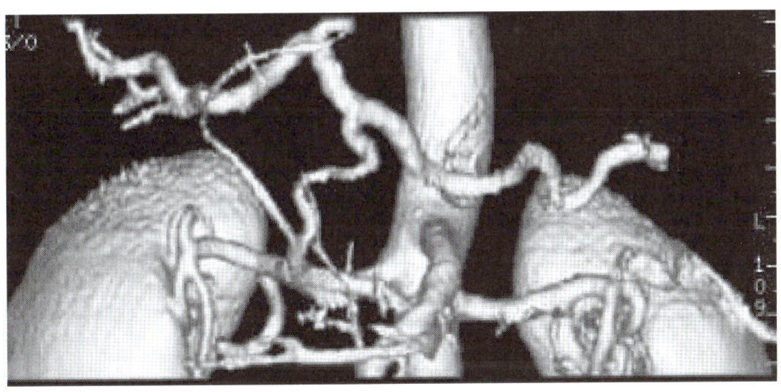

(b)

Ⅰ그림 9-11Ⅰ Splanchnic arteries CTA 영상(동맥상)

④ Pancreas CT angiogrpahy protocol

CTA, splanchnic arteries의 일 부분이라고 할 수 있으나 병원에 따라 분리하여 시행하는 경우가 많다. 췌장암 환자의 경우 복강동맥, 상장간동맥, 상장간정맥, 비정맥 등 주변 혈관으로 종괴로 인한 invasion 여부를 알기 위해서 시행하나, 일반적으로 pancreas CT와 병행하여 시행하는 경향이 많다.

Single detector 나선형 장치에서의 프로토콜은 CTA, splanchnic arteries에 동일하게 시행한다.

4 슬라이스 MDCT 장치에서의 일반적인 프로토콜은 제8장 pancreas CT에서 언급한 바와 같으며, S 병원의 프로토콜은 다음과 같이 pre-contrast, 조기 동맥상(early arterial phase), 동맥상, 그리고 정맥상을 얻는다.

Pre-contrast helical study에서는 간의 전체 부위를 HQ 모드, 5~7.5mm의 슬라이스 두께와 간격, 그리고 tube 일 회전당 테이블의 이동속도는 15mm를 적용하여 시행한다.

Post-contrast study는 SmartPrep 기능을 사용하여 scan delay를 설정한다. 초기 동맥상을 얻고자 하는 경우 검사 부위는 췌장 두부에서 상장간동맥 하부까지 설정하며 1.25mm의 슬라이스 두께, HS mode, 7.5mm의 테이블 이동속도를 사용하며, 1.25mm와 0.62mm 의 슬라이스 간격으로 두 시리즈를 재구성한다.

동맥상의 검사부위는 조기 동맥상과 동일하며 2.5mm의 슬라이스 두께와 간격, HS mode, 15mm의 테이블 이동속도를 사용한다.

마지막으로 정맥상은 간의 상부에서 췌장 하부까지를 5mm 의 슬라이스 두께와 HQ 모드를 사용하고, 5mm와 2.5mm의 슬라이스 간격으로 두 시리즈를 재구성한다. 이때 X선관의 일 회전당 테이블 이동속도는 11.25mm가 적당하다. 조영제의 양은 liver transplantation CTA와 동일하게 하며, 초기 동맥상, 동맥상, 정맥상의 prep. delay는 각각 조영제 주입 시작 시간부터 약 20초, 40초(IGD:10초), 60초(IGD:10초)로 설정한다.

Single detector 나선형 장치에서의 3차원 영상의 재구성은 3mm의 슬라이스 두께와 1.5mm의 간격으로 재구성한 횡단면 영상을 사용하여 동맥상의 3D 영상을 재구성한다. 주된 모델링 기법은 volume rendering 기법이 사용되며 필요에 따라 MIP와 SSD 기법이 사용된다.

MDCT에서의 3차원 영상의 재구성은 1.25mm의 슬라이스 두께와 0.62mm의 간격으로 재구성한 조기 동맥상을 사용하여 동맥상의 3D 영상(arteriogram)을 재구성하며 5mm의 슬라이스 두께와 2.5mm의 간격으로 재구성한 정맥상을 사용하여 정맥상의 3D 영상(venogram)을 재구성한다. 주된 모델링 기법은 동맥상과 마찬가지로 volume rendering 기법이 사용되며 필요에 따라 MIP와 SSD 기법이 사용된다.

그림 9-12의 (a)~(d)의 영상은 동일한 환자의 영상들이다. Pre-contrast axial 영상에서 CBD내의 고감약을 나타내는 pneumobilia가 관찰되며, 상장간동맥(SMA) 레벨에서의 post-contrast axial 영상에서는 췌장의 구상회 돌기(uncinated process)에서 다수로 집적되어 있는 ill-defined 저음영의 종괴가 관찰되며 주위 혈관구조로의 invasion은 관찰되지 않는다.

(e)와 (f)의 영상은 췌장암으로 인해 간으로 전이된 것을 보여주는 다른 환자의 정맥상의 CTA 영상이다. 그리고 (g)는 췌장암에 의해 celiac axis가 둘러싸여 있으며 이로 인해 비동맥과 비정맥이 말살되어(obliteration) 있는 환자의 volume rendered arteriography와 venography이다.

(4) CTA, renal arteries

① 목적 및 적용

고혈압 환자의 신혈관 screening 검사, 신동맥의 협착 여부, 신장 공여자의 신기능 테스트를 위해 주로 시행한다.

② 스캔 방법

ⓐ Single detector 나선형 CT

Single detector 나선형 장치의 경우 먼저 신장 전체를 7mm의 슬라이스 두께와 간격으로 pre-contrast scan한 후 celiac trunk 레벨에서 dynamic test scan을 시행한다.

2 phase의 post-contrast scan을 시행하여 동맥조영상과 정맥조영상을 얻는다. 초당 3~4mL의 속도로 조영제를 120mL 정도 주입하며, test scan에서 얻은 preparation delay(15~30초의 범위에 해당되나 20초를 적용하면 무난함)를 적용하여 동맥상을 얻는다. 그리고 조영제 주입시작 시간부터 약 50~60초의 delay를 주고 정맥상을 얻는다.

일반적으로 사용되는 스캔 파라메터는 신장부위(상장간동맥 상부에서 신우 하부까지)를 3mm의 슬라이스 두께와 1:1 내지 1.3:1의 pitch를 사용하여 helical scan 하여 1.5~2mm 슬라이스 간격의 영상을 얻는다.

ⓑ 4 슬라이스 MDCT

4 슬라이스 MDCT에서 사용 가능한 일반적인 프로토콜은 다음과 같다.

먼저 신장 전체를 5mm의 슬라이스 두께와 간격으로 pre-contrast scan 한다. Post-contrast study는 single detector 나선형 장치와 마찬가지로 동맥조영상과 정맥조영상을 얻는다. 초당 3~4mL의 속도로 조영제를 120mL 정도 주입하며, 동맥상을 위한 scan delay는 신장상연에 해당되는 대동맥 부위에서 auto bolus tracking 기법을 통해 얻는데 보통 20초 정도이다. 정맥상을 얻기 위한 scan delay는

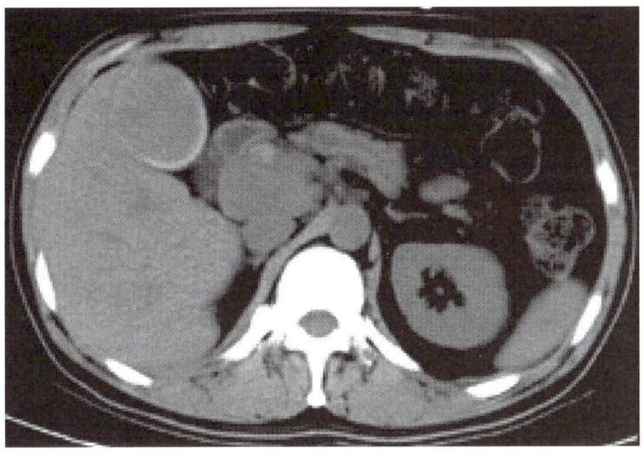

(a) Pre-contrast axial image

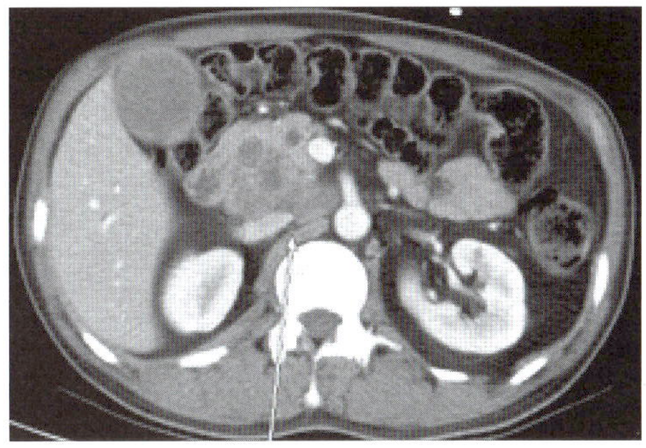

(b) Post-contrast venous phase axial image

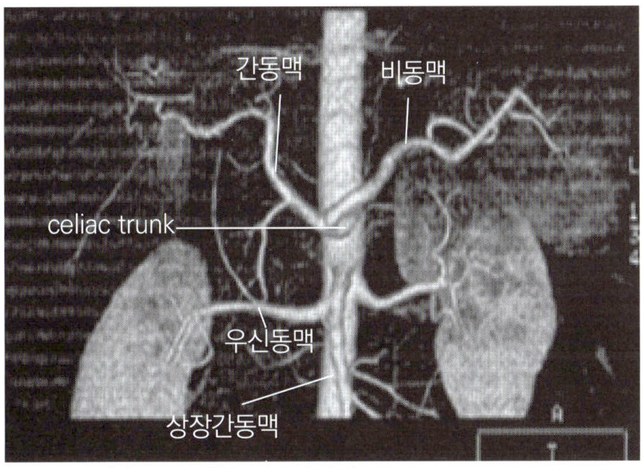

(c) VRT 기법으로 나타낸 arteriography

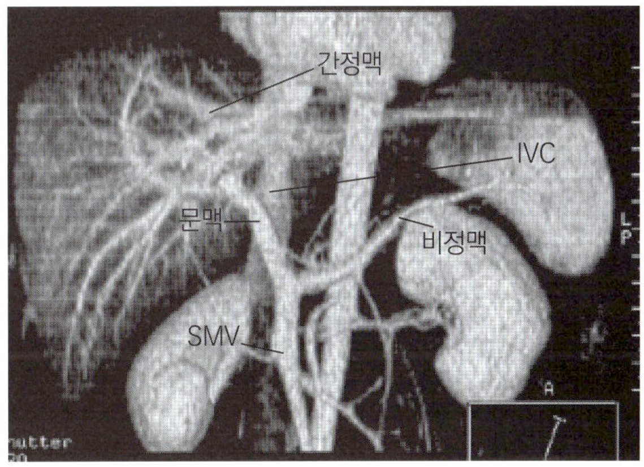

(d) VRT 기법으로 나타낸 venography

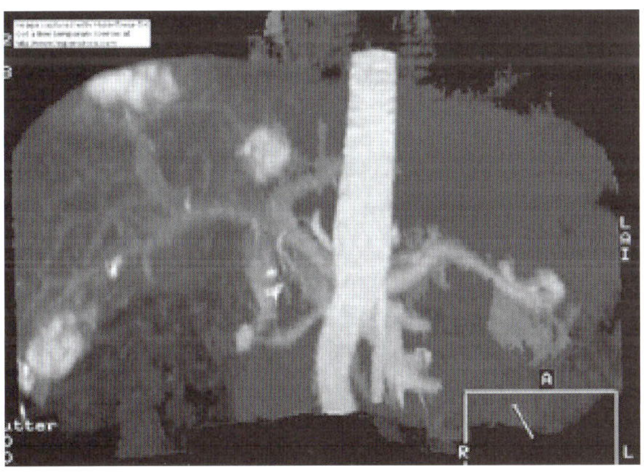

(e) MIP로 나타낸 venography

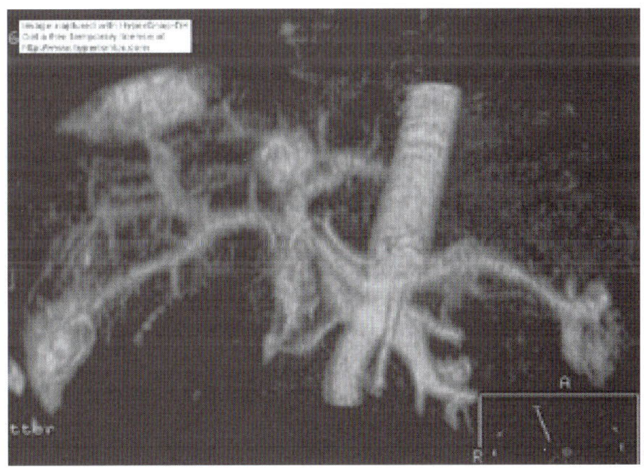

(f) VRT 기법으로 나타낸 venography

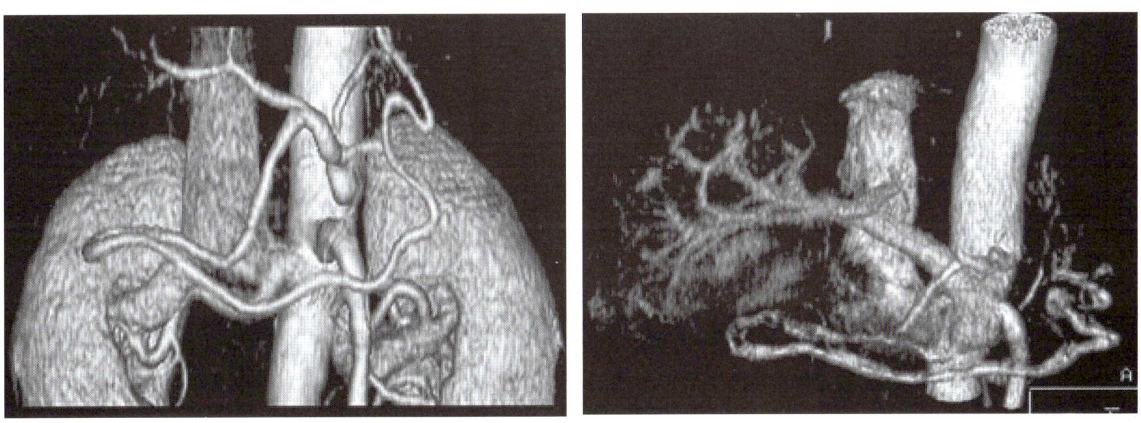

(g)

| 그림 9-12 | Pancreas CT angiography

조영제 주입시작 시간부터 40~50초(ISD:15초 정도가 됨)가 적절하다. 동맥상은 1.25mm의 슬라이스 두께와 간격, 정맥상은 2.5mm의 슬라이스 두께와 간격이 적절하다.

ⓒ 16 또는 64 슬라이스 MDCT

S병원의 프로토콜을 인용하기로 한다. 신장 전체를 5mm의 슬라이스 두께와 간격으로 pre-contrast scan 한 후 auto bolus tracking 기법을 통해 동맥조영상을 얻는다. 이때 조영제는 초당 4mL의 속도로 총 120mL를 주입한다.

동맥상은 신장부위를 1.25mm의 슬라이스 두께와 간격으로, 정맥상은 2.5mm의 슬라이스 두께와 간격으로 스캔하며 scan delay는 4 슬라이스 MDCT와 동일하게 한다. 그 후 추가로 5mm의 슬라이스 두께와 간격으로 조영제 주입시작 시간부터 90초 후에 delayed parenchymal phase 스캔을 시행한다.

③ 3D 영상의 재구성

다소 귀찮기는 하지만 보다 양질의 3차원 영상을 얻기 위해서, 동맥상을 0.625mm의 간격으로, 정맥상을 1.25mm의 간격으로 추가적인 재구성을 시행한 후 이를 이용하여 3D arteriogram과 3D venogram을 만드는 방법도 사용되고 있다. 동맥상과 정맥상의 3D 영상을 재구성하며, VRT 기법이 주로 사용되며 필요에 따라 MIP 기법이 추가된다.

그림 9-13은 신장 공여자의 신혈관계 구조와 신기능 테스트를 위해 4 슬라이스 MDCT 장치로써 CT 혈관조영술을 시행한 예이다. (a)는 스캔 범위를 나타내는 cross referenced image이며 (b)와 (c)는 신동맥의 SSD 영상이며, (d)는 신동맥의 MIP 영상이다. 그리고 (e)와 (f)는 신정맥의 SSD 영상이다.

(5) CTA, iliac arteries

① 목적 및 적용

Doppler sonography로서 평가하기 어려운 common iliac, external iliac, femoral arteries에 존재하는 폐색이나, 동맥류에 의한 질병의 진단과 iliac artery stent graft에 대한 개통성 평가와 합병증 관찰에 유용하다.

② 스캔 방법

Single detector 나선형 장치에서의 일반적인 프로토콜은 먼저 common iliac bifurcation 상부 부터 femoral arterial bifurcation 하부까지를 10mm의 슬라이스 두께와 간격으로 pre-contrast scan 한다. Common iliac bifurcation 레벨에서 dynamic test scan을 시행한 후 초당 3~4mL의 속도로 조영제를 120mL 정도 주입하며, test scan 에서 얻은 preparation delay(20~40초의 범위에 해당됨)를 적용하여 post-contrast helical scan을 시행한다.

Post-contrast helical scan에서의 일반적인 스캔 범위는 common iliac bifurcation 상부에서 femoral arterial bifurcation 하부까지이나 pre-contrast scan 에서 의심되는 부위가 있는 경우 충분히 포함시켜 스캔한다. 3~5mm의 슬라이스 두께와 1:0~1.5:1의 pitch를 사용하며 5mm와 1.5~2.5mm의 간격으로 두 시리즈의 횡단면 영상을 재구성한다.

4 슬라이스 MDCT 장치에서의 프로토콜은 single detector 장치에 준해서 시행한다.

High version MDCT에서는 thoracoabdominal aorta와 동시에 iliac arteries 부위의 CTA를 시행하는 프로토콜이 많이 사용되고 있으며 검사방법은 앞에서 설명된 thoracoabdominal aorta의 검사에 준해서 시행한다.

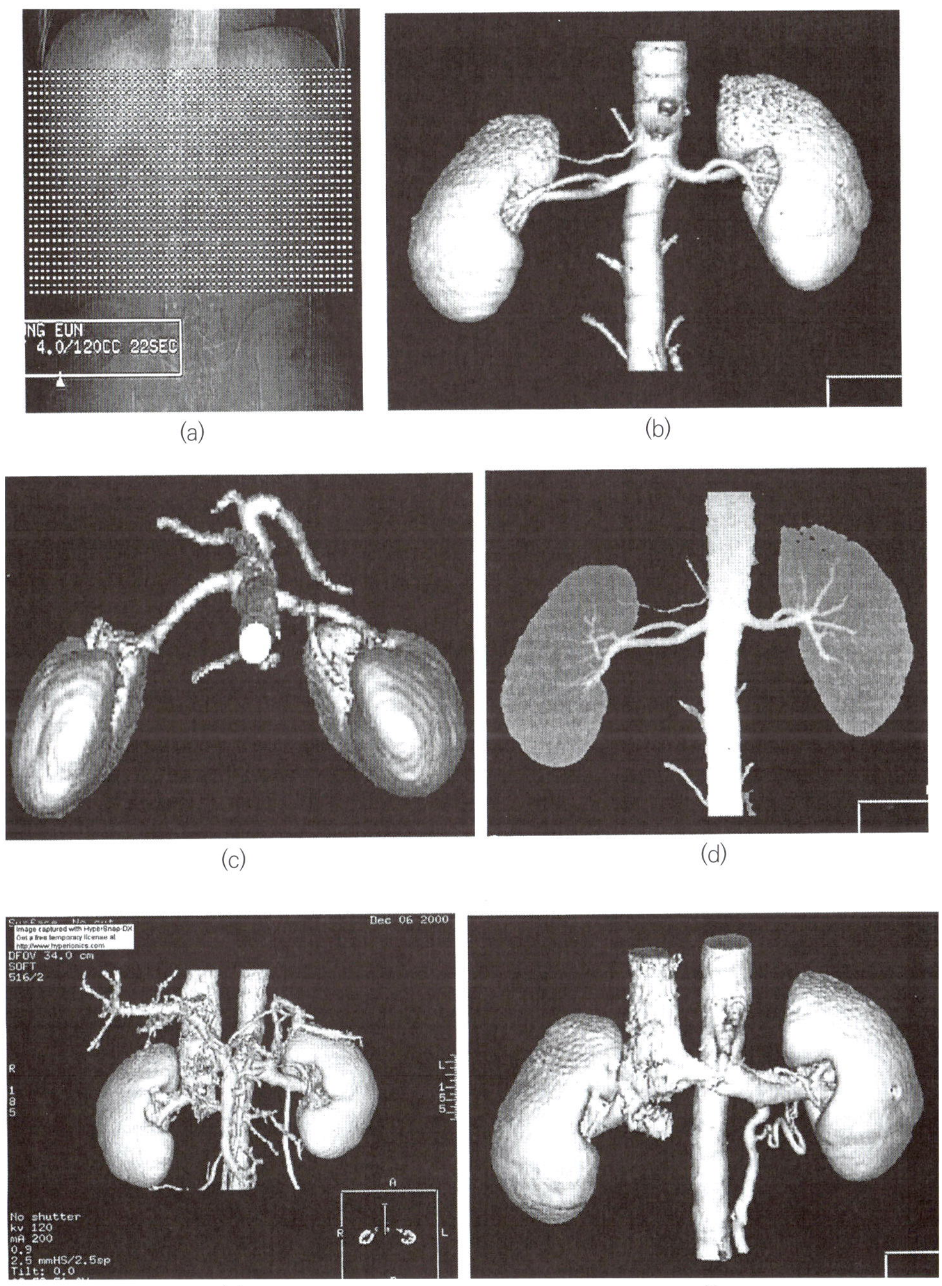

| 그림 9-13 | 4 슬라이스 MDCT에서 시행한 신혈관 CTA영상

③ 3D 영상의 재구성

3차원 영상의 재구성은 1.5~2.5mm의 슬라이스 간격으로 재구성한 횡단면 영상을 사용하여 thoracoabdominal CTA와 동일한 방법으로 동맥상의 3D 영상을 재구성한다. 주된 모델링 기법은 volume rendering 기법이 주로 사용되며 필요에 따라 2D의 재구성이나 MIP와 SSD 기법이 추가된다.

그림 9-14의 (a)는 하복부 동맥에서 양측 장골동맥까지 직경 3cm 정도의 fusiform aneurysm이 관찰되는 예이다. Single detector 나선형 장치에서 복부 대동맥 부위의 스캔 후 약 10초의 intergroup delay를 주고서 장골동맥 부위의 스캔을 시행하였다. 그 후 장골동맥 부위를 표면 렌더링 기법으로 얻은 3차원 영상이다.

(b)는 graft를 시술한 후 추적 검사의 목적으로 복부동맥과 대퇴동맥 근위부를 4 슬라이스 MDCT 나선형 장치로 스캔한 후 volume rendering 기법으로 재구성한 3차원 영상이다. Graft 주위 aorta sac 내에 thrombosis가 관찰될 뿐 협착없이 개통이 유지되고 있다.

그리고 (c)는 폐쇄성 동맥경화증으로 진단된 환자의 복부와 하지 부위의 SSD 기법의 3D 영상이다. 복부동맥의 원위부에 약 5cm 직경의 동맥류가 관찰되고 양쪽 장골동맥도 경화증으로 인한 경미한 변화를 보이며 오른쪽 내장골동맥(right internal iliac artery)이 막혀있음을 알 수 있다. (d)는 이를 뒷받침 해 주는 횡단면 영상이다.

(6) Colon 3D

① 목적 및 적용

입체적인 영상재구성을 통해 대장의 종양 형태와 위치 그리고 크기의 평가를 위해 시행되는 침습성이 상대적으로 적은 검사이며 barium enema와 대장 내시경 검사의 보충적인 역할을 한다. 일반적으로 abdomen+pelvis CT 검사와 제10장에서 설명되는 CT colonoscopy와 병행하여 시행된다.

② 스캔 방법

대장 내부와 조직 사이의 충분한 대조도 차이를 만드는 것이 중요하다. 이를 위해서는 경항문 조영제 자동주입기(예, teleflator)를 사용하여 항문을 통해 환자가 약간 힘들어 할 정도로 공기를 충만시킨 상태에서 스캔을 시행하는데 이는 scout 영상에서 확인이 가능하다. Prone 상태와 supine 상태에서 axial 영상을 각각 획득하는 방법이 주로 이용되는데, 보통 prone position에서 pre-contrast로 대장 전체가 충분히 포함되도록 스캔한 후, supine position으로 post-contrast scan을 시행한다.

이때 조영제는 복부골반 일반 CT 검사와 동일하게 120mL의 조영제를 초당 3mL의 속도로 주입하고 prep. delay는 25초 정도가 적절하다. 스캔 파라메터는 가능한 single breath hold technique 하에서 2.5mm 정도의 슬라이스 두께와 1.25mm 정도의 영상 간격으로 설정하는 것이 좋다. 그 후 prep. delay가 70초가 되도록 하여 복부골반 일반 CT 검사(abdomen+pelvis CT)를 추가로 시행한다.

③ 3D 영상의 재구성

3차원 영상의 재구성은 전용 소프트웨어가 설치되어 있는 워크스테이션에서 prone position 에서의 pre-contrast scan 영상과 supine position에서의 post-contrast scan 영상을 사용하여 시행한다. 그리고 비교를 위해 대장 가상내시경 영상의 재구성도 시행한다.

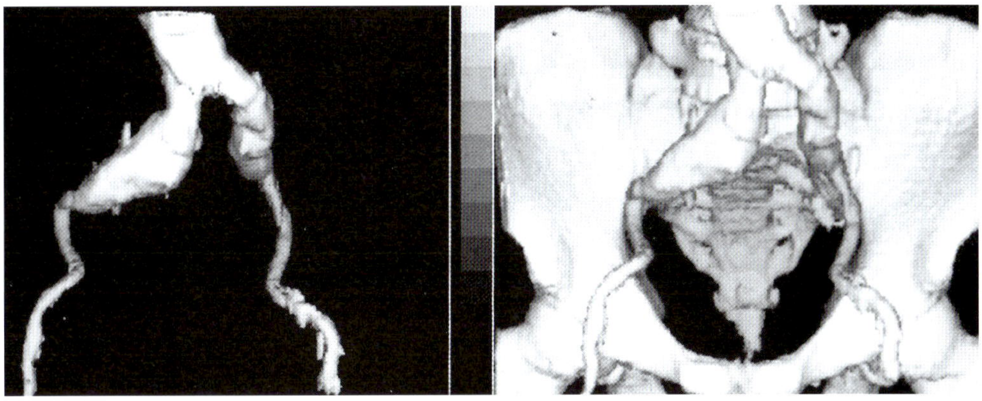

(a)

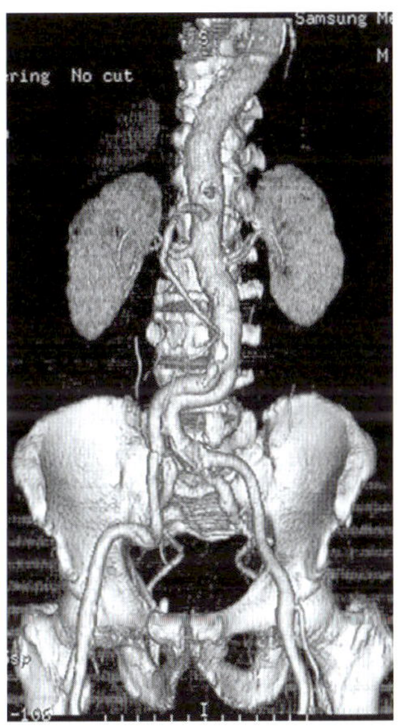

(b)

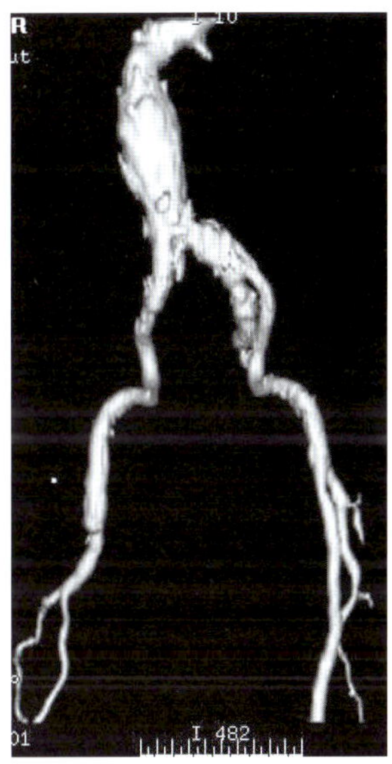

(c)

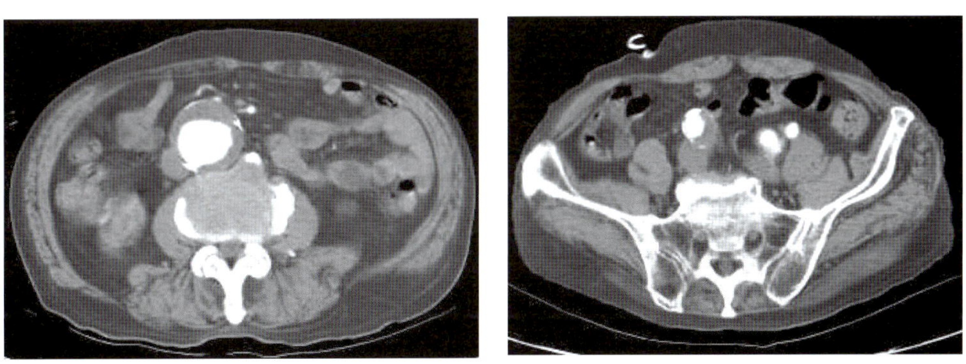

(d)

| 그림 9-14 | Iliac arteries CTA 영상

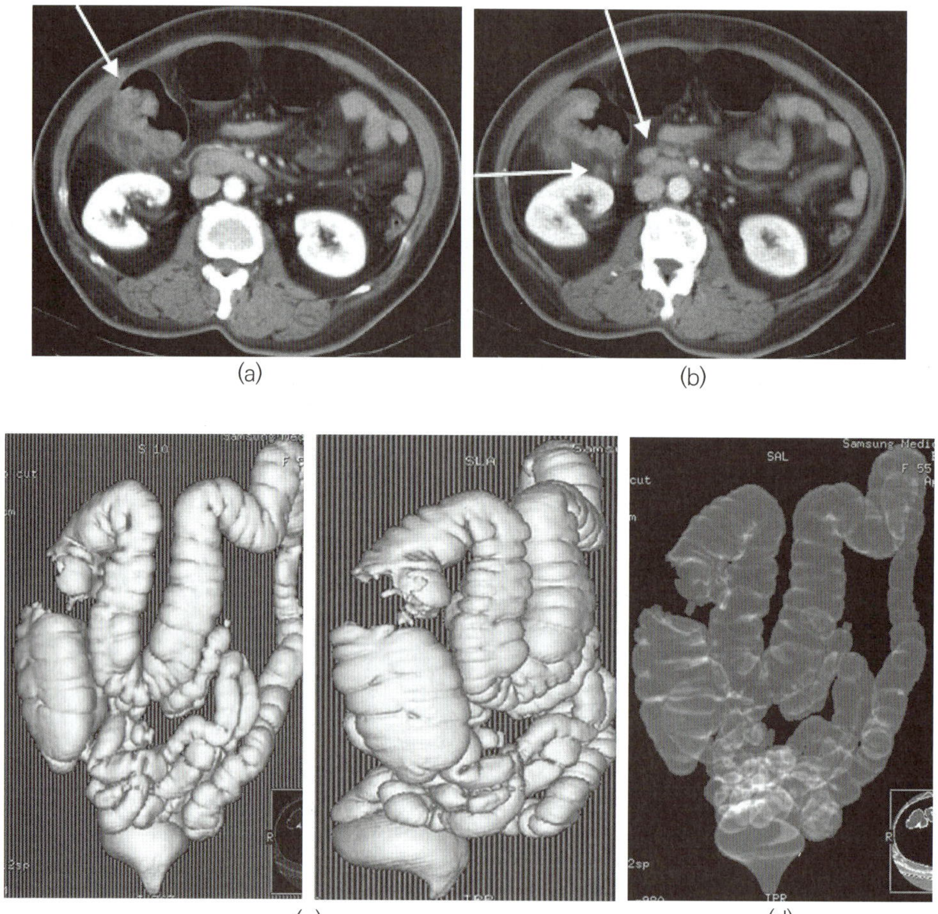

(a) (b) (c) (d)

| 그림 9-15 | 대장암 환자를 대상으로 검사를 시행하여 얻은 횡단면 영상과 재구성한 3차원 및 가상내시경 영상

그림 9-15는 대장암 환자를 대상으로 colon 3D 및 가상내시경 검사를 시행하여 얻은 횡단면 영상과 이를 사용하여 재구성한 3차원 CT 영상들이다. (a)와 (b)에서 hepatic flexure 부위에 분엽상으로 증강된 종괴가 약 5cm segment에 걸쳐 관찰되며, (b)영상에서는 종괴 주위에 fatty infilteration과 국소적인 림프절이 보인다. (c)는 3차원으로 재구성된 SSD 영상이며 (d)는 transparent mode로 재구성한 3차원 영상이다.

5) 척추 및 사지

(1) Spine 3D

① 목적 및 적용

외상이나 압박으로 인한 척추의 골절, 척추전위, 선천성 기형의 3차원적인 관찰을 위해 시행한다.

② **스캔 방법**

검사부위의 장단에 따라 차이는 있지만 일반적인 방법은 조영제를 사용하지 않으며 bone 알고리즘을 사용한다. 관심부위를 중심으로 하여 2.5~3mm 정도의 슬라이스 두께와 1.25~1.5mm의 간격으로 스캔한다.

③ **3D 영상의 재구성**

Threshold 기법을 주로 사용하며 scalpel과 subtraction 기법이 추가된다. Low threshold 값은 120HU 정도가 사용하며, high threshold 값은 280HU 정도가 적절하다. 주로 SSD 기법이 사용되며 모델링된 3D 영상을 좌측과 위쪽으로 각각 36°씩 회전시켜 screen save한다. 필요에 따라 sagittal과 coronal reformation 또는 volume rendering 기법을 추가한다.

그림 9-16은 제1, 2 경추에 mild anterior subluxation이 있는 환자의 C-spine 영상이다. (a)의 좌측과 중앙의 영상은 체적 렌더링으로, 우측은 표면 렌더링으로 재구성한 영상들이다. C2, C3, C4에 lordosis가 증가되어 있고 C2의 극돌기에 외상으로 인해 발생된 fibrotic change를 동반한 골절이 보인다. C5와 C6에 척추후만을 생각하는 kyphotic angulation도 있다.

(2) Pelvic bone 3D

① **목적 및 적용**

종양이나 외상으로 인한 골절, 외과계 골질환이나 선천성 골질환 및 보철용 디자인 등 수술 전 병태파악이나 성형재건술을 위한 simulation과 계획 및 guiding, 그리고 수술후의 평가에 주로 이용된다.

② **스캔 방법**

검사부위의 장단에 따라 차이는 있지만 일반적인 방법은 조영제를 사용하지 않으며 bone 알고리즘을 사용한다. 장골능(iliac crest) 레벨에서 소전자(lesser trochanter) 레벨까지 3~5mm의 슬라이스 두께와 1.5~2.5mm의 간격으로 스캔한다

③ **3D 영상의 재구성**

Threshold 기법을 주로 사용하며 scalpel과 subtraction 기법이 추가된다. Low threshold 값은 120HU 정도가 사용하며, high threshold 값은 280HU 정도가 적절하다.

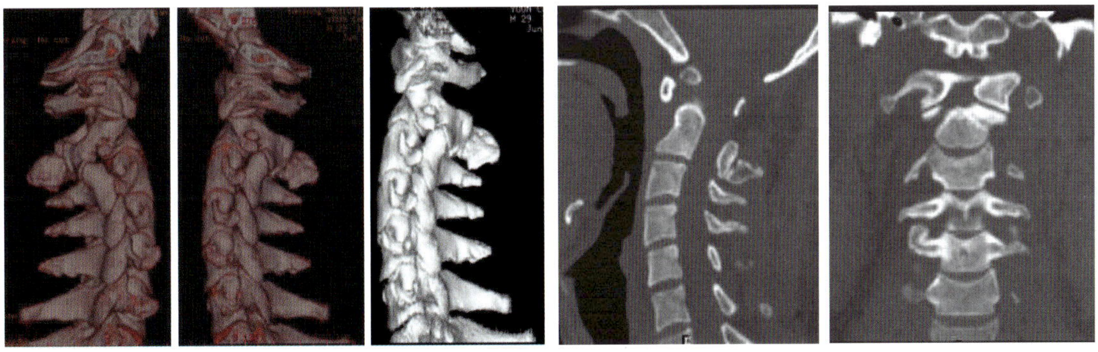

(a) (b)

| 그림 9-16 | C-spine 3D 및 2D 영상

주로 SSD 기법이 사용되며 모델링된 3D 영상을 좌측과 위쪽으로 각각 36°씩 회전시켜 screen save 한다. 필요에 따라 sagittal과 coronal reformation 또는 volume rendering 기법을 추가한다.

④ Hip joint 3D

주된 관심부위가 고관절인 경우에는 관골구(acetabulum)가 있는 상태에서의 영상과 제거한 상태에서의 3차원 영상을 재구성하여 위와 동일하게 screen save 한다.

그림 9-17은 좌고관절 부위에 선천성 기형이 있는 환자의 수술계획을 세우기 위해 3D CT를 시행하였으며, (a)영상은 고관절에 관절구를 merge하여 얻은 영상이며 (b)영상은 femoral head 부위를 제거하여 관골구의 내부구조를 잘 보여주는 영상이다.

(3) Extremity 3D

① 목적 및 적용

종양이나 외상으로 인한 골절, 선천성 골질환 등 수술전 병태파악이나 성형재건술을 위한 simulation과 계획 및 guiding, 보철장치의 제작 디자인 그리고 수술후의 평가에 주로 이용된다.

② 스캔 방법

검사부위에 따라 차이는 있지만 일반적인 방법은 조영제를 사용하지 않으며 bone 알고리즘을 사용한다. 관심부위를 중심으로 하여 2～3mm 정도의 슬라이스 두께와 1～1.5mm의 간격으로 스캔한다

③ 3D 영상의 재구성

Threshold 기법을 주로 사용하며 scalpel과 subtraction 기법이 추가된다. Low threshold 값은 +120HU 정도가 사용하며, high threshold 값은 +280HU 정도가 적절하다. 주로 VRT 또는 SSD 기법이 사용되며 모델링된 3D 영상을 좌측과 위쪽으로 각각 36°씩 회전시켜 screen save 한다. 필요에 따라 sagittal과 coronal reformation을 추가한다.

그림 9-18은 ankle joint에 퇴행성 관절염(degenerative osteoarthritis)이 있는 환자의 CT 영상이다. Left ankle에 첨족 기형(equinus deformity)가 있으며 tibia의 posterior aspect로 여러 개의 퇴행성 돌기(spur)가 관찰된다.

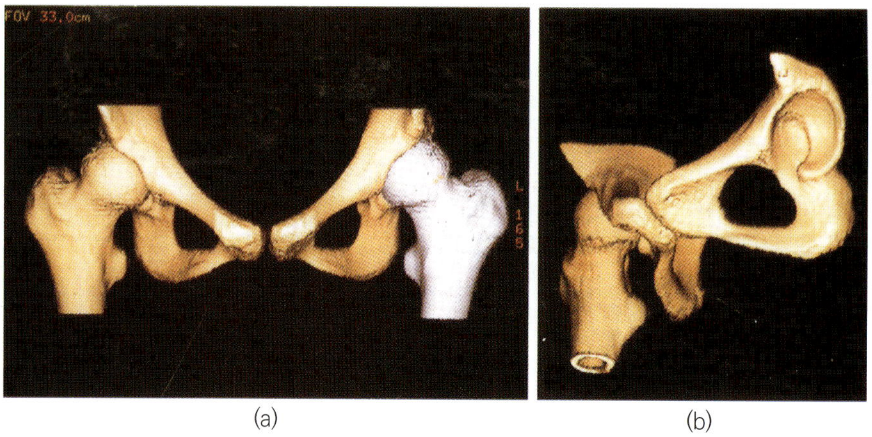

(a) (b)

| 그림 9-17 | 고관절의 3D 영상

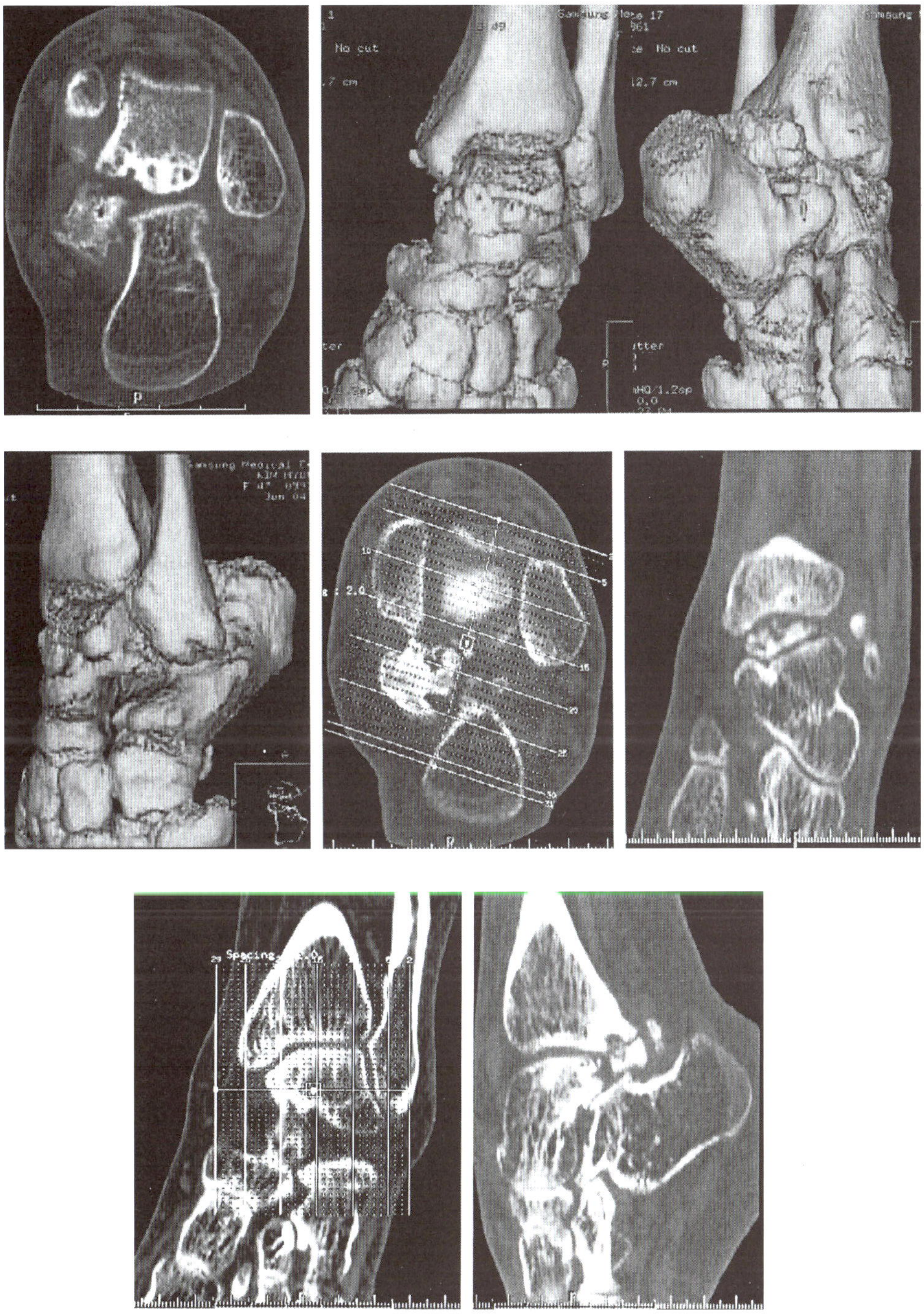

| 그림 9-18 | Left ankle의 3D 및 2D 영상

(4) CTA, upper extremities

① 목적 및 적용

Arteriovenous malformation, arteriovenous fistula 등 상지혈관에 존재하는 협착 또는 폐색, 동맥류 및 정맥류의 진단, 그리고 유방암으로 인해 유방을 절제한 환자의 유방성형 수술전 thoracodorsal artery의 개통성을 확인하기 위해 주로 시행한다.

② 스캔 방법

Pre-contrast study의 시행없이 post-contrast study만 시행하는 경우가 많다. Post-contrast study는 팔은 편 상태에서 neck부터 lower arm 레벨까지 1.25~1.5mm의 슬라이스 두께와 간격으로 스캔한다.

조영제는 관심부위가 아닌 반대편의 정맥으로 초당 3~4mL의 주입속도로 총 120~150mL를 주입하며 동맥부위의 관찰을 위한 검사이면 대동맥궁 레벨에서 auto bolus tracking 기능을 이용하여 prep. delay를 설정하고, 정맥부위의 평가를 위한 검사인 경우 조영제 주입시작 시간부터 약 80초 정도의 prep. delay가 적절하다.

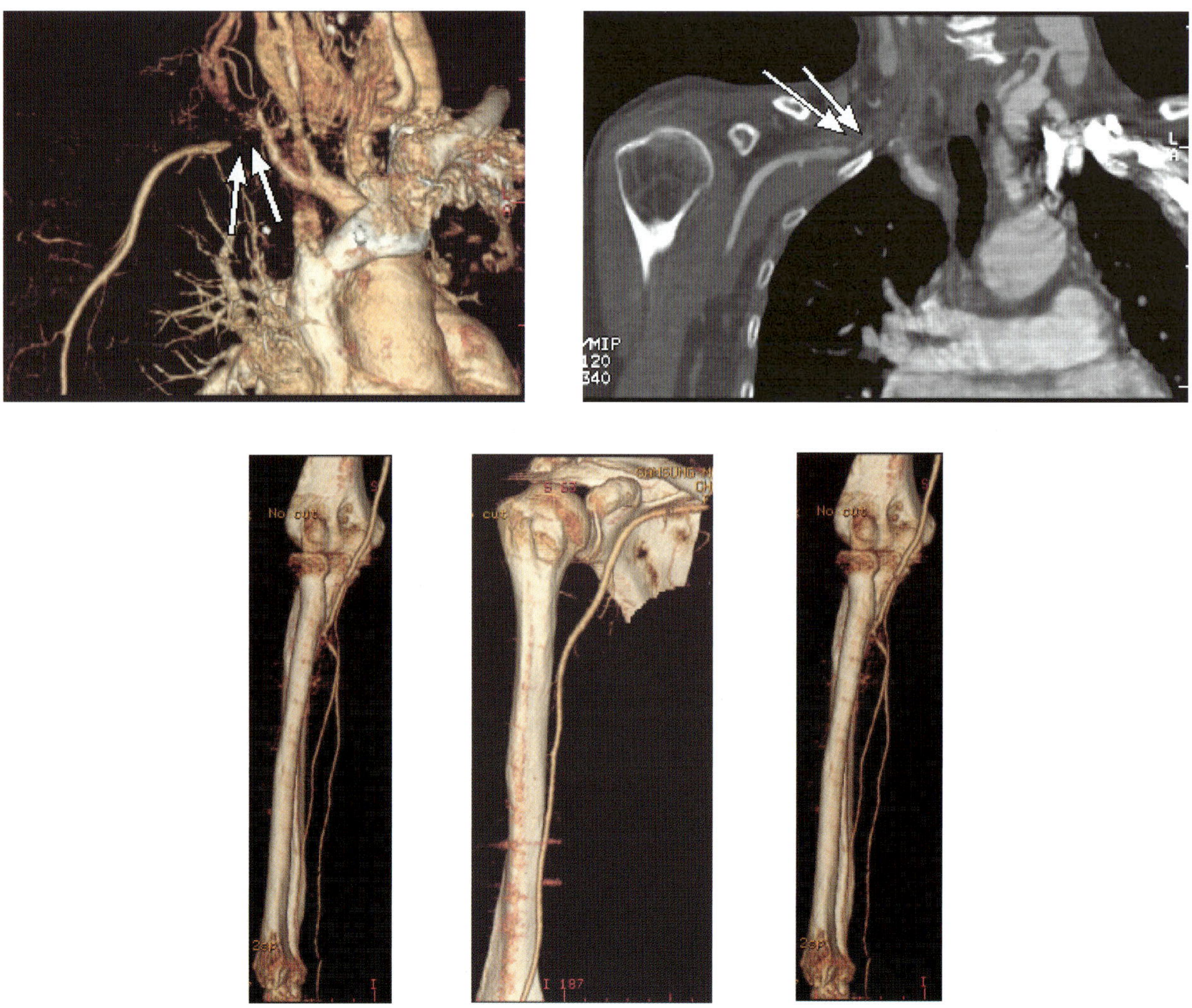

그림 9-19 우측 쇄골하동맥과 팔의 동맥부위의 관찰을 위해 시행된 CT혈관조영상

③ 3D 영상의 재구성

3차원 영상의 재구성은 평가하고자 하는 혈관에 적절하도록 동맥상 또는 정맥상을 재구성한다. 주된 모델링 기법은 volume rendering 기법이며 MIP 기법 등이 추가된다. 필요하면 2D reformation을 추가한다.

그림 9-19는 64 슬라이스 MDCT에서 takayasu's arteritis와 우측 쇄골하동맥의 협착을 진단하기 위해 시행한 상지혈관의 CTA를 시행한 경우이다. 우측 쇄골하동맥의 mid-segment에 2~3cm의 심한 협착 또는 폐색이 관찰되며 right arm의 artery에는 협착이 없음을 알 수 있다.

(5) CTA, lower extremities

① 목적 및 적용

장골동맥(iliac artery), 대퇴동맥(femoral artery), 하지동맥(lower extremities arteries)에 존재하는 협착 또는 폐색이나 동맥류의 진단을 위해 주로 시행한다.

② 스캔 방법

Pre-contrast study의 시행없이 post-contrast study만 시행하는 경우가 많다.

Post-contrast study는 common iliac bifurcation부터 ankle 까지 2.5~3mm의 슬라이스 두께와 간격으로 스캔한다. 하지만 동맥류나 협착이 복부에도 있는 경우에는 스캔범위를 횡경막 레벨부터 ankle까지로 설정해야 한다. 그 후 3차원 영상으로 재구성할 병변부위만 1.25~1.5mm의 간격으로 재구성한다 그러나 병변이 넓게 분포하는 경우에는 전체 부위를 1.25~1.5mm로 재구성하는 것이 좋다.

조영제는 초당 3~4mL의 주입속도로 총 120mL를 주입하며 prep. delay는 30초에서 40초 정도가 적절하다. 그러나 병변부위가 knee joint 이하이면 50초 정도까지 delay time이 늦어질 수도 있다. 정확한 검사를 위해서는 가능하면 auto bolus tracking 기능을 이용하여 장골능 레벨에서 모니터링 스캔을 시행하여 prep. delay를 설정하는 방법이 권고된다. Enhancement threshold는 +80HU 정도가 적절하다.

③ 3D 영상의 재구성

3차원 영상의 재구성은 1.5~2.5mm의 슬라이스 간격으로 재구성한 횡단면 영상을 사용하여 thoracoabdominal CTA와 동일한 방법으로 동맥상의 3D영상을 재구성한다. 주된 모델링 기법은 volume rendering 기법과 MIP 기법이며, 모델링된 3D영상은 batch 기능을 이용하여 좌측방향으로 18° 또는 36°씩 회전하여 영상을 screen save 한다. 필요에 따라 2D reformation을 추가한다.

그림 9-20은 2.5mm의 단면두께와 1.25mm의 간격으로 얻은 하복부와 하지의 3차원 CT혈관 조영상이다.

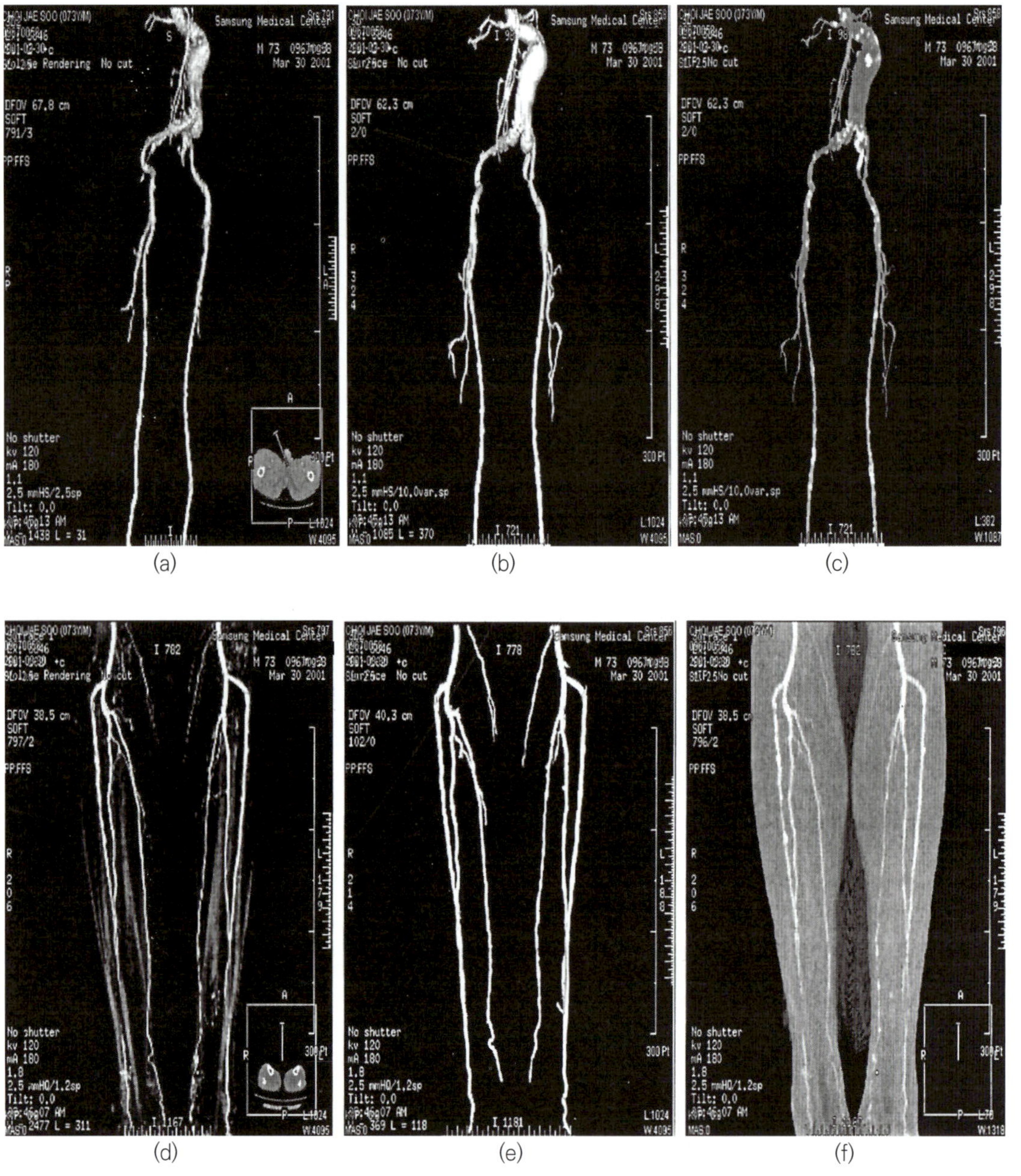

| 그림 9-20 | 하지의 CT angiography 영상

초당 4mL의 주입속도로 조영제를 120mL 주입하였다. (a)와 (d)영상은 체적 렌더링으로, (b)와 (e)영상은 표면 렌더링으로, (c)와 (f)영상은 MIP 기법으로 얻은 영상들이다. 좌신동맥의 직하방부터 시작되어 하복부대동맥에 약 7cm 직경의 혈전을 동반한 거대 동맥류가 관찰되며, 양쪽 장골동맥은 동맥류와 석회화를 동반하고 있다. 하지의 영상에서는 오른쪽 distal tibial artery에 협착이 보인다.

그림 9-21은 1.25mm의 단면두께와 간격으로 얻은 하복부와 하지의 3차원 CT혈관 조영상이다. 초당 4mL의 주입속도로 조영제를 140mL 주입하였다.

복부대동맥에 mild atherosclerotic change가 관찰되며, 양쪽 표재성 대퇴동맥과 run-off arteries에 atherosclerotic plaque에 기인된 multifocal stenosis가 관찰된다.

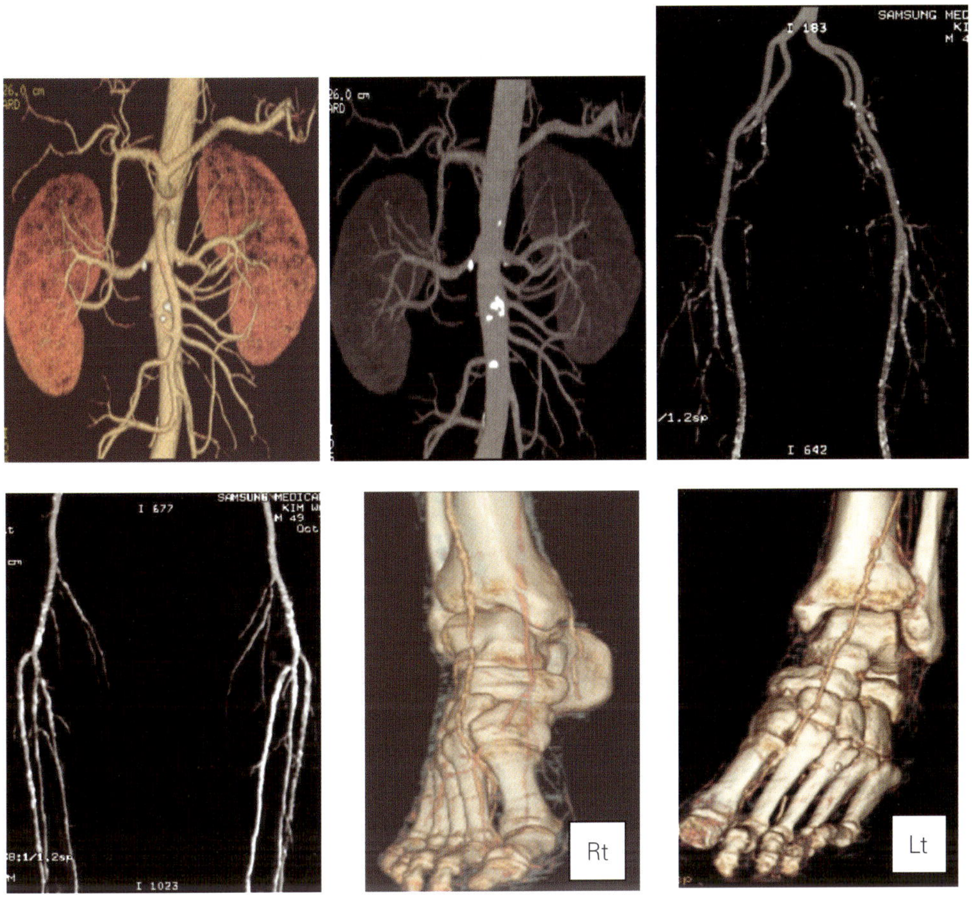

| 그림 9-21 | 하지의 CT angiography 영상

4. CT angiography의 장단점

1) 장점

① 말초 정맥혈관에 조영제를 주입하여 검사함으로써 동맥을 사용하는 고식적 혈관조영술(conventional angiography)에 비해 침습성이 적다.

② 입체적이며 multi-directional 영상표시가 가능하다

③ 빠른 영상획득으로 검사시간이 단축되며 비용의 절감효과가 있다.

④ 혈관구조의 파악과 인접 혈관이나 bone의 관계 뿐만 아니라, 혈관 강내 및 혈관벽의 구조도 자세히 관찰할 수 있어 석회화나 mural thrombus의 관찰능력이 초음파나 고식적 혈관조영술보다 우수하다.

⑤ MRA보다 해상능이 우수하며, 체내에 금속물질을 보유하고 있는 환자와 폐소공포증 환자의 검사에 유리하다.

⑥ 고식적 혈관조영술보다 thromboembolic complication의 요소가 적다.

⑦ 2차원 횡단면상인 axial image에서 동맥류 주변의 석회화, lymphadenopathy, hematomas, 또는 incidental carcinomas 등과 같은 비혈관적인 이상의 감지능력이 MRA나 초음파, 또는 고식적 혈관조영술에 비해 우수하다.

2) 단점

① 영상 editing 과정에서 bone 이나 불필요한 구조물의 제거과정이 필요하다.
② 작고 미세한 혈관들의 영상화에는 한계가 있다.
③ 한번에 다량의 조영제 사용으로 인한 부작용 발생 우려가 많다.
④ Renal important 환자나 조영제에 심한 부작용이 있는 환자에게는 제한적인 검사이다.
⑤ High quality의 영상을 얻기 위해 얇은 슬라이스 두께로 스캔함으로 MRA에 비해 과도한 방사선 피폭의 우려가 있다.
⑥ 혈류에 의한 아티팩트 발생이 적고 혈관 구조의 표현은 우수하지만 low dynamics의 표현은 MRA에 비해 떨어진다.

3) 제한점 및 추후 발전방향

Helical CT의 체적 영상화, 스캔 속도의 단축과 컴퓨터 그래픽의 발전으로 인해 각종 장기의 3차원적 진단이나 수술의 시뮬레이션이나 가이드에 많은 도움을 주고 있으며, 각 부위의 혈관질환의 진단과 질환의 침범 정도를 쉽고 정확하게 평가할 수 있게 되었다. 심지어 고식적 혈관조영술보다 진단에 있어서 우수한 면도 있다. 그러나 아직도 불충분하고 극복해야 할 문제가 많은 것도 사실이다.

이러한 문제점을 살펴보면, MDCT의 사용으로 많이 극복되었지만 그래도 복부나 흉부의 적용에서는 호흡조절의 실패에서 기인되는 misregistration의 발생을 방지하고 고해상능을 갖는 영상을 얻기 위해서는 상대적으로 한정된 범위에서만 검사시행이 가능하다. 또한 충분치 못한 CT tube의 열방출 능력으로 비만환자의 연속 스캔시 SNR의 저하가 초래되는 면도 있으며, 양질의 영상을 얻기 위해 얇은 슬라이스 기법의 적용으로 인해 많은 수의 횡단면 영상이 발생하게 되어 데이터의 처리나 보관에 부담을 준다.

기술적인 면에서 3차원 영상을 만드는 editing 과정에서 threshold 값의 잘못된 적용이나 필요치 않는 구조물의 제거과정에서 pseudostenosis 같은 아티팩트의 발생으로 인해 증상이 과대 또는 과소 평가될 위험이 있으며, 이와 같은 작업시 상대적으로 많은 시간이 소요되는 단점도 있다.

하지만 같은 종류의 혈관이라도 환자에 따라서 적정 조영증강 시간이 다를 수 있는 혈행역학적인 다양성을 많은 부분 보완해 줄 수 있는 일종의 인공지능인 smart scanning 기법의 사용으로, 혈관의 조영농도가 원하는 수준에 도달하는 시기에 자동적으로 스캔을 함으로써 더 적은 양의 조영제로 우수한 영상을 얻을 수 있으리라 기대된다.

또한 컴퓨터 하드웨어의 대용량화와 그래픽 소프트웨어의 발전과 더불어 단순하고 신속한 processing 방법의 개발은 3차원 영상의 적용범위를 넓히는데 일조를 하리라고 생각된다.

참고문헌

김문찬 이종덕, 최연현. Evaluation of 3Dimensional CTA in coronary artery bypass graft. 대한전산화단층기술학회지 창간호. May 1999;48-51.

김문찬. 3D Reconstruction(Post-processing method) 대한전산화단층기술학회 1999년도 제2차 연수강좌 2002;103-115.

김용완 등. 위병변 환자의 virtual endoscopy와 내시경 영상 비교. 대한전산화단층기술학회지 창간호. May 1999;64-67.

김용완, 이종호. 이중 조영법을 이용한 뇌수막종의 VR 영상과 고식적 혈관조영술의 영상비교. 대한전산화단층기술학회지 제4권 제1호 2002;141-146.

김태성, 윤강철, 이종호 등. 3D Raysum 기법을 이용한 CT pharyngography. 대한전산화단층기술학회지 제3권 제1호 2001;41-43.

김태성, 한진수, 이종호. SSD 기법의 brain CTA 영상에 있어서 threshold width 의 변화에 따른 MCA 직경의 변화. 대한전산화단층기술학회지 제2권 제1호 2000;86-88.

김헌준. Variable 3D case study on multi-detector CT. 대한전산화단층기술학회지 제4권 제1호 2002;45-53.

문주영. Introduction of 3Dimensional image. 대한디지털영상기술학회지. 제4권 제1호1998;202-211.

박장흠, 김기홍, 서동수 등. SDCT와 MDCT를 이용한 삼차원 재구성 영상의 질의 비교. 대한전산화단층기술학회지 제4권 제1호 2002;63-71.

범희남, 김용완, 이종호. Virtual colonoscopy를 이용한 대장 용종에 대한 연구. 대한전산화단층기술학회지 창간호. May 1999;68-71.

신상보, 김문찬, 조원홍 등. 데이터 획득방식 및 재구성 알고리즘 변화에 대한 3차원 영상의 재현성 비교. 대한전산화단층기술학회지 제3권 제1호 2001;67-72.

신상보, 김문찬. 생체 간이식술을 위한 전산화단층 혈관조영술의 유용성 대한전산화단층기술학회지 제4권 제1호 2002;105-112.

유영, 김헌준, 노현아 등. 방광질환의 3차원적 전산화단층촬영의 유용성 비교분석. 서울특별시 방사선사회지. 제3권 제1호 2001;160-168.

윤희석, 신현길, 조병권. EBT를 이용한 관상동맥 질환의 평가. 대한전산화단층기술학회지 창간호 1999;44-47.

윤희석, 조병권, 신현길 등. 전자선 단층촬영의 관상동맥 석회화 수치에 의한 관상동맥 질환의 검출. 서울특별시 방사선사회지. 제6권 제3호 1998;115-120.

이경숙, 이창엽. CT angiography를 이용한 aorta aneurysm의 분류 통계. 대한전산화단층기술학회지 제4권 제1호 2002;57-61.

이원재. Clinical application of abdominal CTA. 3D CT angiography 연수(대한디지털영상기술학회) Sep 1996;3-7.

정경일. Spiral CT 에서 slice thickness와 pitch의 증가에 따른 SSD 영상의 모양변화에 대한 고찰. 대한전산화단층기술학회지 제3권 제1호 2001;109-112.

최충곤. CT angiography: Neuroradiologic application. Spiral and dynamic CT: Recent application(서울아산병원 방사선과학 연수강좌) 1995;91-95.

Andeas Pommert, et al. Medical volume visualization: methods and application. The first Germany-Korea joint conference advanced medical mage processing. Ewha womens university. 1996.

Axel Hildebrsand, Georgios Sakas. Innovative 3D-methods in medicine. The first The first Germany-Korea joint conference advanced medical mage processing. Ewha womens university. 1996.

David J. Vining. Interactive 3D. Diagnostic imaging, November 1996;127-129.

Derek R Ney, Elliot K Fishman, Donna Magid et al. Three dimensional volumetric display of CT data: Effect of scan parameters upon image quality. Journal of computer assisted tomography Vol. 15 No. 5 1991;875-885.

Geoffrey D. Rubin, Jandy Napel, Michael D Dake et al. Spiral CT create 3D neuro, body angiograms. Diagnostic imaging Aug 1992;66-74.

Geoffrey D. Rubin, Michael D Dake, Sandy Napel et al. Spiral CT of renal artery stenosis: Comparison of three-dimensional rendering techniques. Radiology. Vol. 190 No. 1, January 1994;181-189.

Gilbert R. Ferretti, et al. Tracheobronchial tree: Three-dimensional spiral CT with bronchoscopic perspective. Journal of computed assisted tomography. Vol. 20 No. 5, 1996;777-781.

Helen M. Fenlon, Eamann Breatnach. 3D CT aids planning of craniofacial surgery. Diagnostic imaging. August 1995;47-57.

Klein HM, Wein B, Truong S et al. Computed tomographic cholangiography using spiral scanning and 3D image processing. The British Journal of Radiology Vol. 66 1993;762-767.

Michael W. Vannier, Jaffrey L. Marsh. Three-dimensional imaging, surgical planning and image guided theraphy. Radiologic clinics of North America. Vol. 34 No. 3, May 1996.

Napels et al. CT angiography with spiral CT and maximum intensity projection. Radiology Vol. 182 1992;607-610.

Pamela T Johnson, David G Heath, Brian S Kuszyk et al. CT angiography: Thoracia vascular imaging with interactive volume rendering technique. Journal of computer assisted tomography. Vol. 21(1) 1997;110-114.

Philip Costello, Jochen Gaa. Spiral CT angiography of abdominal aortic aneurysms. RadioGraphics. Vol. 15, 1995;397-406.

Philippe Soyer, David Heath, David A Bluemke et al. Three- dimensional helical CT of intrahepatic venous structure: Comparasion of three rendering technique. Journel of computer assisted tomography Vol. 20(1) 1996;122-127.

Richard Tello, Philip Costello, Christian Ecker. Spiral CT evaluation of coronary artery bypass graft patency. Journal of computer assisted tomography. Vol. 17 No. 2, 1993;253-259.

Robert K. Zeman et al. CT angiography. AJR. Vol. 165, November 1995;1079-1088.

Sandy A. Napel. Principles and techniques of 3D spiral CT angiography. Raven press, LTD., New York. 1995;167-182.

Stockberger SM, Sherman S, Kopecky KK. Helical CT cholangiography. Abdominal imaging Vol. 21 1996;98-104.

Tadafumi shimizu, Isamu Narabayashi, Yasuharu Ogura et al. Three-dimensional display of pulmonary nodules using helical CT. Radiation medicine. Vol. 13 No. 5, 1995;209-216.

Werner Moshage, Stephan Achenbach. Coronary artery stenosis: Three-dimensional imaging with electrocardiographically trigged, contrast enhanced, electron beam CT. Radiology 1995;707-714.

Zeman RK, Silverman PM, Vieco PT et al. CT angiography. AJR Vol. 165 1995;1079-1088.

Zsuzsnna Papp, Peter Herman, Masashi Takahashi. CTA offer alternative in carotid angiography. Diagnostic imaging. Aug 1995;61-65.

chapter 10

특수 CT검사법

1. Brain stereotactic CT(뇌 정위 CT)

1) 목적

외상이나 CVA 등에 의한 두개내 출혈이 생긴 경우 이의 정확한 외과적 수술을 위해 위치잡이 및 안내를 위해 시행한다.

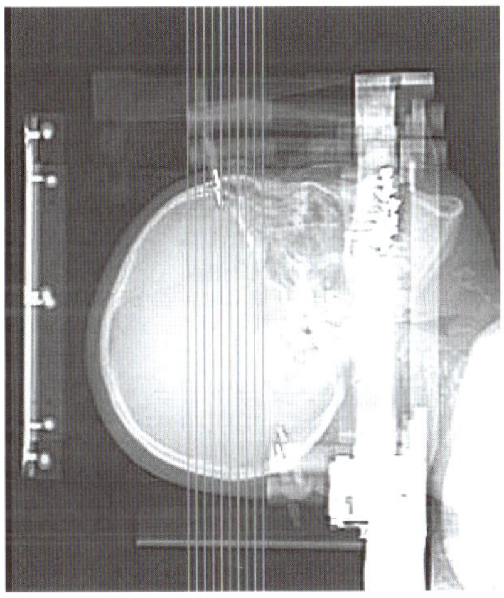

(a) Cross referenced scout image

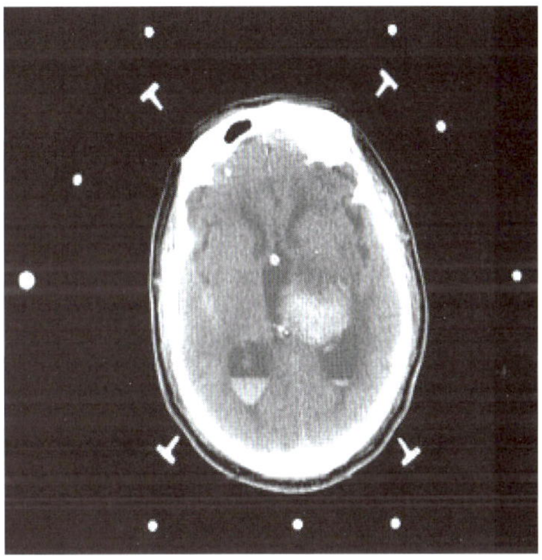

(b) 핀을 사용한 방법

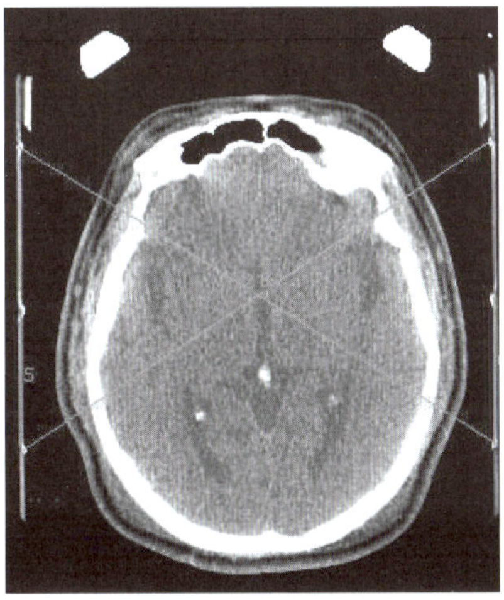

(c) 금속자를 사용한 방법

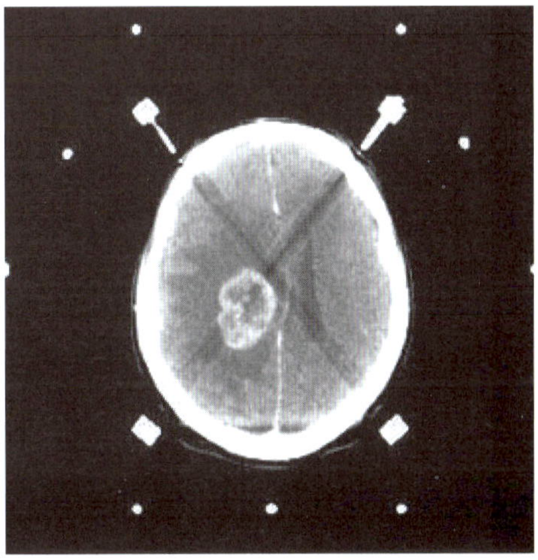

(d) X-knife용 stereotatic 방법

| 그림 10-1 | Brain stereotactic CT 영상들

2) 방법

Brain CT검사로 뇌출혈의 존재를 확인 후나 radiosurgery 목적으로 해당되는 stereotactic frame을 머리에 장착한 후 3mm의 슬라이스 두께와 스캔 간격으로 axial scan을 시행한다. 이때 display FOV를 크게 설정하여 위치잡이용 핀이나 금속자가 포함되도록 한다.

3) 적용

① 두개부의 biopsy : 두개내 종양, 감염성 부위
② 낭종의 aspiration
③ Aspiration of brain abscesses and instillation of antibiotics
④ Functional neurosurgery
⑤ Intracavitary & interstitial irradiation
⑥ Stereotactic radiosurgery : Linac을 이용하는 X knife와 ^{60}Co을 이용하는 γ knife 시스템
⑦ Stereotactic trans phenoidal chemical hypophysectomy
⑧ Stereotactic laser microsurgery

4) Frameless radiosurgery planning CT

Localizer가 부착된 ring(frame)이 필요없는 영상유도 시술법인 viewing wand나 computer aided surgery(CAS) 시스템의 위치잡이나 안내를 위해 이용된다.

2. 방사선 치료계획용 CT(radiation therapy planning CT)

1) 목적

방사선 치료의 계획 수립과 치료 시 종양 위치에 방사선이 집중되도록 하기 위한 목적으로 시행한다.

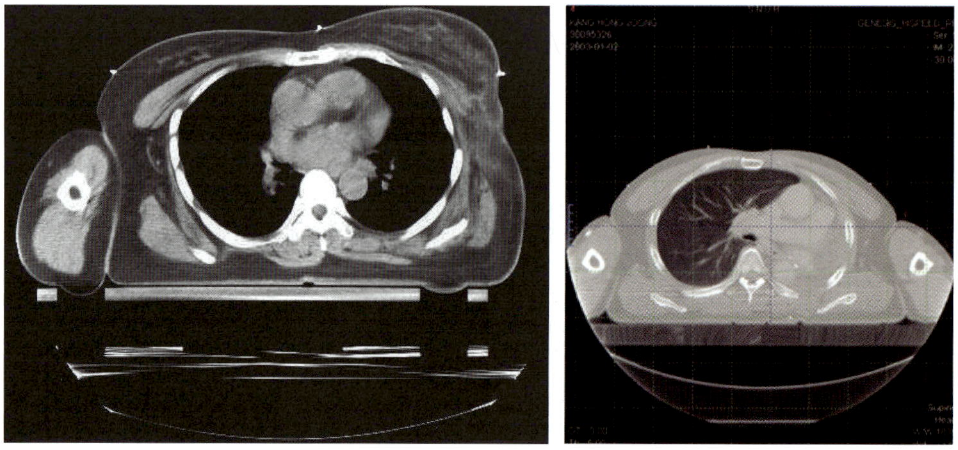

Ⅰ그림 10-2Ⅰ 방사선 치료계획용 CT 영상들

2) 스캔

혈관조영술에서 사용되는 카테터나 납줄을 사용하여 검사부위의 전면과 좌우면에 부착시켜 갠트리 상하좌우의 위치잡이용 중심선과 일치시킨다. 이때 전면에 부착한 줄(마커)은 X축의 좌표, 좌우 마커는 Z축의 좌표 결정을 위해 사용된다. 즉, 마커 부위가 0인 점이 되는 것이다.

그리고 검사부위에 따라 3mm의 적절한 슬라이스 두께를 사용하고 부착된 줄이 충분히 포함되도록 display FOV를 크게 설정하여 스캔한다.

3) 하드카피

Filming을 하는 경우 병변 부위의 위치 파악을 위해 각 영상마다 grid line을 삽입하여 하드카피한다.

4) 방사선종양학과에 데이터 전송

보조 기억매체를 통해 CT 영상을 전달하거나 설정된 방법에 따라 근거리 통신망을 통해 데이터를 방사선종양학과 시뮬레이터실로 전송하여 시뮬레이션 컴퓨터에서 CT 영상에 isodose curve를 중복시켜 치료부위의 방사선 조사방향의 설정이나 심부선량계산을 행한다. 그리고 2차원의 단면영상을 이용하여 종양 및 정상조직의 3차원 입체영상을 얻어 치료범위를 설정하고 선량의 분포 및 투여방법을 결정한다. 또한 치료의 정확을 기하기 위해 인체구조를 3차원적으로 보상할 수 있는 보상체의 제작에도 이용된다.

3. CT 유도하 조직생검(aspiration biopsy)

1) 목적

주위의 정상조직에 대한 피해를 최소화하고 neoplastic disease의 병리적 진단에 필요한 샘플(specimen)을 뽑아내는 시술법(interventional procedure)이다. 주로 원발성, 전이성, 재발성 종양, 감염성 질환 그리고 수술후의 변화 관찰을 위해 시행된다.

2) 적용

부신, 췌장, 림프절 등의 후복막과 허파, 가슴우리, 척추, 사지뼈 등의 부위에 광범위하게 적용된다.

3) 특성

고해상능의 영상을 이용해 병변 부위를 섬세하게 3차원적으로 localization 할 수 있으며, 조직 내 천자 침(needle tip)을 볼 수 있어 작은 크기의 병변 감지에 용이하다.

또한 겹쳐있는 부위에 있어 초음파 유도하 또는 X선 투시유도하의 시술에 비해 lesion 감지 능력이 우수하고, 주위조직과의 관계를 보여줌으로써 임상의가 병변 부위의 route 설정에 용이하며 다양한 환자 position으로 시술이 가능하다. 최근의 장치에서는 보다 빠르고 정확하게 천자침을 병변에 접근시키기 위한 기능으로 CT fluoroscopy 기능(Siemens와 Toshiba)과 axial image와 MPR로 얻은 영상을 이용해 병변과 천자부위의 거리, 각도를 계산해내면 자동으로 천자침의 방향과 거리를 유도해 주는 pine point 기구(Phillips) 등이 사용되고 있다.

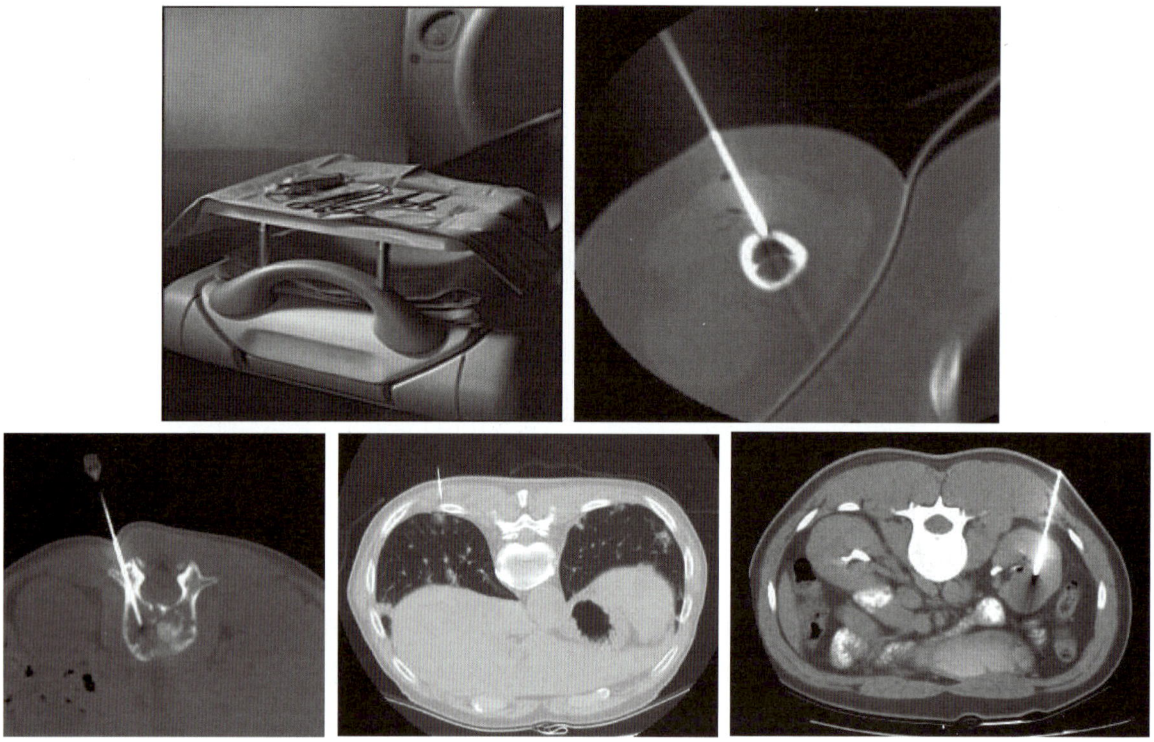

I 그림 10-3 I CT 유도하 조직생검 준비물 및 영상들

4) 일반적인 aspiration biopsy 세트 구성물

① Biopsy needle(15G~21G)
② 베타딘과 알코올 스폰지, 거즈
③ 리도카인
④ 26G needle, 10mL 실린지, 수술용 장갑
⑤ Connector(short), slide glass, culture bottle

4. BMD CT

1) 목적

Quantitative CT 또는 Osteo CT라고도 불리며, 골다공증(osteoporosis)의 진단이나 지주골(trabecular bone)의 미네랄 성분의 포함정도를 측정하기 위해 시행하는 골밀도 측정용 CT검사이다.

CT를 이용한 골밀도 측정은 뼈가 갖고 있는 흡수계수와 등가인 calibration 팬텀과 분석 소프트웨어가 필요하며 최근에는 재구성된 3차원 영상을 이용하여 측정하는 방법도 소개되고 있다.

그러나 CT를 이용한 골밀도 검사는 검사 소요시간이 많고 검사의 신뢰성이 다소 부족하며 정상값의 편차에 대한 논쟁으로 인해 최근에는 단순 X선 골밀도 검사나 초음파 골밀도 검사, 핵종을 이용한 골밀도 검사로 대체되어 거의 시행되지 않고 있다.

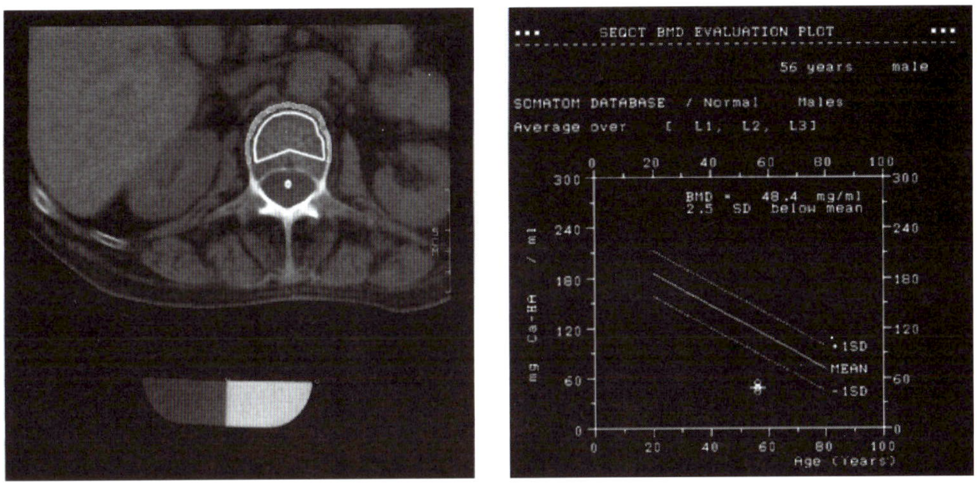

(a) 골밀도 측정을 위한 ROI설정 (b) 골밀도의 평가

| 그림 10-4 | BMD CT

2) 스캔 방법

Localization scan 후 제 3, 4, 5요추의 중앙부위에 척추체에 평행하게 한 슬라이스씩 axial scan을 시행하는데, 뼈의 등가물질을 포함하는 reference phantom과 함께 스캔한다.

3) 측정 및 평가

그림 10-4에 나타낸 바와 같이 axial 영상에서 해면뼈(spongy bone)와 치밀뼈(cortical bone)과 피질골(cortical bone) 부위에 타원형의 ROI를 각각 설정하여 평균 CT값을 계산한 후 전용 소프트웨어를 이용하여 BMD값으로 변환하여 뼈의 미네랄 함유량을 성상인과 비교 분석한다.

5. CT myelography

1) 목적

일반적인 척수강 조영술(myelography)에서 잘 알 수 없는 far lateral disk herniation의 진단을 위해 주로 시행한다.

2) 방법

척수강 조영술과 동일하게 투시조영실이나 혈관조영실에서 거미막밑공간(subarachnoid space)에 needle puncture 하여 척수강 내에 조영제를 주입한 후 약 20~30분의 delay 후 보고자 하는 부위의 디스크 부위만 스캔하거나 척추와 디스크를 포함하여 스캔을 시행한다. 스캔 시 파라메터는 일반 spine CT와 동일하게 3mm의 간격과 3mm의 슬라이스 두께를 설정하는 것이 좋다. 이 때 조영제는 수용성의 비이온성다이머 제재(Isovist , metrizamide 등)가 사용된다.

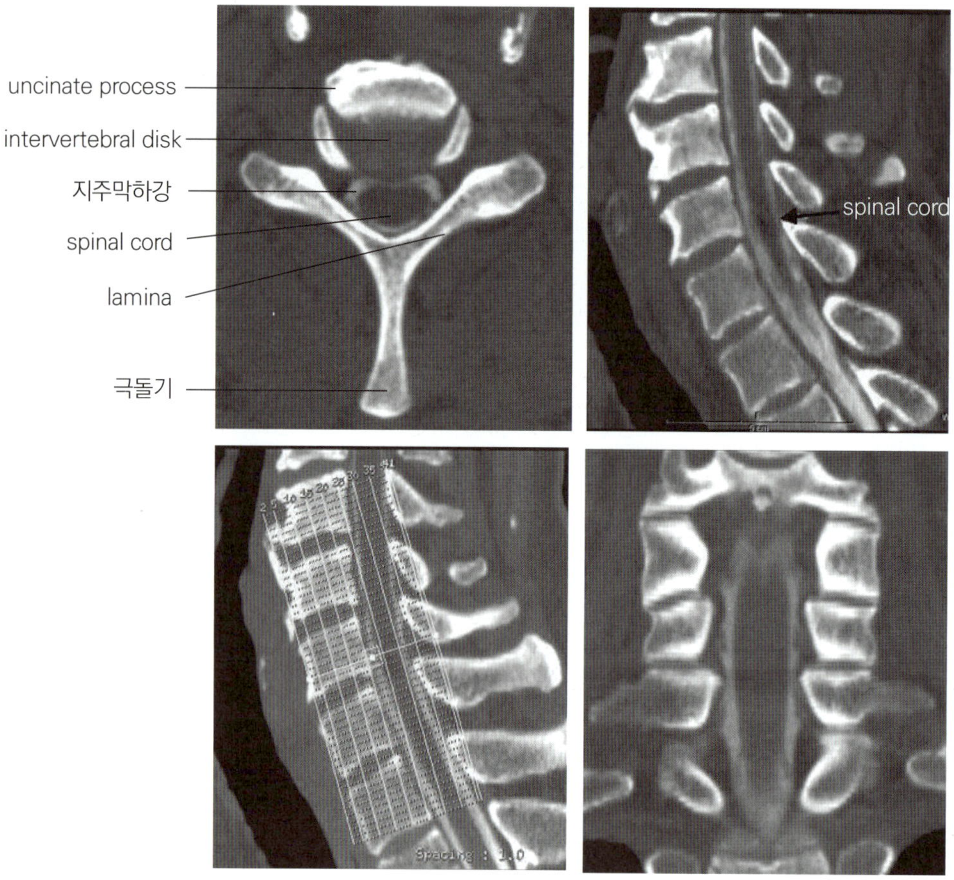

| 그림 10-5 | C-spine myelography CT 영상

6. CT discography

1) 목적

디스크의 조영검사를 위해 시행한다.

2) 방법

투시 조영실이나 혈관 조영실에서 검사하고자 하는 디스크 부위에 직접 needle puncture하여 약 10mL 정도의 조영제를 주입한다. CT실로 환자를 옮긴 후 보고자 하는 부위를 위주로 spine CT와 동일한 방법으로 스캔을 시행한다.

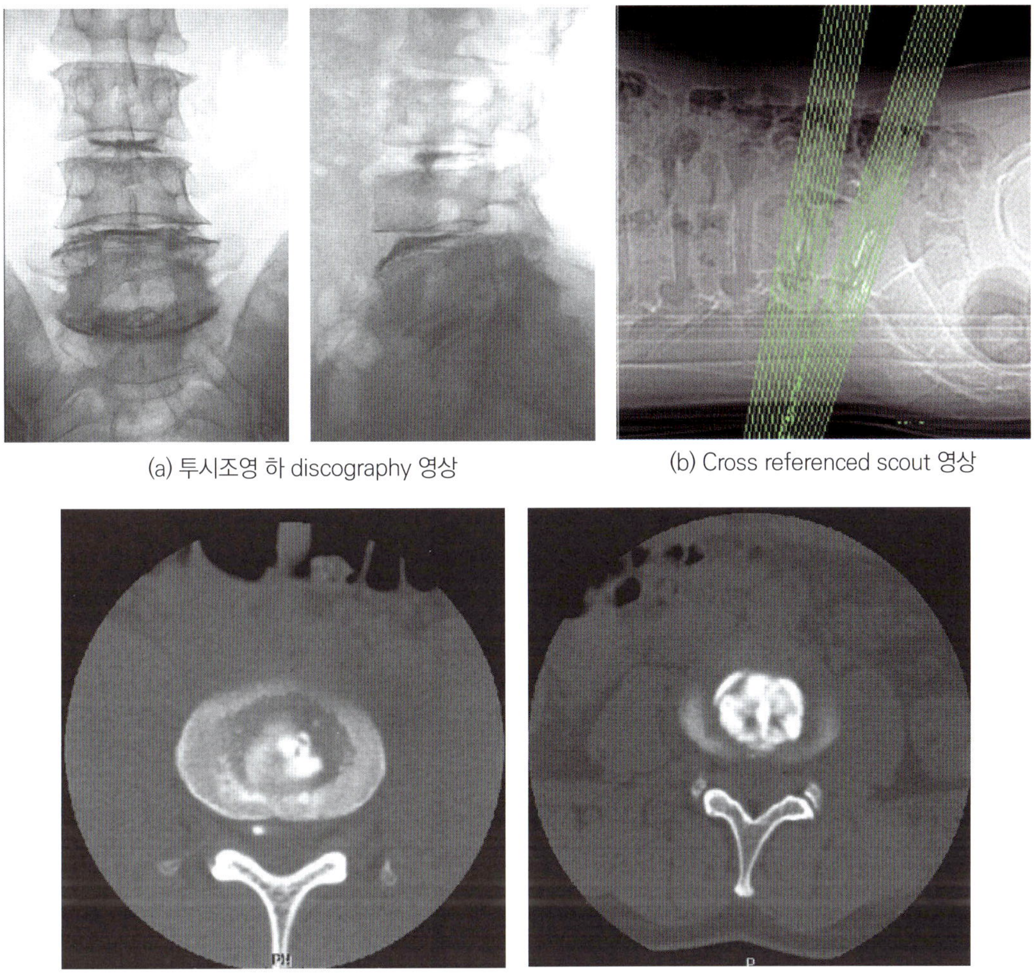

(a) 투시조영 하 discography 영상

(b) Cross referenced scout 영상

(c) CT discography 영상

| 그림 10-6 | 투시조영 하의 discography와 CT discography 영상들

7. Cisternography

1) 목적

뇌척수액(CSF)이 외상이나 수술 후유증으로 코로 흘러 나오거나(비루, rhinorrhea)나 귀로 흘러나오는지(이루, otorrhea)의 여부를 판단하기 위해 시행한다. 또한 물뇌증(수두증, hydrocehalus) 환자의 뇌척수액 흐름이나 배설과정을 알아보기 위해 시행되며, 이 경우 조영제 주입 후 1, 6, 12, 24시간의 지연검사가 필요하다.

2) 방법

거미막 밑 공간에 needle puncture하여 척수강 내에 조영제를 주입한 후 엎드려 머리부위를 낮게 위치시켜 조영제를 포함하는 뇌척수액이 귀나 코로 흘러나오는지의 여부를 판단하기 위해 시행한다. 보통

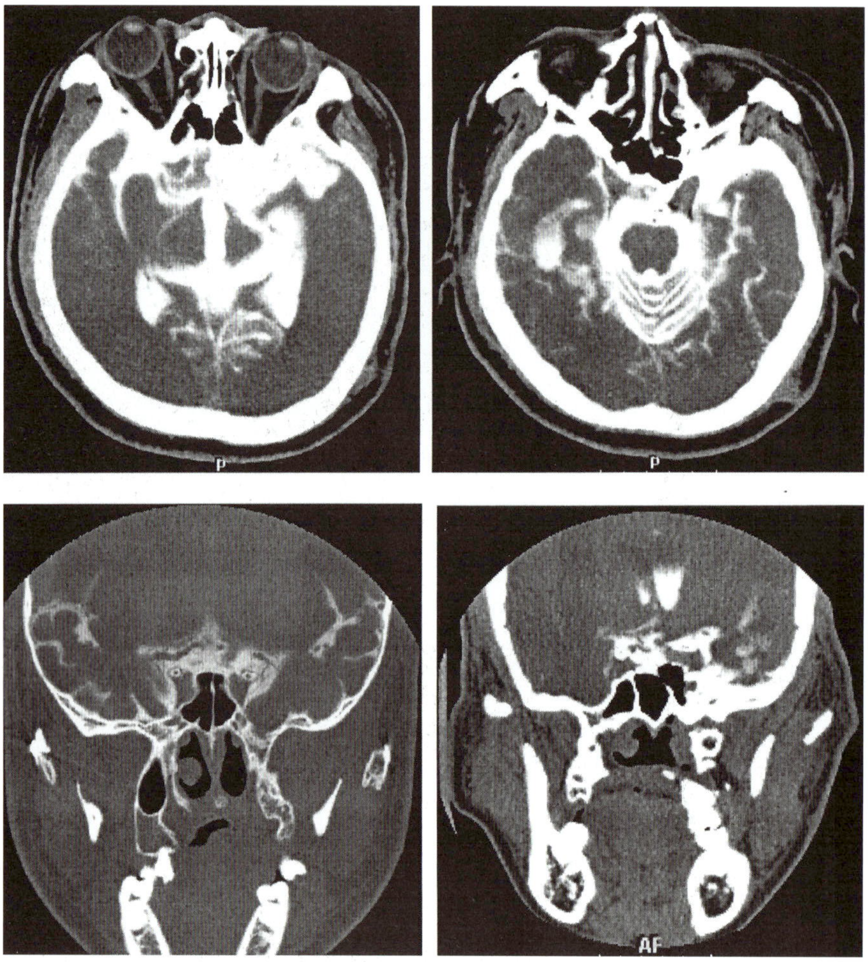

| 그림 10-7 | Cisternography의 axial 및 coronal 영상

coronal scan만 시행하거나, axial scan과 coronal scan을 같이 시행하는데 2~3mm의 간격과 슬라이스 두께가 사용된다. 조영제가 귀나 코로 올라오지 않은 경우에는 일정 시간 간격을 두고 추가적인 촬영을 시행한다.

8. Femoral anteversion & tibial torsion study

1) 목적

넙다리뼈목(femoral neck)은 넙다리뼈 안쪽관절융기(medial condyle)와 가쪽관절융기(lateral condyle)를 연결하는 면인 넙다리뼈 간부(femoral shaft)에 의해 약간 앞으로 기울어져 있는데, 이를 전염(femoral anteversion)이라 한다. 하지 torsion 변형의 주된 원인은 전족부 내전(forefoot adduction), 정강뼈의 내염전(internal torsion of tibia), 대퇴의 전염에 의한다. Femoral anteversion & tibial torsion study는 소아의 경우 넙다리뼈목의 통증을 호소하는 경우나 비정상적인 다리의 각도(내전각 및 외전각)를 갖는 경우 이를 측정하기 위해 시행하며 측정이 용이하고 정확도가 높은 검사이다.

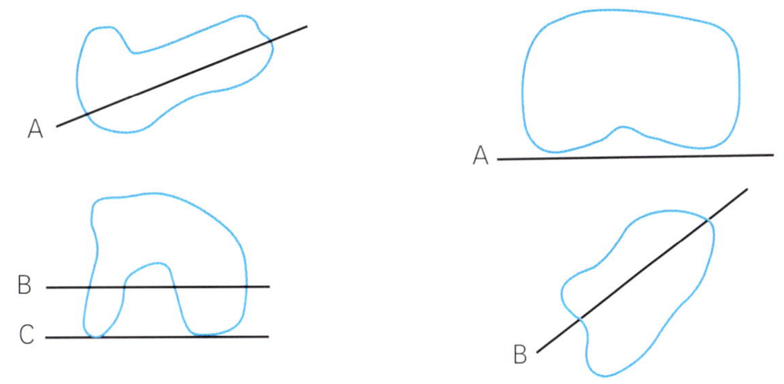

(a) Femoral anterversion 측정 (b) Tibial torsion 측정

| 그림 10-8 | Femoral anterversion 및 tibial torsion 측정

2) 스캔 방법

다리를 neutral position을 두고 양쪽 발꿈치를 밀착시켜 양쪽 무릎과 발목을 끈이나 플라스터를 사용하여 고정시키고, knee joint와 대전자와 발목을 충분히 포함하여 frontal projection의 scout 영상을 얻는다. 2.5~3mm의 간격과 슬라이스 두께로 femoral neck부위에 5~6 슬라이스, knee joint부위에 5~6 슬라이스, ankle 부위에 5~6 슬라이스의 axial scan을 시행한다.

그림 10-8의 (a)와 같이 우측과 좌측을 각각 분리하여 femoral neck 영상과 knee joint 영상이 비교될 수 있도록 영상을 크게 재구성하여 배열시킨다. 그리고 그림 10-8의 (b)와 같이 우측과 좌측을 각각 분리하여 knee joint 영상과 ankle joint 영상이 비교될 수 있도록 영상을 크게 재구성하여 배열시킨다.

(1) Femoral anterversion 각도측정

접다리뼈목(femoral neck)의 장축을 지나는 연장선(A)과 distal femur의 안쪽관절융기와 가쪽관절융기의 가장 넓은 부분을 지나는 연장선(B)을 그려 두 직선이 만나는 각도를 측정하거나, 또는 distal femoral condyle에서 posterior board를 tangential 하게 지나는 선(C)을 연장하여 (A)선과 이루는 각도를 측정한다.

(2) Tibial torsion 각도측정

Fibular head 직상부에서 posterior board를 지나는 선(A)과 tibiotalar joint 직상부에서 가장 넓게 tibia의 fibular notch를 지나는 선(B)를 그려 두 직선을 연장하여 만나는 각도를 측정한다.

9. CT scanography

1) 목적

Frontal projection의 scout 영상에서 길이 측정기능을 이용하여 소아의 비정상적인 양측 다리의 길이를 비교하기 위해 시행한다.

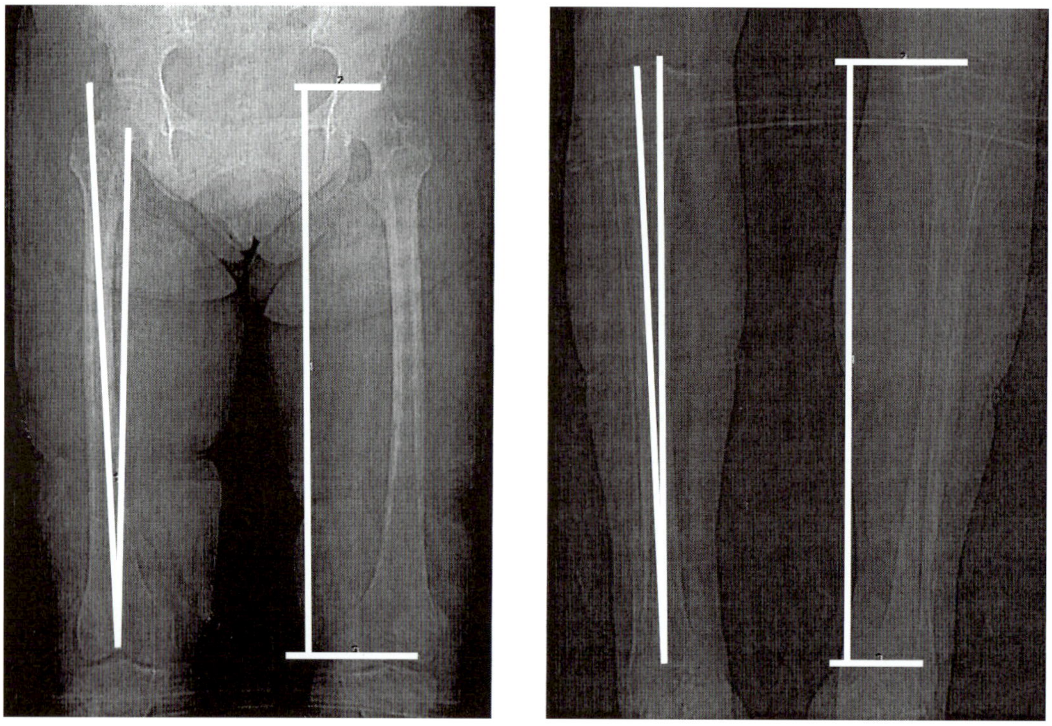

(a) Femur의 길이 측정 예 (b) Tibia의 길이 측정 예

| 그림 10-9 | CT scanography 영상

2) 스캔 방법

양측 엉덩관절과 발목관절이 충분히 포함되도록 frontal projection의 scout 영상을 얻는다.

3) 측정

그림 10-9의 (a)와 (b)의 좌측 사지에 표시한 바와 같이 femoral head tip과 intercondylar notch를 수직으로 연결한 선으로 femur의 길이를 재거나 tibial plateau와 tibial plafond를 수직으로 연결한 선으로 tibia의 길이를 재는 방법이 많이 사용되고 있다.

그 외 그림 10-9의 (a)와 (b)의 우측 사지에 표시한 바와 같이 femoral head의 중앙과 intercondylar notch 중앙을 연결한 선과 femoral shaft의 중앙을 지나는 선을 비교하여 femur의 길이를 재거나, tibial plateau 중앙과 tibial plafond를 연결한 선과 tibial shaft의 중심을 지나는 선의 길이를 비교하여 측정하는 방법도 사용된다.

10. Fat CT

1) 목적

계수화를 통한 체지방 분석과 내분비계 호르몬 이상에 의한 비만도를 측정하기 위해 시행한다.

2) 스캔 방법

배꼽부위와 femur 중앙부가 충분히 포함되도록 frontal projection의 scout 영상을 얻는다.

Umblicus 부위의 복부 axial 영상과 넙다리부(pubis와 patella의 중간)의 axial 영상을 각각 한 슬라이스씩 얻는다. 이때 주변의 연부 조직이 모두 포함되게 display FOV를 넓게 설정하며 10mm 정도의 슬라이스 두께가 권고된다.

3) 체지방 볼륨측정

체지방의 양을 측정하기 위한 방법으로 흉부와 복부 그리고 넙다리부를 1 슬라이스 씩 axial 스캔하여 3부위의 체지방을 측정하는 방법도 사용되고 있으나, 일반적으로는 복부와 넙다리부의 2부위를 이용하여 계산하고 있다.

복부와 넙다리부 지방의 threshold 값은 -250HU 에서 -50HU, 넙다리부 근육의 threshold 값은 -100HU에서 0HU를 적용하며 image mask 기능을 이용하여 최대값과 최소값의 범위에 속하는 지방의 체적을 계수적으로 구한다.

또한 히스토그램을 얻어 지방성분의 개별적인 분포도(frequency)를 얻기도 한다. 다음은 S병원에서 GE사 SDCT 장치를 이용하여 체지방을 측정하는 예이다.

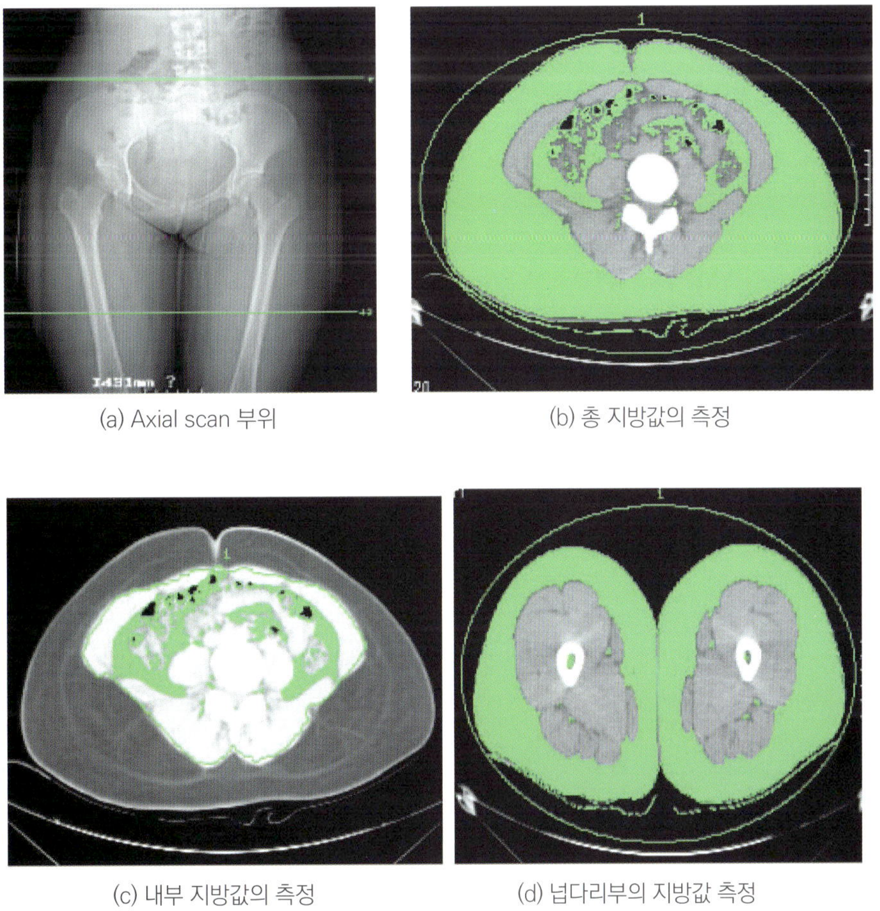

(a) Axial scan 부위

(b) 총 지방값의 측정

(c) 내부 지방값의 측정

(d) 넙다리부의 지방값 측정

| 그림 10-10 | Fat CT 영상

(1) 복부의 지방 볼륨 측정

Abdomen axial 영상에 타원형 커서를 사용하여 복부 skin의 가장 바깥부분에 설정하고 image mask를 선택한 후 min/max 값을 -250/-50으로 입력한다. Begin mask를 선택함으로써 총 지방값을 측정한다. 그 후 axial 영상에 십자형 커서를 이용하여 그림 10-10의 (c)에 나타낸 바와 같이 extra fat과 intra fat 사이를 trace 한다. 그리고 min/max 값 -250/-50을 입력하고 begin mask를 선택하여 mask image를 screen save하여 내부지방 볼륨을 측정한다. 총 지방값에서 내부 지방값(intra fat volume)을 감산하여 extra fat의 양을 계산하여 영상에 결과값을 기록한다.

(2) 넙다리부의 지방 볼륨 측정

Axial 영상에 타원형 커서를 사용하여 넙다리부의 가장 바깥 부분인 피부에 설정하고, image mask를 선택한 후 -250/-50의 min/max 값을 입력하고 begin mask를 선택함으로써 총 지방값을 얻는다. 그리고 필요한 경우 넙다리부의 근육값을 얻기 위해서는 axial 영상에 타원형 커서를 사용하여 넙다리부의 근육부분을 설정하고 image mask를 선택한 후 -50/+100의 min/max 값을 입력하고 begin mask를 선택한다.

11. Dental CT

1) 개요

Jaw의 진단이나 수술을 위해서는 해부학적 구조나 변형에 대한 올바른 정보가 요구된다. 구강 내 또는 구강 외 일반 X선 치아촬영은 외상과 병소의 범위, 치아의 손실, 인공 의치로 인한 교합탈선 등의 진단에는 유용하지만 치아강(dental foramen), 하악강, 이틀신경관, 비강과의 관계 등의 파악이 불가능하고 입사각에 의한 영상의 왜곡으로 인해 실제의 크기를 묘사하지 못하고 있다. 또한 윗·아래턱뼈를 보고자 하는 안면골의 일반적인 CT검사는 단지 머리와 갠트리의 각도를 변화시켜 두개부의 장축에 수직인 단면영상을 얻기 때문에 정확한 단면영상을 제공하지 못하고 곡선적인 jaw의 특성상 진정한 단면 해부상을 얻지 못하며 X선이 수정체와 갑상샘에 직접 조사된다.

이러한 문제점을 해결하고 현대인의 의식변화와 생활수준의 향상으로 치과적인 환자욕구를 충족하고 시술에서 발생되는 위험부담을 줄이기 위해 치아매식(dental implantation)과 CT영상을 이용한 dental reformation 기법이 개발되었다.

2) 목적

2차원 또는 3차원의 영상을 재구성하여 치아 매식 시 이틀융기(alveolar ridge)의 윤곽과 모양, 하부 이틀신경관(inferior alveolar nerve canal)의 위치 그리고 이틀뼈의 두께 및 위치에 관련된 정보를 얻는다. 또한 치아 성형 또는 외상에 의한 수술 전 계획에 사용되며 위턱뼈, 아래턱뼈로 나누어 시행한다.

3) Dental mandible CT

(1) Axial scan

아래턱뼈의 정확한 해부학적 구조와 조직의 상태 파악도 중요하지만 정확한 단면영상을 얻기 위해서는 아래턱 이틀융기에 평행하게 스캔한 axial 영상과 아래턱 이틀융기에 수직으로 재구성된 단면영상이 필요하다. 이를 위해서는 coronal head holder를 사용하고 head를 충분히 extension하여 mandible ramus가 수직이 되도록 자세를 취하게 하여 lateral scout 촬영을 시행한 후 스캔 기준선을 mandible ramus에 평행되게 하고 display FOV를 15~18cm 정도로 한다. 그리고 mandible 하부에서 upper teeth margin 까지 1mm 간격과 1mm 슬라이스 두께를 사용하여 40~45 슬라이스 정도의 contiguous axial scan을 시행한다.

(2) Reformation

전용 재구성 소프트웨어가 설치되어 있는 워크스테이션에서 아래턱뼈 전체가 가장 잘 보이는 axial 영상을 이용하여 dental arch에 수직인 oblique 영상 및 panoramic 영상을 reformation 한다.

사용하는 장치의 소프트웨어에 따라 차이는 있지만 일반적으로 oblique reformation에서 영상 사이의 간격은 2mm 정도, 영상의 상하 폭은 40mm 정도가 권고되며, panoramic reformation 에서의 전후 영상 사이의 간격은 2mm 정도로 하여 4~5개의 영상을 재구성한다.

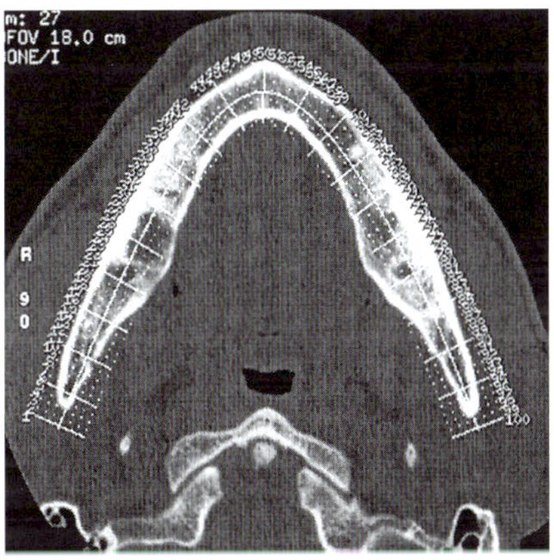

(a) Cross referenced axial 영상

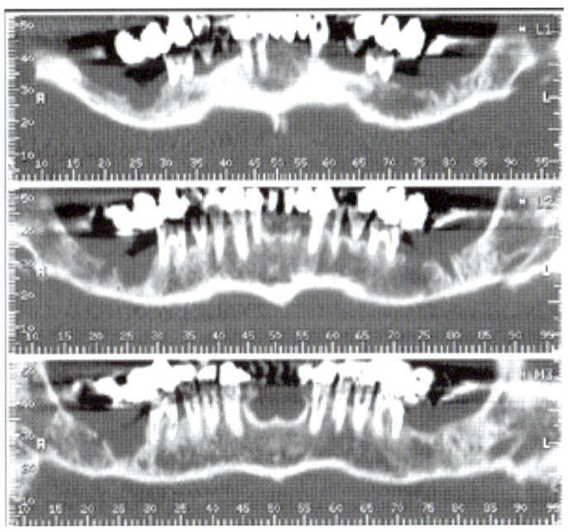

(b) 재구성된 파노라믹 영상

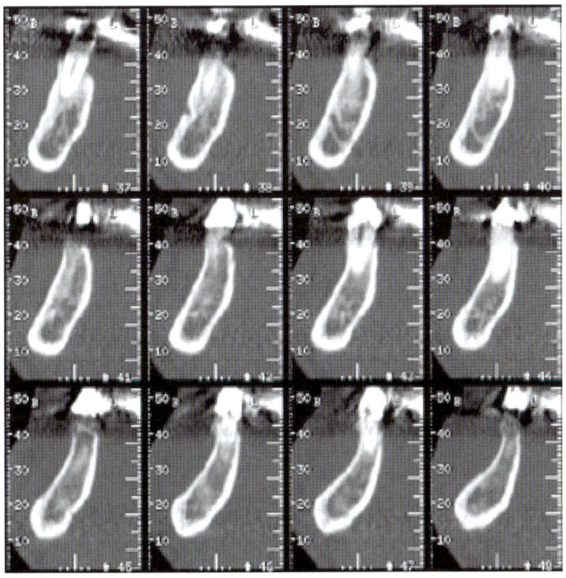

(c) Dental arch에 수직으로 재구성된 oblique 영상

| 그림 10-11 | Dental mandible CT 영상

4) Dental maxilla CT

(1) Axial scan 및 reformation

위턱뼈의 dental CT에서는 위턱뼈의 해부학적 구조의 파악과 함께 치밀뼈(compact bone)의 위치, 그리고 염증성 치근막 질환이나 박테리아에 의한 침식성 질환이 치아의 근(roots)과 코곁동굴의 점막사이에 있는 이틀뼈을 손상시킬 수 있으므로 코안 및 코곁동굴의 관찰도 필요하다. Axial head holder를 사용하고 hard plate(또는 albeolar arch)가 수직이 되도록 자세를 취하게 한다. 스캔 기준선을 hard plate에 평행되게 하고 스캔 영역을 low teeth tip부터 위턱뼈 동굴의 밑 부분 까지로 하여 mandible CT와 동일한 조건으로 axial scan을 시행한다. 그리고 mandible CT와 동일하게 reformation 한다.

5) 소프트웨어

Dental CT 스캔을 위해서는 추가적인 전용 소프트웨어가 필요하다. 이러한 소프트웨어는 CT장치의 제조사로부터 직접 구매하거나 CT장치에 적합한 별도의 소프트웨어를 구매할 수 있다. 일반적으로 사

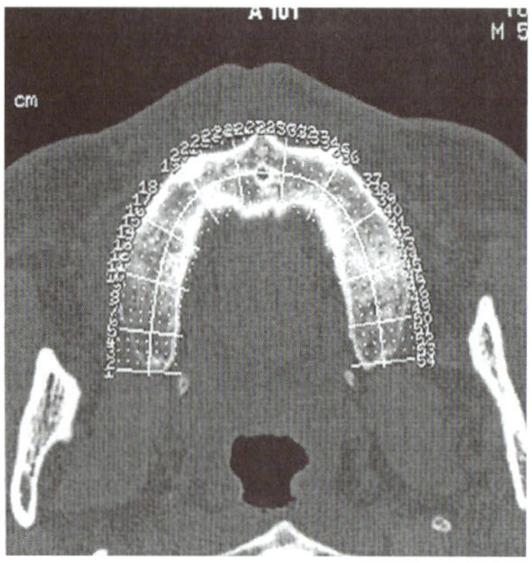

(a) Cross referenced axial 영상

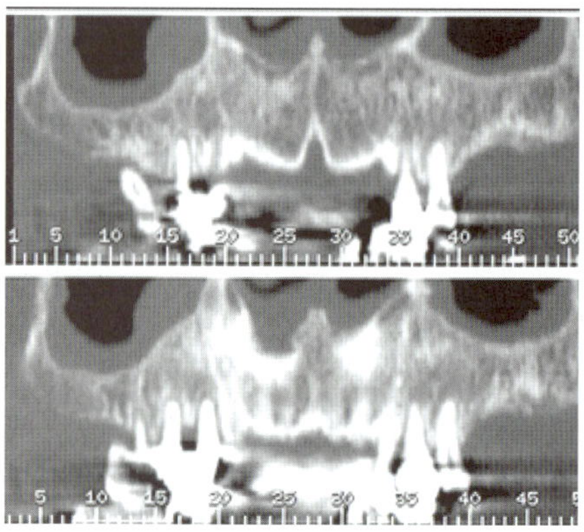

(b) 재구성된 파노라믹 영상

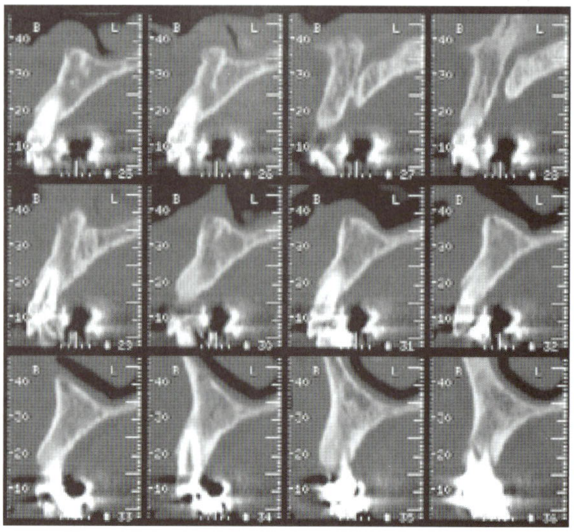

(c) 재구성된 oblique 영상

| 그림 10-12 | Dental maxilla CT 영상

용되는 소프트웨어로는 GE사의 dental scan, Siemens사의 dental scan, Picker사의 Toothpix 등이 있으며, 국내 회사에서 개발된 소프트웨어도 많이 사용되고 있다.

12. CT 가상내시경 검사(CT virtual endoscopy)

1) 기본 원리

볼륨 데이터를 얻어내는 CT기술과 컴퓨터 그래픽의 급격한 발전으로 가능해진 가상 내시경 기법(virtual endoscopy)은 internal 3D SSD 기법 또는 endo 3D SSD 기법이라고도 불린다. 이는 가상현실에서의 체적 데이터를 원근법(perspective)과 광선 추적(ray tracing) 이라는 렌더링 기법을 통하여 초 당 15~30 프레임의 실시간 영상표시를 통해 관찰자가 가상환경에서 인체 속을 항해하듯이 관찰하는 기법이다. 원근법과 광선 추적에 의한 영상 디스플레이 기법은 관찰자의 시선이 사물에 접근하면 사물이 크게 보이도록 하여 시선이 마주치는 처음의 복셀이 3차원적으로 재구성되어 보이게 하며, 내시경 tip의 위치에서 보이는 복셀의 거리와 위치에 따라 명암의 차를 줌으로써 깊이를 느끼게 한다. 가상 내시경 과정은 4단계로 구분하여 생각 할 수 있다.

2) 가상내시경의 4단계

(1) 전처치와 교육

일반적으로 내시경의 주된 관심은 강(cavity) 내의 공기와 조직의 경계면 관찰에 있다. 전처치의 시행 여부는 검사의 정확도에 중요한 영향을 미치며 이용되는 장치와 임상적인 문제에 맞추어 행해져야 하며 일반적인 사항은 다음과 같다. 식도나 위, 혈관의 내시경 CT검사에는 금식이 필요하며, 기관이나 기관지 검사(tracheobronchial scopy)에서는 호흡조절의 연습이 필수적이다. 그리고 대장(colonoscopy)의 경우에는 검사 하루 전에 관장이 요구된다.

(2) 볼륨 데이터의 획득

위(stomach)의 검사에는 검사 직전에 발포제를 소량의 물과 함께 복용하여 위를 충분히 팽창시켜야 하며, 대장의 경우 항문을 통하여 충분한 양의 공기 또는 CO_2를 주입한 후에 스캔을 시행한다. 그리고 혈관의 검사를 위해서는 목적 부위에 조영제를 주입하여 최대로 조영증강을 시켜야 한다.

모든 부위에서 공통적으로, 중단되지 않은 연속 데이터(contiguous image data)가 필요하며, 호흡이나 움직임에 의한 인공음영(artifact)의 발생을 방지하기 위하여 호흡을 멈춘 상태에서 데이터를 얻는다. 또한 보고자 하는 병변 부위가 충분히 포함되어야 하며 작은 병소부위의 감지를 위해 가능한 beam collimation을 작게 하고 영상 사이의 간격도 가능한 적게 하여 고해상능의 볼륨 데이터를 갖는 횡단면 영상을 얻음으로써 양질의 3차원 영상을 재구성할 수 있도록 한다.

(3) 영상 분할(image segmentation)

영상 분할이란 스캔을 하여 얻어진 데이터 중 필요하지 않는 부분의 데이터를 제거하여 목적하는 구조만을 포함하는 복셀들만 남기는 과정이며, 이는 3차원 영상화에서 대표적인 영상처리 기법의 하나이며 주로 threshold value를 설정하여 범위 안에 있는 데이터들만 선택하는 기법이 이용된다.

(4) 영상의 렌더링(rendering)

CT를 이용한 가상 내시경에서 사용되는 렌더링 알고리즘은 해부학적 부위를 opaque anatomical specimen과 유사하게 나타내어 외부에서 관찰할 수 있는 표면렌더링(surface rendering)과, 해부학적 부위의 내부를 부분적으로 강조 또는 약화시켜 일종의 투시영상과 비슷한 형태로 묘사할 수 있는 체적 렌더링(volume rendering) 기법이 있으며, 이는 필요에 따라 선택적으로 사용된다. 또한 광선 추적 알고리즘이 공통적으로 사용된다. 일반적인 3차원 영상화 기법과 다른 점은 워크스테이션 모니터와 마우스의 상호적인(mouse interactive) 작용에 의해 동영상이 구현되는 점이다.

3) 임상 적용

인체 적용 대상기관으로는 속이 비어 있는 점성기관(hollow viscous organ)인 기관 및 기관지, 코결굴, 대장 등 공기와 조직이 접촉하는 부위와 각종 혈관 부위이며 이러한 부위들의 협착이나 폴립, 혈전의 가시적 관찰에 주로 이용된다. 더불어 기관지 스텐트 삽입술, 협착 부위의 레이저 치료 등의 내시경적 수술이나 중재적 시술의 모델링과 가이드로 적용 범위를 넓히고 있다.

(1) 두개부

점성기관인 코결굴, 코, 가운데귀, 인두, 코인두 등에 이용된다. 그림 10-13은 1mm의 슬라이스 두께와 0.5mm의 영상 간격, 50mAs의 저선량으로 스캔한 후 이를 사용하여 재구성한 sinus nasal 부위의 CT 내시경 영상이다. 이는 주로 screening과 pre-endoscophic surgery의 목적으로 시행되며, 위턱뼈굴과 나비굴의 개구부를 비롯하여 내과적 내시경에서는 얻을 수 없는 코결굴 내의 관찰에 적합하다. 특히 코이마굴(nasofrontal), 깔대기(infundibulum), 코눈물관(nasolacrimal duct)의 관찰과 코 또는 코결굴의 풀립의 형태나 extension여부, 그리고 해부학적 연관관계의 파악에 이용된다.

그림 10-14는 1mm의 슬라이스 두께와 0.5mm의 영상 간격으로 스캔한 후 이를 사용하여 재구성한 중이(middle ear)의 가상 CT 내시경 영상이다. 전체적인 내부 귓속뼈(ossicles)이나 진주종(cholesteatoma)의 관찰을 위해서는 귓속뼈 중 가장 내측에 위치하고 있는 등자뼈(stapes)의 가시화가 필요하며 이를 위해서 -300~-500 정도의 낮은 문턱값을 사용하여 3차원 SSD로 표현되어야 한다. 그러나 유스

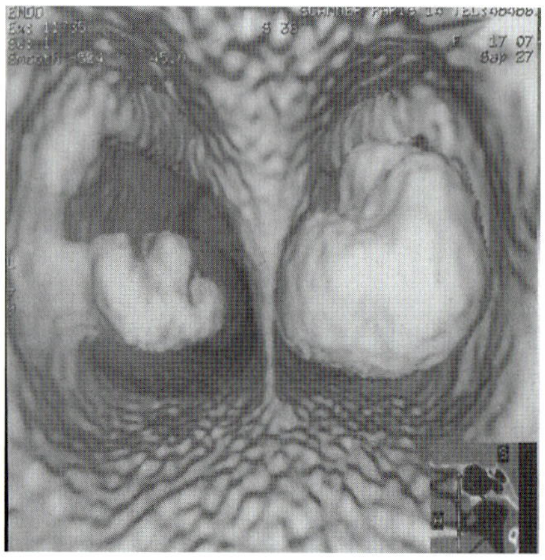

| 그림 10-13 | Sinus nasal 부위의 CT 가상 내시경 영상

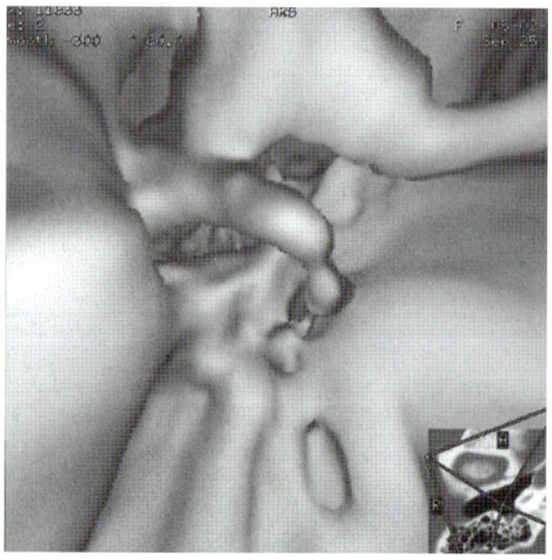

| 그림 10-14 | 중이의 CT 가상 내시경 영상

타키오관(eustachian tube)과 트립토페인 결핍에 의한 함요(recess)의 묘사를 위해서는 둥글게 관찰하는 기법(이를 round and oval window 라고 함)가 유리한데 이는 등자뼈(stapes)의 가시화를 위한 기법보다 3D의 문턱값을 올려서 설정하는 것이 권고된다.

(2) 기관 및 기관지(bronchoscopy)

3mm의 슬라이스 두께, 1:1 pitch, 1.5mm의 영상 재구성 간격으로 각 영상 사이를 중복시켜 axial 영상을 얻는 방법이 주로 사용된다.

CT에 의한 가상적인 기관지 내시경 기법은 상대적으로 미세한 기관지의 내시경적 관찰이 가능하다. 주기관지와 세기관지 부위에서 종양에 의한 벽이 두꺼워진 경우나 특히 기도의 협착 및 플립의 관찰, 기관연골의 연화증(tracheomalacy) 관찰, 동맥류나 갑상샘 비대(goiter) 그리고 가슴우리의 림프선증(mediastinal adenopathy)을 비롯한 외부적인 압박에 의해 기도 질환의 묘사에 유용하다.

기관지 확장증 환자의 검사에서는 MPR(multiplanar reformation) 또는 MPVR(multi-planar volume reconstruction) 기법과 병행하여 사용되어야 한다. 가상 내시경 영상에서 종양으로 인해 기관지 벽의 불균일성(irregularity)이 잘 관찰되지만 가끔씩은 심호흡에 의한 움직임이나 충분치 못한 데이터 샘플링에 의해 주름형의 아티팩트(corrugated artifact)가 발생할 수도 있다. 또한 작고 좁은 기관지에서의 점막의 팽창은 내시경 묘사에서 문턱값의 설정에 따라 많은 차이를 나타내므로 이런 경우 MPR기법의 영상과 비교하여 교정이 되어져야 하며, 기관지나 허파의 종양환자의 추적검사를 위한 수술 후 또는 방사선 치료 후의 CT 내시경 검사는 내과적인 내시경 검사와 병행되어야 한다.

그림 10-15는 위에서 바라 본 정상인 기도부의 CT 가상내시경 영상이다. 약 30초 정도 호흡을 정지한 상태에서 나선형 스캔 기법(single breath hold technique)으로, 1mm의 슬라이스 두께와 1.3:1의 pitch, 0.5mm의 간격, standard 알고리즘으로 스캔하여 약 80개의 횡단면 영상을 얻었다. 그 후 내시경 소프트웨어가 설치되어 있는 워크스테이션으로 영상을 전송하여 -500HU 이상의 역치값을 갖는 데이터를 선택하여 내시경 영상을 재구성하였다. Bronchoscopy 영상에서 *는 carina를 나타내며, 굽어진 화살표는 왼쪽 주기관지(left main bronchus), 그리고 화살표는 intermediate bronchus를 나타낸다. 그림 10-16의 multi-planar 재구성 영상들은 기관지 lumen 내의 가상내시경의 위치와 방향을 잘 나타내고 있다.

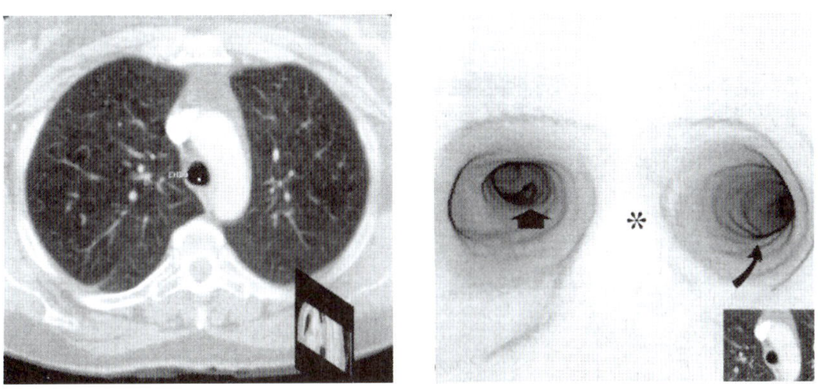

| 그림 10-15 | 기도부의 CT 가상 내시경 영상

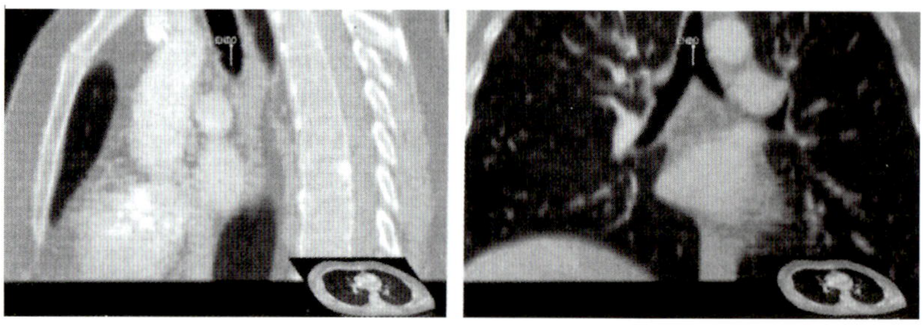

| 그림 10-16 | 기도부의 MRI 영상들

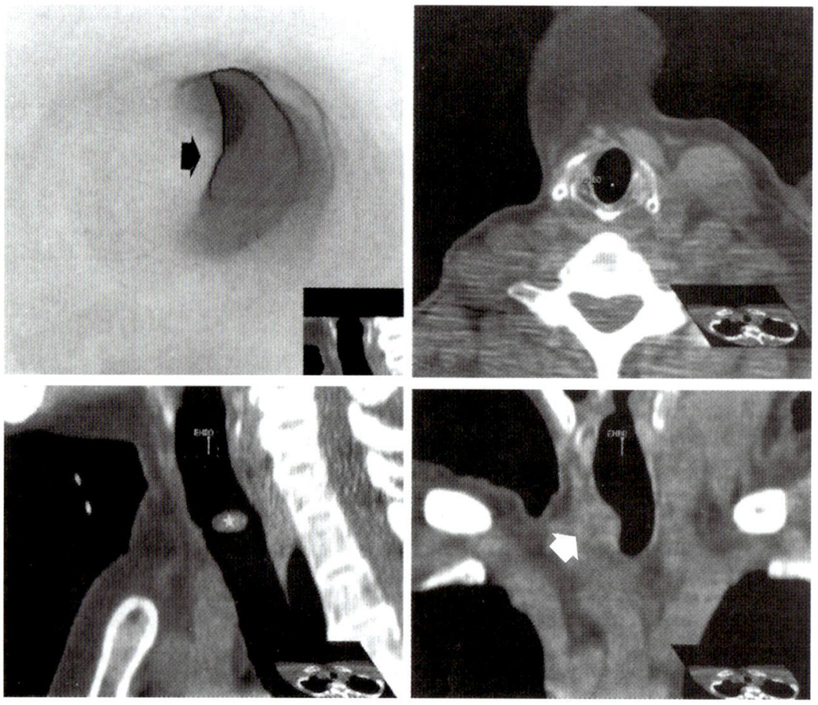

(a) (b) (c) (d)

| 그림 10-17 | 갑상선암 환자의 기도부의 가상 내시경 CT영상

그림 10-17은 갑상선암으로 인해 수술 후 기도협착이 발생된 예이다. 가상 내시경 영상(a)에서 기관부의 심한 협착이 화살표 부위에 보이며, 횡단면 영상(b)는 반지연골(cricoid cartilage) 높이에 있는 가상 내시경의 위치를 보여준다. Sagittal 영상(c)에서 가상 내시경과 기관 내에 위치하는 종양(별표)의 위치를 알 수 있으며, coronal 영상(d)에서 우측 기관벽이 매우 두꺼워져 있는 것(화살표 부위)을 알 수 있다.

(3) 혈관 부위(angioscopy)

보통 나선형 CT 혈관조영술에서 얻어진 영상들을 이용하여 3D 내시경 기법을 시행하며 횡단면 영상이나 CT 혈관조영술의 보충적인 정보를 제공해 주는 역할을 한다. 혈관 부위의 3차원 CT 내시경 검사는

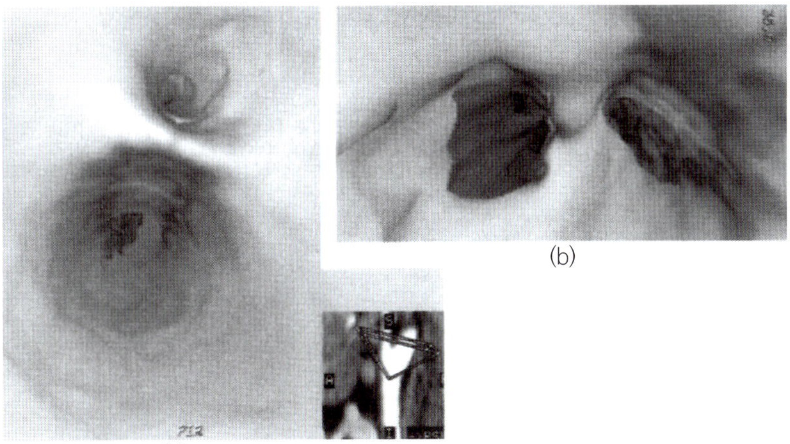

(a) (b)

ㅣ그림 10-18ㅣ 혈관부위의 CT 가상 내시경 영상들

모든 혈관구(ostia), 목동맥이나 엉덩동맥의 분지(bifurcation)의 전반적인 관찰뿐만 아니라 혈전이나 석회화되어 팽창된 반점(plaque)에서 기인된 혈관 벽의 궤양과 혈관 벽의 불균일성의 관찰에 유용하다.

그리고 동맥의 dissection에서 intimal flap의 관찰과 진성 및 가성 혈관강의 판단을 가능케 하며, 동맥류 환자의 혈관성형을 위한 스텐트 설치 전의 내시경적 형태파악에 사용 가능하다.

그림 10-18의 (a)는 3mm의 슬라이스 두께와 1.5mm의 간격으로 스캔하여 내시경적으로 재구성하여 밑에서 바라본 우목동맥 영상이다. 오른쪽의 큰 구경의 혈관은 오른쪽 속목동맥(right ICA)이며 작은 구경의 혈관은 바깥속목동맥이다. (b)는 3mm의 슬라이스 두께와 1.5mm의 영상 간격으로 스캔하여 내시경적으로 재구성하여 위에서 바라본 엉덩동맥의 CT 가상 내시경 영상이다. Dissection이 보이며 intimal flap 뿐만 아니라 진성 및 가성 혈관강의 관찰이 가능하다.

(4) 소화기계

나선식 CT로 가상현실의 대장경 영상을 얻는 방법은 장을 비우는 전처치 후 대장의 내강에 공기를 주입하여 팽만시켜 대장 내강과 대장벽(대장점막)의 대조도 차이를 충분히 만든 후 1~3mm의 슬라이스 두께로 스캔한 후 전용 소프트웨어를 이용하여 내시경 영상을 재구성하며, 필요에 따라 2D reformation 영상과 3D 영상을 별도로 재구성하여 비교하기도 한다. 그리고 충분한 대조도 차이를 만들기 위해 발포제 대신 물이나 황산바륨을 사용하는 경우도 있다.

이러한 virtual endoscopy를 이용한 대장의 종양 및 플립 진단은 어느 정도 활성화되고 있으나, 점막이 두꺼워지는 현상에 대한 조기 발견과 미세한 종양의 진단에 대한 연구는 국내외적으로 초기단계로서 점차 연구 중에 있다. 또한 대장 뿐만 아니라 위의 내시경적 검사(virtual gastroscopy)도 확대 사용되고 있다.

가상 내시경 검사의 특징은 침습성이 적고 CT 영상 데이터만 있으면 반복관찰이 가능하며 병변 주위의 허파색으로 인하여 내시경 기구가 진행할 수 없는 부위도 다양한 각도에서 평가할 수 있어 수술계획을 세우는데 유용하다. 하지만 기관지 CT 내시경 검사에서 언급된 바와 같이 두꺼워진 점막과 데이터 샘플링이 약해 발생되는 주름 모양의 아티팩트는 구별되어져야 하며, 조직검사와 종양의 색깔을 구별할 수 없음이 단점으로 알려져 있다.

그러나 나선식 CT를 이용하여 가상적 대장 내시경 검사가 보다 많은 발전이 이루어진다면 CT가 갖는 원래 장점인 장관벽 및 장관의 침범 범위 뿐만 아니라, 장투시나 대장경 검사처럼 점막 병변까지도 볼 수 있고 S결장경 검사나 대장경 검사가 용종 때문에 진행이 힘든 부위도 영상구성이 가능해 진단에 유용하게 사용될 것이다.

그림 10-19는 상행결장에 종양이 보이는 2차원 axial image와 가상내시경 영상(virtual colonoscopy) 영상이며, 그림 10-20은 3D 영상들이다.

그림 10-21은 sigmoid colon에 wall thickening과 intraluminal enhancing mass가 보이는 대장암 환자의 axial 영상, endoscophic 영상, 3D 영상들이다.

그림 10-22의 (a)와 (b)는 양성 위궤양 및 평활근종 환자의 내과적 내시경 영상과 CT 가상 내시경 영상이다. CT 가상 내시경을 위한 횡단면 영상의 획득은 먼저 장 운동의 진정을 위해 부스코판을 정맥주사한 후 5~8그램 정도의 발포제를 소량의 물과 함께 마시고 2.5mm의 슬라이스 두께와 영상 간격으로 재구성하였다. 3D영상의 재구성을 위한 문턱값 범위는 다소 차이는 있지만 일반적으로 -200~-1,000 HU 사이의 값을 사용한다.

(a)의 좌측은 평활근종(gastric leiomyoma) 환자의 내과적 내시경 영상이며 우측은 CT 가상내시경 영상이다. CT 내시경 영상에서도 내과적 내시경 영상과 동일하게 돌출형의 종양을 관찰할 수 있다. (b)는 stomach mid body의 후벽측에 궤양성의 침윤성 종괴가 있는 진행 위암환자의 2D 영상이다. (c)는 CT 가상내시경 영상이며 (d)는 추가적으로 재구성한 3차원 SSD 영상이다.

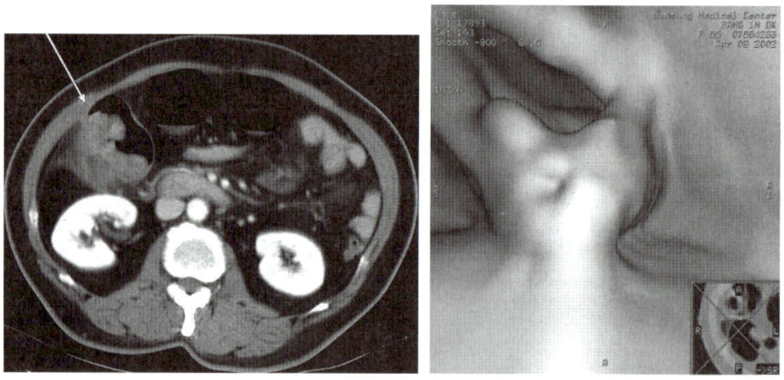

| 그림 10-19 | 대장의 가상내시경 영상(colonoscophic image)

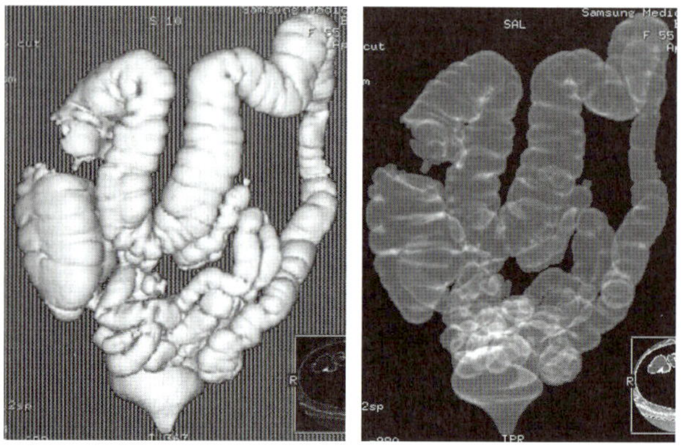

| 그림 10-20 | 대장의 3D 영상

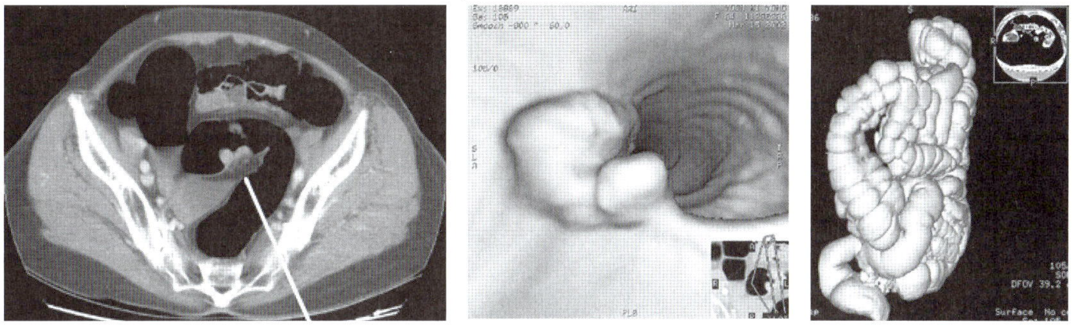

| 그림 10-21 | 대장암 환자의 CT 가상 내시경 및 3D 영상

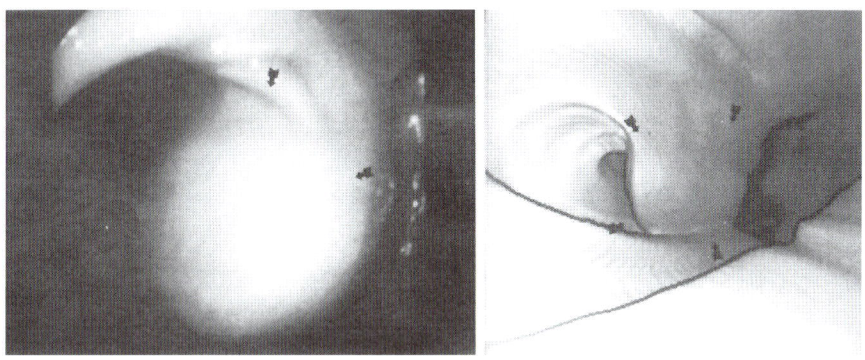

(a)

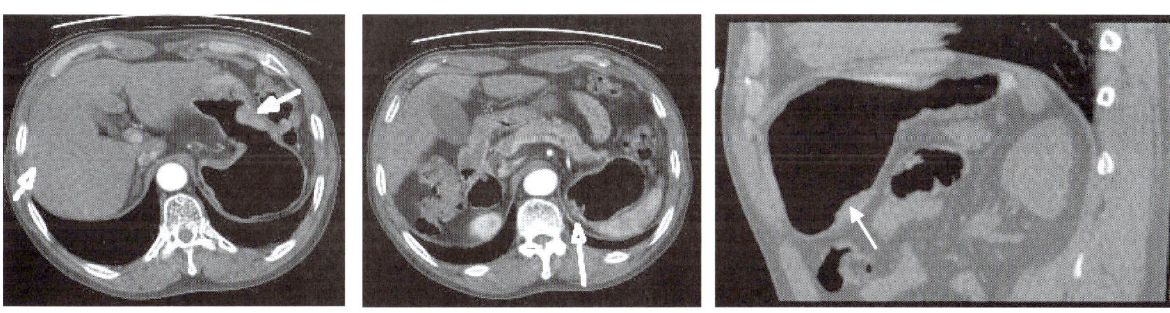

(b)

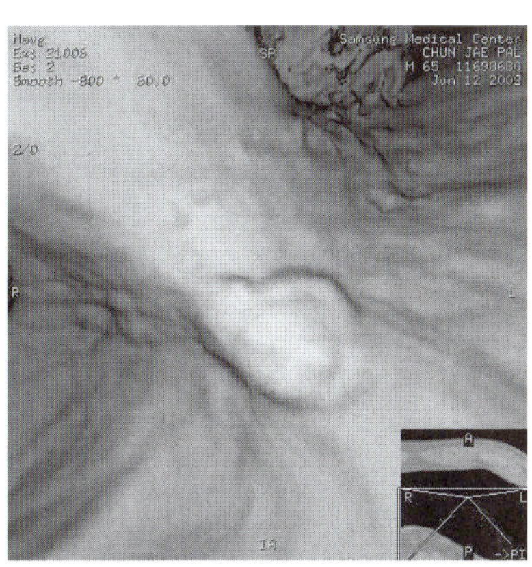

(c)

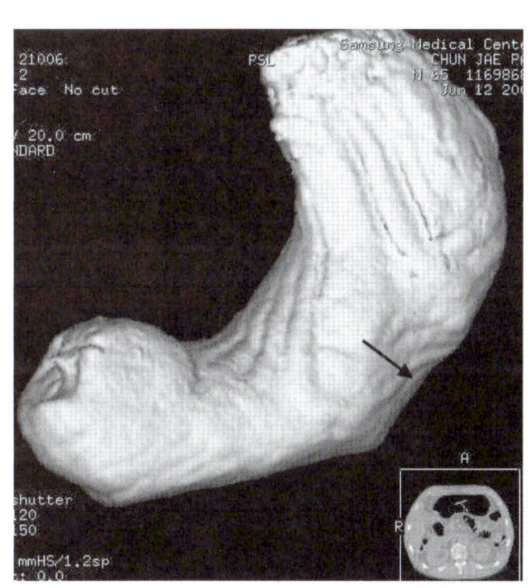

(d)

| 그림 10-22 | 위의 내과적 내시경 영상과 CT 가상 내시경 영상

4) 가상 내시경 CT의 장단점

3차원의 가상 내시경법의 장점을 살펴보면, 다른 영상기법에서 얻을 수 없는 점막 구조의 색깔이나 세부 조직을 2차원 단면 영상의 여러 방향으로 마우스를 사용하여 움직이면서 복잡한 해부학적 구조의 관찰이 가능한 점이다.

비뇨기과에서 시행되는 fiber optic endoscopy(FOE)와 비교하면, 비침습적이며 안정적인 검사 방법으로써 검사소요 시간이 짧으나, 단지 조직의 생체검사가 불가능한 단점이 있다.

5) 소프트웨어

소프트웨어로는 현재 상품화되어 사용중인 Navigator, Voxel view와 학술연구 용도의 Free flight 등이 있다. 그러나 아직 발전이 필요한 초기 단계로서, 2차원의 볼륨 데이터로부터 목적부위의 데이터 분할의 정확성 및 효율성이 필요하며, 조직의 특성화를 위한 조영제의 개발, 질병진단의 민감도와 특이도의 임상적인 신뢰가 우선되어야 하며 이를 향상시킬 수 있는 연구가 필요하다.

13. CT perfusion

Perfusion CT의 적용은 크게 2분야로 나누어 생각할 수 있다. 하나는 초기 뇌경색 환자의 혈관계통의 검사이며, 다른 하나는 brain, liver, kidney, prostate 등의 종양의 평가인데 병변 특히, 병변의 margin을 보다 정확한 관찰하기 위해 시행된다.

1) Brain perfusion CT for acute stroke

(1) 정의

초기 뇌경색의 진단을 위한 brain perfusion CT는 조영제를 급속하게 주입하여 얻어진 dynamic 혈류영상을 일반화하고, 조영된 뇌혈류 픽셀들의 평균값을 시간에 대한 농도변화 곡선으로 나타내어 기존의 물리학적 원리를 적용시켜 perfusion 영상의 형태를 각각의 파라메터로 나타낸 것이다. 즉, brain의 혈류, volume, time to peak의 영상을 color mapping과 함께 직관적으로 볼 수 있게 하는 기능적 영상화기법(functional imaging technique)이며 기존의 스캔에서 잡아낼 수 없는 초기 뇌경색 환자의 진단을 가능케 한다.

(2) 목적

급성 뇌경색은 증상 발생 후 치료의 시작 시점이 환자의 예후에 결정적인 영향을 미치는 질환으로써 multiphase perfusion CT를 통한 진단은 ischemic core 및 ischemic penumbra 뿐만 아니라 perfusion defect 부위의 hemodynamic 상태를 파악할 수 있어 환자의 적절한 치료 방침의 결정과 예후 판정에 대단히 중요한 역할을 한다.

지금까지 주로 이용되어 왔던 brain non contrast CT와 고식적 MR검사는 뇌혈관 및 뇌조직의 구조적 이상을 진단하는데 있어서 증상이 발생된 후 초기의 수 시간 내에 일어나는 뇌조직의 기능적인 정보를 제공하기는 어려웠다. 또한, 기존에 기능적 영상진단으로써 핵의학 검사인 단광자 방출 전산화 단층촬영(SPECT)과 제논 가스를 사용한 검사 방법이 사용되어 왔으나, 이는 검사에 소요되는 시간이 길고 공간분해능이 저하되어 해부학적 영상을 같이 얻을 수 없는 단점으로 널리 이용되지 못했다. 이러한 단점을 보완한 perfusion CT는 단시간 검사로 고분해능의 기능적 영상을 쉽게 얻을 수 있어 시간적 제약을 받는 허혈성 급성뇌경색 환자의 관류(perfusion) 상태에 대한 정보를 신속하고 정확하게 제공해줌으로써 신속하고 적절한 치료를 할 수 있도록 한다.

(3) Brain perfusion CT에 사용되는 파라메터

① 뇌혈용적(cerebral blood volume; CBV)

뇌조직 내로 유입되는 뇌 혈류가 모세혈관을 거쳐 정맥으로 빠져나가는 과정에서 나타나는 현상으로 조직내에 혈액이 유입되었을 때 단위 체적 당 분포된 혈액의 용적을 의미한다.

② 뇌혈류량(cerebral blood flow; CBF)

뇌 조직내로 유입되는 혈류의 양을 의미한다.

③ Mean transite time(MTT)

유입되는 혈류의 평균 통과시간을 의미하며 속도와 관련된다.

④ Time to peak(TTP)

조영제가 최대값에 도달하는 시간을 나타내는 용어이다.

이들의 관계를 공식으로 나타내면 CBV = CBF×MTT와 같으며 CBV는 아래의 그래프와 같이 조직 내에서 시간에 따른 농도변화 곡선 $Q_{(t)}$의 면적으로 나타낸다.

$$Q_{(t)} = CBF \times Ca_{(t)} \times R_{(t)}$$

$Q_{(t)}$: 조직 내에서의 시간-농도곡선
CBF: 뇌 혈류량
$Ca_{(t)}$: 동맥입력 함수
$R_{(t)}$: 확률변수

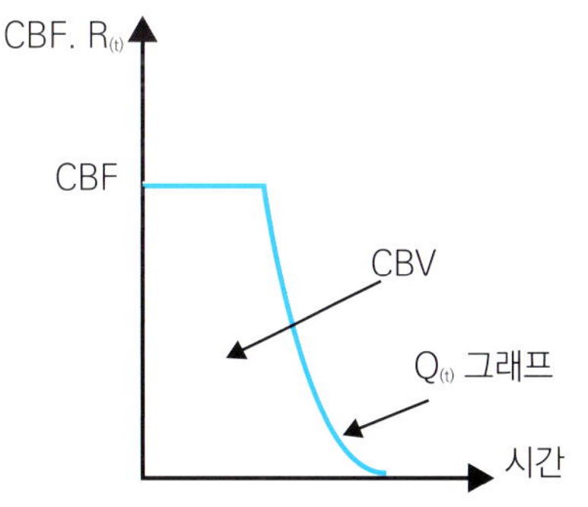

CBV = $Q_{(t)}$ graph의 면적

$$CBV = \frac{\text{조직 내에서의 시간 - 농도곡선의 합}}{\text{동맥입력 함수}} = \frac{\int Q_{(t)}dt}{\int Ca_{(t)}dt}$$

조직 내 조영제의 평균 통과시간(MTT)은 조직의 뇌혈용적(CBV)을 뇌혈류량(CBF)으로 채우는데 걸리는 시간을 의미하며, $MTT = \frac{CBV}{CBF}$ 로 표시된다.

(4) 검사 프로토콜 및 분석처리

GE사의 brain perfusion CT의 프로토콜과 분석방법을 예로들면, MCA, ACA, PCA 영역의 관찰이 가능한 basal ganglia 레벨에 1.0초의 cine full scan(stationary dynamic scan) mode로 5mm의 슬라이스 두께와 일회 스캔으로 4개의 영상을 얻는 4i 기법을 적용한다. 80kV와 200mA의 노출조

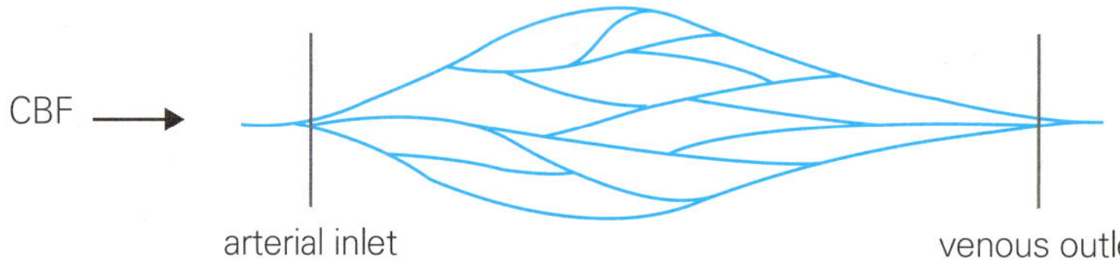

Ⅰ그림 10-23Ⅰ 뇌 혈류의 평균 통과시간을 나타내는 개념도

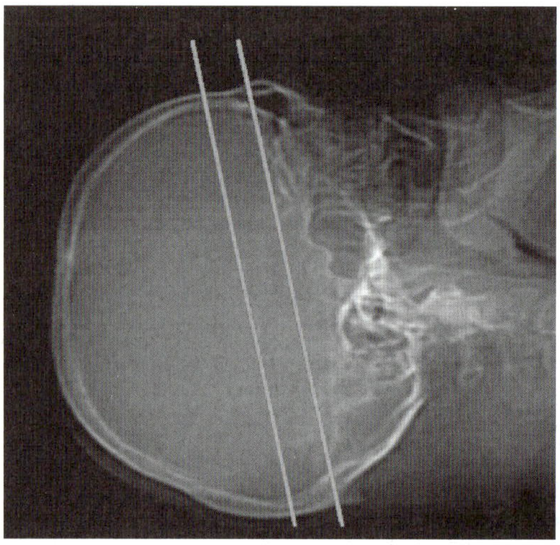

Ⅰ그림 10-24Ⅰ Brain perfusion CT 시 MCA, ACA, PCA영역의 관찰이 가능한 basal ganglia 레벨

건을 사용하며 4개를 단위로 한 그룹간의 delay는 1초로 설정하며 총 노출시간은 50초로 설정하여 총 180개의 영상을 얻는다. 이때 prep. delay time을 5초로 하고 초당 4 mL의 주입속도로 요오드 농도가 300 mg인 조영제를 총 40~55 mL 주입한다. 반면에 초당 5 mL의 주입속도로 총 25 mL의 조영제를 주입하고 20~40초간 스캔하는 프로토콜도 도입되고 있다.

분석처리는 perfusion 전용 workstation을 이용하는데, 동맥과 정맥부위를 지정하면 시간에 경과에 따른 CT값의 변화와 reference function의 연관관계를 통해 functional data를 제공한다.

즉, 워크스테이션을 통해 graphic format, 기능적 영상(functional image), CVF 등의 특성을 갖는 영상(parametric image), combined image의 디스플레이가 가능하다.

그림 10-25는 시간에 따른 CT값의 변화를 나타낸 그래프이며, 그림 10-26은 left leg weakness와 left side neglect를 주소로 perfusion CT검사를 시행한 오른쪽 뇌경색(MCA) 환자의 perfusion processing image이다. 오른쪽 혈류의 양이 적고 평균 통과시간은 느리며, 뇌혈용적이 적음을 컬러로 쉽게 관찰 할 수 있다.

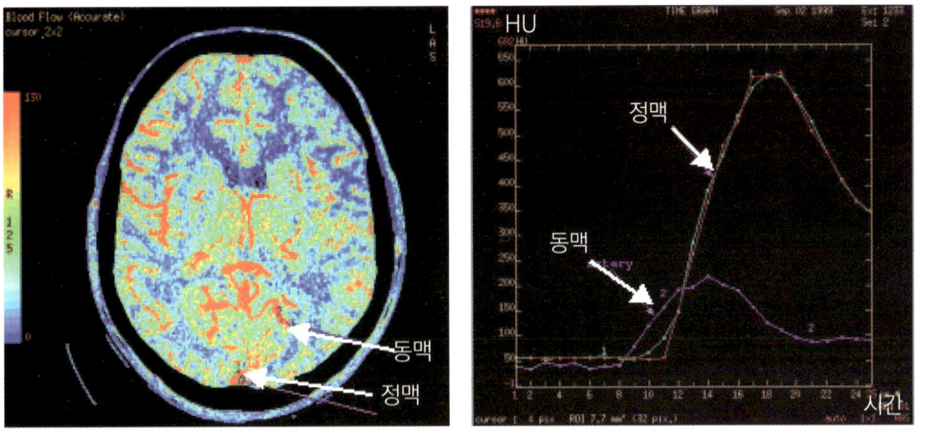

| 그림 10-25 | 시간에 따른 CT값(CBF)의 변화를 나타낸 그래프

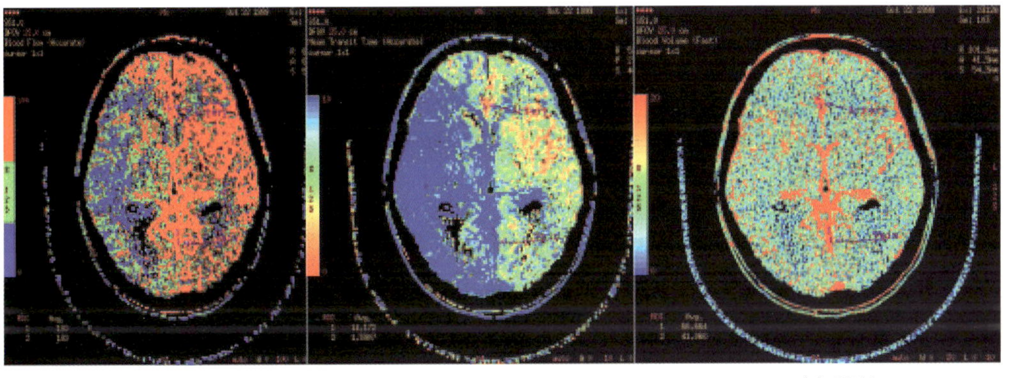

(a) CBF (b) MTT (c) CBV

| 그림 10-26 | 오른쪽 뇌경색 환자의 perfusion processing image

2) Brain perfusion CT for brain tumor

두개부 종양의 평가를 위해 시행된다(그림 10-27 참조).

3) Body perfusion CT for tumor evaluation

Liver 프로토콜은 arterial and portal blood flow, blood volume, MTT의 functional map을 제공한다.

그림 10-28은 복부의 perfusion CT영상이다. Renal carcinoma로 인해 간에 전이가 된 상태의 환자이다. 전이로 인해 hepatic artery를 통한 liver blood flow가 증가되며, 간의 중앙부에 큰 크기의 전이성 종양과 주변부에 작은 크기의 종양이 관찰된다.

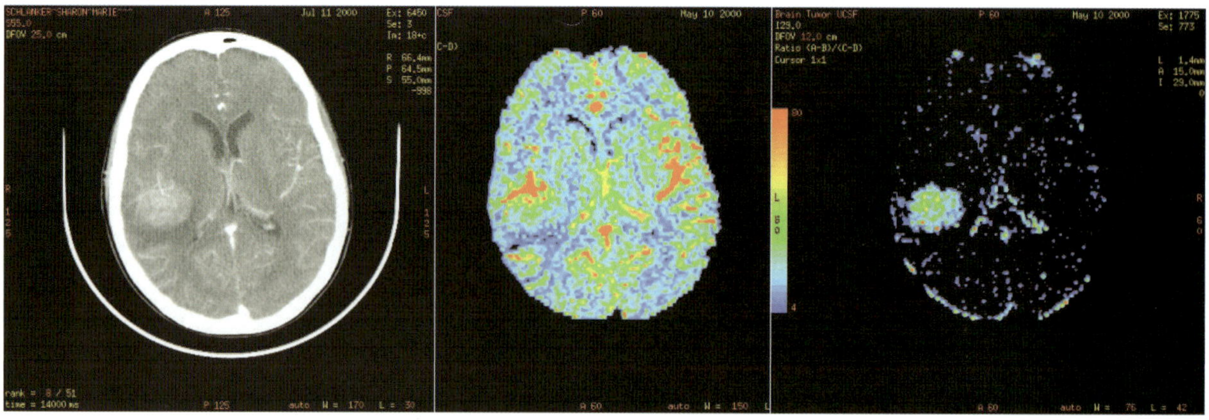

(a) (b) CBF(mL.min^{-1}. 100g^{-1}) (c) PS(mL.min^{-1}. 100g^{-1})

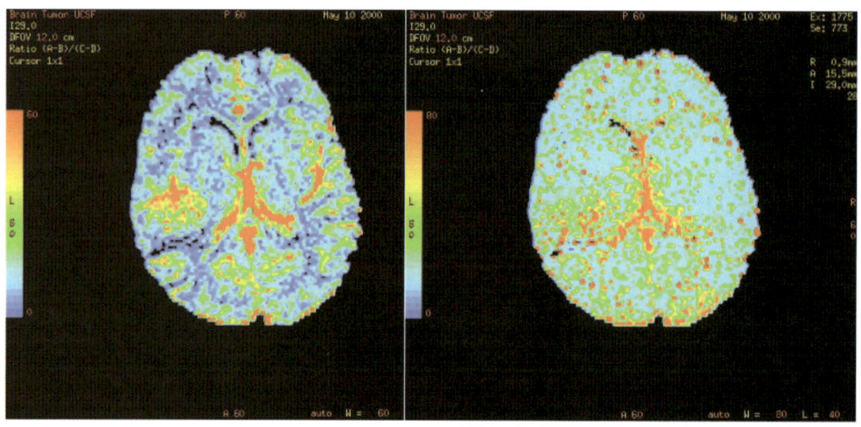

(d) CBV(mL. 1000g^{-1}) (e) MTT(10)

| 그림 10-27 | Brain tumor 평가를 위해 시행한 brain perfusion CT

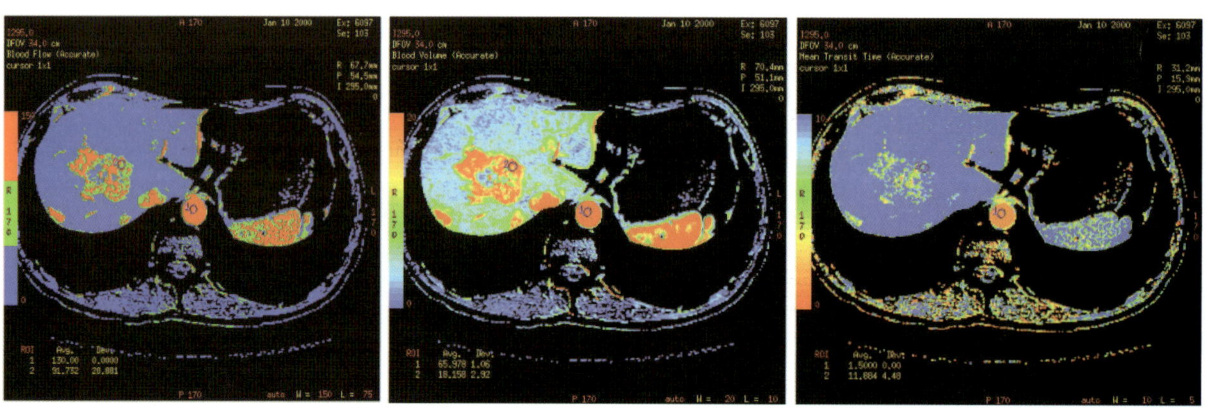

(a) Tissue blood flow(TBF) (b) Tissue blood volume(TBV) (c) Mean transit time(MTT)

| 그림 10-28 | Liver의 perfusion CT영상

14. Cardiac CT

1) 서론

심혈관 질환은 미국의 경우, 사망률 1위의 질환이며, 우리나라도 식생활의 서구화와 운동부족 등으로 빠르게 증가하는 추세에 있으며, 발작 시 사망으로 이어지는 경우가 많고 다른 성인병과도 연계가 깊어 그 위험도가 아주 높다.

2002년 중반까지의 지난 10여년간 심장계통의 영상화를 위한 CT검사는 거의 전자선빔 CT(EBT)에 의해 이루어져 왔다고 해도 과언이 아니다.

심장검사 전용이라고 부를 수 있는 전자선빔 CT는 제 5장에서 설명하였듯이 나선형 CT와는 달리 X선관과 갠트리의 회전이 없이 50mses 동안에 8개의 영상을 거의 동시에 얻을 수 있다. 이로 인해 심장의 cine 영상이나 심근의 관류 영상을 얻을 수 있으며 100msec의 scan time과 전향적인 심전도 동조화 영상을 얻어 심장동맥의 해부학적인 영상이나 석회화의 평가가 가능하였지만 영상의 질적 저하가 장해였다.

반면에 기존의 4 슬라이스 MDCT는 비교적 우수한 SNR과 해상능을 갖지만 심박수가 빠른 환자(60bpm 이상의 환자)의 검사에는 시간분해능의 저하로 인해 부적합하였으며, 또한 non calcified plaque의 검출을 위해서는 공간해상능이 부족하였다. 이러한 이유로 인해 cardiac CT의 임상 적용에는 제한적이었다. 그러나 2002년 말 rotation time이 0.5초(GE사 LightSpeed Ultra 16) 또는 0.42초(Siemens Somatom Sensation 16)의 16 슬라이스 MDCT와 0.35초(GE사 LightSpeed VCT XT) 또는 0.33초(Siemens사 Sensation 64)의 64 슬라이스 MDCT가 상용화되었으며, 지능적인 심전도 동조화(EKG gating)와 여러 심박동 주기에서 얻은 데이터를 하나의 영상으로 구성하여 시간해상능을 높이고 움직임을 최소화할 수 있는 재구성 알고리즘의 개발로 인해 공간해상능이 현저히 향상된 심장계통의 검사가 가능해졌다.

2) Heart 영상획득의 기본요건

MDCT에서 보다 향상된 질을 갖는 cardiac CT가 가능해진 배경은 다음과 같이 설명된다.

(1) 심전도 동조화(EKG gating)

EKG(electrocardiogram)은 심장의 전기적 활동전류나 전도자극 파동의 그래프적인 기록이다. 이는 심장 수축활동과 이완의 기록이 아니라 수축(systole)과 이완(diastole)되는 전기적 사건의 기록이다.

정상적인 EKG 그래프는 P파, QRS 복합파, T파로 구성된다. P파는 심방의 탈분극을, QRS 복합파는 심실의 탈분극을 나타내며, 그리고 T파는 재분극(이완)을 반영한다. 또한 R파는 강한 전기적 신호와 심장 근육운동의 상호 연관성으로 인해 triggering에 중요한 파형이다. 심실의 수축기는 심장의 수축을 통해 혈액을 분출시키는데 이때 R피크로부터 T파까지의 확대가 일어나며, 심실의 이완기는 T파로부터 다음 R피크까지 확대되며 이 시기에 심실은 혈액으로 가득 채워진다.

그림 10-29에 나타낸 바와 같이 RR interval은 R파의 한 피크에서 그 다음 피크 까지의 시간이며, 각 RR interval은 한번의 cardiac cycle을 나타낸다. 영상획득은 이완기 중 심장의 움직임이 가장 적은 위치에서 이루어지며, trigger delay는 GE사에서는 RR interval의 퍼센트로, Siemens사에서는 T-reverse delay(이는 다음의 R피크에서 역으로의 시간을 의미함)를 msec로 표시한다.

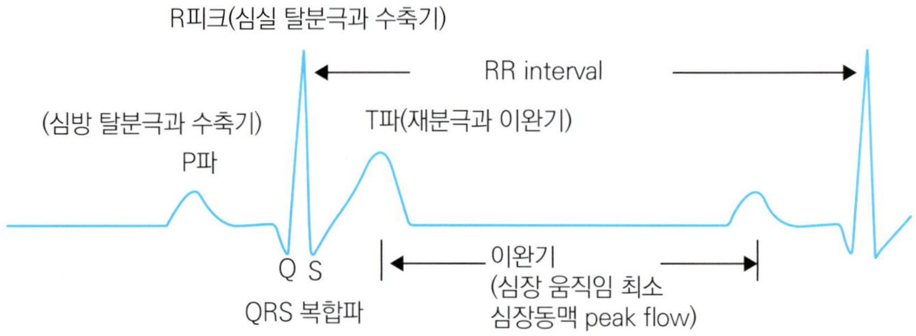

| 그림 10-29 | EKG의 구성

참고로 Siemens사의 4 슬라이스 MDCT에서는 T-reverse delay 외에 T-delay, RR delay의 세가지가 사용되는데 이중 T-reverse delay가 이완기의 delay를 설정에 가장 좋은 방법임을 설명하고 있다.

(2) 시간분해능(temporal resolution)의 향상

움직임이 심한 물체를 영상화하려고 할 때 일반적인 방법의 촬영으로는 제대로된 영상을 얻을 수 없다. 특히 심장의 경우 1초에 1주기 이상으로 박동하여 영상화하기에 어려움이 많은 부위이다.

심박수가 60회일 경우 그림 10-30의 (a)와 같이 1,000 msec에 1회의 수축기와 이완기를 가지며 1,000 msec의 RR interval을 갖는다. 그러나 만일 심박수가 80 bpm으로 증가하면 그림 10-30의 (b)와 같이 RR interval은 750 msec로 단축되므로 장치의 scan time이 더욱 줄어들어야 좋은 영상의 획득이 가능해진다. 그러므로 cardiac 검사를 위한 적절한 시간분해능은 당연히 짧아야 하며 대상 환자의 심박수를 고려하여 선택되어져야 한다. 16 슬라이스 MDCT에서는 시간분해능의 향상으로 빠른 심박수를 갖는 환자의 검사가 가능해졌다. 기존의 4 슬라이스 MDCT에서는 심장의 움직임에 의한 아티팩트의 발생으로 인해 약 60 bpm 이하의 심박수를 갖는 환자에서만 검사가 가능하였지만, Siemens사의 0.42초 스캔이 가능한 16 슬라이스 MDCT의 경우 105 msec, GE사의 경우 65 msec 시간분해능을 가져 90 bpm 이상의 심박수를 갖는 환자의 검사도 가능해졌다. 또한 64 MDCT에서 더욱 발달된 Siemens dual source CT의 상용화는 시간분해능을 83 msec 까지 단축시켰다.

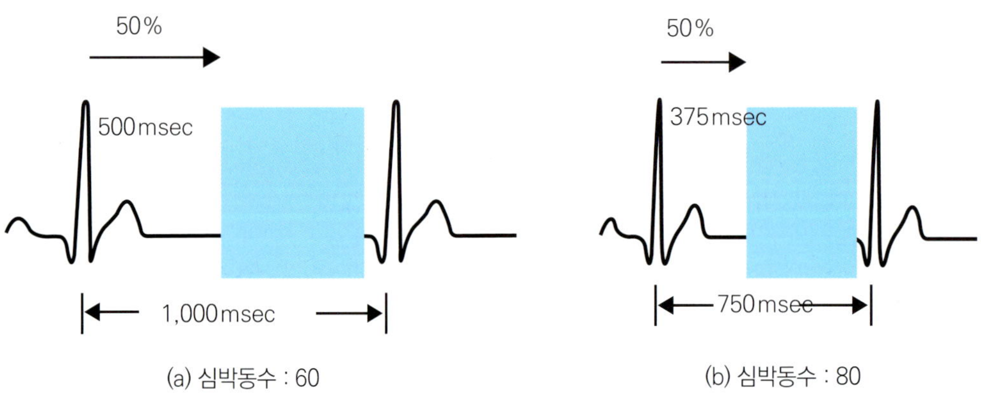

| 그림 10-30 | 심박수의 차이에 따른 RR interval(%)과 시간분해능

① GE사의 장치의 시간분해능에 따른 스캔 모드

Snapshot segment scan, Snapshot burst scan, Snapshot burst plus scan 의 3가지 모드로 구별되며 환자의 심박수에 따라 선택적 사용이 권고된다. Snapshot segment scan mode는 240°의 각도 범위를 커버하는 하나의 재구성 세트가 partial scan 재구성에 사용되며(예전의 모델에서는 180°의 partial scan이 사용되었음), 갠트리의 회전속도에 의해 시간분해능이 결정된다. 즉, 16 슬라이스 MDCT에서는 0.5초(500msec) 스캔 시 360° 전체의 데이터를 이용하는 것이 아니라 2/3에 해당하는 240°의 raw data로 영상화하므로 330msec의 시간분해능을 갖는다. 그러나 실제 스캔 시 선속의 fan angle이 55°이므로 계산적으로는 240°에서 55°를 뺀 185°의 tube회전에 의해 얻어진 데이터이므로 250msec의 시간분해능을 갖는다(그림 10-31의 (a) 참조). 장치 자체적으로 0.325 피치가 적용되며 심박수가 40~60bpm 일때 최적의 영상을 얻을 수 있는 모드이다.

Snapshot burst scan mode는 한 슬라이스의 영상을 얻는데 있어 첫번째 RR 시간에 240° 데이터 중 120°만 얻고 다음 RR 시간에 나머지 120°를 채워 시간분해능을 125msec로 단축시킨 2 sector mode이다(그림 10-31의 (b) 참조).

이를 약간 다르게 해석하는 사람도 있다. 즉, 240°의 데이터 중에서 선속의 55° fan angle을 뺀 185° 데이터 중 첫번째 RR 시간에 92.5°만 얻고 다음 RR 시간에 나머지 92.5°를 채워 넣는다는 관점이다.

아무튼 Snapshot burst scan mode는 0.3 pitch가 자동적으로 적용되며 심박수가 60~75bpm일 때 최적의 영상을 얻을 수 있는 모드이다. 마지막으로 Snapshot burst plus scan mode는 0.275 피치를 적용하며, 4개의 심장주기로부터의 4 sector가 재구성 세트를 형성하기 위해 결합된다. 그림 10-31의 (c)에 나타낸 바와 같이 240° 데이터를 60°씩 4개의 sector로 나누어 4번의 RR 시간에 나누어 채우는 4 sector mode이다. 앞에서 언급된 바와 마찬가지로 이를 약간 다르게 해석할 수 있다. 즉, 240°의 데이터 중에서 선속의 55° fan angle을 뺀 185° 데이터를 첫번째부터 네번째 RR 시간까지 각각 약 45°씩 얻어 4번에 걸쳐 채워 넣는다는 관점이다.

Snapshot burst plus scan mode는 65msec의 시간분해능을 갖고 심박수가 75~90bpm까지는 0.6초 스캔을, 90bpm 이상의 경우에는 0.5초 스캔이 적용된다. 그림 10-32는 심박동수에 따른 스캔 모드의 선택을 나타낸 것이다.

② Siemens사 장치의 시간분해능

16 MDCT의 경우 0.42초의 정상적인 스캔에서는 180° 데이터의 영상을 얻으며 210msec의 시간분해능을 갖는다. 그러나 half scan을 적용하면 105msec까지의 시간분해능이 가능하다. 이는 GE사의 Snapshot burst plus 모드에 비해 다소 시간분해능 자체는 길지만 각각의 슬라이스 마다 다른 시간분해능을 적용할 수 있어 스캔 시 심박수의 변화에 대한 적응이 용이하다.

다소 차이는 있지만 16 슬라이스 MDCT에서는 시간분해능의 단축과 더불어 갠트리 1회전에 16개의 영상획득이 가능하여 18~20초 동안에 심장 전체를 영상화 할 수 있다.

(3) Isotropic resolution의 영상획득(공간분해능의 향상)

16 슬라이스 MDCT에서는 장치에 따라 다소 차이는 있지만 0.5mm, 0.625mm, 0.75mm의 슬라이스 두께의 스캔이 가능해졌다.

이로 인해 약 0.5mm×0.5mm×0.6mm 크기의 복셀로 isotropic에 가까운 분해능을 갖는 영상획득이 가능해진 점이다. 이를 통해 부분체적효과를 최소화하여 2D 및 3D 영상의 질적 향상을 가져오게 되었다. 이는 그림 10-33에서 잘 관찰된다.

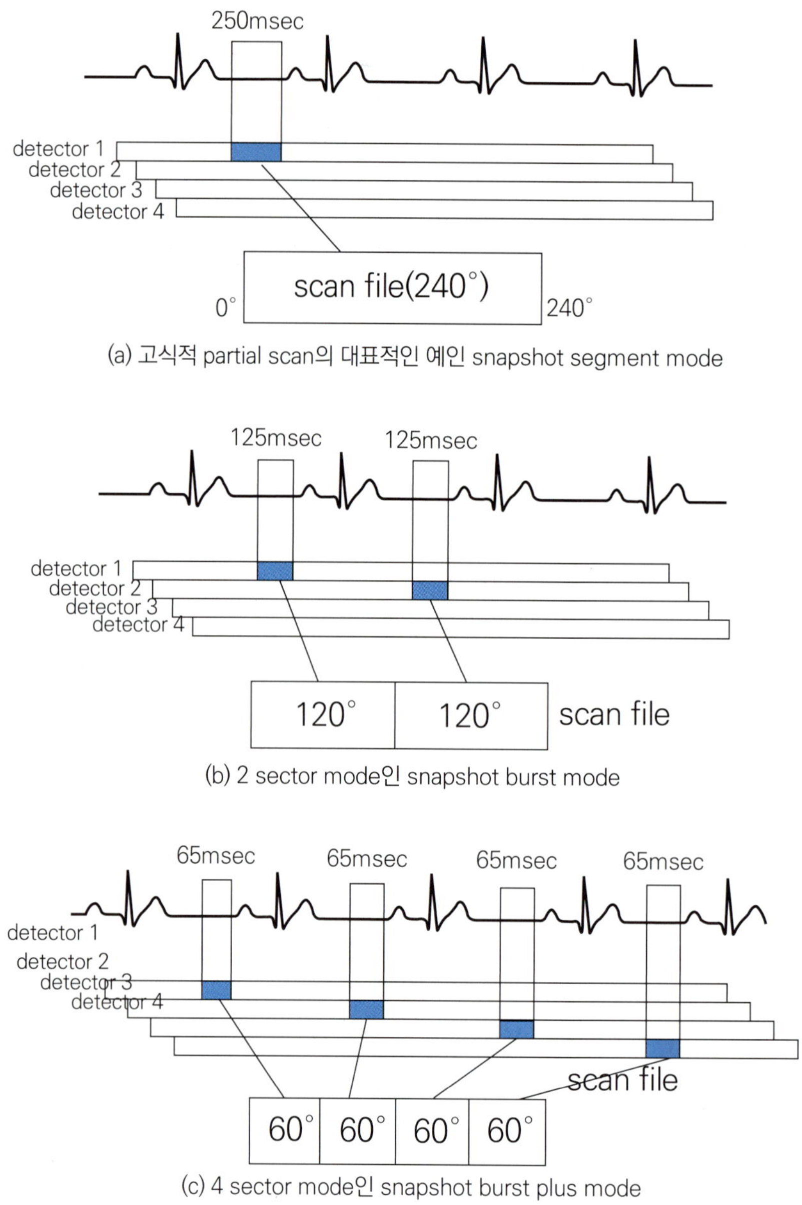

| 그림 10-31 | Single 및 multi-sector scan mode의 비교

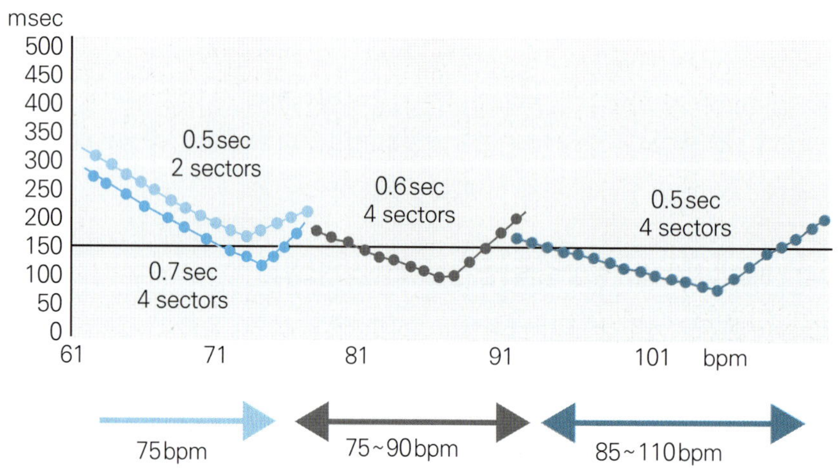

| 그림 10-32 | 심박수에 따른 스캔 모드의 선택

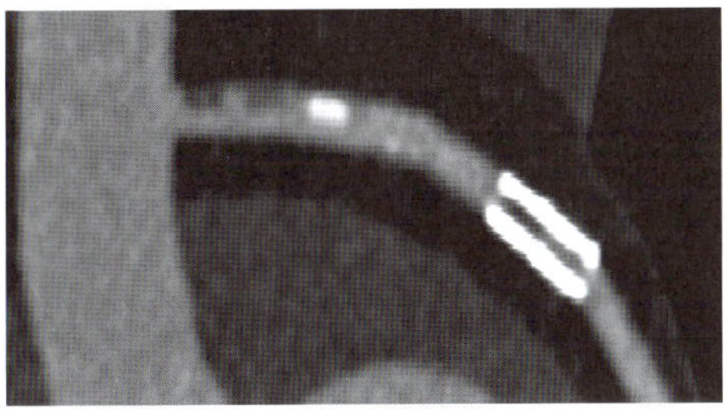

(a) 4×1mm(0.6×0.6×1.0mm 복셀)

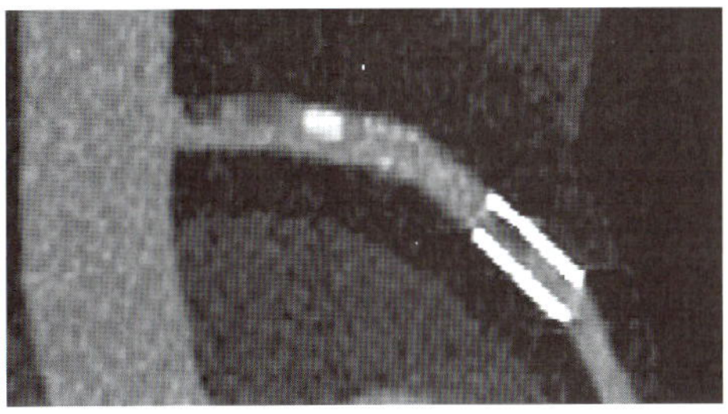

(b) 16×0.625mm(0.5mm×0.5mm×0.62mm 복셀)

| 그림 10-33 | 4 슬라이스와 16 슬라이스 MDCT에서의 심장동맥 영상비교

(4) 소프트웨어의 개발

정확한 병변의 감지를 위한 유용한 소프트웨어의 개발이 이루어졌다. 대표적인 예로는 환자의 EKG 신호와 영상 데이터의 통합, 각 phase의 미리보기 기능(Siemens사에서는 P-P파의 reverse delay 미리보기 기능이라고 함), EKG 신호의 editing기능, cardiac dose modulation 기능, 그리고 심기능 측정이나 좌심실의 두께 측정 등의 분석 소프트웨어이다. 환자의 EKG 신호와 영상 데이터의 통합이란, 기존의 장치에서는 환자의 EKG 신호와 영상 데이터가 따로 저장되었지만 최근의 장치에서는 그림 10-34에 나타낸 바와 같이 촬영 시 EKG 신호를 동일한 영상 모니터에서 쉽게 확인하여 정확한 delay time을 설정함으로써 훨씬 정확한 심장 및 심장동맥 영상을 얻을 수 있게 되었다.

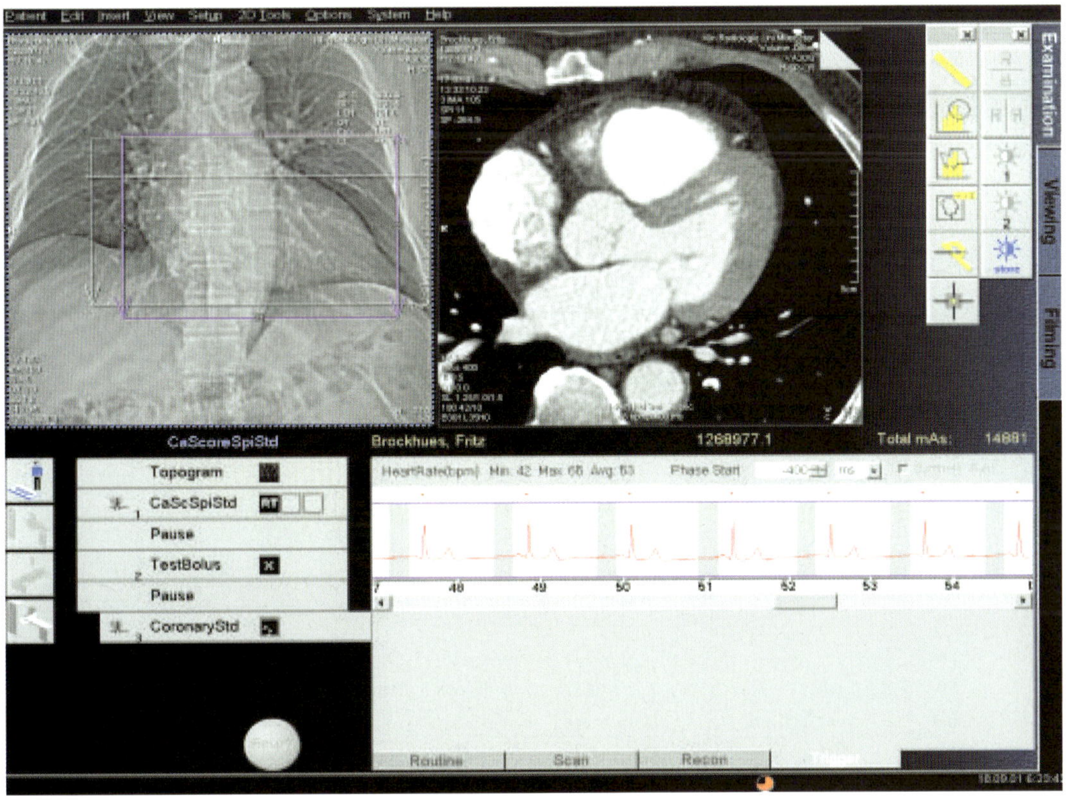

| 그림 10-34 | 환자의 EKG 신호와 영상 데이터의 통합(Siemens사 Sensation 16)

양질의 3차원 심장동맥 영상을 재구성하기 위해서는 trigger delay time의 선택이 중요한 요소로 작용한다. 특히 helical scan retrospective gating 으로 스캔한 경우 raw data를 이용하여 슬라이스 두께와 간격의 변화 뿐만 아니라 여러 가지의 trigger time을 갖는 영상으로의 변화가 가능하다.

이를 통해 환자의 심박동에 적절한 trigger time의 axial 영상을 재구성하는데 이를 위해서는 많은 시간이 소요된다.

이러한 점을 보완하기 위해 Siemens사의 MDCT에 있는 미리보기 기능은 각 trigger time의 영상을 모두 재구성하지 않고, 각 phase의 대표적인 영상을 몇 개 얻어 양질의 RR interval 퍼센트를 갖는 영상을 선정하는 것이다. RR interval의 변화를 통해 2D 및 3D 재구성에 적절한 phase를 선택하는 것을 phase selection 또는 reconstruction window 선정이라 한다.

그리고 일반적으로 환자의 빠른 심박동은 심장계통의 검사 시 영상의 질적 저하를 초래하는 요인으로 작용한다. 이 뿐만 아니라 불규칙한 심박동 역시 질적 저하를 초래하는데 이러한 불규칙한 심장의 신호를 editing하는 기능이 필요하게 되었다.

그림 10-35의 좌측 영상에서 보이는 중간에 생긴 불규칙한 신호를 삭제 또는 delay 시킴으로써 끊어져 보이는 영상을 제대로 이어진 영상으로 나타낸다.

그림 10-36은 70%의 RR interval과 2 sector mode로 설정하여 스캔하였지만, 스캔 도중 환자의 심박수의 급격한 상승으로 인해 양호하지 못한 데이터를 받은 경우 이를 보상하기 위하여 45%의 RR interval과 4 sector mode로 변환 재구성하여 얻은 axial 및 3D 영상을 원래의 영상과 비교한 것이다.

그림 10-37은 cardiac dose modulation 기능을 나타낸다. 이는 임상적으로 중요 시 되는 이완기에 100%의 mA를 사용하고 수축기에서는 약 20%의 mA를 사용함으로써 환자의 방사선 피폭을 절반이하로 감소시키는 소프트웨어이다. 원리에 대해서는 제12장을 참고하기 바란다.

이러한 MDCT를 이용한 cardiac CT검사는 심장동맥의 석회화 침착으로 인한 혈관 손상 및 동맥경화증의 발전을 미리 예측하여 집중 치료할 대상을 선별하여 관리함으로써 허혈성 심질환의 예방에 도움을 줄 수 있다.

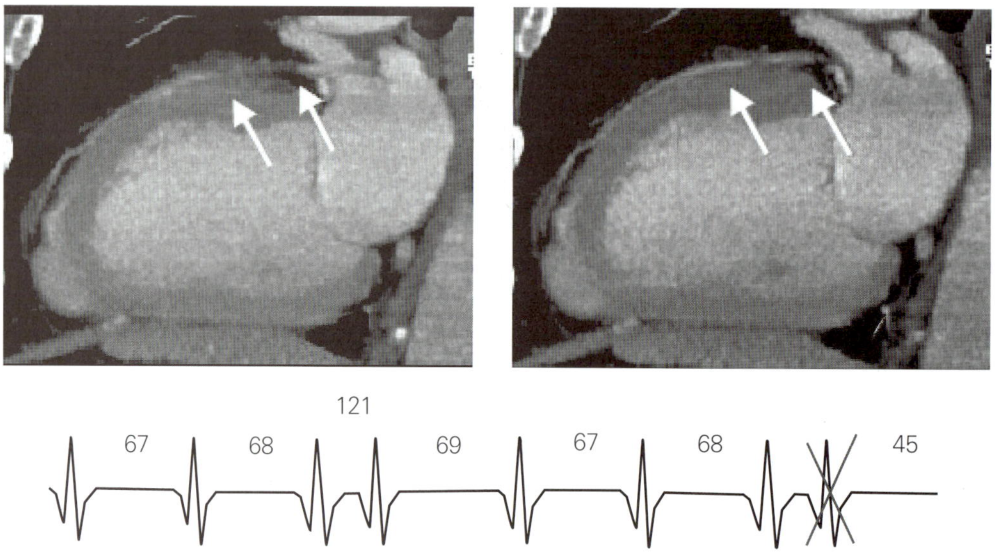

| 그림 10-35 | EKG 신호의 editing 기능(Siemens사 Sensation 16)

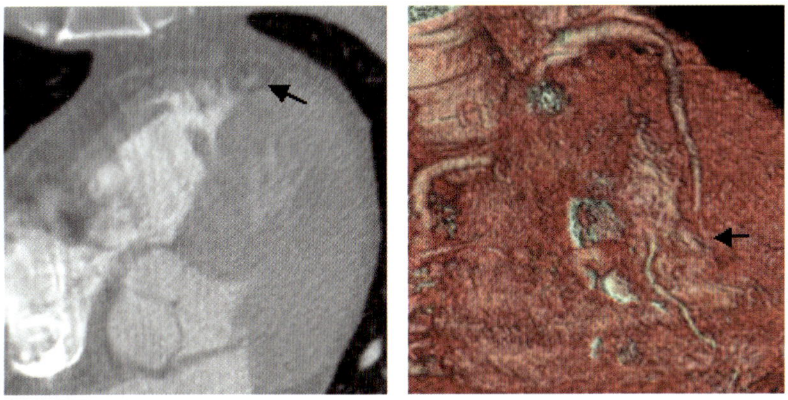

(a) 2 sector 70% RR delay의 axial 및 3D영상

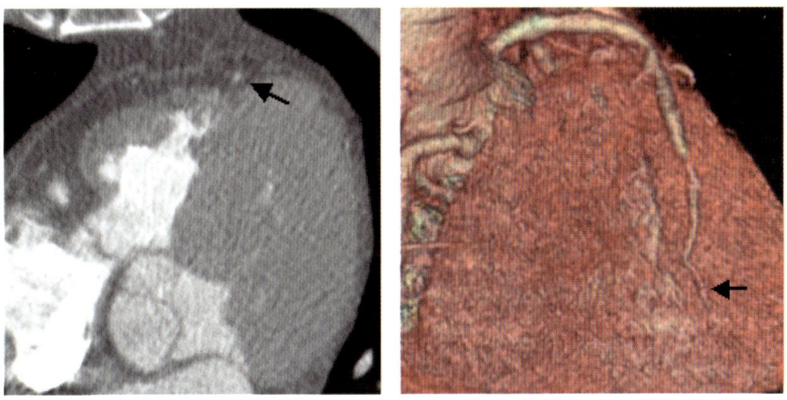

(b) 4 sector 45% RR delay의 axial 및 3D영상

| 그림 10-36 | GE사의 multi-sector 변환기능의 적용 예

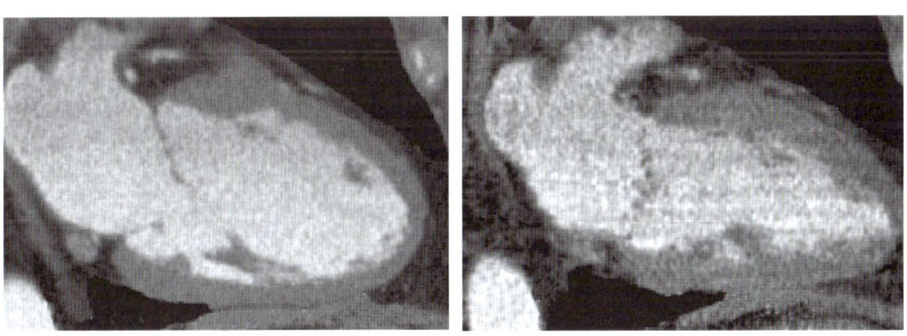

Diastole, 300mA　　Systole, 60mA

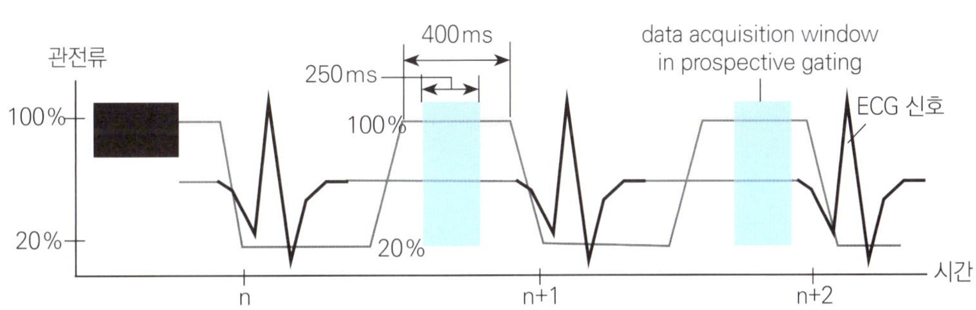

| 그림 10-37 | Cardiac dose modulation 소프트웨어

또한 조영제를 주입한 후 시행하는 심장동맥 조영술은 심장동맥 폐쇄성 질환자의 협착 정도, 스텐트 또는 CABG(coronary artery bypass graft) 개존성 평가의 질적 향상을 가능케 하였다.

이제까지 cardiac CT의 기술적 배경에 대해 언급하였다. 하지만 현재의 cardiac CT가 만족스러운 정도는 아니다. 더욱 연구되어 개선되어야 할 소지가 많은 점은 대조도분해능의 향상이다.

혈관벽의 플라크나 석회화를 혈관강으로부터 구분해 낼 수 있는 정도의 충분한 대조도분해능이 필요하다. 또한 거의 동일한 농도를 갖는 심장의 chamber들과 작은 직경을 가진 혈관의 구별이 가능해야 한다. 가장 문제가 되는 대표적인 부위는 circumflex artery인데, 이의 근위부는 체축(Z축)에 수직인 구조를 가지며 심장구(관상고랑) 부위의 좌심방에 근접하여 구분이 잘 되지 않기 때문이다.

3) 검사 방법

(1) 심전도 동조화(EKG gating)

① Electrode의 부착

스캔 범위에 속하지 않고 Display FOV에 포함되지 않아야 한다. 즉, 환자의 좌측 어깨(빗장뼈 밑 부위)에는 검정색, 오른쪽 어깨에는 흰색, 좌측 몸통(좌복부의 늑골각)에는 빨간색, 그리고 우측 몸통에는 녹색의 electrode를 붙인다. 그림 10-38에 이를 나타내었다.

② 전향적 동조화(prospective gating)

심장동맥 석회화의 침착 평가에 주로 사용되는 방법으로 심전도의 R-wave로부터 사용자가 지정한 시간에만 스캔이 행해진다. 다음 절에 설명될 후향적 동조화에 비해 재구성 영상 수가 적어 테이터를 처리하기 간편하며, 적당한 심장주기를 선택하는 것도 쉽고 환자의 방사선 피폭선량도 적다. 그리고 전향적 동조화 방법은 나선형 스캔 모드가 아닌 axial scan 모드에서 사용되며 약 90bpm 까지의 동조화가 가능하다.

Trigger delay를 RR interval의 % 또는 millisecond로 입력한다. GE사의 8 또는 16 슬라이스 MDCT의 경우 RR interval이 70%의 default value로 설정이 되어 있으며 변화시킬 수 있다.

움직임에 의한 영향을 최소화하기 위하여 심실의 이완기에서 영상을 획득하며, 하나의 심장 주기(phase)에서 얻을 수 있는 영상의 수는 1, 3, 5개인데 이는 심장주기의 길이에 따라 선택이 가능하다. 한 심장주기 내에서의 각각의 영상은 50msec 또는 100msec 시간 차이로 설정하여 획득할 수 있다. 또한 phase별로 획득된 3개의 영상 중에서 적절한 영상 1개씩 선택하여 3D 볼륨 데이터를 재구성 할 수도 있다. 최단 0.8초 스캔이 가능한 GE사의 초기 4 슬라이스 MDCT의 경우 prospective gating의 파라메터는 47~49%의 trigger delay를 권고하고, 업그레이드된 4 슬라이스, 8 또는 16 슬라이스 장치에서는

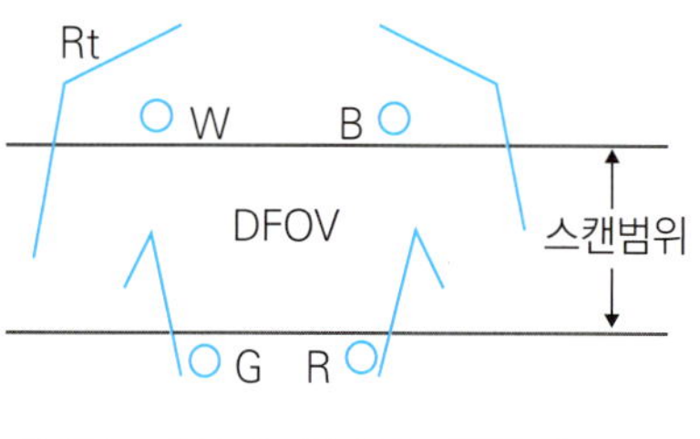

그림 10-38 Electrodes의 부착위치(GE사)

0.5초 스캔이 가능하여 시간분해능이 향상된 장치에서는 70%를 권고한다. 그리고 영상 재구성 간격은 50 msec 또는 100 msec, R to R의 영상 수는 3개를 권고한다.

그림 10-39는 axial scan prospective gating을 나타낸 것으로 (a)에 나타낸 바와 같이 0.5초 스캔이 가능한 장치에서는 RR interval을 70%로 설정되었고 R to R당 3 영상을 얻도록 설정되어 있다.

전향적 동조화의 단점으로는 R-파의 변화에 바로 trigger delay time이 바뀌지 않기 때문에 심장주기의 변화에 즉각 반응하지 못한다는 점과 항상 정해진 지연 시간에 영상을 얻기 때문에 부정맥이나 심박수의 변화에 적절한 대응이 불가능하다는 점이다.

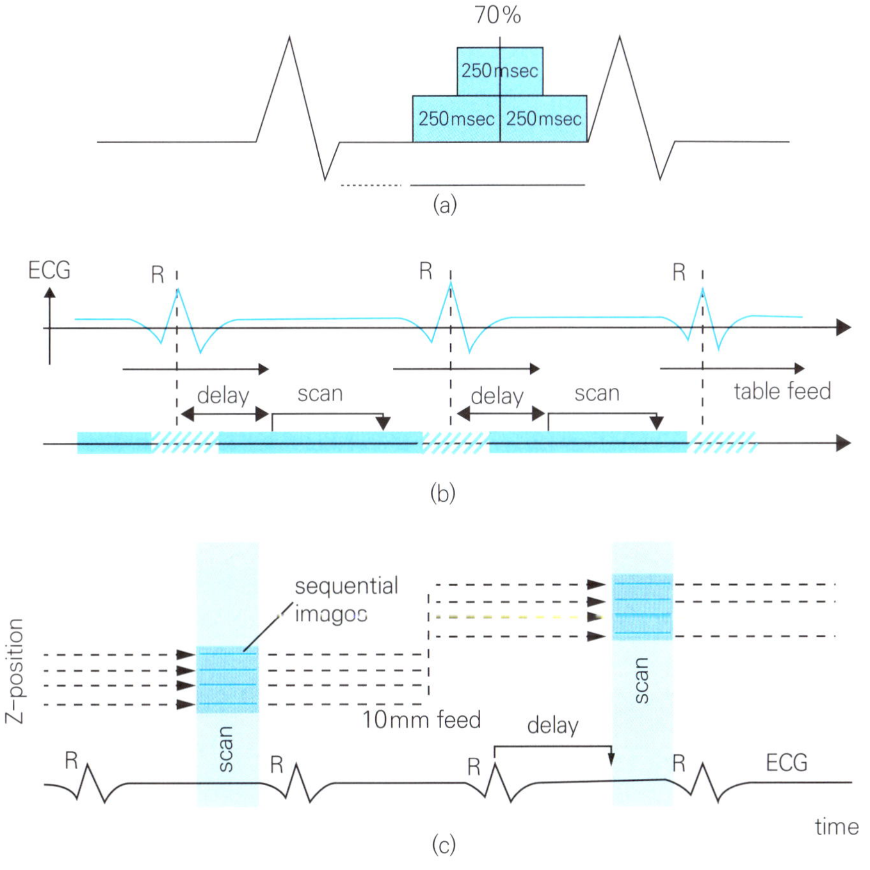

| 그림 10-39 | Axial scan prospective gating

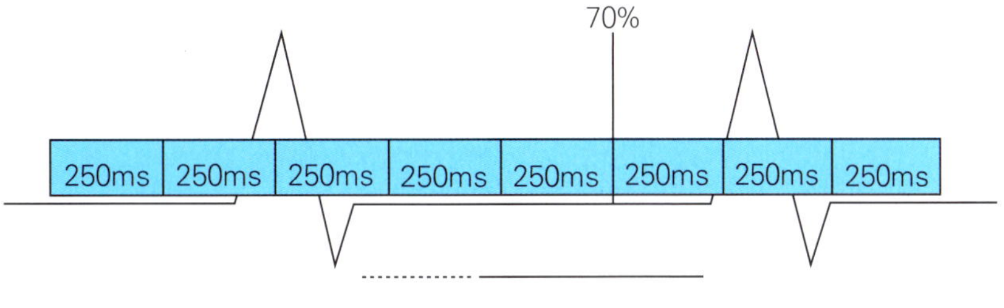

| 그림 10-40 | Axial scan retrospective gating

③ 후향적 동조화(retrospective gating)

후향적 동조화는 axial scan retrospective gating mode와 helical scan retrospective gating mode로 촬영이 가능하다. 하지만 axial 모드는 prospective gating 모드와 마찬가지로 심장동맥의 석회화 침착 평가에 사용되지만 상대적으로 환자의 피폭선량이 많아지므로 거의 사용되지 않고 있으며, helical scan retrospective gating 모드는 조영제를 사용하여 심장동맥의 협착을 평가하거나 기능적 영상 진단을 위해 주로 적용한다.

그림 10-40에 나타낸 바와 같이 axial 스캔 모드로 촬영할 때에는 한군데 위치에서 R to R 전체의 데이터를 얻기 위해서 반복촬영(cine scan)을 시행한다. 이는 보통 심장 주기의 2~3배에 해당하는 시간 동안 행해진다. Axial 스캔 모드로 촬영한 데이터는 보통 100msec의 간격으로 영상이 재구성되도록 되어 있다.

Axial 스캔 모드로 촬영된 후향적 동조화 영상은 심장 각 주기 전체를 일정하게 배분하여 재구성되며 심전도와의 즉각적인 비교를 통해 가장 적당한 영상을 선정할 수 있어 불규칙한 심장 박동에 의한 전향적 동조화의 단점을 보완한다. 그러나 너무 많은 영상이 얻어지므로 처리에 소요되는 시간이 많으며 촬영 시간 뿐만 아니라 방사선 피폭량도 많다.

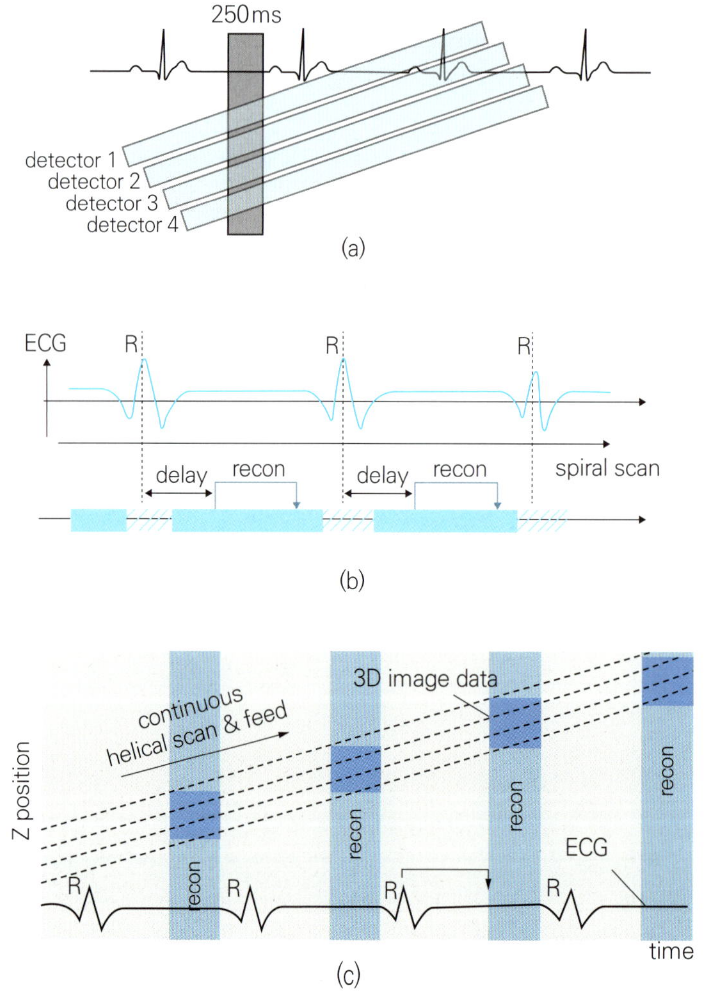

| 그림 10-41 | 4 슬라이스 MDCT에서의 helical scan retrospective gating

나선형 스캔 모드로 촬영된 데이터는 그림 10-41과 같이 Z축 방향으로 갭 없이 continuous하게 빔이 스캔되며, 영상합성을 위해 보통 70%(default value)로 재구성되며 사용자의 선택에 따라 심장 주기의 여러 시점에서 자유롭게 재구성 할 수 있다. 나선형 스캔 모드로 촬영할 경우에는 환자의 심박수에 따라 적당한 스캔 모드와 pitch를 선택하여 정확한 주기에서 얻어진 데이터가 심장 전체를 포함하는 볼륨영상이 되도록 한다. 그러나 나선형 모드로 스캔된 후향적 동조화 데이터는 심장주기 길이 변화에 적응이 용이하지 않아 심박동의 불규칙성에 영향을 많이 받는 단점이 있다.

(2) 검사 프로토콜

① 심장동맥 및 심장의 석회화 침착 정량화 검사(calcium scoring study)

심장동맥 석회화 수치는 심장동맥 내의 동맥경화의 총량과 상관관계가 높다. 따라서 이 수치는 증상이 없더라도 심장동맥 질환이 발생할 수 있는 환자를 발견과 예방을 가능케 한다. 그리고 동맥경화증의 진행정도를 알 수 있고, 동맥경화증의 치료가 필요한 집단을 선별한다.

최초의 석회화 정량화는 전자선빔 CT를 이용하여 Agatston에 의해 시도되었다. 이 방법은 각 단면에서 관심영역을 그리고 130HU 이상의 영역 면적에 최고 밀도값에 할당된 점수로 곱하여, 모든 슬라이스에서 측정된 석회 수치를 더하는 방법이다.

석회화 침착 정량화를 위해 최근에 많이 사용되는 방법으로는 반정량화 방법이라고 불리는 종래의 2차원적 분석과 더불어 3차원적인 소프트웨어를 적용하여 정량화의 재현성이 많이 향상되었다.

석회화 침착의 평가 검사에서는 axial scan retrospective gating 기법은 방사선 피폭이 증가되는 단점이 있어 사용하지 않는 경향이 있으며, 대신에 피폭이 적은 axial scan prospective gating 기법이 주로 사용된다.

부정맥이 있거나 석회화량이 적은 환자의 경우에는 재현성이 저하되는 경향이 있는데 이를 극복하기 위해서는 스캔을 두세번 시행하기도 하지만 방사선 피폭을 염두에 두어야 한다.

GE사의 4 슬라이스 MDCT의 경우 갠트리의 최단 회전시간인 0.5초에 맞추어 사용하며, 주로 2.5mm의 슬라이스 두께로 4 영상획득 기법(2.5mm×4i)을 적용하여 1회의 노출로 10mm 두께의 영상을 얻는다. 또한 8 또는 16 슬라이스 MDCT에서는 0.5초 스캔과 2.5mm 슬라이스 두께(basic collimation)로 갠트리 1회전에 8영상씩 총 20mm 두께의 영상을 얻는기법이 권고된다. 이런 프로토콜에서의 총 스캔 시간은 10~15초 정도 소요되어 single breath hold 기법으로 검사가 가능하다(그림 10-42 참조).

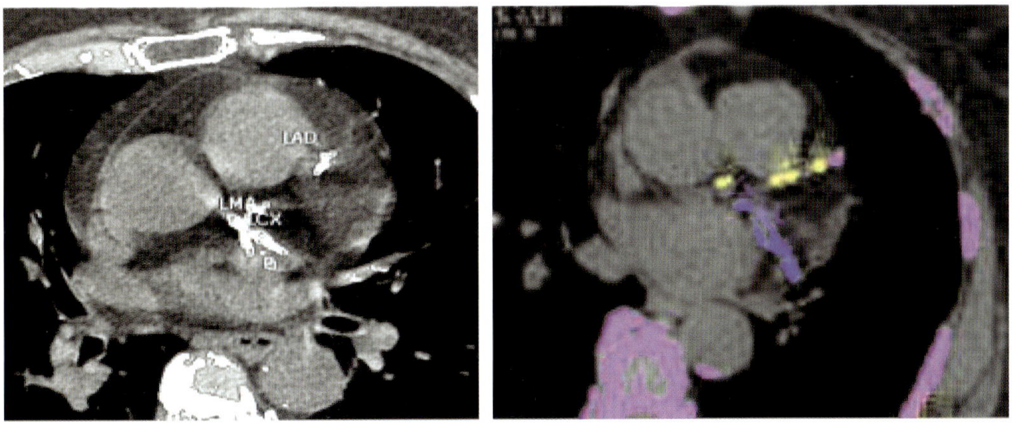

| 그림 10-42 | 심장동맥 석회화 scoring 영상

사용되는 소프트웨어에 따라 차이는 있지만, 석회화 정량화 방법은 EKG를 이용하여 획득한 cine 영상(보통 한 슬라이스당 3개의 영상을 받는다고 하였음)과 별도의 모니터에서 얻은 환자의 EKG 신호를 디스켓을 사용하여 전용 워크스테이션으로 옮겨 가장 motion artifact가 적은 axial 영상과 동조화 시킨다. 그 후 각각의 axial 영상에서 심장동맥의 분지별로 고유의 색을 부여하여 석회화가 보이는 부위를 색깔별로 표시하면 시스템에서 각 부위별 석회화 값을 합산하여 기준값과 비교하여 판정한다.

1999년 설정된 CAC의 심장동맥의 석회화 판정기준은 총 칼슘값이 10 이하이면 심각한 강내 폐색이 거의 없는 수준이며, 100 이상이면 plaque와 협착의 진행을 예상할 수 있으며, 400 이상이면 50%의 환자에게서 하나의 혈액이 흐름의 지장을 받는다고 판정한다.

② 심장 및 관상동맥의 CT angiography

주로 심장동맥의 협착의 존재 여부나 정도를 평가를 위해 시행된다. 또한 근위부의 심장동맥을 조영하기 때문에 선천성 심장동맥 기형의 진단에 정확하며 비전형적 흉통이 있는 환자에서 심장동맥 질환의 가능성을 배제하기 위한 목적으로 사용할 수 있다. 그리고 bypass grafting 수술전 internal mammary artery와 연결할 coronary artery 간의 간격을 측정하기 위한 방법으로 사용할 수 있다.

심장동맥 석회화 침착 정량화 검사는 조영제를 사용하지 않으나, 심장동맥 조영실시 환자에게 호흡의 중요도를 충분히 인식시키고 조영제를 주입하므로 6시간 이상 금식과 조영제 사용으로 일어날 수 있는 상황에 대해서도 충분히 설명한 후 환자가 안정된 상태에서 심전도 동조화하여 검사할 수 있도록 한다.

GE사의 16 슬라이스 MDCT 장치의 경우 앞에서 소개한 바와 같이 환자의 심박수에 따라 snapshot segment, snapshot burst, snapshot burst plus mode 중의 하나를 선택하고 0.5초의 rotation time(스캔 속도), 0.625 mm 또는 1.25 mm 슬라이스 두께의 영상을 얻는다.

그리고 SmartPrep 또는 CARE bolus 기능을 사용하여 scan delay를 결정하는 방법보다는 기존의 time density 곡선으로 조영제의 피크 조영시간을 측정하는 것이 권고된다.

측정부위는 오른대동맥 레벨이 주로 사용되며, 얻어진 피크 조영시간에서 2 내지 5초 정도 후에 helical scan을 시작한다. 이렇게 time density 곡선을 사용하여 피크 조영시간을 구하는 방법을 선택하는 이유는 조영제의 주입에 따른 인체반응과 환자의 심박동 변화를 미리 체크하고, 테스트 스캔에서 급격한 심박동 변화가 발생하는 환자의 경우 시간분해능을 좌우하는 스캔 모드를 적절히 선택하여 보다 양질의 영상을 얻기 위함이다.

사용하는 조영제의 양은 스캔 소요시간과 심장동맥의 순환속도에 의해 결정되어야 한다. 일반적으로 100~120 mL의 조영제를 초당 4 mL의 속도로 주입하며, 개인적으로 혈액동력학적인 차이는 있지만 대부분의 환자에서 prep. delay는 약 20초 정도이다.

2000년 Radiology에 발표된 Achenbach 등의 데이터에 의하면 심장동맥 내의 혈액 이동속도는 수축기, 이완기, 동맥 수축시기의 순으로 빠르며, RCA의 유속은 초당 69.5 mm, Lcx는 초당 48.4 mm, 그리고 LAD는 22.4 mm였다. 그리고 가장 속도가 늦을 때는 48%의 RR interval이었다고 한다.

Heart 3D검사에서는 심장의 수축기 관찰을 위한 trigger delay는 약 10% RR, 이완기의 관찰을 위한 delay는 60~70% RR이 적절하다. 그리고 심장동맥 CTA에서는 특히 RCA의 trigger delay는 50%, LCx의 경우 60%, 그리고 LAD에서는 50~60% RR이 적절하다. 이러한 값은 4 슬라이스 MDCT에서의 측정값이라고 저자는 추측한다.

16 슬라이스 MDCT를 사용하는 S병원에서는 심장동맥의 CTA에서 75%의 RR delay를 routine으로 사용하여 helical scan retrospective gating으로 스캔한 후 45%, 55% 그리고 65%의 delay로 재구성하는 프로토콜을 운영하고 있다.

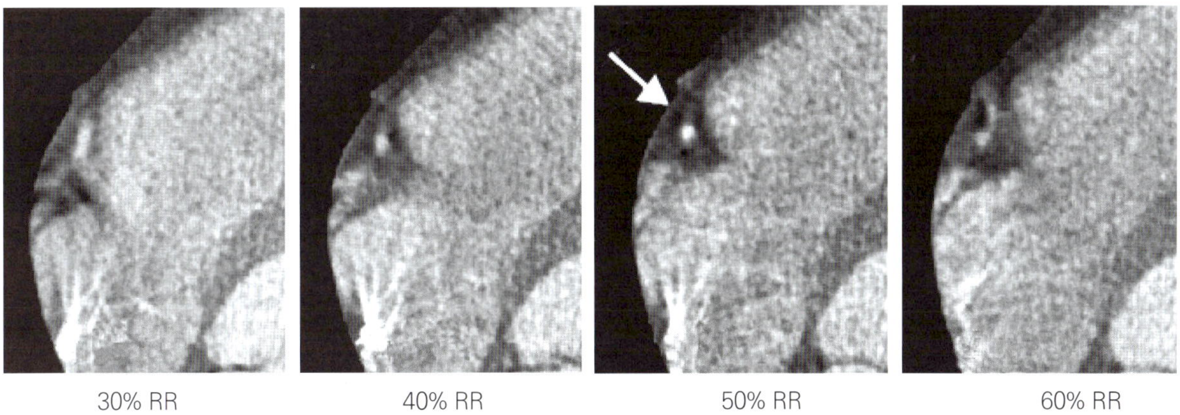

(a) RCA의 axial 영상

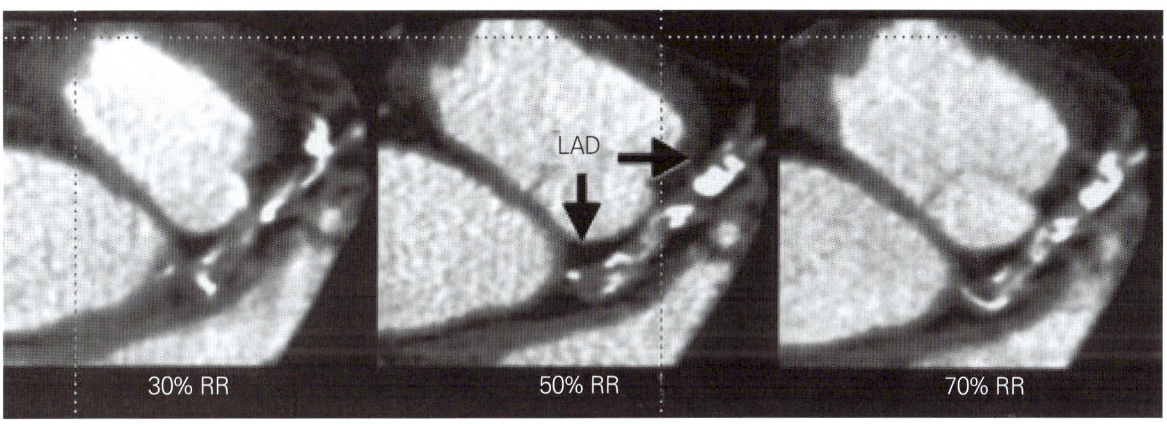

(b) LAD의 axial 영상

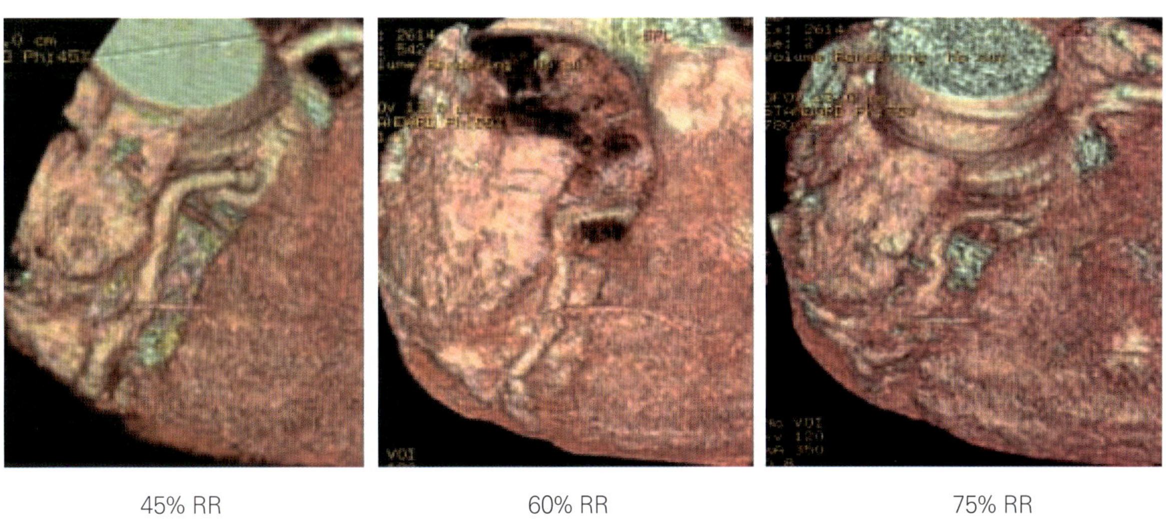

(c) VRT 기법으로 나타낸 RCA의 3D 영상

| 그림 10-43 | 관상동맥과 심장 CTA에서의 RR interval 비교

그림 10-43은 RCA와 LAD의 RR interval(=trigger delay)을 비교한 것이다.

스캔 시 움직임에 의한 아티팩트가 장애가 되므로 심장 박동수를 적당히 낮추어 유지시켜야 할 때가 있다. 그래서 심박수가 70이 넘는 환자에게는 ß-blocker(50~100mg의 metroprolol tartrat)를 촬영 1시간 전에 먹게 하는 방법도 사용되며, 심박수를 낮추기 위해서 산소를 주입하는 상태에서 검사를 시행하는 것도 추천된다.

(3) 영상 후처리

심장동맥 석회화 침착 정량화는 사용하기에 편리하게 고안된 소프트웨어를 이용하여 쉽게 할 수 있다. 반면에 심장동맥의 3차원 재구성으로는 체적 렌더링 기법이 주로 사용되는데 이는 처리시간이 많이 소요되는 작업이다. 그리고 정확한 평가를 위해서는 MIP 기법의 재구성과 심장의 여러 축을 따라 MPR 영상의 재구성도 필요하다. 이를 위해서는 해부학적인 지식이 어느 정도 갖추어져 있어야 하며 숙련된 인력이 요구되며, 최근에 개발된 더욱 특화된 심장 전용 소프트웨어를 이용하면 자동화된 심장동맥의 협착 분석이 가능하다. Cardiac CT에서 많이 사용되는 대표적인 영상 후처리에 대해 임상적인 효용과 연관하여 간단히 설명하면 다음과 같다.

① 체적 렌더링(VRT)

대표적인 3차원 영상표시 기법이다. 심장동맥의 입구(ostium)를 더욱 선명히 관찰하기 위해서는 허파동맥과 왼심방 등의 종격내 구조물을 지우고 디스플레이 하는 것이 좋다. 영상의 예는 앞에서 나타낸 그림 10-43의 (c), 그리고 10-44를 참조하기 바란다.

그림 10-44의 (a)는 original 심장동맥, (b)는 스텐트 삽입환자의 심장동맥, (c)는 오름대동맥에서 diagonal branch로의 SVG(긴 화살표)와 obtuse marginal branch(OM)으로의 CABG(짧은 화살표), 그리고 (d)는 LIMA를 distal LAD로 연결한 예를 나타낸 것이다.

② Automatic MIP

심방의 농도를 지워내므로 모든 축 방향에서의 심장동맥 관찰이 가능하지만 특히, X선 coronography의 LAO와 RAO position에서의 심장동맥계를 관찰하는 것과 유사한 영상의 표시가 가능하다. 그림 10-45의 (a)에 예를 나타내었다.

③ MPVR

5mm 이하의 두께에서 사용되는 볼륨을 갖는 MIP이다. 심장동맥의 전체 또는 가지들(branches)을 분리시켜 관찰할 수 있으며, 혈관을 둘러싸고 있는 지방조직의 저대조도 레벨을 관찰할 수 있는 유용한 기법이다. 그림 10-45의 (b)에 예를 나타내었다.

④ Curved reformation

Axial 영상의 기본 특성을 유지하며 곡선 형태를 갖는 구조의 reformation 영상을 얻는다. 혈관강과 벽의 분리 관찰이 가능하여 연부조직 플라크, 석회화, 스텐트의 관찰이 용이하다. 예로는 그림 10-45의 (c)에 나타내었다.

⑤ Cardiac vessel analysis(CVA)

MIP로 나타낸 후 심장동맥의 중앙부를 나타내는 소프트웨어이며 서로 다른 입사각을 사용한 2D영상으로 각 동맥가지를 분석한다. 혈관의 직경 측정을 통해 협착의 양적평가에 주로 이용된다. 대표적인 예는 그림 10-46의 (a)에 잘 나타나 있다.

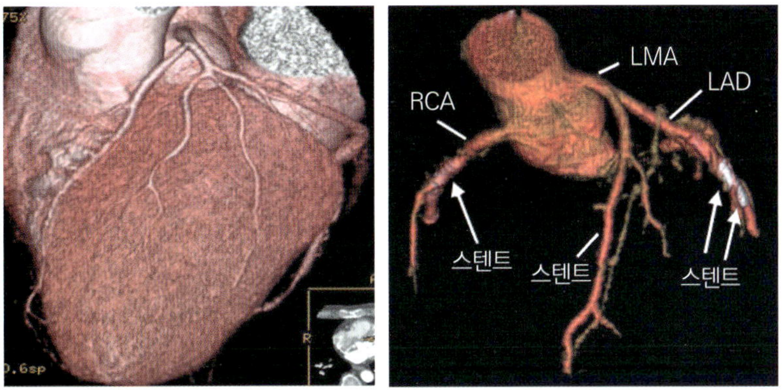

(a) Original 심장동맥 (b) 스텐트 삽입환자의 심장동맥

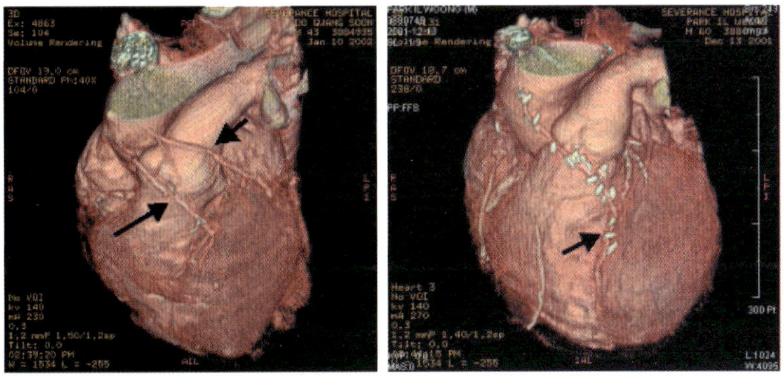

(c) CABG to diagonal obtuse marginal branch (d) LIMA to LAD

| 그림 10-44 | 심장동맥의 3차원 체적 렌더링 영상

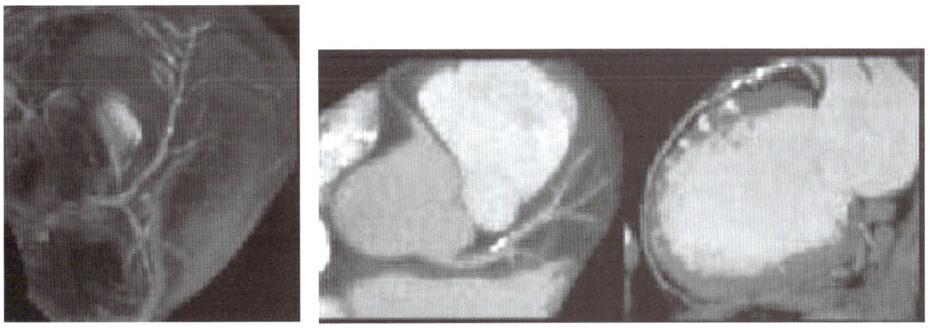

(a) Automatic MIP 영상 (b) LAD의 MPVR영상

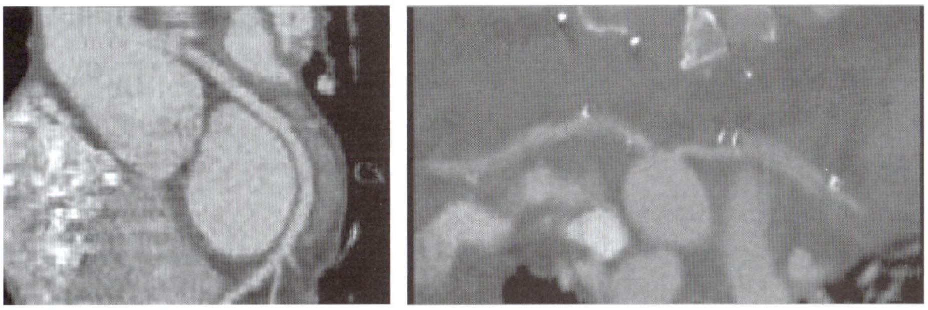

(c) Curved reformation 영상

| 그림 10-45 | Automatic MIP 영상과 reformation 영상

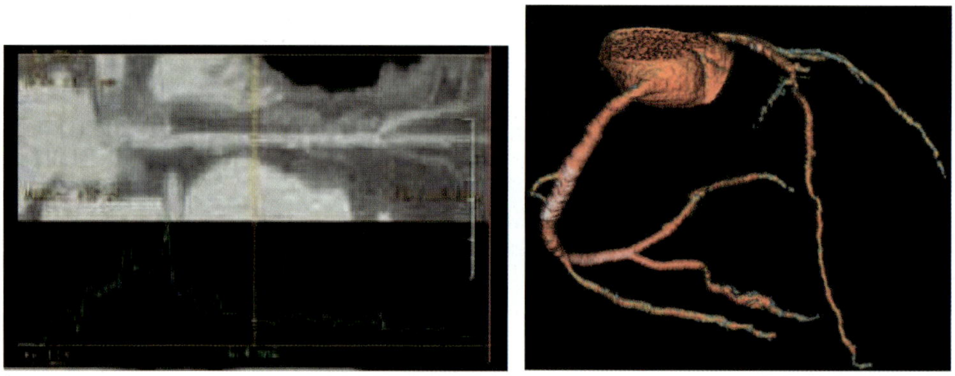

(a) LMT의 CVA 영상 (b) Coronary vessel tree 영상

| 그림 10-46 | CVA 영상과 coronary vessel tree 영상

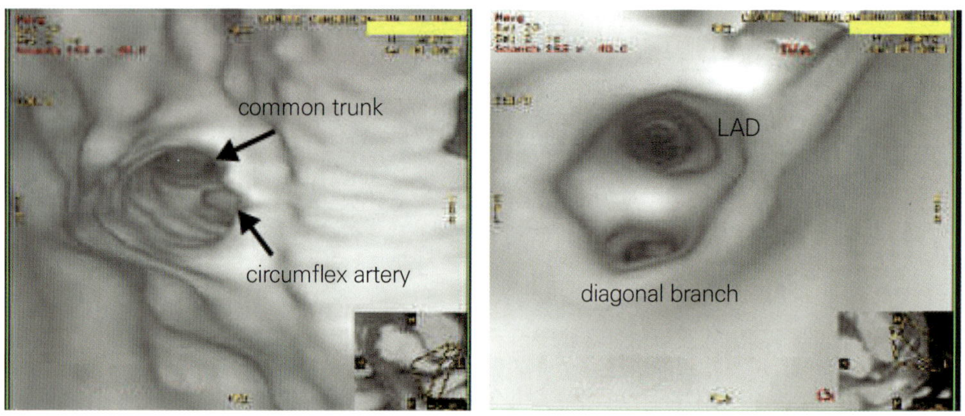

(a) Left coronary common trunk와 circumflex (b) LAD와 diagonal branch의 분기점

| 그림 10-47 | 왼심장동맥의 가상내시경 영상

⑥ Coronary vessel tree

오름대동맥의 한 위치를 기준으로 하여 심장부위를 자동적으로 지워내고 MIP 또는 VRT 기법으로 심장동맥 가지를 디스플레이 하는 소프트웨어이다. GE사 워크스테이션의 Card IQ 소프트웨어에서 사용 가능하며 사용자 편의를 고려한 기법이다. 그림 10-46의 (b)에 나타내었으며 일명 3D tree view 라고도 한다.

⑦ 가상내시경 기법

심장동맥 가지 특히, 협착 또는 허파색이 잦은 분기점의 강내 관찰에 유용하다. 그림 10-47에 왼심장동맥 부위의 가상내시경 영상의 예를 나타내었다.

⑧ Long axis view 및 short axis view

MDCT를 이용한 볼륨 데이터의 획득으로 인해 심장의 장축과 단축에 따라 해부학적 구조의 관찰에 적합한 2D나 MIP 영상을 재구성함으로써 cardiac chamber, 심장근육(myocardium), 심장막(pericardium) 그리고 heart valve의 관찰이 가능하다.

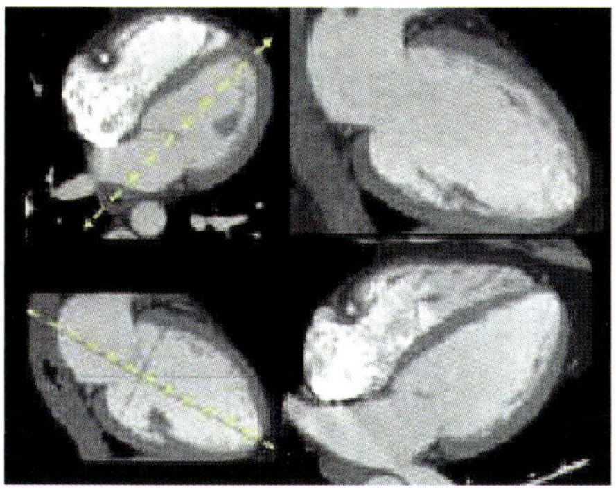

(a) 심장의 long axis views

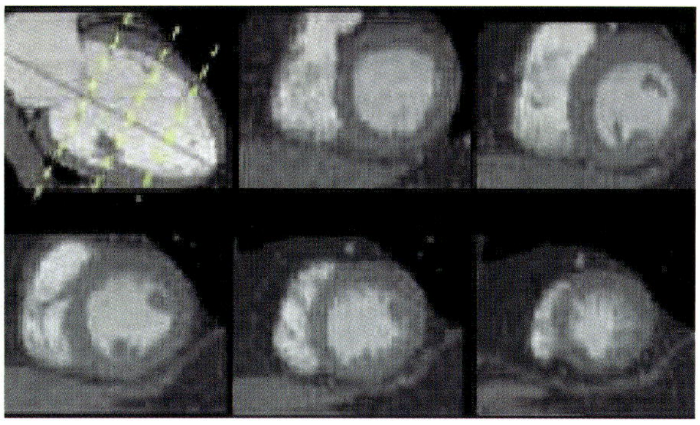

(b) 왼심실의 short axis views

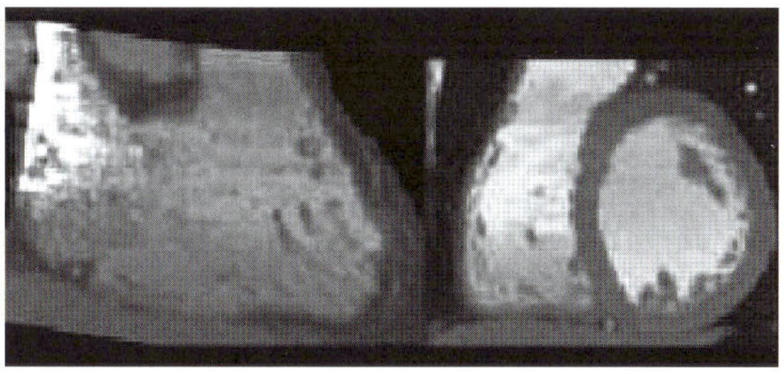

(c) Right cavities의 long and short axis view

| 그림 10-48 | 심장의 long axis views와 short axis views

Long axis view(또는 4 chamber view)는 기준면을 격벽(septum)에 수직으로 설정하고 이첨판막(mitral valve)의 중앙과 왼심실의 apex 부분을 연결하여 재구성한다. 반면에 long axis view의 기준면에 수직으로 자르는 short axis view는 표면부의 영상화 뿐만 아니라 볼륨의 자동적인 측정이 가능하며, 심박출율(ejection fraction) 측정, 전체 또는 부분적인 심근 종양과 관류검사(perfusion study)를 가능하게 한다. 이 외 heart valve의 관찰을 위해 heart valve의 중심부위를 장축과 단축으로 잘라서 재구성하는 기법도 유용하게 사용된다. 이러한 기법들을 통해 심초음파(echocardiography)나 MRI에 버금가는 수준의 cardiac chamber의 관찰이 가능하다.

참고문헌

김영은, 김상욱, 임재남 등. 급성 뇌경색의 perfusion CT: mapping의 원리 및 진단적 유용성. 대한전산화단층기술학회지 제3권 제1호 2001;97-100.

이승주, 강철, 김병학 등. 전산화단층촬영을 이용한 대퇴경부의 전염각 측정. 대한전산화단층기술학회지 창간호 May 1999;82-84.

이종민. Fundamentals of cardiac MDCT technology. 제2회 심장방사선과학연구회 학술대회 증 및 록집,2002;23-32.

임상묵, 최진영, 강화원 등. Gas를 이용한 위장관 CT와 위내시경 검사와의 병소위치의 비교분석. 대한전산화단층기술학회지 제4권 제1호 2002;131-138.

임석환, 윤희석, 최진혁 등. Multi-detector CT를 이용한 심장동맥 우회술의 개통성 진단의 유용성. 대한전산화단층기술학회지 제4권 제1호 2002;85-90.

정승철. CT에 의한 체지방 검사. 서울특별시 방사선사회지. 제6권 제3호 1998;87-90.

최병욱. Fundamentals of cardiac MDCT technology. 제2회 심장방사선과학연구회 학술대회 증 및 록집,2002;33-40.

최은영, 강선우, 임흥선 등. Liver transplantation 에서의 CT volumetry의 유용성. 대한전산화단층기술학회지 제3권 제1호 2001;103-105.

한동균, 백일화, 김문찬. CT volumetry에 영향을 미치는 인자에 관한 연구. 대한전산화단층기술학회지 제3권 제1호 2001;101-102.

Abraham Hdachman, James Lieberman, Robert B Osnis et al. Small simulated polys in pig colon: Sensitivity of CT virtual colonography. Radiology Vol. 203 1997;427-430.

Barnett GH, Kormos DE, Steiner CP et al. Uso of a frameless, armless stereotatic wand for brain tumor location with two dimensional and three dimensional neuro imaging. Neurosurgery Vol. 3;674-678.

David J Vining. Virtual endoscopy files viewer through the body. Diagnostic imaging Nov 1996;127-129.

Donald W. Kormos, David W. Piraino. Image guided surgery attain clinical status. Diagnositc imaging. September 1994;77-79.

Gilvert R Ferretti, David J Vining, Jerome Knoplioch. Tracheobronchial tree: Three dimensional spiral CT with bronchoscopic perspective. Journal of computer assisted tomography. Vol. 20, Vol. 5, 1996;777-781.

Hasssun Jones bey. MRA and CTA take aim at X ray angiography. RSNA in review supplement. Jan 1994;41-48.

Helen M, Fenlon, Eamann Breatnach. 3D CT aids planning of craniofacial surgery. Diagnostic imaging Aug 1995;47-57.

Jens Rodenwaldt, Lars Kapka, Ralf Roedel et al. 3D virtual endoscopy of the upper airway: Optimization of ths scan parameters in a cadaver phantom and clinical assessment. Journal of computer assisted tomography Vol. 21(3)1997;405-411.

Julie H Song. Bladder tumor detection at virtual cystography. Radiology Vol. 218 2001;95-100.

K Regn, J Ezrielev, R Hupke et al. Basics of CT angiography. Advances in CT III. Springer Verlag 1994;3-14.

Matthew L Levine, Ferris M Hall. Gantry angulation for CT guided biopsy or aspiration. AJR Vol. 152 1989;1345-1346.

Michael W Vannier, Jeffrey L Marsh. Three dimensional imaging, surgical planning, and image guided therapy. The Radiologic Clinics of North America. Vol. 34 No. 3 1996;545-560.

Otto H Wegener. Techniques and strategies of examination. Whole body computed tomography 2nd edition. Blackwell scientific publications 1992;112-134.

PE Huppert, SH Duda, R Braunschweig et al. Spiral CT and CT angiography of coronary graft: Experimental and clinical studies. Advances in CT III. Springer Verlag 1994;87-91.

Richard Tellpo, Philip Costello, Christian Ecker. Spiral CT evaluation of coronary artery bypass graft pataency. Computes assisted tomography Vol. 17, 1993;253-259.

Salvatore Mariotta, Guido Pallone, Giovacchino Pedicelli et al. Spiral CT and endoscopic findings in a case of tracheobronchopathia osteochondroplastica. Journal of computer assisted tomography. Vol. 21(3) 1997;418-420.

Takayuki Masui, Haruo Isoda. Mr angiography of the coronary arteries. Radiation medicine Vol. 13(1) 1995; 47-50.

Thomas Grumme, Wolfgang Kluge, Konrad Kretzschman. Cerebral and spinal computed tomography(third edition). Blackwell science 1998;10-20.

U Hirschfelder, H Hirschfelder, J Regn. Dental CT: A new diagnostic tool in dental radiology based on double spiral CT. Advances in CT III. Springer Verlag 1994;163-171.

W A Kalender, H Fichte, W Bautz et al. Reference values for lung density and structure measured by quantitative CT. Advance in CT III. Springer Verlag 1994;290-298.

Werner Moshage, Stephan Achenbach, Bernd Seese. Coronary artery stenosis: Three dimensional imaging with electrocardiographically trigged, contrast agent enhanced electron beam CT. Radiology 1995;707-714.

chapter 11

화질 및 장치의 성능관리

1. CT 영상의 질

1) 화질의 표현

CT에서 영상의 질은 인체의 미세구조를 얼마나 명료하고 정확한 구조의 영상으로 시각화할 수 있느냐에 따라 좌우된다. 이를 결정하는 중요한 요소로는 공간분해능(spatial resolution)과 대조도분해능(contrast resolution)이 있으며 영향을 미치는 인자들은 X선속의 특성, 선량, 피사체에 대한 투과율, 슬라이스 두께, 산란선, scan geometry(normal, half, over scan) 또는 A/D 변환효율, 픽셀 크기, 재구성 알고리즘과 display resolution 등이 있다.

1991년 Robb & Morin는 영상의 질을 노이즈의 관점에서 다음과 같은 대수적인 관계식으로 나타내었다.

$$\sigma^2(\mu) \fallingdotseq \frac{k \cdot T}{t \cdot d^{-3} \cdot R}$$

여기서 μ : 노이즈에 따른 변화율, T : 투과율 (감쇄율의 반대개념으로서 조직의 구성성분에 따라 다름), t : 슬라이스 두께, d : 픽셀 크기, R : 선량, 그리고 k : 표면선량을 흡수선량으로 전환할 때의 상수이다.

실제 CT검사 시 물체의 고유한 투과율은 거의 일정하므로 스캔 파라메터나 슬라이스 두께 등을 고정시켰을 경우 영상의 질을 개선하기 위한 일반적인 방법으로는 선량을 증가시키거나 픽셀의 크기를 작게 해야 하는 것이다.

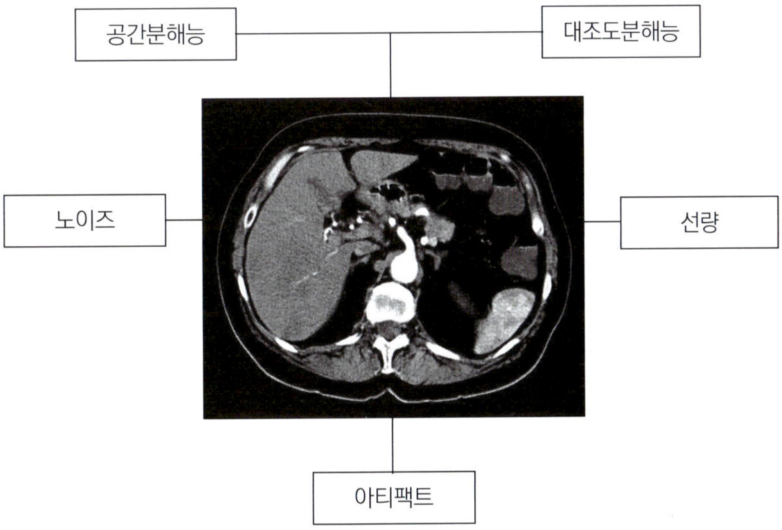

| 그림 11-1 | CT 영상의 질을 결정하는 중요한 변수

2) 화질의 측정방법

화질의 선명도(definition)를 측정하기 위해서는 PSF, LSF, CTF, MTF를 이용하는 방법이 있으나 보통 CT장치에서는 MTF나 PSF를 주로 사용하여 해상능을 표시하고 있다. 이들을 간단히 설명하면 다음과 같다.

(1) PSF(point spread function)

점 확산함수이며, 철사줄과 같은 피사체를 영상화 하였을 때 영상에서 실제의 점으로 재현시킬 수 있는 능력을 의미한다. 재현시키지 못하는 경우 불선예도로서 나타나며 이는 결국 영상의 공간분해능에 영향을 주게 된다.

(2) LSF(line spread function)

선 확산함수이며 이는 피사체에 하나의 선이나 선 형태의 틈이 있는 경우 영상화 하였을 때 하나의 선이나 틈으로 재현시킬 수 있는 능력을 말한다. 주로 영상의 불선예도를 나타내는 것으로 사용된다.

(3) CTF(contrast transfer function)

대조도 응답함수로서 영상에 대한 선명도, 특히 대조도를 측정하는 방법이다. 합성적 대조도란 길다란 틈에 인접한 부위들의 농도에 대한 차이이다. 즉, 단위 길이 당 slits수의 함수로서 영상 slits의 합성적 대조도를 그래프로서 설계하여 CTF를 구한다. 단위 길이 당 slits수가 감소하면 영상대조도가 감소된 것으로 해석한다.

(4) MTF(modulation transfer function)

① 정의

MTF는 변조 전달함수로 해석되며, 영상의 형성능력을 측정하기 위해 레스폰스 함수를 결정하는 것이다. 즉, 정현파의 강도분포를 갖는 입력 데이터와 출력 데이터 사이의 대조도(진폭)의 비를 공간주파수 함수로 표현한다. 그림 11-2는 PSF와 MTF의 개념을 나타낸 것이다.

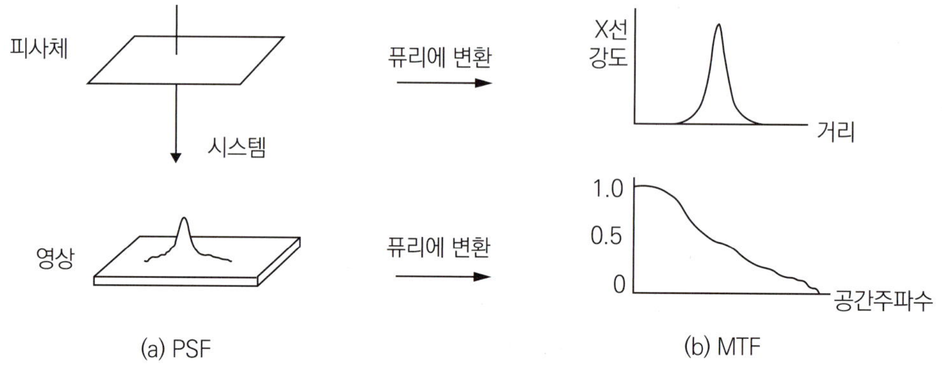

| 그림 11-2 | PSF와 MTF의 개념도

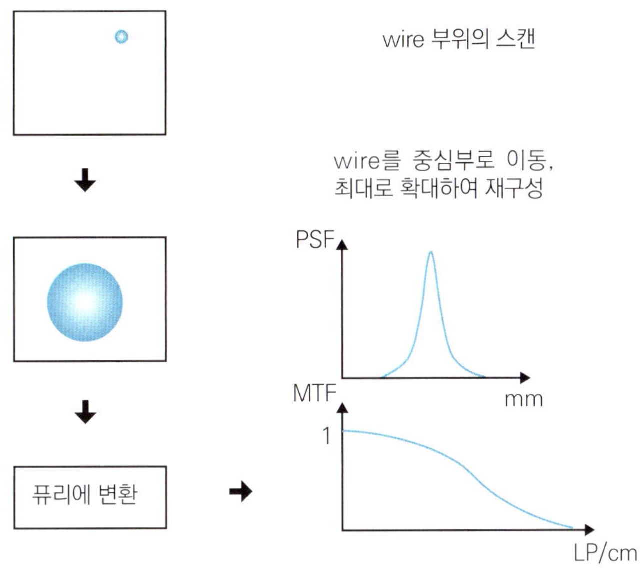

| 그림 11-3 | CT장치에서의 MTF 측정 예

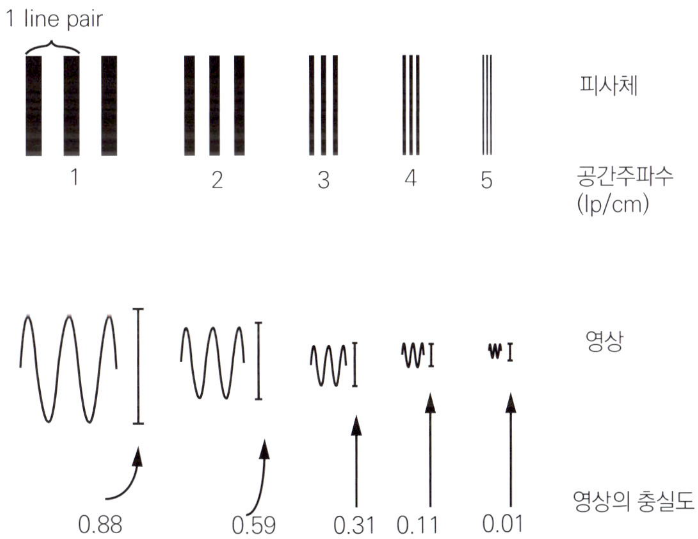

| 그림 11-4 | Line pairs로 구성된 막대모양 피사체의 공간 주파수와 영상 충실도

② MTF 측정법

그림 11-3은 CT장치에서 MTF를 구하는 일반적인 방법을 나타낸 그림으로 직경이 0.05~0.2mm 정도의 가는 철사줄(eccentrical wire)를 스캔하여 얻은 영상을 확대한 후 point spread function을 통해 그래프를 얻은 후 2차원적 퓨리에 변환을 통하여 장치의 공간분해능을 측정한다.

그림 11-4에서 처럼 MTF는 각 물질의 주파수 성분에 따른 해상능을 각각 측정하여 얻을 수 있는데, 여기에서 보면 시각 농도를 통해 영상이 얼마나 정확한가를 알 수 있으며 그 정확도를 영상으로 다시 디스플레이 할 수도 있다. CT장치의 MTF가 1이라는 것은 피사체가 소유하고 있는 모든 정보를 최종적

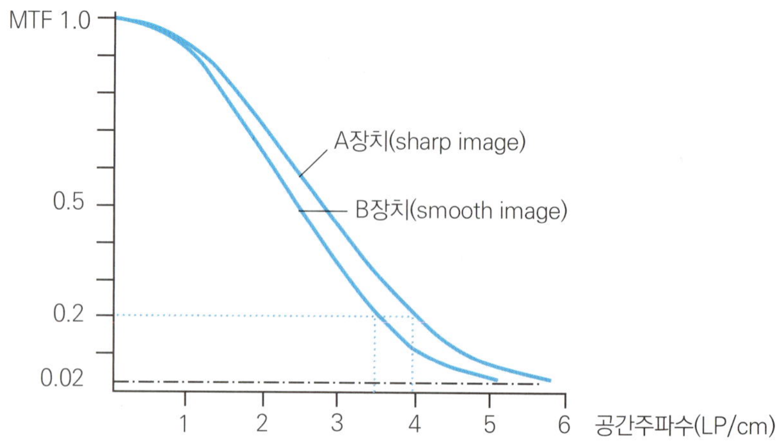

| 그림 11-5 | CT장치 2대의 MTF 곡선 비교

인 영상으로 손실없이 나타내는 것을 의미하며 0는 영상으로 전혀 변환되지 않는 것을 의미한다. 1 line pair/cm의 공간주파수(spatial frequency)를 가질 경우 optical density가 0.88이며, 2LP/cm의 공간주파수일 때는 0.59임을 알 수 있다. 또한 큰 피사체는 낮은 공간주파수를 갖는 반면, 작은 피사체는 높은 공간주파수를 갖는다. 이때 만약, 공간주파수가 영상 자체 그대로 똑같이 반영되어 그려진다면 MTF 곡선은 그림 11-5와 같은 형태로 얻을 수 있다.

③ MTF의 해석

MTF는 CT장치의 공간분해능을 나타내는 기본적인 방법으로서 매우 중요하며, 그림 11-5에서와 같이 A와 B의 두 장비의 MTF를 비교했을 때 장치 B는 0.2 MTF(20% MTF)에서 3.5LP/cm 밖에는 가능하지 않은 반면, 장치 A는 0.2 MTF에서 3.8LP/cm 까지 영상화할 수 있다는 의미이다. A 장치가 B 장치보다 공간분해능이 우수하다는 것을 의미한다.

일반적으로 50%의 MTF값은 영상의 선예도를 결정하는데 사용되며, 10%의 MTF값(visual measurement method)은 그래프의 형태를 나타내는 파라메터로 이용된다. 그리고 최대값의 2%가 되며 육안으로 확인할 수 있는 최저의 상태를 limiting resolution(2% MTF)이라 하며 공간분해능을 기술하는 파라메터로 많이 사용된다. 또한 이론적으로 0%인 MTF값(calculated measurement method)은 frequency가 소멸되는 부분이라 하여 cut off frequency 라고 불린다.

동일한 장비에서도 재구성 알고리즘에 따라 공간분해능이 차이가 난다. Philips사의 Brilliance 40 모델을 예로들면, standard 알고리즘의 경우 13.0LP/cm @ cut off, high 알고리즘의 경우 16.0LP/cm @ cut off, 그리고 가장 고해상능을 갖는 ultrahigh 알고리즘의 경우 24.0LP/cm @ cut off를 갖는다.

흔히 장치의 명세서를 살펴보면 MTF의 표시에서 장비회사에서 유리한 측면의 MTF 값을 나타내는 경향이 있으므로 장비 구입 시 이러한 점이 고려되어야 한다.

어떤 CT장비의 MTF(spatial frequency)가 10LP/cm 이라고 하면, 이 것이 의미하는 바를 생각해보자. 이는 cm 당 20개의 line이 존재할 수 있다는 것이고, mm 당 2개의 line이 존재 가능하므로 하나의 line의 두께는 0.5mm 이다. 그러므로 0.5mm의 해상능(resolving power)을 갖는다고 할 수 있다.

또한 CT 영상의 노이즈는 noise power spectrum(Wiener spectrum)을 통해 측정할 수 있다. 그림 11-6은 영상의 농도분석과 퓨리에 변환을 통해 주파수 구성성분 내의 영상 노이즈가 noise power

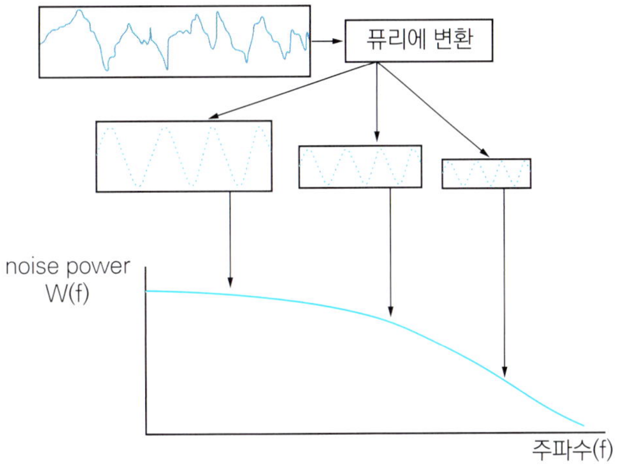

| 그림 11-6 | Noise power spectrum의 획득을 보여주는 개념도

spectrum으로 어떻게 변환되는지를 보여준다. 즉, 광전도성 유리섬유(photoconductive glass fiber)의 농도계로 빛을 받아 PM tube에서 전압으로 전환한 후 퓨리에 변환을 통해 영상 노이즈를 파형으로 기록하는 과정을 거친다.

결론적으로 말하면, MTF는 공간분해능을 나타내는데 사용되고, noise power spectrum은 영상의 노이즈가 중요한 영향을 미치는 대조도분해능을 측정하는데 사용되는 방법이다.

3) CT image quality 측정용 팬텀

CT 영상의 질을 측정하는데는 몇 종류의 팬텀이 사용되고 있으며, 엔지니어나 장치 사용자들이 성능 유지에 필요한 기본적인 항목의 계속적인 측정을 위해 장치의 구입 시 제조회사에서 제공하는 팬텀과 여러 종류의 CT장비에 범용으로 적용이 가능한 전문업체에서 제작된 팬텀이 있다. 널리 사용되고 있는 것으로는, starburst와 bar 패턴을 갖고 있으며 Alderson Research Lab.에서 제작한 Catphan phantom과 미국 의학물리학자 협의회(AAPM)에서 만든 performance phantom이 있다.

(1) AAPM의 performance phantom

건강보험 재정건전화 특별법에 준해 장치의 성능관리를 위한 팬텀영상검사에서 표준 팬텀으로 선정되어 있는 Performance phantom은 직경이 21.6cm인 아크릴 재질의 원통형으로 제작되어 있으며, CT number calibration 블록, 슬라이스 두께측정 블록, 공간분해능 측정용 블록, 대조도분해능 측정용 블록, 그리고 큰 피사체의 공간분해능과 노이즈 측정을 위해 연결이 가능한 외부 노이즈링의 5 부분으로 구성되어 있다.

CT number calibration 블록에는 다시 물의 CT number, 노이즈, 균일도, 중심선 정렬의 측정이 가능한 부분과 CT number의 직선성 측정이 가능한 2부분으로 나누어져 있다.

직선성 측정이 가능한 부위에는 직경이 2.0cm이며 원형인 폴리에틸렌, 폴리스티렌, 나일론, 렉산, 아크릴 성분의 핀 5개가 장착되어 있으며 주위에는 증류수로 채워져 있다. 각 핀의 밀도는 0.95g/cm^3, 1.05g/cm^3, 1.10g/cm^3, 1.20g/cm^3, 1.19g/cm^{3}이다.

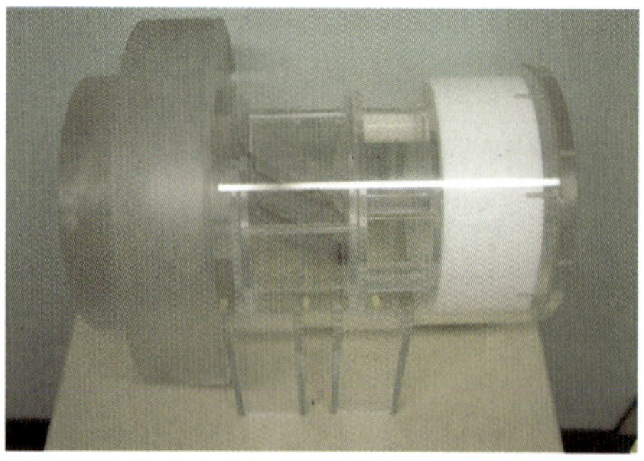

(a) 미국 의학물리학자 협의회(AAPM)에서 고안한 성능평가용 팬텀의 외관

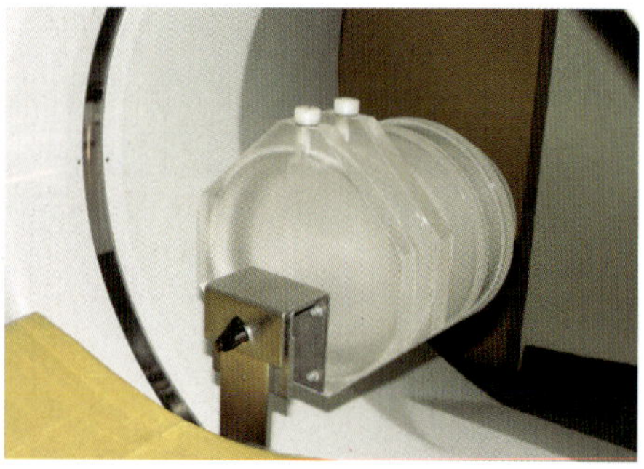

(b) Siemens사의 성능평가용 팬텀 (Catphan phantom)

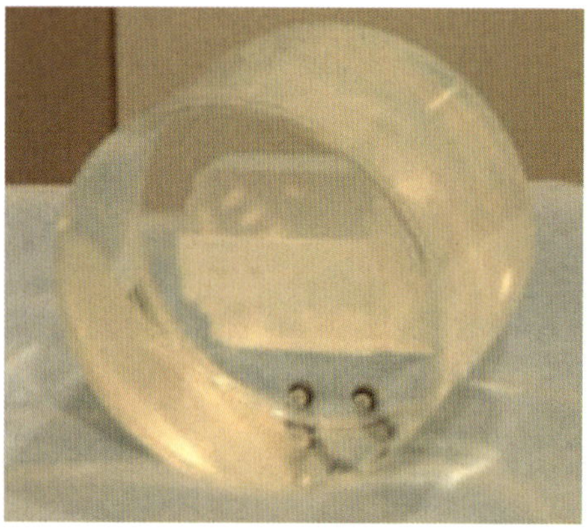

(c) GE사의 성능평가용 팬텀

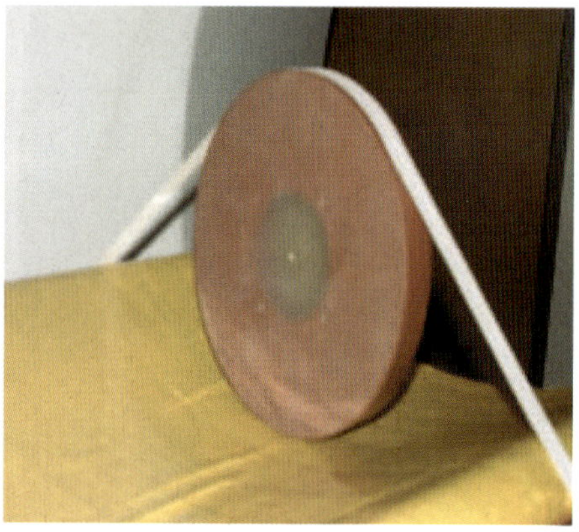

(d) CT장치의 대조도분해능 측정용 gray white matter phantom

I 그림 11-7 I 여러 종류의 성능평가용 팬텀

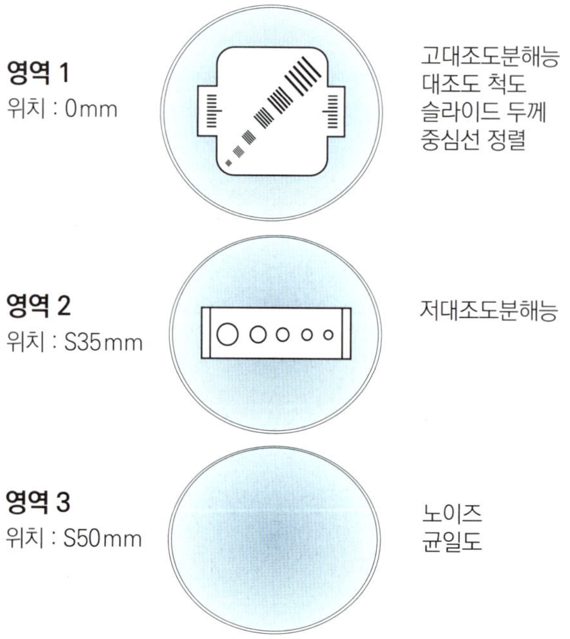

I 그림 11-8 I GE사의 성능평가용 팬텀 내부 단면도

AAPM 보고서에 의하면 100~140kV 범위에서 폴리에틸렌 핀의 선감약계수는 0.179 cm^{-1}, 폴리스티렌 핀이 0.187 cm^{-1}, 나일론 핀이 0.209 cm^{-1}, 렉산 핀이 0.212 cm^{-1}, 그리고 아크릴 핀이 0.217 cm^{-1}이며 물의 선감약계수는 0.190 cm^{-1}이다. 그리고 인체의 bone 성분과 동일한 0.25인치 두께의 테프론 밴드가 탱크의 외부에 위치되어 있어 선속경화효과에 의한 아티팩트 측정이 가능하다.

공간분해능 측정용 블록에는 고체의 아크릴 블록에 4.3mm의 간격으로 공기구멍이 5개씩 그룹화되어 있으며 총 8그룹의 구멍들로 구성되어 있다. 공간분해능을 측정할 수 있는 8세트의 공기구멍의 직경은 1.75mm, 1.50mm, 1.25mm, 1.00mm, 0.75mm, 0.60mm, 0.50mm, 0.40mm의 8단계로 제작되어 있다. 그리고 공간분해능을 측정할 수 있는 블록에는 아크릴 블록 바깥에 선확산계수(line spread function) 측정이 가능하도록 스테인레스 스틸 재질의 철사줄이 삽입되어 있다. 또한 별개의 외부 노이즈링이 삽입 가능하여 이를 내부의 아크릴 탱크와 부착하면 33cm 직경의 팬텀이 구성되므로 영상의 주변부에서의 공간분해능과 노이즈를 측정할 수 있다.

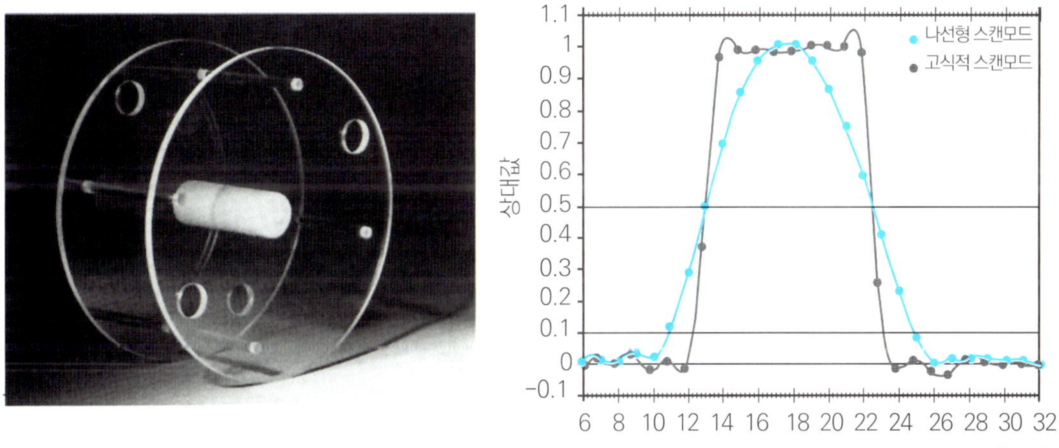

(a) Slice sensitivity profile 측정용 팬텀과 프로파일

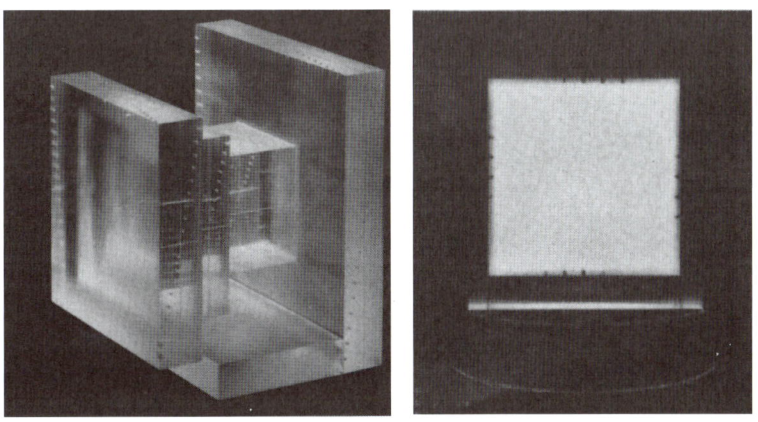

(b) CT spiral phantom과 영상

| 그림 11-9 | Slice sensitivity profile 측정용 팬텀과 CT spiral phantom

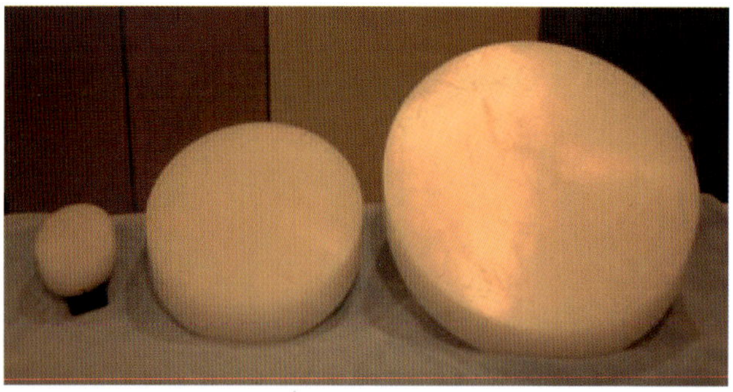

| 그림 11-10 | GE사의 calibration용 폴리스티렌 재질의 팬텀들

대조도분해능 측정용 블록은 아크릴 블록 내에 2.25인치 깊이의 구멍이 있어 아크릴과 선감약계수 차이가 1~2% 이하인 물질(예를 들면 요오드 조영제를 희석한 물)을 삽입할 수 있도록 제작되어 있으며 대조도분해능을 나타내는 구멍의 직경은 1인치, 3/4인치, 1/2인치, 3/8인치, 1/4인치, 1/8인치의 6단계로 제작되어 있다.

(2) GE사의 성능평가용 팬텀

직경 210mm의 아크릴 재질의 원통형으로 그 내부는 증류수로 채워져 있으며 팬텀 내부에는 대조도 척도, 고대조도분해능, 중심선 정렬(alignment light accuracy), 슬라이스 두께를 측정할 수 있는 제 1 영역과 저대조도분해능을 측정할 수 있는 제 2영역, 그리고 물의 CT number, 노이즈, 그리고 균일도를 측정할 수 있는 제 3영역으로 나누어져 있다.

또한 대조도분해능의 측정을 위해 사용되는 gray white matter phantom(그림 11-7의 (d))도 있으며 최근에는 그림 11-9의 (a)에 나타낸 slice sensitivity profile(SSP) 측정용 팬텀, 나선형 CT장치의 성능평가에 적절한 특성을 가진 팬텀(b)도 상품화되어 있다.

2. 영상의 질(image quality) 관련 인자

1) 노이즈(noise)

(1) 정의

노이즈는 잡음이라고도 불리며, 물과 같은 동일한 물질을 스캔한 경우라도 모든 픽셀의 CT number는 동일하지 않고 분산된 형태로 나타나는데, 이 분산되는 값을 표준편차로 표시하는 것이 노이즈이다. 이는 영상을 구성하는 픽셀과 픽셀 사이의 CT number의 변동을 의미하며, 영상의 graininess 또는 mottled appearance로 나타난다. 그림 11-11은 저대조도와 고대조도 피사체에서의 low noise와 high noise를 비교한 것이다.

CT 영상의 노이즈는 다음과 같이 표현된다.

$$SD \propto \sqrt{\frac{1}{W^3 \cdot D \cdot T}}$$

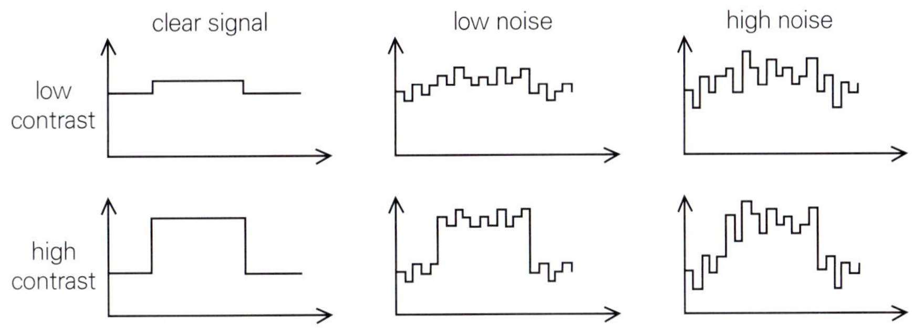

| 그림 11-11 | Low noise와 high noise의 비교

여기서 노이즈(SD)는 픽셀 크기(w)의 3/2제곱에 반비례하고 선량(D)과 슬라이스 두께(T)의 1/2승에 반비례함을 알 수 있다.

즉, 선량(mAs)을 4배로 증가시키면 노이즈는 절반으로 줄어들며, 슬라이스 두께를 1/2로 얇게 하면 노이즈 레벨은 1.4배 증가된다. 그러므로 노이즈를 감소시키기 위해서는 두꺼운 슬라이스 두께를 사용하고 픽셀의 크기를 크게 하고 조사선량을 증가시킬 필요가 있다. 그러나 두꺼운 슬라이스 두께와 픽셀 크기가 커지면 공간분해능은 반대로 감소하는 효과가 나타난다.

그림 11-12와 11-13은 조사선량과 노이즈의 관계를 보여주는 그래프 및 영상이다.

다시 설명하면 CT 검사 시 영상의 공간분해능을 향상시키기 위해 가능한 큰 매트릭스를 사용하여 픽셀 크기를 작게 만든다. 그러나 이때 노출선량을 증가시키지 않으면 노이즈가 증가하게 되고 이는 대조도분해능을 저하시키는 결과를 초래하게 되므로 적절한 촬영조건의 설정이 필요하다.

(2) 영향 인자

앞에서 설명하였듯이 노이즈에 연관되는 중요한 인자로는 선량(mAs)이다. 스캔 시 너무 적은 선량을 사용하면 검출되는 광자수의 부족으로 인해 양자 노이즈(quantum noise)가 발생되며 이는 SNR을 저하시키고 영상의 대조도분해능을 감소시킨다. 양자 노이즈는 각 detector cell이 측정하는 광자의 한정된 수에 기인된다. 공간분해능과 데이터 수집속도를 향상시키기 위해서는(즉, 빠른 시간 내에 광자 흐름을 측정하기 위해서는) CT detector는 그림 11-14의 (a)에 나타낸 바와 같이 매우 작은 크기의 cell을 필요로 한다.

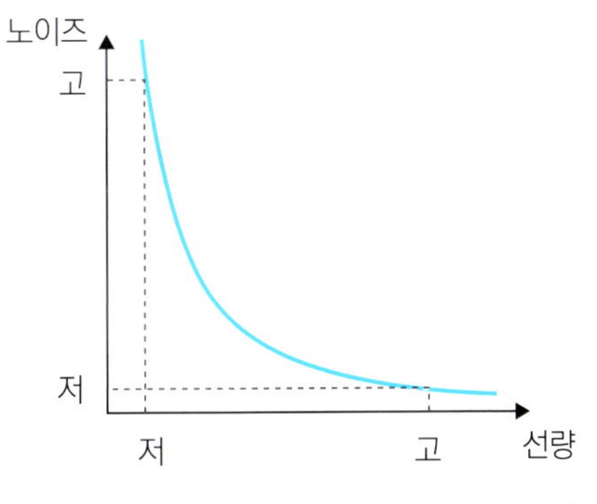

| 그림 11-12 | 조사선량과 노이즈의 관계

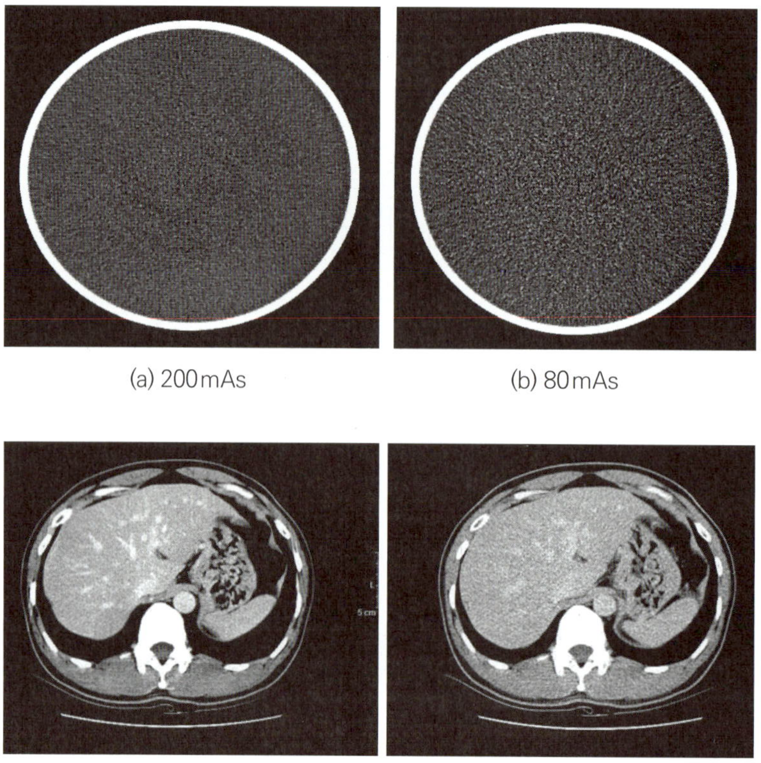

(a) 200mAs (b) 80mAs

(c) 250mAs의 고선량(적은 노이즈) (d) 100mAs의 저선량(많은 노이즈)

| 그림 11-13 | 선량 변화에 따른 노이즈 차이를 보여주는 팬텀 및 복부영상

균일한 구조의 detector를 통과한 후 cell 당 평균 10개의 광자를 갖는 균일한 flux를 예를 들면, 각 cell에서의 실제 광자는 그림 11-14의 (b)에 나타낸 바와 같이 항상 10개의 광자를 받는 것이 아니다. 이러한 결과로 균일한 gray를 가져야 할 영상이 실제로는 양자 노이즈에 의해 snowy effect를 나타낸다.

만일 측정하고자 하는 신호의 크기(amplitude)를 N이라고 하면 통계적인 오차인 노이즈는 $\sqrt{N}$으로 표시되며, SNR 역시 $\sqrt{N}$ 이 된다.

그리고 빛신호를 전기신호로 변환시키고 아날로그 신호의 디지털화 과정에서도 전기적인 노이즈가 발생된다. 그 밖에 노이즈에 영향을 미치는 인자로는 피사체의 크기와 산란선, 그리고 kV와 필터, 재구성 알고리즘, 그리고 앞에서 설명된 픽셀의 크기, 슬라이스 두께, 영상 디스플레이시 windowing 등이 해당된다.

그림 11-15는 환자의 두께와 노이즈의 관계를 나타낸 것으로 환자의 두께가 8cm 증가하면 노이즈가 2배로 증가됨을 알 수 있다. 그리고 그림 11-16은 슬라이스 두께와 노이즈 특성, 그림 11-17은 재구성 알고리즘별 노이즈 특성을 나타낸 것이다.

(3) 노이즈의 측정

실제 방사선 영상에서 정상과 병리학적 소견을 갖는 조직의 감약계수 차이는 대부분 적게 나타난다. 이러한 저대조도 물질에 대한 식별능력을 저하시키는 중요한 요인 중의 하나인 노이즈 측정은 CT장치의 성능평가에서 중요한 의미를 가지며, 측정하고자 하는 관심부위의 크기에 따라 차이가 발생하므로 통계적인 정확성을 유지하기 위해서는 적어도 25개 이상의 충분한 픽셀에서의 표준편차로 표시되어야 한다.

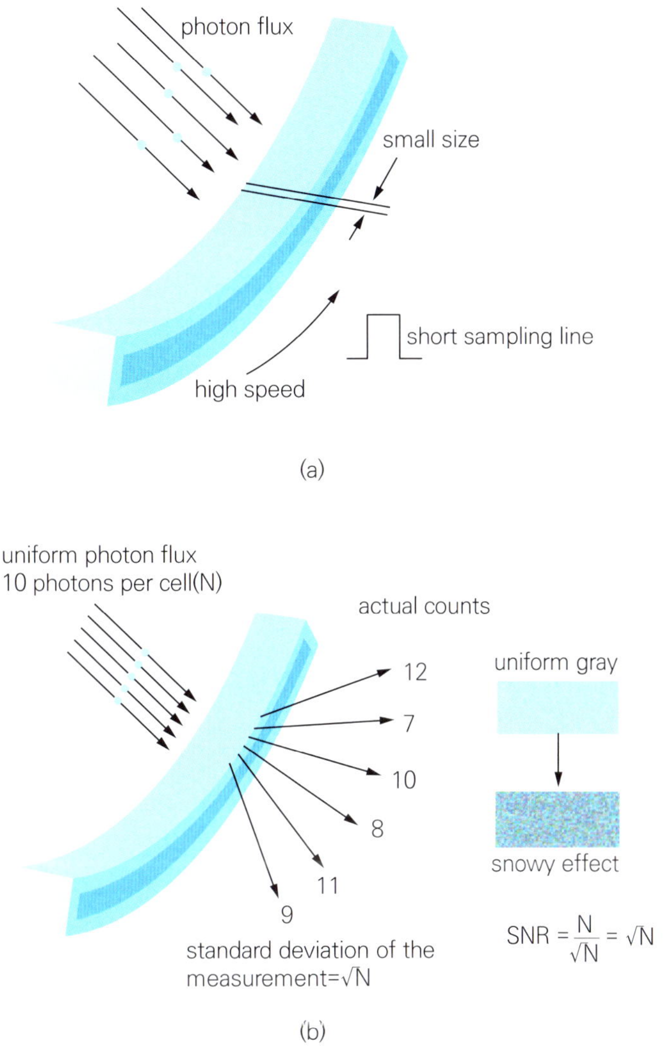

| 그림 11-14 | 양자 노이즈에 의한 snowy effect

노이즈를 측정하는 방법으로는 3가지로 구분된다.

이중 하나는 물팬텀을 일정한 파라메터를 사용하여 스캔한 후 팬텀 영상의 중앙부에 ROI를 그려 특정 개수 이상의 CT number의 표준편차로 얻는 방법이다. 이는 별도의 계산이 필요없이 장치에서 간단히 구할 수 있어 가장 많이 사용되고 있다. 다른 하나는 물팬텀 중앙부의 CT number의 표준편차를 CT scale factor로 나누고 100을 곱하여 노이즈 율(noise rate)로 나타내는 방법이다. 마지막으로는 $\%\sigma\mu_w$ 인데 이는 $(\sigma_{ave} \times CS \times 100)/\mu_w$ 로 나타내진다. 즉, 물 부위의 표준편차의 평균에 contrast scale을 곱하고 물의 감약계수로 나눈 후 100을 곱하여 백분율 표준오차로 표시하는 방법이다.

(4) 노이즈의 해석

CT number 범위가 ±1,000을 갖는 CT장치에서 팬텀 영상의 노이즈를 의미하는 표준편차(SD)가 4.0으로 나타나면, 노이즈 수준은 대조도 %로서 표시되며 노이즈 레벨(%)은 (4.0/1000)×100 = 0.4%가 된다.

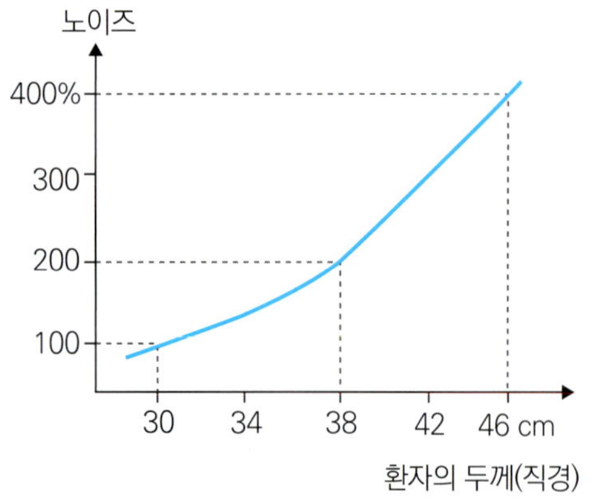

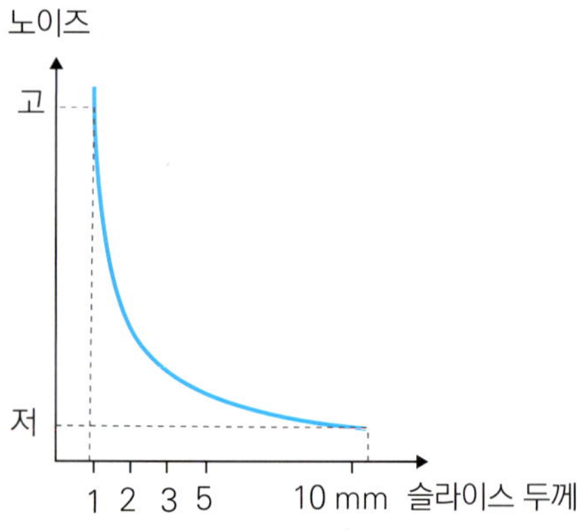

| 그림 11-15 | 동일한 조건 하에서의 환자의 두께와 노이즈 특성

| 그림 11-16 | 슬라이스 두께와 노이즈의 관계

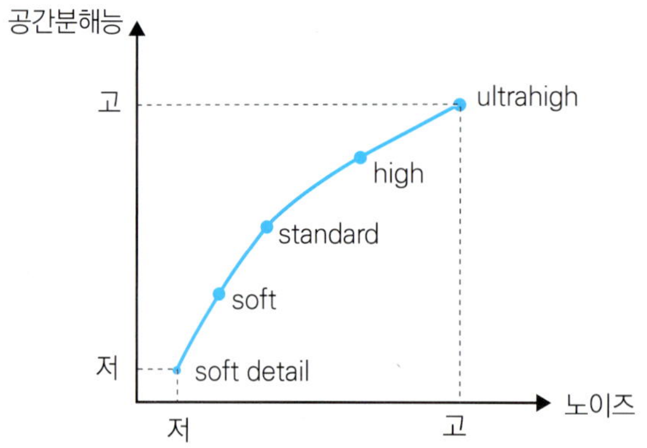

| 그림 11-17 | Siemens사의 알고리즘별 노이즈와 공간분해능(또는 image definition) 특성

2) 균일도(cross field uniformity; homogeneity)

(1) 정의

동일한 성분을 갖는 물 팬텀을 스캔한 영상의 모든 부위에서 얻어지는 실제 CT number는 일정하지 않으며 이는 선속의 경화현상 등의 영향으로 발생된다. 균일도란 이러한 영상의 여러 부위에서 어느 정도로 CT number가 균일한가를 나타내는 용어이다. CT number의 균일도 측정은 선속 경화에 의한 직선형 아티팩트나 비균일성인 원형 아티팩트와 같은 영상의 장해요소의 존재 확인에 큰 도움이 된다.

(2) 측정 및 영향인자

노이즈 측정과 동일하게 물 팬텀을 일정한 파라메터를 사용하여 스캔한 후 팬텀 영상의 중앙부와 3시, 6시, 9시, 그리고 12시 방향의 주변부에 ROI를 그려 특정 개수 이상을 포함하는 픽셀의 CT number로서 측정한다.

균일도에 영향을 미치는 인자로는 주로 피사체의 구성물질, 관전압과 필터링 정도, 슬라이스 두께 등이 있다. 스캔 시 균일도가 좋은 영상을 얻으려면 scan field 내에 촬영부위 전체를 정확하게 위치시켜야 한다.

3) 대조도 척도(contrast scale)

(1) 정의

대조도 척도란 물 등가물질의 평균 CT값을 1HU 변경시키기 위해 요구되는 선흡수계수의 변화를 의미한다. 이를 다르게 표현하면, 장치의 CT number가 피사체의 선감약계수와 얼마나 정확히 대응되는가를 나타내는 척도이다. 각 CT장치 제조회사별로 선흡수계수에 대한 CT number scale을 단일화하지 않고 임의로 설정하고 있기 때문에 CT장치의 성능을 평가하기 위해서는 규격화가 필요하며 이를 위해서 각 장치제조회사에서는 CT number 당 흡수계수의 변화를 contrast scale 이란 용어를 사용하여 표시하고 있다.

대조도 척도의 개념을 나타내는 그림 11-18에서 보면 cot α = b/a가 contrast scale 이며 이는 선흡수계수의 차이를 CT number의 차이로 나눈 것을 의미한다.

(2) 측정 및 영향인자

Contrast scale을 간단히 구하기 위해서는 아크릴 핀과 물의 CT number를 비교하거나 물과 공기의 CT number를 비교하여 측정하는 방법이 각 장치회사별로 제시되고 있다. Contrast scale의 측정을 위한 공식은 아래의 두 가지가 주로 사용되고 있다.

$$\text{Contrast scale} = \frac{\text{아크릴의 감약계수} - \text{물의 감약계수}}{\text{아크릴의 CT number} - \text{물의 CT number}} \qquad \text{(A)}$$

$$\text{Contrast scale} = \frac{\text{물의 감약계수}}{\text{물의 CT number} - \text{공기의 CT number}} \qquad \text{(B)}$$

공식(A)는 AAPM에서 고안된 성능평가용 팬텀에서 사용되고 있으며 공식(B)는 Siemens사 등에서 권고하는 방법으로 장치 사용자들이 쉽게 적용할 수 있다. 여기서 물의 감약계수(선흡수계수)는 $0.19\,cm^{-1}$ 이며 CT에서 일반적으로 사용되는 관전압의 범위에서 아크릴의 감약계수에서 물의 감약계수를 뺀 값은 $0.024\,cm^{-1}$ 이다.

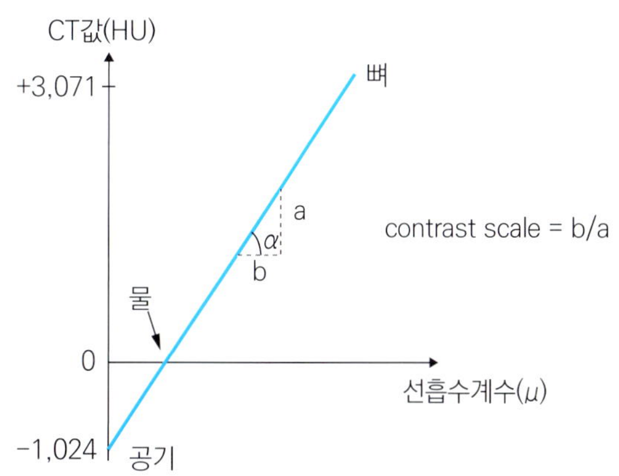

ǀ 그림 11-18 ǀ 대조도 척도의 개념

이와 같은 대조도 척도의 차이는 선흡수계수, 밀도, 피사체의 크기와 물리적인 성질 등에 따라 좌우되지만 X선의 선질에 의해 가장 큰 영향을 받는다. 그러므로 X선 발생장치 계통에 관련된 노후나 고장으로 인해 부품을 교체할 경우에는 대조도 척도의 정밀한 측정이 요구된다.

4) 직선성(linearity)

(1) 정의

CT number의 직선성이란 선흡수계수에 의해 좌우되는 각 조직의 CT number를 장치가 제대로 표현할 수 있는가를 평가하는 것이며, 선택된 CT number의 영역에 대한 대조도 척도의 일치성 여부를 평가하는 것이다. 이러한 CT number 직선성은 골조직의 미네랄 소실정도를 판단하는 BMD CT의 경우 매우 중요한 요인이 되므로 항상 직선성의 유지가 필요하다.

(2) 측정 및 영향인자

CT number의 직선성을 평가하기 위한 일반적인 방법으로는 선흡수계수를 알고 있는 물,아크릴, 렉산, 폴리에틸렌 등의 여러 가지 물질들로 이루어진 팬텀을 스캔하여 얻은 영상에서 이들의 CT number를 측정하여 평가한다. 이때 횡축에는 각 물질의 선흡수계수를, 그리고 종축에는 CT number의 평균값을 표시하여 1차원 함수의 그래프로 나타낸다. 만일 CT장치가 정상적인 상태에서 가동이 된다면 그래프의 직선 기울기가 1에 가깝게 나타나야 하며 이는 장치의 직선성이 양호한 상태임을 의미한다.

각 물질에 대한 선흡수계수는 그 물질의 원자번호와 X선 에너지의 불균일성으로 인해 다르기 때문에 CT number의 직선성에 대한 기준은 표준화되어 있지는 않지만 직선성을 평가하는 방법은 4가지로 구분이 가능하다.

첫째 방법은 팬텀 영상의 각 물질에 설정된 ROI에서 측정한 CT number의 평균값이 직선과 일치하는 정도로서 평가한다.

둘째는 통계적으로 상관계수를 이용하여 장치의 전체적인 직선성을 평가하는 방법이다.

셋째는 각 핀의 평균 CT number값이 제시된 기준값의 ±5HU 범위 내에 속하는지의 여부에 의해 따라 각 핀별로 직선성을 평가하는 방법이다.

그리고 넷째는 물 부위의 표준편차를 측정한 후 표준편차의 2배 이내에 속하는 지의 여부에 의해 따라 각 핀별로 직선성을 평가하는 방법이다.

최근에는 CT장치의 성능향상에 따라 직선성이 많이 향상되었지만 장치의 장시간 사용에 따라 X선빔과 검출기의 배열이 정확하게 일치하지 않거나 노후에 의한 기능적인 결함에 의해 직선성의 저하가 발생될 수 있으므로 이의 평가와 사전예방이 필요하다.

5) 공간분해능

(1) 분해능의 개념

CT장치에서의 분해능은 선흡수계수 차이가 큰 물질이 인접해 있을 때 이를 어느 정도까지 분리 식별할 수 있는 능력을 의미하는 공간분해능(spatial resolution, X, Y-axis resolution, inplane resolution), 미세한 대조도 차이를 보이는 부위를 어느 정도까지 식별할 수 있는 능력을 의미하는 대조도분해능(contrast resolution), 그리고 시간분해능(temporal resolution)으로 분류된다. 이 중 장치의 성능은 주로 성능평가를 위해 고안된 팬텀을 사용하여 공간분해능과 대조도분해능을 측정하여 평가한다.

공간분해능과 대조도분해능은 다음 절에서 자세히 다룰 것이며 여기서는 시간분해능에 대해서 살펴보기로 한다.

시간분해능은 scan time과 scan rate의 두 관점으로 접근할 수 있다. 하나는 스캔 중에 인체의 움직임은 피할 수가 없기 때문에 scan time을 최소한으로 감소시키는 방향이다. 다른 하나는 scan rate인데 이는 주어진 시간 안에 얼마나 많은 수의 스캔이 행해질 수 있는 가로 표현되며, 조영제를 사용하는 dynamic scan이나 조직의 움직임을 추적하는 경우에 중요한 특성으로 작용된다.

Scan time에 관련되는 요소로는 X선 출력, X선관의 사용도, X선 검출효율, high speed scanning mechanism이 있다. 반면에 scan rate에 관련되는 요소로는 scan time, 양극의 열 축척량, continuous scanning mechanism, 환자 테이블의 이동속도가 있다.

결론적으로, 공간분해능, 대조도분해능 그리고 시간분해능의 세 가지 해상능은 각각 독립적으로 유지되는 것이 아니며 서로 반대되는 관계를 갖고 있다. 즉, 한 가지의 해상능을 향상시키면 나머지 해상능이 감소된다. 그러므로 스캔시 모든 해상능의 상관관계와 의도하는 검사를 성공적으로 수행하려면 균형을 어떻게 변형할 수 있는 지를 이해하는 것이 필요하다.

(2) 공간분해능의 정의

공간분해능이란 고대조도분해능(high contrast resolution)과 거의 같은 개념으로 사용되고 있다. 원래 영상에 존재하는 흐림의 정도를 구분하기 위해 사용되는 용어이지만 CT에서는 균일한 배경 하에서 미세한 크기의 선흡수계수 차이가 큰 물질(high contrast object)이 인접해 있을 때 장치가 이를 어느 정도까지 분리 식별할 수 있는가를 나타내는 능력을 의미하며, 이는 X축과 Y축의 해상능 평가를 의미한다.

공간분해능 측정은 시각적인 측정법과 계산에 의한 측정법으로 구분된다.

시각적인 측정법은 아크릴판에 공기를 삽입한 막대 또는 구멍(holes)으로 구성된 팬텀을 스캔하여 그 크기가 가장 작은 것을 시각적으로 판정한다.

계산에 의한 측정법은 그림 11-3에서 설명된 MTF에 의해 나타내지며, 이러한 측정용 팬텀의 두 물질간의 대조도 차이는 10%(100HU) 이상이 되도록 권고된다.

일반적으로 공간분해능 측정은 아크릴판에 공기를 삽입한 막대 또는 구멍으로 구성된 팬텀을 스캔하여 그 크기가 가장 작은 것을 시각적으로 판정하거나 MTF에 의해 나타내지며, 이러한 측정용 팬텀의 두 물질간의 대조도 차이는 10%(100HU) 이상이 되도록 권고된다. 일반적인 CT장치에서의 공간분해능은 대략적으로 픽셀 크기의 1.5배 정도에 해당된다고 하며 장치의 기하학적인 요소와 영상 재구성에 관련된 요소가 이에 영향을 미친다.

1989년 Barns와 Lakshminaryanan은 CT장치의 공간분해능을 정의하기 위하여 처음으로 MTF를 이용했으며 다음과 같이 표현하였다.

MTF (f) = 기하학적 요소의 MTF × 재구성 요소의 MTF　　　f : 공간 주파수

기하학적 요소로는 X선관의 초점 크기, 초점으로부터 isocenter, 그리고 검출기 사이의 거리, 검출기의 aperture 폭, 데이터 획득을 위한 X선관 회전에 의해 발생되는 blurring 정도, 슬라이스 두께가 해당이 된다.

재구성 요소로는 검출된 X선 데이터의 디지털화 과정에서의 표본화 간격, 재구성 알고리즘, 매트릭스의 크기 등이 해당된다. 이에 관해서는 다음에 자세히 설명하기로 한다.

(3) 피사체 대조도와 영상 대조도

피사체 대조도(object contrast)란 픽셀 노이즈가 영향을 받지 않을 정도로 큰 실물상의 두 피사체 사이의 CT값의 차이를 말하는 것으로 피사체의 크기, 재구성 알고리즘, window setting과는 무관하다. 일반적으로 100HU 보다 큰 대조도 차이를 고대조도(high contrast)라고 하며 10HU 이하의 대조도 차이를 저대조도(low contrast) 라고 한다.

반면에 영상 대조도(image contrast)는 피사체를 스캔하여 측정한 CT값으로부터 재구성된 영상에서의 휘도(CT값)의 차이를 말한다. 피사체 대조도와 영상 대조도의 차이는 대조도비(contrast ratio)에 의해 발생되며 이러한 대조도비를 상대적 대조도(relative contrast) 또는 normalized contrast 라고 불린다. 다시 말하면, 대조도비는 영상 대조도를 피사체 대조도로 나눈 값이며 얻어지며 이는 피사체의 크기와 재구성 알고리즘에 좌우되며 매우 큰 피사체에서는 영상 대조도와 피사체 대조도는 같아진다(대조도비가 1이 됨).

(4) 공간주파수(spatial frequency)

공간분해능은 각 막대(bar) 사이에 균일한 폭과 간격을 가진 막대 테스트 패턴을 사용하여 쉽게 측정될 수 있다. 그림 11-20에서 나타낸 바와 같이 하나의 라인 쌍은 흑백의 2개의 막대로 구성되며 2d의 길이를 갖는다. 반면 공간주파수는 cm 당 단위 라인 쌍(LP/cm)으로 얻어지는데 이는 1/(2d)로 정의되며 LP/cm의 단위를 갖는다. 여기서 2d는 wave length의 의미를 갖는다.

그림 11-21은 공간주파수가 증가함에 따라 피사체 대조도와 영상 대조도의 변화를 보여주는 그림이다.

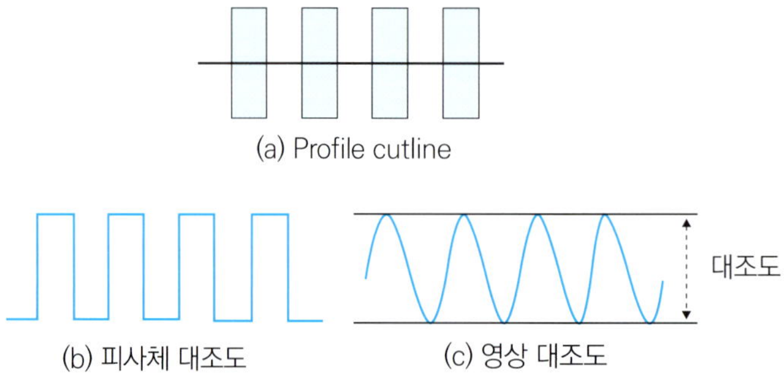

| 그림 11-19 | 피사체 대조도와 영상 대조도의 개념

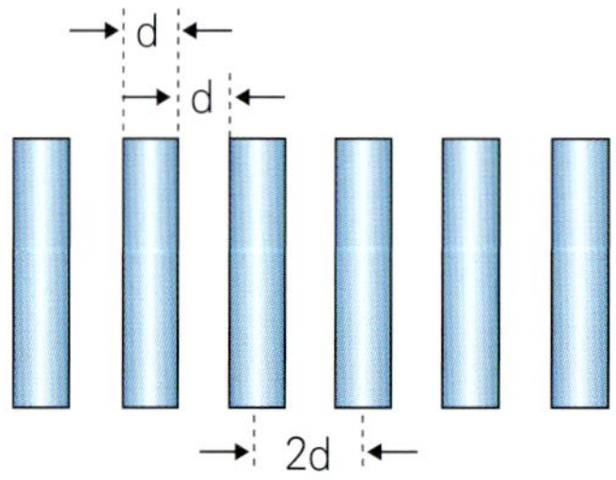

| 그림 11-20 | 공간분해능 측정용 막대 테스트 팬텀

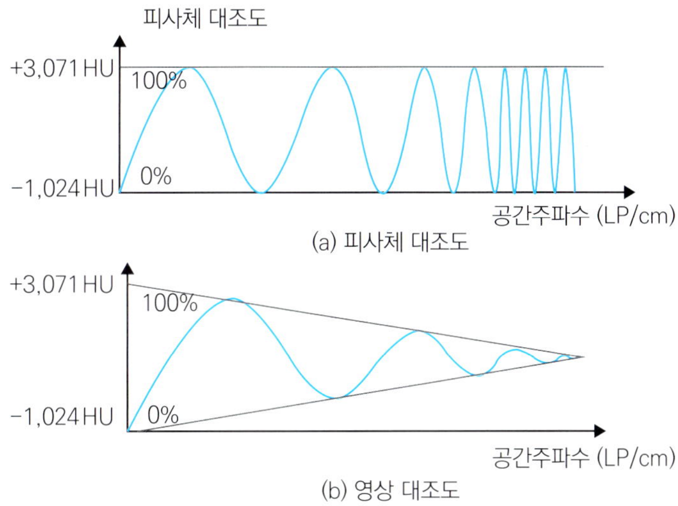

그림 11-21 공간주파수 증가에 따른 영상 대조도 레벨의 저하

(5) 공간분해능에 영향을 미치는 기하학적 요소(geometric factors)

앞에서 공간분해능은 스캔 시스템의 기하학적 크기(scan system geometry)에 의해 대부분 결정된다고 하였으며 이에 관련되는 요소는 초점의 크기(focal spot size), detector aperture width, detector element의 수, 슬라이스 두께, 시스템의 확대(focus와 검출기 간의 거리, isocenter와 검출기 간의 거리), projection의 수(또는 view 수)가 있다고 하였다. 위의 요소가 공간분해능에 미치는 영향을 자세히 살펴보겠다.

첫째, CT에서는 isocenter에서의 유효초점 크기가 X선관의 초점의 크기를 나타낸다. 만약 유효초점 크기가 증가되면 피사체의 detail한 정보가 여러 검출기에 분산하게 되고 이로 인해 공간분해능이 감소된다.

둘째, aperture size는 검출기에서의 aperture 폭을 의미하는데, 일반적으로 aperture size가 피사체의 크기에 비해 작을수록 더 좋은 공간분해능을 얻을 수 있다. 이는 aperture size이 구별해야 할 피사체 간격보다 작으면 피사체를 정밀하게 표현하는 능력이 우수하다는 것이다.

다시 말하면, 초점의 크기와 검출기의 aperture 폭은 isocenter 에서의 유효 선속의 관점에서 공간분해능에 영향을 미친다. 이는 선속의 폭(beam width)이 초점과 isocenter 사이의 거리와 focus와 검출기 사이의 거리에 영향을 받는다는 것을 의미한다. 결론적으로, 초점과 detector aperture 폭이 작을수록 공간분해능은 우수해진다.

셋째, projection 수가 많을수록 영상 재구성에 필요한 데이터가 많아지므로 공간분해능은 증가된다. 그림 11-22는 다른 모든 파라메터들을 동일하게 한 상태에서 projection 수의 차이에 따른 공간분해능을 비교한 것이다.

넷째, 작은 크기의 피사체를 충실히 영상화하여 좋은 공간분해능의 영상을 얻으려면 스캔하는 슬라이스 두께(collimation의 크기)를 얇게 조절하여야 한다. 예를 들어 피사체의 크기가 4mm일 때 7mm의 슬라이스 두께를 사용하면 4mm의 피사체는 7mm 슬라이스 두께 내에 포함되기 때문에 부정확한 CT number로 표현될 수 있다.

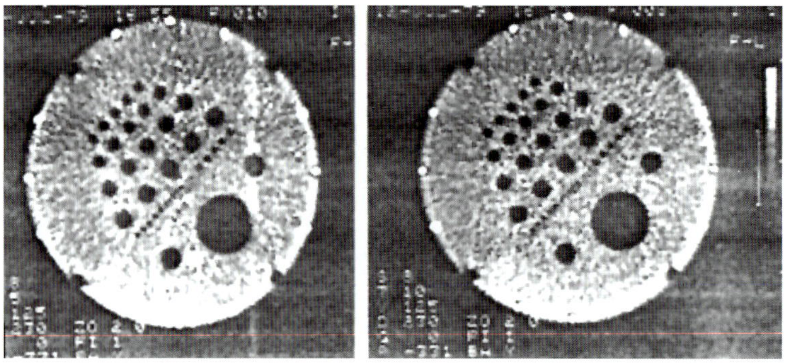

(a) 720 projection (b) 1,024 projection

| 그림 11-22 | Projection 수의 차이에 따른 공간분해능의 변화

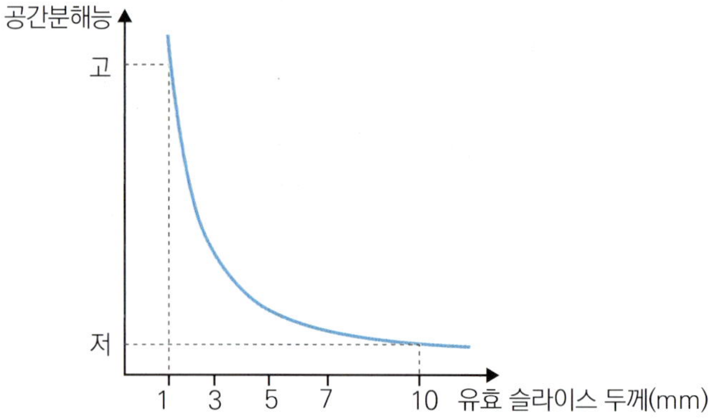

| 그림 11-23 | 유효 슬라이스 두께와 공간분해능의 관계

이를 부분체적효과(partial volume effect) 라 하며, 공간분해능의 향상을 위해서는 피사체의 크기와 비슷하거나 작은 슬라이스 두께를 선택해야 한다.

그림 11-23은 유효 슬라이스 두께와 공간분해능의 관계를 나타낸 그래프이다.

(6) 공간분해능에 영향을 미치는 영상 재구성관련 요소(reconstruction factors)

영상 재구성관련 요소에는 sampling rate, 알고리즘 및 재구성 기법, 각종 교정 소프트웨어, 그리고 픽셀 및 매트릭스 크기 등이 관련된다. 일반적으로 3세대 또는 4세대의 나선형 CT장치에서는 약 1,000(1,024 samples per view)번의 sampling rate가 사용되며 512×512의 matrix size가 사용된다. 그러나 1024×1024의 matrix size가 사용 가능한 장치도 있다. 재구성 기법은 2가지의 수학적 연산과정을 포함하는데 바로 convolution(filtering 또는 algorithm)과 back projection 이다.

영상 재구성에 관련된 설명은 앞 장에서 설명하였으나 여기서는 이해를 돕기 위해 간단히 개념만 설명하기로 한다.

원래의 projection profile(scan data)을 convolution processing 없이 back projection 한다면 그 영상은 blurring 될 것이다. 그래서 blurring 없이 더 선명한 영상을 얻기 위해서는 high pass filter인

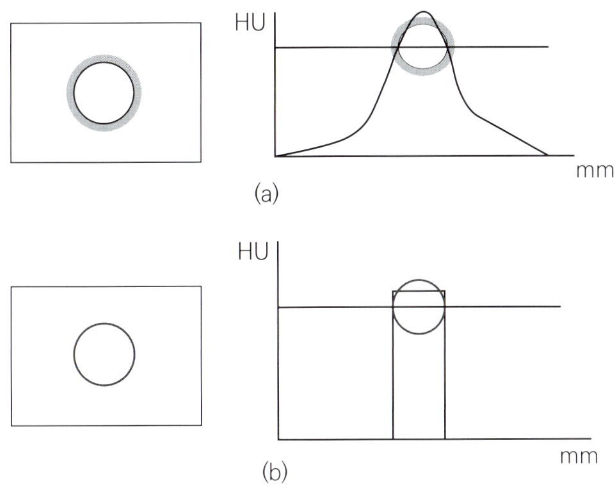

❙그림 11-24❙ Convolution의 시행 시(b)와 시행하지 않은 상태(a)에서의 back projection한 원통형의 피사체 영상

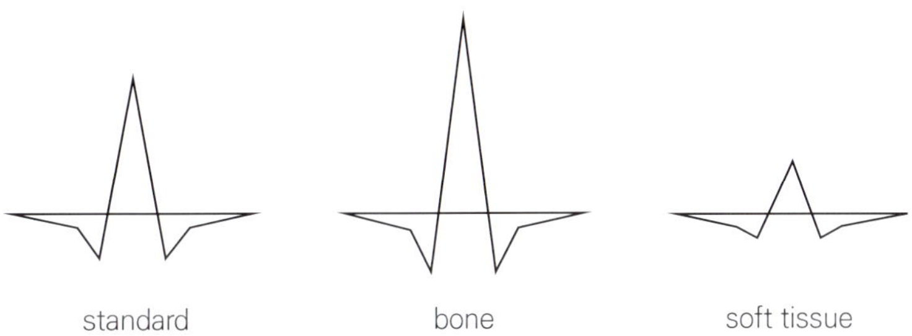

❙그림 11-25❙ CT 영상처리에 사용되는 대표적인 알고리즘 3종류

convolution 과정이, 부드러운 영상을 얻기 위해서는 low pass filter인 convolution 과정이 가중치를 주어 back projection에 앞서서 scan data에 적용된다.

이와 같은 가중치의 모양이나 정도는 그림 11-25처럼 대표적인 3종류의 convolution algorithm에 따라 달라진다. 이처럼 convolution algorithm(혹은 kernel, filtering, algorithm)은 영상 구조에 각기 다른 영향을 준다.

Standard algorithm에 경계 부위를 증강시킨 edge enhancing algorithm(high spatial frequency algorithm)은 bone 또는 ultrahigh로 명명된다. 그리고 노이즈의 영향을 감소시킨 smoothing algorithm(low spatial frequency algorithm)은 선감약계수 차이가 크지 않은 연부조직을 강조하여 차별화 시키는데 주로 사용되고 soft tissue 또는 soft algorithm으로 명명된다. Standard algorithm은 brain이나 spine 등의 검사에 주로 사용되며 soft algorithm은 복부 등의 연부조직 검사, 그리고 bone이나 edge enhancing algorithm은 폐야의 미세조직, 내이(inner ear) 등의 치밀골의 강조에 사용된다.

표 11-1는 Siemens사 장치에서 제공되는 여러 종류의 재구성 알고리즘을 사용한 경우 인체부위에 따른 공간분해능을 line pair/cm로 나타낸 것이며, 그림 11-26은 GE사의 알고리즘별 MTF 특성을 나타낸 것이다.

이상에서 우리는 CT영상에서 resolution을 이해할 수 있게 되었는데 이것은 모니터 스크린이나 필름의 수평 방향이나 수직면들에 대한 픽셀들의 수로서 정의할 수 있다. 픽셀의 크기는 display FOV를 matrix 크기로 나누어 구할 수 있으며, 크기가 작을수록 공간분해능이 증가된다.

표 11-1 여러 가지의 알고리즘을 사용한 인체 부위별 공간분해능

(line pair/cm)

kernel (% MTF)	내이	뇌조직	복부	복부
	ultrahigh	standard	standard	soft detail
50% MTF	8.8	3.3	4.2	2.8
10% MTF	12.1	6.9	7.2	4.5
2 % MTF	14.0	8.4	9.0	5.4
0.01% MTF	15.0	9.5	10.0	6.0

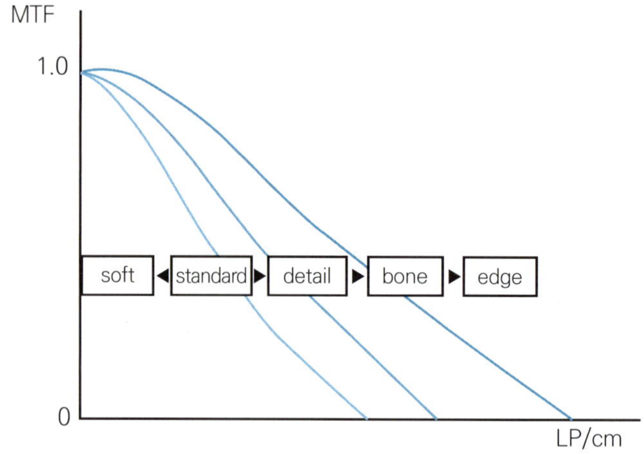

그림 11-26 GE사의 알고리즘별 MTF 특성

그림 11-27에서는 80×80, 128×128, 256×256, 512×512 matrix 크기로 얻은 영상의 공간분해능을 표시하였다. 공간분해능에 있어서 matrix size의 영향은 확실히 나타남을 알 수 있다.

대부분의 CT장치는 원하는 해부학적인 구조에 따라 선정한 convolution algorithm과 함께 높은 matrix size를 사용하여 고해상능의 영상을 얻고 있다. 예를 들면 Siemens사의 Somatom 장치의 경우, 512×512 매트릭스를 사용해서 0.06~1.0mm 사이의 크기를 갖는 픽셀을 자유로이 선택하여 사용하고 있으나 1024×1024 매트릭스의 영상에서는 세밀한 해부학적 구조도 쉽게 구별해 낼 수 있고, 세밀한 구조들을 더 선명하게 분리하여 볼 수 있다. High contrast resolution 또는 high contrast spatial resolution 이라는 용어는 spatial resolution과 혼용하여 같은 의미로 사용되기도 하지만, 혹자들은 고대조도 영역의 공간분해능을 high contrast resolution 이라고도 부른다.

(7) High resolution CT

고해상능 CT는 "Mayo 1991"이라는 책에서 "현재 폐의 구조평가에서 가장 정확하면서도 비침습적인 검사방법"이라고 소개된 것처럼 폐의 질환을 평가하는 한 방법으로 발전되었다.

고해상능 CT는 주로 폐야의 질환이나 측두골의 검사에서 필수적이나 임상에서는 HR lung CT로 대변되어 사용되고 있다. 그림 11-28의 (b)는 폐야의 미세 병변 관찰을 목적으로 하는 high resolution lung CT 영상이다.

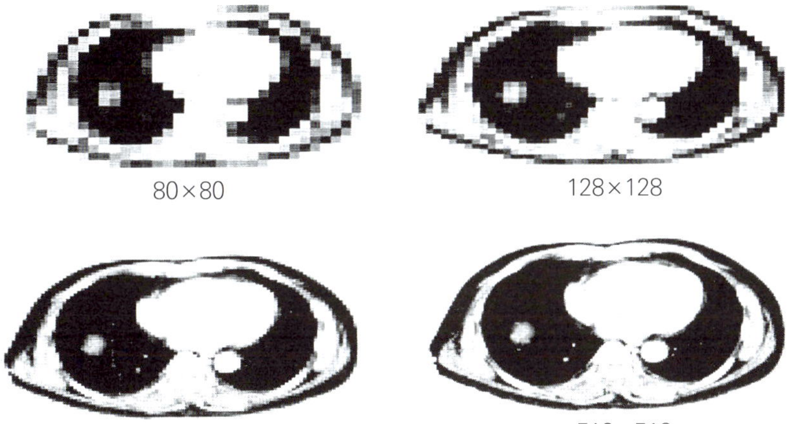

80×80 128×128

256×256 512×512

| 그림 11-27 | 매트릭스 크기에 따른 공간분해능의 차이

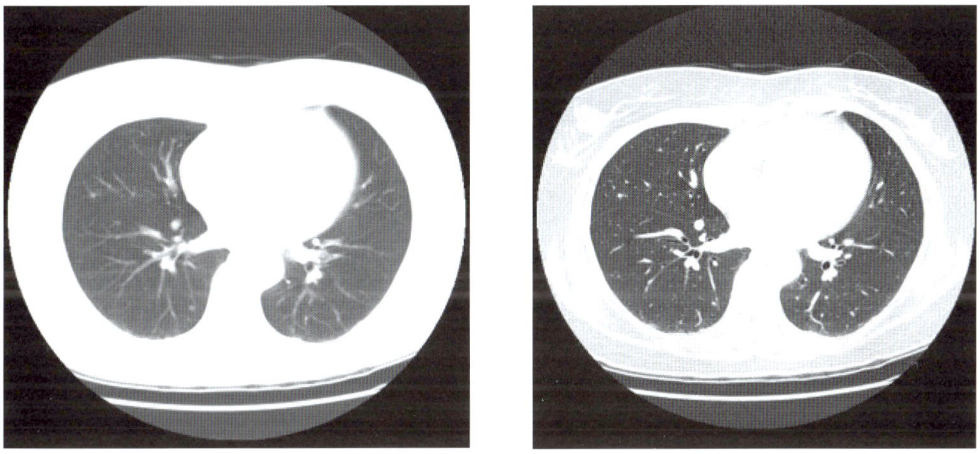

(a) Routine CT 영상(10mm 두께) (b) High resolution CT 영상(1mm 두께)

| 그림 11-28 | Routine CT와 high resolution lung CT 영상

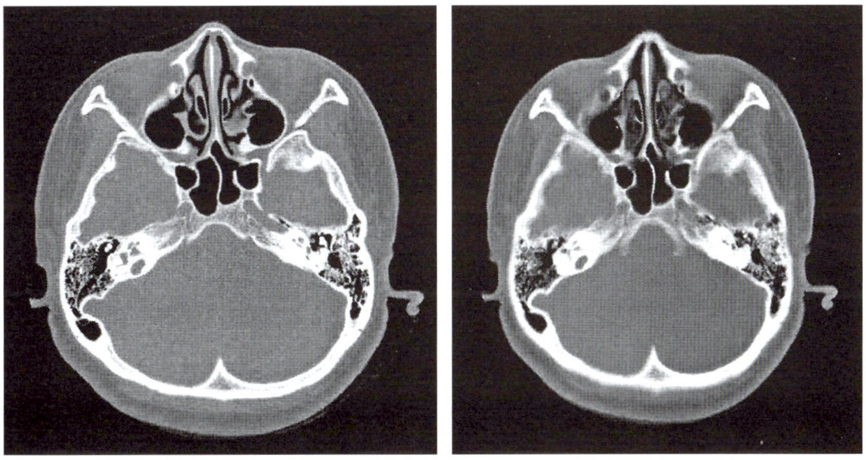

(a) 1mm 두께 (b) 5mm 두께

| 그림 11-29 | 슬라이스 두께에 따른 temporal bone 영상의 공간분해능 차이

HR CT 검사기법의 특징으로는 첫째, 좁은 선속(narrow beam collimation)을 사용하여 1.0mm 내지 2.0mm의 얇은 슬라이스 두께를 사용하여 부분체적효과(partial volume averaging)에 의한 아티팩트를 줄여야 한다. 두 가지의 다른 슬라이스 두께를 사용한 영상의 공간분해능의 비교를 그림 11-29에 나타내었다.

둘째, bone 이나 ultrahigh 등의 high spatial frequency algorithm을 사용하여야 하는 반면에 노이즈도 증가하는 단점이 있다. 그림 11-30은 low와 high spatial frequency algorithm 사용 시의 공간분해능을 비교한 팬텀영상이며 그림 11-31은 temporal bone CT에서 standard와 bone 알고리즘을 적용한 영상을 비교한 것이다.

셋째, 가능한 130~140kV 정도의 고관전압 기법이 필요하다. 그리고 high resolution lung CT에서는 가능한 scan time을 줄여 respiration artifact를 줄이는 것이 필요하다. 만약 영상 노이즈를 감소시키기 위하여 mA나 scan time과 같은 기술적 요소를 증가시킨다면 결과적으로는 환자에게 주어지는 피폭을 증가시키는 결과가 되므로 피해야 한다.

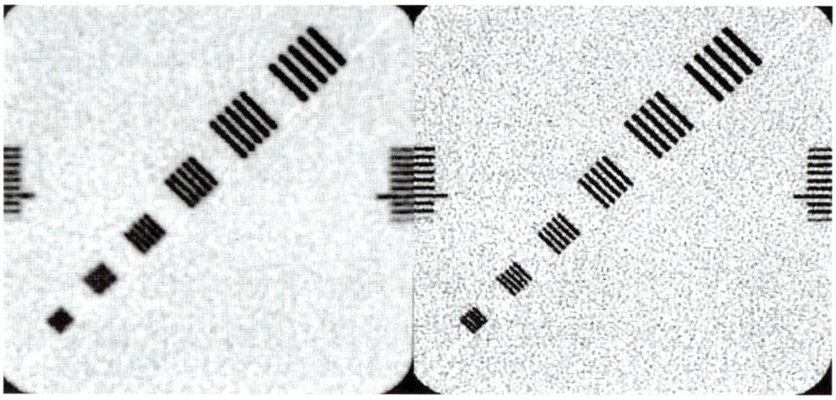

(a) (b)

| 그림 11-30 | Low(a)와 high spatial frequency algorithm(b)적용 시 팬텀 영상의 공간분해능의 비교

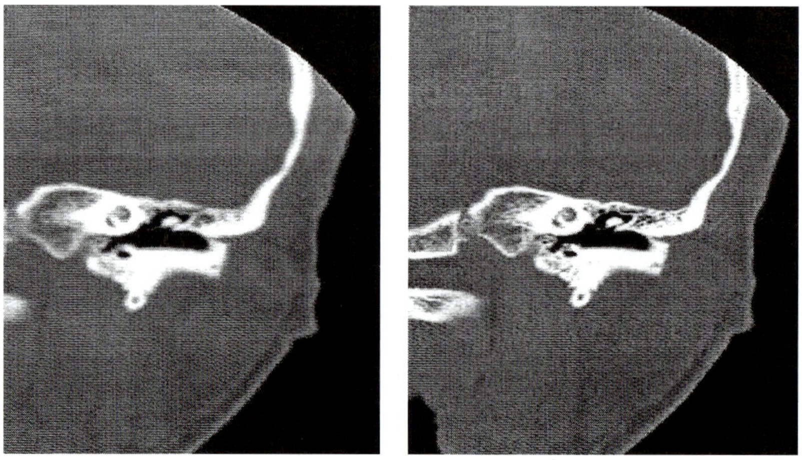

(a) Standard algorithm (b) Bone algorithm

| 그림 11-31 | Standard와 bone 알고리즘을 적용한 temporal bone CT의 coronal 영상

| 표 11-2 | DFOV의 크기에 따른 픽셀의 크기와 최대분해능(512 매트릭스)

DFOV(cm)	10	15	20	25	30	35	40
픽셀 크기(mm)	0.20	0.29	0.39	0.48	0.59	0.68	0.78
최대분해능(LP/cm)	25.6	17.1	12.8	10.2	8.5	7.3	6.4

넷째, 공간분해능을 더욱 향상시키기 위해서는 픽셀의 크기를 더 감소시키는 것이 필요하다. 이것은 display FOV를 줄여서 사용함으로써 가능하다. DFOV에 따른 픽셀크기의 관계, 최대분해능(maximum resolution 또는 maximum resolving power)는 다음의 식으로 표현된다.

$$\text{Pixel size} = \frac{\text{DFOV}}{\text{matrix size}} \qquad \text{Maximum resolution} = \frac{1}{\text{line pair}}$$

예를 들어 512×512 매트릭스를 사용하고 DFOV를 40cm로 설정하는 경우 픽셀의 픽셀의 크기는 40/512=0.78mm 이 된다. 만일 DFOV를 20cm으로 줄이면 픽셀의 크기는 0.39mm가 되며, DFOV를 13cm으로 줄이면 픽셀의 크기는 0.25mm로 더욱 작아진다. 이와 같이 DFOV를 감소시켜서 픽셀 크기를 감소시켜 영상을 재구성함으로써 공간분해능을 증가시킬 수 있다. 이처럼 raw data(scan data)를 사용하여 재구성 알고리즘이나 display FOV 등을 변화시켜 재구성하는 것을 targeting, retrospective reconstruction 또는 retrospective targeting 이라고도 한다.

복부 CT에서 40cm의 DFOV와 512 매트릭스 사용 시 픽셀의 크기와 최대분해능(maximum resolution, maximum resolving power)을 계산해 보기로 한다.

픽셀의 크기가 0.78mm가 되며, 하나의 line pair에는 0.78mm의 픽셀이 2개 존재하므로 1.56mm이 된다. 그러므로 최대분해능 = 1/ 1.56mm = 0.64LP/mm = 6.4LP/cm 가 된다. 표 11-2는 DFOV의 크기를 감소시킴에 따른 픽셀의 크기와 최대분해능을 나타낸 예이다.

그림 11-32는 image data를 이용한 단순 확대영상과 raw data 에서 단지 DFOV만 변화시킨 targeting 영상을 비교한 것이며, 그림 11-33은 기하학적인 확대영상에 비교하여 선예도를 증강시킨 targeting 영상을 비교하였다. 단순 확대영상에서는 흐림 현상이 현저히 나타난다.

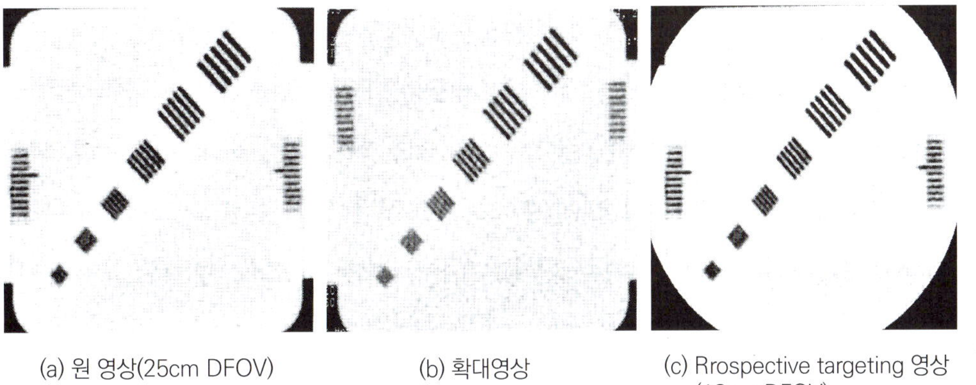

(a) 원 영상(25cm DFOV) (b) 확대영상 (c) Rrospective targeting 영상 (13cm DFOV)

| 그림 11-32 | Retrospective targeting 영상과 확대 영상의 공간분해능의 비교

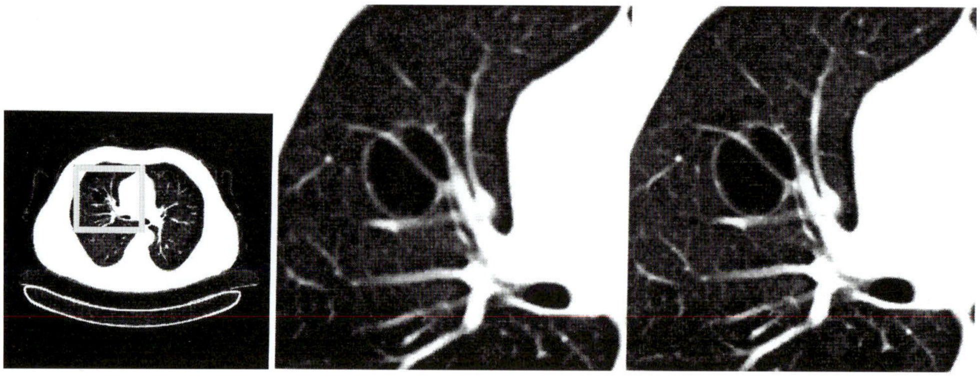

(a) (b)

| 그림 11-33 | 폐 부위의 단순 확대영상(a)와 retrospective targeting 영상(b)

그리고 노이즈의 증가는 스캔한 영상을 판독할 때는 별다른 영향이 없을 수도 있지만, 아주 조그만 미세기관지의 변화가 있을 때는 이러한 아티팩트로 인해 가끔 애매모호할 경우도 있다. 이와 같은 문제를 해결하기 위해서는 영상의 디스플레이시 적절한 window setting을 사용하고 스캔 시 조건을 증가시켜서 아티팩트를 감소시켜야 하며, 특히 덩치가 큰 환자에게는 조건의 증가가 필수적이다.

6) 대조도분해능(contrast resolution)

(1) 정의

조직분해능, sensitivity, low contrast sensitivity 또는 low contrast detectability 라고도 불리는 대조도분해능은 작은 감약계수 차이로 인해 미세한 대조도 차이를 보이는 부위를 CT장치가 어느 정도까지 분리 식별할 수 있는 능력을 의미한다. 다시 말해 대조도분해능은 조직의 대조도에서 어떤 작은 변화를 나타낼 수 있는 CT장치의 능력을 말한다.

일반적인 CT장치의 대조도분해능은 조그만 피사체가 위치하고 있는 그 속에서 2~3mm 정도의 아주 조그만 농도의 변화까지도 나타낼 수 있는 능력을 말하며, 이는 곧 조직대조도의 미세한 변화를 표현할 수 있는 능력이라고 말할 수도 있다.

밀도와 원자번호가 다른 지방과 근육, 뼈의 3 종류의 구조에서 예를 들어 설명하기로 하자. 만약 일반 방사선촬영장치로 이 구조를 영상화 한다면 단지 뼈와 연부 조직(근육과 지방이 함께 포함)에 대해서만 좋은 대조도를 보여주는 영상을 얻을 수 있다. 근육과 지방의 밀도와 그 원자번호는 서로를 확실히 구분해 내기에는 너무 근소한 값을 가지므로 연부 조직을 나타낼 때 그림자처럼 보여진다. 그래서 이 두 조직 사이에는 확연한 대조도 차이가 나타나지 않고, 뼈와 연부 조직 사이에만 확실히 구분이 나타나는데 이것은 두 조직간의 밀도나 원자번호가 확실히 다르기 때문이다.

그러나 CT장치는 대조도분해능이 확실히 우수하다는 장점이 있다. 이는 다른 디지털 모달리티와 근본적으로는 큰 차이는 없지만, CT는 밀도나 원자번호가 근소한 차이로 다를 경우에도 조직을 다양하게 영상화 할 수 있는 것이다.

보통 일반 방사선 촬영장치가 10% 정도의 밀도 차이를 구분해 낼 수 있는 반면, CT는 기종과 모델에 따라서 다소 차이는 있지만 0.25~0.5%의 밀도 차이도 구분할 수 있다. 이를 감약계수 분해능이라는 용어로도 표현된다. 이를 가능케 하려면 적어도 1% 정도의 연부조직 대조도 차이를 구별할 수 있는 검출기가 필요하다.

(2) 측정 및 영향인자

대조도분해능의 측정을 위해서는 기본 블록에 1~2%(10~20HU) 정도의 감약계수 차이를 갖는 물질을 원형의 다양한 크기로 제작하여 삽입한 팬텀을 스캔한 영상에서 식별가능한 가장 작은 크기의 구멍으로 나타내는 방법을 주로 사용한다. 노이즈가 대조도분해능에 가장 밀접한 관계를 갖는 것은 명백한 사실이며 그 외 CT장치에서 대조도분해능에 영향을 미치는 인자로는 kV와 mAs 그리고 선속의 여과 정도에 의해 좌우되는 X선 광자의 양, 슬라이스 두께, 선속의 감약에 영향을 미치는 환자의 크기, 검출기의 감도 특성, 재구성 알고리즘이 관련된다.

CT에서는 노이즈도 대조도분해능에 영향을 주는 요소로서(여기에서 언급하는 노이즈는 양적인 노이즈를 말한다) 너무 적은 양의 X선 광자가 검출기에 검출되면 노이즈가 많은 영상으로 나타나고 대조도 분해능도 감소된다. 보통 노이즈와 저대조도 영역의 공간분해능을 같이 저대조도분해능(low contrast resolution) 이라 부르며, 여기에서 저대조도분해능과 공간분해능을 동시에 개선하기 위해서는 반드시 선량을 증가시켜서 더 많은 광자가 검출기에 도달하여 강한 신호를 만들도록 해야 한다.

광자의 양(photon flux)은 kV, mAs, 선속의 여과에 따라서 좌우되는데 이러한 요소들은 검출기에 도달하는 광자의 질과 양을 결정하는 요소가 된다. 더불어 환자의 크기는 선속의 감쇄에 영향을 줌으로써 검출기에 도달하는 광자의 흐름을 좌우하게 되는 것이다. KVp나 mAs와 같은 기술적 요소를 증가시키면 광자의 양은 증가하지만, 선속의 여과를 증가시키거나 환자의 크기가 커지면 선속의 감쇄가 많아지게 되어 광자의 양은 감소하게 되는 것이다. 그러므로 CT검사 시에는 이러한 인자들을 최적화하여 대조도분해능을 개선하여야 한다.

슬라이스 두께는 CT에서 대조도분해능에 영향을 주는 또 다른 요소로서, 이는 선속의 open geometry에 따라 일반 방사선촬영에서 많이 발생하는 산란선에 의한 대조도의 저하를 CT에서는 collimation을 조절하는 방법으로서 해결한다. 일반적으로 single detector CT에서는 콜리메이션이 슬라이스의 두께를 결정하는데, 아주 얇은 슬라이스의 영상을 얻으려면 아주 좁게 콜리메이션을 해야 한다. 이러한 좁은 형태의 콜리메이션은 검출기로 가는 산란선을 중간에 차단함으로써 대조도분해능을 개선하는 것이다. 하지만, 슬라이스 두께를 감소시킴에 따라서 노출을 증가시켜야만 하는 부담이 생긴다. 이와는 다른 측면이지만, 슬라이스 두께를 두껍게 설정하면 얇은 경우 보다 노이즈가 상대적으로 감소되므로 대조도분해능이 향상되는 효과를 얻을 수 있다.

Detector의 감도(sensitivity) 역시 대조도분해능의 영향 요소로서 CT 검출기는 X선 흡수과정에서 조그만 차이가 나더라도 이를 구분할 수 있는 능력이 있어야 하는데 연부조직의 대조도에서 적어도 1% 이상의 작은 차이는 측정할 수 있어야 한다.

대조도분해능에서도 재구성 알고리즘의 효과는 아주 크며, low spatial frequency algorithm 은 영상을 smoothing 하게 만드는데 이용되고 이것은 metastasis와 같은 저대조도 병변에 있어서는 눈에 인지할 수 있을 정도로 증강효과가 크며 대조도 만으로는 구분해내기 어려운 복부 등에서도 유용하다.

모니터 스크린의 크기와 영상을 관찰하는 거리도 역시 대조도분해능에 영향을 준다. 1977년 McCullough가 이에 대해 정리한 바에 따르면, 대형의 스크린에 있는 영상을 보기 위해 관찰하는 거리를 증가시킬수록 저대조도 부위를 검출하는 능력은 향상된다고 한다.

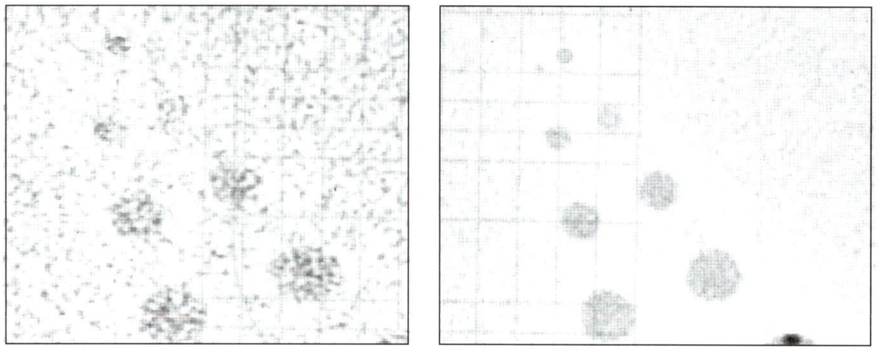

(a) 50 mAs (b) 250 mAs

| 그림 11-34 | 선량(mAs)에 따른 대조도분해능의 차이를 보여주는 팬텀 영상

현재 많이 사용되고 있는 CT장치의 대조도분해능은 2.0 mm at 0.25% at 30 mGy(또는 2.0 mm at 0.25% at 200 mAs) 정도인데, 이는 30 Gy(또는 200 mAs)의 선량에서 background와 0.25%의 대조도 차이를 가질 때 직경 2.0 mm의 피사체를 구별해 낼 수 있다는 것을 의미한다. 물론 이 값은 사용하는 팬텀의 크기와 종류, 그리고 선량에 따라 다소 차이가 날 수 있다.

(3) Contrast detail diagram

CT 장치의 해상능 특성을 나타낼 수 있는 가장 좋은 방법은 contrast detail diagram(CDD)이다. 이는 횡축에는 피사체의 크기, 종축에는 피사체의 대조도를 대수화된 스케일로 좌표상에 표시하는 그래프이다. 이 그래프로서 사용자는 CT장치의 공간분해능과 대조도분해능의 정보를 얻을 수 있다.

그림 11-35에 나타내었듯이 약 1,000 HU 이상의 값을 갖는 피사체 대조도는 영상의 노이즈가 거의 없거나 노이즈의 영향을 받지 않는 부위의 공간분해능을 나타낸다. A 곡선의 꼭대기에서 하행하는 수직방향의 점근선(직선)은 노이즈가 없는 이상적인 CDD이다. 이 직선을 기준으로 하여 좌측의 영역은 resolving 할 수 없는 영역이며, 우측은 resolving 되는 영역이다. 그리고 A 곡선에서 보면 해상능의 최대점인 100% 대조도(1,000 HU)에서 검출될 수 있는 최소의 피사체 크기는 직경이 약 0.4 mm 이며, 1% 대조도(10 HU)에서는 약 1.4 mm의 직경을 갖는 피사체임을 알 수 있다.

저대조도에서의 분해능은 어떠한 직경에서도 구해질 수 있다. 피사체의 대조도가 감소하면 분해능은 저하되는데, 저대조도 부위에서 곡선이 평평해지는 부위를 노이즈 한계라고 한다. 그리고 1,000 HU에서 밑으로 내린 점근선과 곡선 A 사이의 음영을 준 부위를 노이즈라고 할 수 있다.

점선으로 표시된 B 곡선은 다른 CT장치의 CDD 곡선을 나타내는데, 이는 A 곡선에 비해 공간분해능이 낮으나 대조도분해능이 우수한 특성을 갖는다. 그리고 B 곡선은 A 곡선에 비해 노이즈가 적은 smoothing 알고리즘을 채택한 경우에 해당된다. Contrast detail diagram을 결정하는 가장 단순한 방법은 노이즈가 없는 bore hole 팬텀의 시뮬레이션 영상을 노이즈만 있는 영상에 중복시키는 작업을 수차례 반복하여 bore hole의 직경을 측정함으로써 얻어진다.

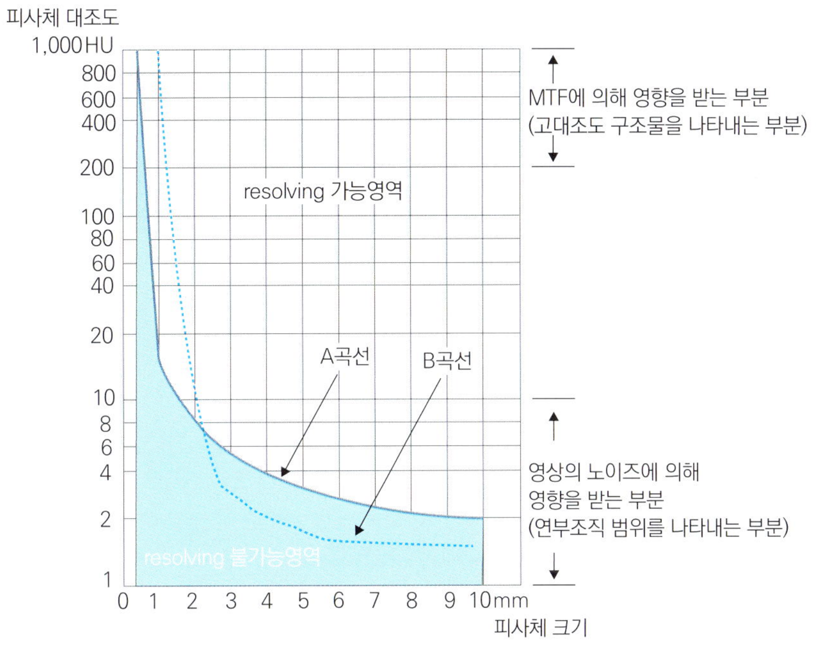

그림 11-35 Contrast detail diagram

7) 아티팩트

(1) 정의

아티팩트(artifact)란 검사 목적과는 관계없이 발생되는 통계적인 오차로 인해 정확한 CT 영상의 구성을 교란하거나 방해하여 영상의 질을 저하시키고 미세부분의 관찰능력을 감소시키는 장해 음영이다.

(2) 측정 및 영향인자

영상 내에 보여지는 아티팩트는 진단의 정확도를 저하시키는 요소로 항상 고려되어야 하며 측정과 발생 원인의 규명을 통해 이의 예방이 필요하다.

육안으로 선명하게 나타나는 경우도 있지만 미세한 아티팩트의 관찰 및 측정은 물이나 폴리에틸렌 등의 장비 제조사에서 제공되거나 상품화되어 있는 여러 가지 팬텀을 이용하여 스캔한 후 window setting을 변화시켜 가며 평가가 가능하다.

AAPM의 성능평가용 팬텀을 사용하여 평가하는 경우 내부의 알루미늄핀 부위를 스캔한 영상에서 핀의 모양이 원형이 아닌 육각형이나 팔각형, 그리고 타원형으로 나타나는 여부의 관찰과 핀 주위에 직선형의 줄 무늬나 짧고 불규칙한 곡선, 원형의 곡선 등의 발생여부를 관찰한다.

CT영상의 아티팩트는 물리적인 요인인 X선속의 경화현상이나 부분체적효과에 의하여 발생되거나 장치의 하드웨어적인 기능 이상(이에는 기계적인 구성품의 배치 잘못이나 불안정성, 검출기를 비롯한 검출 시스템의 결함), 영상처리 과정에서 발생되는 아티팩트(이에는 감약값의 측정 시 오류, 부적당한 데이터 전송, 재구성 알고리즘의 변동)가 주된 원인이 되며, 그 외에 환자나 검사 과정에서 기인되어 발생될 수 있다. 이의 종류와 발생 원인에 대해서는 다음 절에서 자세히 언급된다. 이러한 아티팩트들은 영상화 과정의 데이터와 최종적인 산물인 영상에 불균등을 초래하여 진단의 정확도와 능률을 저하시키는 요인으로 작용하므로, 수시적으로 발생여부의 관찰과 측정 및 보정이 필요하다

(3) 아티팩트의 일반적인 분류

CT영상에 있어서 아티팩트는 여러 측면으로 분류되고 설명되고 있으나, 여기서는 방사선사의 관점에서 발생 원인과 장치의 결함, 검사운영 측면에 따라 언급하기로 한다. 즉, CT 영상처리 과정에서 발생되는 아티팩트, 장치의 기능오류에 의한 아티팩트, 환자와 검사자 요소에 의해 발생되는 아티팩트를 중심으로 설명하고자 한다.

① CT 영상처리 과정에 관련된 아티팩트

CT 영상의 재구성 처리에 관련되어 발생 가능한 아티팩트로는 view 데이터의 기하학적 불일치, 감약 측정치(attenuation measurement) 오류, 디지털화 과정의 aliasing artifact, 재구성 알고리즘의 변동에 의해 발생될 수 있다.

View 데이터의 기하학적 불일치(기하학적 오류에 의한 아티팩트)는 view를 구성하는 모든 ray measurement가 적절한 방향인 일직선적인 상태에서 행해지지 않아 발생되는 아티팩트이다. 이의 대표적인 예로는 view의 불충분에 기인된 아티팩트(view insufficiency artifact), 부분체적효과(partial volume effect)에 의한 아티팩트, 환자의 motion, moving, 호흡에 의한 아티팩트 등이 해당된다. 감약 측정치(attenuation measurement) 오류에 의한 아티팩트의 대표적인 예로는 선속경화에 의한 아티팩트, 부분체적효과에 의한 아티팩트, 산란선에 의한 아티팩트(scatter ray artifact), 고감약계수를 갖는 이 물질이 체내에 존재하여 발생되는 아티팩트, 그리고 scan field of view의 바깥에 환자가 positioning 되어 발생되는 아티팩트(out of field artifact) 등이 이에 해당된다. 이에 대해서는 다음 절에서 자세히 언급하기로 한다.

② 장치의 기능 오류(malfunction)나 결함(faulty)에 의한 아티팩트

X선관, detector, 또는 DAS가 정상적으로 작동하지 못하는 상태에서 발생된다.

세부적으로 발생원인을 구분하면 X선 tube의 과도한 spit 발생, detector 결함, acquisition 채널의 결함으로 인한 데이터 두절, DAS의 결함, calibration 상태 불량 등이 이에 해당된다.

검출기 결함에 의해 발생되는 아티팩트는 하나 또는 여러개의 검출기 채널이 다른 채널들의 입출력 특성과 다른 경우에 발생되는데 이에는 detector cell의 기능 저하 또는 불량, 접촉 불량 등에 기인된다. 주로 FOV의 중앙에 원형의 모양으로 발생한다. 데이터 두절(data blackout)에 의한 아티팩트는 장치의 기능 이상으로 인해 single 또는 multiple projections의 손실로 인해 직선형의 아티팩트로 나타난다.

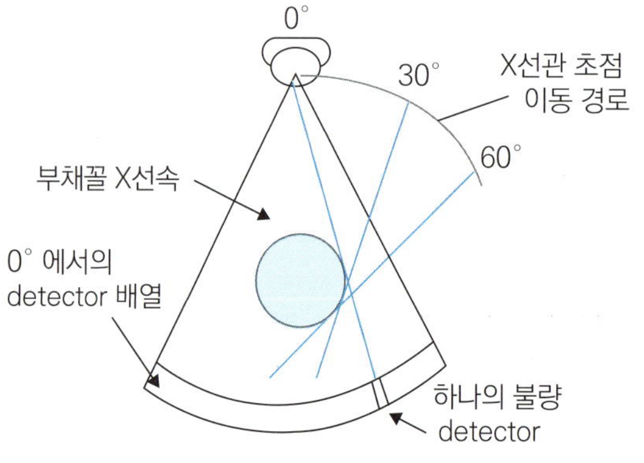

I 그림 11-36 I 3세대 장치에서 나타나는 원형 아티팩트의 발생 원인

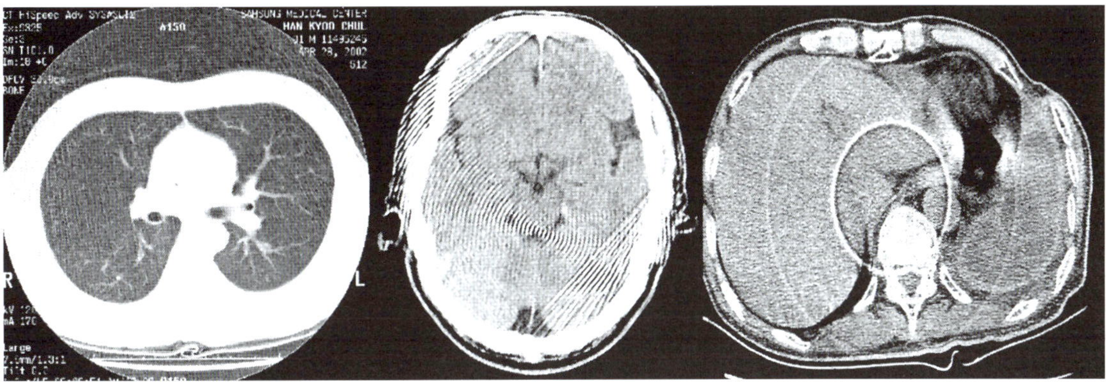

| 그림 11-37 | Detector 결함에 의한 아티팩트

그리고 data acquisition system(DAS) board의 결함으로 인해 measurement conversion error가 발생되며, calibration data가 나쁜 경우에도 아티팩트가 발생되는데 이는 주로 원형으로 나타난다.

3세대 장치에서 원형의 아티팩트 발생원인은 그림 11-36에 나타낸 바와 같이 X선관과 detector array가 회전하는 동안 결함을 갖는 detector element에 의해 측정된 rays가 원에 접선적으로 지나기 때문이다. 만일 검출기가 offset을 갖거나 이웃하는 검출기와 0.1% 이상의 gain 차를 가지면 원형의 아티팩트가 영상에 나타난다. 이러한 아티팩트는 detector gain이 calibration 되어야 함을 시사한다.

4세대 장치에서의 검출기 결함은 눈으로 감지될 정도의 아티팩트를 발생시키지는 않는다. 왜냐하면 각 검출기가 view를 획득하기 때문이다. 또한 4 세대 장치에서의 detector to detector 채널 변화는 검출기가 스캔 도중 raw radiation beam에 의해 calibration 되기 때문에 심각한 문제를 야기시키지는 않는다. 하지만 X선 소스의 변동(fluctuation) 역시 4 세대 장치에서 아타팩트를 발생시킬 수 있다.

3세대 장치에서는 view의 rays가 기본적으로 동시에 획득되므로 소스의 변동은 다음 절에서 자세히 설명되는 view to view 변화(view의 기하학적 불일치에 의한 아티팩트)를 야기시키지만 X선 출력을 모니터링 함으로써 쉽게 교정이 된다.

하지만 4세대 장치에서는 출력의 모니터를 통한 교정이 쉽지 않으며 출력 변화가 데이터 샘플링과 동기화되어 Moire 패턴으로 나타날 수 있다. 설령 X선관의 출력이 모니터되고 교정이 된다 할 지라도 회전자의 맥동(rotor ripple)과 연관된 스펙트럼의 변화로 인해 소스의 변동에 의한 아티팩트의 발생은 근본적으로 피할 수 없다. 그러나 기술의 발달로 인해 최근의 4세대 CT장치에서는 출력 변동의 모니터링과 교정, 그리고 데이터 수집과 비동기적인 방법으로 회전자를 회전시킴으로써 회전자 맥동에 의한 아티팩트를 최소화시키고 있다.

또한 각 검출기 소자가 동일한 방사선의 입사에도 불구하고 동일한 신호를 나타내지 못할 수 있다. 이와 같이 calibration file의 질적 저하로 인해 detector 소자가 잘못된 신호를 출력할 때 그림 11-38의 (b)에 나타난 바와 같이 원형으로 띠를 형성하는 아티팩트가 발생된다. 이의 제거를 위해서는 recalibration이 필요하다.

③ 환자 및 사용자, 검사 운영상에서 발생되는 아티팩트

이에는 환자의 몸 속에 고흡수치를 갖는 이물질(foreign body)이 있거나, 환자를 scan FOV에서 벗어나 positioning한 경우, 검사에 필요한 보조기구가 장치되어 있어 이로 인해 발생되는 아티팩트 등이 해당된다.

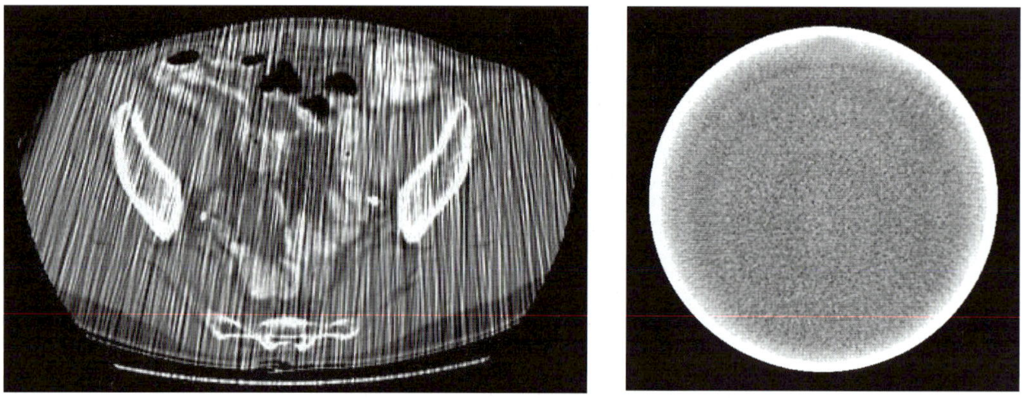

(a) (b)

| 그림 11-38 | X선관의 출력 이상으로 tube spit이 과다하게 발생한 경우(a)와 detector 소자의 출력신호의 오류(b)에 의한 아티팩트

(4) 아티팩트의 종류

① View insufficiency artifact

영상 데이터의 획득 시 사용되는 view의 수가 증가되면 재구성의 정확도가 증가되지만 view의 수가 불충분하다고 해서 항상 아티팩트가 발생되는 것은 아니다.

최근의 CT장치에서는 거의 발생되지 않지만, view의 수가 불충분하면 back projection 과정에서 흐림(blurring)의 불충분한 소거로 인해 고대조도의 경계부로부터 떨어진 부분에서 방사형 또는 접선형의 streak이 발생된다. 이러한 streaks을 view insufficiency artifact 라고 부르며, 보통 영상의 중앙부로부터 방사상으로 폭이 커지며 균일한 감약 부위에서 명백하게 표시된다.

이를 임상적인 면에서 살펴보면, 스캔 시 노출조건을 부족하게 설정하면 필요한 영상화하고자 하는 환자 구조의 view가 불충분해지고 구조적 노이즈 패턴이 초래된다. 그러므로 적절한 방사선량을 사용하여 영상의 질을 유지하고 display FOV를 통해 나타나는 장치의 시스템 MTF를 적절하게 유지하려면 충분한 수의 view로써 영상이 재구성되어야 한다.

충분한 view의 확보를 위해서 X선관이 360° 회전하는 normal scan 보다 400° 정도로 회전하여 영상을 획득하는 over scan을 권고하는 장치도 있다. 이러한 over scan 에서는 스캔의 시작과 끝에서 얻어진 데이터를 merge 하는 방식을 취하여 영상을 재구성한다.

이와는 다소 차이가 있지만 획득되어진 신호의 저하로 인해 영상의 저농도 부위가 희미하게 흐려져 나타나는 현상이 나타날 수 있는데 이를 inhomogeneous artifact 라고 하기도 한다. 이를 방지하기 위한 방법으로는 노출을 증가시켜 조사선량을 증가시키는 것이 좋다.

② 광자량의 부족에 의한 아티팩트(photon starvation artifact)

어떤 특별한 프로젝션(예, shoulder의 lateral view)에서 detector에 도달되는 신호(광자량)가 적어 발생되는 아티팩트이며, streak 형태로 나타난다(그림 11-39 참조). 스캔 시 얇은 슬라이스의 일률적인 적용이 이의 빈번한 발생을 유도시킨다. 그러나 최근의 CT장치에서는 dose modulation 소프트웨어의 채택으로 photon starvation artifact의 발생을 예방하고 있다.

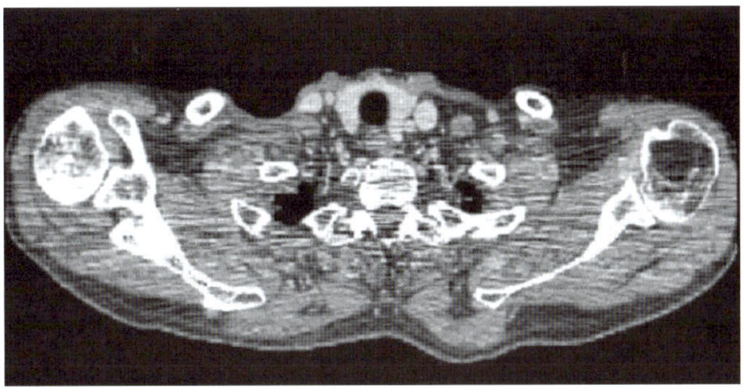

| 그림 11-39 | 광자량의 부족에 의한 아티팩트(photon starvation artifact)

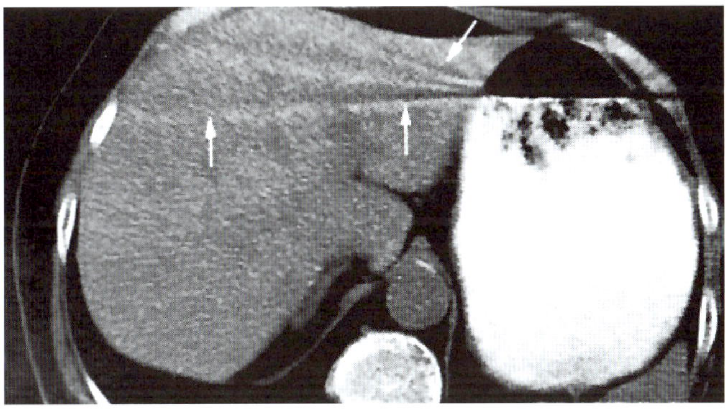

| 그림 11-40 | Air contrast interface artifact

③ Edge gradient effect

두 개의 유사한 views 사이에서 X선속의 각도가 다를 때 생길 수 있는 현상으로 뼈 부위나 조영제 물질과 같은 고대조도 부위로 부터 방사형으로 나타나는 직선형의 아티팩트이다. 이를 예방하기 위해서는 긴 스캔시간(예, 하나의 영상획득에 2초 소요하는 스캔)을 사용하거나 얇은 단면두께를 사용한다. 그리고 edge gradient effect와 유사하게 stomach CT 영상에서 공기와 양성 조영제가 맞닿는 부위에서 고밀도와 저밀도 물질사이의 심한 농도 차이에 의해 직선형으로 나타나는 아티팩트를 air contrast interface artifact 라고 부르는 경우도 있다. 아티팩트의 발생 시 필요에 따라 decubitus 또는 prone position으로 추가 스캔을 실시하면 진단에 도움이 된다.

④ 환자의 움직임에 기인된 아티팩트

ⓐ Moving에 의한 아티팩트

스캔 도중 환자의 움직임에 의해 발생되며, 이는 데이터 획득과정에서 움직인 부위의 경계 부분에서 발생되는 view 데이터(복셀)의 기하학적 불일치 현상을 재구성 알고리즘이 보상을 하지 못해 발생한다. 보통 고대조도의 경계부에 접선하여 streak 형으로 나타난다.

3세대나 4세대 CT장치에서 하나의 view 내의 rays는 본질적으로 거의 동시에 얻어지고 하나의 view에서 rays 샘플링은 매끄럽게 이어진다. 하지만 360° 스캔 도중 환자의 움직임이 발생한다면 처음과 마지막 view 사이에 불일치가 일어난다. 이로 인해 처음과 마지막 view의 rays와 일치되는 방향으로 streak artifact가 발생하는 것이다.

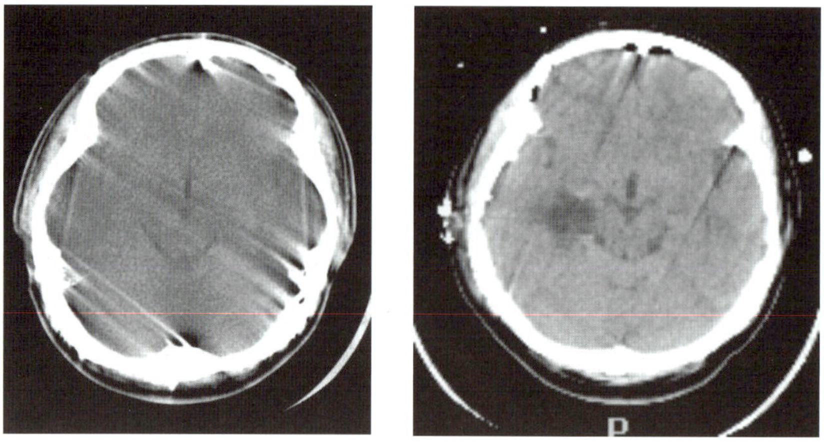

| 그림 11-41 | 환자의 움직임에 의한 아티팩트

고식적 스캔 방식에서는 스캔이 테이블이 움직이지 않고 고정된 위치에서 시작되고 끝나기 때문에 이러한 환자의 움직임에 의한 아티팩트는 항상 같은 방향으로 나타난다. 이를 방지하기 위해서는 고정용 끈을 사용하거나 고식적 스캔 보다는 단시간 검사가 가능한 나선형 스캔을 시행하여 줄일 수 있다.

ⓑ Motion artifact

장관(bowel)의 연동운동이나 횡경막 또는 심장의 운동에 의해 발생된다. 이를 방지하기 위해서는 복부 CT검사 시 연동운동 억제제를 주사하거나 사용 장치에서 가능한 소프트웨어(예를 들면 peristaltic option, AVR)을 적용하거나 흉부CT 검사 시 ECG triggering을 한다. 그림 11-42는 장내 조영제의 움직임으로 인해 발생된 motion 아티팩트를 보여준다. 그리고 그림 11-43은 Siemens사의 아티팩트 교정을 위한 소프트웨어인 motion correction software(MCA)의 사용 전과 후의 차이를 보여주는 영상이다.

ⓒ Respiratory artifact

스캔 시 환자의 호흡불량이나 조절의 잘못으로 인해 발생된다. 그림 11-44와 11-45에 대표적인 예를 나타내었다. 이의 발생을 방지하기 위해서는 짧은 스캔 타임을 적용하거나 나선형 스캔 시 영상의 질적 저하가 없는 범위 내에서 pitch를 높여 스캔한다.

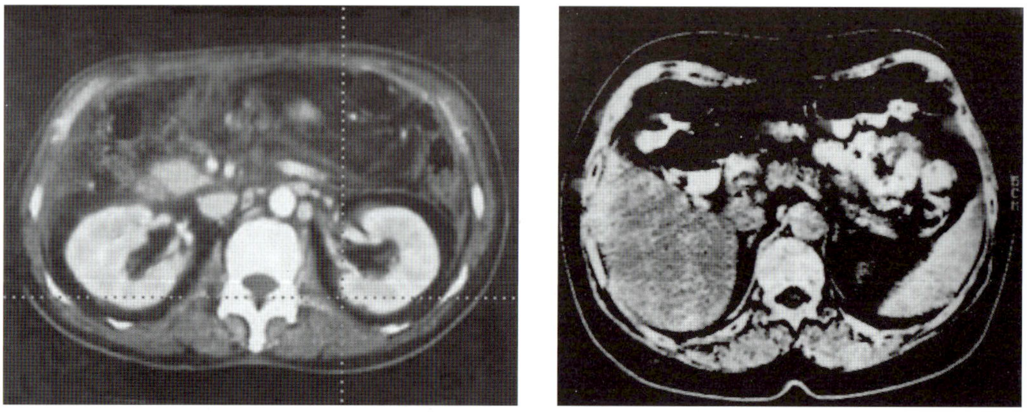

| 그림 11-42 | 연동운동에 의한 아티팩트

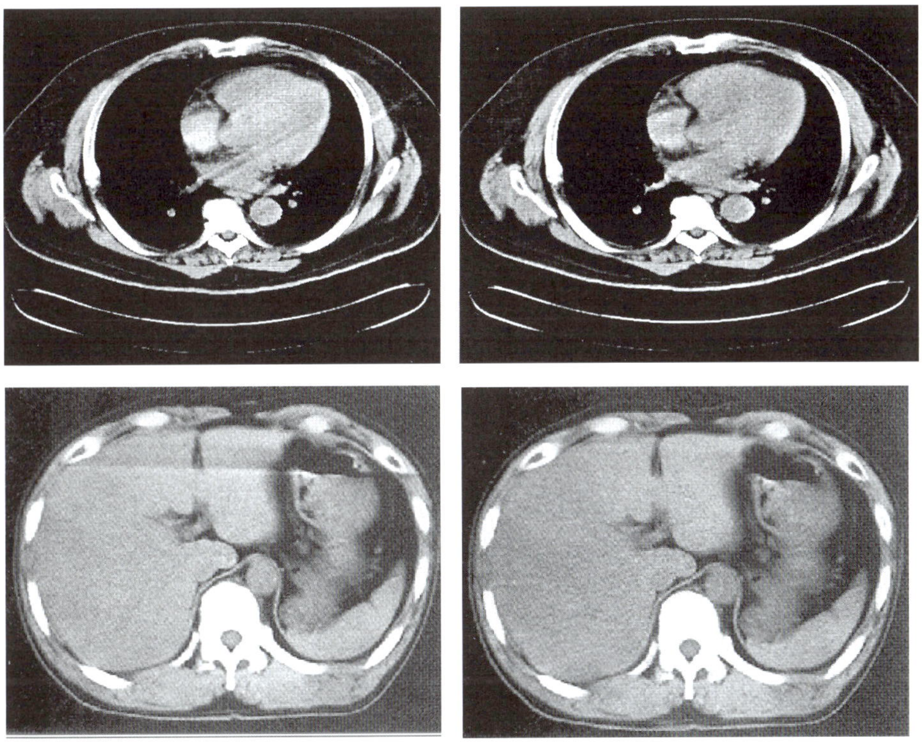

I그림 11-43I Motion artifact 교정 소프트웨어의 유무

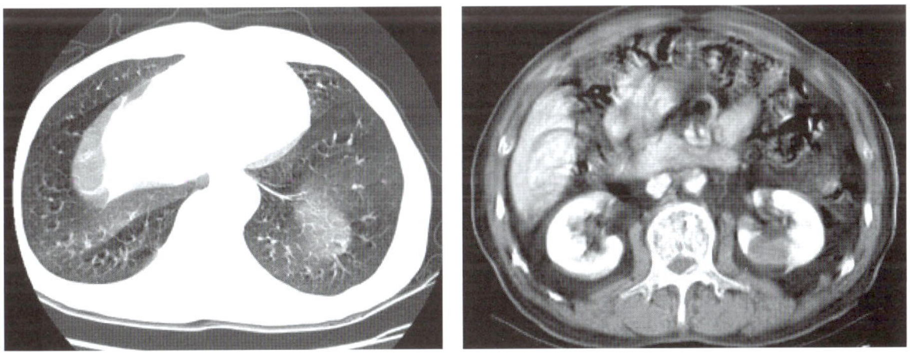

I그림 11-44I Respiratory artifact 영상

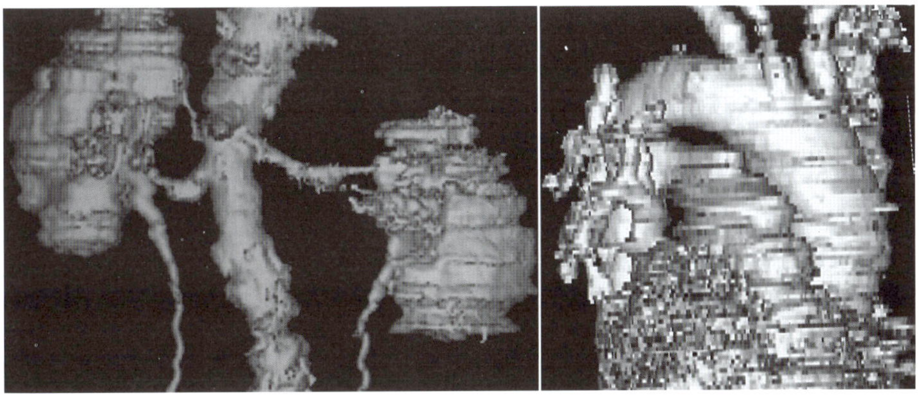

I그림 11-45I 호흡조절 잘못으로 인해 3차원 영상 재구성 시 생긴 misregistration artifact(또는 stair step artifact)

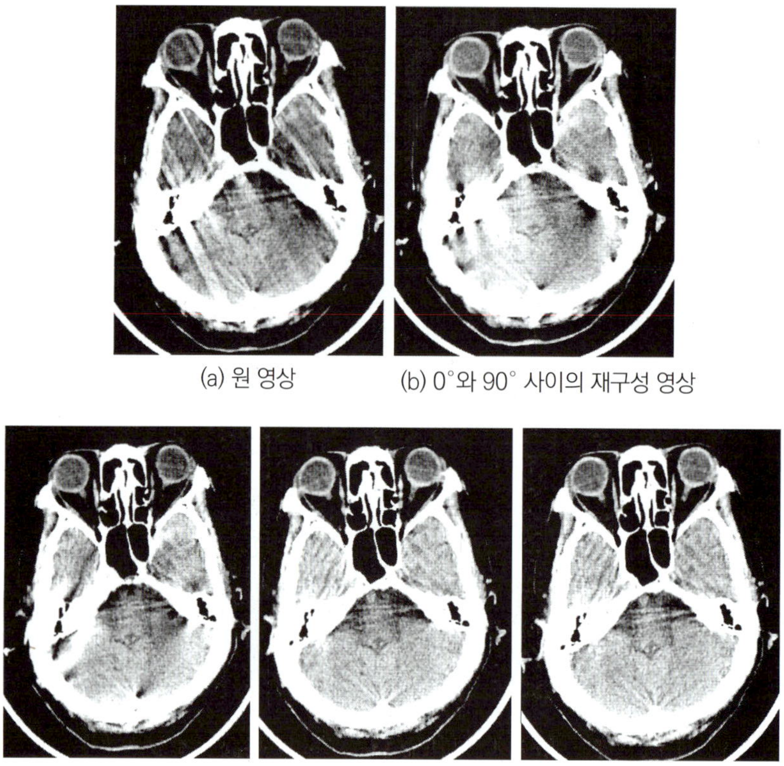

(a) 원 영상 (b) 0°와 90° 사이의 재구성 영상

(c) 90°에서 180° 사이 (d) 180°에서 270° 사이 (e) 270°에서 360° 사이

그림 11-46 스캔중 환자의 움직임으로 인해 moving 아티팩트가 발생한 영상을 90°씩 4개로 segment하여 재구성한 영상

만일 움직임이나 연동운동 등에 의해 불가피하게 아티팩트가 발생한 경우 segment 기능을 이용하여 90° 또는 120° 회전의 부분적인 프로젝션 데이터만으로 영상을 재구성하여 아티팩트가 없는 영상을 얻을 수 있다. 이러한 raw data를 이용한 segment 영상은 움직임이 없이 갠트리가 360° 회전하여 얻은 영상에 비해 질적저하가 있지만 움직임이 있는 영상보다는 훨씬 진단적 가치가 있게 된다. 그림 11-46은 스캔 중 환자의 움직임으로 인해 moving 아티팩트가 발생한 영상을 90°씩 4개로 segment하여 재구성한 영상이다. 180°와 270° 사이의 3번째 영상과 270°에서 360° 사이에서 얻은 4번째 영상에서는 움직임이 없음을 알 수 있다.

⑤ 선속경화에 의한 아티팩트

CT를 포함한 X선을 사용하는 모든 장치에서는 선속의 각 광자 에너지가 동일한 단색 X선(monochromatic X ray)로 가정하여 계산을 행한다. 그러나 실제 X선의 광자 에너지는 multichromatic한 특성을 가지므로 환자를 투과하면 에너지가 낮은 광자는 쉽게 흡수되고 높은 에너지의 광자가 많아져 유효 에너지가 높아진다. 즉, 피사체를 통과할 때 피사체가 낮은 광자 에너지를 흡수하여 여과(filtering) 역할을 하여 결과적으로 투과된 선속의 평균에너지는 증가되는데 이러한 현상을 선속경화현상(beam hardening effect)이라 한다.

그림 11-47은 X선 tube에서 발생된 광자 스펙트럼과 20 cm 와 30 cm 직경의 물을 통과한 후의 광자 스펙트럼을 비교한 것이다.

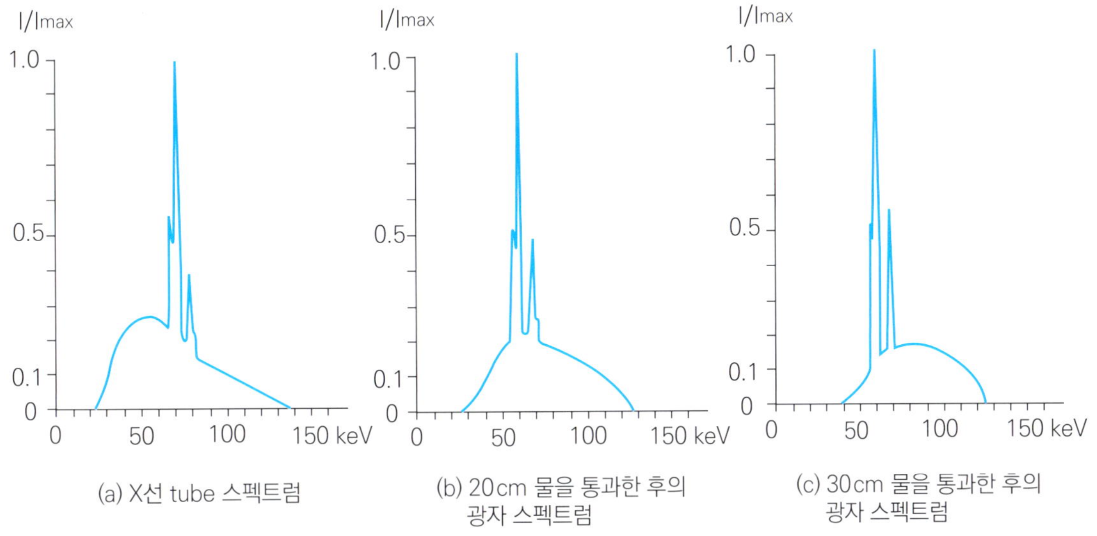

| 그림 11-47 | X선 tube에서 발생된 광자 스펙트럼과 20cm와 30cm 직경의 물을 통과한 후의 광자 스펙트럼 비교

CT에서 다색 X선의 사용은 단색 X선에 비해 피사체의 농도가 다소 약하게 나타나며 투과된 강도의 측정값을 대수화(logarithm)하는 과정에서 직선성이 저하된다. 만일 이를 교정하지 않으면 cupping 아티팩트를 갖는 영상을 얻게 되며 CT값의 왜곡현상이 초래된다. 이러한 왜곡현상은 두부의 구개부에서 뼈와 조직의 인접부위를 따라 연부조직의 CT number가 증가되는 효과를 나타내는데 이는 영상에서 bands 또는 streak 모양의 cupping 아티팩트로 나타나는 것이다.

이러한 cupping 현상에 의한 아티팩트의 교정은 보통 두 번의 과정으로 나누어 시행되는데, 첫번째 과정은 관찰된 감약값을 기준으로 하여 검출기 출력을 대수화하는 과정에서 직선화하는 것이다. 동일한 양의 감약치를 기준으로 할 때 원자번호가 높은 bone이 연부조직 보다 감약되는 양이 많기 때문에, 이러한 교정작업은 연부조직이 아닌 bone이 위치하고 있는 부위에서 좋은 효과를 나타낸다.

그러나 첫번째 교정과정은 petrous ridges와 같은 bone이 쌍으로 존재하는 부위 사이에서는 streak 아티팩트를 만들어낸다. 이 streak 아티팩트를 최소화시키기 위해서 다시 두번째의 선속경화의 교정이 시행되는데 이는 각 ray를 따라 bone과 연부조직의 양을 결정하기 위해서 최초의 재구성된 영상 정보를 이용한다. 이 정보는 직선적인 데이터의 정확한 평가와 두번째의 교정 영상을 재구성하기 위한 목적으로 사용된다.

두번째 교정 과정은 다음 절에서 언급되는 IBO, BHC 등의 소프트웨어이며, body CT검사보다는 head CT 검사에서 주로 적용되고 있다.

결론적으로 선속경화에 의한 아티팩트란 CT 감약값의 측정과정에서의 오류에 의해 발생되는 물리적인 요인의 아티팩트라고 하였다. 즉, 다색 방사선이 흡수체를 통과 시 흡수체에 의해 저에너지 X선이 흡수되어 평균에너지가 증가하며 이로 인해 선감약계수가 변화되어, 조영제나 뼈 부위의 고밀도 부분에서 broad streaks로 나타나거나 영상의 중앙부가 어둡고 주변부가 밝게 나타나는 cupping 현상과 저농도 부위가 희미하게 나타나는 현상을 일컫는 말이다. 이는 두개부의 CT검사 시 skull base 부분에서 주로 발생되며, 많은 장치에서는 소프트웨어적인 option을 적용하거나 X선관 초점 부근에서의 pre-filtering을 하여 줄이고 있으나 만족할만한 수준은 아니다.

그러므로 장치 사용자의 입장에서 이를 줄이기 위해서는 높은 조직밀도가 많은 부위의 검사 시 kV를 올리고 mAs를 낮추거나, 단면두께를 얇게 설정한다. 그 외 갠트리 각도나 환자 positioning를 조절하여 뼈와 같은 조직밀도가 높은 부위를 피해 스캔함으로써 아티팩트 발생을 피하도록 한다.

그림 11-48은 앞에서 설명한 cupping 효과를 그림으로 나타낸 것이다. (a)는 선속경화현상에 의해 피사체 두께의 증가에 따라 CT number가 직선적으로 증가하지 않는 것을 보여주며, (b)는 물 팬텀이나 피사체가 선속을 경화시킴으로 인해 중앙부의 선감약계수가 낮아지기 때문에 중앙부에서 CT number가 주변부 보다 낮아지는 cupping 효과를 보여준다. 이러한 cupping 효과는 대부분의 CT장치에서 선속경화 교정 소프트웨어를 사용함으로써 어느 정도 감소되는 효과를 얻는다(그림 11-51, 11-52 참조).

앞에서 cupping 효과로 인해 영상에서 streak 모양의 cupping 아티팩트가 나타난다고 하였으나, 이와는 반대로 영상의 중앙부가 주변부보다 높아져 볼록하게 보이는 capping 효과(아티팩트)는 컴퓨터가 선속경화현상을 과보정(overcorrection)하여 나타나는 현상이다.

⑥ 부분체적효과에 의한 아티팩트

부분체적효과(partial volume effect)에 의한 아티팩트는 선속경화현상에 의한 아티팩트와 마찬가지로 영상획득 시 view 데이터의 기하학적인 불일치로 인해 CT 감약값의 측정과정에서 발생되는 오류에 의한 물리적인 요인의 아티팩트이다.

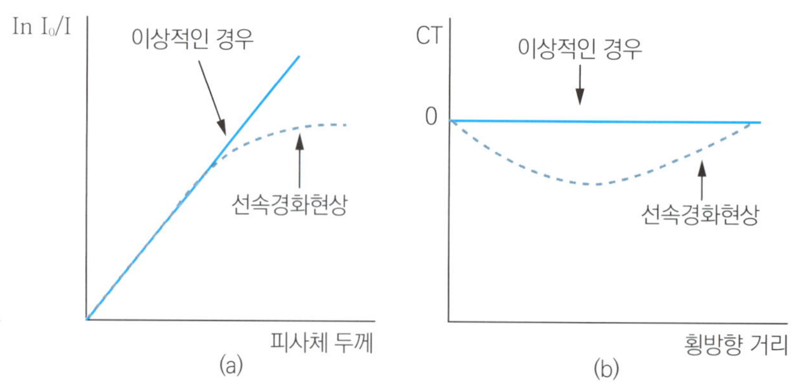

| 그림 11-48 | 선속경화현상(a)과 물 팬텀을 스캔한 경우 선속경화현상에 의한 영상의 cupping 효과(b)

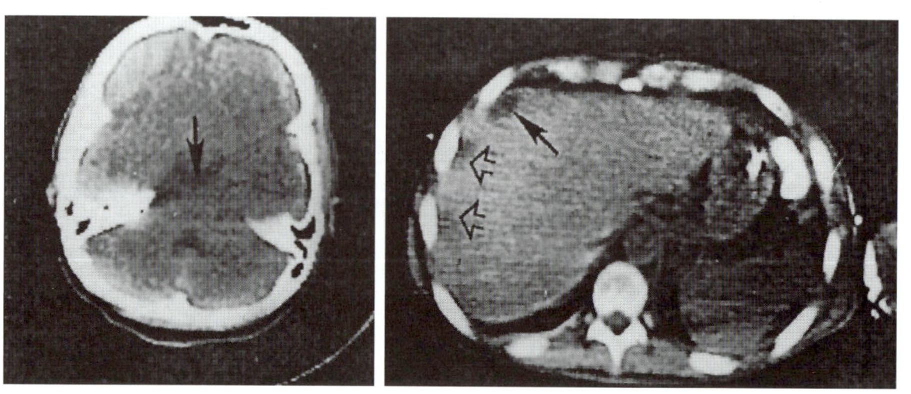

| 그림 11-49 | 선속경화에 의한 아티팩트가 발생된 두부와 복부영상

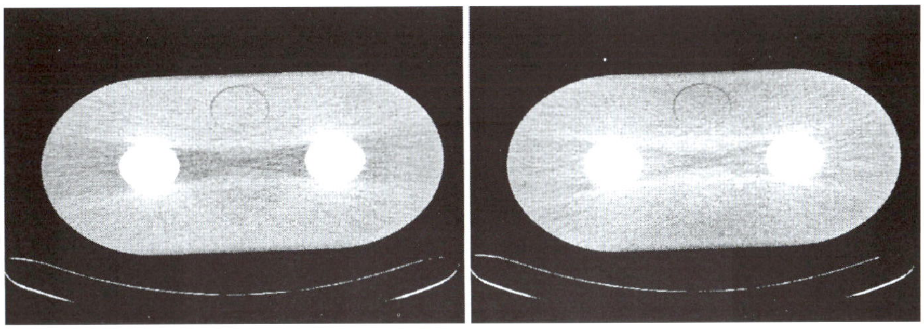

| 그림 11-50 | 선속경화현상의 교정 전과 교정 후의 팬텀 영상

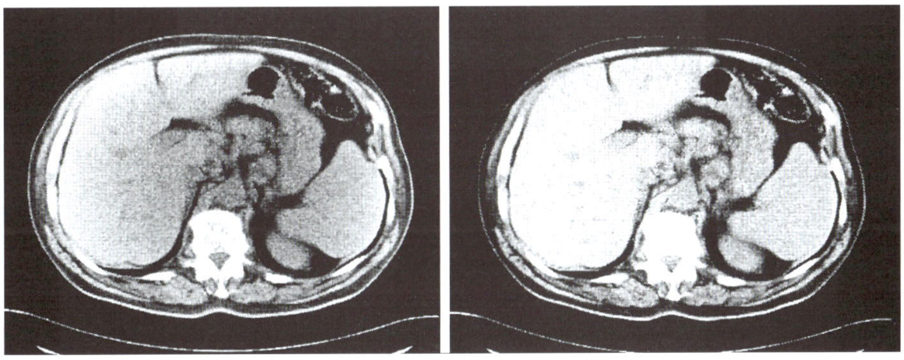

(a) Cupping 현상으로 비 균일한 CT number값 (b) 균일한 CT number값

| 그림 11-51 | 선속경화효과로 심한 cupping을 보이는 복부영상과 교정영상

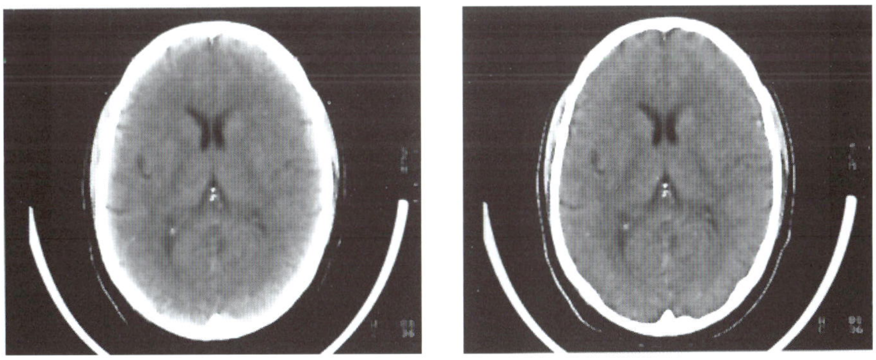

(a) 비 적용 시 (b) 적용 시

| 그림 11-52 | 선속경화교정 소프트웨어의 적용 시와 비적용 시의 brain CT 영상

즉, 하나의 복셀 내에 감약계수의 차가 크게 나는 조직들이 포함될 때 선감약은 복셀의 감약계수의 평균값에 비례하여 일어난다. 이러한 복셀에서는 재구성 알고리즘이 각 복셀의 감약치를 균일하게 가정함으로써 볼륨이 평균화되어 계산되는데 이로 인해 발생되는 오류가 부분체적효과에 의한 아티팩트이다.

그림 11-53에 나타낸 바와 같이 매우 높은 조직밀도를 갖는 피사체(예를 들면, 뼈)가 스캔 plane의 주변부(off center)에 부분적으로 포함될 때 높은 대조도 오류를 발생시키는 아티팩트인데, 이는 view들 사이의 불일치(inconsistencies between views)로 인해 streak과 shading 아티팩트가 발생된다.

그림 11-54에서 예를 들어 설명해보자. 강도 I_1과 강도 I_2의 두개의 강도는 검출기에서 두 강도의 합 (I_1+I_2)으로 측정된다.

CT number의 정확한 재구성을 위해서는 영상의 전처리 과정(엄밀히 말하면, 대수화 처리 과정)에서 $\ln(I_1+I_2)$이 아니고 $\ln I_1 + \ln I_2$의 대수의 합으로 나타내어져야 한다. 이는 각 강도값의 합을 대수화한 것은 각 강도값을 대수화하여 합한 것과는 다르기 때문이다(그림 11-54의 (a)참조). 이러한 차이는 재구성된 영상에서 streak, rings, 또는 심지어 커다란 면적을 가진 아티팩트의 모양을 가진 부분체적 아티팩트로 나타난다.

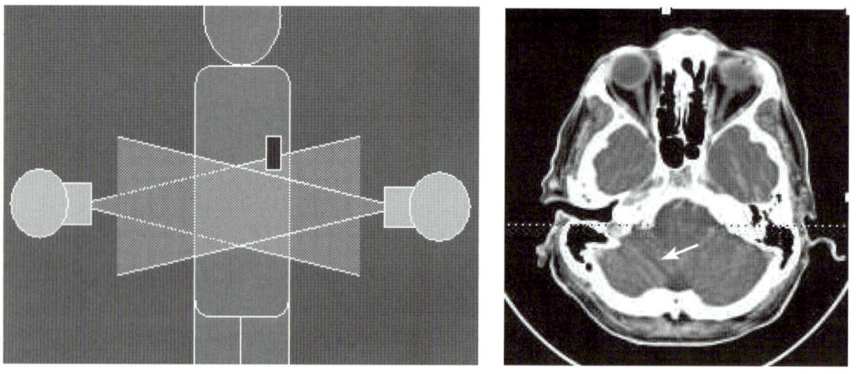

| 그림 11-53 | 부분체적효과에 의한 아티팩트의 원인과 발생영상

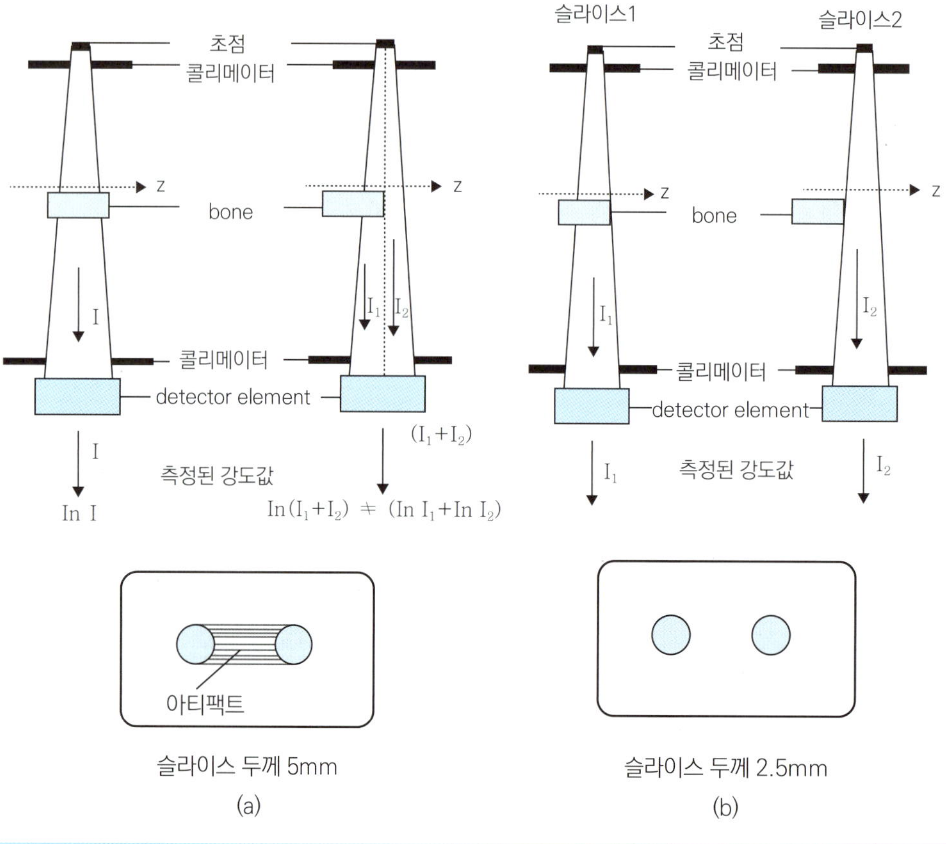

| 그림 11-54 | 부분체적효과의 발생 원인과 이로 인한 아티팩트의 발생(a), 그리고 얇은 슬라이스 두께의 적용으로 이의 해결을 보여주는 개념도(b)

(b)는 슬라이스 두께의 1/2에 해당되는 얇은 두께로 스캔 시 부분체적효과가 제거되는 것을 피상적으로 보여준다. 이러한 전형적인 예는 선속경화현상과 부분체적효과의 결과로 petrous bone 또는 posterior fossa 부위에 나타나는 "Hounsfield bar"로 이는 그림 11-55의 (a)에 잘 나타나 있다.

이러한 아티팩트의 발생을 줄이기 위해 제조사에 따라 명칭을 달리한 소프트웨어가 개발되어 사용되고 있다(그림 11-56 참조). 여러 개의 얇은 슬라이스 영상들을 결합하여 하나의 두꺼운 슬라이스 영상을 만들어내는 기법을 이용하는 Siemens사의 VAR(volume artifact reduction), GE사의 IBO(iterative bone option), Shimadzu사의 BHC(beam hardening correction)와 PVE(partial volume artifact ejection) 등이 해당된다.

부분체적효과에 의한 아티팩트는 얇은 슬라이스 두께의 설정, 중복스캔(overlapping scan)으로 감소될 수 있으나 이 경우 선량의 증가를 피할 수 없다. 그리고 큰 매트릭스를 선택하여 영상을 구성하는 픽셀 크기를 작게 하고, 140kV 등의 고관전압 기법을 사용함으로써 아티팩트 발생의 감소가 가능하다.

나선형 CT장치에서는 영상재구성 plane을 이동시키거나 Z축을 따라 multiple reconstruction을 시행함으로써 부분체적효과에 의한 아티팩트를 감소시킬 수 있다.

그리고 최근의 MDCT에서는 부분체적효과에 의한 아티팩트의 감소를 위해 슬라이스를 얇게 함으로써 발생되는 노이즈 발생을 피하는 방법으로, 얇은 두께로 영상을 얻은 후 여러 슬라이스를 합쳐서 원하는 두께의 슬라이스로 rebuild 처리를 고려해 볼 수 있다.

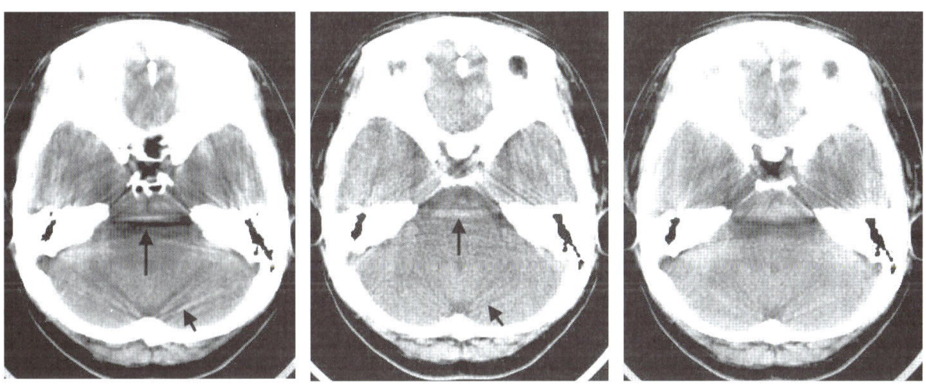

(a) 7mm (b) 3mm (c) 3mm, 예방소프트웨어 적용

| 그림 11-55 | 선속경화현상(긴 화살표)과 부분체적효과(짧은 화살표)로 인한 아티팩트 발생 예방 소프트웨어(GE사 IBO) 사용 영상

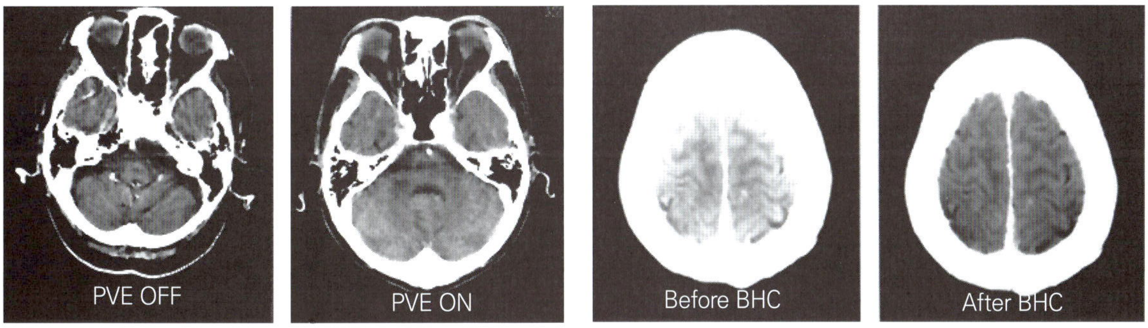

(a) PVE (b) BHC

| 그림 11-56 | Shimazdu사의 아티팩트 발생 예방 소프트웨어 사용 영상의 비교

⑦ 산란선에 의한 아티팩트

그림 11-57은 이상적인 감약 프로필과 산란선에 의해 영향을 받는 경우를 비교한 것이다. 그림에서 알 수 있듯이 산란선은 감약 프로필을 smooth하게 변화시키며 특히, 많은 감약이 일어나는 부위에서는 산란선에 의한 측정값의 오류가 커진다.

CT장치에서 콜리메이션이 매우 잘된 부채형 선속을 사용한다 할지라도 척추 뒷 부분에서는 산란선의 영향으로 인해 선량이 약간 높아진다. 이로 인해 선속경화효과와 유사하게 척추 부위가 실제의 농도 보다 약간 검게 나타난다. 즉, 많은 양의 산란선이 검출기에 도달하면 background current가 있는 것처럼 나타난다. 이로 인해 피사체를 실제 보다 검게 나타내 보이며 데이터의 불연속으로 인한 일종의 감약값의 측정 오류인 아티팩트가 발생되기도 한다. 이러한 아티팩트를 scatter ray artifact라고 한다. 이러한 아티팩트 문제는 4세대 장치와 인체의 두꺼운 부위에서 심해진다.

가스 검출기를 채택한 3세대 장치에서는 anode/cathode 판이 몇 cm 정도 깊게 위치되어 있어 그리드(high ratio grid)의 역할을 하여 산란선을 줄여주며, solid state 반도체 검출기 장치에서는 검출기 앞에 콜리메이터가 설치되어 발생되는 산란선을 줄여주는 효과를 한다. 그러나 4세대 CT장치에서는 검출기가 angle의 범위 내에서 X선을 검출해야 하므로 산란선에 의한 영향을 더 많이 받는다. 일반적으로 4세대 장치의 고유 디자인은 환자와 검출기 사이에 실질적인 갭이 존재하므로 산란선의 효과는 다소 줄어든다.

산란선을 조절하기 위한 일반적인 방법으로는 선속조절 필터(beam shaping filter) 또는 bowtie 필터를 사용한다. 이들은 전체적으로 X선을 감소시키며 특히, 산란선 발생이 심한 환자 주변부의 X선 강도를 감소시킨다.

그림 11-58에 나타낸 바와 같이 필터는 프로젝션의 중앙부로 산란된 방사선량을 줄여 준다. 산란선은 영상의 재구성 과정에서 교정이 되지 않으므로 calibration 과정에서 부분적으로나마 고려되어야 한다.

⑧ High contrast foreign body artifact

치아 충전물이나 외과용 클립 등의 금속성 이물질, 바륨 등의 조영제와 같은 고밀도 물질이 체내에 존재하는 경우 이들은 X선을 거의 모두 흡수하여 일명 "radiation shadows"를 나타내는데, 이로 인해 발생하는 감약값 측정 오류의 한 종류이며, 보통 줄무늬(streak type) 또는 방사상(starburst type)으로 나타난다.

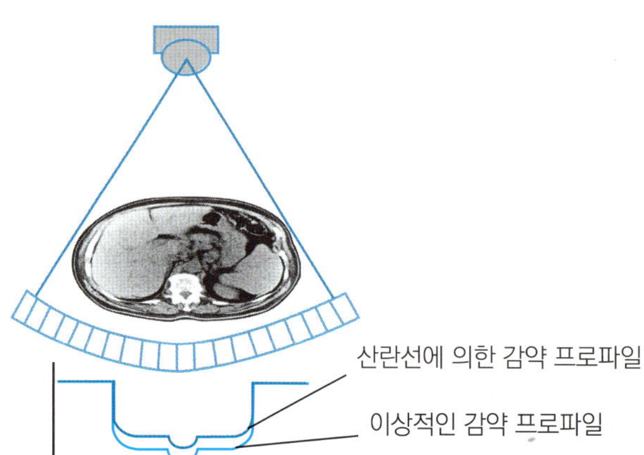

| 그림 11-57 | 이상적인 감약 프로필과 산란선에 의해 영향을 받은 감약 프로필의 비교

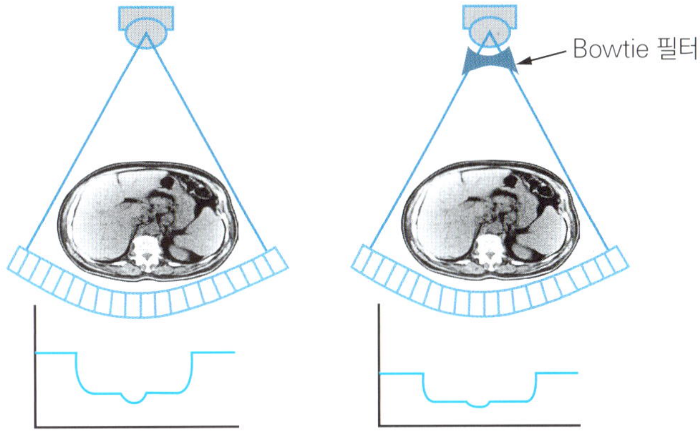

ㅣ그림 11-58ㅣ Bowtie 필터의 유무에 따른 감약 프로필의 비교

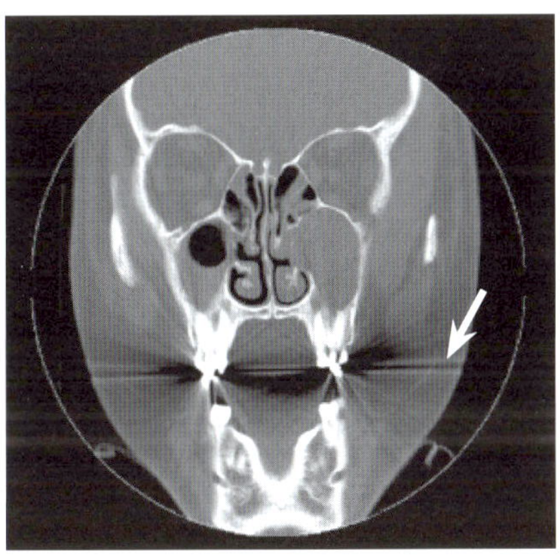

(a) 금속

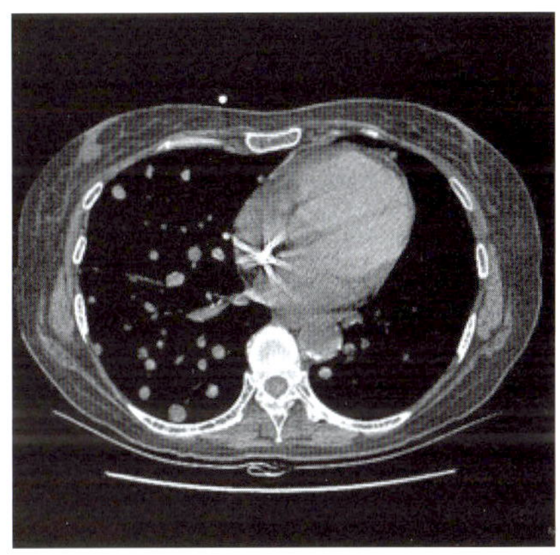

(b) 외과 수술용 클립

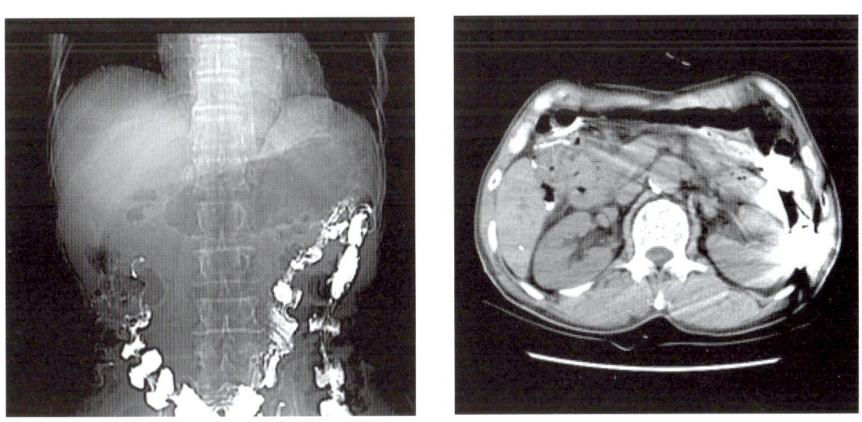

(c) 고농도의 경구조영제

ㅣ그림 11-59ㅣ High contrast artifacts

High contrast foreign body artifact의 발생을 방지하기 위해서는 교정 소프트웨어를 적용하는 방법 외에 두부 스캔 시 갠트리 각도를 변화시키거나, 흉부 검사 시 혈관조영제의 고식적으로 인해 발생되는 아티팩트(그림 11-60 참조)의 예방을 위해 조영제를 희석시켜 사용하거나 스캔 방향을 밑에서 위로 시행하는 것이 권고된다.

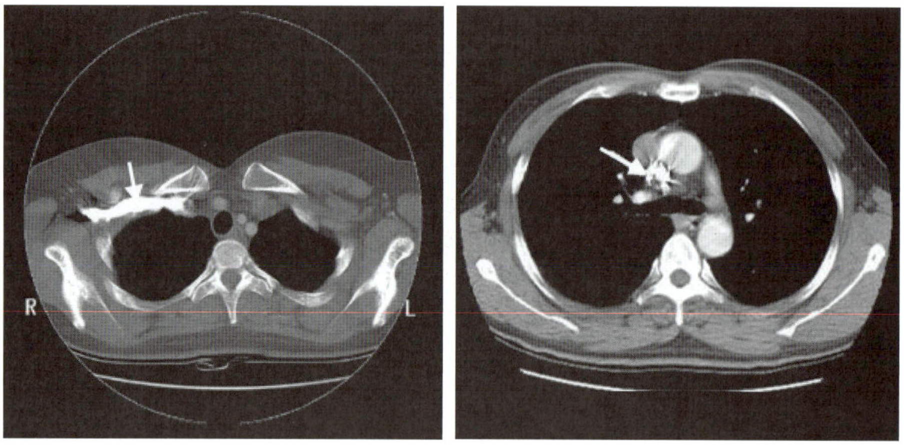

(a) 쇄골하정맥　　(b) 상대정맥

그림 11-60 흉부 CT에서 혈관 조영제의 급속주입으로 생긴 아티팩트(high contrast artifacts)

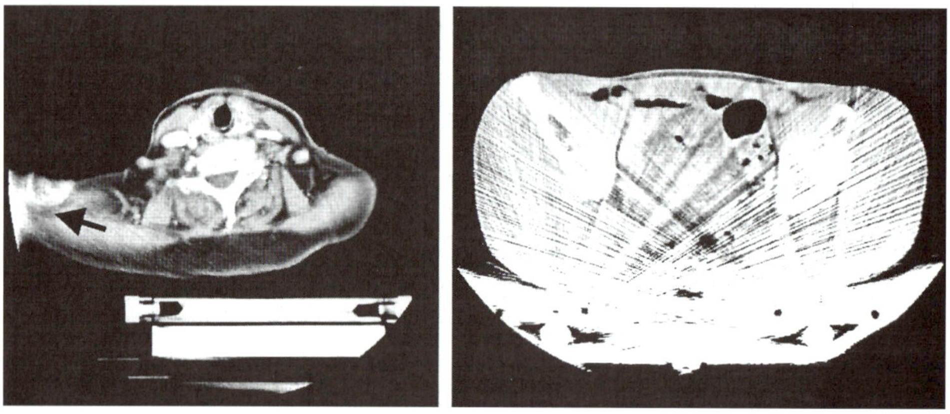

(a) Out of field artifact　　(b) 테이블 금속부위에 환자 positioning

그림 11-61 잘못된 positioning으로 인해 발생된 아티팩트

⑨ Scan FOV 바깥에 환자 positioning으로 인한 아티팩트

올바른 영상 재구성을 위해서는 필요한 모든 해부학 부위가 포함되어야 한다. 그렇지 않으면 측정값이 FOV 안에서 발생되는 감약을 제대로 표현하지 못하며 재구성에 오류가 발생된다. 이러한 오류는 재구성된 영상에서 구조적 노이즈 패턴으로 명백히 나타나며 아티팩트의 정도는 FOV 바깥에 해부학적 부위가 어느 정도로 위치되었는 가에 좌우된다.

이러한 구조적 노이즈 패턴을 out of field artifact 또는 transgression of scan field 라고도 불리며, 이는 환자가 scan field에 충분히 포함되지 않았을 때 영상의 주변부의 shading으로 나타난다.

이를 예방하기 위해서는 검사 시 scan field를 크게 설정하거나 환자를 갠트리 중심부에 위치시켜 스캔하여야 한다. 그리고 환자의 positioning을 잘못하여 cradle extender의 결합부인 금속 부위에서 스캔하여 심한 streak 아티팩트가 발생하는 경우도 있다(그림 11-61 참조).

그 외 그림 11-62의 (b)에 나타낸 바와 같이 흉부나 복부CT 에서 팔을 위로 올리지 못해 스캔 영역에 포함되어 아티팩트가 생길 수 있으며, 노출조건을 너무 낮게 설정한 경우 노이즈가 심한 영상으로 나타

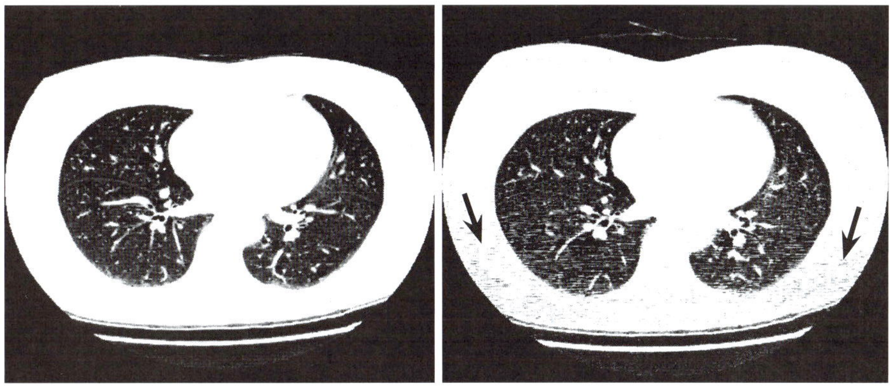

(a) (b)

| 그림 11-62 | 흉부 CT 시 팔을 올린 경우(a)와 올리지 못해 스캔 영역에 포함되어 아티팩트가 발생된 영상(b)

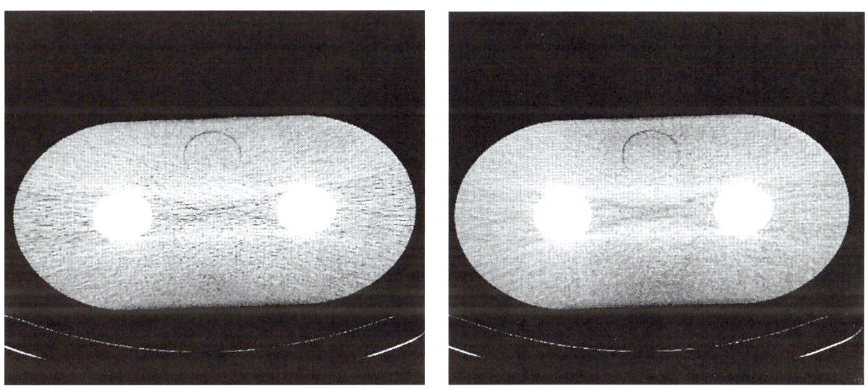

(a) (b)

| 그림 11-63 | 비원형의 피사체에서 장축 방향으로 X선 감약이 심해 발생되는 노이즈성 아티팩트의 제거를 위한 adaptive 필터 사용 전(a)과 후(b)의 영상

난다. 그리고 원형이 아닌 피사체에서는 단축보다 장축 방향을 따라서 X선의 감약이 커지지 때문에 방향적인 노이즈가 발생되는 경우가 있다. 이를 줄이기 위해서는 adaptive 필터를 사용한다. 이런 경우의 adaptive 필터 사용 전과 사용 후의 팬텀 영상을 그림 11-63에 나타내었다.

⑩ 검사 보조기구에 의해 발생되는 아티팩트

대표적인 예로는 뇌정위 CT 시 금속 프레임에 의해 발생되거나 치료계획용 CT 시 환자 밑에 받치는 보조기구 등에 의해 발생된다.

⑪ Aliasing artifact

Sampling error에 의한 아티팩트라고도 하며 앞 절에서 언급된 영상처리 과정에 관련되어 발생되는 아티팩트이다. 그림 11-66의 (a)와 같이 검출기에서 획득된 아날로그 데이터인 projections의 샘플링(표본화) 과정에서 샘플링 간격이 2배의 최대주파수 보다 넓어(이를 거칠게 샘플링 된다고도 함) 영상의 고대조도 경계부에서 방사상의 streaks이 발생하거나 모자이크 모양의 아티팩트가 나타나는 것을 aliasing artifact 라고 한다. 이를 예방하기 위해서는 스캔 타임을 늘리거나 partial scan을 피하고

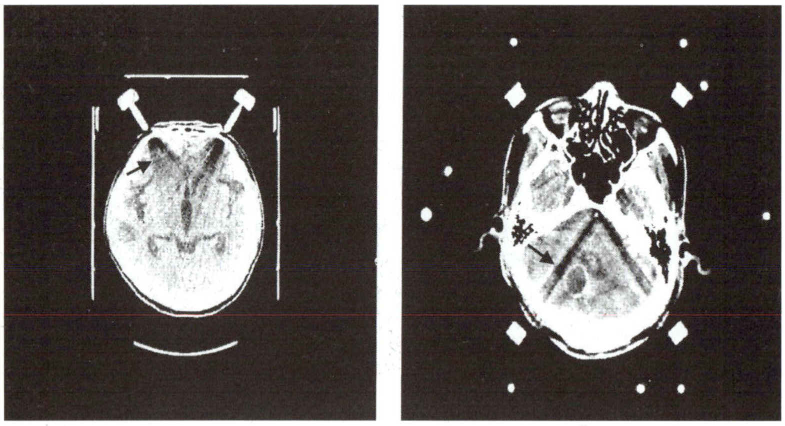

| 그림 11-64 | Stereotatic frame에 의한 아티팩트

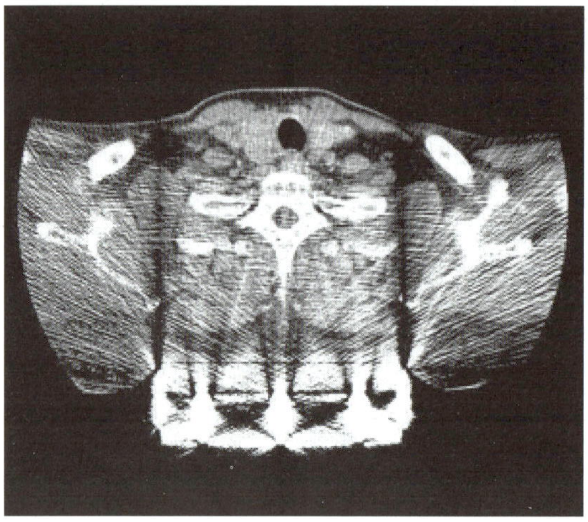

| 그림 11-65 | 방사선 치료계획 CT 시 보조기구에 의한 아티팩트

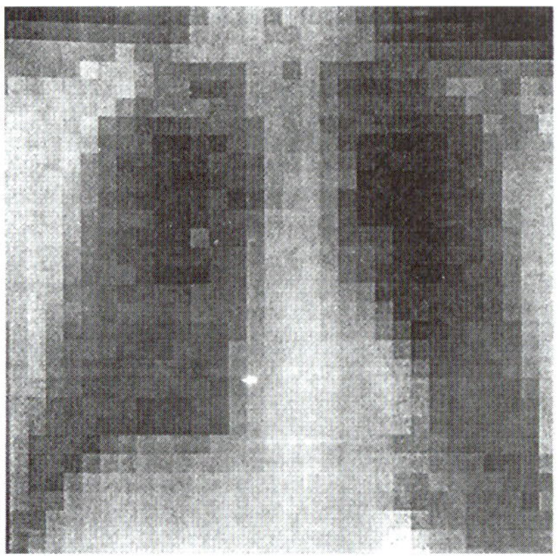

(a) 모자이크 모양

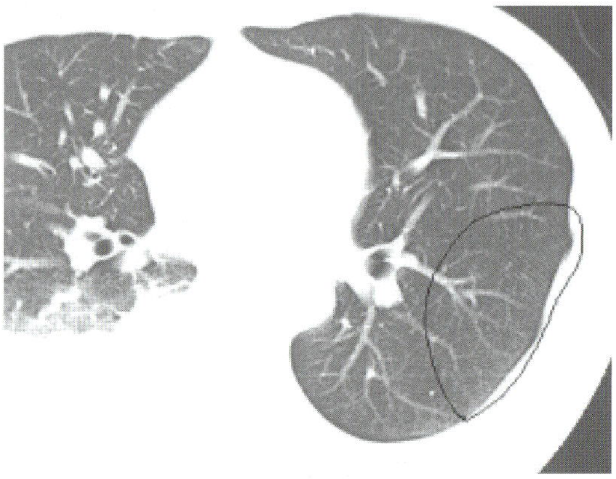

(b) 직선 모양

| 그림 11-66 | Aliasing artifact

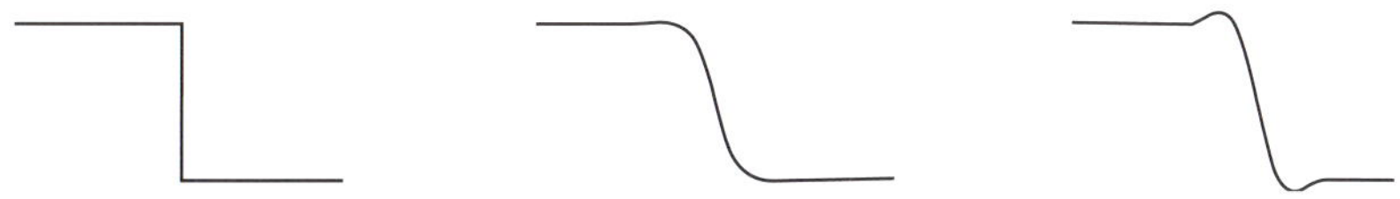

(a) 원래의 경계부 (b) Smoothing kernel 적용 (c) Edge enhancement kernel 적용

| 그림 11-67 | Kernel에 따른 경계부의 표시

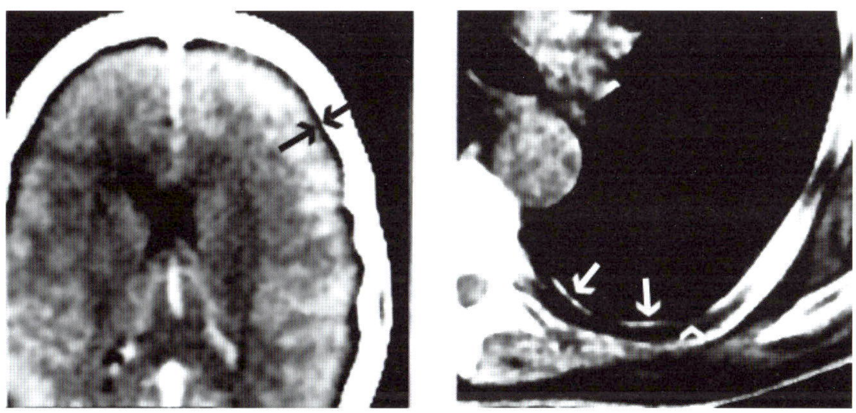

| 그림 11-68 | 영상 재구성 필터 error에 기인된 아티팩트

360° 스캔 모드인 normal scan을 사용한다. 그러나 현재 사용되는 높은 기능의 CT장치에서는 이러한 문제가 극복되어 잘 나타나지는 않는 아티팩트이다. 또한 (b)는 빠른 속도의 tube 회전 시 view starvation에 의해 발생되는 직선형의 aliasing 아티팩트이다. 이는 샘플링률을 증가시키면 해결이 가능하다.

⑫ 재구성 알고리즘의 변동(algorithm factor)에 의한 아티팩트

영상재구성 과정에서 사용되는 kernel 이나 필터함수는 다른 소스로부터 야기되는 streak 아티팩트를 억제시키는 역할을 하지만 반대로 또 다른 아티팩트를 야기시킬 수 있다. 만일 edge enhancement kernel을 사용하는 경우 bone과 폐처럼 감약차이가 큰 부분(organ borders)의 경계부의 인터페이스에서 지나침(overshoot)이 발생한다. 이러한 지나침 현상은 Gibbs 현상으로 알려져 있으며, 이는 brain CT에서 지주막 하강을 시사하는 빛처럼 보이거나 폐에서는 흉막의 석회화 현상처럼 보인다.

Brain CT에서 bone kernel이 적용되었을 때 이러한 문제가 주로 발생될 수 있으나 임상적으로 중요한 문제가 야기되지는 않는다. 그러나 bone 이나 edge enhancement kernel이 사용된다면 환자의 움직임이나 부분체적효과에 의한 아티팩트가 발생된 경우 아티팩트의 모양과 형태는 더욱 선명해지므로 조심이 필요하다.

이와는 달리 soft tissue kernel을 사용하거나 bone에 비해 선예도가 다소 저하되는 kernel을 사용하는 경우 영상의 경계부와 작은 부위의 미세한 해상능은 약간 저하되지만 아티팩트의 발생은 감소된다. 그리고 재구성에 사용된 kernel 역시 작은 부위의 CT number에 영향을 미치므로 양적인 측정이 필요한 CT 검사에서는 이의 고려가 필요하다.

⑬ Documentation artifacts

이는 영상표시를 위한 imager의 휘도의 설정이나 processor의 설정의 잘못으로 인해 발생되는 artifact이다.

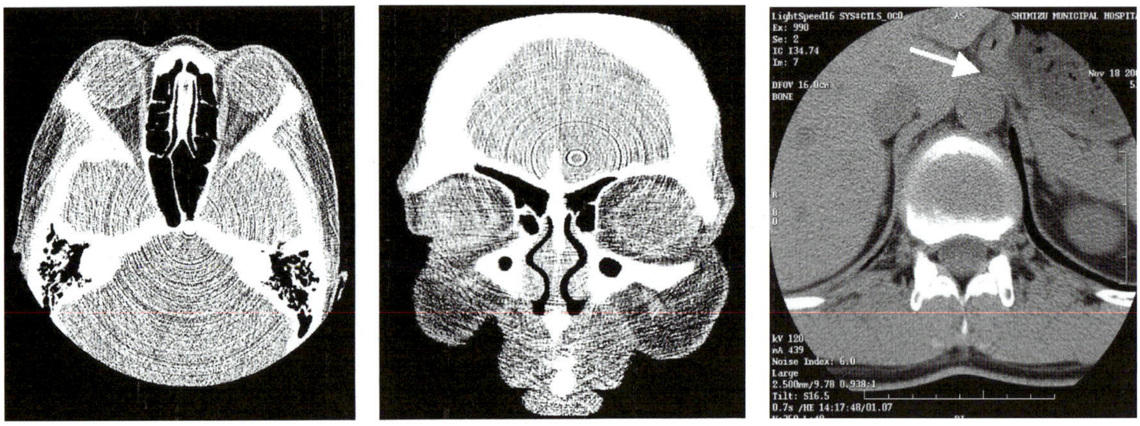

I 그림 11-69 I Ring artifact

(5) 아티팩트 모양

① Ring artifact

주로 detector cell의 기능이상이나 접촉불량, calibration 상태의 저하에 의해 발생되며, 그 외 정격 kV가 발생되지 않을 때나 collimator 고장 시, 또는 가스 detector의 경우 제논가스의 압력이 낮을 경우에 생길 수 있다. Tube와 detector가 같이 회전하는 3세대 CT장치에서 주로 생기며 그림 11-69와 같은 형태이다. 특히 고성능의 CT장치에서 오른쪽 영상과 같이 고해상능의 알고리즘을 사용하는 경우 발생하는 경우가 종종 있다.

② Streak artifact

부분체적효과, photon starvation, 금속성 artifacts, 환자의 moving 시, detector나 data acquisition system의 오류나 접촉불량에 의해 axial 영상 또는 scout 영상에서 직선형으로 나타나는 artifact이다. 앞의 그림 11-41에서 잘 나타나 있다.

③ Star shape artifact

그림 11-70과 같이 인체 내 바륨이나 금속 등의 고농도물질에 의해 사방으로 퍼져 나타나는 모양이다.

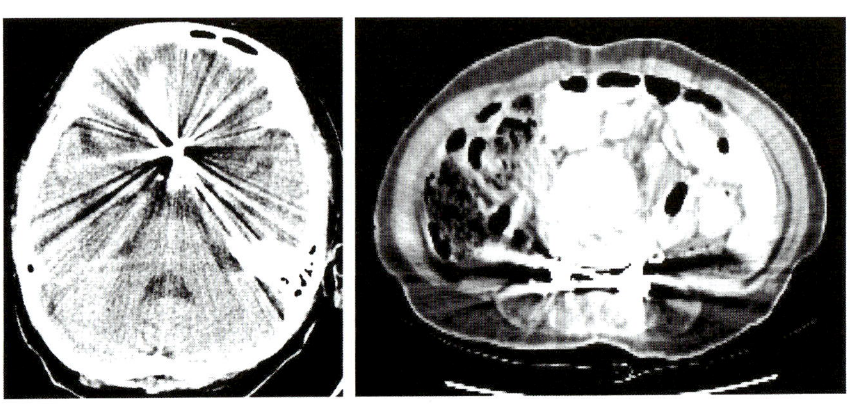

I 그림 11-70 I Star shape artifact

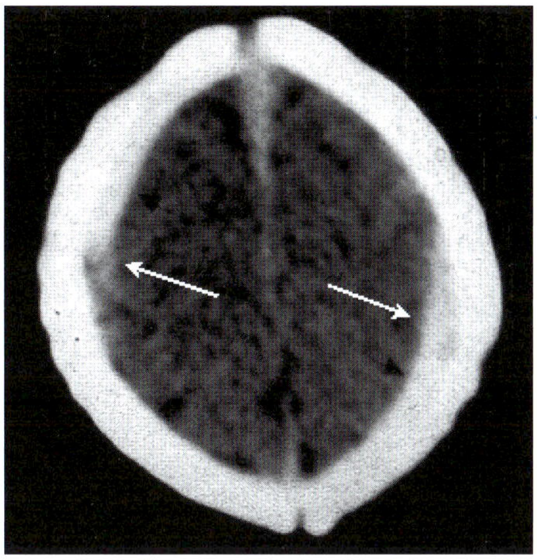

| 그림 11-71 | Shading artifact

④ Shading artifact

그림 11-71에서 화살표로 나타낸 바와 같이 희미한 거짓 음영의 형태로 나타나며, 주로 나선형 CT장치의 interpolation의 잘못으로 인해 발생되는 경우가 많다.

그밖에 앞의 그림 11-55의 (a)와 같은 dark bar 형태의 아티팩트, 그림 11-51의 (a)에 잘 나타나 있는 cupping artifact가 있다.

8) 실제 검사 시 영상의 질 영향인자

(1) 일반적인 인자

① Patient factor

CT 검사 시 영상의 질에 영향을 미치는 환자관련 요소로는 사전 환자준비(pre study concerns)와 검사에 대한 정보제공과 검사 시 환자의 협조, 그리고 환자가 편하게 검사를 받을 수 있도록 필요한 액세서리의 적절한 사용으로 생각할 수 있다. 검사 전 준비사항으로는 환자의 챠트의 구비와 최근에 바륨 등을 사용한 검사여부의 확인, 아티팩트 발생물질의 제거 등이 있다.

② Positioning & technical factors

진단목적에 맞는 양질의 영상을 얻어내기 위해서는 테이블의 높이를 적절히 조절하여 보고자 하는 부위를 갠트리의 중앙에 위치시키고 적절한 scan FOV와 재구성 알고리즘, 노출조건 등을 사용하여야 한다. 노출조건이 너무 낮은 경우에는 영상이 grainy하게 되고 노이즈가 많이 발생하여 대조도분해능이 특히 저하되는 점을 명심하여야 한다.

③ System factors

장치의 calibration 상태가 좋아야 하며 imager 및 현상 시스템, 그리고 조영제 주입기 등이 제대로 작동되어 양질의 영상을 얻어낼 수 있는 적절한 상태로 유지되어 있어야 한다.

④ Scan mode

진단 목적에 알맞게 conventional, helical scan 등이 선택되어져야 한다.

(2) 해상능 관련인자

앞에서 자세히 설명하였듯이 CT 영상의 해상능에 관계하는 요소는 크게 두 가지로 구분할 수 있다. 하나는 장치 고정요소로 이에는 초점의 크기, detector aperture size, sampling rate, system magnification 등이 해당되며 장치 사용자에 의해 선택될 수 있는 가변적인 요소로는 재구성 알고리즘, 매트릭스 크기, 슬라이스 두께, 노출조건, field of view의 선택 등이 해당된다.

(3) 나선식 CT에서의 영향요소

나선형 CT 영상의 질에 관계되는 요소로는 앞에서 설명한 여러 가지 인자 외에 몇 가지가 더 필요하다.

① Linear interpolation method

나선형 CT장치에서 연속적인 볼륨 데이터를 획득하여 영상 재구성 시 moving artifact를 줄이기 위해 linear interpolation algorithm을 사용한다.

장치의 종류에 따라 선택이 가능한 경우와 그렇지 못한 경우가 있으나 180°의 linear interpolation algorithm의 사용 시 360°에 비해 section sensitivity profile이 개선되어 공간해상능이 향상된다.

② Pitch

한정된 호흡정지 시간 내에 넓은 범위를 스캔하기 위해서 적절한 pitch를 선택해야 한다. 이러한 pitch(feeding)를 늘리면 영상정보의 획득 범위는 증가하지만 공간해상능의 저하가 일어날 수 있으므로 검사부위와 목적에 따라 선택하여야 한다.

③ 조영제의 주입속도

나선형 CT장치의 스캔 속도가 빨라짐에 따라 조영제의 주입속도와 주입량에 따라 진단능력에 많은 차이가 난다. 특히 다중시기(multi-phase) 검사에서는 특히 관심을 가져야 한다.

9) 영상의 질 저하 원인 및 대책

일반적으로 영상의 질을 가늠하는 척도가 되는 노이즈, 균일성, 대조도분해능 등의 저하의 원인은 매우 다양하나 장비의 사용 시 환자의 움직임이나 조작자의 미숙련 등은 많은 경험과 세심한 주의로 제거할 수 있다. 그러나 kV나 mA의 변동 및 저하, X선속의 불균일 및 경화, X선 tube 등 주요 부품의 노후화 및 기능저하, 그리고 갠트리 isocenter, tube와 검출기 간의 대칭이 틀어지는 항목은 전기 기계적인 원인에 의한 것이므로 장비의 유지, 보수 전문업체의 도움을 받아야 할 사항이다.

3. CT장치의 성능관리

1) 성능관리의 개요

CT 영상의 질은 결국 인체의 미세한 구조를 어느 정도로 명료하고 정확하게 영상으로 나타낼 수 있느냐에 의해 좌우되며, CT 영상의 질을 결정하는 중요한 요소들로는 물질의 감약 정도를 표현하는 CT number의 정확도, 공간 및 대조도분해능, 노이즈 특성, artifact, 그리고 선량이라고 할 수 있다.

이러한 영상의 질 결정요소들은 장치의 관리 정도나 사용 연도에 따라 크게 영향을 받으므로 정기적인 성능관리가 필요하며 일정 기준에 미달하면 데이터 보정이나 수리가 요구된다.

특히, CT장치는 첨단의 컴퓨터 기술과 X선 장치가 결합된 장치로서 타 영상화 장치보다 전기, 기계적으로 정밀도가 매우 높아 전기적 특성과 온습도 등 외부적인 영향에 매우 민감하며 이에 따른 장치의 성능저하나 고장발생이 많은 편이다. 또한 CT장치를 구성하는 부품들의 신뢰성 및 안정성의 저하로 영상의 질이 저하되는 경우가 많으므로 장치의 성능을 최적화시키는 것이 중요하다.

이러한 CT장치의 성능관리(QA)는 장치의 성능을 최적화시키며 영상의 질을 일정하게 유지시키기 위한 제반활동을 말한다. 이는 진단의 정확도를 향상시키고 방사선 피폭을 경감시키고, 환자 및 사용자의 안전을 관리하여 경제성을 향상시키는데 있다. 이를 위해서는 정기적이고 지속적인 평가항목 측정을 실시하여 여기서 얻는 자료는 기록되어야 하며, 그 결과의 비교 검토를 통해 문제 발생 전에 변화를 감지하여 필요한 조치가 행해져야 한다.

국내의 진단용 방사선 발생장치의 안전관리에 관한 규칙 하에 시행되고 있는 CT장치의 성능관리를 위한 평가는 장비의 신규 또는 이전 설치하는 경우 시행되는 사전검사가 있으며, X선관을 교체하는 경우와 설치 후 3년 주기로 시행되는 정기검사가 있다.

화질향상과 정도관리를 위한 자체적인 성능평가는 일부 대형병원에서 장치의 제조회사에서 제공하는 정두 관리용 팬텀과 ㅍㄹㅌ콜하에 장치 사용자에 의해 부분적ㅇㄹ 시행되ㄱ 있ㅇ며 이는 실제 환자 검사 시에 사용되고 있는 조건과는 차이가 있다. 그러므로 CT장치 제조회사에서 제공되는 성능평가 조건과 프로토콜에서 탈피하여 환자검사에 실제로 적용하고 있는 조건을 사용하여 시행될 필요성이 있다.

그 외에 이루어지는 성능관리로는 대부분의 장치가 2~3개월 단위로 시행되는 정기 점검 시, tube나 검출기 등 중요부품의 교체 시, 그 외 장치의 심각한 고장이나 현격한 질적 저하현상이 발생하는 경우 담당 엔지니어에 의해 시행되고 있다.

2) 임상적인 성능평가 방법

(1) 물의 CT number

순수한 물 팬텀의 중앙부에서의 특정 개수 이상의 픽셀의 평균 CT number로서 측정한다. CT number 측정을 위해 설정하는 ROI의 크기는 다소 차이가 있지만, Siemens사의 경우 팬텀 영상면적의 10% 이상이 되도록 권고하고 있다.

(2) 노이즈

앞에서 설명한 바와 같이 별도의 계산없이 장치에서 간단히 구할 수 있는 방법인 물 팬텀 중앙부에서 특정 개수 이상의 CT number의 표준편차로 얻는 방법이 주로 사용되고 있다(그림 11-72 참조).

(3) 균일도

물팬텀 중앙부, 12시 방향 주변부, 3시 방향 주변부에서 CT number를 비교하거나 6시, 9시 방향 주변부를 포함하여 5영역에서 CT number를 비교하는데(그림 11-73 참조), 이때 영상 면적의 2~5% 크기의 ROI를 사용하도록 권고하고 있다.

(4) 대조도 척도(contrast scale)

장치 제조사에 따라 측정법에는 다소 차이가 있다.

예를 들면, GE사의 경우 아크릴 재질의 plexglas(CT number : +120HU)와 물 부위의 CT number의 차이로 구하며 평가는 물과 아크릴판에 1cm×1cm 크기의 정사각형 커서를 각각 위치시킨 후 ROI 기능을 이용하여 CT number를 측정한다.

스캔 방법으로는 테이블에 팬텀 holder를 위치시킨 다음 팬텀을 holder에 고정시킨 후 alignment light를 그림 11-74의 원주 기준선에 일치시켜 제1영역(location: 0)에 맞추어 single slice scan 한다. 이때 120kV, 340mAs의 노출조건과, head SFOV, 10mm의 슬라이스 두께, 그리고 standard 알고리즘을 적용한다.

측정을 위해서는 그림 11-75에 나타낸 바와 같이 1cm×1cm 크기의 정사각형 커서를 아크릴 재질의 plexiglas와 물 부위에 위치한 후 ROI 기능을 이용하여 평균 CT number를 기록한다. 두 부위의 CT number 차이가 120±12HU 이내에 속해야 한다.

반면에 AAPM 팬텀을 사용하는 경우 대조도 척도는 다음의 식에서 구해질 수 있다.

$$\text{대조도 척도} = \frac{\text{아크릴의 선흡수계수 - 물의 선흡수계수}(0.19\text{cm}^{-1})}{(\text{아크릴의 평균 CT NO. - 물의 평균 CT NO.})}$$

이와 유사하게 Siemens사의 경우 아래의 식을 이용하여 측정한다.

$$\text{대조도 척도} = \frac{\text{물의 선흡수계수}(0.19\text{cm}^{-1})}{(\text{물의 평균 CT NO. - 공기의 평균 CT NO.})}$$

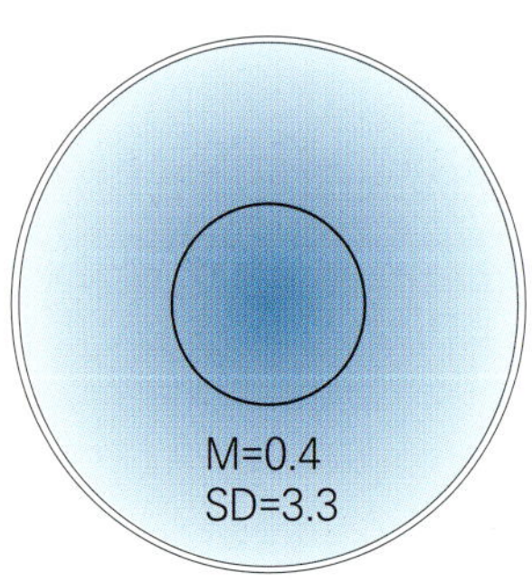

| 그림 11-72 | 물의 CT number 및 잡음측정

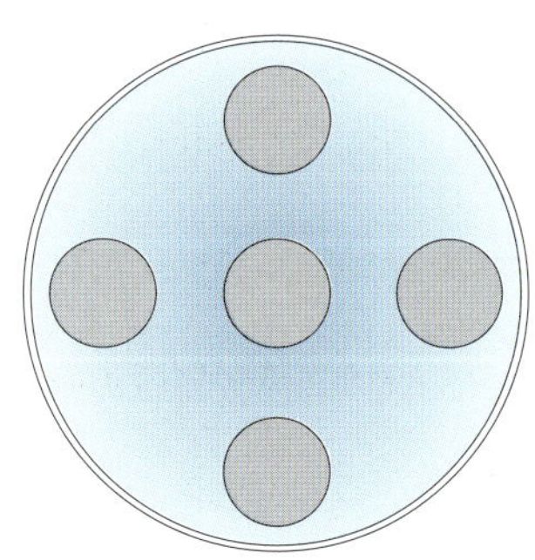

| 그림 11-73 | 균일도 측정

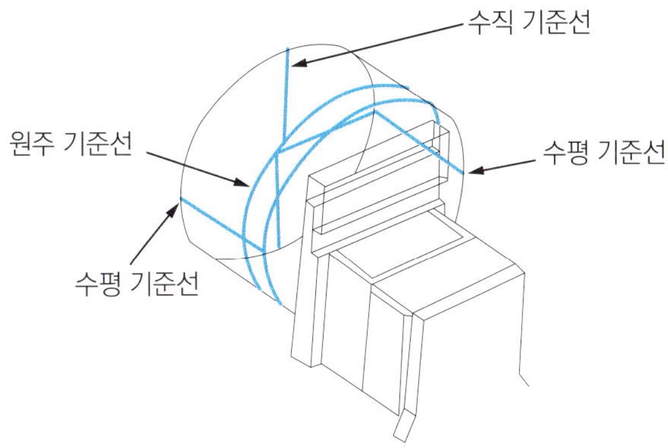

ㅣ그림 11-74ㅣ GE사의 성능평가용 팬텀을 holder에 설치한 모습

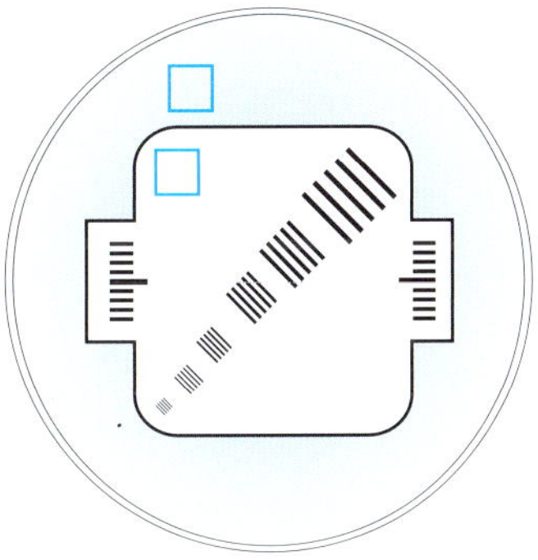

ㅣ그림 11-75ㅣ GE사의 성능평가용 팬텀으로 대조도 척도를 구하는 영상

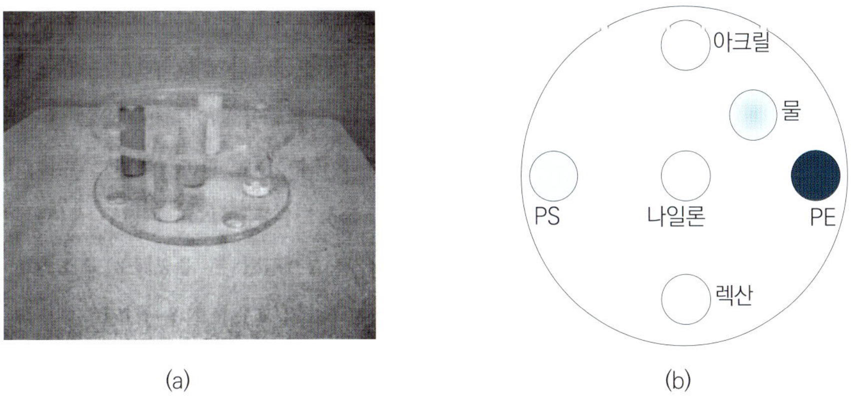

ㅣ그림 11-76ㅣ AAPM의 성능평가용 팬텀의 내부의 직선성 측정 팬텀(a)과 구성물질을 표시한 모식도(b)

(5) CT number의 직선성(linearity)

가장 객관적인 측정방법은 AAPM에서 제안된 performance phantom을 사용하는 것이다. 직선성 측정이 가능한 부위(그림 11-76의 (a))를 스캔한 후 (b)에서 나타낸 바와 같이 ROI 기능을 이용하여 각 핀의 평균 CT number 값을 측정한다.

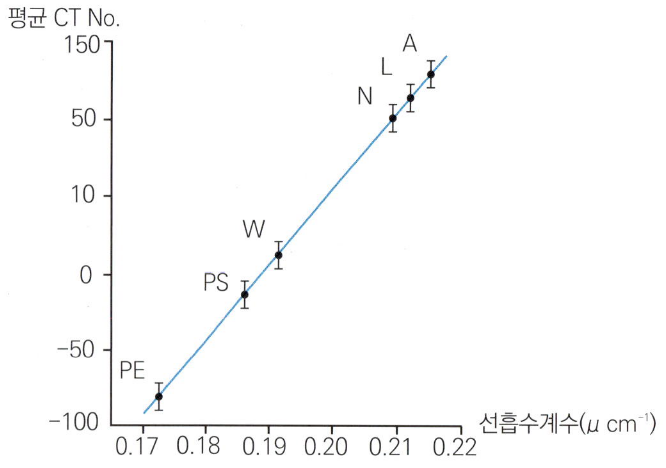

| 그림 11-77 | CT장치의 직선성을 나타낸 그래프

평가를 위해서는 횡축에는 각 물질의 선흡수계수를, 그리고 종축에는 CT number의 평균값을 표시하여 1차원 함수의 그래프로 나타내는 방법이 사용되는데 만일 CT장치가 정상적인 상태에서 가동이 된다면 그래프가 직선으로 나타나야 하며 이는 장치의 직선성이 양호한 상태임을 의미한다.

그리고 그림 11-77과 같이 각 핀별로 CT number를 측정하여 제조사에서 제시된 기준값의 ±5 범위 내에 속하는지의 여부로 직선성을 평가하거나 통계적으로 상관계수를 이용하여 장치의 전체적인 직선성을 평가하는 방법도 사용된다.

이와는 달리 GE사나 Siemens사의 경우 물과 공기의 CT number로 대체하여 약식으로 CT number의 직선성을 측정한다.

(6) 고대조도분해능(high contrast spatial resolution)

고대조도분해능은 임상에서 공간분해능(spatial resolution)과 차이없이 사용되는 용어이다. 아크릴 핀에 공기를 삽입한 resolution bars 또는 구멍의 가장 작은 크기를 시각적으로 판정하거나 MTF 소프트웨어를 사용하여 나타내지며, 이러한 측정용 팬텀 내의 두 물질인 물과 아크릴의 대조도 차이는 10%(100HU) 이상이어야 한다. 그림 11-78은 여러 기종의 CT장치에 공통적으로 적용 가능한 AAPM에서 제안된 performance phantom의 고대조도분해능 측정부위의 모양과 이를 스캔한 영상이다. 고대조도분해능은 window setting을 변화시켜 육안으로 구별 가능한 구멍의 크기로 평가한다.

시각적인 고대조도분해능 평가방법은 팬텀을 스캔한 영상에서 window setting을 변화시켜 육안으로 구별가능한 구멍의 크기로 평가하는데 이를 visual measurement method 라고 한다. 이와는 달리 계산에 의한 방법으로는 그림 11-78의 (b)에 나타낸 바와 같이 0.05mm 또는 0.2mm의 얇은 텅스텐 철사와 같은 점 모양의 흡수체가 들어있는 팬텀을 스캔한 후 철사줄의 단면영상을 확대하고 점확산계수(PSF) 처리를 시행한 후 퓨리에변환(2D FT)을 통해 MTF 곡선을 구하여 고대조도분해능을 측정하는데 이를 calculated measurement method 라고 한다.

반면 GE사의 성능평가용 팬텀을 사용하여 측정하는 방법으로는 제1영역(location : 0)에 맞추어 single slice scan 한다. 이때 120kV, 340mAs의 노출조건과, head scan FOV, 10mm의 슬라이스 두께, 그리고 bone 알고리즘을 적용한다. 그림 11-79의 팬텀 영상에서 육안으로 구별 가능한 최소 크기의 막

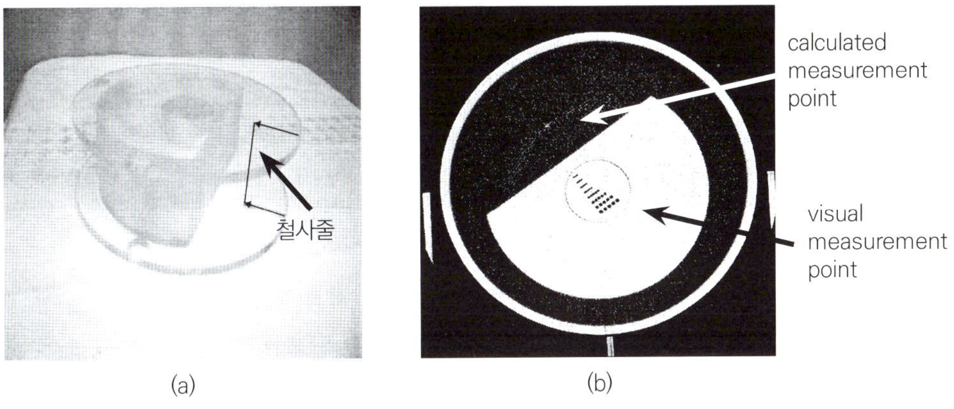

ㅣ그림 11-78ㅣ AAPM의 성능평가용 팬텀 내부의 고대조도분해능 측정부위(a)와 이를 스캔한 영상(b)

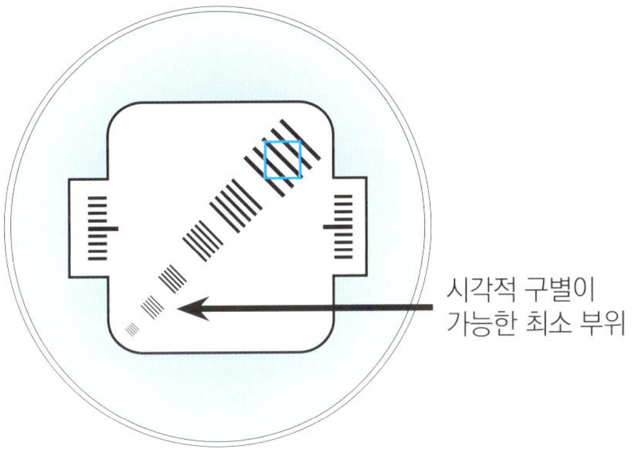

ㅣ그림 11-79ㅣ GE사의 성능평가용 팬텀으로 고대조도분해능의 측정(visual measurement method)

대 패턴(이들 구멍의 크기는 각각 1.6mm, 1.3mm, 1.0mm, 0.8mm, 0.6mm, 0.5mm 임)으로 고대조도분해능을 평가하거나, 1.6mm 크기의 막대 패턴 세트에 최대한의 크기의 사각형 커서를 위치시키고 ROI 기능을 이용하여 표준편차를 구하여 평가한다. 이때 표준편차가 40±4 이내에 속해야 한다. 그리고 Siemens사의 경우에는 0.2mm의 얇은 텅스텐 철사와 같은 점 모양의 흡수체가 들어있는 팬텀을 스캔한 후 철사줄의 단면영상을 확대하고 점확산계수(PSF) 처리를 시행한 후 퓨리에 변환을 통해 MTF 곡선을 구하여 고대조도분해능을 측정한다.

(7) 저대조도분해능(low contrast resolution)

대조도분해능과 동일한 의미로 사용되며 기본 블록에 1~2%(10~20HU) 정도의 감약계수 차이를 갖는 물질을 원형의 다양한 크기로 제작하여 삽입한 팬텀을 스캔한 영상에서 식별 가능한 가장 작은 크기의 구멍으로 나타낸다

그림 11-80은 AAPM에서 제안된 성능평가용 팬텀 내부의 저대조도분해능 측정부분과 이를 스캔한 영상이다.

그리고 GE사 장치에서 사용되는 저대조도분해능의 측정방법은 AAPM에서 제안된 방법과 큰 차이는 없다. GE사의 성능평가용 팬텀 내부에 삽입되어 있으며 10mm의 슬라이스 두께로 촬영 시 감약계수의

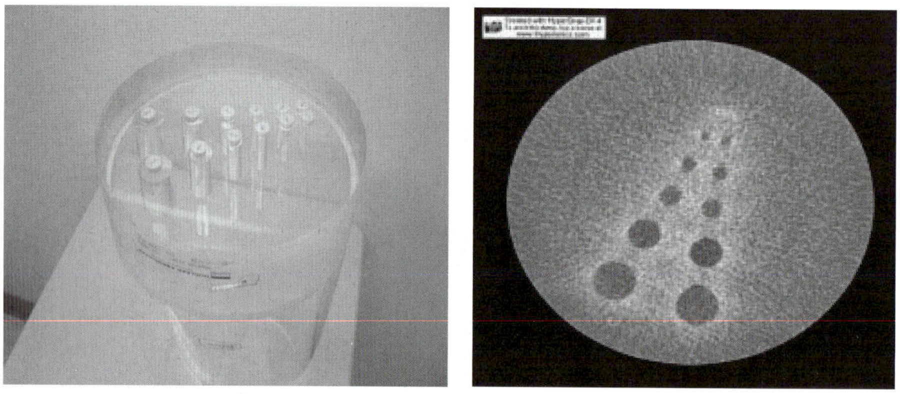

(a) (b)

| 그림 11-80 | AAPM의 성능평가용 팬텀 내부의 저대조도분해능 측정부위(a)와 이를 스캔한 영상(b)

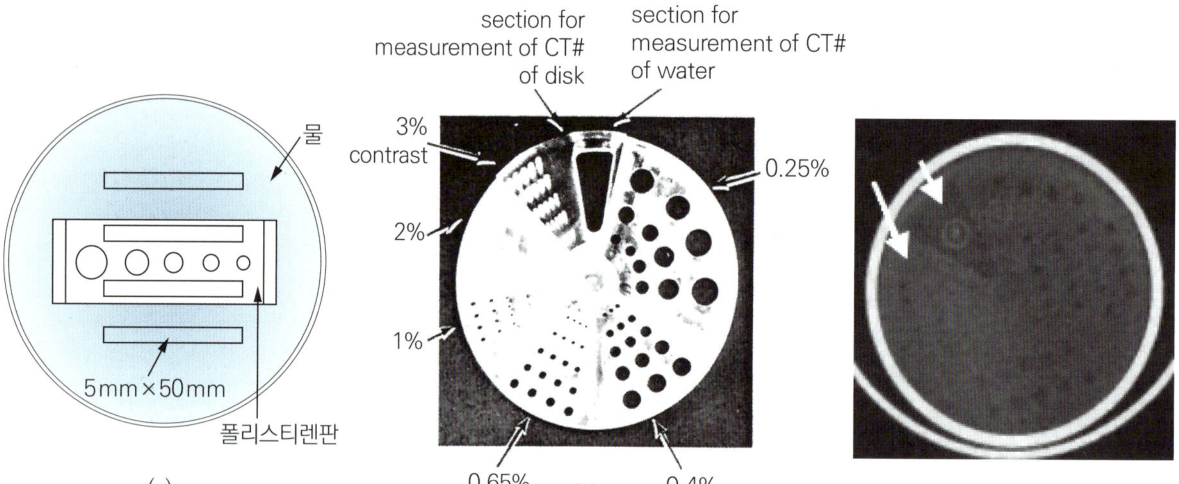

(a) (b) (c)

| 그림 11-81 | 대조도분해능 측정용 팬텀과 영상들

차이가 0.7~0.8% 인 물과 폴리스티렌판으로 구성된 저대조도분해능 측정부위를 스캔한 후 식별 가능한 가장 작은 크기의 구멍으로 나타낸다.

그림 11-81의 (a)에서 GE사의 CT장치에서 사용하고 있는 저대조도분해능 측정방법을 나타내었다. 먼저 측정부위(location : S50mm)를 10mm의 슬라이스 두께와 soft tissue알고리즘을 사용하여 스캔한 영상에서 식별 가능한 가장 작은 크기의 구멍(직경 10mm, 7.5mm, 5mm, 3mm, 1.5mm)으로 저대조도분해능을 나타내거나 5mm×50mm의 직사각형 커서를 사용하여, 폴리스티렌판 윗부분과 물 사이의 CT number의 차이에서 폴리스티렌 판의 밑부분과 물 사이의 CT number의 차이를 뺀 값의 수준으로 나타낸다. 이때 영상 디스플레이시 권장되는 window width는 30, 그리고 level은 구멍을 구별할 수 있는 수준으로 변경한다.

GE사의 자사기준은 두 부위의 CT number 차이가 1%(10HU) 이내에 속해야 한다. 반면 Siemens 사에서는 감약계수 차가 0.6±0.1%(6±1HU)인 물 등가의 플라스틱 원통형 팬텀을 사용하여 스캔한 후 식별 가능한 가장 작은 크기의 구멍으로 나타낸다.

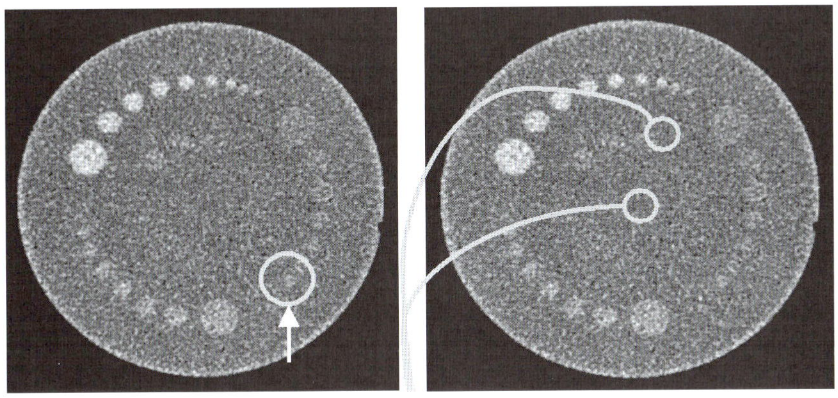

| 그림 11-82 | CATPHAN 팬텀을 이용한 대조도분해능의 측정

(b)는 대조도분해능 측정용 ATS 팬텀이며 (c)는 이를 스캔한 영상이며 짧은 화살표 부위는 물의 CT number를 측정하는 부위이며, 긴 화살표로 표시된 부위는 디스크의 CT number를 측정하는 부위이다.

그리고 그림 11-82는 20cm 직경의 CATPHAN 팬텀을 사용하여 시각적인 평가방법(visual method)으로 대조도분해능을 측정한 영상이며 화살표 부위가 시각적으로 구분 가능한 최소 크기의 핀이다. 반면에 (b)는 (a)와 동일한 팬텀을 사용하여 핀이 있는 부위와 없는 부위의 HU 차이를 비교하는 통계적인 평가방법으로 측정한 영상이다. 이는 관찰자의 주관이 적게 반영되며 질이 다소 저하된 영상에서도 측정이 가능한 장점이 있다.

(8) 슬라이스 두께

보통 스캔축에 대해 45° 경사진 판이 설치된 팬텀이 주로 사용되며 각 슬라이스 두께별로 응답된 section 프로필을 얻어내어 반치폭(full width at half maximum; FWHM)을 측정하거나, 이런 기능이 없는 장치의 경우 영상에 나타난 경사판의 폭을 측정한다. 그림 11-83과 11-84는 AAPM에서 제안된 performance 팬텀의 슬라이스 두께 측정부위의 내부 사진과 이를 스캔한 영상에서 반치폭을 구해내는 것을 보여준다.

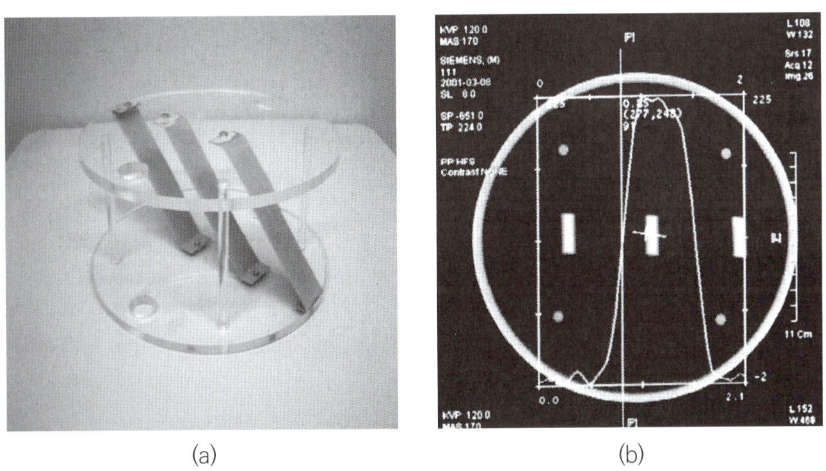

(a) (b)

| 그림 11-83 | AAPM의 성능평가용 팬텀 내부의 슬라이스 두께측정 팬텀(a)과 이를 스캔한 후 프로파일 기능을 이용하여 반치폭으로 슬라이스 두께를 측정한 영상(b)

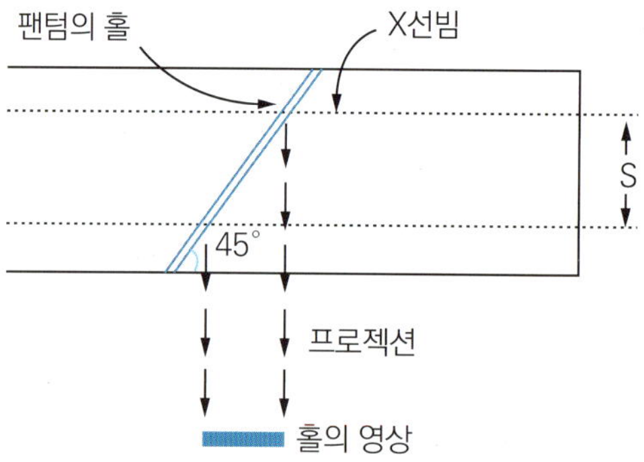

| 그림 11-84 | 슬라이스 두께의 측정 모형도

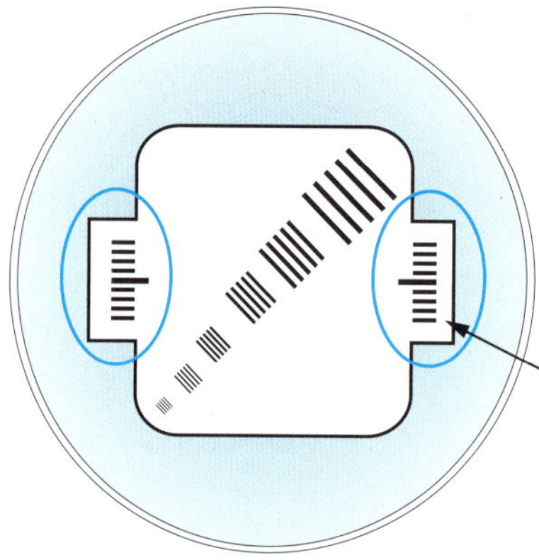

| 그림 11-85 | GE사 CT장치의 슬라이스 두께 측정부위와 영상 모형도

GE사의 CT장치에서의 슬라이스 두께 측정방법은 그림 11-85와 같이 팬텀의 양쪽에 공기가 들어있는 구멍들이 1mm 간격을 두고 대각선으로 위치하고 있는 plexiglas 팬텀을 스캔한 후 window width와 level을 적절히 조절한 다음 영상에서 보이는 검은색의 구멍선 숫자를 세어 슬라이스 두께를 평가한다.

이때 1개의 검은 선이 1mm의 슬라이스 두께를 의미하며, 구멍선이 흐리게 나타나는 경우에는 0.5mm의 두께로 산정한다. 영상 평가를 위한 디스플레이시 window width를 250 으로 설정하고 1.0mm의 슬라이스 두께에서는 level을 -100으로 설정하고, 3.0mm와 5.0mm 두께에서는 각각 -50과 0, 그리고 7.0mm와 10mm에서는 각각 +25와 +50으로 level을 설정한다. 그리고 Siemens사의 CT장치에서의 슬라이스 두께 측정방법은 스캔 축에 대해 45° 경사진 2개의 알루미늄 판이 삽입된 팬텀을 스캔한 후 QC 전용 소프트웨어를 사용하여 장치가 자체적으로 슬라이스 두께를 계산하여 나타낸다. 그림 11-86은 Siemense 장치의 슬라이스 두께 측정의 원리를 보여준다.

(9) 중심선 정렬(alignment light accuracy) 및 아티팩트 유무

노이즈 측정부위와 동일하게 물로 채워져 있는 팬텀을 사용한다. AAPM에서 제안된 팬텀의 CT number calibration 블록 중앙을 alignment light를 사용하여 갠트리의 isocenter에 정확하게 일치

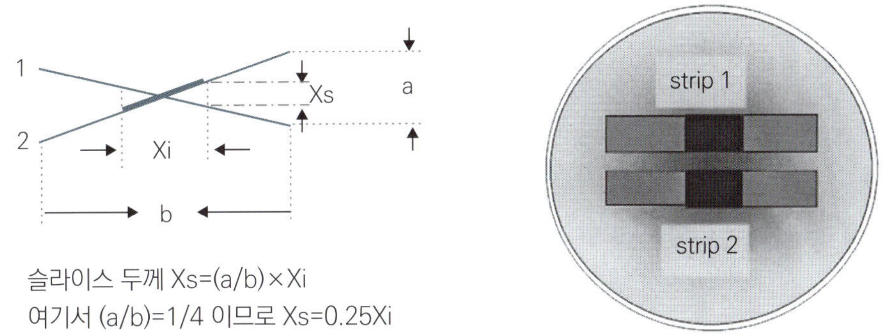

| 그림 11-86 | Siemens사 CT장치의 슬라이스 두께 측정 모형도

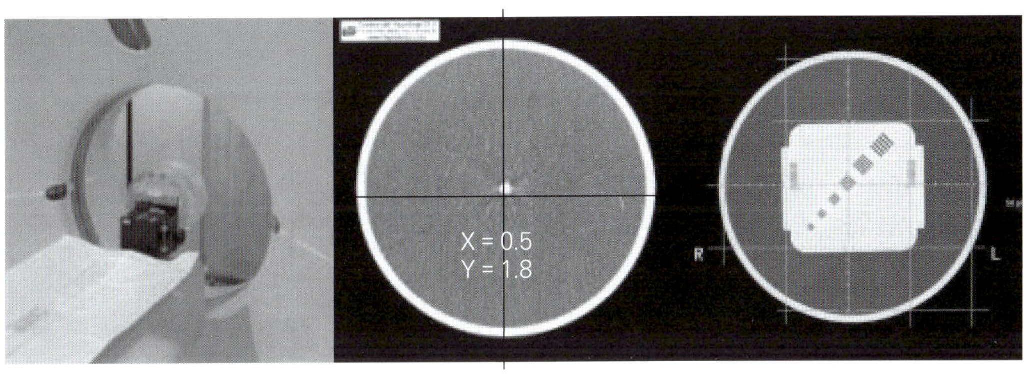

| 그림 11-87 | 중심선 정렬 측정

시킨 후 standard 알고리즘을 사용하여 중앙부를 스캔한다. 그림 11-87의 (b)는 이를 나타낸 영상이다. 영상의 window width와 level을 적절히 설정하여 팬텀의 중앙부에 삽입되어 있는 알루미늄핀 중앙의 X, Y축 좌표를 측정한다. (a)는 중심선 정렬을 위해 GE사의 성능평가용 팬텀을 갠트리 isocenter에 맞추는 모습이며, (c)는 그리드가 표시된 GE 팬텀 영상이다.

GE사 장치의 경우 테이블의 팬텀 holder에 팬텀을 고정시킨 후 alignment light를 circumferen tial reference line에 정확히 일치시켜 제1영역(location : 0)에 맞추어 single slice scan한다. 촬영한 팬텀 영상에 grid를 디스플레이하여 grid의 종축과 횡축 직선이 plexiglas 팬텀의 바깥 테두리 선과 일치하는 정도로써 중심선 정렬 상태를 수치로 계산하거나, 슬라이스 두께 측정부위에서 양 끝단의 물이 들어 있는 가장 긴 라인의 대비가 일치되는 정도로 중심선 정렬상태를 판단한다. 후자의 경우 GE사의 자사 기준은 슬라이스 두께 측정부위에서 양 끝단의 물이 들어 있는 가장 긴 라인을 연결하였을때 오차가 ±1° 이내에 들어야 한다.

반면에 아티팩트의 유무검사는 노이즈 검사와 동일한 방법으로 물 부위의 팬텀을 스캔한 후 모니터 상에서 window width와 level을 적절히 설정하여 artifact의 발생유무를 육안으로 조사한다.

(10) 관전압 시험

CT장치의 관전압 측정은 크게 세 가지로 구분된다. 디지털 KV 메터, 오실로스코프, Dynalyzer 등의

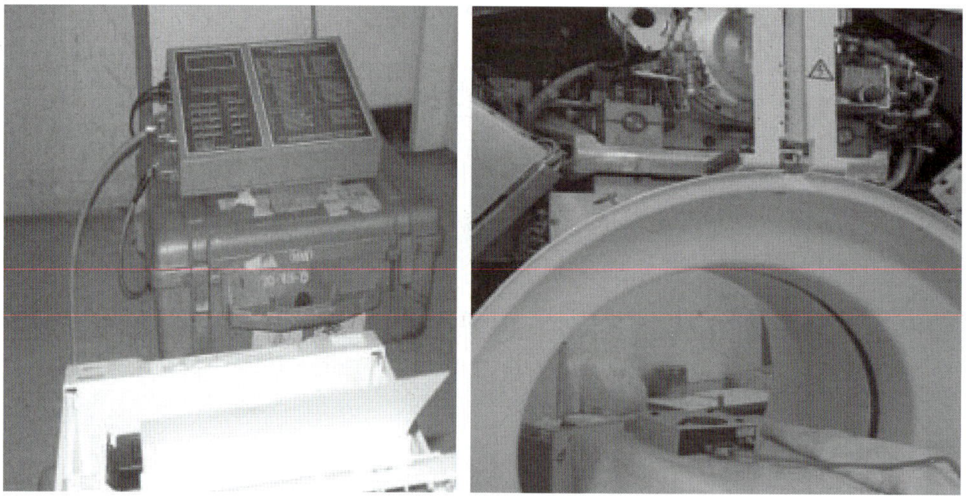

I 그림 11-88 I 비접속형 측정기를 사용한 관전압 측정(좌: Nero 시스템, 우: PMX-III)

접속형 측정기를 사용하는 경우에는 고압변압기 2차측에 고전압 분압기를 연결하여 그 양단에 가해지는 관전압을 측정한다. 그러나 PMX III multimeter, Nero, multifunction meter, non-invasive kV divider 등의 비접속형 측정기를 사용하는 경우에는 X선관에서 방출되는 X선을 검출한 후 그 양을 환산하여 측정한다. 그리고 kV 측정 카세트를 사용하는 경우는 penetrometer 카세트의 원리를 이용하여 필터 전후의 조사선량의 비율을 비교하는데, 그 카세트가 표시하는 match step 번호에서 그 관전압을 환산하여 측정한다.

예를 들면 GE사의 경우에는 시험기준의 표에서 정한 시험점에서의 X선 generator를 포함한 X선관 장치 anode와 cathode 사이에 고전압 분압기(bleeder, divider)를 접속하고 그 양단의 전압을 디지털 KV 메터 또는 오실로스코프로 측정한다.

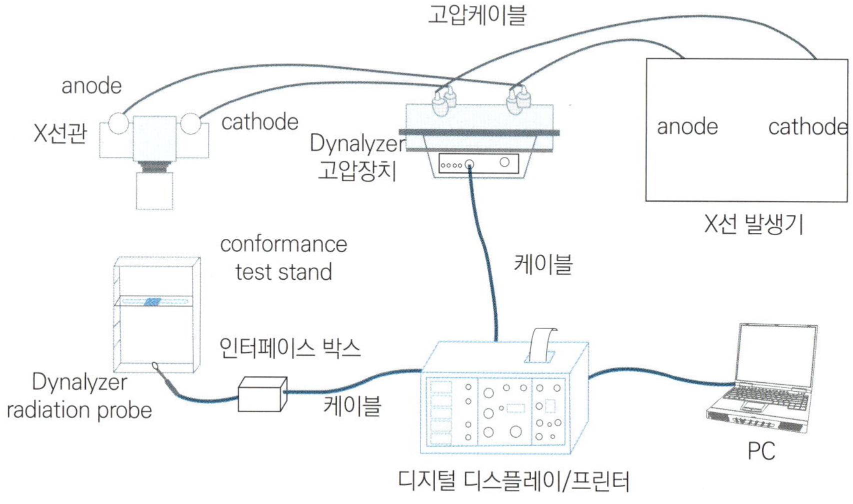

I 그림 11-89 I 관전압, 관전류, mAs 등의 측정이 가능한 Dynalyzer의 구성 및 일반적인 접속도

(11) 관전류 및 mAs 시험

관전류를 측정할 수 있는 접속형 측정기에는 디지털 mA meter, Dynalyzer 등이 있다. 전파정류장치의 경우에는 고전압변압기의 2차측 중성점에는 교류전류가 흐르는데, 디지털 mA메터를 사용하는 경우에는 여기에 측정기를 직접 연결하여 관전류를 측정하며, Dynalyzer를 사용하는 경우의 측정기 접속 및 측정방법은 자사기준에 따른다(그림 11-89 참조). 일반적으로 측정회수는 5회 정도로 한다.

Nero 등의 비접속형 측정기를 사용하는 경우 검출기에 X선을 조사하여 미리 설정되어 있는 mAs로부터 측정된 조사시간으로 나누어 mA를 계산한다.

예를 들면, GE사의 경우 암페어메터 또는 멀티메터를 이용하여 갠트리 내에 위치한 mA 보드의 측정 단자를 통한 측정을 권고하고 있다.

(12) 환자피폭선량

환자의 피폭선량은 노출조건과 scan FOV 등 스캔 파라메터에 영향을 받으며 제조사나 기종에 따라 차이가 있으므로 제조사에서 제공되는 기준이 중요한 요인이 된다.

측정 장비로는 Radcal사 시스템, PTW사의 Dali CT 시스템과 Diados 시스템 등이 있으며 이들은 공통적으로 모니터, ionization chamber(probe), 케이블, 그리고 원통형의 팬텀으로 구성된다.

세부적인 내용을 살펴보면, CT전용의 연필형 chamber는 유효길이가 10cm 이상이 되어야 하며, FDA(21 CFR 1020.33b(6))에는 팬텀의 재질은 밀도가 1.19(0.01g/cm^3 인 폴리메틸 메타아크릴 재질이어야 된다고 규정되어 있으며 16cm 직경의 두부 팬텀(small phantom)과 32cm 직경의 전신 팬텀(body phantom)으로 구성된다. 최근의 dosimeter 시스템에서는 모니터에서 전하량, 조사선량, 그리고 흡수선량을 직접 판독할 수 있도록 되어 있다.

일반적인 측정방법으로는 중앙부와 주변부에 5개 또는 9개의 구멍이 파여 있어 chamber의 삽입이 가능하도록 제작되어 있는 CT전용의 균일한 아크릴 재질의 피폭선량 측정용 팬텀과 연필형 CT전용 ionization chamber를 사용하여 팬텀이 중앙부와 표면에서 1cm 밑의 선량을 CTDI(CT dose index)로 나타낸다.

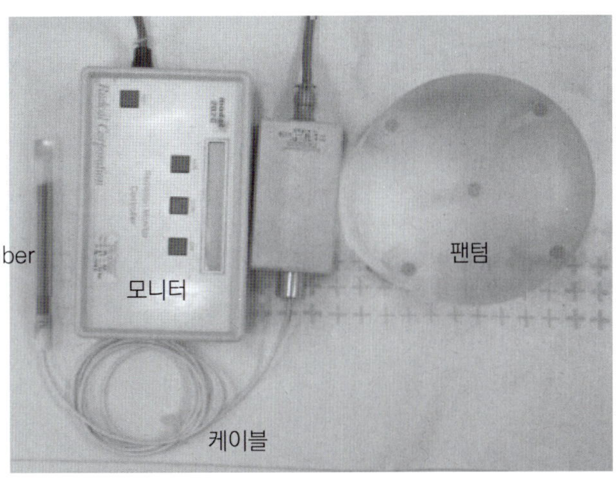

| 그림 11-90 | Radcal사의 CT전용 ionization chamber 시스템

이때 360°의 conventional scan 모드가 사용되며 모니터에 나타나는 측정값은 일반적으로 dose length product(mGy·cm 또는 cGy·cm)로 표시되지만 만일 측정값이 mGy 단위로 표시되면(이는 Radcal사의 2026 모델에서 해당됨) 이는 chamber의 길이가 10cm 이므로 chamber보다 큰 조사야에서 calibration이 되어 있는 것을 의미한다. 그러므로 이는 (mGy×10cm)로 표현된 것으로 간주되므로 판독되는 dose length product 값은 10을 곱해주어야 한다.

예를 들어 5mm의 슬라이스 두께로 스캔한 경우 모니터의 출력이 29.07mGy · cm 이고 scale factor가 1, calibration factor가 0.97이면, 실질적인 CTDI 값은 (29.07×1×0.97)÷0.5=56.4mGy가 된다. 제조회사에 따라 피폭선량의 기준을 100mAs 당 CTDI의 흡수선량으로 계산하는 경우도 있다.

GE사의 장치성능 평가의 기준으로 사용되는 피폭선량의 측정은 1988년 4월 1일 개정된 미국의 Code of Federal Regulations(CFR) part 1020.33(C)에 따라 시행하고 있다. 즉, single detector 나선형 CT장치에서의 두부 스캔 시 선량측정은 25cm SFOV, 120kV와 340mAs, 10mm 슬라이스 두께를 사용하여 측정하며 중앙부와 표면부에서의 기준선량은 각각 3.8rad와 4.0rad 이다. 그리고 body 스캔 시의 선량측정은 48cm SFOV, 120kV와 340mAs, 10mm 슬라이스 두께를 사용하여 측정하며 이때 중앙부 및 표면부의 기준선량은 각각 1.1rad, 2.0rad 이다.

이때 CTDI를 계산하는 방법으로는 아래의 공식을 적용한다.

$$\mathrm{CTDI(cGy)} = \frac{0.78(\mathrm{cGy/R}) \times \text{측정값}(\mathrm{R.cm}) \times (A_{14S}/A_{10})}{\text{슬라이스 두께}(\mathrm{cm})}$$

여기서 모니터에서의 측정값은 R · cm로 나타내는데 모니터에 표시된 측정값(R)에 chamber 길이 10cm를 곱해서 얻는다. SDCT에서의 기본적인 측정은 10mm의 슬라이스 두께를 사용하며 만약 슬라이스 두께를 5mm로 설정하여 스캔한 경우에는 슬라이스 두께를 0.5로 계산하면 된다. MDCT에서의 CTDI 측정 시 위의 계산식에서 분모에 해당되는 슬라이스 두께는 사용되는 beam collimation값(GE사의 경우 10mm 또는 20mm의 선택이 가능하며, Siemens사나 Philips사의 경우 12mm 또는 24mm의 선택이 가능함)이 사용되어야 한다. 만일 Siemens사나 Philip사의 16 슬라이스 MDCT에서 beam collimation을 12mm로 설정하고 0.75mm의 슬라이스 폭으로 16개의 영상을 얻는 방식에서 CTDI를 측정하는 경우 슬라이스 두께는 1.2로 계산한다.

A10은 dose profile의 100mm 폭에 대한 면적이며, A14S 는 dose profile의 슬라이스 두께의 14배 폭에 대한 면적이다. 또한 A14S/A10는 CT probe 값의 슬라이스 두께의 14배 면적에 대한 계수를 의미한다. 이 값은 GE사의 SDCT 기종에서 선량계산에 고려되고 있으나 MDCT나 타 회사에서는 무시하고 있다.

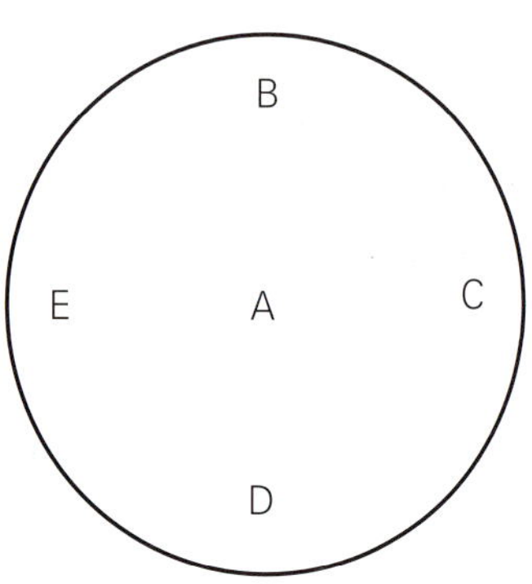

위치	두 부	전 신
A	3.8rad±20%	1.1rad±20%
B	4.0rad±20%	2.0rad±20%
C	4.0rad±20%	2.0rad±20%
D	4.0rad±20%	2.0rad±20%
E	4.0rad±20%	2.0rad±20%

| 그림 11-91 | Ionization chamber를 사용한 CT선량 측정부위와 GE사 single detector 나선형 CT의 기준

◆ 환자피폭선량 기준치(GE사 장치 모델 별 예시)

▷ GE사 LightSpeed Ultra 16

- Head center : 17.2mGy/100mAs, Surface : 18.8mGy/100mAs
- Body center : 4.9mGy/100mAs, Surface : 11.3mGy/100mAs

▷ GE사 LightSpeed Ultra 8

- Head center : 14.0mGy/100mAs, Surface : 15.3mGy/100mAs
- Body center : 4.0mGy/100mAs, Surface : 9.4mGy/100mAs

▷ GE사 LightSpeed Qxi

- Head center : 17.4mGy/100mAs, Surface : 19.0mGy/100mAs
- Body center : 5.0mGy/100mAs, Surface : 11.4mGy/100mAs

▷ GE사 HiSpeed Advantage

- Head center : 40mGy/350mAs, Surface : 40mGy/350mAs
- Body center : 11mGy/350mAs, Surface : 20mGy/350mAs

참고문헌

강세식, 고신관, 권달관 등 역. CT의 정도관리법. 방사선기기 정도관리 및 실험. 정문각 2000;109-128.
김문찬. CT 장치의 성능관리 실제. 대한전산화단층기술학회 2002년도 제1차 보수교육 2002;53-66.
김영일. 진료영상기기 QC. 대학서림. 1993;299-303.
보건복지부령 제 186호(2001년 1월 13일 개정). 진단용 방사선 발생장치의 안전관리에 관한 규칙.
삼성서울병원. 장비관리 매뉴얼. 삼성서울병원 영상의학과. 2002;37-56.
안상경, 경광현, 김혁주 등. 전산화단층촬영장치의 품질관리에 관한 연구. 국립보건원보 제26권 1989;591-645.
윤대성. 나선형 컴퓨터단층촬영에서 피치변화에 따른 공간분해능의 평가. 석사학위논문, 경기대학교 대학원 의학물리학과. 1999.
이경수, 김문찬, 김은아 등. 화질관리 숙제보고 연구과제. CT 부문. 대한방사선의학회 숙제보고 2000.
이경수, 장원석, 김문찬 등. 전산화단층X선촬영장치의 성능평가. 식품의약품안전청. 2001.
임흥선. CT의 성능관리. 대한전산화단층기술학회 연수강좌(QC & QA) 2000;41-56.
진단용 방사선 발생장치의 안전관리에 관한 규칙 해설. 식품의약품 안전청 의료기기 평가부. 제56권 2002.
한동균, 김문찬. Parameter 변화에 따른 CT number와 노이즈의 의존성 평가. 서울특별시방사선사회지 제3권 제1호 2001;169-177.
한동균. Quality of CT image. 대한전산화단층기술학회 2002년도 제1차 보수교육 2002;3-41.
AAPM. AAPM report No.1. Phantoms for performance evaluation and quality assurance of CT scanners.
AAPM. AAPM report No.39. Specification and acceptance testing of computed tomography scanners. May 1993.
Burkhart RL et al. CT quality assurance in the mid 1980s appl. Radiology Vol. 16, 1987;25-37.
Cacak RK, Hendee WR. CT quality assurance. The selection and performance of radiographic equipments. Williams & Wilkins 1985;195-197.
Cacak RK, Hendee WR. Performance evaluation of fourth generation computed tomography scanner. Photo Optical Instrum Eng. Vol. 173 1979;194-207.
Cynthia H McCollough, Frank E Zink. Performance evaluation of a multi-slice CT system. Med Phys Vol. 26 No. 11 1999;2223-2230.
David Platten. Multi-slice helical CT physics and technology. http://www.impactscan.org/slides eanm2002.
Dennis Foley. Image quality in dynamic CT: A clinical discussion. RadioGraphics Vol. 13 1993;225-233.
Edwin C McCullough. Specifying and evaluation of the performance of computed tomography scanner. Med Phys Vol. 7 No. 4 1980;291-296.
Euclid Seeram. Computed tomogaphy: physical principle, clinical application & quality control. Philadelpia, W.B. Saunders company. 1994;47-63.
Francis R Verdun, Alban Denys, Jean Francois Valley et al. Detection of low contrast objects: Experimental comparison of single and multi-detector row CT with a phantom. Radiology Vol. 223, 2002;426-431.
G Wang, MW Vannier. Helical CT image noise: Analytical results. Med Phys Vol. 20 No.6 1993;1635-1640.
General Electric Medical Systems. Quality assurance. CT HiSpeed advantage technical reference. A training in partnership program. Milwaukee GE. Vol. 3, 1994;45-78.
Heuscher DJ, Mattson PA. Volume scanning of a three dimensional resolution phantom. Radiology Vol. 177, 1990;307-311.
J Anthony Seibert, Gray T Barnes, Robert G Gould. Specification, acceptance testing and quality control of diagnostic X ray imaging equipment: CT accepting test. Medical physics monograph No. 20;863-936.
Josip Nosil, Keith I Pearce, Richard A Stein. Linearity and contrast scale control in computed tomography. Med Phys Vol. 16 No. 1 1989;110-113.
K Cederlund, Maintained image quality and dose reduction with spiral CT of the thorax and upper abdomen. Advance in CT III. Springer Verlag 1994;108-112.
Kalender WA, Polacin A. Physical performance characteristics of spiral CT scanning. Med Phys 1991;18:910-915.
Kriz RJ. Acceptance testing of radiological imaging equipment. AAPM. 1982;290-301.
Massachusetts General Hospital. Results of CT scanner quality assurance, safety evaluation, and calibration. Boston. 1993.
McCullough EC. Factors affecting the use of quantative information from a CT scanner. Radiology. Vol. 124, 1977;99-107.
McCullough EC. Specifying and evaluating the performance of computed tomography scanner . Med Phys. Vol. 7 No. 1

1980;291-296.
NCRP Report No.99. Quality assurance for diagnostic imaging. 1990;120-124.
NCRP. Quality assurance for diagnostic radiology, National Council on Radiation Protection and measurement No. 99,1988.
Nicholas J Schneiders, Stewart C Bushong. CT quality assurance: Computer assisted slice thickness. Med Phys. Vol. 7 No. 1 1980;61-63.
Nuclear Associate. Manual of computerized tomography performance phantom. Victoreen Inc. 1980;1-13.
Polacin A, Kalender WA, Marchal G. Evaluation of section sensitivity profole and image noise in spiral CT. Radiology Vol. 184, 1992;29-35.
Siemens aktiengesellschaft. The technology and performance of the Somatom Plus. Henkestrasse, Siemens. 1989.
Siemens medical systems. Influence of scanning parameters on image quality. Somatom Plus/Plus S image quality guide. 1994.
Siemens medical systems. Physical principles and their relevance to CT image quality. Somatom Plus/Plus S image quality guide. 1994.
Siemens medical systems. The technology and performance of the Somatom Plus. Somatom Plus/Plus S image quality guide. 1989.
Timothy R Jones, Richard T Kaplan, Barton W Atlas et al. Single versus multi-detector row CT of the brain: Quality assessment. Radiology Vol. 219, 2001;750-755.
Yoshihiro Hiramatsu. Study on CT scanning technique. General Electric Medical Systems. 1998;8-17.

chapter 12

CT검사의 방사선피폭과 선량측정

1. 방사선의 생물학적(biological) 영향

방사선의 생물학적 영향은 전리작용을 통해 세포핵에서 DNA 체인을 파괴시켜 세포를 죽이거나 malfunction을 일으킨다. 이러한 영향은 축적성을 가지며, 노출된 방사선의 수준에 의해 좌우되는데 적은 선량에 의한 확률적 영향(stochastic effects)과 상대적으로 고 선량에 의한 비확률적 영향(non-stochastic effects)으로 구분된다.

1) 확률적 영향(stochastic effects)

우리가 취급하는 일반 X선 촬영이나 CT검사로 인해 환자가 받는 저선량 수준의 방사선에 의한 영향은 확률적인 영향의 범주에 속한다. 1~2Gy 이하의 선량에 의해 일어나는 확률적인 영향이란 암과 같은 어떤 병리적인 변화의 돌발적인 발생이 증가되는 위험으로 정의되며, 방사선 노출과 이로 인한 병리학적 변화의 발생이 비례하는 직선성을 가지며, 영향의 발생 유무를 결정하는 문턱값이 없는 것이 특징이다. 확률적인 위험은 인구집단의 총 선량에 의해 좌우되며 확정적인 문턱값 이하에서는 피폭에 관계된 개인적인 위험을 규명하기는 불가능하다.

저선량에 의한 확률적인 영향은 유전자 변이(10만 이상의 유전자에서 1 유전자 정도만 영향을 받음), 비정상 염색체(chromosome aberration, 1Sv 당 0.1개의 염색체에 이상이 발생됨), 세포독소, 태아의 분화 및 성장에 영향을 미칠 수 있으며 발암의 위험(risk)을 증가시킨다.

확률적 영향에 해당되는 방사선의 방어를 위한 개념으로는 피폭자 수와 질병 발생이 비례의 관계를 갖는 선형가설(linear hypothesis)이 적용된다. 이는 1,000명이 100mSv에 노출되는 것은 10,000명이 10mSv에 노출됨과 동일하게 간주된다. 마치 병리적 질병이 발생할 확률이 있는 경우의 예방처럼 방사선 방어에도 이에 대한 예방이 필요하다. 선량관리는 인구집단 수준에서 총체적으로 행해져야 하며, 인구집단의 총선량은 인구집단 내의 모든 개인이 받은 선량의 합에 비례하며 인구수와 sievert를 곱하여 계산된다. 노출에 의한 즉각적인 위험은 노출된 선량에 비례하여 발생되며, 방사선 노출에 의한 병리적인 현상의 발생 위험은 생존기간이 길수록 증가된다. 즉, 노인에서는 위험이 적어지고 젊은이는 상대적으로 많아진다.

2) 비확률적 영향(non-stochastic effects)

비확률적 영향은 deterministic effect 라고 하며, 한 부위에서의 선량이 노출된 조직의 문턱값을 초과할 때 방사선으로 인해 급성 병리적인 변화가 발생되는 효과로 정의된다.

이러한 비확률적 영향은 직업성 피폭과 방사성 사고에 의한 전신 피폭에 의해 발생되며 방사선 검사에 의한 노출과는 다른 상황이며, 피폭량의 평가는 각 부위별로 흡수선량을 사용하여 행한다.

주된 영향으로는 조혈세포, 눈, 소화기계, 생식기계 장애를 초래하며 선량관리는 개인적이고 지역적으로 행해진다.

보통 1~2Gy 정도인 확정적인 문턱값(deterministic threshold) 보다 높은 흡수선량은 급성의 조직 손상(damage)을 초래하며, 3~5Gy 이상의 선량에서는 탈모, 홍반, 화상, 조직의 괴사가 일어난다.

3) 급성 및 만성 영향

급성영향은 50Sv 이상에서 발생하며, 만성영향으로는 피부질환, 백내장, 유전적 위험, 재생불량성 빈혈 및 백혈병, 발암 등이 해당된다.

2. CT와 환자선량

CT검사로 인해 환자가 받는 선량은 확정적인 문턱값에 미치지 않는다. 하지만 CT는 인구집단 레벨에서 많은 양의 방사선(1~100mGy)을 사용하는 진단검사의 하나이다. 미국의 경우 1997년 한해 동안 67,000 검사가 이루어졌으며 해가 거듭할수록 CT검사 수는 증가되고 있다.

New Euratom Directive 97/43에서는 CT검사를 중재적 방사선 시술과 방사선 치료와 함께 환자에게 고선량을 제공하는 대표적인 검사로 규정하였다.

1991년 Jones DG 등에 의해 시행된 조사(NRPB survey)에 의하면, 영국의 경우 CT검사의 수가 전체 방사선검사의 약 2%를 차지하였는데 비해 CT검사로 인한 방사선 피폭이 총 인구선량(collective dose to population)의 20% 정도를 차지하였으며, 1999년에는 전체 방사선 검사의 4%를 차지하는데 비해 CT검사로 인한 방사선 피폭이 총 인구선량의 40% 정도로 증가하였다고 했다. 그리고 2009년에는 CT검사가 전체 방사선 검사의 약 8%를 차지하리라고 예상하였다.

그리고 이와 유사한 연구이며 1996년 The British Journal of Radiology에 발표된 Poletti JL의 논문에 의하면, 1992년에 뉴질랜드에서 시행된 약 1,500,000 검사의 conventional radiography로 인한 연간 1인당 유효선량은 400μSv 인데 비해 약 60,000 검사의 CT로 인해 발생된 연간 1인당 선량은 81μSv 였다. 전체 방사선 검사의 4%에 해당되는 CT검사의 피폭이 총 인구선량의 17%를 차지하였으며, 시행된 CT검사의 약 75%가 routine head, chest, abdomen, L-spine 이었다. 그리고 CT검사로 인한 총 피폭선량(collective dose)은 연간 271 person-Sv 였는데 이는 axial scan에서의 선량이며, scout 촬영은 약 2%의 선량을 증가시킨다.

CT검사로 인한 방사선 피폭상의 특징은 일반 방사선검사와는 다소 차이가 있다. 즉, 높은 투과력으로 노출된 모든 X선 광자가 영상 재구성에 기여하도록 높은 에너지 선속과 필터가 사용되며, 약간의 산란선 발생을 포함하지만 촬영하는 단층축 안에서 방사선 노출이 이루어진다(slice by slice irradiation). 그리고 단층면 내에서의 선량분포는 single projection X-ray 에 비해 균일한 특성을 갖는다. 또한 일반적으로 중앙부의 선량이 주변부에 비해 감소되는 특성을 보이나, 작은 크기의 피사체에서는 중앙부의 선량이 주변부에 비해 비슷하거나 높을 수 있다. 요약하면, CT선량은 scanner geometry, 필터링의 정도, 선량 프로필의 모양에 의해 좌우된다.

실제 CT검사시 환자가 받는 선량은 환자의 측면에서 local dose, organ dose. 그리고 effective dose로 구분된다.

그림 12-1에서 이러한 개념을 나타내었다.

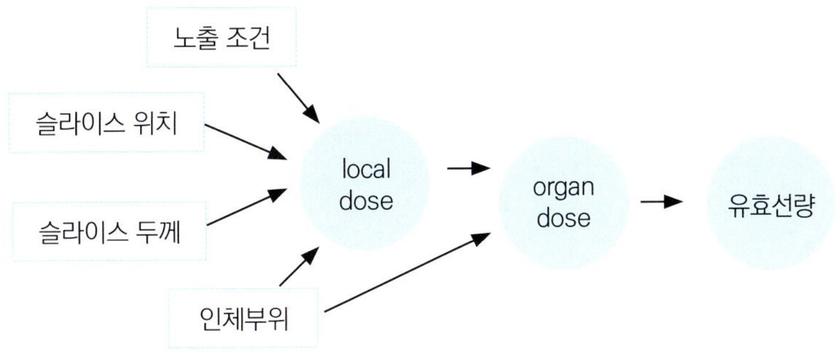

| 그림 12-1 | 환자 측면에서의 CT선량의 구별

3. 방사선량과 단위

1) 조사선량(exposure dose)

(1) 정의

X선량은 air-KERMA(Kinetic Energy Release in Material, gray로 측정됨)나 조사선량으로 평가된다.

조사선량이란 X선 또는 γ-선 광자의 조사에 의하여 공기 1kg 중에서 발생한 2차전자에 의하여 만들어진 이온쌍이 양,음의 부호를 갖는 전기량이다.

즉, $X = dQ/dm$ 으로 표시된다.

dQ는 dm의 질량을 가진 공기의 체적요소 중에서 광자에 의하여 생긴 전체 전자가 공중에서 완전히 정지하기 까지 이온이 갖는 전체 전기량의 절대치이다.

(2) 단위

SI 단위로는 C/kg, 특수단위로는 뢴트겐(R)이 사용되며 1R은 2.58×10^{-4} C에 해당된다.

2) 흡수선량(absorbed dose)

(1) 정의

영상은 X선과 물질과의 상호작용에 의해 만들어지며, 상호작용이 일어나는 동안 X선은 물질에서 약간의 에너지를 방출한다. 흡수선량이란 조사된 X선빔이 조직이나 물질의 어떤 지점에서 단위 질량 당 흡수된 에너지(J/kg)의 양이다.

즉, 흡수선량 D는 dE/dm으로 표시되며 dE는 dm의 질량을 가진 물질이 방사선에 의해 흡수된 에너지이다.

1Gy는 1J/Kg 이며 114R에 해당된다(1R=0.00876Gy).

(2) 단위

선량 측정에 사용되는 SI 단위로는 gray(Gy), 특수단위로는 rad가 사용된다. 1Gy는 1J/kg이며 1rad는 0.01J/kg이므로 1Gy는 100rad, 1cGy는 1rad에 해당된다.

3) Organ dose

(1) 정의

Organ 에서 흡수된 평균 에너지이다.

(2) 단위

흡수선량과 동일한 mGy가 사용된다.

4) 선량 당량(dose equivalent)

(1) 정의

선량당량이란 방사선 생물학적인 단위로 H=DQN 으로 표시된다.

D는 흡수선량, Q는 선질계수인데 방사선의 종류와 에너지에 따라 변화되며 LET(linear energy transfer)와 상관관계가 있다.

여기서 선질계수(LET)란 광자가 조직을 투과할 때 전달되는 에너지의 양을 의미하며 엑스선, 베타선, 감마선, 전자선의 LET는 1, 중성자선은 5, 그리고 알파선은 10 이며, LET가 클수록 선질계수가 커진다. 그리고 N은 기타의 수정계수이며 체외 피폭의 경우 N은 1이다.

(2) 단위

SI 단위로는 Sv(Sievert), 특수단위로는 rem이 사용된다. 1 Sv는 100 rem에 해당된다.

5) 방사능

(1) 정의

방사능이란 방사성 물질의 붕괴수이다. 이는 CT검사와는 거리가 먼 선량이다.

(2) 단위

SI 단위로는 Bq(Becquerel), 특수단위로는 Ci(Curie)이다.

1 Bq은 1/sec 이며 1 Ci는 1초 동안에 방사성 물질의 붕괴수이며 3.7×10^{10} Bq에 해당된다.

6) 유효선량(effective dose)

(1) 정의

유효선량은 방사선에 노출된 특정 부위의 방사선 예민도(specific radio-sensitivity)를 표현하는 가중치(organ weighting factor; W_T)를 감안하여 확률적 위험의 관점을 포함한 조직이나 기관의 선량이다. 또한 ICRP Report No. 90에서는 유효선량을 방사선 위험을 반영하는 지표라고 정의하고 있다.

실제로 대부분의 환자들은 검사로 인해 받게 되는 방사선의 양 보다는 피폭으로 인한 위험에 더 많은 관심을 갖는다. 피폭에 의한 위험이 제대로 평가되려면 노출된 조직이나 기관의 방사선 예민도(radiation sensitivity)가 고려되어야 한다. 그러므로 유효선량은 각 조직에서 정의되는 선량이므로 조사된 부위가 다른 경우 각 부위에서의 선량을 단순히 비교하는 것은 적절하지 못하다.

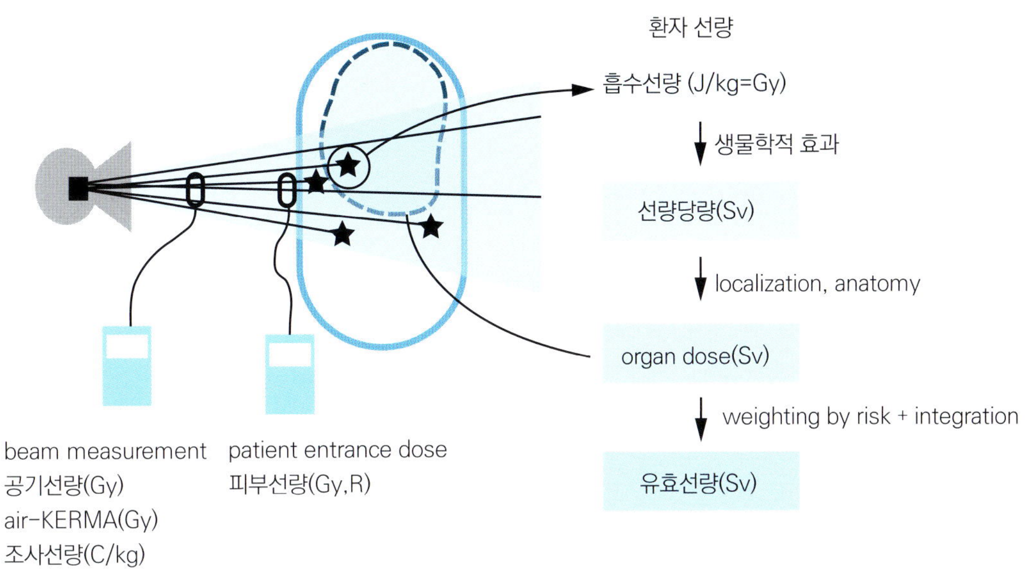

| 그림 12-2 | CT에서 사용되는 각종 선량의 개념도와 단위

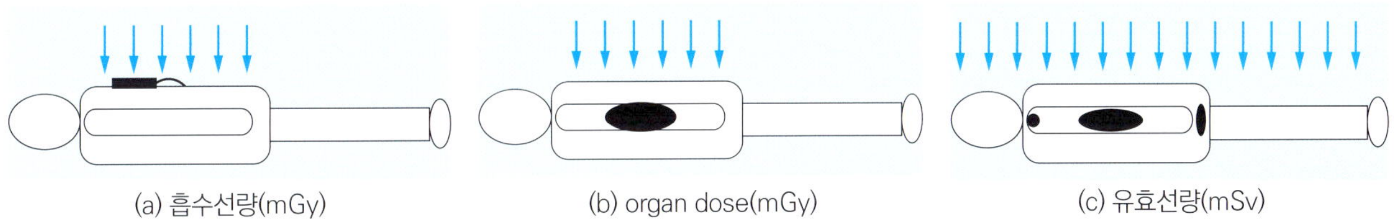

| 그림 12-3 | 흡수선량, organ dose, 유효선량의 개념 비교

ICRP는 암을 발생시킬 수 있는 조직의 가중치를 표로 만들었으며, 진단 목적 등으로 간헐적으로 조사되는 방사선에 기인되는 위험을 평가하거나 여러 방사선 검사들의 방사선 위험을 상대적으로 비교하기 위한 방법으로 유효선량을 사용하기를 권고한다.

CT와 같은 방사선 검사로 인해 발생되는 선량은 비확률적인 영향을 유발시키는 확정적인 문턱값(1~2Sv) 보다 훨씬 낮은 수준이며, 유효선량의 계산은 일어날 수 있는 잠재적인 위험(risk)을 예측하기 위해 사용된다. 일반적으로 CT에서의 유효선량의 계산은 조직이나 기관의 가중치 외에 스캔된 슬라이스 두께/간격의 요소를 포함시켜 구한다.

그림 12-2와 그림 12-3은 유효선량을 비롯한 환자선량의 개념을 모식화한 것이다. 그리고 표 12-1은 일반 X선검사와 CT검사의 일반적인 유효선량을 나타낸 것이다.

(2) 단위

선량당량과 동일하게 SI 단위로는 Sv 또는 mSv가 사용된다.

| 표 12-1 | 일반 방사선검사 및 CT의 일반적인 유효선량

(from ImPACT 2002(Image Performance Assessment of CT Scanners)

skull X-ray	~0.03mSv	head CT	~2mSv
chest X-ray	~0.02mSv	chest CT	~8mSv
abdomen X-ray	~0.7mSv	abdomen CT	~10mSv
pelvis X-ray	~0.7mSv	pelvis CT	~10mSv

(3) 유효선량 계산

CT검사로 인해 검사부위에 속하는 조직이나 기관의 organ dose의 평가에서 한 걸음 더 나아가 검사에 의해 야기되는 유효선량을 계산하기 위해서는 Monte Carlo models에 의한 방법(Monte Carlo calculation) 외에 정형화된 소프트웨어 툴에 의한 계산방법(예를 들면, 플로리다 대학의 SUNY Upstate medical center 방사선과의 Walter Huda 교수와 그의 동료들에 의해 고안된 CT검사의 유효선량 계산 프로그램), 환자에게 부여된 에너지로 부터 계산하는 법, $CTDI_W$나 DLP로 부터 유효선량을 계산하는 방법 등이 사용되고 있다.

4. CT 선량 측정용 팬텀

1) Ion chamber dosimetry용 팬텀

감약과 산란특성이 인체조직과 유사하여 조직을 대체할 수 있는 균일 재질의 아크릴(acryl)로 이루어진 원통형 팬텀이다. 가는 직경의 ion chamber 삽입이 가능하도록 중앙부와 상하좌우의 주변부에 표면으로부터 1cm 깊이에 직경 1cm 정도의 구멍이 5개 또는 8개 만들어져 있다.

Radcal사, Dali사 등에서 제조되어 상품화되고 있으며 그림 12-4의 (a)에 나타낸 바와 같이 16cm 직경의 두부 팬텀(small phantom)과 32cm 직경의 전신용 팬텀으로 구분된다.

2) TLD 측정용 인체모형 팬텀(anthropomorphic phantom)

방사선 치료 및 진단 영역에서의 흡수선량 측정을 위해 주로 사용된다. 건조시킨 뼈, 기도, 폐 그리고 인체의 유효 원자번호(7.4)와 유사한 원자번호를 갖는 조직 등가물질로 이루어져 있으며, 보통 20~40개의 여러 단면으로 분리되어 있다(그림 12-4의 (b)참조). 각 단면에는 위치에 따른 선량측정을 위해 약 5mm 직경의 구멍이 있어 열형광소자(TLD)의 삽입이 가능하도록 제조되어 있다.

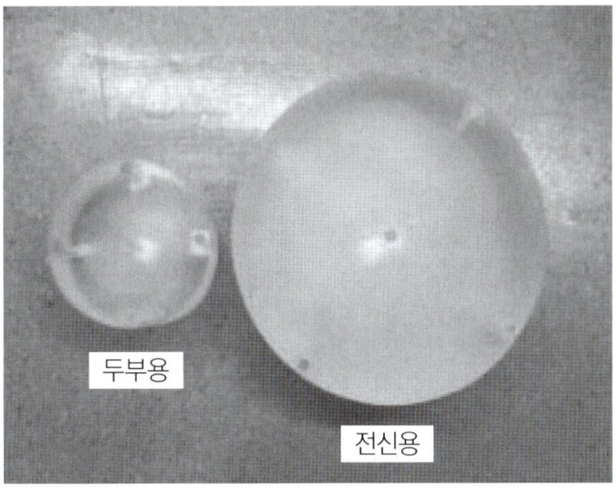

(a) 아크릴 팬텀(ion chamber dosimetry용)

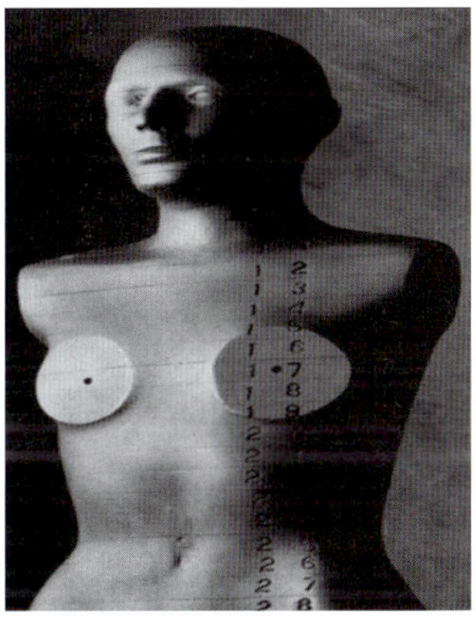

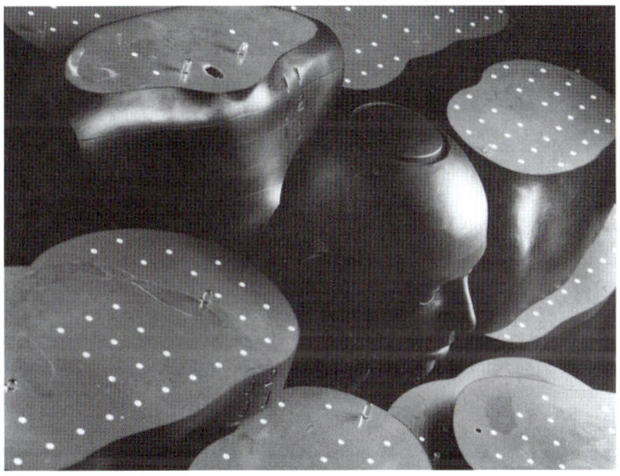

(b) 인체모형 팬텀(Rando 팬텀)과 단면들

| 그림 12-4 | CT 선량 측정에 사용 가능한 팬텀

5. CT의 선량분포

1) 스캔 축 방향의 선량분포(dose distribution in scan plane)

그림 12-5의 (a)는 projection radiography와 비교한 CT의 스캔 축(x, y-축) 방향의 선량분포를 나타낸 것이다. 이는 초점크기, beam shape, 필터, primary collimation, 장치의 scan geometry, 그리고 환자의 크기에 따라 변화된다. 그러므로 더욱 균일한 스캔 축 방향의 선량분포를 얻기 위해서는 필터링을 많게 하고 적절한 beam shaping이 필요하다.

2) Z-축 방향의 선량분포

그림 12-5의 (b)와 12-6은 Z-축 방향의 선량분포를 나타낸 것이다. 그림 12-6의 (a)는 산란선이 없는 상태에서 공칭 슬라이스 두께가 10mm인 이상적인 dose profile 이나, (b)에서와 같이 얻고자 하는 단

면 이외에도 산란선에 의한 방사선 피폭이 발생되어 종 모양의 선량분포를 나타낸다. (b)에서 음영으로 표시된 부분은 영상화되는 단면 밖의 조직이 받는 선량을 나타낸다. Z-축 방향의 선량분포는 나선형 스캔의 경우 pitch factor에 의해 많은 영향을 받는다.

그림 12-7은 공기와 팬텀에서의 Z-축 선량 프로필을 비교한 것이다.

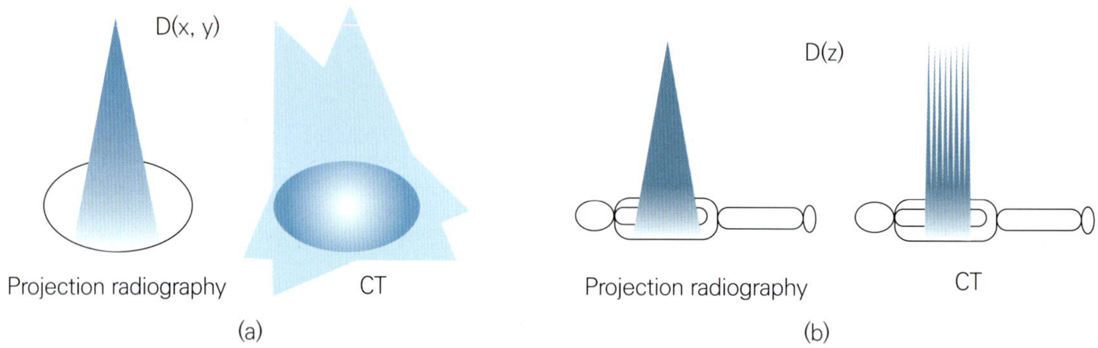

| 그림 12-5 | Projection radiography와 비교한 CT의 선량분포

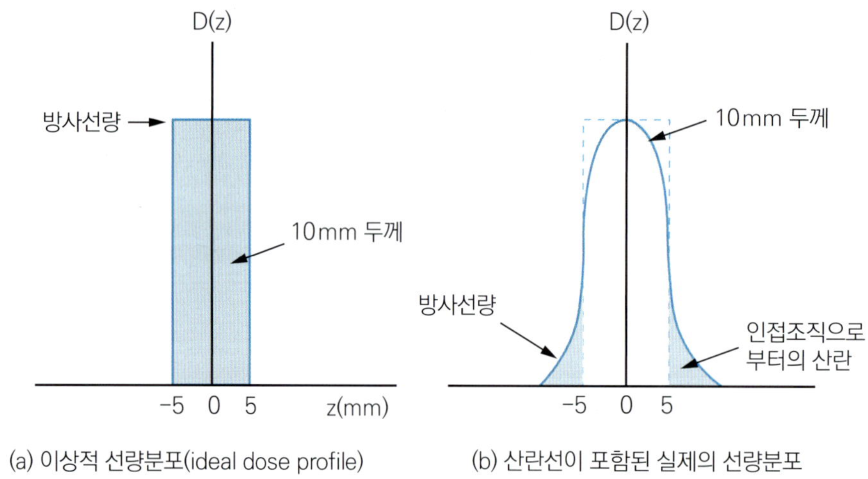

| 그림 12-6 | CT의 Z-축 선량분포

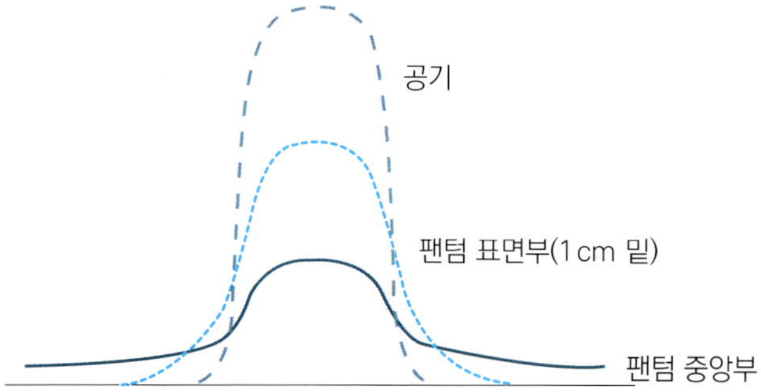

| 그림 12-7 | 공기와 팬텀에서의 Z-축 선량 프로필 비교

6. CT 선량표시(CT dose descriptors)

CT에서 특별한 dose descriptors가 필요한 이유는 하나의 CT검사가 좁은 X선속이 시리즈로 조사되어 이루어지며, 피크선량과 선량 프로필의 모양에 의해 CT장치의 선량 특성이 정해지기 때문이다. 이러한 이유에서 CT검사로 인한 선량은 다른 X선 영상화 장치와는 달리 매우 지역적이며 다양한 분포특성을 가지며, 선량표시는 CTDI와 MSAD로 나타내진다.

1) CTDI(CT dose index)

CTDI란 공칭 슬라이스 두께 T로 분리된 single slice scan에서 dose profile의 Z-축 방향의 적분값이며, 연필형 ion chamber를 사용하여 측정된 실제 선량이다.

1981년 BRH(Bureau of Radiological Health, 현재는 Center for Devices and Radiological Health로 변경되었음)에서 최초로 CTDI와 MSAD의 개념을 제안하였으며, 1984년 이후 CTDI는 장치 제조회사가 미국의 식품의약청(FDA)과 장치 구매자에게 사용된 관전압의 피크치와 mAs와 함께 제공되도록 제도화되어 있으며, 두부와 전신용 아크릴(lucite) 팬텀과 ion chamber 시스템을 사용하고 일정한 검사조건 하에서 팬텀의 중앙부와 몇 개의 주변부에서 측정된 일반적인 선량 지표이다.

CTDI는 동일한 운영 상황에서 환자가 받는 선량 정보를 조작자에게 제공하며 장비의 성능을 관리하는 기준 선량의 역할을 하므로 장비의 사전검사 및 사후검사나 자체적인 QA 측정에서 주로 사용된다.

우리나라에서도 생산성 기술원이나 식품의약청 승인 하의 측정기관에서 시행하는 CT장치의 성능 검사의 하나로 CTDI 값을 측정하고 있다. 그림 12-8의 (a)는 CTDI의 개념과 선량 프로필의 넓고 좁음에 따른 CTDI의 차이를 나타낸 것으로, 사각형의 면적은 슬라이스 두께 T(mm)에 CTDI(mGy)를 곱하여 구해진다.

$$\text{그러므로 CTDI} = \frac{\text{면적}}{T}\ (\text{mGy})\ \text{로 나타낸다.}$$

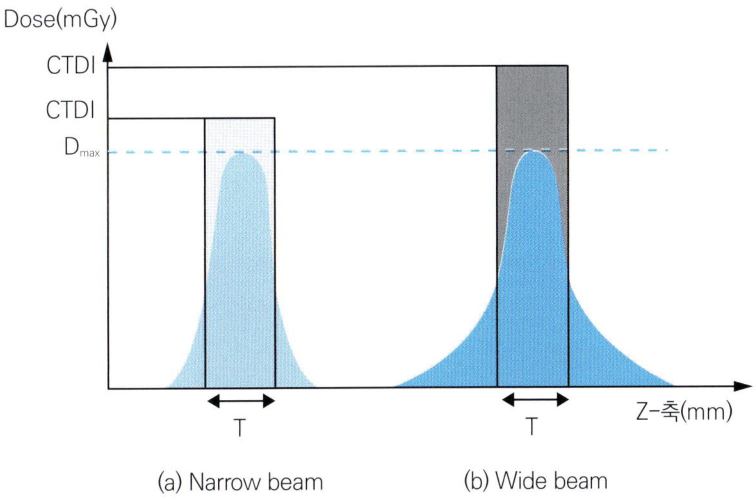

| 그림 12-8 | 선량 프로필에 따른 CTDI의 차이

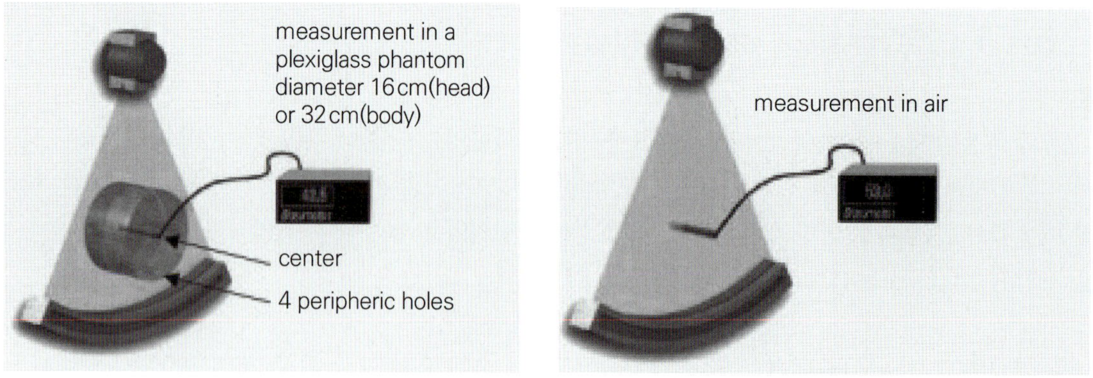

(a) CTDI in phantom (b) CTDI in air

| 그림 12-9 | CTDI의 개념

그리고 동일한 슬라이스 두께에서 산란선이 많은 선량 프로필인 (b)가 프로필 (a)에 비해 CTDI가 높게 나타남을 보여준다. 또한 여러 번의 스캔으로 구성되는 CT검사에서의 환자가 받는 선량(MSAD)의 평가도 CTDI 선량에서 수치적인 계산을 추가하여 얻어질 수 있다. CTDI는 공기, 두부 및 전신용 팬텀, 적분의 길이를 달리 적용하는 경우 등의 여러 상황에서 세분화될 수 있으며, 주로 100mAs 당 CTDI 값으로 나타낸다.

(1) CTDI in air(D_{air})

독일의 DIN 6868-53에 예를 들어 기술되어 있다(free in air dose). 팬텀을 사용하지 않고 회전축(갠트리의 iso-center)에 chamber를 위치시켜 측정한다. 100mm의 적분값을 얻어 흡수선량으로 계산되며 필름으로 dose profile을 얻기도 한다.

D_{air}는 선질(beam quality)을 충분히 반영시키지 못하는 단점이 있다. 실제 환자 선량에 포함되는 갠트리의 회전축 바깥부분의 빔은 D_{air}으로 측정이 불가능하다. 그러므로 D_{air}는 장치의 디자인 특히, beam shaping filter에 의해 많이 좌우된다. 공기에서의 CTDI는 다음 절에 언급되는 팬텀에서의 CTDI 보다 약 11% 정도 높은 수준이다. 그림 12-9는 공기에서의 CTDI와 팬텀에서의 CTDI 측정을 나타낸 모식도이다.

(2) CTDI in phantom(= $CTDI_{14T}$)

미국의 식품의약청(21 CFR 1020-33)에 소개되어 있으며, 위에서 언급하였듯이 균일한 아크릴 재질의 원통형 두부(16cm 직경의 polymethyl methacrylate)와 전신용 팬텀(32cm 직경)을 사용하여 팬텀의 중앙부와 표면에서 1cm 깊이의 흡수선량을 측정하는 일반적인 CTDI 측정법이다.

$CTDI_{14T}$는 $CTDI_{FDA}$라고도 불리며, 공칭 슬라이스 두께의 14배에 해당되는 길이의 적분값을 취한다. 이에 대해서는 뒤에서 자세히 언급된다.

(3) $CTDI_{100}$

$CTDI_{100}$은 IEC 60601-2-44에 소개되어 있으며, 유럽의 과학 논문이나 보고서에 주로 사용되는 선량지표이다. 얇은 슬라이스 두께에서 발생되는 산란선의 포획을 좋게하기 위해 적분값을 취하는 범위가

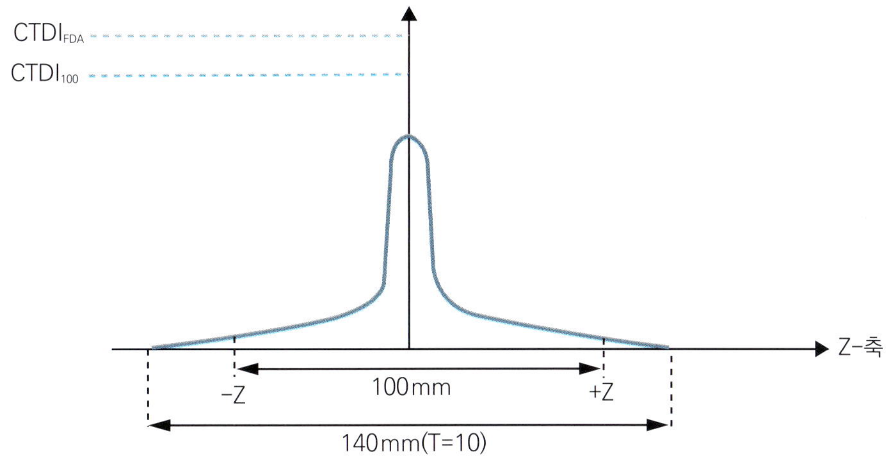

Ⅰ그림 12-10Ⅰ $CTDI_{100}$ 과 $CTDI_{14T}$의 비교

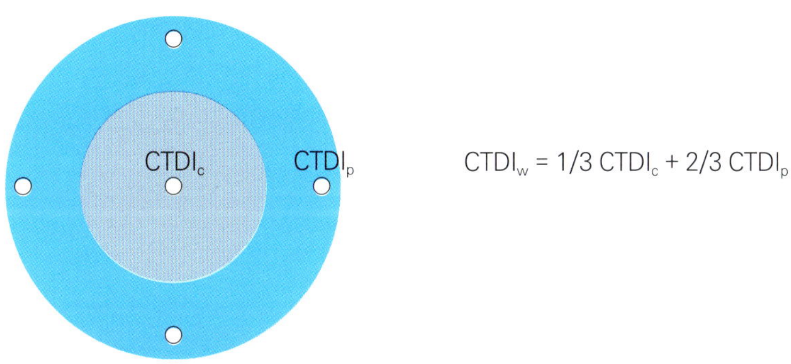

Ⅰ그림 12-11Ⅰ $CTDI_W$ 의 개념

14개의 슬라이스 폭에서 100mm로 변화되어 사용된다. 이론적으로 7mm의 슬라이스 두께에서는 $CTDI_{14T}$ 과 $CTDI_{100}$의 geometry는 동일하다. $CTDI_{100}$은 측정된 $CTDI_{14T}$에 correction factor를 적용하여 구할 수 있으며, 몇 개의 장치 제조사에서는 이러한 correction factor를 제공하고 있다. 그림 12-10은 body center 부위에서의 $CTDI_{14T}$ 과 $CTDI_{100}$의 선량을 비교한 것이다. D_{air}가 $CTDI_{14T}$나 $CTDI_{100}$보다 높으며, 7mm 이상의 두께에서는 $CTDI_{14T}$와 $CTDI_{100}$ 사이에 큰 차이가 없으나 슬라이스 두께가 얇아질수록 $CTDI_{100}$이 $CTDI_{14T}$ 보다 높아진다.

(4) $CTDI_W$

환자선량의 평가를 더욱 정확히 하기 위해 도입되어 사용되는 스캔 축(동일 단면축 또는 X, Y-축)에서의 선량지표이다. 중앙부에서의 1/3 $CTDI_W$ 와 주변부에서의 2/3 $CTDI_W$ 를 합한 평균선량의 개념이다.

이와 마찬가지로 $CTDI100_W$ 는 중앙부에서의 1/3 $CTDI100_W$ 와 주변부에서의 2/3 $CTDI100_W$를 합하여 표시한다.

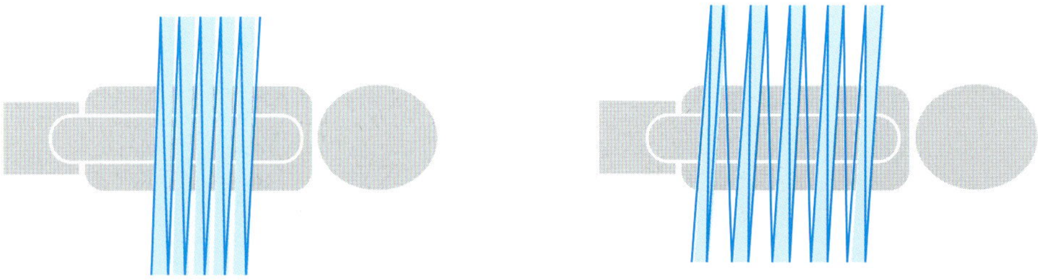

(a) Pitch = 1 일때 $CTDI_{VOL}$ = $CTDI_{W}$ (b) Pitch = 1.5 일때 $CTDI_{VOL}$ = $CTDI_{W}$ / 1.5

| 그림 12-12 | 나선형 스캔에서 pitch factor에 따른 $CTDI_{VOL}$

(5) $CTDI_{VOL}$

$CTDI_{VOL}$은 volume CTDI 또는 effective weighte CTDI($CTDI_{W}$, eff.) 라고 불리며, Z-축의 노출변동을 감안한 scan plane에서의 average local dase이다. 다시 말해, $CTDL_{VOL}$은 $CTDI_{W}$를 non-contiguous axial scan이나 beam pitch가 1이 아닌 나선형 스캔에 확대 적용하는 것으로, 다음 식을 통해 $CTDI_{VOL}$을 계산할 수 있다. 여기서 pacjing factor란 pitch의 역수로 slice thickness / slice interval 또는 (슬라이수 × collimation width) / slice interval을 의미한다. 즉, contiguous axial scan 이나 beam pitch가 1인 나선형 스캔에서는 $CTDI_{VOL}$은 $CTDI_{W}$와 동일하다.

$$CTDI_{VOL} = CTDI_{W} \times \text{packing factor} \qquad \text{(고식적 스캔시)}$$

$$CTDI_{VOL} = \frac{CTDI_{W}}{\text{pitch}} \qquad \text{(나선형 스캔시)}$$

최근의 CT장치에서는 $CTDI_{VOL}$과 DLP를 CT콘솔에 직접 나타내므로 사용자 입장에서 쉽게 접하는 선량지표이며, 환자에서 부과되는 선량에 대해 즉각적인 피드백을 제공한다. 이러한 콘솔에서의 $CTDI_{VOL}$ 디스플레이는 EU의 규정에서 요구되어진다. 그러나 EU의 규정에 따르지 않는 제조사들은 고객의 요청이 있는 경우에만 단지 $CTDI_{VOL}$의 디스플레이를 제공하고 있다.

$CTDI_{VOL}$은 mAs, kVp, filtering 뿐만 아니라 pitch와 packing factor에 영향을 받으며, 다른 스캔 파라메터 설정시나 프로토콜의 비교에 가치있는 선량지표이며, 심지어 다른 제조사 장치와도 직접적인 선량의 비교를 할 수 있게 한다. 그러나 $CTDI_{VOL}$ 역시 CT검사로 인해 환자 개개인이 받는 정확한 선량을 나타내지 않으며 $CTDI_{W}$와 마찬가지로 소아나 마른 체형의 환자에서는 스캔 볼륨 내에서의 평균선량이 과소평가되고 뚱뚱한 환자에서는 과대평가될 경향이 많다. 이런 이유에서 어떤 제조사에서는 소아에서의 $CTDI_{VOL}$ 값을 선택되는 프로토콜이나 FOV를 기준으로 하여 수정제시하고 있다. 하지만 이는 장치간의 선량비교를 어렵게 만드는 요인이 되고 있다.

(6) DLP

$CTDI_{VOL}$은 슬라이스 당 노출된 선량의 측정값인 반면, DLP는 일련의 모든 영상에 대한 총선량의 측정값이다. 즉, DLP는 dose length product의 약자이며, 아래의 식에 나타낸 바와 같이 $CTDI_{W}$에 스캔된 거리를 곱한 값으로 나타낸다.

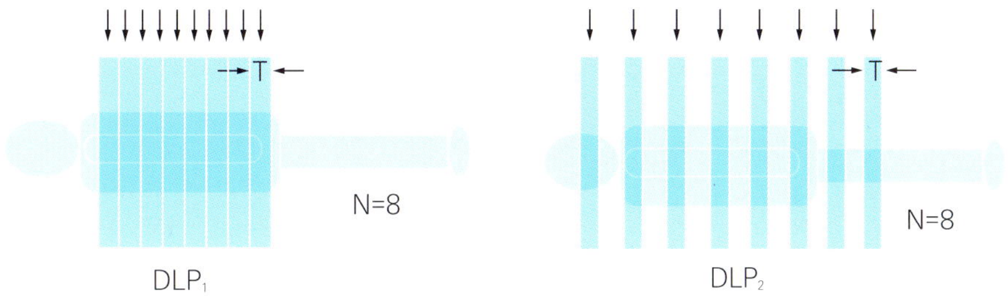

그림 12-13 DLP의 개념($DLP_1 = DLP_2$)

$$DLP = CTDI_W\ nT\ (mGy \cdot cm)$$
$$= CTDI_{VOL} \times \text{irradiated length}$$

여기서 T는 공칭 슬라이스 두께, n은 conventional scan 에서는 슬라이스 수, 나선형 스캔에서는 revolution 수(rotation 수)를 의미한다. 또한 irradiated length는 나선형 스캔에서는 일반적으로 imaged length보다 길다는 것을 염두에 두어야 한다.

예를 들어, $CTDI_W$ 가 10mGy 이고, 5mm 슬라이스 두께로 30 슬라이스 (또는 revolutions)를 스캔하였을 경우 스캔된 거리는 15cm 이므로, DLP는 10×15 = 150mGy · cm 이다.

이는 high pitch helical scan의 장점을 대변하기도 한다. 즉, 일정한 해부학적 부위에서 high pitch helical scan을 적용하면, revolution의 수가 줄어듦으로 DLP가 감소된다. 또한 DLP는 주어진 프로토콜에서 환자선량을 반영하며, 유효선량(effective dose)의 계산에도 사용된다.

2) MSAD(multiple scan average dose)

Multiple slice 스캔을 시행하는 실제 CT검사에서는 각 슬라이스의 피폭량 외에 이웃하는 슬라이스로부터의 산란선 중복현상이 발생되어 환자가 받는 선량은 한 슬라이스의 스캔시의 선량과는 다소 차이가 난다. 일반적으로 슬라이스 두께와 간격을 동일하게 설정하는 contiguous 기법의 multiple slice 스캔에서 인체 표면부위의 선량은 single slice 스캔에서 받는 선량의 1.2배 정도에 해당되며, 중앙부에서는 인접 슬라이스로 부터 발생되는 산란선의 영향으로 인해 더욱 증가될 수 있다(그림 12-14 참조).

만일 multiple scan에 의해 발생되는 총선량 분포곡선을 정확히 알고 있다면 multiple scan 선량곡선의 피크값과 골짜기값을 수학적으로 샘플링함으로써 평균선량을 계산할 수 있다.

CT스캔 시 환자가 받는 피폭선량은 설정된 노출조건 뿐만 아니라 스캔 기법에 따라 차이가 나는데, 슬라이스 두께를 증가시키면 환자가 받는 선량은 증가하고, 영상 사이의 간격을 넓히면 환자가 받는 선량은 감소한다. 그리고 contiguous 스캔 보다는 중복 스캔 시 선량이 증가한다. 다시 말하면 슬라이스 두께와 슬라이스 사이의 간격(increment)의 비율에 의해 피폭선량이 달라진다. 예를 들면 10mm 슬라이스 두께와 8mm의 간격을 사용하여 연속적으로 스캔을 시행하였을때 dose index는 이론적으로 1.25배로 증가하며, 3mm의 슬라이스 두께와 2mm의 간격으로 중복스캔을 시행한 경우 환자의 피폭선량은 3mm의 슬라이스 두께와 3mm의 간격을 사용한 contiguous 스캔에 비해 약 50%가 증가된다.

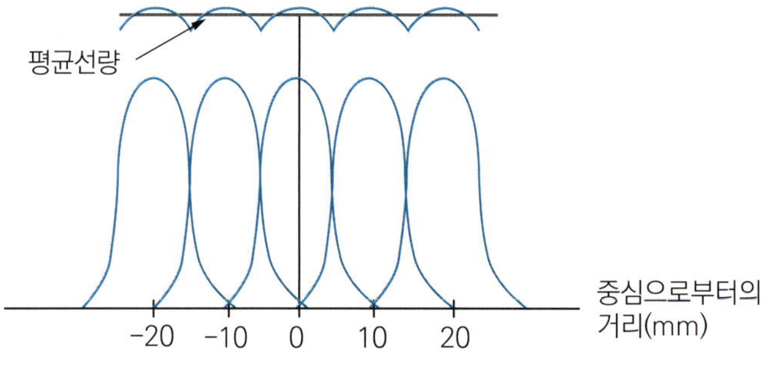

| 그림 12-14 | Multiple scan의 radiation dose 증가

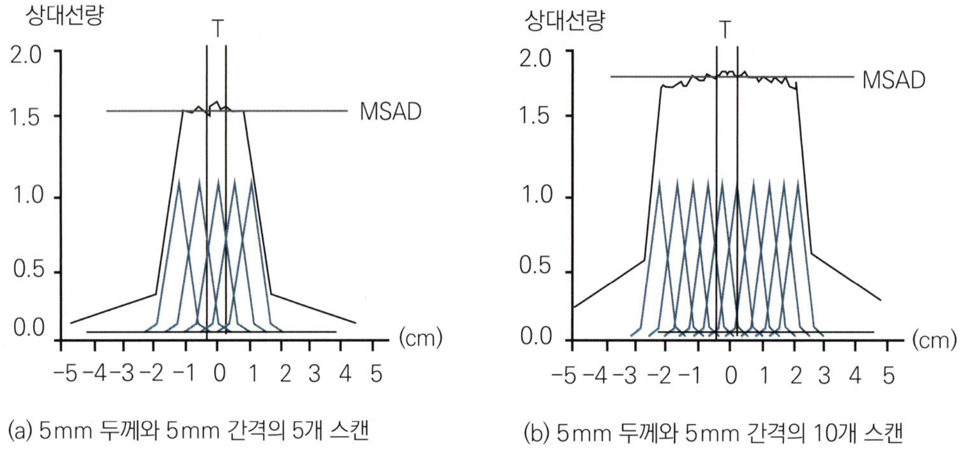

| 그림 12-15 | 스캔 수에 따른 MSAD의 차이

그리고 동일한 조건 하에서도 슬라이스 수에 따라서도 선량의 차이가 발생하는데, 그림 12-15는 동일한 슬라이스 두께와 간격을 사용하고 전체의 스캔 수를 변화시켰을 경우 조직이 받는 선량의 차이를 나타낸 것이다.

그리고 single detector 나선형 스캔에서는 사용하는 pitch에 따라 피폭선량에 현저한 차이가 난다. 저자의 실험에 의하면 상복부 나선형 CT검사에서 다른 모든 조건을 동일하게 적용한 상태에서 환자의 간을 비롯한 복부 조직이 받는 평균 선량은 1.0 pitch의 적용을 기준으로 하였을 때 1.2의 pitch를 적용 시 82.1%, 1.5의 pitch를 적용 시 72.2%, 1.8의 pitch를 적용 시 56.8%를 나타내었다. 그리고 2.0의 pitch를 적용 시 49.5%, 2.5의 pitch를 적용 시 42.0%, 3.0의 pitch를 적용 시 37.3%를 나타내었다.

MSAD란 이러한 실제 CT검사 시 조직이나 장기가 받는 흡수선량의 측정에 주로 사용하는 선량 표시 방법이다. MSAD의 측정방법은 2가지로 나눌 수 있다. 일반화된 방법은 인체모형 팬텀을 사용하여 관심 조직이나 장기에 열형광선량계를 직접 삽입하여 시행된다. 다른 방법으로는 측정된 CTDI값을 pitch나 테이블 이동간격을 고려하여 계산하는 방법이다.

이론적으로는 슬라이스 사이에 중복이나 갭이 없을 때(슬라이스 두께와 테이블 이동간격이 동일한 경우이며 이를 contiguous scan 이라고 함)나 SDCT의 pitch가 1.0일 경우에는 MSAD와 CTDI는 동일하다(그림 12-16 참조).

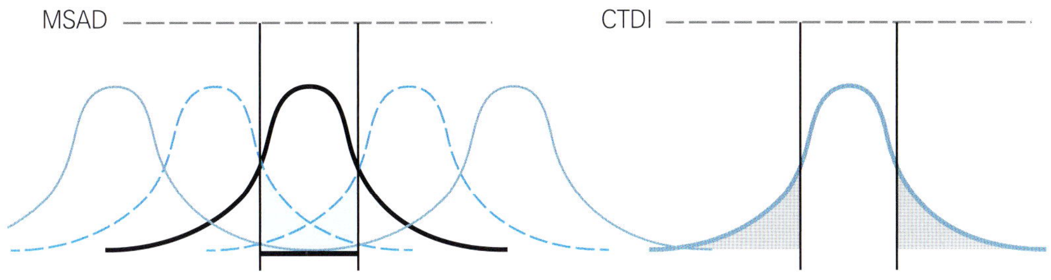

| 그림 12-16 | Contiguous scan시의 MSAD와 동일한 CTDI

7. CT 선량 측정법(CT dosimetry)

일반적인 방사선 촬영에서 주된 관심을 갖는 선량은 표면선량이다. 혈관 조영촬영과 같이 여러 번의 노출을 시행하는 검사에서 환자가 받는 선량의 측정은 한번 노출시의 선량과 촬영된 필름의 수를 곱하고 투시로 인해 발생되는 선량을 더해서 계산한다.

CT에서 사용되는 X선빔의 구성과 X선관의 움직임은 다른 방사선 검사와 매우 큰 차이가 있다. 그러므로 환자에게 주어지는 선량의 분포는 다른 검사와 비교해 매우 다양한 특징을 갖는다. 또한 CT는 폭넓게 사용되는 영상화 장치이고 피폭선량이 많은 검사 중의 하나이며 선량에 제한을 받아야 하는 영상검사이므로 CT검사시의 피폭선량은 일반방사선 검사시의 선량 측정과는 달리 특별한 방법과 기구로써 측정된다.

초창기에 이루어진 대부분의 CT선량 측정은 단지 single scan으로부터의 선량을 측정하는 수준이었나. 예를 들면 횡난면 내 여러 위치에서의 선량분포, Z-축 방향의 선량분포(dose profile), 또는 난번내의 단순한 선량의 최대값을 측정하는 것이었다.

CT검사는 대부분 수십 개 이상의 많은 단면에 연속적인 노출이 이루어지므로 임상적인 면에서는 single scan 보다는 multiple scan의 선량측정이 중요하다.

Lumbar series 촬영과 같이 여러 번의 노출이 필요한 일반 방사선검사에서는 에너지가 다른 여러 가지의 X선빔의 노출이 행해지므로 선량의 측정이 상대적으로 어렵듯이 CT에서의 multiple scan의 선량은 single scan의 선량과 슬라이스 수의 단순한 곱으로 계산이 되지는 않는다. 이는 직접 X선인 주선속이 영상화되는 단면 내의 조직에 주로 투사되고, 주선속에 비하면 비록 작은 양이지만 산란선에 의한 노출이 인접하고 있는 단면들에게도 이루어지기 때문이다.

물론 실제 CT검사에서 적용되는 multiple scan 선량은 환자나 인체모형 팬텀의 측정하고자 하는 위치에서 열형광 선량계를 사용하여 선량의 실제 측정이 가능하다.

다른 방법은 열형광 소자를 사용하여 single scan의 선량을 측정하고, 각 단면들 사이의 간격에 의해 서로 간에 변환된 일련의 single scan의 선량을 추가적으로 더함으로써 그 위치에서의 multiple scan의 선량을 계산하는 것이다. 그러나 위의 두 방법은 측정에 시간이 많이 소요되고 비효율적인 방법이다. 반면에 가장 단순하고 일반적으로 사용되는 선량 측정방법은 연필형의 ionization chamber와 균일 재질의 아크릴 팬텀를 사용하여 single scan에서의 선량을 측정한 후 이를 MSAD로 계산하는 방법이다.

1) Ion chamber dosimetry

전리조 선량계를 이용하는 방법은 측정의 정확도가 높으며, 환자의 조직이나 장기의 선량측정 보다는 CT 선량지표(dose index; CTDI)를 구함으로써 장비의 사전 및 사후검사나 QA 측정에 주로 사용된다.

(1) 시스템 구성

상용화된 시스템은 연필형의 CT전용 ionization chamber, 전하량이나 조사선량이 표시되는 모니터(최근의 시스템은 전하량, 조사선량이 직접 계산되어 나옴), head와 body 크기의 아크릴(lucite) 팬텀으로 구성된다.

Ionization chamber는 공기로 채워져 방사선이 쉽게 통과될 수 있는 얇은 벽을 가진 작고 가는 용기이며 높은 에너지의 X선 광자가 ion chamber 안에 밀페되어 채워져 있는 공기 분자와 충돌하면 일정한 양의 분자가 전리된다. 즉, 하나 또는 그 이상의 전자들이 약간의 분자들로 정지(knock off)된다. 이러한 자유전자들은 전도 와이어나 전도판에 수집되고 전하로써 측정되어진다. 수집된 전하의 양은 chamber를 통과하는 방사선량에 비례하여 즉, 전리화의 양에 비례한다. 그 후 전하는 ion chamber로부터 제거되고 electrometer로 알려진 민감한 기구에 의해 측정된다.

Single slice scan시 X선에 의해 발생된 총 전하량 (Q)는 아래의 공식으로 표현이 가능하며 coulombs으로 측정된다. 1 coulombs은 1.6×10^{19}개의 전자에 해당된다.

$$Q = \frac{1}{C} \int_{-\infty}^{+\infty} D(z)dz$$

이는 다소 복잡하게 보이는 식이지만, Q는 총전하량(coulombs), C는 균일한 선속에서의 chamber-electrometer calibration factor 이며, z는 단층면에 수직인 방향(환자의 장축)에 있는 위치의 범위이며, D(z)는 위치 Z에서의 선량이다. 그리고 적분은 단지 single 선량 곡선 하부의 면적 D(z)를 결정하는 것이다. 상용되고 있는 CT전용 ionization chamber는 모양과 크기가 연필과 비슷하여 연필형 ionization chamber라 불리며, 5mm 또는 6.2mm의 직경을 가지며 10cm의 유효길이와 3mL 정도의 유효체적을 갖는다. 그림 12-17은 팬텀의 중앙부에서 ionization chamber를 사용하여 선량을 측정하는 장면과 팬텀의 횡단면 CT영상이다.

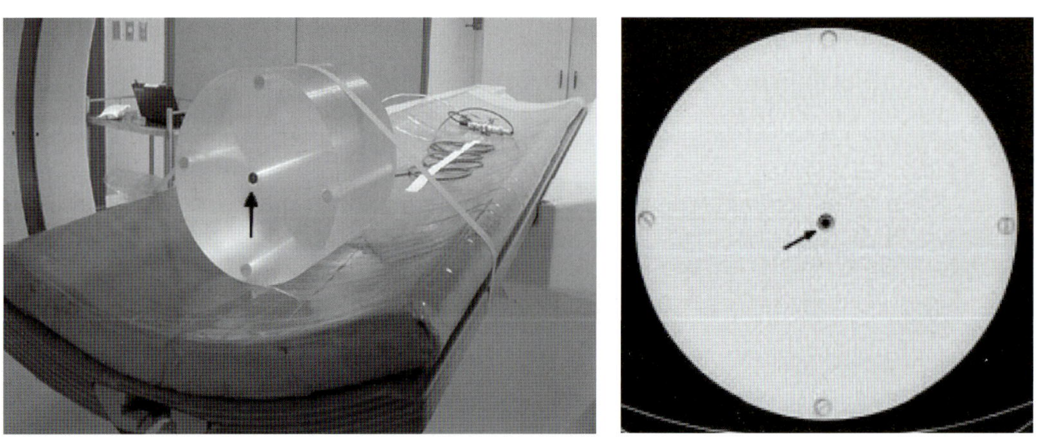

| 그림 12-17 | Ionization chamber dosimetry 장면과 팬텀의 횡단면 CT영상

(2) CTDI의 측정

CTDI의 측정을 위해서는 ionization chamber를 사용하거나 TLDs를 사용하는 방법으로 나누어진다. 하지만 TLDs를 사용하여 CTDI를 측정하는 방법은 거의 사용되고 있지 않는 방법이므로 여기서는 개요만 설명하고자 한다. 3mm 간격의 나선형이며 방사형으로 45°떨어져서 TLD가 삽입될 수 있도록 고안된 TLD 전용 홀더가 사용된다.

이는 112mm의 범위를 커버할 수 있으며, 총 19개의 TLD가 중앙부에는 밀집되고 주변부에는 다소의 간격을 갖고 배치된다. 앞에서 언급된 dose profile을 얻는 방법과 유사하게 single slice scan 후 dose profile을 얻고 이의 면적에 해당되는 적분값을 얻는 것이다. 장치 제조사, 측정기관 그리고 임상에서 주로 사용되고 있는 ionization chamber를 이용한 CTDI 측정법은 미국 Federal regulation 21 CFR 1020.33 (C)에 기술되어 있으며 이는 다음과 같이 요약된다.

먼저 kVp, mAs, 슬라이스 두께 등의 조건을 설정한 후 측정에 적합한 팬텀을 선정한다. 팬텀의 중앙부를 환자 스캔시와 동일하게 갠트리의 iso-center에 설정한 후 ionization chamber를 측정하고자 하는 팬텀의 구멍에 삽입하고 나머지 구멍은 아크릴 플러그로 막는다.

테이블을 이동시켜 스캔하고자 하는 팬텀의 정 위치에서 single slice scan을 시행한 후 전하량과 조사선량을 기록한다. 그 후 동일한 노출조건과 스캔 기법으로 팬텀의 다른 위치에서 측정을 계속한다. 이때 chamber는 전하량을 표시하는 모니터와 연결이 되어 있어야 한다.

그리고 스캔 방향이 시계방향과 반시계 방향으로 반복 회전하면서 스캔을 하는 고식적 CT장치인 경우 일반적으로 양 회전방향에서의 선량은 약간의 차이를 나타내므로 2회의 스캔을 시행하여 평균하는 것이 권고된다. 동일 팬텀에서 위치를 변화시키며 측정을 하는 이유는 단면 내 위치에 따른 선량을 비교하기 위함이다. 마지막으로 모니터에 나타난 전하량이나 조사선량을 다음 절에서 설명하는 계산을 통해 판독한다.

그림 12-18은 ionization chamber를 사용하여 CTDI를 측정하는 방법을 모식화한 것으로 좁은 X선속 전체의 폭이 부채형 선속에 수직으로 위치한 chamber에 포획된다. 그림에서 알 수 있듯이 chamber는 환자의 종축에 평행되게 위치된다.

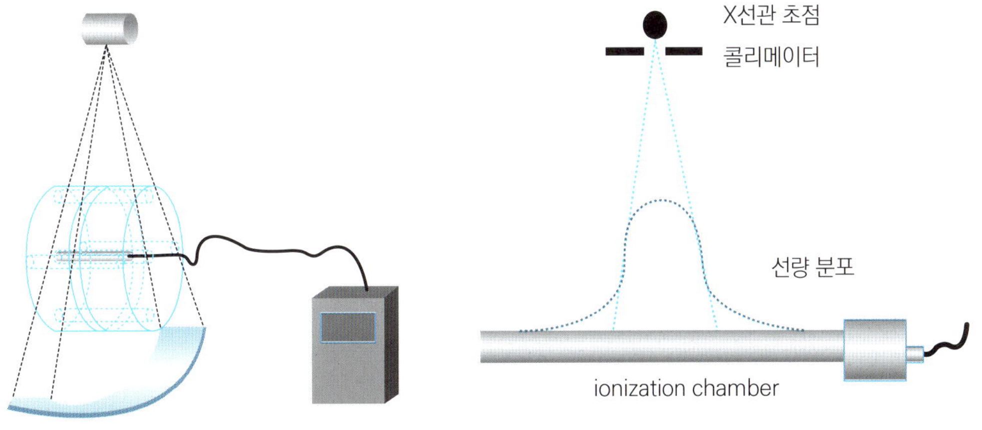

| 그림 12-18 | 부채형 선속에 수직으로 위치한 chamber와 X선량의 분포

(3) CTDI의 계산

Chamber의 출력은 노출량에 직선적으로 비례하며 single 단면의 노출로부터 얻어지는 수집전하를 의미한다. 이 값에 chamber의 유효길이를 곱해 얻어지는 결과적인 선량은 single scan dose profile에서 아래의 면적에 해당된다.

즉, 측정을 위해 조사된 부분이 chamber의 길이(10cm) 보다 적으면 모니터의 표시되는 선량 × chamber의 길이(예를 들면, mGy · cm)로 나타낸다. CTDI는 다음과 같이 정의된다.

$$CTDI = \frac{1}{T} \int_{-\infty}^{+\infty} D(z)dz$$

여기서 T는 공칭 슬라이스 두께이다. 그림 12-19에서 전형적인 선량분포 곡선 아래의 음영으로 표시된 부분이 적분값을 나타낸다. 이 면적이 슬라이스 두께로 나누어지면 CTDI가 되는 것이다. 이러한 정의는 CT장치에 의해 얻어지는 선량분포 곡선의 모든 형태에 적용된다.

곡선 밑의 면적을 크게 하면 CTDI는 증가되며 환자의 방사선량은 증가하게 된다. 면적의 증가는 방사선의 강도를 높여 곡선의 키를 높게 하거나 X선관 측의 콜리메이션을 많이 열어 곡선의 폭을 넓힘으로써 가능하다.

Ionization chamber를 사용한 CTDI의 측정으로 선량분포 곡선의 형태에 관계없이 MSAD를 계산할 수 있으며, CDRH(Center for Devices and Radiological Health)는 16cm와 32cm 크기의 직경을 갖고 있어 chamber의 삽입이 가능하고 길이가 15cm 되는 특별히 고안된 head와 body 아크릴 팬텀의 사용을 제안하였으며 CTDI를 현실적으로 축소하여 공식적으로 다음과 같이 정의하였다.

$$CTDI = \frac{1}{nT} \int_{-7T}^{+7T} D(z)dz$$

D(z)는 팬텀에 흡수된 Z-축의 dose profile이며, n은 single scan에서 만들어진 단층영상의 수이며 일반적으로 1이 된다. 그리고 T는 앞에서 언급하였듯이 공칭 슬라이스 두께를 cm 단위로 표시하며 일반적인 측정에서 1cm가 사용되고 있다.

적분은 무한대의 폭이 아니고 14 스캔의 폭 정도의 거리에서 값을 얻는다. 이는 한계값이 중앙부의 스캔이나 모든 중요한 선량분포를 포함하는 위치로부터 충분히 멀리 떨어져 있다고 생각되기 때문이다.

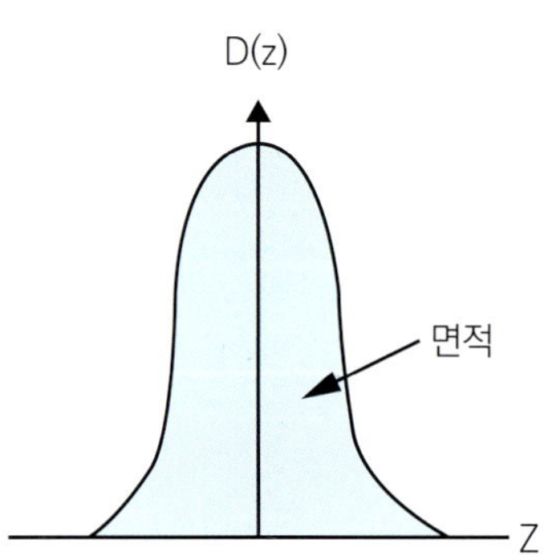

| 그림 12-19 | 전형적인 선량분포곡선

가장 간편한 CTDI 계산방법은 다음과 같다.

$$\text{CTDI(rad)} = \frac{\text{CF} \times \text{모니터 측정값(R)} \times \text{chamber length(cm)}}{nT}$$

Chamber가 스캔축에 수직으로 스캔되어 얻어지는 모니터 측정값에 chamber의 길이(10 cm)와 chamber correction factor(CF, 0.78 cGy/R)를 곱하고 슬라이스 수(n)과 슬라이스 두께(T)로 나눈다.

다음은 국내 S측정기관에서 GE사의 conventional CT와 single detector helical CT장치를 대상으로 하여 사용하고 있는 CTDI의 계산식이다.

$$\text{CTDI(cGy)} = \frac{\text{CF} \times \text{모니터 측정값(R)} \times \text{chamber 길이(cm)} \times (A_{14S}/A_{10})}{\text{슬라이스 두께(cm)}}$$

여기서 0.78(cGy/R = rad/R)은 아크릴에서 조사선량을 흡수선량으로 변환시키는 선량변환계수이다. mR으로 표시되는 모니터 측정값은 R으로 환산되어야 하며, 상용 chamber 길이는 10 cm 이다. 그리고 A_{14S} 는 슬라이스 두께의 14배 폭의 면적값에 해당되는 dose profile 이며, A10은 100 mm 폭의 면적값에 해당되는 dose profile 이다. 이 값은 장치 모델의 기하학적인 요소(예를 들면, 초점에서 isocenter의 거리 등)에 따라 약간의 차이를 갖는데 0.8에서 1.1의 범위에 속하며, 제조사(GE)에서 제공된 값을 사용하고 있다(표 12-2 참조).

참고로 앞 장에서 언급하였듯이 GE사 single detector 나선형 CT 장치의 head 스캔의 CTDI 측정을 위한 표준 조건은 25 cm의 소조사야(small scan field of view)와 120 kVp, 340 mAs, 10 mm의 슬라이스 두께이며, body 스캔의 표준 조건은 48 cm의 대조사야와 120 kVp, 340 mAs, 10 mm의 슬라이스 두께이다.

스캔 후 표 12-2에 제시된 A_{14S}/A_{10}의 값(head 및 body의 중앙부:1.08, (head 및 body의 주변부:1.06)과 앞에서 언급된 식을 이용하여 계산한다.

이를 통해 표준조건 하에서 최종적으로 제시하는 head 스캔시 중앙부의 CTDI 값은 38 mGy, 주변부는 40 mGy 이며 body 스캔시 중앙부의 CTDI 값은 11 mGy, 주변부는 20 mGy 이다.

| 표 12-2 | Conventional CT 및 SDCT를 대상으로 제공되는 기종별 A_{14S}/A_{10}의 값

기 종	HiSpeed Adv. HiLight Adv. CT 9800 Quick		Sytec 2000i Sytec 3000i Sytec 4000i		ProSpeed		Sytec Sri	
	head	body	head	body	head	body	head	body
중앙부	1.08	1.08	0.8658	0.9204	0.8376	0.9126	0.858	0.9438
주변부	1.06	1.06	0.8268	0.8346	0.8268	0.8268	0.8268	0.8268
기 종	Sytec 1800i		Sytec 2000		Sytec 3000		MAX	
	head	body	head	body	head	body	head	body
중앙부	0.858	0.897	0.858	0.9048	0.858	0.9126	0.858	0.912
주변부	0.819	0.819	0.819	0.819	0.819	0.819	0.8424	0.8346

그러나 MDCT에서의 CTDI 측정 및 계산방법은 다소 차이가 있다. 즉, tube의 1 회전에 여러 개의 영상을 획득하는 시스템이므로 A_{14S}/A_{10}의 개념이 없어졌다. GE사의 4 슬라이스 MDCT인 LightSpeed QXi 모델의 CTDI 측정법의 예를 들면 다음과 같다.

Head 스캔시의 CTDI 측정을 위한 표준 조건은 25cm의 SFOV와 120kVp, 260mA, 1초 스캔을 적용하고 axial 모드(또는 cine scan 모드)에서 5mm의 4 슬라이스 획득 모드를 적용하고 있으며, body 스캔 시에는 50cm의 SFOV와 120kVp, 260mA, 1초 스캔 을 적용하고 axial scan 모드(또는 cine scan 모드)에서 5mm의 4 슬라이스 획득 모드를 적용하도록 한다.

GE사의 LightSpeed QXi 모델에서 표준조건 하에서 제시된 CTDI 값은 head의 중앙부의 경우 36.51mGy, 주변부는 39.84mGy 이다. 그리고 body의 중앙부에서는 10.42mGy, 주변부는 24.50mGy 이다. 그리고 CTDI100 값은 head의 중앙부의 경우 46.75mGy, 주변부는 47.72mGy 이다. 그리고 body의 중앙부에서는 14.34mGy, 주변부는 29.34mGy 이다.

GE사에서 권장하는 모든 자사 장치의 CTDI 허용치는 미연방규정 제21 CRF 1020.33(C)과 동일하게 제시된 값±20% 이내이며, GE사 한국지사가 사전 또는 사후 검사시 국내 식약청에 제시하는 허용치는 제시된 값±33% 이내이다. 참고로 제시된 표준 조건에서 벗어난 상태에서 측정을 시행한 경우 이의 교정은 다음의 방법에 의해 가능하다. 먼저 convention CT 또는 SDCT에서 슬라이스 두께와 간격이 다르게 스캔된 경우의 CTDI 계산은 다음의 식을 적용하면 된다.

$$CTDI = D_1 \times \frac{T}{I}$$

여기서 D_1은 슬라이스 두께와 간격이 동일한 경우에서 측정된 CTDI 값이며 T는 슬라이스 두께, I는 슬라이스 간격이다.

(예) 10mm 슬라이스 두께를 사용한 골반부의 contiguous scan 에서 CTDI가 30mGy 이었다. 만일 10mm의 슬라이스 두께와 7mm의 간격으로 스캔된 경우의 CTDI는?

$30 \times (10/7) = 43$mGy가 된다.

이와는 달리 GE사의 4 슬라이스 MDCT인 LightSpeed QXi 모델의 경우 kVp, scan mode(HS mode, HQ mode), aperture 변화(슬라이스 두께 변화) 등에 따라 CTDI 교정 factor를 head와 body, 그리고 중앙부와 주변부에 따라 별도로 제시하고 있다.

120kVp가 아니고 100kVp를 사용하여 측정하였을 경우의 예를 들면, head의 중앙부는 CTDI 변환 factor인 0.63을, head의 주변부에서는 0.65를 곱하고, body의 중앙부는 0.57을, body의 주변부는 0.61을 곱해주면 된다. 반면에 140kVp를 사용하여 측정하였을 경우 head의 중앙부는 변환 factor 1.37을, head의 주변부는 1.36을 곱하고, body의 중앙부는 1.44를, body의 주변부는 1.36을 곱해주면 된다.

그리고 axial scan 모드를 사용하지 않고 나선형의 HQ 모드를 사용하였을 경우 변환 factor 1.33을 곱하면 되고 나선형의 HS 모드를 사용한 경우에는 0.67을 곱한다.

또한 5mm×4i의 사용하지 않고 aperture를 변화시켜 10mm×1i를 사용한 경우는 다음과 같다. 24kW 이상의 노출조건으로 인해 large focal spot으로 10mm×1i를 사용한 경우에는 head 중앙부에는 CTDI 변환 factor 0.85를, head 주변부에는 0.93을 곱해주고, body 중앙부에는 0.76을, body 주변부에는 0.91을 곱해준다. 반면에 small focal spot으로 10mm×1i를 사용한 경우에는 head 중앙부에는 CTDI 변환 factor 0.80을, head 주변부에는 0.87을 곱해주고, body 중앙부에는 0.71을, body 주변부에는 0.85를 곱해준다.

(예) LightSpeed QXi 모델에서 140kVp와 150mA를 사용하고 tube 1 회전당 0.8초 스캔 기법과 초당 7.5mm의 테이블 이동속도로 HQ 모드의 나선형의 body 스캔을 시행한 경우 주변부의 CTDI를 계산해 보기로 하자. 단, 표준조건(50cm의 SFOV와 120kVp, 260mA, 1초 스캔을 적용하고 axial scan 모드에서 5mm 두께의 4 슬라이스 획득 모드를 적용)에서의 CTDI값은 24.5mGy 이다.

140kVp와 HQ 모드를 사용하였으므로 각각 1.36과 1.33을 곱한다. 그리고 24kW 미만의 출력이므로 small focal spot에서 초당 7.5mm의 테이블 이동속도에 해당되는 CTDI 변환 factor가 0.85.이므로 이를 곱한다. 그리고 120mAs가 사용되었으므로 120/260을 곱한다.
그러므로 24.50mGy×1.36×1.33×0.85×(120/260) = 17.39mGy 가 된다.

(4) Ionization chamber dosimetry의 특성

Ionization chamber dosimetry는 사용과 판독이 쉽고 측정의 정확도와 durability가 우수하다. 그러나 여러 위치에서의 동시 측정이 어렵고 chamber의 고유체적(3mL)으로 인해 가는 단면두께의 측정시 정확도의 저하가 생길 수 있다. 그리고 측정값 계산시 교정이 까다롭다.

2) TLD(thermoluminescent dosimetry)법

실제 CT검사시 조직이나 장기가 받는 선량 측정이나 dose profile 측정에 주로 사용한다.

(1) TLD 소자의 종류 및 형태

가장 많이 사용되는 TLD 소자로는 92.5%의 7Li와 7.5%의 6Li로 구성되어 8.2의 원자번호를 갖는 LiF 이다. LiF는 활성제(activator)가 필요 없고 고유의 불순물이나 결함에 의해서 덫(trap)이 형성된다. 그리고 실온에서 퇴행이 거의 무시될 수 있으며 평균 원자번호가 낮고 공기 또는 인체조직과 그다지 많은 차이가 나지 않기 때문에 많이 사용되고 있다.

그 외의 TLD 물질로는 Mg_2SiO_4:Tb, $CaSO_4$: Mn, CaF_2 등이 있다. 여기서 $CaSO_4$:Mn의 Mn은 소량의 불순물인 활성제이다. TLD 물질을 선택하고자 할 때에는 덫의 깊이와 그 물질의 원자번호를 고려해야 한다.

임상에서 주로 사용되는 TLD의 모양은 solid chip 이다. 이는 사각형으로 압축되어 있으며 일반 임상에서 가장 많이 사용되고 있고 3.2mm×3.2mm×0.9mm의 크기를 갖고 있다. 그 외 가는 원통형으로 되어 있는 rod, 정육면체의 micro-cube, 디스크, 리본, 그리고 가루형태로 캡슐에 쌓여 있는 파우더 형태가 있다.

(2) TLD 시스템의 구성

Sample changer, TLD 소자 운반디스크, 질소(nitrogen) 공급장치, 가열시스템(오븐), 광증배관 어셈블리가 필요하다. 그 밖에, 데이터 획득시스템 그리고 전용판독기(TLD reader) 및 소프트웨어가 있어 측정기록을 저장하고 측정된 빛을 X선량으로 변환하는 역할을 한다.

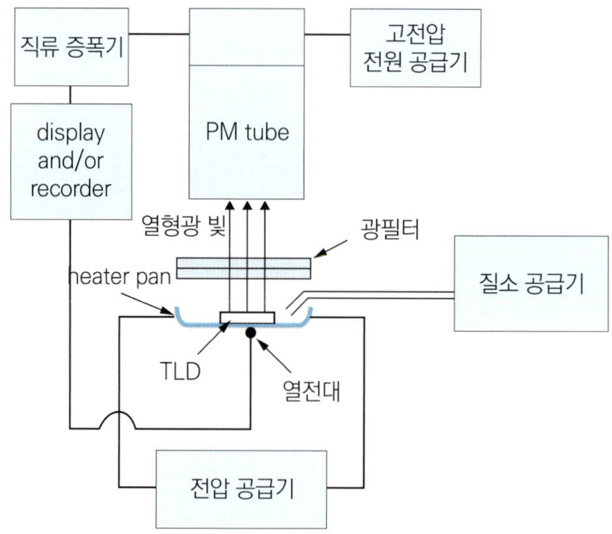

I 그림 12-20 I TLD reader의 구조

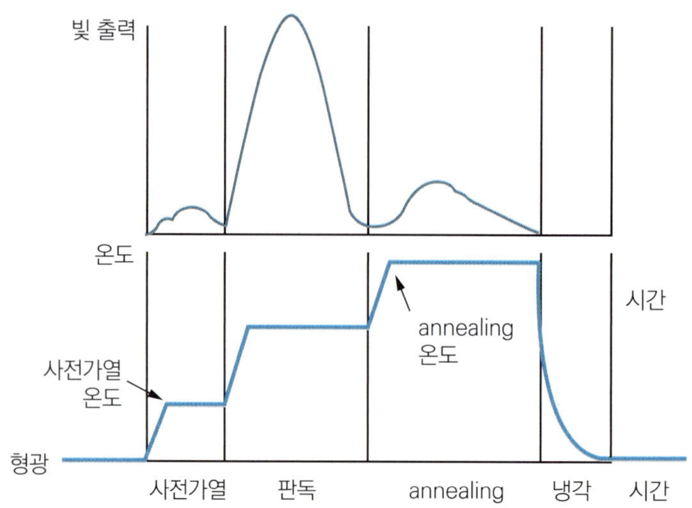

I 그림 12-21 I TLD 판독기에서 전형적으로 프로그램화된 판독 사이클(글로우 곡선)

가열 오븐은 TLD 소자를 사용하기 전에 높은 온도로 가열하여 소자의 전자나 양공의 생성상태를 영점화(이는 에너지 상태를 영점화시킴)시킨다. 이를 annealing 이라 하며 선량측정을 위한 X선 노출이 일어나기 전에 시행된다. 그 후 X선에 노출된 소자를 판독 전에 사전가열(preheating) 시키게 되는데 이러한 과정은 깊이 trapping 되지 않아 불안정하게 결합되어 있는 전자가 측정치에 영향을 미치지 않도록 하기 위해 소거시키는 것이며 이때 얻어진 빛은 선량에 포함되지 않는다. 다시 말하면, 사전가열은 실제 측정을 행하는 판독 구간까지 온도를 올리는 과정이며, 측정 시스템에 따라 차이가 있지만 사전가열은 0°에서 200° 정도까지 약 100초 정도 시행된다. 이러한 annealing과 사전가열 과정은 판독기(reader)에서 실행하지 않고 가열 오븐에서 이루어지는 것이다.

TLD reader는 그림 12-20에 나타낸 바와 같이 TLD 소자를 가열하여 발생되는 빛을 검출하는 장치를 말한다. TLD 소자를 가열하면 TLD 소자로부터 빛이 방출되고 위쪽에 있는 광증배관에서 이 빛을 검출한다. TLD의 가열방식은 직접 또는 간접방식으로 구분되며 이러한 가열과정은 다소 복잡하지만 일반적으로 사용되는 가열 프로그램과 데이터 획득관계는 뒤에 나타낸 그림 12-21과 같다.

판독과정은 판독기 내에서 이루어지는데 약 350° 정도까지 온도를 올리며 PMT에서의 빛 감지는 약 20초 동안 이루어지며 판독구간에서 발생한 빛 광자는 측정선량으로 환산된다. 그 이후 더 높은 온도인 annealing 과정을 거친다.

Annealing은 깊이 trapping된 나머지 에너지를 소거하는 과정으로 약 400° 이상의 온도까지 수 시간 동안 가열되며 이때 발생되는 빛 역시 선량의 측정량으로는 합해지지 않는다. 이 후 냉각시간을 거쳐 판독과정은 종료된다.

질소가스는 판독과정에서 고열로 가열된 소자가 산소와 반응하여 산화되는 것을 막기 위해 사용된다. 이러한 산화현상은 열형광 소자의 수명을 단축시킨다. 그림 12-22는 상용화되고 있는 Harshaw사의 TLD 5500 시스템이다.

(3) TLD의 원리

LiF나 Mg_2SiO_4:Tb 형광체에 X선 조사한 후 가열기를 이용하여 열을 가하면(예 : 300℃) 형광체가 준안정상태인 여기상태로 변환되는 과정에서 형광을 방출하고 이를 광증배관이 수집하여 전기적 신호로 변환시키는 원리를 이용한다.

광흡수율은 앞의 그림 12-21과 같이 글로우 곡선으로 나타낼 수 있으며 온도의 함수로서 기록되어진다. 조사된 X선에 관련된 기본신호는 방출된 광자의 전체수, 즉 글로우 곡선의 아래쪽에 해당된다. 열형광 소자의 온도를 높은 수준으로 올리면 덫은 감소되고 소자에 조사되었던 기록은 소거되므로 열형광 소자를 여러번 반복하여 사용 가능하다.

(4) 측정 및 판독방법

열형광 소자는 시각적인 구별이 불가능하므로 보관 디스크의 위치에 따라 고유번호를 부여하여 취급과 분석과정의 혼란을 방지해야 한다. 그리고 측정의 정확도를 높이기 위해 사용 전에 TLD 소자별 보정(element correction)과 알려진 방사선에 의한 교정(calibration)이 필요하다.

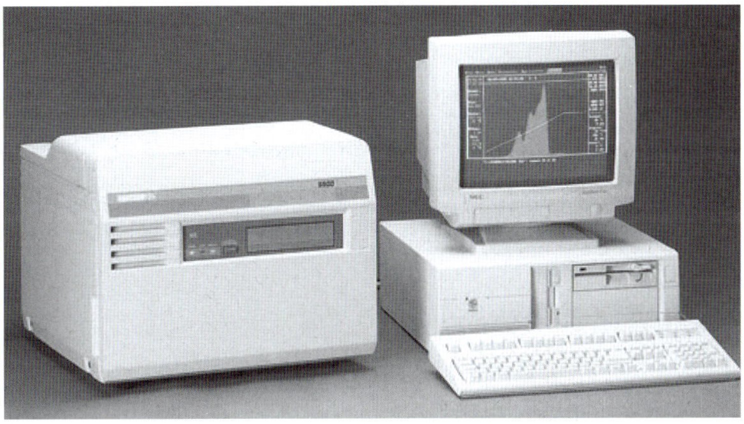

Ⅰ그림 12-22Ⅰ 상용화되고 있는 TLD 시스템의 예

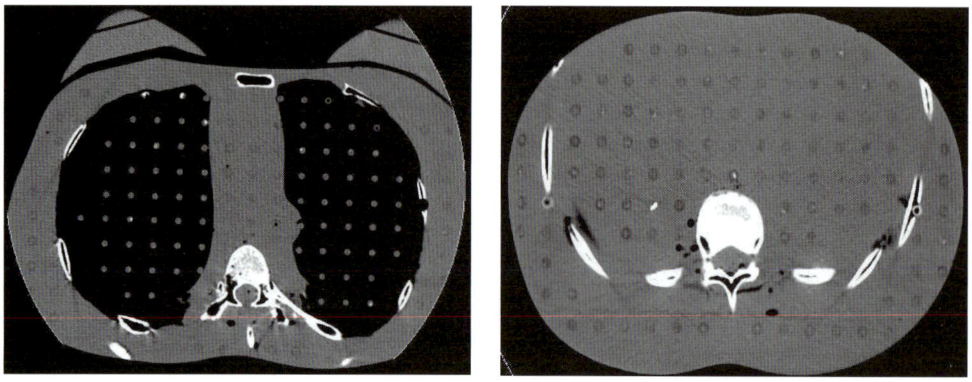

❙그림 12-23❙ 인체모형 팬텀에 TLD를 삽입한 후 스캔한 영상

TLD 소자별 보정시 판독 지시값이 실제 지시해야 할 값을 나타내도록 보정해 주는 인자를 소자 보정계수(element correction coefficient) 라고 한다. 그리고 일반적인 calibration은 선원의 양을 정확히 알 수 있는 동위원소에 노출시켜 행해지나 CT의 경우 CT전용 전리조식 선량계를 사용하여 시행하기도 한다. 그리고 판독기는 측정 전 약 30분간의 예열시간이 권고된다.

평가 및 분석의 정확성을 기하기 위해 시스템에 따라 다소의 차이는 있지만 CT스캔 전에 오븐에서 섭씨 200°~800° 정도의 온도로 수시간의 가열을 통해 열형광 소자를 영점화(zeroing) 하는 과정이 필요하며, 스캔 후 섭씨 200° 이상에서 2시간 정도의 pre-heating을 시행해야 한다. 그리고 난후 전용 판독 소프트웨어를 사용하여 직접 판독한 후 더 높은 온도(섭씨 400° 이상)로 annealing 과정을 거친다. 최종적인 선량은 TLD 값에서 TLD background를 뺀 후 calibration factor를 곱하여 구하는 방법이 권장된다. 그림 12-23은 인체모형 팬텀에 TLD를 삽입한 후 스캔한 영상들이다.

(5) 측정범위

일반적으로 1 μGy~20 Gy(1 keV~1.2 MeV)의 폭 넓은 선량의 측정에 사용된다. 특히 LiF의 최소감도는 약 100 μGy 이고 신호는 약 10 Gy에 이르기까지 선형성을 갖는다.

CT 전용 ion chamber에 비해서는 정확도가 다소 저하되지만, 여러 논문에서 TLD 소자 자체의 오차가 최소 3% 정도가 된다고 하며 숙달된 과정을 거치면 2% 정도까지 측정오차를 줄일 수 있어 CT검사시의 피폭선량 측정에 많이 사용되고 있다.

(6) 특징

① TLD를 여러 가지 형태로 만들 수 있어 사용에 유리하다. 그리고 크기가 작아 작은 크기의 인체기관이나 조직의 선량측정에 적절하다.
② 측정가능 선량은 10 mR 이상이다. 그러므로 저선량을 포함하여 측정범위가 비교적 넓고, 비교적 에너지 의존성이 작다.
③ 에너지 및 선량률에 대한 의존성이 적고 퇴행현상이 적어 비교적 안정적인 측정방법이다.
④ 장기간(수 개월)의 집적선량 측정이 가능하고, 반복사용이 가능하다.
⑤ 시스템의 구입 가격이 비싸고 관리에 필요한 전문화 인력이 요구된다.
⑥ Calibration 및 사전 열처리(annealing) 등 프로세싱에 많은 시간이 소요된다.

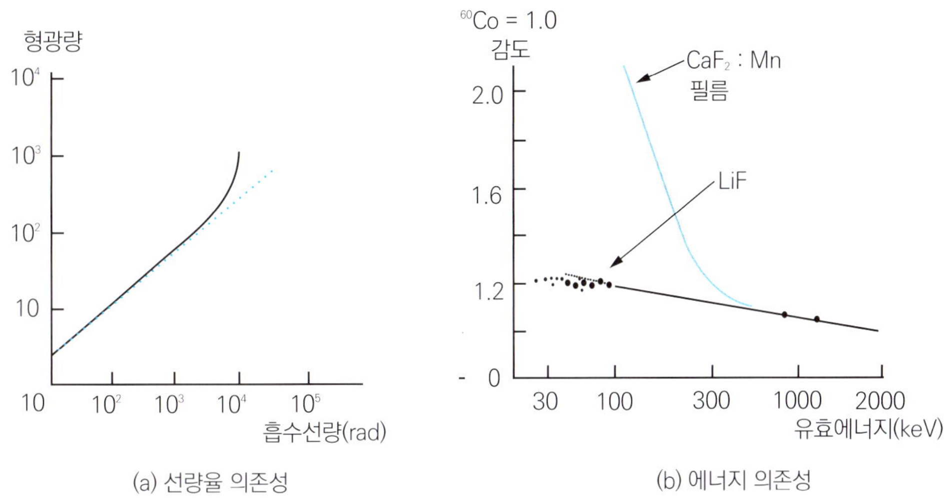

|그림 12-24| 파우더 형태의 TLD-100 열형광소자의 특성

3) Film dosimetry

잘라진 필름을 사용하며 여러 종류의 단면두께에서의 동시적인 선량의 질적 평가에 유용하며, 특히 얇은 단면두께의 선량평가에 유리하다. 그러나 sensitometric response의 변화가 심해 최근에는 거의 사용하지 않는 방법이다.

8. CT검사의 방사선 피폭선량

1) 서론

Single detector 및 multi-detector 나선형 CT의 개발은 고식적 CT에 비해 주사시간의 단축과 호흡이나 움직임에 의한 인공음영(artifact)을 감소시켜 영상의 질을 향상시키고, 연속적인 데이터를 획득함으로써 고식적 CT에서는 간과될 수 있는 촬영단면의 경계부위에 존재하는 작은 병소의 발견을 더욱 가능하게 하였다.

그러나 해상능을 향상시키기 위해 얇은 슬라이스 두께를 사용하고 인체의 단면영상을 다방면 또는 3차원의 입체영상으로 재구성하기 위해서 촬영단면 수가 증가되었으며, 조영제 주입 후 동맥 및 정맥상 그리고 지연상을 획득하기 위해 동일 부위를 2~3회 노출시키는 경우가 많아졌다. 이로 인해 환자가 받는 방사선 노출은 더욱 증가되고 있는 경향이다.

그러나 반대적인 측면도 고려될 수 있다. 즉, 연속 스캔으로 인해 CT tube의 냉각률의 저하와 mAs의 저하는 환자의 피폭선량을 감소시키며, 스캔 시간의 단축으로 조영제 사용 시 초기 혈관계의 강조가 가능하여 낮은 노출량에서도 영상 대조도가 증가되므로 결과적으로 환자의 피폭선량 감소가 가능하다.

또한 체적 데이터의 획득과 영상 재구성 기법의 발전으로 중복 스캔이 없어지고 움직임이나 호흡조절 실패에 기인된 재검사가 줄어들어 환자의 피폭선량이 감소되는 효과를 얻는다.

국내에서도 CT장치의 보급과 이용이 증가되고 있고 CT검사가 방사선 영상검사에서 중요한 위치를 차지하고 있는 상황에서 CT로 인한 방사선 피폭은 반드시 고려되어야 한다.

Modan의 연구에 의하면 인체장해를 일으킬 수 있는 저선량 방사선의 한계는 1회 노출시 약 100mSv이며, 한준구 등의 연구에 의하면 일반적인 흉부 단순방사선 촬영(chest PA)과 복부 단순 방사선촬영(abdomen AP)의 경우 입사되는 표면부는 약 0.3~1mGy와 1~6mGy 정도의 피폭선량을 받는다고 한다. 그리고 골반부의 측면촬영시 표면선량은 약 14mGy 정도 되며, 위투시 X선 검사(UGI)에서는 10~15mGy 정도의 피폭을 받으며, 일반적인 관상동맥 성형술(PTCA) 시행시 피부가 받는 총선량은 30~100mGy가 되는 것으로 알려져 있다.

진단목적에서 실시되는 뇌 CT검사가 뇌종양을 유발시키는 원인이 될 수 있다는 경고도 있지만, CT검사에 의한 저선량의 의료상 피폭은 현 단계에서 환자에게 큰 영향을 미치지 않는다고 한다.

그러나 단순 방사선검사에 비해 CT검사는 상대적으로 많은 양의 방사선 피폭이 발생된다. 예를 들어 복부 CT검사로 인해 받는 선량은 4년간 받는 자연방사선량에 해당되며 흉부 일반 X선촬영에 비해 400배 이상의 선량을 받는다고 한다(영국, 왕립대학 방사선교실). 또한 CT검사는 인체 횡단면의 정보 획득이라는 특성으로 인해 CT검사에서 인체의 각 부분에 위치하는 장기나 조직이 받는 선량측정이 중요한 의미를 갖는다.

이런 연유에서 1984년 미국 식품위생국에서는 별도의 CT피폭선량 지표(CTDI)를 사용하여 장비 제조회사에서 흡수선량의 정보를 사용자에게 제공할 의무를 신설하였으며, 이에 따라 모든 CT장치에는 단순한 형태의 균일 재질인 원통형의 두부 팬텀과 전신용 팬텀의 중앙부와 표면부에서 측정된 표준선량이 제공되고 있다.

그러나 이 선량은 인체와는 실효 원자번호와 밀도에서 차이가 있는 아크릴 팬텀에서 특정한 노출조건과 일률적인 위치에서 측정하여 제시된 값이므로 장치의 사후검사나 성능관리를 위한 기준으로는 활용이 가능하나, 인체 장기나 조직의 직접적인 피폭선량의 평가에는 제한성을 갖는다.

2) 동일 단면 내(scan plane)의 각 부위별 선량분포

CT검사에 있어 피폭선량이란 검사시 X선이 조사된 인체조직의 국소영역 내 아주 작은 용적에서 단위질량 당 흡수된 에너지를 말한다. 이 선량은 주 선속 뿐만 아니라 인체구조의 투과 시 발생되는 산란선, X선관 용기로부터 누설되는 2차 방사선에 의해 조직 내 단층촬영되는 단면과 직각 방향 뿐만 아니라 동일 단면 내의 위치에 따라 차이가 생긴다.

그림 12-25의 (a)는 중앙부와 주변부의 선량분포를 개념적으로 나타낸 것이며, (b)와 (c)는 실제 인체의 두부 및 복부CT검사시 동일 단면내의 각 부위별 피폭선량의 분포를 나타낸다. (b)의 두부 스캔에서는 중앙부의 선량이 주변부와 많은 차이를 보이지 않으나, (c)의 복부와 같이 scan FOV나 환자의 두께가 증가하면 중앙부의 선량은 주변부에 비해 30% 이상 감소됨을 알 수 있다. 일반적으로 경선(hard beam) 보다는 연선(soft beam)을 사용할 경우, shape filter 보다는 flat filter를 채택한 경우 body phantom(큰 SFOV)이 head phantom(작은 SFOV)에 비해 중앙부와 주변부 사이의 선량 차이가 많이 난다.

3) 각 CT검사시 부위별 선량

26개국에 분포되어 있는 250대의 CT장치를 대상으로 1980년대 후반에 시행된 McCrohan의 연구

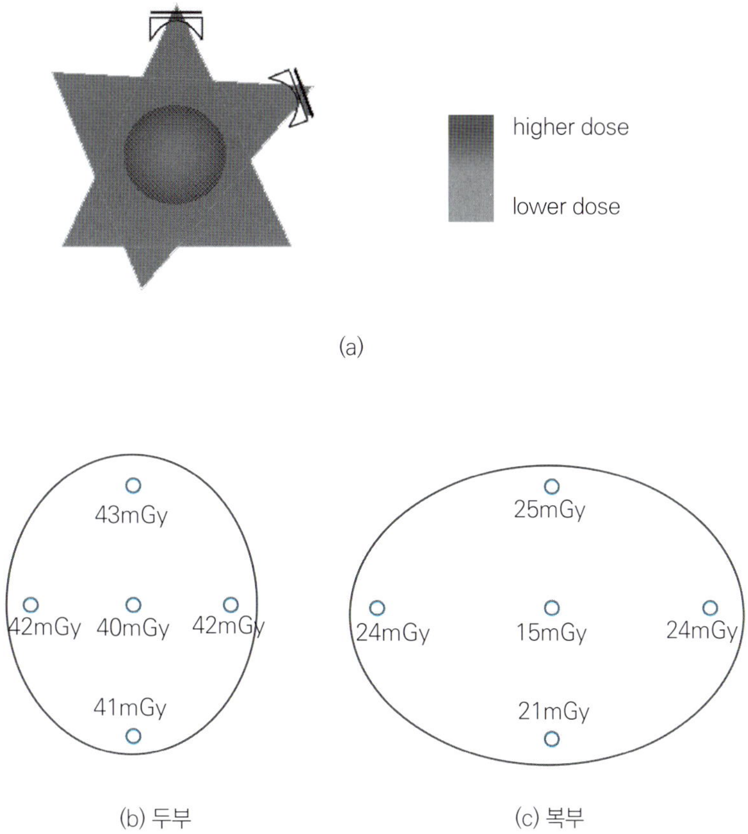

| 그림 12-25 | CT검사시 동일 단면 내의 각 부위별 피폭선량의 분포별 선량 차이

에 의하면, 고식적 두부 CT시의 흡수선량(MSAD) 측정에서는 뇌의 중앙부가 받는 선량은 22~68mGy 였다. 또한 1989년 Panger 등에 의해 시행된 측정에 의하면, 흉부 CT에서 폐와 유방의 선량은 19~26mGy와 24~27mGy 였다. 그리고 상복부 CT에서 간은 20~27mGy, 골반부 CT에서 자궁은 16~22mGy 였다. 그리고 1992년 발간된 AAPM의 교육자료에 의하면 일반적인 multiple scan 시 검사부위가 받는 평균 흡수선량은 두부CT 시 40~60mGy, 폐나 복부의 CT검사 시 10~40mGy의 범위에 속한다고 하였다.

1990년대 후반 국내에서 주로 사용되는 CT검사조건과 스캔 기법을 적용하고 정교한 인체모형팬텀과 최신의 열형광 선량계를 사용하여 흡수선량을 측정한 연구에서의 주선속 부위에 속하는 조직이 받는 선량은 다음과 같았다.

120kVp와 300mAs의 노출조건을 사용한 두부 CT(brain non-contrast CT)에서 안구나 뇌가 받는 피폭선량은 35~45mGy, 120kVp와 200mAs의 노출조건을 사용한 흉부 일반CT(chest routine CT)에서의 폐가 받는 피폭선량은 약 23mGy, 유방은 약 17mGy였다. 그리고 고해상능 폐CT에서의 폐가 받는 선량은 약 3mGy 였다.

또한 120kVp와 200mAs의 노출조건을 사용한 복부 일반CT에서 간과 신장이 받는 선량은 20~26mGy와 22~24mGy 였으며 골반 일반 CT에서의 자궁과 난소의 선량은 약 20mGy와 16mGy 였다.

주선속 부위의 경우 두부 CT의 선량은 흉부나 복부의 선량보다 약 1.5~2.5배 많았는데 이는 두부 CT 검사시 골 구조로 둘러싸인 뇌의 해부학적 특징에 기인하여 흉복부에 비해 상대적으로 많은 노출을 사용하였으며 두개저 부위에서 선속경화에 의한 인공음영의 발생을 줄이기 위해 얇은 단면두께를 사용하였기 때문으로 추정된다.

그리고 CT검사에서 주선속 부위에 속하지 않는 조직이 산란선에 의해 받는 선량은 0.1mGy 에서 3.1mGy의 범위에 속하였으며, scout 촬영에 의해서는 1mGy 이하의 선량을 받는 것으로 나타났다.

사용된 장치와 방법 그리고 측정 부위에서 다소의 차이는 있지만, 고식적 CT와 single detector 나선형 CT를 대상으로 국내에서 주로 사용되는 조건에서 측정된 연구의 피폭선량은 외국에서 선행된 연구들에 비해 두부 CT의 선량은 증가된 추세를 보였으나 다른 모든 부위에서는 대체로 비슷한 수치와 양상을 보였다. 그러나 몇 가지 기술적 요인에서 변화가 관찰되었다.

즉, 검출장치의 효율향상으로 인해 두부CT에서는 약 10%, 그 외 부위의 CT들에서 노출조건이 20~40% 감소되었으나, 해상능을 향상시키기 위해 상대적으로 얇은 단면두께를 사용하고 있으며, 폭넓은 영상정보를 얻기 위해 스캔범위를 넓게 하여 각 검사의 총 단면수가 증가되었기 때문에 전반적으로 피폭선량은 크게 차이가 나지 않은 것으로 추정된다. 또한 나선형 CT검사시의 환자 피폭선량은 동일한 촬영 범위와 기하학적 요인을 적용한 연속 스캔에서는 고식적 CT의 선량과 차이가 없었다.

4) 기술적 요소의 변화에 따른 선량 변화

(1) 관전압 변화

인체모형팬텀을 사용한 복부일반 CT검사에서 48cm의 스캔 조사야(SFOV)를 사용하고 200mAs와 7mm의 단면두께와 간격으로 고정한 상태에서 kVp를 100, 120, 140으로 변화시키며 고식적 스캔 방법으로 32개 슬라이스의 contiguous scan을 시행하였을 경우, 주선속 부위인 복부조직이 받는 피폭선량을 열형광소자로 측정한 결과 관전압이 100kVp인 경우 16.9±0.7mSv 였다. 그리고 120kVp인 경우 28.0±1.0mSv, 그리고 140kVp인 경우에는 38.9±1.2mSv 였다(표 12-3).

(2) 관전류 변화

48cm의 스캔 조사야를 사용하고 120kVp와 7mm의 단면두께와 간격으로 고정한 상태에서 mA를 100, 150, 200, 250으로 변화시키며 고식적인 contiguous scan을 시행하였을 때 복부조직이 받는 피폭선량은 각각 14.2±0.5mSv, 21.1±0.9mSv, 28.0±1.0mSv, 34.8±1.5mSv로 거의 일정한 비율로 증가하였다(표 12-4).

| 표 12-3 | 복부CT에서 관전압 변화에 따른 복부의 피폭선량

(unit: mSv)

kVp	우복부	중앙부	좌복부	평균
100	16.1	17.9	16.6	16.9±0.7
120	26.9	29.3	27.8	28.0±1.0
140	37.7	40.5	38.4	38.9±1.2

| 표 12-4 | 복부CT에서 관전압 변화에 따른 복부의 피폭선량

(unit: mSv)

mAs	우복부	중앙부	좌복부	평균
100	13.9	14.9	13.9	14.2±0.5
150	20.5	22.3	20.5	21.1±0.9
200	26.9	29.3	27.8	28.0±1.0
250	34.5	36.7	33.1	34.8±1.5

| 표 12-5 | 복부CT에서 슬라이스 두께 변화에 따른 복부의 피폭선량

(unit: mSv)

슬라이스 두께(mm)	우복부	중앙부	좌복부	평균
3	26.9	29.1	28.2	28.1±0.9
5	27.3	29.6	27.9	28.2±1.2
7	27.9	29.3	27.8	28.4±1.0
10	28.1	29.6	29.1	28.9±0.7

| 표 12-6 | 복부CT에서 스캔 조사야 변화에 따른 주선속 부위의 피폭선량

(unit: mSv)

Scan FOV	우복부	중앙부	좌복부	평균
Large(48cm)	26.9	29.3	27.8	28.0±1.0
Small(25cm)	28.3	29.8	28.6	28.9±0.6

(3) 슬라이스 두께의 변화

48cm의 스캔 조사야를 사용하고 120kVp와 200mAs로 고정한 상태에서 슬라이스 두께를 3mm, 5mm, 7mm, 10mm로 변화시키며 고식적인 contiguous scan을 시행하였다. 이 때 두께 변화에 따라 얻어진 슬라이스 수는 각각 66개, 44개, 32개, 그리고 22개였다.

측정 결과 복부 일반CT에서 주선속 부위인 복부조직이 받는 선량은 각각 28.1±0.9mSv, 28.2±1.0mSv, 28.4±1.0mSv, 28.9±0.7mSv 였다. 즉, 3~10mm의 슬라이스 두께에서 측정된 선량은 얇은 슬라이스 두께를 사용하면 선량이 많아진다는 일반적인 이론과는 달리 약간의 증가는 있었지만 통계적으로 큰 차이가 없었다(표 12-5).

(4) 스캔 조사야의 변화

120kVp와 200mA, 그리고 7mm의 단면두께와 간격으로 고정한 상태에서 스캔 조사야를 25cm와 48cm로 변화시키며 고식적인 contiguous scan을 시행하였다. 이 경우 복부 조직이 받는 선량은 각각 28.0±1.0mSv와 29.0±0.6mSv로 통계적으로 유의한 차이가 없었다(표 12-6).

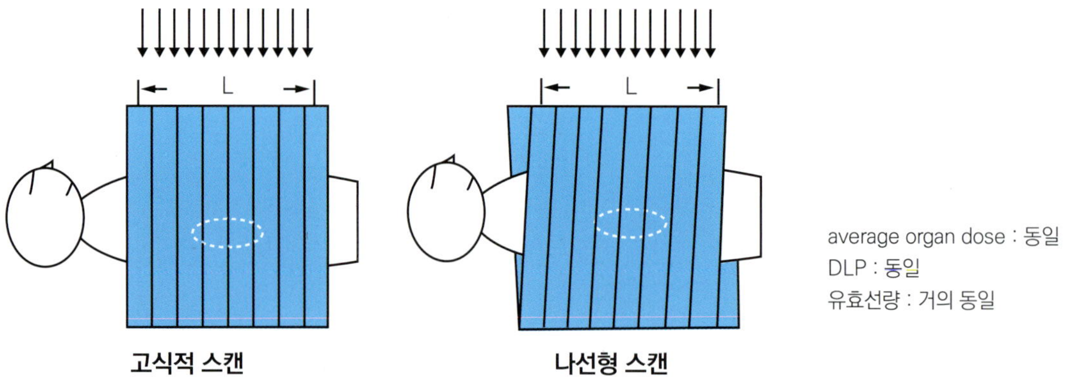

| 그림 12-26 | 고식적 스캔과 single detector 나선형 스캔의 선량비교

| 표 12-7 | 고식적 스캔과 single detector 나선형 장치에서 시행된 복부 CT에서 스캔 조사야 변화에 따른 주선속 부위의 피폭선량

(unit:mSv)

scan type	우복부	중앙부	좌복부	평균
고식적	26.9	29.3	27.8	28.0±1.0
나선형(SDCT)	25.0	29.0	27.9	27.2±1.7

(5) 고식적 스캔과 SDCT에서의 나선형 스캔

그림 12-26과 같이 일정한 스캔범위를 동일한 슬라이스 두께와 간격을 적용하면 (pitch factor = 1.0) 고식적 스캔과 나선형 스캔 사이의 average organ dose, 그리고 DLP는 각각 동일하며, 유효선량은 거의 동일하다.

48cm의 스캔 조사야를 적용하고 120kVp와 200mA로 고정한 상태에서 고식적 스캔은 7mm의 슬라이스 두께와 간격으로 contiguous scan을 시행하였다. 반면 나선형 스캔은 7mm의 슬라이스 두께와 1:1의 pitch를 적용하여 고식적 스캔과 동일한 조건이 되도록 한 상태에서 시행된 측정결과 복부조직이 받는 선량은 각각 28.0±1.0mSv와 27.3±1.7mSv로 통계적으로 유의한 차이가 없었다(표 12-7).

(6) 나선형 스캔에서 pitch 변화에 따른 선량변화

그림 12-27은 SDCT에서 pitch 1.0과 2.0의 적용 시 선량의 변화를 나타낸 것이다. 동일한 슬라이스 두께와 스캔 범위를 적용하고 revolution 당 동일하게 mAs를 적용하면 DLP는 반으로 감소하며, average organ dose와 유효선량은 거의 반 정도로 감소한다.

Single detector helical CT(SDCT)에서 인체모형팬텀과 열형광 선량계를 사용하고 복부 CT검사의 조건(120kVp와 200mAs의 노출조건과 7mm의 단면두께)에서 시행된 나선형 스캔에서 pitch 변화에 따른 간 조직이 받는 선량의 변화는 다음과 같았다.

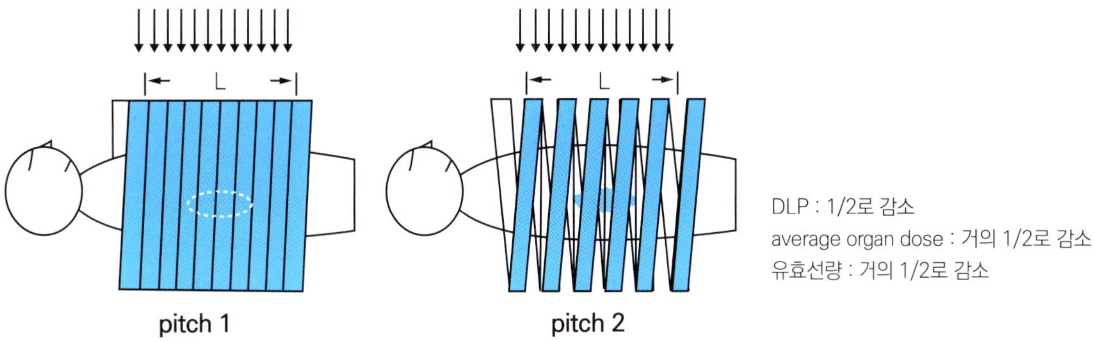

| 그림 12-27 | SDCT에서 pitch 1.0과 2.0의 적용 시 선량의 변화

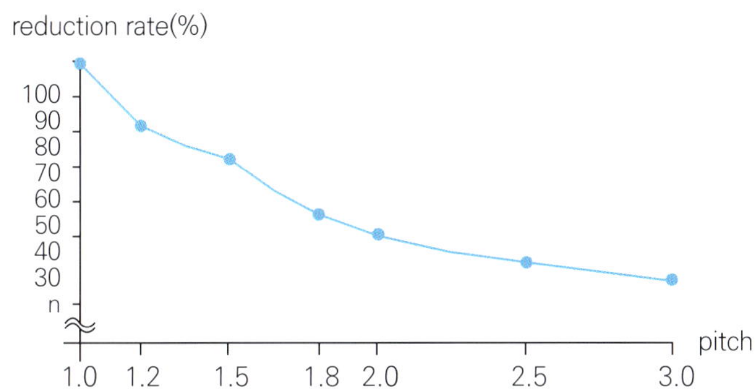

| 그림 12-28 | Single detector 나선형 CT에서 시행된 복부 CT검사 시 pitch 증가에 따른 주선속 부위의 선량 감소율

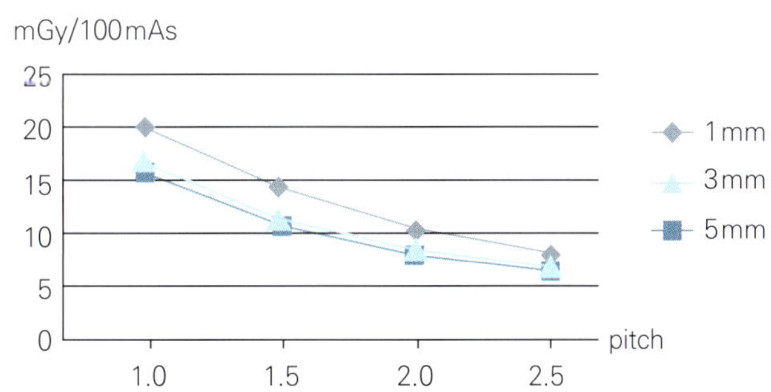

| 그림 12-29 | Single detector 나선형 CT에서의 pitch 변화에 따른 선량변화

1.0의 pitch를 사용한 경우에 환자가 받는 피폭선량(평균 25.7mGy)을 기준으로 하였을 때 1.2 pitch의 적용시 선량은 82.1%로 감소하였으며, 1.5 pitch의 적용시 선량은 72.2%로 감소하였으며, 1.8 pitch의 적용시 선량은 56.8%로 감소하였다. 그리고 2.0 pitch와 2.5 pitch의 적용 시 선량은 각각 49.5%, 42.0%로 감소하였으며, 3.0 pitch의 적용 시 9.6mGy를 나타내어 1.0 pitch 시의 선량의 37.3%로 감소되었다(그림 12-28 참조).

그림 12-29는 Siemens사의 single slice detector 나선형 CT(Somatom Plus 4)에서 120kVp를 사용하여 시스템 축에서의 공기선량(dose in air)을 측정한 것이다. 그림에서 알 수 있듯이 동일한 pitch에서는 두꺼운 슬라이스의 적용에 비해 얇은 슬라이스 두께에서 선량이 약간 증가하였다.

나선형 CT에서 나선형 데이터 획득 시 두 helix 간의 거리를 Z-sampling space 또는 Z-갭이라 한다. 그림 12-28과 12-29에서 알 수 있듯이 single detector 나선형 CT에서 pitch를 증가시키면 Z-갭이 증가되고, 일정 스캔범위에서 스캔 속도가 빨라져 방사선 피폭은 줄어든다.

그러나 MDCT에서는 single detector 나선형 CT와 다소 차이가 있다. Siemens사의 4 슬라이스 MDCT를 대상으로 시행된 Mahesh 등의 연구에 의하면 표 12-8에 나타낸 바와 같이 pitch를 증가시켜도 선량이 유의하게 감소되지 않았다고 한다. 그 이유는 pitch를 증가시키면 SNR을 향상시키기 위해서 장비 자체에서 자동적으로 X선 tube의 관전류를 증가시켜 (mAs가 비례적으로 증가하여) 선량의 감소가 없었기 때문이다.

상용되고 있는 대부분의 MDCT에서는 pitch를 상승시키면 관전류가 증가하고, 반대로 pitch를 감소시키면 관전류를 감소시켜 발생되는 방사선량을 줄이는 소프트웨어적인 관전류(tube current)의 자동적인 변화 기능을 채택하여(예, adaptive axial interpolation method) pitch 변화에도 불구하고 일정한 선량을 유지하고 있다. 따라서 MDCT에서는 기존의 single detector 나선형 CT와 동일하게, pitch를 증가시키면 선량이 감소된다는 개념은 일률적으로 적절하지 않으며, 이상적으로는 pitch의 변화는 선량의 차이를 유발하지 않음을 인식해야 한다.

또한 pitch factor를 적게 사용하여 중복스캔이 이루어지는 경우에도 mAs가 자동적으로 저하되므로 contiguous scan과 중복스캔 사이에도 선량의 큰 변화는 없다.

그림 12-30은 Siemens사의 4 슬라이스 MDCT(Somatom Volume Zoom)에서 120kVp를 사용하여 시스템 축에서의 공기선량(dose in air)을 측정한 것이다. 그림에서 알 수 있듯이 pitch 변화에도 선량은 크게 변하지 않으며, 두꺼운 슬라이스 두께에 비해 얇은 슬라이스 두께에서 선량이 약간 증가하였다.

| 표 12-8 | MDCT 에서의 pitch 변화에 따른 선량(100mAs, 8cm의 스캔 범위)

영상수×슬라이스 두께	slice pitch	beam pitch	선량(mGy)
4개×1mm	2	0.5	10.98±0.07
4개×1mm	4	1	11.10±0.05
4개×1mm	8	2	11.54±0.01
4개×2.5mm	2	0.5	9.92±0.09
4개×2.5mm	4	1	9.94±0.15
4개×2.5mm	8	2	10.12±0.18

Result from the research of Mahesh et al.

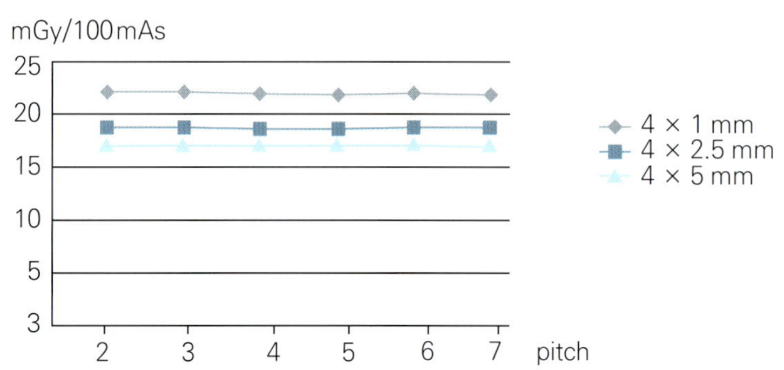

| 그림 12-30 | 4 슬라이스 MDCT에서의 pitch 변화에 따른 선량변화

5) MDCT의 선량

(1) Beam geometry 측면에서 MDCT와 SDCT의 선량비교

그림 12-31은 SDCT와 4 슬라이스 MDCT에서 각 콜리메이션에서의 CTDI를 비교한 것이다. CTDI를 면적/슬라이스 두께의 개념으로 인식할 때 relative CTDI는 1.0에 일치되어야 이상적이라고 할 수 있다.

그림 12-32는 thin slice collimation 적용 시 SDCT와 MDCT의 wasted dose를 비교한 것이다. 그림에 나타나 있듯이 umbra는 선속의 중앙부위에 위치하고 비교적 균일한 강도를 가지며 선형의 신호 반응을 보인다. 반면 penumbra는 선속의 경계부에 위치하며 균일하지 않는 강도를 갖는 wasted dose이다. 일반적으로 총 선량 중 wasted dose가 차지하는 비율은 thick slice thickness 보다 thin slice thickness에서 많다.

(a)의 SDCT에서는 매우 적은 양의 wasted dose가 발생된다. 이에 비해 (b)의 4 슬라이스 획득 시 많은 양의 wasted dose가 발생되어 환자의 피폭을 증가시키는 요인으로 작용되며, (c)의 16 슬라이스 획득 시에는 4 슬라이스 획득에 비해 비율적으로 훨씬 적은 양의 wasted dose가 발생된다.

GE사의 4 슬라이스 MDCT(LightSpeed Qxi Ver. 1.0 모델)와 SDCT(HiSpeed CTi 모델) 사이의 선량을 비교한 McCollough 등의 연구에서는 고식적 스캔 모드를 사용한 두부 및 body CT에서 표면부의 CTDI를 비교한 결과 4개×1.25 mm 획득방식의 MDCT가 5 mm 슬라이스 두께의 SDCT에 비해 1.9배 이상의 선량을 나타내었다.

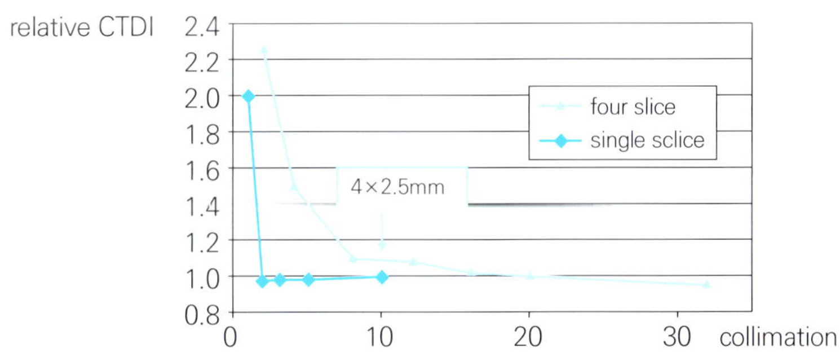

| 그림 12-31 | SDCT와 4 슬라이스 MDCT에서 각 콜리메이션에서의 CTDI 비교

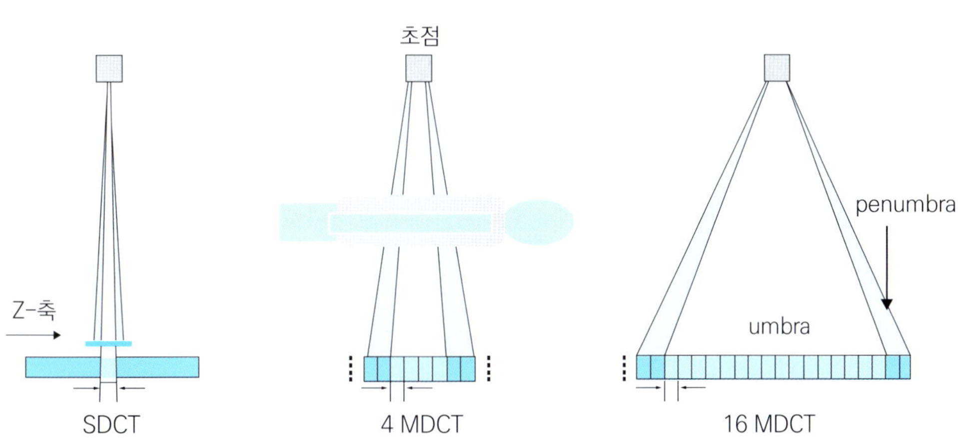

| 그림 12-32 | Thin slice collimation 적용시 SDCT와 MDCT의 wasted dose 비교

그러나 4개×5mm 획득방식(1회의 노출에 20mm의 스캔범위를 cover 함)의 MDCT가 5mm 슬라이스 두께의 SDCT에 비해 두부에서는 53%, body에서는 76%의 선량을 나타내었다. 이는 axial 모드의 MDCT에서 beam pitch를 SDCT의 pitch와 동일하게 설정할 경우 MDCT의 선량이 SDCT 보다 증가되며, MDCT의 slice pitch를 SDCT의 pitch와 동일하게 설정한 경우 선량이 감소함을 보여준다.

그리고 위와 동일한 기종의 4 슬라이스 MDCT와 SDCT를 이용하고 동일한 beam geometry 상황 하에서 axial scan과 나선형 스캔에서의 선량을 각각 비교 측정하여 2003년 발표한 남윤철 등의 논문의 결과는 다음과 같았다.

Axial scan에서는 5mm×1i로 스캔된 4 슬라이스 MDCT의 선량이 5mm 슬라이스 두께의 SDCT에 비해 약 2.1배 많았으며, 10mm×1i로 스캔된 4 슬라이스 MDCT의 선량이 10mm 슬라이스 두께의 SDCT에 비해 약 1.7배 많았다. 그리고 1.5 beam pitch(HS 모드)를 동일하게 적용한 상태에서 각각 5mm의 콜리메이션과 10mm의 콜리메이션으로 나선형 스캔을 시행한 후 동일 조건의 SDCT의 선량과 비교한 결과 4 슬라이스 MDCT가 SDCT에 비해 1.83~2.06배의 선량을 나타내었다. 0.75 beam pitch(HQ 모드)에서의 나선형 스캔은 SDCT에서 설정이 불가능하여 비교되지 않아 다소 미흡한 생각이 들지만 이러한 결과는 앞에 언급한 McCollough 등의 연구결과와 크게 다르지 않음을 알 수 있다.

더불어 McCollough 등은 업그레이드된 4 슬라이스 MDCT(LightSpeed Qxi Ver. 1.1 모델)를 사용하여 axial scan 모드에서 측정한 표면부의 CTDI를 SDCT와 비교하였는데, 4개×1.25mm 획득방식의 MDCT가 5mm 슬라이스 두께의 SDCT에 비해 1.05배의 선량을 나타내었으며, 4개×5mm 획득방식(1회의 노출에 20mm의 스캔 범위를 cover 함)에서는 MDCT가 5mm 슬라이스 두께의 SDCT 선량의 10%에 그쳤는데, 이는 최신 기종의 MDCT에서는 피폭선량이 오래된 MDCT 기종 보다 선량이 줄어듦을 보여준다.

GE사의 4 슬라이스 MDCT와 SDCT(ProSpeed SX 모델)의 CTDI와 $CTDI_W$를 측정 비교한 또 다른 연구에서는 MDCT에서 최고 36%의 선량 증가를 나타내었다.

그리고 axial scan 모드에서 120kVp와 300mAs의 노출조건과 5mm의 슬라이스 두께와 5mm의 간격으로 brain routine CT를 시행한 경우, 인체모형 팬텀과 TLD를 사용하여 뇌조직이 받는 선량을 측정 비교한 저자의 실험결과 1개×5mm 조합의 4 슬라이스 MDCT(LightSpeed Qxi 모델)에서는 SDCT(HiSpeed Adv. 모델)의 선량에 비해 약 96%를 나타내었고, 2개×5mm 조합에서는 75%, 4개×5mm 조합에서는 72%를 나타내었다.

또한 GE사의 16 슬라이스 MDCT와 SDCT에서 10mm의 콜리메이션과 1.375 beam pitch를 적용하여 동일한 beam geometry에서 시행된 나선형 스캔에서 MDCT의 선량이 SDCT에 비해 1.8배 많았다. 그리고 1.75 beam pitch를 적용한 상태에서의 선량은 MDCT가 SDCT에 비해 1.7배 많았다.

(2) MDCT에서의 부위별 선량

GE사의 4 슬라이스 MDCT(LightSpeed QXi Ver. 1.0 모델)와 SDCT(HiSpeed CTi 모델) 사이의 선량을 비교한 McCollough 등의 연구에서는 abdomen+pelvis 부위를 5mm 슬라이스 두께로 나선형 스캔을 시행한 결과 4 슬라이스 MDCT가 SDCT에 비해 평균 50% 정도가 높았다.

반면에 16 슬라이스 MDCT에서 복부 일반CT(abdomen routine CT) 시행 시 주선속 부위에 속하는 조직선량을 측정한 남윤철 등의 논문에 의하면, 120kVp와 200mAs, 20mm beam collimation를 적용하고 16 슬라이스 MDCT에서 주로 사용하는 0.875와 0.983 beam pitch를 적용한 경우 liver 선량은 각각 47.1mGy와 42.3mGy 였다(참고로 1.375의 beam pitch를 적용한 경우 31.0mGy 였음).

이는 동일한 제조사의 SDCT에서 주로 사용하는 1.2와 1.3 pitch를 적용한 경우의 선량인 22.4mGy와 19.7mGy(참고로 1.5 pitch 적용시 18.5mGy 였음)에 비해 약 2배(1.9~2.4배)의 선량임을 알 수 있다. 그리고 GE사의 4 슬라이스 MDCT 장치에서 나선형 스캔 모드로 120kVp와 180mAs의 노출조건과 5mm의 슬라이스 두께와 5mm의 간격으로 3 phase liver CT를 시행한 경우, 인체모형 팬텀과 TLD를 사용하여 간 조직이 받는 선량을 측정한 결과는 다음과 같았다.

Pitch 1.0의 SDCT 선량인 62.9mGy에 비해 pitch 3.0의 SDCT는 23.7mGy(37.7%)의 선량을 나타내었고, 슬라이스 pitch가 3.0(=0.75 beam pitch)인 HQ 모드의 MDCT의 선량은 149mGy(237%), 슬라이스 pitch가 6.0(=1.5 beam pitch)인 HS 모드에서는 78.4mGy(125%)를 나타내었다. 이는 4 슬라이스 MDCT에서 helical 모드의 스캔시 일반적으로 사용되는 HQ나 HS 모드의 선량이 1.0 pitch의 SDCT에 비해 증가됨을 보여준다.

(3) MDCT에서 스캔 파라메터 변화에 따른 선량비교

16 슬라이스 MDCT에서 스캔 파라메터(beam collimation, detector configuration, pitch) 변화에 따른 선량의 비교는 다음과 같았다.

① Detector configuration 차이

동일한 스캔조건으로 일정한 검사부위에서 8 detector configuration과 16 detector configuration 사용 시 선량의 유의한 차이는 없었다.

② Beam collimation 차이

8 detector configuration과 16 detector configuration에서 동일하게 20mm의 beam collimation을 사용한 경우가 10mm의 beam collimation 보다 10% 정도 선량이 감소하였다.

③ Pitch 변화

표 12-9에 나타낸 바와 같이 8 detector configuration을 사용하고 0.625 beam pitch를 기준으로 할 때, 0.875 beam pitch를 적용한 경우 28% 정도 선량이 감소하였으며, 1.35 beam pitch와 1.675 beam pitch를 적용한 경우에는 각각 53%와 60%가 감소하였다.

그리고 16 detector configuration을 사용하고 0.562 beam pitch를 기준으로 할 때, 0.938 beam pitch를 적용한 경우 42% 정도 선량이 감소하였으며, 1.375 beam pitch와 1.75 beam pitch를 적용한 경우에는 각각 57%와 64%가 감소하였다.

결론적으로 SDCT와 비교한 MDCT의 피폭선량은 제조사와 기종에 따라 차이는 있지만 대체로 증가한다고 생각할 수 있다. 이의 주된 이유는 MDCT의 cone beam geometry에 의해 총 유효 검출폭(total active detector width) 보다 넓게 X선이 조사되기 때문이다. 또한 MDCT는 재구성 알고리즘상 모든 detector row에서의 데이터가 필요하므로 실제 촬영범위(effective scan length)는 설정된 촬영범위(nominal iradiated volume)를 초과하기 때문이다. 더불어 MDCT의 X선관과 검출기 사이의 거리가 SDCT 보다 짧아진 기하학적인 원인에도 기인된다.

MDCT에서 증가되는 선량을 감소시키기 위하여 각 장치제조사에서는 여러 가지의 소프트웨어적인 방법을 개발하고 있다. 이의 대표적인 예가 CareDose나 Samrt mA 등으로 불리는 dose modulation 기법, 노이즈 레벨의 조절을 통한 선량 조절기능이다.

| 표 12-9 | MDCT 에서의 pitch 변화에 따른 선량(100 mAs, 8 cm의 스캔 범위)

8 detector configuration								
pitch	0.625		0.875		1.35		1.675	
collimation(mm)	10	20	10	20	10	20	10	20
dose(mGy)	76.1	64.3	54.9	47.7	34.2	31.4	29.5	26.3
16 detector configuration								
pitch	0.562		0.938		1.375		1.75	
collimation(mm)	10	20	10	20	10	20	10	20
dose(mGy)	77.8	72.4	46.3	41.6	34.7	31.4	28.6	25.5

9. CT검사 시 피폭선량의 영향요소

CT에서의 회전하는 X선빔에 의해 환자가 받는 선량은 일반 X선 검사에 의해 받는 선량보다 영상화되는 조직의 단편 내에서 훨씬 더 균일한 선량을 받게 된다. 하지만 선속의 확산, 반음영, 산란선의 복합적인 영향으로 영상화 하고자 하는 단면의 바깥부분에서도 피폭이 일어나게 된다.

CT검사에서 환자가 받는 방사선 피폭에 영향을 미치는 요소로는 크게 장치 디자인적인 요소, 스캔 과정의 기술적인 요소 그리고 환자적인 요소로 구분된다.

1) 장치 관련요소

장치에 관련되는 요소로는 CT용 X선관의 초점크기, 초점과 콜리메이터 사이의 거리, 부채꼴 선속의 각도, tube측 콜리메이션, X선관의 회전각도, 선속 여과의 정도, X선 스펙트럼과 빔의 유효에너지, 전압 파형, 검출기의 X선 검출효율, scanner geometry(세대) 등이 있다.

선량감소를 위한 X선관의 디자인적인 요소를 개선하는 방법의 하나인 반음영을 줄이기 위해서는 미세 초점의 채택과 적절한 콜리메이션이 요구된다. 그리고 초점과 콜리메이터 사이의 거리를 넓히는 것이 필요한데 이는 X선관의 출력이 저하되고 갠트리의 크기가 증가되며, detector aperture의 제한으로 인해 한계가 있다. 또한 tube쪽 콜리메이터 내에 선속분할기(splitters)의 사용도 시도되었다.

그림 12-33은 X선관 측에서 시행하는 primary collimation과 환자를 투과한 후 검출기 측에서 시행하는 secondary collimation의 피폭선량을 모식적으로 비교한 것이다. 소초점의 사용과 primary collimation 방법이 필요없는 환자선량을 감소시킬 수 있다는 것을 알 수 있다.

그리고 현재 사용되는 장치의 대부분을 차지하는 3세대와 4세대 장치는 넓은 각도의 부채꼴 선속과 수백 내지 수만 개의 detector element(4 슬라이스 MDCT에서는 15,000여 개의 detector elements를 사용함)를 사용하는기하학적 특성으로 인해 더 많은 양의 산란선이 발생되므로 영상의 대조도를 감소시킴과 동시에 환자의 방사선 피폭을 증가시키는 요인으로 작용한다.

Bowtie 필터와 같은 감약 필터도 산란선을 줄여 영상의 질 향상과 더불어 환자피폭을 감소시키며, CT tube와 검출기의 회전 중심의 위치도 환자가 받는 선량의 분포에 영향을 미친다.

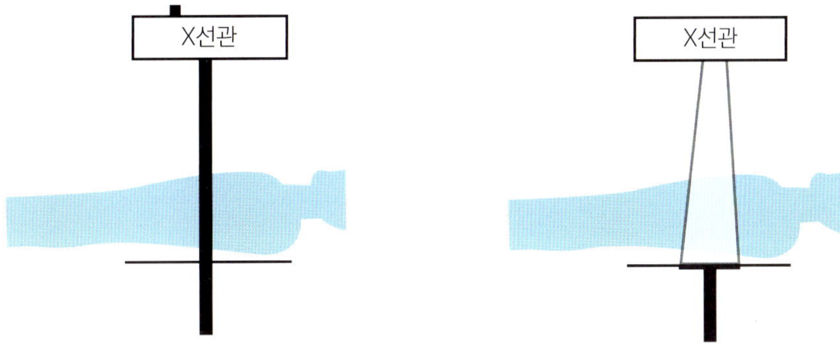

(a) Primary collimation (b) Secondary collimation

| 그림 12-33 | Primary collimation과 secondary collimation 시스템의 모식적인 피폭선량 비교

현재 가장 많이 사용되고 있는 광다이오드와 섬광체로 구성된 solid-state detector는 90% 이상의 검출효율을 가지며 제논 가스 검출기에 비해 우수한 성능을 나타내고 있다. 이와 같이 일정한 영상의 질을 유지하는 상태에서 검출기의 검출효율이 향상되면 상대적으로 적은 선량을 사용할 수 있으므로 환자의 피폭선량을 감소시킬 수 있다.

또한 피사체의 두께에 따른 자동적인 관전류의 자동적인 조절기능도 피폭감소에 일조할 수 있다. 대부분의 4세대 장치에서는 3세대 장치에서보다 검출기가 환자로부터 멀리 떨어져 있는데 이는 환자의 피폭선량에는 직접적인 영향이 없지만 검출되는 산란선의 양을 줄여서 영상의 질을 향상시키는 효과를 주므로 간접적인 영향을 미친다. 그리고 4세대 장치에서의 detector apertures를 감소시키기 위해 사용되는 핀들(aperture grids)은 관전류의 증가를 필요로 하고 광자의 흡수저하가 발생하는데 이를 보상하기 위해서는 노출량을 증가시켜야 한다.

2) 검사의 기술적 요소

환자 피폭선량에 영향을 미치는 기술적인 요소로는 촬영단면의 두께와 영상 사이의 간격, 슬라이스의 수, 조사야(scan field of view), 조사야 내에서 설정된 환자의 위치, 관전압과 관전류, 주사시간, 나선형 스캔에서의 pitch 크기, 환자의 자세 등이 해당된다.

(1) 관전압과 관전류

관전압의 상승은 선량을 증가시키는데 특히 표면선량 대비 심부 선량률을 증가시키며 관전류의 상승은 선량증가에 비례적으로 작용한다. 관전류를 변화시키지 않고 관전압을 올리면 선량은 증가되고 영상의 노이즈는 감소된다. 그러나 관전압을 올리고 관전류를 내리면 노이즈는 동일하게 유지하는 상태에서 선량을 감소시킬 수 있다.

관전압의 변화에 따른 선량의 차이를 살펴보면, 120kVp의 선량을 기준으로 하여 80kVp에서는 약 0.4배, 140kVp에서는 약 1.4배의 선량을 보인다. 또한 360° 회전 방식인 normal scan 방식에서는 주사시간 역시 선량에 비례적으로 변화하나, over scan 이나 half scan 방식에서는 tube 회전각도의 차이로 인해 선량에 비례적으로 변화하지는 않는다.

(2) 필터

영상의 노이즈를 감소시키고 피부선량을 줄이고 더욱 균등한 선량분포를 얻기 위해 필터가 사용된다. 이러한 필터링의 증가는 환자의 피폭선량을 감소시키지만 표면선량 대비 심부선량률은 상대적으로 증가된다.

(3) 슬라이스 두께

콜리메이션이 잘된 이상적인 경우 선량 프로필은 공칭 슬라이스 두께와 동일하다.

관전압을 고정시킨 상태에서 슬라이스 두께를 얇게 하면 영상의 노이즈는 증가하나 환자가 받는 슬라이스 당 선량은 감소한다. 그러므로 슬라이스 두께를 얇게 하면 노이즈의 감소가 요구되므로 노출을 증가시켜야 하므로 환자의 피폭은 증가된다.

그림 12-34에 나타낸 바와 같이 동일한 슬라이스 폭을 사용하고 스캔범위를 2배로 늘린 경우(슬라이스 당 mAs와 kVp는 동일한 상태임) 흡수선량과 organ dose(측정하고자 하는 organ 전체가 스캔 범위 내에 포함된 경우)는 변화가 없다. 그러나 DLP와 유효선량은 2배로 증가된다.

또한 그림 12-35와 같이 슬라이스 폭을 반으로 줄이고 동일한 범위를 스캔한 경우(슬라이스 당 mAs와 kVp는 동일한 상태임)에는 흡수선량, organ dose, DLP, 유효선량 모두 변함없이 동일하다.

그러나 픽셀의 크기나 display FOV, 재구성 알고리즘은 선량에 직접적인 영향을 미치지는 않지만, 큰 매트릭스를 사용하여 픽셀의 수가 증가하며 공간분해능을 향상시키나 각 픽셀에 동일한 광자량을 유지하기 위해서 추가적인 선량이 필요하다.

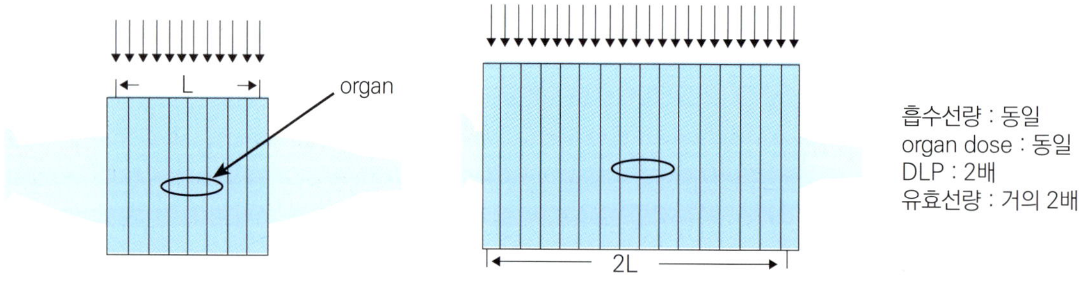

| 그림 12-34 | 동일한 슬라이스 폭을 사용하고 스캔범위를 2배로 늘인 경우의 선량

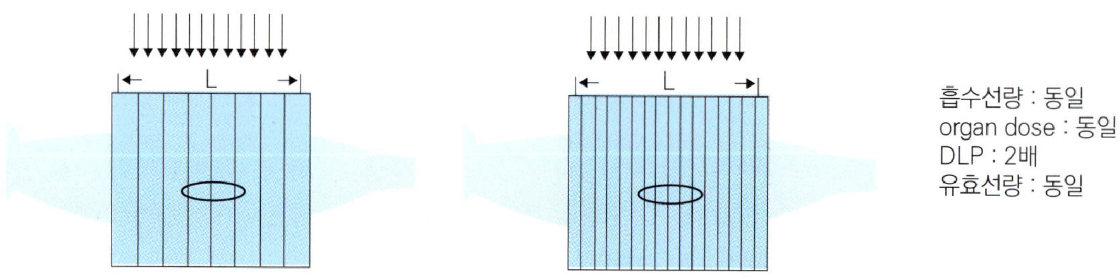

| 그림 12-35 | 슬라이스 폭을 반으로 줄이고 동일한 범위를 스캔한 경우의 선량

3) 환자 관련요소

CT에서 사용되는 경선(hard beam)의 경우 조직의 반가층은 약 4cm 정도가 된다. 이는 피사체의 직경을 약 ±4cm 변화시키면 검출기에서의 선속 강도가 반으로 감소하거나 배로 증가함을 의미한다. 또한 환자 크기에 상관없이 동일한 mAs를 부여하면 영상의 노이즈는 1.4배 감소하거나 증가하게 된다.

동일한 선량을 파라메터가 적용될 경우 소아나 왜소한 체격의 성인의 경우 일반 성인에 비해 더 많은 선량을 흡수하게 된다. 이는 환자직경이 큰 경우 방사선이 조직을 통과하는 동안 많은 감약이 이루어지므로 입사되는 선속의 반대편(exiting area)에 있는 조직은 상대적으로 적은 방사선량을 받기 때문이다. 하지만 직경이 작은 호나자의 경우 통과하는 조직에서의 감약이 적어지므로 exiting area의 선량도 enterance area의 선량과 거의 비슷한 수준을 나타내므로 질이 적당하다면 얇은 환자나 소아의 CT검사에는 mAs 설정을 정상적인 감소분보다 더욱 줄여야 한다. AEC 기능이 없는 CT장치의 경우 사용자는 이를 명심하여야 한다.

반대로 두꺼운 환자의 경우 노이즈 증가로 인한 선량을 증가시키는 것이 일반적인 사고이다. 하지만 환자피폭을 생각하여 선량을 증가시키지 않는 채로 smoothing filter를 적용하여 노이즈를 감소시키는 방법을 강구한다. 그래도 만족스럽지 않으면 관전압을 증가시키도록 한다. mAs의 증가에 비해 관전압을 증가시키는 것이 환자선량과 tube 부하를 훨씬 적은 수준에서 증가시키기 때문이다. 예를 들면, 140kVp에 비해 검출기 신호를 1.7배 증가시키고 환자 직경이 3cm 증가 시 발생되는 부가적인 노이즈를 보상한다.

10. Dose modulation

1) 개념

CT장치에서의 자동노출장치는 각 부위의 두께(different patient diameters), 인접한 부위에서 방사선 흡수량 차이(different attenuation), 주변부와 중심부의 방사선 흡수량의 차이, 불수의적인 움직임의 보정 등 훨씬 많은 변수가 있어 CT장비 제조사들은 환자의 크기 정도(patient size AEC), tube 회전각에 따른 피사체의 두께변화 인식(rotational AEC, angular AEC, circular AEC, AP and lateral AEC), Z-축 방향의 인식(Z-axis AEC)의 3가지 기본적인 방법과 이를 혼합하는 나름대로의 최적의 자동노출방법을 사용하고 있다.

Dose modulation 기술은 auto exposure control(AEC) 또는 automatic tube current modulation 라고도 명명된다. 환자의 윤곽과 organ의 감약 특성에 따라 관전류를 조절하는 dose modulation 기술의 일반적인 목적은 서로 다른 영상 사이의 질적 변화를 감소시키고 detectors에 더욱 일정한 신호를 전달케 함으로써 영상의 질을 일정하게 유지시키고(constant image quality), 노출의 적정화를 통해 선량을 감소(dose optimization) 시키기 위함이다. 이를 통해 CTtube의 부하를 낮추어 스캔 범위를 연장시킬 수 있으며, rotational AEC를 통해서는 photon starvation artifact를 감소시킬 수 있다.

Modulation에 필요한 감약 정보는 topogram(하나 또는 두개)이나 previous rotation을 통한 피드백 메커니즘에 의해 얻어진다. 그림 12-36에서 AP topogram을 통해 스캔된 인체단면 내의 감약정보가 modulation을 위한 환자직경의 계산에 사용됨을 보여준다. 이 정보로부터 patient size에 적합한 mAs setting이 추론된다.

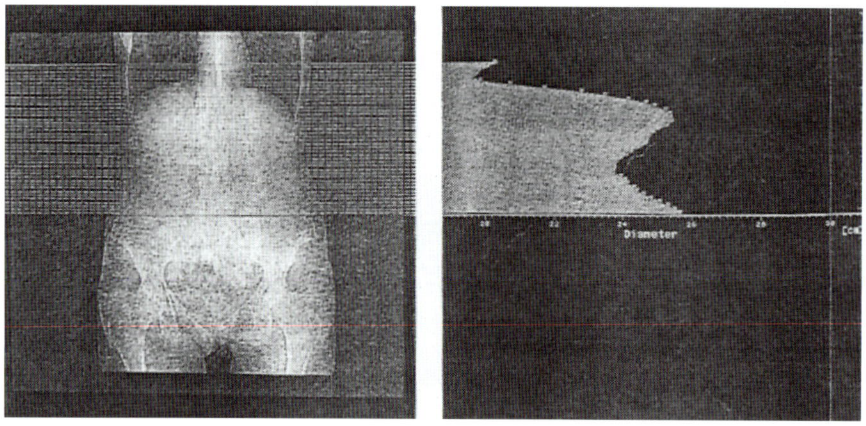

(a) Scan projection radiography (b) 스캔된 인체단면 내의 감약정보

| 그림 12-36 | Modulation 기술에서 환자직경의 계산에 이용되는 AP topogram을 통해 얻어진 인체단면 내의 감약정보 데이터

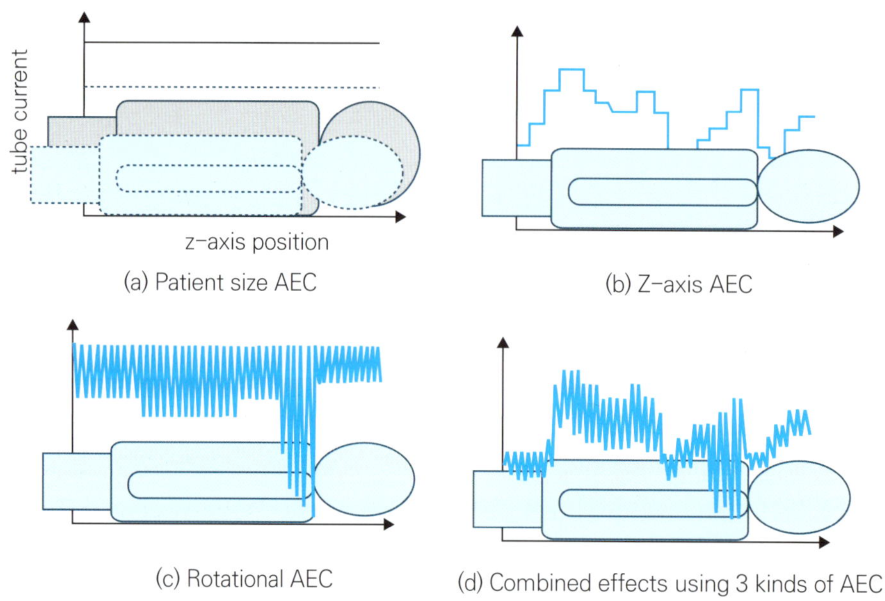

| 그림 12-37 | AEC의 기본 개념도

Modulation 기술에서 영상의 질을 결정하는 파라메터로는 각 제조사별로 노이즈 레벨, 표준 mAs, 원하는 quality의 reference image가 선택되고 있지만, GE사 장치 등에서는 노이즈 레벨이 사용되며 노이즈 레벨의 지표로는 표준편차값이 주로 사용된다.

2) AEC의 종류

(1) Patient size AEC

Patient size AEC는 환자의 전반적인 크기에 기초하여 큰 체격의 환자에서는 관전류를 증가시키고

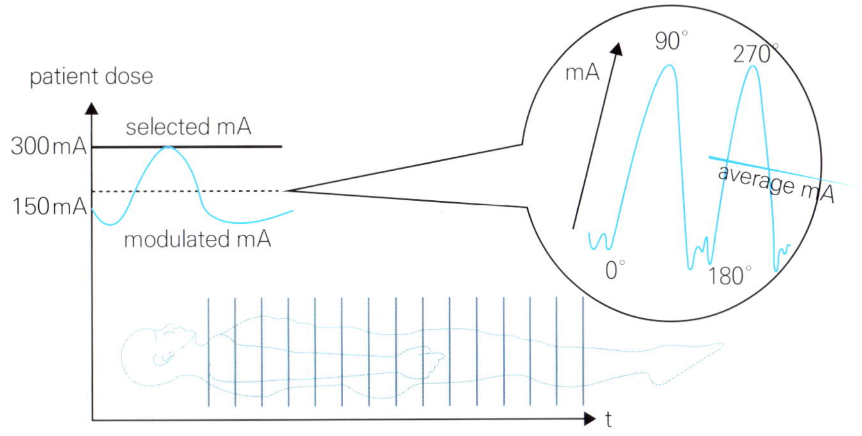

| 그림 12-38 | Rotational dose modulation

체격이 작은 경우 관전류를 감소시켜 환자와 환자 사이의 영상의 질적 변화를 감소시킨다. 또한 하나의 examination 또는 시리즈 내에서는 동일한 관전류를 사용한다.

(2) Rotational AEC

대부분의 MDCT에서 채택하고 있는 rotational AEC는 일정한 영상의 질(노이즈)을 유지시키기 위해 노이즈를 설정하면 관전류의 최대치가 설정된다. 주로 측 방향에서 나오던 artifact를 줄이기 위해 측 방향(90° 및 270° 방향)의 관전류를 증가시켜 주는 대신 frontal 방향에서의 관전류를 낮춤으로써 전체적으로 환자가 받는 선량을 줄여줌과 동시에 영상의 질은 높이는 방법을 사용하고 있다. 즉, 각 스캔에서 lateral과 frontal projection 사이의 심한 감약차이를 보상하기 위해 관전류를 조절한다(그림 12-38 참조).

Rotational AEC는 shoulder나 pelvis와 같은 비대칭적인 인체부위에서 특히 유용한 기술이다. 1999년 Kalender WA 등은 shoulder 팬텀을 사용한 연구에서 frontal view의 적절한 modulation은 lateral view에서 사용되는 mA의 10% 이하의 수준이라고 보고했다. Rotational AEC는 출력을 급속히 변화시킬 수 있는 X선관과 generator를 필요로 하며 특히, sub-second rotation time을 갖는 MDCT에서는 더욱 그렇다. Rotational AEC 소프트웨어가 탑재된 대부분의 CT장비에서는 사용자가 이 기능을 선택하거나 고정된 관전류(constant mA)로 검사할 수 있는 옵션을 제공하고 있다.

(3) Z-축 AEC

Z-축 AEC는 스캔 속도의 향상으로 scan range가 길어진 MDCT검사 상황에서 일회의 스캔으로 organ 분포가 판이하게 다른 두 부위 이상을 연속적으로 스캔하는 경우 유용한 소프트웨어이다. 즉, 이 기술은 흉부와 복부를 포함하는 CT검사에서 특히 유용하며 환자의 종축에 따른 감약변화를 고려하여 영상의 질이 일정하게 고정시키기 위해 상대적으로 감약이 적은 흉부나 경부에서는 적용되는 관전류가 낮아진다(그림 12-39 참조).

보통 Z-축 방향으로의 환자 프로필의 변화는 점진적으로 일어나므로 각 angle에서의 감약 프로필의 형태가 다음 회전에서의 관전류 조절을 위해 사용된다. 이런 연유에서 high frequency modulation인 rotational AEC에 비교하여 Z-축 AEC를 low frequency modulation 이라고도 한다. 실제로 피드백

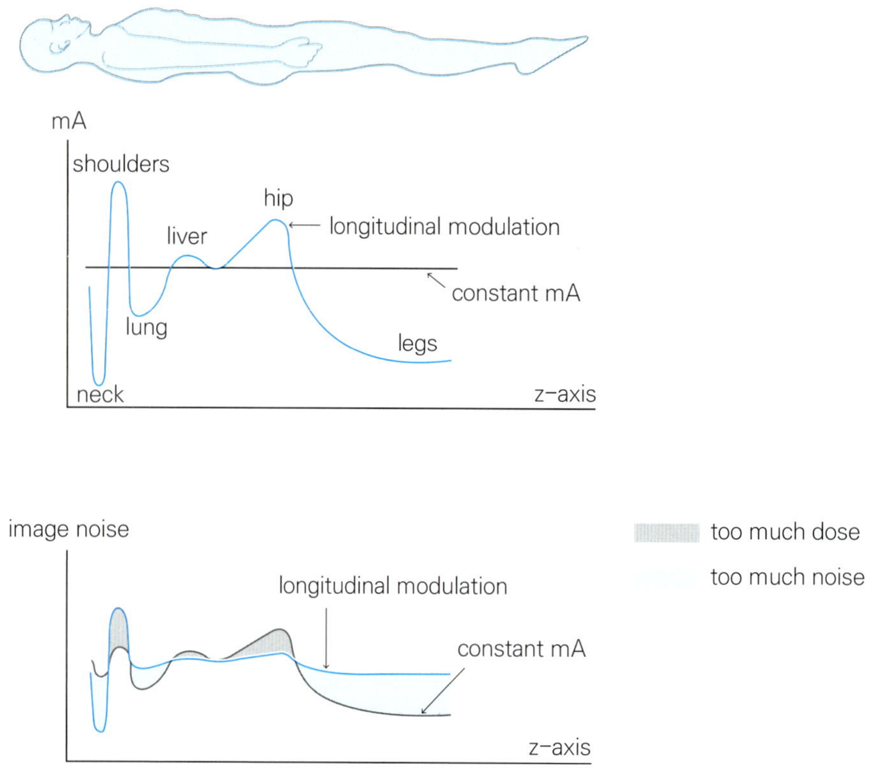

| 그림 12-39 | Z-축 dose modulation에 따른 관전류 및 선량변화

은 환자 형태의 변화와 시스템 반응 사이의 지연을 감소시키기 위하여 앞에 행해진 180° 회전에서 얻어진 스캔 데이터로부터 얻는다. 미리 정의된 사인파와 같은 함수를 사용하여 각 회전에서의 최대값과 최소값사이의 관전류를 변화시키며 projection angle의 감약 변화에 더욱 근접되게 적용하는 함수도 사용될 수 있다.

Z-축 AEC는 patient size AEC와 연계되어 사용되며, 관전류 설정을 위한 환자의 감약을 평가하기 위한 방법으로 AP와 lateral topograms이 이용된다. 그러나 최근의 AEC에서는 하나의 topogram이 사용하는 추세를 보이며 대부분의 CT에서는 axial 및 helical scan에 적용된다.

(4) Temporal dose modulation

최근에 활발히 시행되고 있는 cardiac CT의 경우 정밀진단에 필요한 적정한 영상의 질을 유지하면서 ECG에 기초하여(retrospective triggering) 영상획득에 주로 이용되는 시기인 이완기에 100%의 관전류를 적용시키고 수축기에서는 약 20%의 관전류를 적용시킴으로써 영상획득에 불필요한 선량(mA)을 감소시키는 방법으로 temporal dose modulation(cardiac dose modulation, ECG modulation, ECG pulsing) 소프트웨어를 적용하고 있다. 그러나 이 기술은 이완기 영상 뿐만 아니라 수축기 영상의 획득도 필요한 functional study 측면에서 보면 효용성이 다소 저하되고 있는 것이 사실이다. 이에 대한 자세한 내용은 최신 CT영상기술학 임상편의 cardiac CT편을 참조하기 바란다.

11. 영상의 질과 선량과의 관계

Conventional projection radiography에서와 마찬가지로 선량과 영상의 질은 서로 연결된 관계를 갖는다. 선량과 상반되는 영상의 질을 대표하는 요소로는 노이즈가 대표된다.

노이즈란 영상에서 원하지 않는 불균일한 픽셀값의 변동이다. 노이즈의 증가는 장치의 대조도분해능을 저하시켜 작은 크기의 병변 검출능력을 저하시킨다. 영상의 해상능을 향상시키고 노이즈를 감소시키기 위해 노출을 증가시키면 환자선량 역시 증가된다.

영상재구성시 smoothing filter kernel(standard 대신에 smoothing, high 대신에 standard 알고리즘)을 사용하면 영상의 노이즈를 감소시킬 수 있어 간접적인 선량감소 효과를 얻을 수 있다.

그림 12-40에서 150mAs와 soft tissue kernel을 사용한 (b)영상의 노이즈가 250mAs와 standard kernel을 사용한 (a)영상의 노이즈와 거의 동일함을 알 수 있다(window width/level: 250/70). 이는 standard kernel 대신에 soft tissue kernel을 사용하면 100mAs에 해당되는 환자선량을 감소시킬 수 있음을 보여준다. 다시 말해, 연부조직 관찰시 standard 대신에 soft tissue 알고리즘을 사용하고, lung이나 bone의 관찰시 high resolution kernel을 사용하면 선량감소 효과를 얻을 수 있다. Hidajat N과 Galanski M은 smoothing filter는 공간분해능을 다소 감소시키지만 영상 노이즈를 약 40~80%로 감소시키며 선량을 15~64%로 감소시킨다고 하였다.

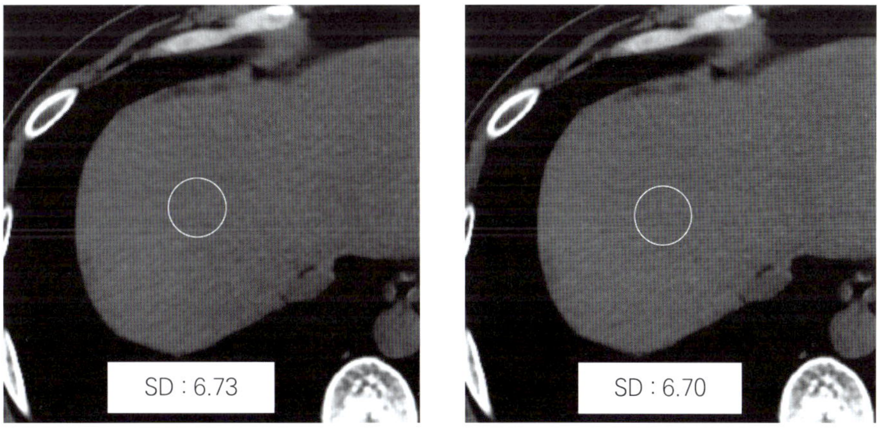

(a) 250mAs, standard kernel (b) 150mAs, soft tissue kernel

| 그림 12-40 | Smoothing kernel의 노이즈 감소효과

또한 두꺼운 콜리메이션을 선택하거나 두꺼운 슬라이스 폭으로 재구성하는 경우 간접적으로 선량감소 효과를 얻을 수 있다. 그러나 이는 Z-축 분해능을 저하시킨다. 반면에 thin section width로 영상을 얻는 것은 노이즈를 증가시킬 뿐만 아니라 환자선량($CTDI_{VOL}$)을 증가시킨다.

다음은 선량과 영상의 질적 관계를 대표하는 것들이다.

- Robb & Morin의 노이즈 관계식에서 알 수 있듯이, 노이즈는 선량의 1/2승에 반비례하므로, 노이즈를 1/2로 줄이려면 선량을 4배로 증가시켜야 한다. 그리고 mAs(선량)을 50%로 감소시키면 41%($1/\sqrt{2}$ = 1.41)의 노이즈 증가가 발생된다.

$$\sigma^2(\mu) \fallingdotseq \frac{k \cdot T}{t \cdot d^{-3} \cdot R}$$

여기서 μ : 노이즈에 따른 변화율, T : 투과율(감쇄율의 반대개념으로서 조직의 구성성분에 따라 다름), t : 공칭 슬라이드 두께(nominal section thickness), d : 픽셀 크키, R : 선량, 그리고 k : 표면선량을 흡수선량으로 전환할 때의 상수이다.

참고로, 위의 공식에 따르면, 10mm 두께의 영상은 1mm 두께 영상에 비해 3.2배 적은 노이즈를 갖는 다는 것을 짐작할 수 있다.

- 슬라이스 두께를 1/2로 얇게 변화시킨 상태에서 동일한 질을 유지하려면 선량을 2배로 즐가시켜야 한다.
- Beam width와 슬라이스 간격을 각각 1/2로 감소시켜 공간분해능을 2배로 향상시키려면 선량을 8배로 증가시켜야 한다.
- 피사체 직경이 4cm 증가하면 선량을 2배로 증가시켜야 한다.

물론 위의 요소들은 양자 노이즈와 공간분해능(in-plane spatial resolution)의 측면에서 이해되어야 하며 대조도나 전기적 노이즈와 같은 다른 중요한 요인들은 고려되지 않았음을 알아야 한다.

임상적으로 MPR이나 3D 영상의 재구성을 위해서는 가능한 얇은 슬라이스의 axial 영상이 필요하지만 우수한 SNR을 유지하는 영상을 얻기 위해서는 두꺼운 axial 영상이 요구된다. 이는 임상에서 필요한 최적의 검사 프로토콜을 얻기 위해서는 선량과 영상의 질 사이에서의 균형을 잡는 것이 필요하하며, 1991년 CEC에서는 환자선량이 영상품질과 분리되어 고려되어서는 안된다고 하였다.

우수한 영상의 질을 얻기 위해서는 많은 양의 노출이 필요하다고 하지만, 의학적으로 얻어지는 영상의 진단정보와피폭에 의한 장해를 감안하여최적 노출조건을 찾고, 진단적 가치를 저해하지 않는 범위에서 피폭을 줄일 수 있는 연구과 노력이 CT장치의 사용자 입장에서 필요하다.

12. 피폭선량의 감소방법

1) 장비 제조사 측면

(1) Smart beam technology

① 미세초점과 정확한 콜리메이션

양질의 진단에 적합한 선량효율을 가질 수 있도록 미세초점 X선과 정확한 콜리메이션(dynamic collimator tracking) 및 반음영을 최소화시키는 광학적 디자인을 통해 반음영을 감소시킴으로써 영상의 질적 향상과 더불어 산란선에 의한 피폭을 줄일 수 있도록 디자인해야 한다.

② Intelligent filteration

Wedge shaping filter를 이용한 적절한 여과로서 X선속을 경화시켜(intelligent filteration) 환자의 표면선량을 감소시켜야 한다. 또한 소프트웨어적인 노이즈필터링을 통해 데이터의 많은 smoothing 없이 노이즈를 감소시켜야 한다.

③ **전기적 노이즈 감소**

데이터 획득시스템의 전기적인 노이즈를 감소시켜 선량효율을 증가시켜야 한다.

④ **Geometric optimization**

Source와 isocenter 간의 거리를 가능한 길게 하는 geometric optimization을 통해 환자선량을 감소시킨다.

(2) 노출시간의 감소(less radiation time)

X선관 1회전의 소요시간(0.4초, 0.35초 스캔 등)을 단축시켜 총 노출시간을 감소시켜 환자선량의 감소가 이루어지도록 하며, 검출 시스템에서의 direct-to-digital 신호변환과 SNR의 향상을 통해 환자선량을 감소시켜야 한다.

(3) 효율적인 dose modulation 기술의 지속적 업그레이드

부분적으로 적용되던 초기적인 dose modulation 기술에서 벗어나 영상의 질을 유지시키고 더 나아가 부분적으로 질 향상에 기여하는 복합적이고 진보된 성능을 갖는 dose modulation 기술이 개발되어야 한다. 또한 사용자가 쉽게 사용하도록 업그레이드시켜야 한다. Dose modulation 기술에 관한 자세한 내용은 다음 절의 dose modulation 기술을 참조하기 바란다.

(4) 피폭선량의 인지(more awareness of radiation dose)

장비의 콘솔에서 스캔하고자 하는 프로토콜에 따른 선량표시(CTDI, DLP 등)를 통해 장치 사용자가 쉽게 선량을 인지할 수 있도록 해야 한다. 그리고 프로토콜과 calibration의 적정화를 통하여, 특히 소아전용 프로토콜의 설정을 통해 소아검사시 선량의 감소를 유도하도록 한다.

2) 사용자 입장

(1) 기술적 요인의 최적 선택

일반적인 CT검사에서 환자가 받는 피폭을 가능한 적게 해야 하지만 영상의 질과 비례하여 노출조건이 증가하기 때문에 영상진단의 가치와 피폭에 의한 장해 등의 판단에 따라 노출조건이 결정되어야 하며, 장치의 사용자는 기술적 요인의 최적 사용을 통해 피폭을 감소시켜야 한다.

이를 위해서는 필요 이상의 촬영 슬라이스 수를 줄이고 스캔시간을 짧게하여 움직임이나 호흡에 의한 인공음영의 발생을 억제하여 반복 노출을 피해야 한다. 그리고 방사선에 예민한 기관인 고환, 안구(특히 렌즈), 갑상선 등의 피폭을 피하고 가능하면 갠트리 경사를 주어 이러한 부위의 직접적인 스캔을 피해야 하며, 방어기구의 효율적 사용으로 2차 X선에 의한 피폭도 줄여야 한다. 그림 12-41의 (a)에 나타내었듯이 표재성 방사선 예민기관의 차폐에 유용한 bismuth 재질의 차폐기구(shield)를 사용하면 영상의 질적 저하없이 눈의 렌즈, 갑상선, 유방 등의 선량을 감소시킬 수 있다. 이론적으로 동일한 scan geometry에서 axial scan에 비해 나선형 스캔이 선량이 15~20% 정도 감소되므로 가능한 나선형 스캔을 채택한다. 그리고 (b)는 기하학적 측면에서의 axial scan과 helical scan의 선량을 비교한 것이다.

또한 선량을 감소시킬 수 있는 적절한 재구성 알고리즘을 사용하며 영상의 질적 저하가 문제가 되지 않는 한 pitch를 높여 사용하는 것이 권고되며, 가능한 auto bolus tracking 기법을 적용하여 검사에 필요한 스캔 수를 줄이는 노력도 필요하다.

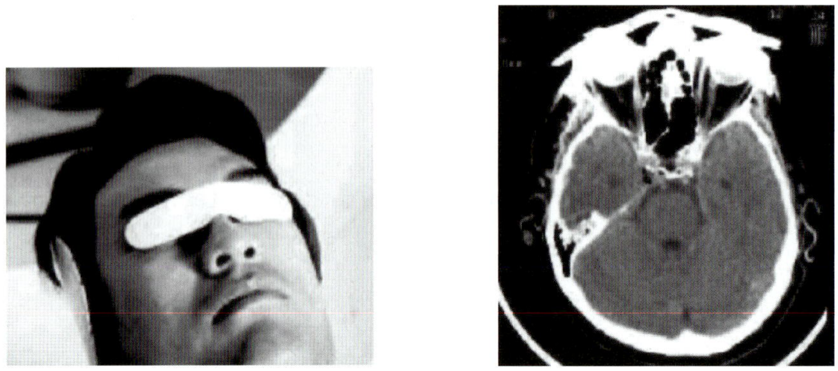

(a) 표재성 방사선 예민기관의 차폐에 유용한 bismuth based CT eye shielder

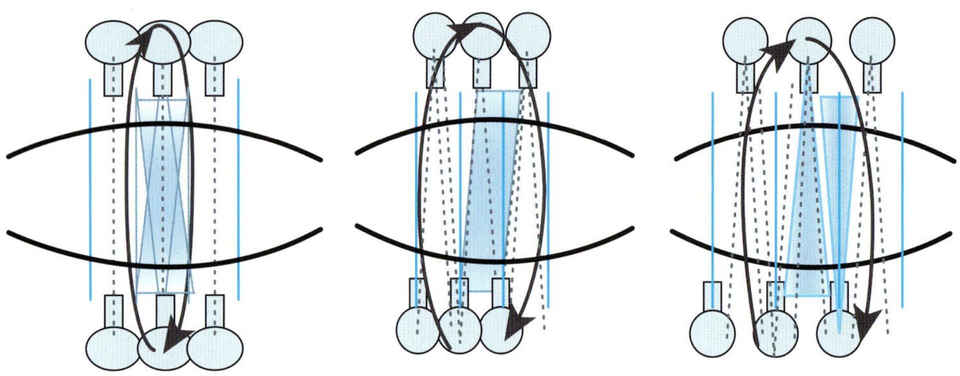

(a) Axial (b) Helical pitch=1 (c) Helical pitch >1

(b) 기하학적 측면에서의 axial scan과 helical scan의 local dose 비교

| 그림 12-41 | Shield 사용과 기하학적 측면에서의 axial scan과 helical scan의 local dose 비교

(2) Indirect scan으로의 대체

Isotrophic resolution 영상의 획득이 가능해짐에 따라 두경부 검사에서 direct coronal scan을 지양하고 MPR 기법을 적극 도입하며, mAs의 추가없이 신호대잡음비와 대조도분해능을 향상시키는 MPVR 등의 여러 슬라이스를 더하는 기법을 적용한다. 그리고 나선형 스캔 시 increment 변화를 통한 재구성 기법을 적극 사용하는 것이 권고된다.

(3) Dose modulation 기능의 사용

또한 영상의 질을 유지시키는 상태에서 환자의 크기나 스캔되는 횡단면, 그리고 종축의 감약특성에 따라 설정된 관전류의 최대치와 최소치 범위 내에서 자동적으로 관전류를 변화시키는 선량감소 option을 적극 사용해야 한다.

(4) Low-dose scanning

최근 들어 low-dose lung screening CT를 비롯하여 여러 부위에서 low-dose CT검사가 활용되고 있으며 확장되고 있는 추세에 있다. CT에서 많은 선량을 부여하는 대표적인 검사 중의 하나는 coronary arteries CTA이다. 최근의 Philips사와 GE사의 최신 버전 CT에서는 coronary arteries CTA 시행시 helical oversampling을 제거하고 기존의 retrospective EKG gating을 대체하여 prospective EKG gating을 통해 검사를 시행하는 step and shoot technology(GE에서는 SnapShot pulse라고 함)를 적용하는 소프트웨어가 선보이고 있다. 이러한 기술의 적극적인 수용이 필요하다.

다음에 언급하는 조건에 해당되는 경우에는 필히 low-dose scanning을 활용하는 것이 권고된다.

추적검사와 같이 질병에 대해 사전 정보가 존재하는 경우, 대장 screening 검사에서 polypoid lesion이 존재를 확인하는 것처럼 단지 하나의 특별한 임상적 관찰이 요구되는 경우, 그리고 폐암 screening 검사와 같이 고대조도를 갖는 하나의 장기를 관찰하고자 하는 경우에는 low-dose scanning으로 환자선량을 감소시키는 것이 필요하다. 미만성 폐질환의 진단을 위한 HR lung CT와 같이 contiguous scan이 아니고 슬라이스 사이에 갭을 두고 스캔을 해도 진단에 무리가 없는 구조물인 경우에는 low-dose scanning으로 환자선량을 감소시키는 것이 좋다. 폐포공간(alveolar space)과 세포간의 침윤이나 종양은 큰 차이의 흡수치를 갖는다. 이와 같은 고대조도 부위의 해부학적 그리고 병리적 확신이 있는 부위의 검사에서는 low-dose scan이 가능하며, wide window setting을 사용하여 영상을 디스플레이하여도 무방하다. 역으로 wide window setting은 노이즈를 충분히 억제시키므로 저선량 스캔의 적용이 가능하다. 이에 해당되는 대표적인 부위는 폐야와 골격계(사지 포함), 그리고 조영제 주입이 적절하게 되어 혈관과 주위조직 사이의 SNR이 적절이 유지하면서 대조도가 향상된 CTA scan이다. 또한 virtual colonscopy나 관상동맥의 석회화 침착검사(calcium scoring CT) 그리고 fat CT도 이에 포함된다.

그리고 야윈 환자나 소아의 경우 X선 감약이 뚱뚱한 환자에 비해 적다. 동일한 이유로 폐는 복부에 비해 저선량 스캔을 가능케 하며, 경부나 하지의 CT검사에서도 동일한 개념으로 저선량 스캔의 적용이 가능하다.

(5) Radiation protection from CT

CT검사로 인한 피폭은 의료용 방사선 전체 양의 상당부분을 차지한다고 앞에서 언급하였다. 이의 감소를 위해서는 먼저 CT검사가 의학적으로 꼭 필요한 경우에 한정하여 검사를 시행토록 해야 하며(patient selection), 조영제를 투여해야 한다면 non-contrast scan을 가급적 피해야 한다. 추적검사와 병리학적 특성이 이미 알려져 있는 상황에서는 스캔범위와 스캔 sequence의 수를 감소시키도록 해야 한다.

그리고 bismuth나 납을 이용한 차폐(lead shielding)로 산란선에 의한 피폭을 줄여야 한다. 납차폐는 표재 장기의 선량을 감소시키는 간단한 방법이다. 하지만 차폐판이 스캔 부위에 포함되면 streak artifacts를 유발시키기 때문에 각별히 조심하여야 한다. 1996년 연구에서 Hidajat N과 Galanski M은 abdomen CT에서 특별한 기구를 이용한 testis의 차폐를 한 결과 약 95%의 선량을 감소시킬 수 있었다고 하며, 두부 CT에서 갑상선 부위의 차폐(thyroid protector)는 갑상선의 선량을 약 23%로 낮출 수 있었다고 한다.

여성 환자의 liver CT에서는 가능한 breast의 노출을 피하게 하며, 스캔 범위 밖에 위치한 breast는 납고무(layer of lead rubber)로 덮어야 한다. 그러나 abdomen CT(상복부 CT)시 골반부위의 납차폐는 인체 내부에서의 산란선으로 인해 난소를 방사선으로부터 완전히 방어할 수는 없다는 것을 염두에 두어야 한다. 또한 소아CT의 경우 적절한 스캔 파라메터를 선택으로 선량감소에 각별한 신경을 써야 하며, CT를 이용한 중재적 시술시 검사자 및 시술자의 방사선 피폭의 감소에도 신경을 써야 한다.

참고문헌

김문찬, 장광현, 정환 등. 고식적 CT와 나선형 CT검사시 장기 및 조직의 방사선 흡수선량. 대한전산화단층기술학회지 창간호 1989;108-118.

김문찬, 주상규, 양한준. 나선형 CT검사시 Pitch 변화에 따른 방사선 피폭선량의 비교. 대한방사선사협회지 제25권 제1호 199;355-359.

김문찬, 한동균, 주상규. 복부 CT검사시 technical factor 변화에 따른 환자피폭선량의 비교. 대한전산화단층기술학회지 제4권 제1호 2002;91-101.

남윤철, 김완역, 안동준 등. 복부CT검사시 SDCT와 MDCT의 선량비교 및 16채널 MDCT에서 scan parameter의 변화에 의한 선량비교.대한전산화단층기술학회지 제5권 제1호 2003;55-63.

민경숙, 유세종. 의료방사선 종사자의 피폭선량과 방사선 방호 실태에 대한 조사. 서울특별시방사선사회지 제3권 제1호 2001;38-49.

박명환, 이준일, 권덕문. 열형광선량계의 에 지 의존성 보상. 대한방사선기술학회지 제16권 제2호 1993;51-59.

박영선, 안봉선. 흉부 X선 촬영조건의 변화에 따른 산란선 함유율과 피부선량에 관한 연구. 대한방사선기술학회지 제15권 제2호 1992;3-9.

육종철. TLD의 특성과 최근 동향. 대한방사선기술학회지 제12권 제1호 1979;5-23.

일본 화성 Optonix 주식회사. 열형광선량계(thermoluminescent dosimeter). 대한방사선기술학회지 제14권 제1호 1991;95-123.

하성환. 방사선은 해로운가? 대한방사선기술학회지 제23권 제1호 2000;1-6.

하정우. 개인 방사선 피폭선량 계측용 열형광선량계의 특성. 대한핵의학기술학회지. 제1권 제1호 1996;63-73.

한준구, 박재형, 강위생. 진단방사선과 촬영에서의 방사선피폭. 대한방사선의학회지 제26권 제2호 1990;422-425.

Churchin Associates Ltd. Manual of Rando phantom system for radiotherapy. 1993.

Cohen BL. Before it's too late; The cancer risk from low dose radiation. New York: Plenum publishing corporation, 1983:33.

Cynthia H McCollough, Frank E Zink, Richard L Morin. Radiation dosimetry for electron beam CT. Radiology Vol. 192 1994;637-644.

Eric J Hall. Risk versus benefits, 2nd edition. Radiation and life. Pergamon press;1993;216-245.

EUR. European guidelines on quality criteria for computed tomography. EUR 16261, May 1999.

Faiz M Khan. Measurement of absorbed dose and measurement of absorbed dose. The physics of radiation therapy, 2nd edition. Williams and Wilkins. 1994;94-118, 131-176.

FR Verdun, RA Meuli, FO Bochud et al. Image quality and dose in spiral computed tomography. Eur Radiol. Vol. 6 1996;485-488.

General Electric Medical Systems. CT dose measurement procedure for quality assurance. General Electric Medical Systems Direction 2272826-100, 2000;9-18.

General Electric medical systems. CT-HiSpeed advantage technical reference 3:71-79, Milwaukee, 1994.

Hidajat N, Maurer J, Schroder RJ et al. Relationships between physical dose quantities and patient dose in CT. Br J Radiology vol.72 1999;556-561.

http://www.safety.duke.edu/RadSafety/ct_ed. Effective dose from CT scanns. 2003.

Huda W, Scalzetti EM, Roskopf M. Effective doses to patients undergoing thoracic computed tomographic examinations. Medical Physics vol.27 No.5 May 2000;838-844.

IAEA. Facts about low-level radiation. 1989.

ICRP. 1990 Recommendations of the International Commission of Radiological Protection. ICRP publication 60; Ann. ICRP, 21. Oxford, Pergamon press. 1991.

ICRU. Quantities and units in radiation protection. ICRU Report 51. 1993.

JL Poletti. Patient doses from CT in-New Zealand and simple method for estimating effective dose. T he British journal of radiology Vol. 69 1996;432-436.

John L McCrohan, Jack F Patterson, Robert M Gagne et al. Average radiation doses in a standard head examination for 250 CT system. Radiology vol.163 1987;263-268.

Kalender WA, Polacin A. Physical performance characteristics of spiral CT scanning. Med Phys 1991;18:910-915.

Kanae Nishizawa, Takashi Maruyama, Makoto Takayama et al. Determinations of organ doses and effective dose equivalents from computed tomographic examinations. The British journal of radiology Vol. 64 1991;20-28.

Lawrence N Rothenberg, Keith S Pentlow. Radiation dose in CT. RadioGraphics Vol. 12 1992;1225-1243.

Lois E Romans. Radiation dosimetry. Introduction to computed tomography. Williams & Wilkins 1995;43-50.

M. Prokop. Radiation dose and image quality. Spiral and multislice computed tomography of the body. New York, Thieme 2004;131-160.

Maria Lewis. Principles of CT dosimetry. http://www.impactscan.org/slides/ctdosimetry. 2002.

Mayo JR et al. High resolution CT of the chest: Radiation dose. AJR vol. 160, 1993;479-481.

McCrohan MS, Patterson JF, Gagne RM, Goldstein HA. Average radiation dose in a standard head examination for 250 CT system. Am J Radiol 1987;163:263-268.

Michael D Harpen. A simple theorem relating noise and patient dose in computed tomography. Med Phys Vol. 26 No. 11 1999;2231-2234.

Modan B. Increased risk of breast cancer after low-dose irradiation. Lancet 1989;1:629-631.

Mole RH. Radiation effects on pro-natal development and their radiological significance. BJR 1979;52:89-101.

NE technology limited. Instruction manual for 0.6mL ionization chamber. 1992;1-22.

New York state. Guide for radiation/quality assurance program computed tomograpy equipment. New York state department of health Bureau of environmental radiation protection. No. 5500-0-U-0793-003, 1993.

Nishizawa K, Maruyama T, Takayama M et al. Determinations of organ doses and effective dose equivalents from computed tomographic examination. Vol. 64 Br J Radiol 1991;20-28.

P Kovoor, M Ricciardello, L Collins. Radiation exposure to patient ans operator during radiofrequency ablation for supraventricular tachycardia. Aust NZ J Med Vol. 25 1995;490-495.

Panger W, Scheurer C, Zankl M. Dose to patients in computed tomographic examinations: Results and consequences from a field study in the Fedral Republic of Germany. BIR report No. 20. London: British Institute of Radiology, 1989.

Physical principles, clinical applications & quality control. WB Saunders company.1994;219-229.

Poletti J L. An ionization chamber-based CT dosimetry. Phys Med Biol Vol. 29 1984;725-731.

Radcal corporation. Catalog of 9000 series meter & multi-function radiation monitor.

Robert Cacak. Measuring patient dose from CT scanners. Computed tomography:

Rothenberg LN, Pentlow KS. Radiation dose in CT. RadioGraphics 1992;12:1225-1243.

Shrimpton PC et al. Reference doses in CT. Radiation protection & dosimetry. 1-3 1980;55-59.

Solon Technologies Inc. Manual of model 5500 automatic TLD reader. Ohio: Publication

Solon Technologies Inc. Production information of TLD system & material: Harshaw QS TLD reader, model 5500. 1993.

Sue Edyvean. Pratical patient dosimetry. http://www.impactscan.org/slides. 2002.

Sue Edyvean. Patient dose assessment. http://www.impactscan.org/slides. 2003.

Terry T Toshizumi, Sudhir K Suneja, James S Teal. Practical CT dosimetry. Radiological technologist Vol. 60 No. 6 1992;505-509.

U Golin, D Borchardt, L Heuser. Radiation exposure in CT using a Somatom Plus S. Advance in CT III. Springer-Verlag 1994;113-118.

US office of the federal register. Code of federal regulations. Performance standards for ionizing radiation emitting products-Computed tomography equipment(21 CFR 1020.33 of Government printing office, Washington DC. 1984.

W Wittmoser, J Dunst, L Keilholz et al. Optimization of the irradiation of the splenic region by CT angiography. Advance in CT III. Springer-Verlag 1994;119-123.

Walter Huda, James V Atheroton, Dan E Warw etal. An approach for the estimation of effective radiation dose at CT in pediatric patients. Radiology Vol. 203 1997;417-422.

Ware DE, Huda W, Mergo PJ et al. Radiation effective dose to patients undergoing abdominal CT examinations. Radiology vol.210 1999;645-650.

Yeoman LJ, Howarth L, Britten A et al. Gantry angulation in brain CT: Dosage implications, effect on posterior fossa artifacts, and current international practice. Radiology Vol. 184 1992;113-116.

Zancle M, panzer W, Drexler G. The calculation of dose from external photon exposures using reference human phantoms and Monte Carlo methodes. Part VI: Organ doses from computed tomographic examinations(GSF Report 30/91). Neuherberg: Gesellshaft fur Strahen-und Umweltforschung. 1991.

chapter 13

CT실의 설계와 방사선 방어

1. CT실의 기본 설계

CT 검사의 일반화 경향에 따라 방사선 검사에서 CT가 차지하는 비중은 갈수록 커지고 있으며 진료의 원활화와 재원일수 등 병원 경영적인 측면에도 중대한 영향을 미치고 있다.

장비의 사용에 의한 노후 뿐만 아니라 새로운 기술의 발전으로 인해 CT장치는 몇 년의 주기로 교체되고 있는 실정이며 이에 따라 CT실의 재설계가 필요한 경우가 늘고 있다. 이러한 CT실의 설계에 있어서는 환자와 근무자의 접근성, 미적인 디자인, 방사선 방어 등의 여러 측면이 고려되어야 한다.

기존의 CT실은 대부분 촬영실, 기계실, 조정실로 구성되어 있으며 공급되는 전력의 불안정성에 기인하여 자동전압 조절기(AVR)와 항온항습기가 추가로 설치되어 있다. 하지만 최근에는 입력전압의 질적 향상으로 자동전압 조절기의 필요성이 감소되었으며, 부속장치의 소규모화로 인해 기계실을 줄이거나 없애는 반면 영상 후처리용 워커스테이션, PACS 워커스테이션, 컴퓨터, 프린터 등의 필요성에 의해 조정실을 넓혀 배치하는 것이 필요하다.

2. 설계시 고려사항

1) 촬영실

촬영실에는 하중이 큰 갠트리를 설치할 수 있는 견고한 받침이 필요하다. 이러한 받침은 기존의 바닥에 30~50cm 두께의 콘크리트를 추가로 양생시켜 만드는 것이 좋다. 그리고 실내의 전선 케이블 및 배선을 가능한 보이지 않도록 하기 위하여 필요한 부위에 홈을 만들거나 케이블을 바닥에 깔고 access floor를 이용하여 덮는 방법이 사용된다.

또한 환자 출입문과 테이블 사이에는 크기가 큰 중환자실 침대의 이동이 가능한 공간이 필요하며, 갠트리 옆에는 장비의 수리나 X선관의 교체작업이 가능한 공간이 준비되어야 한다.

CT 검사에 필수적인 조영제 자동주입기를 바닥, 벽, 천정 중 어디에 배치할 것인가에 대한 구상과 배치공간이 확보되어 있어야 한다.

갠트리의 뒤쪽에는 검사에 필요한 악세서리와 진료재료의 수납장이 설치되어야 하며 검사시 환자가 편안한 마음을 가질 수 있도록 천정과 벽의 인테리어가 필수적이다. 또한 공간이 허락되면 탈의실의 구비도 고려되어야 하며 커튼이나 barrier로 대체되기도 한다.

바닥에는 점도가 높은 조영제로 인해 더러워져도 쉽게 청소가 가능하여 항상 청결한 검사실 분위기가 이루어질 수 있어야 한다. 이를 위해서는 싱크대의 설치가 필요하며 응급환자의 신속한 처치와 조영제 부작용에 의한 대처를 위해 벽에 산소와 suction 기구의 설치가 있어야 하며 defibrillator와 응급약품

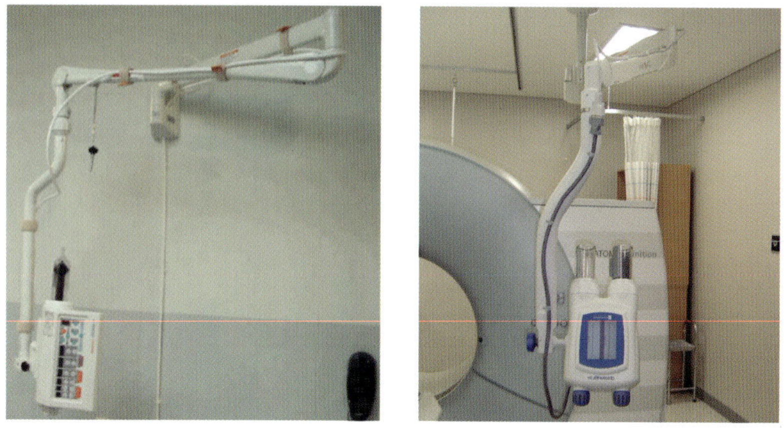

| 그림 13-1 | 벽 부착형 및 천정형 조영제 주입기의 설치 예

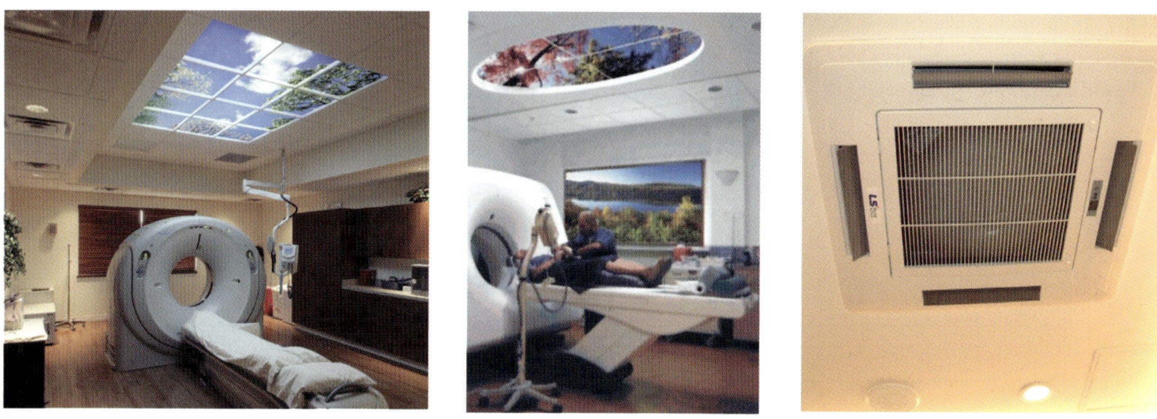

(a) 촬영실 인테리어의 예　　(b)천정 부착형 에어컨의 예

| 그림 13-2 | CT 촬영실 인테리어(a)와 일정한 온도유지를 위한 천정형 냉방 시스템(b)

등이 준비되어 있어야 한다. 그리고 촬영실과 조정실 사이에 설치되는 납유리는 환자의 관찰이 용이하도록 가능한 큰 것이 권고된다.

2) 조정실

조정실도 공간이 허락되는 한 넓고 모니터나 필름 관찰대의 영상관찰을 위하여 조명의 조절이 가능해야 한다. 또한 검사 중에 갠트리에 누워 있는 환자와의 대화가 이루어져야 하므로 규정 이하의 소음이 유지되어야 한다.

검사 중 환자의 관찰이 용이하도록 가능하면 조정실의 높이가 촬영실의 바닥보다 30~50cm 정도 높은 것이 좋다. CT실내의 모든 장소가 마찬가지로 환기가 잘 되어야 하며 조작대(console)를 비롯하여 영상 후처리용 워크스테이션, 병원정보 시스템이 연동된 컴퓨터 단말기, 조영제의 적정 온도 유지용 온장고, 필름 관찰대 등 많은 비품들이 놓아져야 하므로 최근 들어 더욱 많은 공간을 필요로 한다. 조정실 내에 판독실의 역할을 겸하거나 하드카피 시스템을 비치하고자 하는 경우에는 여유 공간의 확보가 더욱 필요하다.

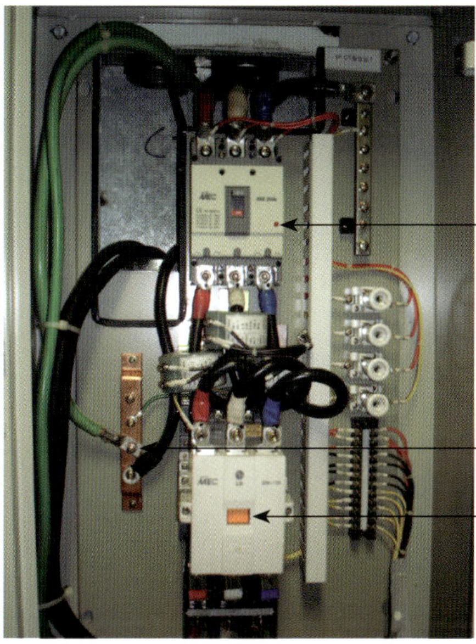

I 그림 13-3 I 배전반의 구조

3) 기계실

CT장치의 기종과 모델에 따라 많은 차이를 갖는다. 기존의 CT장치는 별도의 구분된 기계실을 만들어 영상의 재구성 처리와 데이터 백업에 필요한 장치들, 항온항습장치들을 설치하였다. 그러나 X선관의 냉각 시스템이나 기종에 따라 다소 차이는 있지만 구성장치가 소형화되고 있다. 이에 따라 기계실의 크기도 소형화되고 있는 경향이며 이의 필요성조차 없는 장치가 있다.

그러나 보조기억매체의 저장과 소모재료의 보관공간으로서의 필요성은 여전히 있다. GE사 Light-Speed VCT의 운영에 필요한 배전반 구성을 예로 들면, 입력전압은 380~480V, 전력용량은 150kW, 인입선의 직경은 60mm^{2}가 요구된다. 또한 배전반 내에는 circuit breaker, 전원터미널, 접지단자 외에도 시스템의 안정을 위한 마그네트 스위치(magnetic contactor)가 부착되어야 하며, 배전반 전면에는 On / Off 스위치 및 표시등이 위치된다. Circuit breaker의 용량은 125A 정도가 필요하다. 그리고 접지는 3종, 단독접지를 사용하여야 하며, 4개 이상의 접지단자가 필요하다. 그림 13-4는 CT실 설계도면의 일례이다. (a)는 좁은 공간에서의 설계인데, 촬영실 안에 전압분배장치(PDU)를 배치하고, 납유리와 납을 내장한 방어벽을 설치하여 조작대를 분리시켰다. 그리고 (b)는 정상적인 크기의 설계도이다.

4) 처치실

주로 혈관이 약한 환자의 IV route를 마련하고, 허약 체질이거나 조영제의 부작용으로 인해 환자간호가 필요한 경우, 조직생검 후 처치와 간호를 위한 장소로서 필요한 공간이다. 그러므로 응급처치가 가능하도록 기본약품과 기구, 침대, 산소와 suction 시설이 준비되어 있어야 하며 접근이 쉽도록 처치실은 CT실 내에 위치하거나 가까이 있어야 한다.

5) 대기실 및 복도

아늑하고 편안한 분위기에서 검사의 대기가 이루어지도록 한다. 특히 복부 CT 검사의 경우 경구 조영제의 복용 후 장으로 내려가는데 필요한 시간을 위해 인위적으로 대기하는 시간이 필요하므로 대기의 권태로움을 줄이기 위해 음악이나 TV, 잡지의 비치가 필요하다.

그리고 대기 환자와의 언어소통을 위한 장치의 설치가 필요하며 허약한 환자나 중환자의 관찰을 위해 CCD 카메라의 설치도 고려해 볼 수 있다.

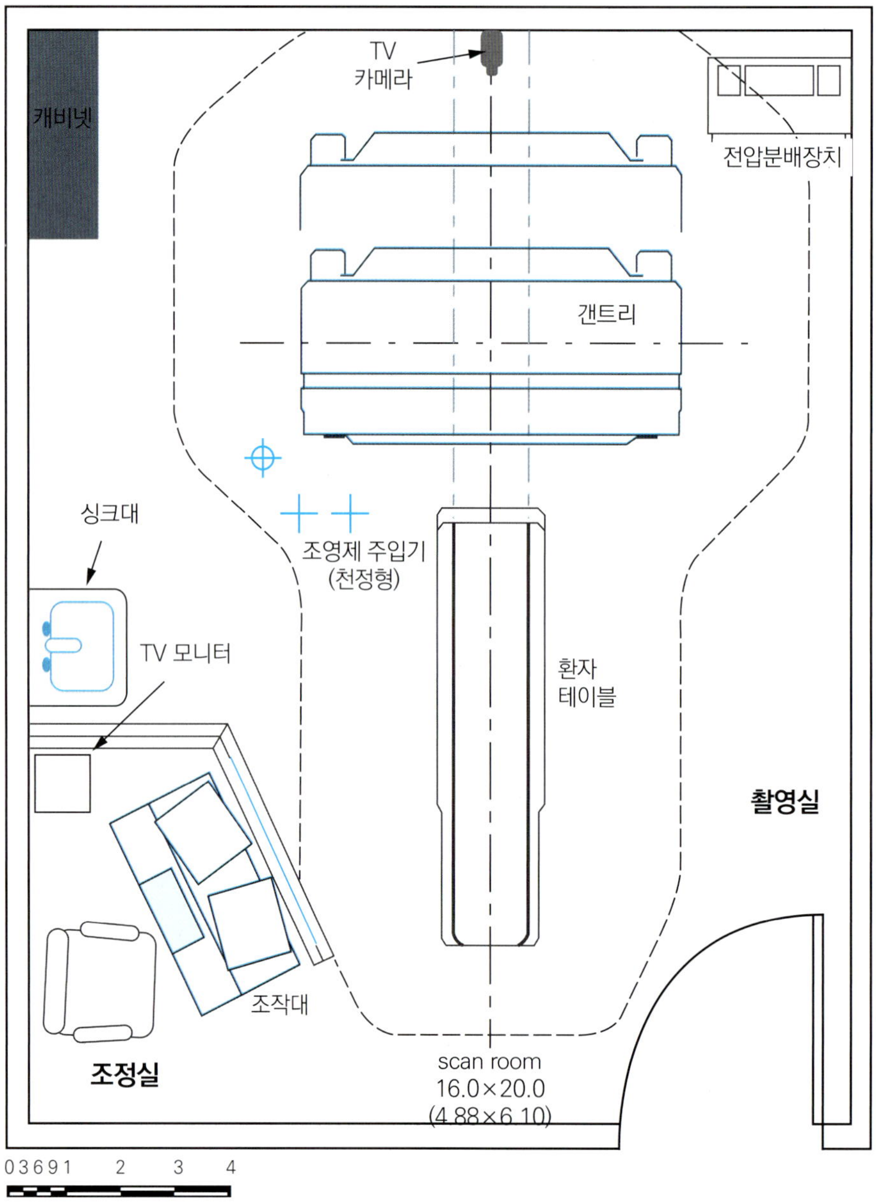

(a)

| 그림 13-4 | CT장치의 system layout 예(1)

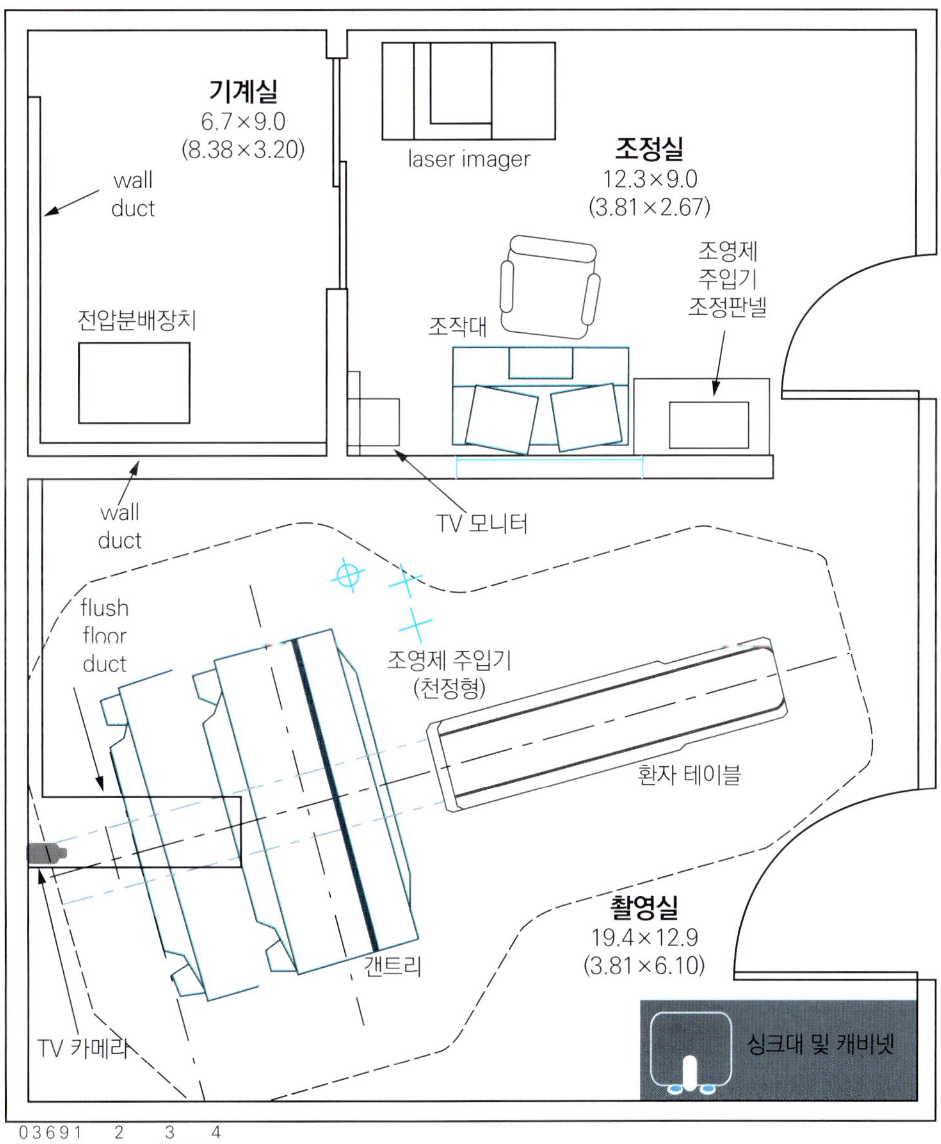

(b)

Ⅰ그림 13-4Ⅰ CT장치의 system layout 예(2)

3. CT실의 방사선방어 설계

1) 방사선 방어 구역의 정의

진단용 발생장치를 설치한 장소로서 외부 방사선량이 주당 0.3mSv 이상인 곳으로 벽 방어칸막이 등으로 구획되어진 곳이다.

2) 방사선 방어시설

방사선 방어시설이란 진단용 방사선 발생장치를 설치한 곳의 차폐시설과 방사선 장해 방어용 기구로 구분된다. 후자에는 방어용 칸막이, 환자 생식기 방어용 기구, 투시장치 방어용 기구, 치과환자 방어용 앞치마, 기타 방어용 기구가 포함된다.

3) 진단용 방사선에 대한 차폐시설의 기준

설치장소(촬영실)의 벽, 천정, 바닥, 주위의 벽 외측에서 방사선 누설선량계는 주당 100mR(2.58×10^{-5}C/Kg) 이하가 되어야 한다.

천정, 바닥, 벽 외측에 방사선 관계종사자가 아닌 사람(일반인)이 상주하거나 거주하는 경우에는 방사선 누설선량계는 주당 10mR 이하가 되어야 한다. 그러나 천정, 바닥, 벽 외측에 사람이 통행, 상주하지 않는 공간은 제외한다.

그리고 흉부전용 일반 X선 촬영장치와 같이 한 방향으로 고정하여 조사하는 장치의 경우 조사되는 방향에 한하여 차폐시설을 하되 누설선량은 주당 100mR 이하가 되어야 한다.

4) CT실의 방사선 차폐 및 장해 방어용 기구

방사선 차폐시설인 방어벽은 장비의 유형과 사용되는 방사선의 에너지에 따라 달라지며 방어벽 두께를 산출하는 공식과 이에 관련된 원칙이 있으나 CT와는 직접적인 관계가 없으므로 여기서는 다루지 않기로 한다.

진단용 방사선을 사용하는 촬영실에서의 방어벽은 X선 관전압이 보통 150kVp 이하이므로 수 mm 정도의 납 또는 그와 동등한 콘크리트나 벽돌이면 된다. 한편 메가 볼트 단위의 X선과 코발트 치료장치는 보통 두께가 1m 이상의 콘크리트가 사용된다. 이는 고에너지를 사용하는 장치에서의 방사선 차폐를 위한 콘크리트 방어벽은 납에 비해 비용면에서 경제적이기 때문이다.

일반 방사선 촬영실과 마찬가지로 CT실은 고관전압의 X선 노출이 많이 이루어지고, 특히 X선관이 360°로 회전하면서 노출이 이루어짐에 따라 모든 방향에서의 방사선 피폭이 발생된다. 그러므로 촬영실 내의 벽은 물론 바닥과 천정까지도 확실한 방사선 차폐가 필요하다. 그리고 촬영실과 조정실 사이의 납유리의 차폐도 적절해야 하며 누설선량도 기준치 이하여야 한다.

CT실의 방어벽과 출입문은 진단용 방사선 촬영실의 방어벽과 동일하게 2mm 두께의 납이 주로 사용되고 있으며, 촬영실과 조정실 사이의 납유리의 두께는 1mm 정도이면 적합하다.

방어용 앞치마는 함납 고무제와 함납 염화비닐제의 두 가지가 있으나 0.25mm 이상의 납당량(허용차 : ±20%)을 함유해야 하며 0.25mm와 0.5mm의 납당량을 함유한 제품이 상용화 되고 있다. 그리고 thyroid protector는 0.3mm 이상의 납당량을 함유해야 한다.

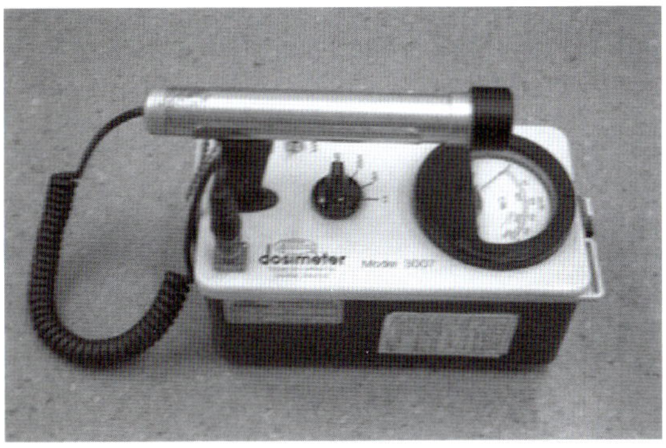

| 그림 13-5 | 산란선 측정용 survey meter

4. CT 촬영실의 산란선량

촬영실 내의 산란선량 값은 장치 모델, X선관의 출력, 갠트리 내에 위치된 사람의 체형과 같이 산란물질의 유무에 따라 달라지며 스캔너로부터 떨어진 거리에 따라 다양한 값을 갖는다.

거리 역자승의 법칙은 어떠한 방사선원에서도 동일하게 적용되나 CT에서는 X선관의 회전운동과 collimation 때문에 point source가 달라지기 때문에 거리가 멀어짐에 따라 선량이 역자승의 법칙보다 더 크게 감소하는 특징이 있다.

문헌에 의하면, 최근 여러 모델의 CT장치에서 body phantom을 사용하고 140kVp, 400mAs의 노출조건으로 스캔할 때 X선관으로부터 1mm의 거리에서 측정된 산란선량은 스캔 당 1.5~5mrad 의 범위를 나타내었다고 한다.

GE사 single detector 나선형 CT장치를 대상으로 하여 국내에서 최근에 시행된 산란선량 측정결과는 다음과 같았다.

120kVp, 340mAs, 10mm의 슬라이스 두께를 사용하고 아크릴 재질의 head와 body phantom의 single slice 스캔의 경우 isocenter로부터 100mm의 지점에서의 산란선량율은 각각 1.4mR/hr와 0.9mR/hr였다. 그리고 조작대에서의 선량은 각각 0.07mR/hr 였으며, 출입문 바깥에서는 각각 0.06mR/hr와 0.03mR/hr 였다. 그림 13-4는 측정에 사용된 survey meter 이다.

그림 13-6은 GE사와 Siemens사의 single detector 나선형 CT의 전형적인 산란선 분포를 나타낸 것이다. (a)는 Siemens사의 장치에서 120kVp, 100mAs, 0.2mm Cu 필터, 10mm 슬라이스 두께를 사용한 스캔에서의 분포도이다. 일반적으로 초점으로부터 1m의 거리에서는 2μSv 정도를 나타내며, 산란되는 선량은 X선 초점으로부터 아령과 같은 모양으로 분포한다.

(b)와 (c)는 GE사 CT에서 140kVp, 340mA, 2초 스캔, Bowtie 필터, 10mm 슬라이스 두께를 사용하여 두부와 body 스캔을 하는 경우 isocenter로부터의 거리별 전형적인 산란선 분포를 나타낸 것이다. (b)의 elevation view에서의 산란선량은 isocenter에서 64cm 거리에서는 3mR을 나타내고, 91cm 거리에서는 2mR, 144cm 거리에서는 1mR, 그리고 278cm 거리에서는 0.17mR을 나타낸다.

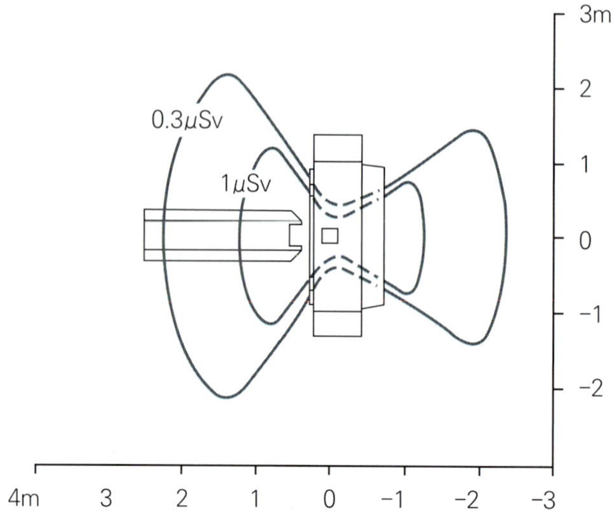

(a) Siemens사

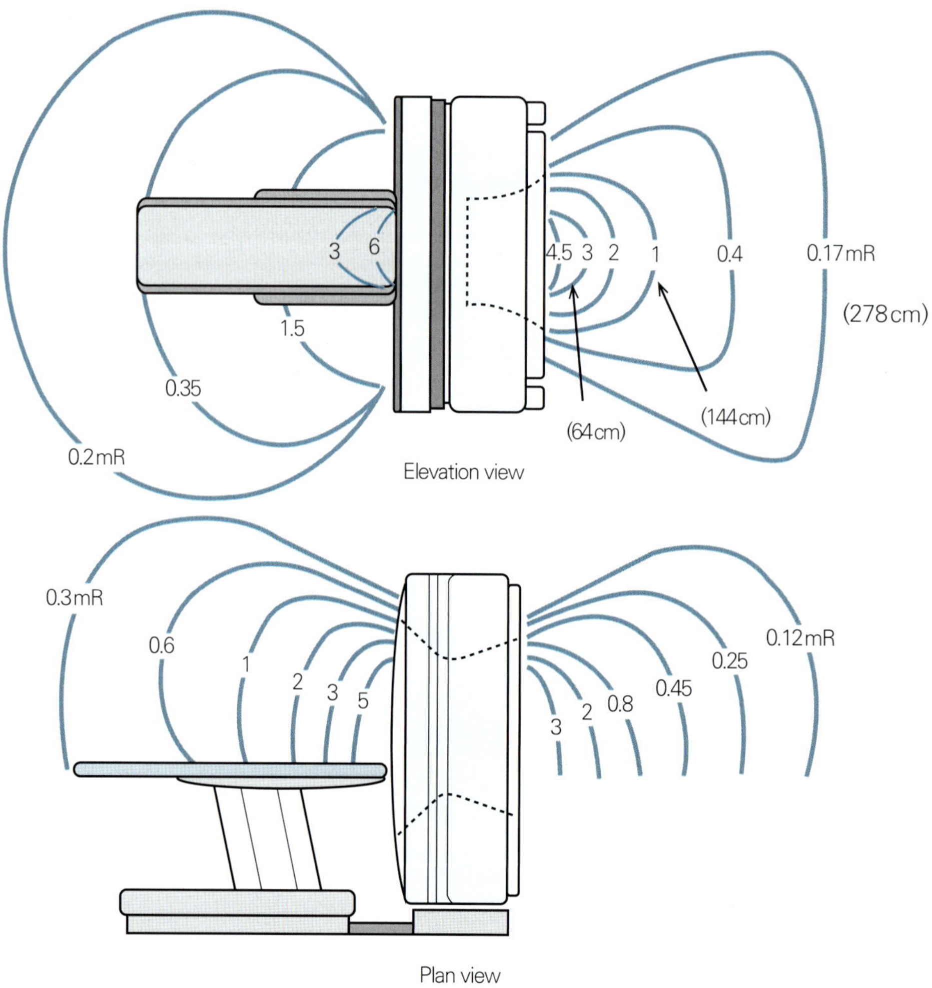

(b) GE사 장치의 두부 스캔

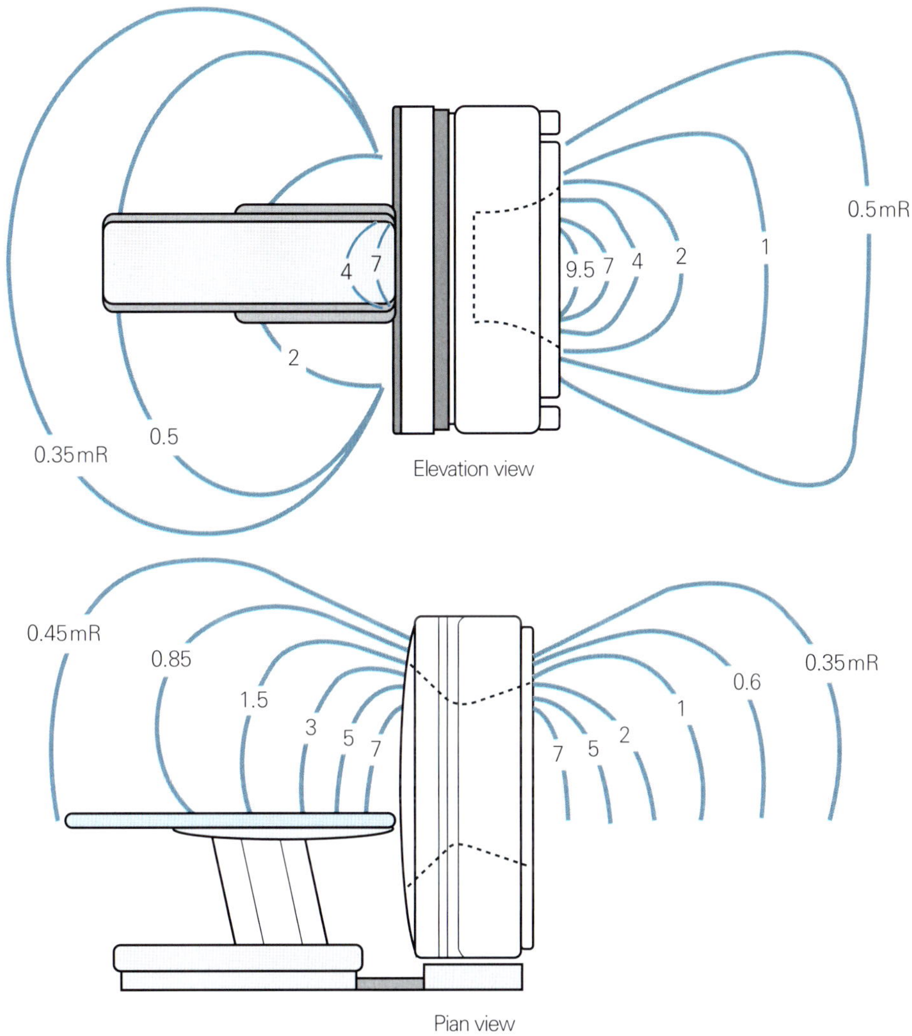

(c) GE사 장치의 body 스캔

| 그림 13-6 | Single detector 나선형 CT의 전형적인 산란선량 분포도

참고문헌

김성철. 방어시설의 검사방법. 대한방사선사협회 진단용 X선장치 성능관리 심화과정. 1999:62-68.
김지순. 진단용 방사선의 방어설계. 진단방사선 안전관리. 국립보건원 1995.
김혁주. 진단용 방사선 시설에서의 성능보증 프로그램 가이드. 진단방사선 안전관리.국립보건원 1995.
문창호. 병원 건축설계도 전문화 시대. 고려병원보 Feb 1989.
박정미. Radiation protection. 전공의를 위한 방사선 물리학(서울아산병원 방사선과학 연수강좌) 1997:273-280.
보건복지부. 진단용 방사선 발생장치의 안전관리에 관한 규칙. 보건복지부령 제3호 1995.
식품의약품 안전청 의료기기 평가부. 방사선 방어시설의 검사기준. 진단용 방사선 발생장치의 안전관리에 관한 규칙 해설(방사선 안전관리 시리즈 No.5). 2001:57-59.
유영민. 종합병원 방사선부에 관한 건축계획적 연구. 대한방사선기술학회지 제9권 제1호 1986.
이재욱, 조성범, 강준성. 미래를 위한 CT 설계. 대한전산화단층기술학회지. 제2권 제1호 2000:22-24.
조평곤. 전산화단층촬영장치의 안전관리. 대한전산화단층기술학회 연수강좌 (QC & QA)2000:1-17.
Agfa-Gevaert. The highest productivity in computed radiography. Agfa-Gevaert NV report. 1994.
Brunnett CJ. CT design consideration and specifications. Picker international. CT engineering department, OH 1990.
Bushong SC. Radiologic science for technologists: physics biology and protection, 3rd edition. New York The CV Mosby company, 1984:378-386.
Coulam C M, Erickson J J. Equipment considerations in computed tomography. The physical basis of medical imaging. Appleton Century Crofts 1981:312-229.
David W Piraino. Radiologist work flow. RSNA categorical course in electronic radiology practice. 1999:113-119.
Langlotz CP, Seshadri S. Technology assessment methods for radiology systems. Radiol Clin North Am Vol. 34 1996:495-544.
Lincolon L Berland. Criteria for selecting equipment. Practical CT technology and techniques. New York Raven press, 1987:185-195.
Michael M Abiri. Hospital and clinical strategies. RSNA categorical course in electronic radiology practice. 1999:121-124.
Zelenik M E, Mathis J M, McDaniel E C. An infusion system foe improved vascular opacification during CT. Radiology Vol. 152 1984:816-817.

찾아보기

INDEX

A

B

C

D

E

F

집필위원

김문찬(동남보건대학교)	곽병준(호산대학교)	곽영곤(원광보건대학교)	권대철(신한대학교)
김 광(동서대학교)	김경근(수성대학교)	김기홍(춘해보건대학교)	김낙상(송호대학교)
김선기(서울아산병원)	김성후(마산대학교)	김영근(광주보건대학교)	김현주(동남보건대학교)
김현진(가야대학교)	김희중(연세대학교)	류영환(동강대학교)	문일봉(광주보건대학교)
박병래(백석문화대학교)	박영준(제주한라대학교)	박종삼(대구보건대학교)	박지군(한국국제대학교)
배석환(건양대학교)	선종률(대전보건대학교)	신운재(동의과학대학교)	신정섭(선린대학교)
안병주(남부대학교)	양오남(목포과학대학교)	여진동(서라벌대학교)	이기백(충북보건과학대학교)
이보우(김천대학교)	이용구(한림성심대학교)	임인철(동의대학교)	임재동(대원대학교)
임청환(한서대학교)	장경환(극동대학교)	장현철(수성대학교)	장혜원(충북보건과학대학교)
정봉재(한국국제대학교)	조광호(백석문화대학교)	조재환(안산대학교)	최석윤(부산가톨릭대학교)
최지원(전주대학교)	한만석(강원대학교)	한재복(동신대학교)	홍성일(광양보건대학교)

Textbook of
Computed Tomography

2003년 3월 20일 초판 발행
2005년 1월 10일 2판 발행
2009년 3월 10일 3판 발행
2011년 3월 10일 3판2쇄 발행
2014년 3월 10일 3판3쇄 발행
2017년 4월 10일 4판 발행
2020년 3월 10일 5판 발행
2023년 3월 10일 6판 발행
2025년 3월 10일 6판2쇄 발행

지은이 : 대한의료영상기술연구회
펴낸이 : 이상태
펴낸곳 : 청구문화사
주소 : (03706) 서울특별시 서대문구 성산로11길 15
전화 : 02)332-0541 FAX : 02)337-9577
등록 : 1990년 11월 2일 제9-247호

가격 60,000원

ISBN 978-89-5616-900-2 93510